Lesiones de rodilla, actualización en rehabilitación, readaptación, vuelta a la competición y prevención. Ligamento cruzado anterior en deportes de equipo

Maximizando el rendimiento deportivo

Lesiones de rodilla, actualización en rehabilitación, readaptación, vuelta a la competición y prevención. Ligamento cruzado anterior en deportes de equipo

Maximizando el rendimiento deportivo

Borja Sancho Monllor

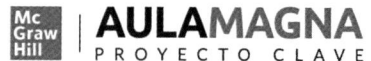

Mc Graw Hill | AULAMAGNA
PROYECTO CLAVE

Lesiones de rodilla, actualización en rehabilitación, readaptación, vuelta a la competición y prevención. Ligamento cruzado anterior en deportes de equipo
Maximizando el rendimiento deportivo

Primera edición: 2024

ISBN: 9788410066489
ISBN eBook: 9788410458956
Depósito Legal: SE 2578-2024

Autor y © del texto:
  Borja Sancho Monllor[a]

Coautores:
  José Luis Arjol Serrano[b],[c]
  Pablo Bellosta López[d]
  Antonio Cartón Llorente[e]

[a]Especialista en readaptación deportiva, actualmente trabajando en el fútbol base del Real Zaragoza SAD. Fisioterapeuta, readaptador y entrenador personal en activo.
[b]Responsable de metodología y conocimiento del Real Zaragoza SAD.
[c]Grupo de investigación ValorA. Universidad San Jorge, Campus Universitario, Autov. A23 km 299, 50830, Villanueva de Gállego, Zaragoza, España.
[d]Grupo de investigación MOTUS. Universidad San Jorge, Campus Universitario, Autov. A23 km 299, 50830, Villanueva de Gállego, Zaragoza, España.
[e]Grupo de investigación UNLOC. Universidad San Jorge, Campus Universitario, Autov. A23 km 299, 50830, Villanueva de Gállego, Zaragoza, España.

© de esta edición:
  Editorial Aula Magna, 2024. McGraw-Hill Interamericana de España S.L.
  editorialaulamagna.com
  info@editorialaulamagna.com

Impreso en España– Printed in Spain

*A mi familia: a mi padre, madre y hermana,
por su amor y apoyo incondicional.*

*A los profesionales y compañeros del sector de la medicina,
fisioterapia y del mundo de la preparación física,
en los cuales me he inspirado para la extracción de ideas.*

*A mis compañeros del Real Zaragoza, quienes de una forma u otra
han contribuido a que este libro vea la luz.*

A mis amistades, que me han ayudado de diversas maneras.

*A los deportistas que he tenido el privilegio de ayudar
y con quienes he aprendido la verdadera dimensión afectiva,
física, social, emocional y familiar de lo que implica
sufrir una lesión de esta naturaleza, contribuyendo
a su desarrollo atlético después de sus lesiones.*

*A los coautores de este libro,
por compartir su profundo conocimiento especializado.*

Índice

Preámbulo

El objetivo de este libro es proporcionar al lector un conocimiento profundo del estado actual sobre el manejo del proceso de recuperación tras una lesión grave de rodilla, en este caso, tras una reconstrucción del ligamento cruzado anterior desglosando cada una de sus fases; desde la fase preoperatoria, posteriormente pasando a la inicial e intermedia y llegando a la final, siendo lo más amplias posibles para cualquiera de los diferentes participantes en este proceso que pudieran estar interesados, desde el médico que diagnostica, el cirujano, hasta el propio entrenador del equipo. No obstante, muchas de las consideraciones, terminología, objetivos, progresiones, criterios a seguir, pruebas a realizar, pautas en el reentrenamiento físico, interpretación de los datos, etc., pueden ser utilizados de cara al proceso de recuperación de otro tipo de lesiones graves de rodilla, como, por ejemplo, reconstrucciones meniscales, reconstrucciones de otros ligamentos importantes de la rodilla y avulsiones o fracturas de estructuras circundantes en dicha articulación. Cabe destacar que la mayoría de los estudios a los que se hace referencia en este libro pertenecen al mundo de los deportes colectivos, en concreto el fútbol, pero casi la totalidad de las consideraciones y aplicaciones pueden extrapolarse a otras disciplinas deportivas que guarden similitud, por ejemplo, otros deportes colectivos como el baloncesto, balonmano, rugby, voleibol, etc. La información utilizada en este libro es de máximo rigor científico, tratando de facilitar al lector la comprensión de los conceptos, aunque no sean de su área de conocimiento.

Esta obra va dirigida a todos aquellos profesionales del sector (médicos, fisioterapeutas, readaptadores, preparadores físicos, etc.) que deseen sumergirse de principio a fin, en el conocimiento del proceso de recuperación de una lesión de estas características, bajo respaldo científico, y así mejorar su praxis en el día a día con sus clientes, pacientes o deportistas. El autor de este libro es consciente de las limitaciones que pueden existir en determinados clubes deportivos en lo que respecta a recursos materiales, destinados a la medición y obtención de las diferentes variables que la tecnología hoy en día es capaz de proporcionarnos, cuando se trata de cuantificar objetivamente el estado físico de nuestro deportista lesionado. Si bien, existen recursos validados científicamente y de fácil acceso económico (cinta métrica, vallas, conos, aplicaciones móviles de bajo coste, goniómetros, etc.), incluso gratuitos (algunas aplicaciones móviles, elaboración de hojas de cálculo, cuestionarios sobre el nivel del dolor y esfuerzo, etc.), los cuales posibilitan la obtención de algunas métricas importantes para monitorizar a nuestro deportista en proceso de recuperación.

Así mismo y para enriquecer aún más la calidad de este libro, el lector encontrará apartados donde: (1) se definen conceptos epidemiológicos importantes; (2) se contextualiza la problemática económica que generan las lesiones, en concreto las de larga duración, en los clubes deportivos junto con la repercusión extremadamente negativa en un deportista debido a los largos periodos de inactividad que estas generan; (3) la importancia del entrenamiento de fuerza junto con el control de la carga con el fin de minimizar el riesgo de lesión; (4) estrategias e intervenciones con el fin de reducir el riesgo de lesiones de este tipo; (5) consejos, recomendaciones, junto con experiencias y vivencias propias del autor de este libro trabajando en una academia de fútbol profesional; y (6) un cambio de paradigma sobre los factores de riesgo que contribuyen a la aparición de lesión desde un enfoque de los sistemas dinámicos complejos, el cual hará cambiar el pensamiento reduccionista y lineal que pueda tener el lector, por uno no lineal y que atiende a la complejidad e interacción de estos factores cuando ocurre un evento lesional.

Se insta al lector a revisar previamente el índice de este libro para un conocimiento global de la temática a desarrollar, y así posteriormente leer el apartado introductorio de cada sección, el cual le pondrá en un contexto más detallado. Este libro dispone de contenido digital (tablas y vídeos demostrativos) al que se accede a través del código QR añadido y de los enlaces que aparecerán a lo largo de los apartados. Algunos vídeos son protagonizados por el propio autor de este libro (al igual que en la gran mayoría de las imágenes donde aparecen la realización de ejercicios); otros vídeos, sin embargo, pertenecen a terceros.

Listado de abreviaturas

ACLOAS	*Anterior Cruciate Ligament OsteoArthritis Score*
ACL-RSI	*ACL-Return to sport after injury*
ADM	Amplitud de movimiento
AL	Anterolateral
AM	Anteromedial
ANT	Anterior
APA	Ajuste postural anticipatorio/Ajustes posturales anticipatorios
APC	Ajuste postural compensatorio/Ajustes posturales compensatorios
ATP	Adenosine triphosphate/trifosfato de adenosina
BMD	*Bone mineal density*/Densidad mineral ósea
BFRT	*Blood Flow Restrictive Training*/ Entrenamiento con restricción del flujo sanguíneo
bpm	Beats por minuto
CCA	Cadena cinética abierta
CCC	Cadena cinética cerrada
CDD	Cambio de dirección/Cambios de dirección
cm	Centímetros
CV	Coeficiente de variación
DB	*Bouble bundle*/Banda o haz doble
DCDD	Déficit en el cambio de dirección/Déficits en el cambio de dirección
CEA	Ciclo estiramiento-acortamiento
CMJ	Salto con contramovimiento
CK	Creatina quinasa
CV	Coeficiente de variación
DJ	*Drop Jump*
ECIS	*Elite Club Injury Study*
EE	Entrenamiento estructurado
EEN	Estimulación eléctrica neromuscular
EI	Extremidad inferior
EIAS	Espina ilíaca anterosuperior
EID	Extremidad inferior dominante
EIND	Extremidad inferior no dominante
EINO	Extremidad inferior no operada

EIO	Extremidad inferior operada
EMG	Electromiografía
ES	*Effect size*/Tamaño del efecto
EVA	Escala visual analógica del dolor
FC	Frecuencia cardiaca
FMS	*Functional movement screen*
GE	Gafas estroboscópicas
GPS	*Global positioning system*/Sistemas de posicionamiento global
GRF	*Ground reaction forces*/Fuerzas de reacción contra el suelo
HIIT	*High-intensity intermittent training*/ Entrenamiento intermitente de alta intensidad
HTH	Hueso-tendón-hueso
IC	Intervalo de confianza
ICC	Coeficiente de correlación intraclase
IDA	Índice de asimetría
IDS	Índice de simetría
IFT	*Intermittent fitness test*
IKDC	*International Knee Documentation Committee*
IMA	Inhibición muscular artrogénica
IMC	Índice de masa corporal
IQR	*Interquartile range*/Rango intercuartílico
IRR	*Incidence rate ratio*/Razón de tasas de incidencia
LAL	Ligamento anterolateral
LCA	Ligamento cruzado anterior
LLE	Ligamento lateral externo
LCP	Ligamento cruzado posterior
LLI	Ligamento lateral interno
LSG	*Large side games*/ Juegos en espacios amplios
m	Metros
min	Minutos
mm	Milímetros
ms	Milisegundos
MSG	*Medium side games*/Juegos en espacios medios
N	Newtons
Nm	Newtons por metro
OR	*Odds ratio*
PFR	Porcentaje de fuerza reactiva
PL	Posterolateral/Posterolaterales
PM	Posteromedial/Posteromediales
PR	Plasma rico en plaquetas
RIR	*Reps in reserve*/ Repeticiones en reserva
RM	Repetición máxima
RMN	Resonancia magnética nuclear
RFD	*Rate of force development*/Tasa de desarrollo de la fuerza
RPE	*Rating of perceived exertion*/Percepción subjetiva del esfuerzo
ROM	Rango de movimiento
RR	*Risk ratio*

RSA	*Repeated sprint ability*/Capacidad de repetir *sprints*
RSI	*Reactive strenght index*/Índice de fuerza reactiva
RTP	*Return to play*
RTS	*Return to sport*
s	Segundos
SB	*Single bundle*/Banda o haz único
SHU	Salto horizontal unipodal
SLU	Salto lateral unipodal/saltos laterales unipodales
SNS	Sistema nervioso central
SRU	salto rotacional unipodal
SSG	*Small side games*/Juegos en espacios reducidos
SVU	Salto vertical unipodal
TC	Tendón cuadricipital/Tendón del cuádriceps
TEL	Tenodesis extraarticular lateral
TENS	*Transcutaneous electrical nerve stimulation*/Electroestimulación nerviosa transcutánea
TI	Tendón isquiosural/Tendones isquiosurales
TSHU	Triple salto horizontal unipodal
TSHUC	Triple salto horizontal unipodal cruzado
TSMU	Triple salto medial unipodal
UA	Unidad arbitraria/Unidades arbitrarias
UEFA	Union of European Football Associations
VAM	Velocidad aeróbica máxima
VO$_2$ máx	Consumo máximo de oxígeno
W	Vatios
YBT	Y-Balance test
YYIRT	*Yo-yo intermittent recovery test*

Prólogo

Nos conocimos en la universidad. Él estaba cursando su segunda titulación, de manera simultánea con su otro trabajo como fisioterapeuta en ejercicio. Era un día que había dejado el trabajo para poder asistir a una de mis clases. Cuando yo estudié mi licenciatura estuve en la misma situación, trabajaba y estudiaba, y por eso comprendí que no le podía fallar ese día, es quizás la clase que he impartido con más responsabilidad.

Poco después se dio la posibilidad de incorporarse como readaptador a la estructura del fútbol base del Real Zaragoza, en la que yo trabajaba. No tuve ninguna duda de que era una muy buena apuesta. Ahí comenzó nuestra relación laboral y profesional. De hecho, en los últimos años, ha dirigido y llevado a cabo un considerable número de procesos de rehabilitación para esta lesión y otras similares, guiando especialmente a jóvenes futbolistas en su regreso a la competición. Además, participa eventualmente como invitado experto en algunas asignaturas del Grado en Ciencias de la Actividad Física y del Deporte en la Universidad San Jorge de Zaragoza.

Unos cuantos años después nos sorprende con esta obra inmensa de más de 500 páginas, fruto de un trabajo pormenorizado, minucioso, con altísima calidad científica y, sobre todo, con una visión global en lo que respecta a las lesiones de ligamento cruzado anterior, desde el momento mismo de la lesión hasta la vuelta a la competición y el resto de la vida deportiva del deportista, especialmente en el mundo del fútbol.

Los que hemos tenido que convivir en nuestro trabajo con esta lesión tan severa en nuestros futbolistas, apenas hemos podido formarnos en algunos de los aspectos importantes relacionados. Esta obra recoge una gran cantidad de evidencia científica (más de 300 referencias actualizadas) y terminología existente hasta la actualidad, lo que le permitirá al lector tener una visión muy completa y global sobre el tema. Ello hace que este libro sea de interés para todos los agentes que participan en el proceso de recuperación tras lesión: médicos, fisioterapeutas, readaptadores deportivos, preparadores físicos, entrenadores y, por supuesto, el propio lesionado.

Otro aspecto que destacar es el alto número de enlaces con otros contenidos complementarios relacionados, con los que el lector, sea cual sea su nivel, podrá ver ejemplos prácticos, vídeos o imágenes de cada contenido.

Finalmente, esta obra no podría dejar de lado el enfoque desde la complejidad que lógicamente va impregnando todas las áreas del conocimiento y lo hará aún más en el futuro. Por ello, el autor ha incluido algunas de las conexiones que se generan a partir de considerar al sujeto como un sistema dinámico complejo adaptativo, a su vez dentro de otros sistemas más complejos.

Se trata de una obra que se debe conocer por parte de todos los implicados, directa o indirectamente, en este tipo de lesiones y que, seguro, va a mejorar este proceso tan costoso hasta la vuelta a la práctica deportiva del sujeto deportista.

José Luis Arjol Serrano

Lesiones de rodilla, actualización en rehabilitación, readaptación, vuelta a la competición y prevención. Ligamento cruzado anterior en deportes de equipo
Borja Sancho Monllor

22

1

Conceptualización

1.1. Lesión: Incidencia, severidad e *injury burden*

En esta sección, se van a desarrollar los conceptos epidemiológicos clave para mejorar la comprensión de los apartados venideros con el objetivo de familiarizar al lector con la terminología propuesta.

- El concepto de **lesión** propuesto en deportes de equipo se define como cualquier **queja física sufrida durante una sesión de entrenamiento o un partido que resulte en al menos uno de los siguientes casos:** (a) incapacidad para completar el partido o sesión de entrenamiento actual, (b) ausencia de sesiones de entrenamiento o partidos posteriores, y (c) lesión que requiere de atención médica [1] [2] [3] [4] [5] [6] [7] [8] [9] [10]. A su vez, las **lesiones de rodilla** se han definido como cualquier **patología de la articulación de la rodilla,** incluido el daño en la articulación (femororrotuliana y/o femorotibial), ligamentos, meniscos o tendón rotuliano [11]. En el caso de una **lesión del ligamento cruzado anterior (LCA),** esta se define como una **rotura parcial o total recurrente o sufrida por primera vez del ligamento, que ocurre de forma aislada o asociada con otras lesiones concomitantes en la articulación de la rodilla** [12] [13] [7]. De igual modo, es necesario conocer el término de **relesión** cuando hablamos del LCA, el cual es definido como una **rotura del injerto**[a] o del LCA de la extremidad **contralateral, o cualquier lesión que requiera un cese de la actividad deportiva y esta requiera de consulta y/o atención médica** [14]. En un entorno futbolístico, las lesiones se suelen registrar cuando ocurren durante actividades relacionadas con el propio deporte y no permite al jugador participar en partidos y entrenamientos durante un mínimo de 48 h tras la lesión, sin incluir el día de la aparición de la misma [15] [16] [4].

- La **incidencia** lesional se define como el **número total de lesiones/1000 horas de exposición al deporte** (partidos y entrenamientos incluidos)[b]. Esto incluye todas las lesiones, tanto por sobreuso como de origen traumático, sufridas durante un periodo de estudio lo que permitirá comparar deportes, sexos y grupos de edad [17] [18] [3] [6] [10] [19]. Dicho de manera más simple, es la frecuencia de lesiones en un periodo de tiempo determinado [9]. El argumento de solo poner el foco en la incidencia lesional de manera aislada podría proporcionar una imagen incompleta incluso errónea del perfil lesional. Es por ello por lo que surge el concepto de **severidad**, des-

---

[a] Fragmento de tejido humano que se implanta en una parte del cuerpo para reparar una lesión. En el apartado 3.2.1 **Tipos de injertos**, se desarrollará este concepto con sus tipos.

[b] Se debe tener en cuenta que un equipo profesional puede realizar alrededor de 300 sesiones de entrenamiento en una temporada, considerando que puede haber algunas sesiones de mañana y de tarde, así como los días de descanso completo semanales. Si la duración estimada de una sesión de entrenamiento es de 1h30', se calcula que en una temporada habrá realizado 450 horas de entrenamiento.

crito como **el número de días desde el día de la lesión hasta el día que el deportista puede volver a la participación completa de su deporte sin restricciones, tanto en partidos como en entrenamientos** [20]. Así mismo, es necesario dejar de lado el estudiar estos dos conceptos de manera aislada y pasar a estudiarlos de manera conjunta, surgiendo el concepto de *injury burden*, que es una medida combinada, o el producto, de la frecuencia y la severidad de las lesiones [9] [3]. Esta se expresa como **el número total de días perdidos por lesión/1000 horas de exposición** (entrenamientos, partidos o combinación de ambos) [10] [3] [19] o como el número de días perdidos por lesión/días de exposición del jugador-temporada [9]. Por ejemplo, el equipo A, presentó 10 lesiones en 5000 horas (lo que equivaldría a 2 lesiones por cada 1000 h) y cada una resultó en una ausencia de 10 días de media, por tanto, tuvo un *injury burden* de 20 días/1000 horas (2 lesiones multiplicado por 10 días cada una). El equipo B con 20 lesionados en 5000 horas, resultando en una ausencia de 5 días de media cada una de ellas, también tiene *injury burden* de 20 días/1000 horas [3] [18]. Otro ejemplo de esta relación se muestra en la Figura 1, donde se compara la incidencia y el *injury burden* durante el entrenamiento y los partidos en tres etapas en la Eurocopa del 2016. Cuando se considera únicamente la incidencia, la impresión es que hay una caída gradual en el riesgo de lesiones desde la etapa preparatoria hasta la fase de grupos y la fase final, al menos durante los partidos. Sin embargo, cuando se considera el *injury burden* como la medida de riesgo, queda claro que este aumenta gradualmente y es mayor durante la etapa final [3].

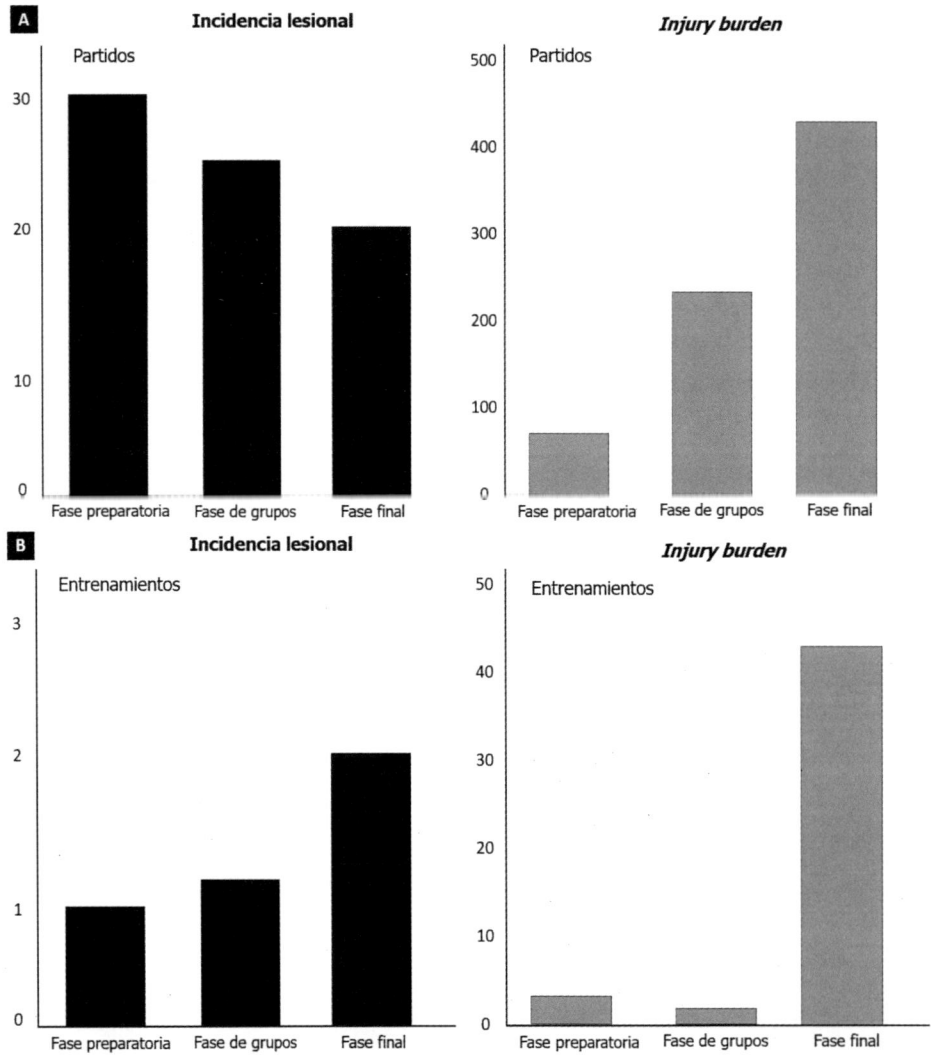

Figura 1. (A) Incidencia e *injury burden* durante los partidos y (B) durante los entrenamientos. Adaptado de Bahr y otros (2018) [3].

Los datos sobre lesiones se pueden ilustrar a través de una matriz de riesgos en la que se destacan estos en términos de probabilidad (incidencia) y sus consecuencias (severidad). Esta matriz es una poderosa **herramienta para la evaluación del riesgo lesional**. En la Figura 2 podemos observar un ejemplo, donde se muestra una matriz de riesgo cuantitativo estudiado en la máxima competición europea (UEFA Champions League), ilustrando la relación entre la severidad y la incidencia de los 14 tipos de lesiones más comunes. Para cada lesión, la gravedad se muestra como la cantidad promedio de días perdidos de entrenamiento y competición, mientras que la incidencia se muestra como la cantidad de lesiones por 1000 horas de exposición total (combinando partidos y entrenamientos) para cada tipo de lesión. El sombreado señala la importancia relativa en cada uno de los tipos de lesiones; cuanto más oscuro sea el color, mayor será el *injury burden* y más prioritaria serán las estrategias destinadas a la prevención de esa región/lesión [3].

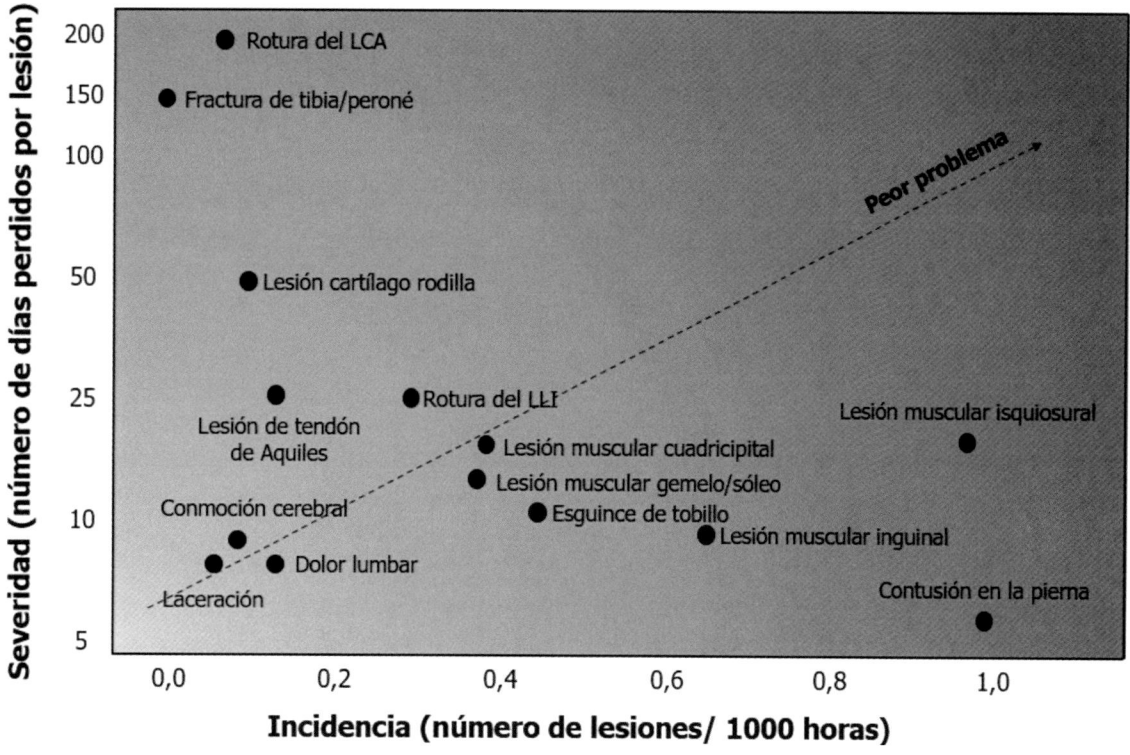

Figura 2. Relación entre la severidad y la incidencia de los 14 tipos de lesiones más comunes. LCA: ligamento cruzado anterior. LLI: ligamento lateral interno. Adaptado de Bahr y otros (2018) [3].

Clasificación en función de la severidad

- Por lo general, los estudios clasifican de manera muy parecida la severidad de las lesiones, aunque existen algunas diferencias. Por ejemplo, Malone y otros (2019) [4] clasificaron en su estudio las lesiones de **baja severidad como** aquellas en las que el deportista se ausentó entre **1 y 3 sesiones de entrenamiento/partidos**, de **moderada severidad** aquellas que suponen una pérdida de entre **1-2 semanas**, y de **alta severidad** aquellas en las que el deportista no participó en un periodo de **3 semanas o superior**. Sin embargo, Kiani y otros (2010) [8] previamente clasificaron las lesiones de **baja severidad** aquellas en el que el deportista se ausentó de la práctica deportiva **entre 1-7 días**, **moderada severidad aquellas entre 8-28 días**, y de **mayor severidad** aquellas en el que los/las deportistas se ausentaron de la práctica deportiva **más de 28 días**; añadiendo una categoría más, **lesión severa**, la cual ausentaba a los deportistas **más de 8 semanas**. A su vez, Waldén y otros (2012) [7] clasificaron las lesiones severas de rodilla aquellas que supusieron una ausencia mayor de 4 semanas. Así mismo, en el informe realizado por el comité médico de la *Union of European Football Associations* (UEFA) denominado *The UEFA Elite Club Injury Study* [18], y en otros estudios [21] [20], se han clasificado las lesiones de la siguiente manera: Una **lesión mínima** fue aquella que duró **de 1 a 3 días**; lesión **media, de 4 a 7 días**; **lesión moderada, de 8 a 28 días, y lesión severa, de una duración mayor que 28 días**. Al mismo tiempo, con el objetivo de analizar el impacto de las lesiones en jóvenes futbolistas pertenecientes a una cantera de fútbol profesional, Larruskain y otros (2022) [10] clasificaron como lesión severa aquellas que supusieron más de 28 días para volver a competir y como lesiones muy severas, aquellas que requirieron más de 100 o 200 días.

1.2. Epidemiología en fútbol profesional

En este apartado, se va a detallar la epidemiología presente en el fútbol profesional durante periodos temporales concretos, así como la tendencia actual de lesiones, la cual se ha visto modificada conforme el paso de los años en las cinco principales ligas europeas. Por último, se menciona un apartado extremadamente importante y es el coste económico por lesión, el cual genera un impacto monetario negativo y masivo en los clubes, lo cual hace plantear mucha de las decisiones en cuanto a traspasos y predicción del cumplimiento de los objetivos a final de temporada.

1.2.1. *The UEFA Elite Club Injury Study*

- En el informe realizado por el comité médico de la UEFA denominado *The UEFA Elite Club Injury Study (ECIS)* [18], y encabezado por el profesor Jan Ekstrand, llevaron a cabo un análisis profundo sobre las **lesiones ocurridas entre los meses de julio a marzo de la temporada 2019/2020 en 20 equipos profesionales de fútbol**, los cuales disputaban la famosa competición europea, *UEFA Champions league*. Estos equipos, de media cada mes, realizaron 19 sesiones de entrenamiento con un rango de 14 a 23 y disputaron 5,2 partidos con un rango de 4,4 a 6,3. En total, los equipos informaron 576 lesiones, de las cuales, 241 ocurrieron durante entrenamientos (42 %) y 335 (58 %) durante partidos. Hubo 125 lesiones severas (22 %), 296 lesiones musculares (51 %) y 110 lesiones ligamentosas (19 %). A continuación, podemos ver la distribución de las ubicaciones de las lesiones (Figura 3A), la distribución de los tipos de lesiones (Figura 3B), la distribución de lesiones por sobreuso o traumáticas (figura 3C), la distribución de lesiones con o sin contacto (Figura 3D), la distribución de la severidad de las lesiones (Figura 3E) y la distribución de las relesiones (Figura 3F).

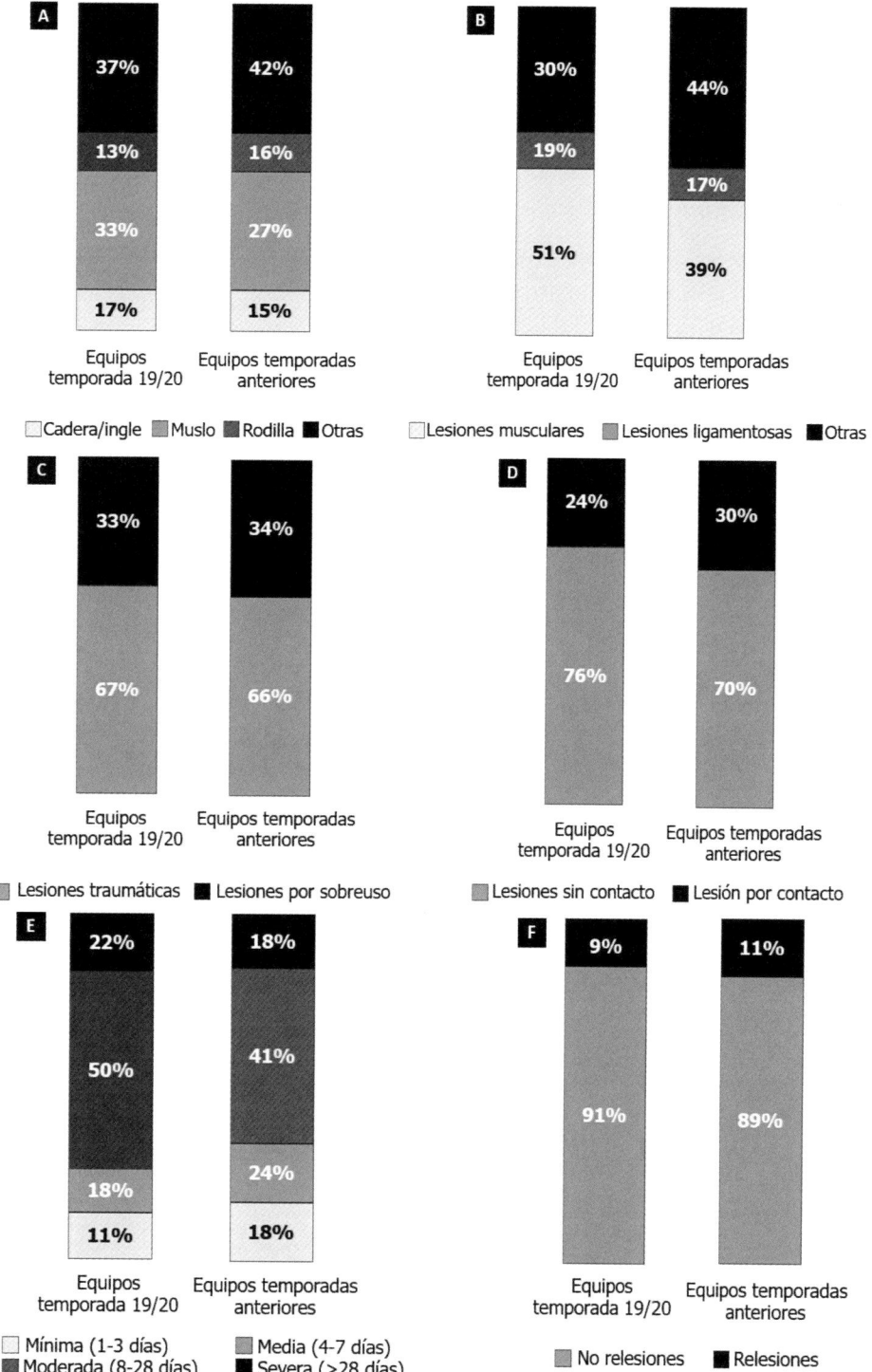

Figura 3. (A) Distribución de las ubicaciones de las lesiones, (B) distribución de los tipos de lesiones, (C) distribución de lesiones por sobreuso o traumáticas, (D) distribución de lesiones con o sin contacto, (E) distribución de la severidad de las lesiones y (F) distribución de las relesiones. Adaptado de Ekstrand (2020) [18].

Incidencia en partidos y entrenamientos

La **tasa media de lesiones** en los **entrenamientos** fue de **2,8** por cada **1000 horas de entrenamientos**, con un rango de 0,2 a 5,0 en los diferentes clubes; y de **20 lesiones por cada 1000 horas de partidos** con tasas individuales que oscilaron entre 8 y 41. El **promedio de au-**

sencia por lesiones durante los **entrenamientos** fue de **20 días**, con un rango de 8 a 65 días y de **26 días** con un rango de 10 a 51 días durante los **partidos** en los diferentes clubes [18].

Incidencia en lesiones severas

A continuación, podemos ver la distribución de las ubicaciones de las lesiones severas (Figura 4A) y la distribución de los tipos de estas (Figura 4B). **La tasa media de lesiones graves de partidos y entrenamientos para todos los equipos fue de 1,2 lesiones por cada 1000 horas**, con tasas individuales que oscilaron entre 0,6 y 2,5 [18].

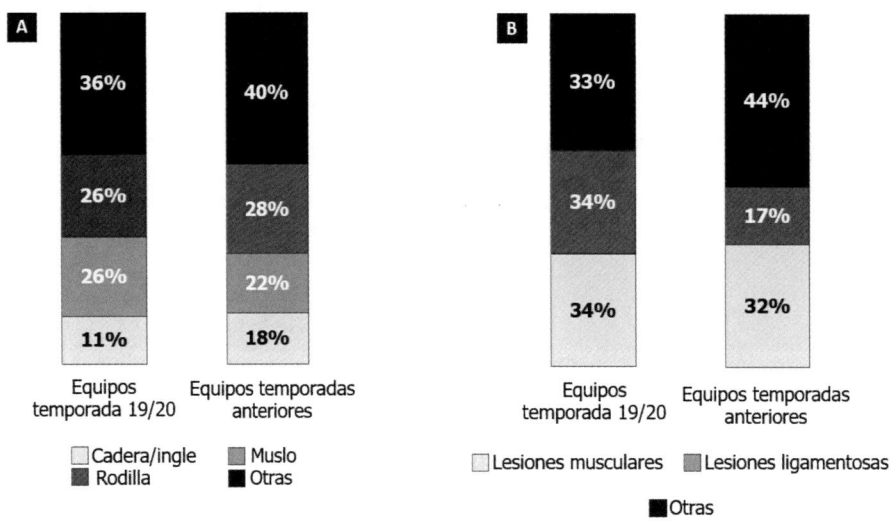

Figura 4. (A) Distribución de las ubicaciones de las lesiones severas y (B) distribución de los tipos de estas. Adaptado de Ekstrand (2020) [18].

Lesiones ligamentosas

A continuación, podemos ver la distribución de las **ubicaciones** de las lesiones ligamentosas (Figura 5A) y la distribución de la **gravedad** de las lesiones ligamentosas severas (Figura 5B) [18].

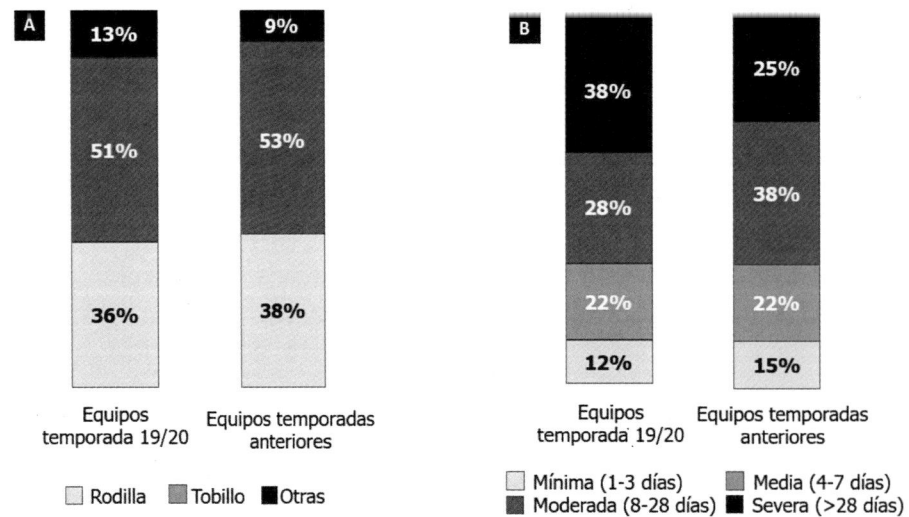

Figura 5. (A) Distribución de las ubicaciones de las lesiones ligamentosas y (B) distribución de la gravedad de las lesiones ligamentosas severas. Adaptado de Ekstrand (2020) [18].

La **tasa media de lesiones ligamentosas para todos los equipos fue de 1,1 por cada 1000 horas**, con tasas individuales que oscilaron entre 0,4 y 2,3 en los distintos clubes. El **promedio de ausencia** por lesiones ligamentosas fue de **40 días**, variando de 8 a 136 días en los distintos clubes. Sin embargo, las **lesiones musculares** tuvieron una **tasa media de lesiones superior, siendo de 2,9 por cada 1000 horas** y el promedio de ausencia de estas fue de **28 días** con un rango de 12 a 61 días en los diferentes clubes [18]. La **principal razón** por la que un **jugador no pudo participar en los entrenamientos y en los partidos**, fue por sufrir una **lesión**, siendo esta causa responsable en hasta casi un 70 % y en un 90 %, respectivamente [18].

1.2.2. *The 2021/22 European Football Injury Index*

• *Howden Sports and Entertainment* presentaron *The 2021/22 European Football Injury Index* [16]. Este informe analiza la primera temporada completa de fútbol europeo desde el comienzo de la pandemia COVID-19 estudiando a los 98 equipos de las principales cinco ligas europeas durante la temporada 2021/2022. Además de la amenaza que ha supuesto el COVID-19 para los clubes, también ha habido otros asuntos a destacar: la **congestión de partidos** y la **carga de trabajo general** de los jugadores, particularmente en la generación más joven. El total de **lesiones registradas** llegó a **4810**, representando un **aumento del 20 % en relación con la temporada anterior** (2020/2021). Esto apunta a una tendencia preocupante en toda Europa, ya que todas las ligas experimentaron un aumento en las tasas de lesiones. La *Premier League* inglesa experimentó la mayor cantidad de lesiones con el Chelsea encabezando la lista sumando hasta 97 lesionados. El Real Madrid registró el mayor número de lesiones, sumando 114. Es importante señalar que las cifras totales de lesiones en cada liga incluyen a jugadores que dieron positivo por COVID-19 o sufrieron otras enfermedades durante la temporada. Las **vacaciones de invierno** tuvieron un **efecto positivo** cuando se analizaron las lesiones (excluyendo las producidas por COVID-19), pero **las tasas generales de lesión regresaron rápidamente a los niveles anteriores a partir de febrero**. A continuación, en la Figura 6, se puede observar la tendencia de lesiones a lo largo de los meses en la temporada competitiva 21/22.

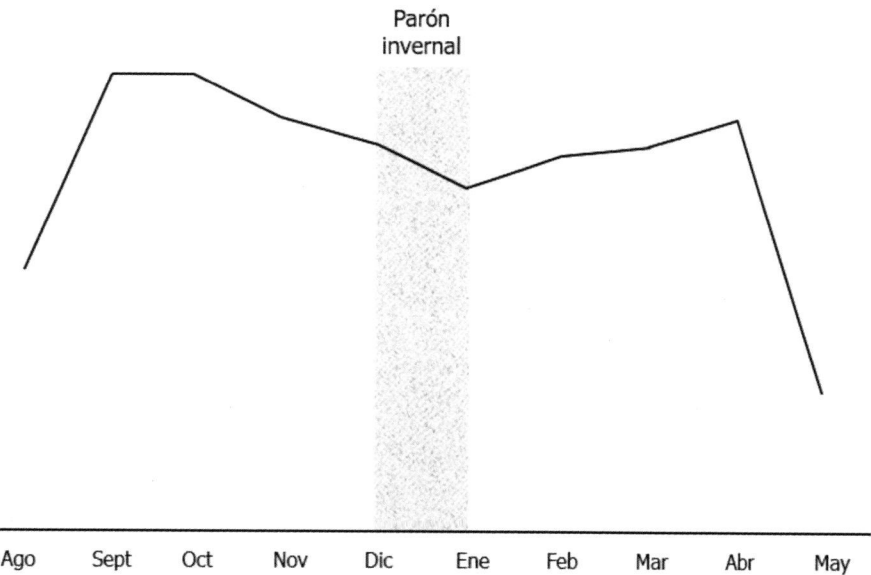

Figura 6. Tendencia de lesiones a lo largo de los meses en la temporada competitiva 21/22. Adaptado de *The European football Injury Index* (2022) [16].

Hubo un **aumento** significativo de las **lesiones en jugadores menores de 21 años** en las cinco ligas principales de Europa. Este aumento ha perdurado durante los últimos años, puesto que los **equipos** parecen **depender** cada vez más de la **generación más joven** (la cantera en la gran mayoría de los casos). En la temporada 2018/19, se registraron 30 lesiones en jugadores menores de 21 años, en comparación con 326 en la temporada 2021/2022. Las **lesiones recurrentes** se han convertido en un **tema preocupante**, puesto que, de las 4810 lesiones registradas, 2091 jugadores se vieron afectados, lo que supone una media de 2,3 por jugador. En general, los **delanteros y los jugadores mayores de 30 años sufrieron las lesiones más recurrentes** [16].

Lesiones por demarcación

Los **defensas** fueron los **jugadores más afectados**, suponiendo un total de 1707 lesiones, 86 más que los centrocampistas. A continuación, se puede ver en la Figura 7 la distribución de las lesiones por demarcación en función de la liga europea [16].

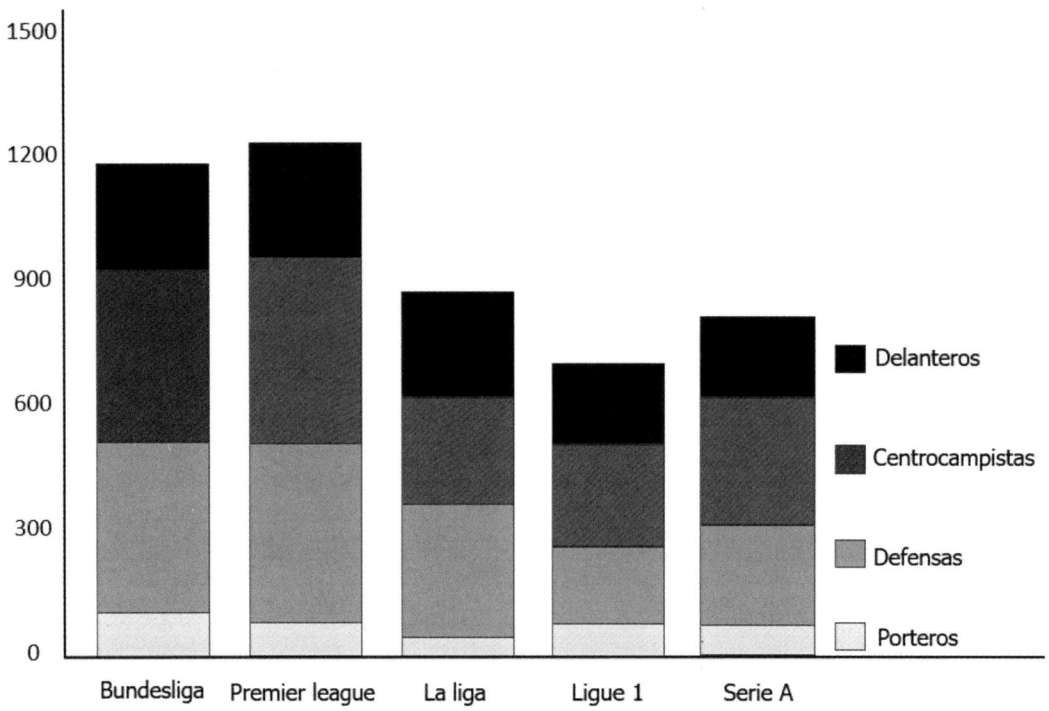

Figura 7. Distribución de las lesiones por demarcación en función de la liga europea. Adaptado de *The European Football Injury Index* (2022) [16].

Lesiones por edad

Desde la temporada 2018/19, el número de lesiones dentro del grupo de menores de 21 años se ha multiplicado por diez, lo que parece indicar un mayor énfasis y uso de los jóvenes talentos en los clubes de toda Europa. Los **jugadores de 26 a 30 años fueron los que más se lesionaron**, sumando un total de 1875 lesiones en la temporada 2021/22 representando un aumento de 324 respecto al año anterior. A continuación, en la Figura 8, se puede ver con más detalle las lesiones por grupos de edad desde la temporada 2018/19 a la 2021/22 [16].

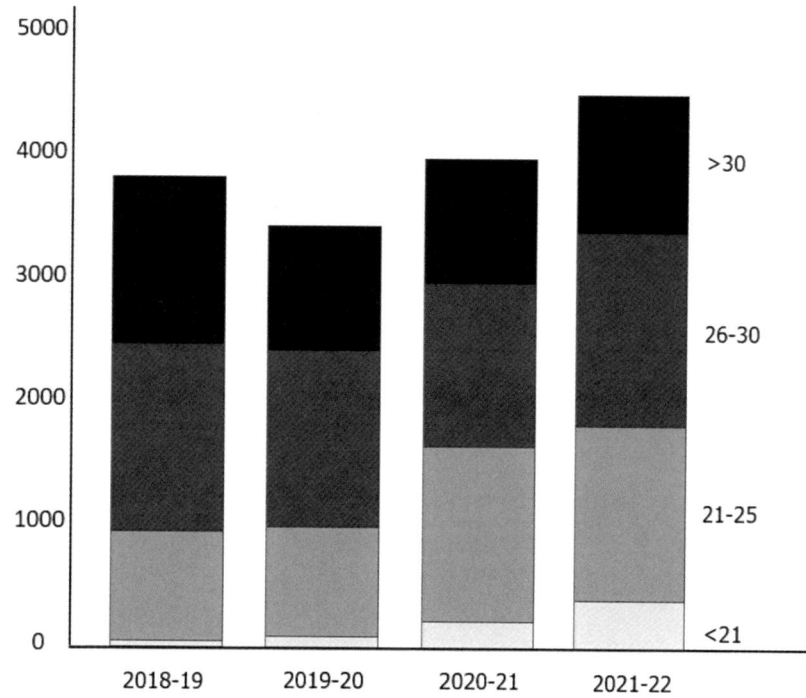

Figura 8. Lesiones por grupos de edad desde la temporada 2018/19 a la 2021/22. Adaptado de *The European Football Injury Index* (2022) [16].

Coste económico por lesión

La temporada 2021/22 **fue la primera en registrar un coste por lesiones de más de 610 millones de euros**, lo que supone un **aumento del 29 % respecto a la temporada anterior**. Esto no se debió a la inflación salarial, puesto que la incidencia lesional incrementó en una tasa similar. En los clubes de la *Premier League* inglesa, las lesiones costaron 219,64 millones de euros. Cabe señalar que **el coste de una lesión se calculó multiplicando el coste por día de un jugador por la cantidad de días que no estuvo disponible debido a una lesión**. Dicho coste solo incluye el salario base del jugador lesionado y no los costes adicionales asociados con el tratamiento/rehabilitación. El Paris Saint Germain registró el mayor coste por lesiones, pagando a los jugadores lesionados 40,73 M€, seguido del Real Madrid (40,41 M€) y el FC Barcelona (33,23 M€) [16].

Un análisis de los campeones en cada una de las cinco ligas ofrece una perspectiva interesante. El Bayern de Múnich, Real Madrid y Paris Saint Germain, con un número de lesiones de 97, 114 y 91, respectivamente, registraron la mayor cantidad de lesiones durante la temporada y, aun así, se proclamaron campeones de sus respectivas ligas. Esto apunta al **gran poder económico de estos clubes lo cual les permitió hacer frente a las tasas de lesiones tan altas**. Sin embargo, los **equipos con un menor poder económico se benefician de una menor tasa de lesiones para poder puntuar lo más arriba posible en la tabla**. Por ejemplo, el Real Betis sufrió el recuento de lesiones más bajo de los cinco primeros clasificados, con un total de 29 lesiones, lo que ayudó a consolidar un quinto puesto en la tabla. En la Bundesliga, el Union Berlin, se benefició de un bajo índice de lesiones, con un total de 49 y suponiendo «solo» un coste de 740 000€. El RB Leipzig sufrió 14 lesiones más que el Bayer Leverkusen, lo que resultó determinante, ya que terminaron cuarto y tercero respectivamente. En la *Premier League* inglesa, al Liverpool le pasó factura tener 80 lesiones con un coste de 20,23 M€, quedándose cortos para la aspiración al título ante el Manchester City, que tuvieron 67 lesiones suponiendo un coste de 16,35 M€. El Tottenham registró el coste por lesión más bajo, siendo de 8,43 M€, de los cinco primeros clasificados, superando a su rival Londinense, el Arsenal, en el cuarto puesto. En la *Serie A*, la Lazio se benefició de ser el segundo equipo con menos lesiones, terminando en quinto puesto en la tabla, sumando solo 32 lesiones. La Juventus, club aspirante al título, fue el club que más pagó por lesiones, 22,60 M€ y sufrió la peor tasa de lesiones sumando un total de 88, quedando en un cuarto puesto. Atendiendo a los costes por lesión en función de la demarcación, los **centrocampistas lesionados** son los que **más cuestan** a los clubes europeos (211,75 M€), ocupando los delanteros el segundo lugar (189,8 M€), seguidos de cerca por los defensas (184,73 M€). Este análisis muestra una tendencia creciente a gastar más dinero en centrocampistas a medida que el juego moderno evoluciona [16].

La liga: Primera división española

En **La Liga**, el COVID-19 continuó afectando al igual que en las demás ligas. Hubo **848 lesiones durante la temporada 2021/22**, un **11,4 % más que la temporada anterior**, suponiendo un **coste** a los clubes de **130,12 millones de euros**. Sin embargo, tal y como se ve en la Figura 9, si se considera la tendencia de las últimas 4 temporadas, es difícil ver un patrón claro. En la temporada 2021/2022, los 20 clubes españoles sufrieron una media de 42 lesiones, pero la distribución de estas entre los equipos no fue igual. La liga optó por introducir hasta 5 **cambios posibles en la temporada 2020/2021**. Esto parece haber tenido un **impacto mínimo en términos de prevalencia de lesiones**, puesto que se documentaron 761 lesiones en la temporada 2020/21 [16].

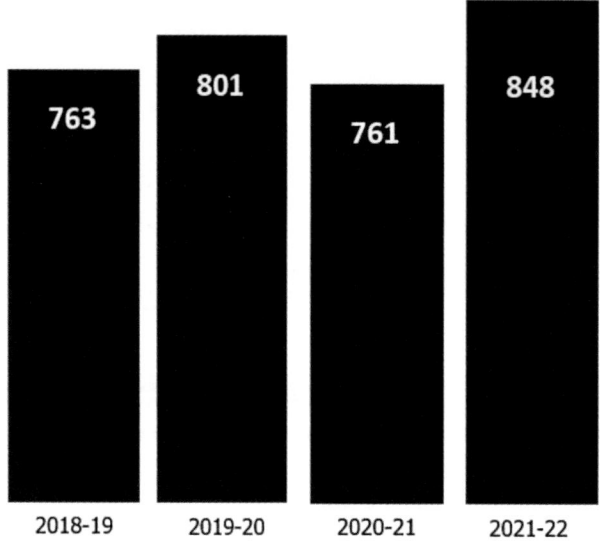

Figura 9. Número de lesiones por temporada en la Primera división española. Adaptado de *The European Football Injury Index* (2022) [16].

La gran temporada del Rayo Vallecano podría deberse a sus pocas lesiones, sumando un total de 32, lo que supuso un factor contribuyente en su exitosa temporada. Por el contrario, el Levante fue el sexto equipo con el mayor número de lesiones, sumando un total de 46, y acabó descendiendo de categoría. De las 166 lesiones registradas en diciembre, 108 fueron casos confirmados de COVID-19. Sin embargo, también se observó un aumento en las lesiones no relacionadas con dicha enfermedad durante el parón invernal (58 lesiones en diciembre de 2021 a 69 en enero de 2022). Enero fue el mes más «caro» en general, con un coste de 21,14 millones de euros para los clubes. En el mes de noviembre, se produjeron 63 lesiones con un coste desproporcionado, siendo de 13,84 millones de euros. De agosto a diciembre, los clubes españoles sufrieron 474 lesiones totales que supusieron un coste de 76,76 millones de euros. Sin embargo, estos números se redujeron en la segunda mitad de la temporada. En la Figura 10, se puede observar el recuento de lesiones y el coste de estas en función de los meses a lo largo de la temporada [16].

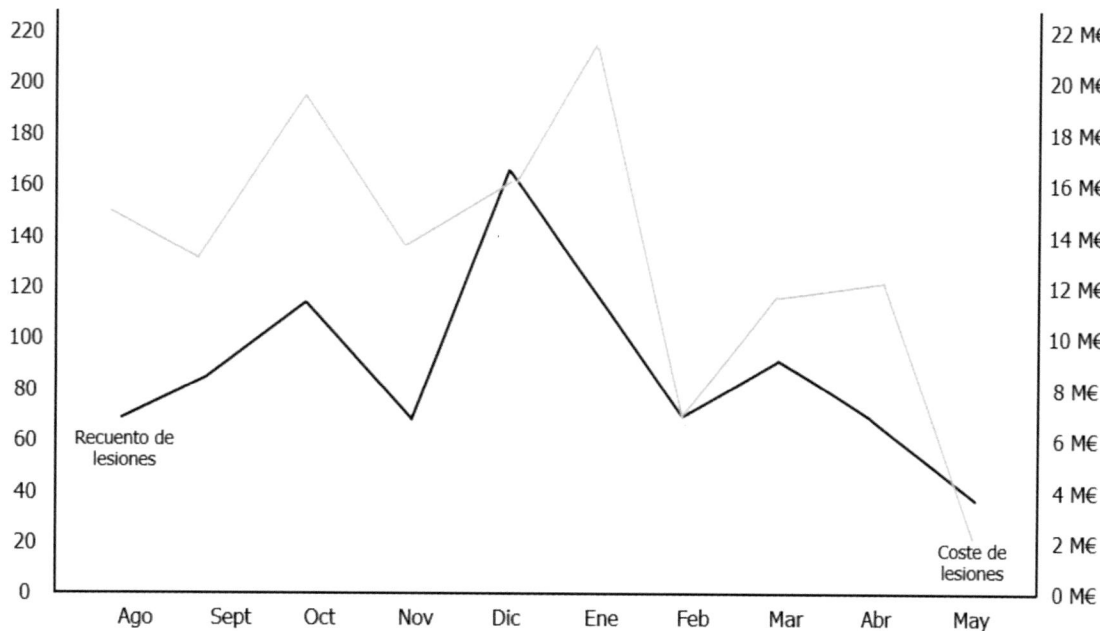

Figura 10. Recuento de lesiones y el coste de estas en función de los meses a lo largo de la temporada Adaptado de *The European Football Injury Index* (2022) [16].

Es importante no solo tener en cuenta el número total de lesiones sino la severidad de estas, la cual guarda relación directa con el tiempo que el futbolista queda apartado de los entrenamientos y/o partidos. Por ejemplo, en dicha temporada, se registraron un total de 68 lesiones de rodilla, suponiendo un coste medio por club de 16 000 € por cada una y apartando al jugador de la dinámica de equipo 33,71 días de media. Sin embargo, las lesiones musculares sumaron un total de 178 suponiendo un coste medio menor por club, de «solo» 12 000 € por cada lesión y apartando al jugador menos tiempo, 17,35 días de media. Esto es debido a que las lesiones de rodilla suelen requerir más tiempo para su recuperación completa. En lo que respecta al **número de lesiones por demarcación**, los **defensas** registraron el **mayor número de lesiones**, con un total de 327, lo que supuso un coste total de 35,75 millones de euros. En segundo lugar, los centrocampistas reportaron un total de 240 lesiones, suponiendo un coste ligeramente superior a los defensas con 37,57 millones de euros. En tercer lugar, los delanteros con 237 lesiones, pero estos supusieron un coste muy superior con 54,06 millones de euros. «¿Tres días es el tiempo suficiente para recuperarse tras un partido? Desde un punto de vista cardiopulmonar, metabólico y energético es más que suficiente, pero a nivel muscular harían falta 5 días». José Luis San Martín, preparador físico del Real Madrid. Dividiendo las **lesiones por grupos de edad**, desafortunadamente en la temporada 2021/22, **la generación más joven de jugadores fue la que sufrió las lesiones más graves**. Hasta 22 jugadores menores de 21 años se lesionaron, suponiendo un coste de 3,74 millones de euros. Sin embargo, fueron las lesiones de **los jugadores mayores de 30 años las que más costaron a los clubes de La Liga**. Los jugadores mayores de 30 años habrían costado más a los clubes en las últimas dos temporadas y esto sigue el entendimiento general de que los jugadores mayores tardan más en recuperarse, teniendo salarios más altos [16].

1.3. Lesiones en función de la edad y la demarcación

Desafortunadamente, una lesión de larga duración en etapas formativas colapsa la progresión de un deportista, y no solo estamos hablando de una lesión del LCA, sino las complicaciones que estos puedan tener mientras se encuentran en proceso de maduración, como es un arrancamiento de la tuberosidad anterior de la tibia. Es por ello por lo que, en este apartado, se muestran al lector datos epidemiológicos en función de la edad, la demarcación, la región y el momento (partidos o entrenamientos) que sufre el deportista, con las respectivas consecuencias que acarrean las lesiones de larga duración cuando el objetivo es progresar al primer equipo dentro de una cantera profesional de fútbol.

- En el estudio epidemiológico de Chena y otros (2020) [21] **identificaron la incidencia, tipo, localización y severidad de las lesiones, en jóvenes futbolistas españoles de diferentes edades en función de su demarcación.** Las categorías de edad fueron clasificadas de la siguiente manera: ≤ 9 años (U9), ≤ 11 años (U11), ≤ 13 años (U13), ≤ 15 años (U15), ≤ 18 años (U18), y ≤ 23 años (U23). Un total de 431 jugadores de entre 7 y 23 años participaron en el estudio, el cual duró una temporada competitiva completa, realizándose todas las sesiones de entrenamiento y partidos sobre césped artificial de segunda generación. Atendiendo a la **incidencia lesional en función de la edad**, podemos ver un **aumento** en el porcentaje de lesiones **a medida que avanzaba la misma** (Figura 11A) observándose diferencias estadísticamente significativas entre los jugadores mayores de 14 años (U15, U18 y U23). El **mayor porcentaje de lesiones fue en los jugadores U18.** En cuanto a la ocurrencia de lesión en función de la demarcación, **los delanteros fueron más afectados** (Figura 11B) habiendo diferencias estadísticamente significativas con los porteros, los defensas centrales, defensas laterales y con los extremos. En la Figura 11C podemos ver la incidencia lesional de la temporada completa diferenciada por edades y momento (partidos y entrenamientos).

  La mayoría de las lesiones se ubicaron en las extremidades inferiores (83,59 %). La **región** del **muslo** fue la **más afectada, mientras que la rodilla y el tobillo fueron las articulaciones que más lesiones sufrieron.** Hubo una tendencia de mayor aparición de lesiones músculo tendinosas a medida que avanzaba la edad. La mayoría de las lesiones observadas fueron lesiones músculo-tendinosas y articulares sumando un total de 47 % y un 35 % respectivamente. **La incidencia de lesiones músculo-tendinosas fue significativamente mayor en los jugadores U15, U18 y U23 en comparación con U9, U11 y U12; y la incidencia de lesiones articulares fue significativamente mayor en los U23.** La incidencia de lesiones óseas fue mayor en los jugadores U13 y los defensas centrales fueron los jugadores que más las sufrieron. En cuanto a la severidad de las lesiones, el 23 % fueron clasificadas como mínimas, el 35 % leves, el 27 % moderadas y el 15 % graves [21].

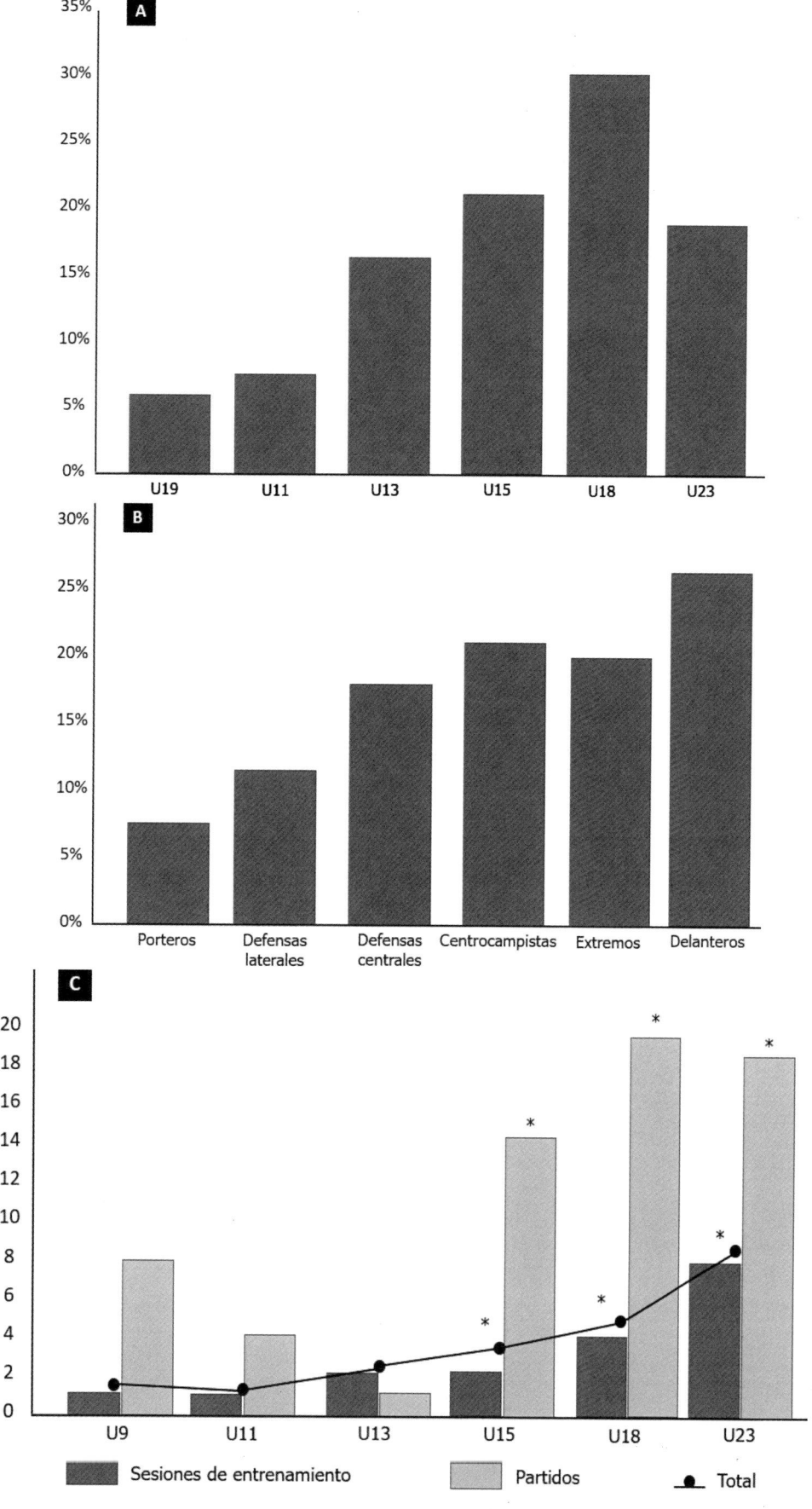

Figura 11. (A) Distribución de lesiones de acuerdo con la edad, (B) en función de la demarcación, y (C) número de lesiones por cada 1000 horas de exposición. *Diferencias estadísticamente significativas con U13, U11 y U9 (p<0,001). Adaptado de Chena y otros (2020) [21].

- En el estudio prospectivo de Larruskain y otros (2022) [10] plantearon como objetivo **investigar la asociación de las lesiones con la continuidad, progresión y posibilidades de llegar al primer equipo en una cantera de fútbol de élite**. A todos los jugadores, pertenecientes al Athletic Club de Bilbao y de diferentes categorías de acuerdo con la edad (U12, U14, U16, U19; y el segundo y tercer equipo, con edades comprendidas entre los 17-23 años), se les realizó un seguimiento de 6 temporadas consecutivas con la excepción en jugadores U12, los cuales fueron monitorizados solo durante las últimas 4 temporadas. Cabe señalar que la política que tiene el Athletic Club es nutrir al primer equipo únicamente de jugadores procedentes de su cantera o del territorio vasco, por lo que su cantera cobra una especial importancia.

Los resultados indicaron que, el *injury burden* y la incidencia lesional de lesiones severas fueron superiores en U14, U16, U19 y en el 3º/2º equipo en comparación con el primero. Estas diferencias podrían ser por diversos factores, como, por ejemplo, un enfoque más conservador en el regreso al juego dando lugar a periodos de recuperación más largos, más recursos y oportunidades para la prevención y recuperación de lesiones en el primer equipo; o bien que los jugadores del primer equipo son más resistentes a las lesiones. **El *injury burden* fue menor en los jugadores que progresaron del 2º/3º equipo al primero, y en los jugadores U19 que progresaron al 2º/3º equipo en comparación con los jugadores que no progresaron.** El *injury burden* y la incidencia lesional en partidos fue menor en los jugadores de los equipos U16, U19 y 2º/3º que progresaron al siguiente nivel. **Todos los jugadores que progresaron del 2º/3º equipo al primer equipo, tuvieron una disponibilidad superior al 84 % para disputar partidos y no sufrieron una rotura del LCA u otro tipo de lesión que les apartó del fútbol más de 200 días** [10].

A pesar de que se observaron mayores probabilidades de continuar en la academia cada temporada en los jugadores U19, y del 2º/3º equipo que sufrieron lesiones de más de 100 y 200 días en comparación con los jugadores que no sufrieron este tipo de lesiones, los jugadores que sufrían estas lesiones sí que tenían probabilidades significativamente menores de continuar en la academia al final de la siguiente temporada. En los jugadores U19 y del 2º/3º equipo, la mayoría de las lesiones de más de 200 días fueron roturas del LCA (71 %), seguidas de lesiones inguinales (18 %) y, las lesiones predominantes de más de 100 días fueron de rodilla (41 %), ingle (14 %) y espondilolisis (13 %). En los jugadores U12, U14, U16 ocurrieron 2 roturas de LCA, 2 lesiones relacionadas con el crecimiento y 1 fractura de tibia y peroné que requirieron más de 200 días, y las lesiones de más de 100 días más frecuentes fueron relacionadas con el crecimiento (23 %), rodilla (17 %) y espondilolisis (13 %). Hubo una tendencia estadística de que el dolor en la ingle disminuyó las posibilidades de continuar en la academia en los jugadores U19 y del 2º/3º equipo. Las lesiones ligamentosas de tobillo y de los isquiosurales no obstaculizaron la continuidad de los jugadores U12, U14, U16, U19 y del 2º/3º equipo [10].

Los autores de este estudio lanzan un mensaje importante a las academias de fútbol: **prevenir lesiones y optimizar la disponibilidad de los jugadores puede ser importante en el desarrollo de estos hacia el primer equipo**. Además, centrarse en optimizar las estrategias de regreso al juego podría ser fundamental para permitir que los jugadores lesionados alcancen sus niveles previos a la lesión de la manera más segura y rápida posible y minimizar las consecuencias negativas de las lesiones. Es importante destacar que, **considerando que 9 de cada 10 jugadores no ingresarán en el fútbol profesional**, se debe hacer un esfuerzo consciente para proteger a los jóvenes futbolistas de las consecuencias negativas que las lesiones podrían tener no solo en su carrera futbolística, sino también en el futuro de sus vidas [10].

- Monasterio y otros (2023) [9] plantearon como objetivo **describir el** *injury burden* **en jóvenes futbolistas pertenecientes a canteras profesionales de fútbol español.** Se llevó un registro de 20 temporadas consecutivas, desde el año 2000 hasta el 2020 analizando a 110 jugadores, en donde la edad en el seguimiento inicial y final fue de 10,7 ± 0,6 y 17,9 ± 2,8 años, respectivamente. **Las lesiones en la articulación de la rodilla** en equipos femeninos y las **lesiones relacionadas** con el **crecimiento** (en U15 y más jóvenes) **mostraron** los **valores más altos de** *injury burden*. Se debe prestar especial atención a los adultos de maduración tardía, puesto que han demostrado estar más tiempo sin competir y entrenar debido a un alto *injury burden*. No obstante, la madurez solo es una pieza más del puzle, ya que las lesiones son multifactoriales y estas cuentan con más factores de riesgo (carga de entrenamiento, factores neuromusculares y biomecánicos, etc.).

> *Basándose en la experiencia acumulada a lo largo de cinco temporadas en una academia de fútbol profesional (con unos 200 futbolistas), el autor de este libro puede afirmar que ningún futbolista U19 o de menor edad, que tuvo una lesión la cual le mantuvo apartado de la competición más de 200 días (casos de lesiones de LCA), alcanzó el fútbol profesional.*
>
> *Por otro lado, en el citado periodo de tiempo, se registraron hasta 3 fracturas por avulsión apofisaria, concretamente un arrancamiento de la tuberosidad anterior de la tibia. Solo uno de estos jugadores manifestó ligera molestia en la cara anterior de la rodilla antes de producirse la lesión y dicha molestia desapareció cuando se produjo la lesión. Sobre la base de esto, el autor de este libro propone un seguimiento a través de diagnóstico por imagen (radiografía) con el fin de detectar a aquellos jugadores con una maduración incompleta con fisis marcadamente abiertas, lo que podría ser un factor de riesgo a pesar de no presentar dolor.*

1.4. La importancia del entrenamiento de fuerza

Hoy en día, la implementación del entrenamiento de fuerza es irrefutable cuando se desea minimizar el riesgo de lesión, establecer un proceso de recuperación tras una lesión y para mejorar el rendimiento deportivo, por lo que en este apartado se describe el impacto tan positivo que tiene el desarrollar dicha capacidad. Por otro lado, el entrenamiento del componente contráctil no solo afecta a dicho tejido, sino que las estructuras pasivas también sufren adaptaciones positivas, como es el caso del LCA, entre otros. Surge la duda de que, tras un periodo de inactividad deportiva, cuantas semanas de entrenamiento modificado serían las necesarias para que un deportista volviese a competir reduciendo el riesgo de lesión, es por ello por lo que se pondrá un ejemplo. Finalmente, se hará mención del posible descenso del rendimiento técnico-táctico y físico que los deportistas pueden exhibir tras una lesión de corta y larga duración, lo cual recalca la importancia de las fases del reentrenamiento deportivo previas a la vuelta al deporte.

- En la revisión sistemática con metaanálisis de Lemes y otros (2021) [22] en la cual se analizaron ensayos clínicos aleatorizados abarcando hasta 13355 jugadores de fútbol *amateur* con más de 1000 horas de exposición, los autores concluyen que **programas de prevención de lesiones basados en el ejercicio físico** (grupo intervención) **pueden reducir el riesgo de lesiones**

musculoesqueléticas que no impliquen contacto en un 23 % cuando se compararon con el grupo control. Los autores señalan que la calidad de la evidencia es muy baja, pero destacan la necesidad de más investigación de alta calidad sobre este tema.

- En la revisión realizada por Suchomel y otros (2016) [23], informaron que la presencia de unos **mayores niveles de fuerza muscular, además de potenciar el rendimiento del deportista, también afectaría a un descenso del riesgo lesional.** Además, sobre la base de investigaciones previas, los autores indicaron que los niveles de fuerza muscular, así como la potencia anaeróbica, pueden ser tan importantes para el rendimiento como para la prevención de lesiones en jugadores de fútbol. Es por ello por lo que los cuerpos técnicos deberían aplicar estrategias de entrenamiento a largo plazo que promuevan la ganancia de mayor fuerza muscular. De esta forma, además de mejorar el rendimiento en una amplia gama de habilidades generales y específicas del deporte, se conseguiría una reducción del riesgo lesional.

- En el metaanálisis de ensayos clínicos de Lauersen y otros (2014) [24], con una síntesis de resultados de 26 610 deportistas y 3464 lesiones, estimaron el riesgo de lesión en función de diferentes programas de entrenamiento enfocados a la prevención de lesiones comparados con un grupo control. Mientras que los programas basados en ejercicios de estiramiento no mostraron tener ningún efecto protector, sí que se evidenció ese efecto mediante la realización de programas basados en entrenamiento de fuerza, entrenamiento propioceptivo y entrenamiento multicomponente. Concretamente, **el entrenamiento de fuerza demostró tener un efecto protector de 3 veces más en la minimización del riesgo de lesión**, mientras que el efecto protector del entrenamiento propioceptivo y del entrenamiento multicomponente fue, respectivamente, de 2 y 1,5 veces más. A su vez, cabe destacar que la comparación entre las diferentes estrategias utilizadas para la prevención de lesiones reveló una estimación de que **el entrenamiento de fuerza es altamente efectivo y significativamente mejor que los estudios de entrenamiento multicomponente** (es decir, aquellos que incluían combinación de ejercicios de fuerza, estiramientos, propiocepción, etc.) en la minimización del riesgo de lesión. Esto guarda cierta relación con el estudio de Yeung y otros (2016) [25], en donde los autores encontraron que de las cuatro variables estudiadas (propiocepción, movilidad, FMS[c] y fuerza), la asimetría de fuerza entre extremidades fue la única variable que mostró una diferencia estadísticamente significativa ($p > 0,007$) y con un tamaño del efecto (ES)[d] [26] [27] [28] [29] [30] [31] [32] [33] de 0,80, entre los futbolistas profesionales que se lesionaron frente a los que no a lo largo de una temporada. Es por ello por lo que las **asimetrías de fuerza** podrían utilizarse como **predictor de lesiones en jugadores profesionales de fútbol.**

- En el estudio retrospectivo en equipos masculinos y femeninos universitarios (21 ±1 años) de fútbol americano, voleibol y *softball* de Case y otros (2020) [5], **exploraron si la fuerza relativa en pretemporada en el ejercicio de la sentadilla trasera con barra servía para identificar la aparición de lesiones en la extremidad inferior a lo largo de la temporada.** El peso máximo que los deportistas fueron capaces de levantar una sola vez, es decir, la repetición máxima (RM), fue normalizado teniendo en cuenta el peso corporal (1RM/ peso corporal en kg) y se compararon los valores de fuerza relativa en pretemporada entre los deportistas que sufrieron lesiones frente a los que no a lo largo de la temporada. Los resultados de este

---

[c] Batería de siete pruebas que evalúa patrones de movimiento básicos (sentadilla profunda, zancada estática, paso de vallas, movilidad de hombro, elevación de la pierna recta, flexiones y estabilidad rotatoria del tronco).

[d] La magnitud del ES es cualitativamente interpretada utilizando los siguientes umbrales: <0,2, trivial; 0,2-0,6, pequeño; 0,6-1,2, moderado; 1,2-2,0, grande; 2,0-4,0, muy grande; y >4,0, casi perfecto, aunque estos umbrales pueden diferir siendo 0,2-0,5, pequeño; 0,5-0,8, moderado; 0,8-1,2; grande; 1,2-2, muy grande; y >2,0, efecto enorme.

estudio indicaron que la fuerza relativa en pretemporada fue significativamente inferior en aquellos deportistas que sufrieron lesiones en comparación a los que no, tanto en hombres como en mujeres (p=0,04). Los deportistas masculinos y las deportistas femeninas que no se lesionaron, obtuvieron una fuerza relativa media de 2,20 ±0,38 y 1,63 ±0,29 respectivamente.

Sobre la base de los resultados de este estudio se puede señalar lo siguiente [5]:

- Los **jugadores masculinos de fútbol americano y las jugadoras de *softball* y voleibol pueden beneficiarse de los aumentos de fuerza relativa en el tren inferior utilizando el ejercicio de sentadilla tradicional.**

- **Es posible que aquellos sujetos con una fuerza relativa inferior a 2,2 en hombres y de 1,6 en mujeres**, se encuentren con un mayor riesgo de presentar lesiones en las extremidades inferiores.

- El área de preparación física de los equipos debe de realizar este tipo de pruebas para identificar aquellos deportistas que precisen de una programación especializada para aumentar la fuerza relativa del tren inferior.

- Estos datos de fuerza en el ejercicio de sentadilla pueden servir como parte de los protocolos de rehabilitación en los cuales el deportista no debería competir hasta haber alcanzado la fuerza relativa adecuada.

- En el estudio prospectivo en jugadores *amateur* de *hurling* (26,2 ±4,4 años) realizado por Malone y otros (2018) [4] **investigaron la relación entre la fuerza en el tren inferior, la capacidad de repetir *sprints* (RSA) y la velocidad máxima con el riesgo de lesión.** Se registraron las lesiones ocurridas durante un periodo de seguimiento de dos años. Al inicio del estudio se analizó: la velocidad de los jugadores a través de pruebas de *sprint* lineal de 5, 10 y 20 m, seleccionando el mejor dato de dos intentos; la capacidad de repetir esfuerzos de alta intensidad a través de pruebas que consistían en repetir *sprints* lineales a alta velocidad, obteniendo el tiempo total; y la fuerza máxima del tren inferior a través de un 3RM en la prueba de sentadilla con barra hexagonal, la cual se relativizó con el peso corporal de los sujetos para poder establecer comparativas entre ellos. Además, la carga de entrenamiento se registró a través de la percepción subjetiva del esfuerzo (RPE) de la sesión y la carga de trabajo semanal fue calculada multiplicando la RPE y la duración (min) de la sesión, cuya referencia se estableció en ≥1750 UA.

Cuando la fuerza relativa se consideró independientemente de otros factores, **los jugadores con mayores niveles de fuerza relativa tenían un riesgo reducido de lesión en comparación con los jugadores con una fuerza relativa más baja** (Figura 12A). Cuando se evalúo la fuerza como moderador del riesgo de lesiones ante una carga de trabajo semanal dada (≥1750 UA), los deportistas más fuertes fueron capaces de tolerar la carga de trabajo con un menor riesgo de lesión y de tolerar cambios más grandes en la carga de semana a semana que los deportistas más débiles (OR=2,54-4,52). Considerando la ratio de carga aguda: crónica[e] y unos niveles de fuerza determinados, los deportistas más fuertes toleraron mejor los picos en la carga de trabajo en comparación a los deportistas más débiles (OR: 1,33-5,10) [4].

Los deportistas más rápidos en distancias de 5, 10 y 20 m tuvieron un riesgo de lesión inferior en relación con el resto de los deportistas (Figura 12B). Cuando se evalúo la velocidad como moderador de riesgo de lesión ante una carga de trabajo semanal dada (≥1750 UA), aquellos deportistas más lentos en distancia de 5 m, 10 m y 20 m tuvieron 3 veces más riesgo de lesión en comparación con aquellos deportistas más rápidos (OR: 2,11-4,13). Lo mismo

---

[e] Este concepto será desarrollado posteriormente en el apartado **1.7 Carga de entrenamiento.**

ocurrió cuando se compararon grupos de deportistas rápidos y lentos teniendo en cuenta aumentos en la ratio de carga aguda: crónica ≥1,25 [4].

Cuando se consideró la capacidad para repetir *sprints* independientemente del resto de factores, los deportistas más rápidos en el test tuvieron un riesgo menor de presentar lesiones que los deportistas más lentos (Figura 12C). Cuando esta capacidad se evaluó como moderador del riesgo de lesión ante una carga de trabajo semanal dada (≥1750 UA), los deportistas más veloces, tuvieron hasta 5 veces menor riesgo de lesión en relación con los más lentos (OR; 5,55, 95 %: 3,98-7,94) [4].

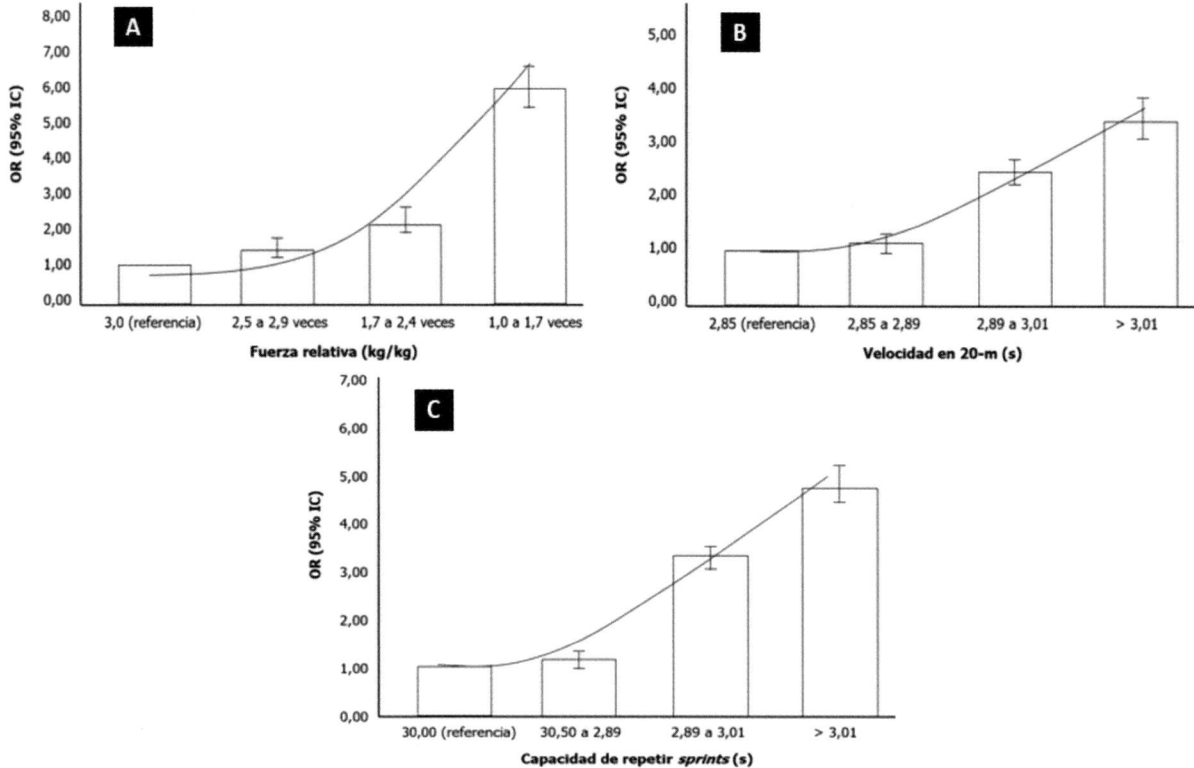

Figura 12. (A) Niveles de fuerza relativa y riesgo de lesión. (B) Velocidad en 20 metros y riesgo de lesión. (C) Capacidad de repetir *sprints* y riesgo de lesión. OR: *odds ratio*. Adaptado de Malone y otros (2018) [4].

Sobre la base de los resultados de este estudio podemos señalar lo siguiente [4]:
- La velocidad, la RSA y la fuerza máxima, son cualidades físicas capaces de estratificar el riesgo de lesión.
- Los entrenadores deben de ser conscientes de que **mejorar niveles de fuerza máxima, la RSA y la velocidad, reducirán el riesgo de lesión al mismo tiempo que mejorarán el rendimiento del equipo.** Por tanto, **recrear escenarios dentro de los entrenamientos que permitan desarrollar estas cualidades, es necesario.**
- En el estudio de Abbott y otros (2022) [34] con 17 jugadores profesionales de fútbol (18 ± 1 años), **estudiaron la influencia de la fuerza muscular y la capacidad aeróbica al principio de la temporada competitiva sobre marcadores de daño muscular después de un partido de fútbol.** Concretamente se les midió la fuerza isométrica máxima a través del *isometric mid-thigh pull* y la capacidad aeróbica a través de un test de velocidad aeróbica máxima (VAM). Los siguientes marcadores de daño muscular se analizaron 48 horas antes de los partidos, 12, 36 y 60 horas después de los partidos: altura alcanzada en el salto con

contramovimiento (CMJ) bipodal, índice de fuerza reactiva (RSI), dolor muscular de aparición tardía (agujetas) y un cuestionario *wellness*.

Aquellos jugadores con mayores niveles de fuerza se recuperaron más rápido después de los partidos. Sin embargo, el nivel de capacidad aeróbica de los deportistas tuvo menos impacto en los marcadores de daño muscular estudiados. Estos hallazgos sugieren que **la fuerza muscular es un determinante más importante en la recuperación posterior al partido que la aptitud aeróbica**. Podrían deberse a que el entrenamiento de fuerza conlleva un mejor desarrollo de la capacidad de resistir el daño tisular causado por acciones musculares excéntricas de gran magnitud, las cuales serían responsables del daño muscular, del dolor muscular de aparición tardía y de los déficits prolongados en la función muscular después del ejercicio [34].

1.4.1. Entrenamiento durante el periodo de *off-season* o transitorio

* De acuerdo con el artículo editorial de Nassis y otros [35], existen dos problemas asociados con una ausencia de entrenamiento prolongado: la disminución de las capacidades físicas y la reducción de la carga crónica de trabajo.

  La disminución de las capacidades físicas afectaría principalmente a la aptitud aeróbica y la fuerza muscular. Mientras que, en relación con la reducción de la carga crónica de trabajo, se ha demostrado que **una reducción del 50 % en la carga de los entrenamientos durante 4 semanas requería de 2,5 semanas para recuperar la capacidad total previa, siendo este periodo todavía más largo en caso de que la reducción fuera mayor**. En el contexto de asegurar una adecuada recuperación después de una temporada, se recomienda mantener la intensidad del entrenamiento con una reducción del volumen y la frecuencia de este. Además, el periodo de *off-season* se considera una oportunidad para corregir posibles deficiencias musculares [35].

1.4.2. Adaptaciones de las estructuras pasivas a través del entrenamiento

* Myrick y otros (2019) [36] **estudiaron los cambios volumétricos del LCA en el transcurso de una temporada competitiva** en 17 jugadoras profesionales de fútbol (19,7 ± 1,0 años). Se realizaron mediciones del volumen del LCA al principio y al final de la temporada competitiva a través de una resonancia magnética nuclear (RMN). Los resultados mostraron un **aumento estadísticamente significativo en el volumen medio del LCA en cada rodilla desde el inicio de la temporada hasta el final de esta** (p=0,006) (Figura 13 y 14).

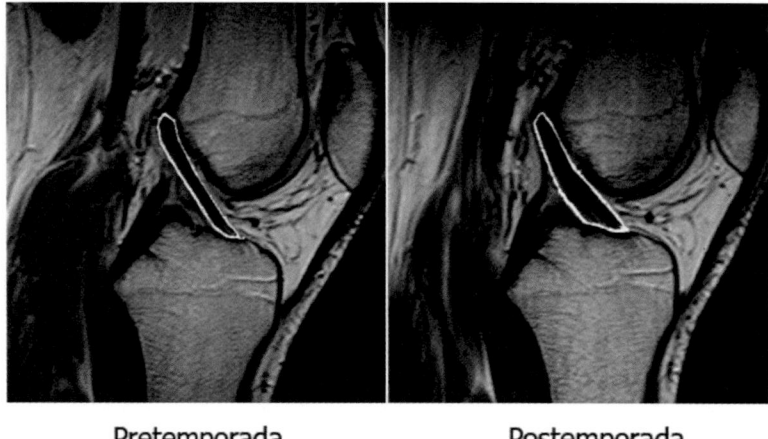

Pretemporada   Postemporada

Figura 13. Imagen de resonancia magnética en la misma rodilla en pre y postemporada. Adaptado de Myrick y otros (2019) [36].

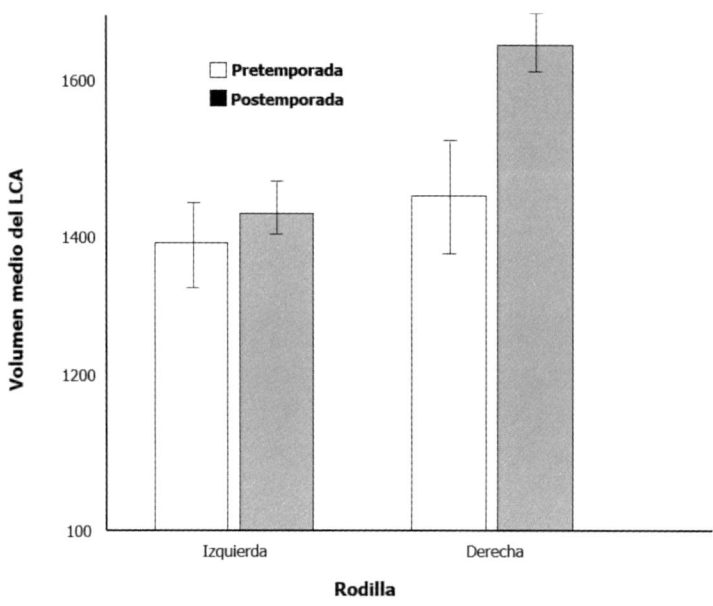

Figura 14. Volumen medio de la rodilla en pre y postemporada. LCA: ligamento cruzado anterior. Adaptada de Myrick y otros (2019) [36].

Los autores de este estudio señalan que la **posible causa** de estas **adaptaciones** en estructuras pasivas, en este caso, el LCA, se deba a constantes acúmulos de **microdesgarros durante el transcurso de la temporada competitiva que conducen a una inflamación y edema del ligamento**, dando como resultado un aumento del volumen de este. Estos cambios podrían tener implicaciones clínicas significativas, pero se debe determinar aún si existe relación entre el volumen del LCA y las lesiones [36].

- En el estudio observacional de Grzelak y otros (2013) [37] **investigaron si los entrenamientos que consisten en mover cargas pesadas de manera repetitiva aumentan el volumen de los ligamentos cruzados de la rodilla.** Concretamente, compararon a través de RMN el volumen de estas estructuras pasivas en halterófilos experimentados (26,1 ± 4,2 años) con un grupo control emparejados por edad, peso y altura. Los resultados mostraron que **el área de sección transversal en los ligamentos cruzados fue estadísticamente superior en los halterófilos en comparación al grupo control.** La población de estudio estuvo formada por deportistas de alto nivel sin antecedentes traumáticos en los ligamentos cruzados, por lo que es posible establecer diferentes hipótesis sobre los factores responsables del proceso de hipertrofia en estas estructuras:

- **Inicio temprano del entrenamiento con cargas.** Todos los deportistas de este estudio comenzaron a entrenar con cargas antes o durante la etapa de crecimiento puberal. Los tejidos propensos al crecimiento en ese periodo podrían hipertrofiarse en respuesta a un entrenamiento intenso [37].

- **Aumento en el suministro de sangre.** La arteria genicular media es la principal fuente de irrigación sanguínea en los ligamentos cruzados. Los ligamentos cruzados en recién nacidos se asemejan a la rodilla de un adulto en casi todos los sentidos menos en la vascularización. Las ramas que proporcionan aporte sanguíneo en los fetos, generalmente se pierden en los adultos. Comenzar a entrenar con cargas en edades tempranas, podría retrasar este proceso de pérdida proporcionando un suministro de sangre suficiente en el proceso de hipertrofia de los ligamentos cruzados [37].

- **Estrés longitudinal sobre los ligamentos cruzados.** Este tipo de entrenamiento comprende ejercicios en los que el deportista experimenta elevados grados de flexión de rodilla levantando cargas externas pesadas. En esta posición, los ligamentos en cuestión son sometidos a elevadas tensiones longitudinales, lo cual podría ser un estímulo para la proliferación de los fibroblastos [37].

- En el estudio transversal de Beaulieu y otros (2021) [38] analizaron **si el LCA era capaz de hipertrofiarse en respuesta a una carga mecánica**, comparando las diferencias bilaterales del área de sección transversal del LCA en deportistas que cargan constantemente una extremidad inferior más que la otra. Un total de 52 patinadores artísticos y saltadores de trampolín (hombres y mujeres de 20,2 ± 2,7 años) sin antecedentes de lesión de LCA participaron en el estudio. Concretamente, los patinadores artísticos aterrizan siempre sobre la misma extremidad inferior, mientras que los saltadores de trampolín se impulsan siempre sobre la misma extremidad; considerándose esta como la extremidad inferior dominante. Además, para asegurarse de que el inicio de los entrenamientos se hubiera producido antes o al comienzo de la pubertad, los hombres y mujeres fueron incluidos si habían comenzado a entrenar antes de los 12 y 10 años, respectivamente.

  El análisis estadístico, reveló que hubo un área de sección transversal significativamente más grande del LCA en la extremidad inferior dominante en comparación a la no dominante (p=0,041). Lo mismo ocurrió en el área de sección transversal del tendón rotuliano (p=0,002). Estos resultados respaldan que **el ejercicio que incluye características de fuerza y resistencia durante los periodos de crecimiento puberal tiene potencial para aumentar el área de sección transversal del LCA y del tendón rotuliano**. Planteándose cómo hipótesis de que tal vez el LCA podría ser entrenado y así volverse más grande y robusto suponiendo un descenso en el riesgo de lesión [38].

1.4.3. Desentrenamiento y riesgo de lesión

- El **descanso** puede definirse como una **disminución sustancial en la carga de entrenamiento por encima de lo normal.** Esta puede ser absoluta (sin entrenamiento) o relativa (como una caída porcentual de la carga normal, por ejemplo, un 30 %). Largos períodos de descanso absoluto provocan una reducción de la capacidad física, existiendo un mayor riesgo de lesiones al regresar al entrenamiento si el volumen, la intensidad y la frecuencia del entrenamiento no se ajustan bien. Además, el tiempo necesario para volver a las cargas normales debe ser proporcional a la duración del descanso. A continuación, se plantea un ejemplo para minimizar el riesgo de lesión cuando un deportista ha pasado un periodo de desentrenamiento, por el motivo que sea (Figura 15) [39]:

- En **primer lugar**, hay que decidir la **duración del descanso** previsto, la línea de puntos señala dos semanas y la línea discontinúa cuatro semanas [39].
- En **segundo lugar**, se decide la **cantidad de % de entrenamiento de una semana normal** (flecha negra) que se va a mantener. Desde aquí se puede calcular el tiempo recomendado para volver al entrenamiento completo que minimizará el riesgo de lesión (flecha gris) [39].

Las cargas de entrenamiento deben de ser específicas del deporte, por ejemplo, los corredores deben reducir el volumen, pero mantener la intensidad. Un corredor que realiza 100 km semanales deberá correr 40 km por semana durante 2,5 semanas si decide estar parado 2 semanas. Por tanto, 2 semanas de descanso equivalen a 4,5 semanas (2 semanas al 40 % más 2,5 semanas de progresión) de entrenamiento total modificado. Después de haber tenido una carga de entrenamiento reducida durante 2 semanas (40 %), el deportista requiere de 2,5 semanas de entrenamiento progresivo para volver a los entrenamientos sin restricciones. Volver antes de este periodo, expone al deportista en un elevado riesgo de lesión. Por lo tanto, el tiempo fuera del entrenamiento sin restricciones es de 4,5 semanas (Tabla 1). Si un atleta entrena al 60 % de su volumen e intensidad normales durante 2 semanas, se necesitan 10 días para volver progresivamente a la carga de entrenamiento completa y así reducir el riesgo de lesión. Las pausas más largas en el entrenamiento y las mayores reducciones en el volumen y la intensidad requieren un regreso progresivo más prolongado al entrenamiento completo para reducir el riesgo de lesiones [39].

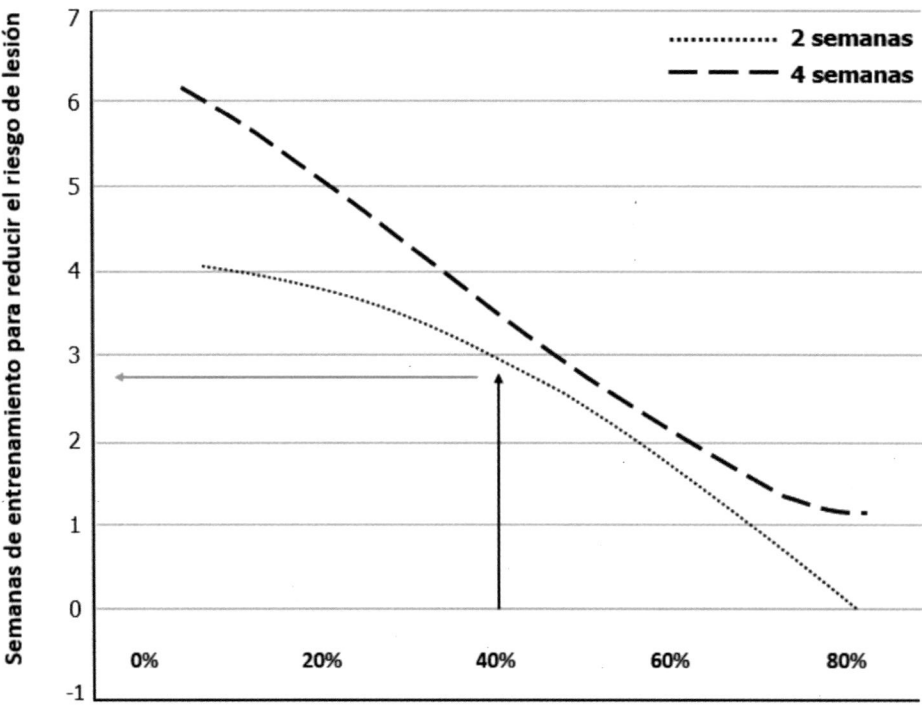

Figura 15. Tiempo estimado de vuelta a los entrenamientos sin restricciones después de dos o de cuatro semanas de inactividad para reducir el riesgo de lesión. Adaptado de Purdam y otros (2015) [39].

Semanas de entrenamiento con una carga reducida		Número de semanas requeridas de entrenamiento modificado para volver al entrenamiento sin restricciones (número total de semanas de entrenamiento modificado)				
	8	8 (16)	6,9 (14,9)	5,8 (13,8)	4,8 (12,8)	3,7 (11,7)
	7	7,4 (14,4)	6,3 (13,4)	5,3 (12,3)	4,2 (11,2)	3,1 (10,1)
	6	6,9 (12,9)	5,8 (11,8)	4,7 (10,7)	3,7 (9,7)	2,6 (8,6)
	5	6,3 (11,3)	5,2 (10,2)	4,2 (9,2)	3,1 (8,1)	2,0 (7,0)
	4	5,7 (9,7)	4,7 (8,7)	3,6 (7,6)	2,5 (6,5)	1,5 (5,5)
	3	5,2 (8,2)	4,1 (7,1)	3,1 (6,1)	2,0 (5,0)	0,9 (3,9)
	2	4,6 (6,6)	3,6 (5,6)	2,5 (4,5)	1,4 (3,4)	0,4 (2,4)
		0 %	20 %	40 %	60 %	80 %
Porcentaje de entrenamiento completado con una carga normal						

Tabla 1. Adaptado de Purdam y otros (2015) [39].

- En el estudio observacional de Portillo y otros (2020) [20], en **futbolistas profesionales (27,5 ± 3,5 años)**, determinaron los **efectos que tenían las lesiones musculares de más de 8 días de duración, en el rendimiento técnico y físico una vez regresaron a la competición liguera.** Se analizaron variables técnicas (número total de pases, el número de pases exitosos, posesiones perdidas y recuperadas) junto con variables físicas (distancia total relativa cubierta, número de *sprints*, distancia relativa de *sprints* y velocidad máxima de carrera) antes y después de la aparición de lesiones musculares; es decir, cuándo el jugador ya se encontraba apto para volver a competir. Estas variables anteriormente mencionadas fueron analizadas durante tres partidos, obteniendo el valor medio de cada variable.

  Los resultados indicaron que después de una lesión de origen muscular, la distancia total relativa cubierta disminuyó en un 8,6 ± 30,0 % (p=0,013) en la primera mitad del partido y en un 7,7 ± 36,6 % en la segunda mitad (p=0,038). La velocidad máxima de carrera disminuyó en 2,78 ± 6,91 km/h (p=0,013) en la primera parte y en 1,50 ± 5,68 km/h (p=0,043) en la segunda. Así mismo, una lesión muscular también afectó al rendimiento técnico de los jugadores, disminuyendo significativamente el número de pases exitosos (p=0,045). Los autores de este estudio señalan que con esta información se podría **ajustar el tiempo de recuperación de los jugadores que han sufrido lesiones musculares de más de 8 días de duración y decidir cuándo estarían realmente en las mejores condiciones para volver a competir,** puesto que los datos del presente estudio reflejaron que los jugadores volvieron a competir antes de estar preparados para alcanzar un rendimiento óptimo [20].

- Si bien en el estudio anterior se ha destacado el impacto que tiene en el rendimiento una lesión muscular, a continuación, en el estudio descriptivo de Abed y otros (2023) [40] analizaron **la tasa de *Return to play* (RTP) y los cambios en el rendimiento en jugadoras profesionales de fútbol de 25 años (23-28) después de una reconstrucción del LCA.** Aspecto poco tratado en la literatura científica.

  Concretamente, **analizaron el porcentaje de minutos jugados después de un año tras la reconstrucción comparándolo con el año previo a la lesión,** mostrándose una disminución estadísticamente significativa, la mediana fue del 87 % (IQR 81 %-91 %) vs el 25 % (IQR 16 %-57 %), respectivamente (p=0,031). No obstante, estas diferencias no se observaron cuando se compararon las dos temporadas previas y sucesivas a la lesión, donde la mediana fue del 67 % (IQR 65 %-81 %) vs 41 (IQR 17 %-70 %), respectivamente (p=0,313). En cuanto a

los partidos en los que las jugadoras comenzaron de titulares, la mediana fue de 18 (IQR 14-20) antes de la lesión en comparación con 8 (IQR 3-21) después de la lesión en promedio durante 2 temporadas (p=0,205). No obstante, cuando se compararon el número de titularidades en el año previo y posterior a la lesión, las jugadoras comenzaron con una mediana de 16 (IQR 9-19) vs 5 (IQR 3-16), respectivamente, habiendo diferencias casi estadísticamente significativas (p=0,075). Los **goles anotados** también sufrieron un descenso en las delanteras y centrocampistas en el promedio de dos temporadas, habiendo un descenso estadísticamente significativo en el período previo hasta el posterior a la lesión, mediana de 3 (IQR 1-5) frente 1 (IQR 0-3), respectivamente (p=0,031). Sin embargo, al comparar el número de goles marcados 1 año antes de la lesión frente a 1 año después, las jugadoras tuvieron una mediana de 3 (IQR 0-5) frente a 1 (IQR 0-4), respectivamente (p=0,121). En cuanto a las **asistencias de gol**, las delanteras y las centrocampistas mostraron una disminución significativa en el número de asistencias 1 año antes frente a 1 año después de la lesión, mediana de 3 (IQR 1-3) frente 0 (IQR 0-1), respectivamente (p=0,037). No obstante, esto no se observó al promediar las dos temporadas antes y las dos temporadas después de la lesión, mediana de 2 (IQR 0-3) frente 0 (IQR 0-0), respectivamente (p=0,104) [40].

El análisis en función de la edad (24 frente a 25), indicó que las jugadoras mayores comenzaron de inicio en un número de partidos significativamente mayor, mediana de 12 (IQR 4-18) frente 3 (IQR 1-6), respectivamente (p=0,048) y tuvieron un mayor porcentaje de minutos jugados, mediana de 63 % (IQR 18 %-77 %) frente a 15 % (IQR 2 %-21 %), respectivamente (p=0,046) al año de la lesión en comparación a jugadoras más jóvenes [40].

Los autores de este estudio concluyeron que las deportistas tuvieron un menor porcentaje de minutos jugados en la primera temporada en la que regresaron, siendo las jugadoras de mayor edad titulares en un mayor número de partidos y con un mayor porcentaje de minutos jugados. **Las delanteras y centrocampistas tuvieron una disminución significativa en la cantidad de goles marcados en promedio durante 2 años después de la lesión en comparación con 2 años antes de la lesión, así como una disminución significativa en la cantidad de asistencias 1 año después de la lesión en comparación con 1 año antes de la lesión** [40].

> *El autor de este libro señala que durante las fases de readaptación tras las lesiones graves de rodilla ocurridas durante 5 temporadas consecutivas en el fútbol base de un equipo profesional de fútbol, el entrenamiento de fuerza con cargas altas (teniendo en cuenta cada fase de la recuperación) siempre fue el pilar fundamental hacia la recuperación final del deportista. Dicho trabajo era, y es, una parte indiscutible del proceso de recuperación.*
> *Así mismo, una vez el jugador vuelve a competir con el equipo, este realiza un trabajo de fuerza específico un mínimo de dos veces por semana de acuerdo con las características de su lesión, el cual aborda a los principales grupos musculares afectados por la misma. Por otro lado, en dicha estructura de cantera y de acuerdo con la metodología propuesta, todos los jugadores de cada equipo frecuentan el uso del gimnasio para realizar un trabajo de fuerza general con el fin de mejorar el rendimiento y minimizar el riesgo de lesión.*

1.5. Asimetrías funcionales

El estudio de las diferencias en el rendimiento obtenido entre extremidades es un tema muy popular cuando se desea monitorizar el proceso de recuperación de un deportista tras cualquier lesión que curse con un tiempo de inactividad suficiente en el cual exista un detrimento del rendimiento deportivo. Es por ello por lo que en este apartado se explica al lector los conceptos que giran en torno a las asimetrías funcionales, como las fórmulas comúnmente utilizadas, algunos ejemplos y la inconsistencia de los resultados de las asimetrías en función de la prueba y carga externa utilizada.

- En la revisión sistemática con metaanálisis de Coyul-Vásquez y otros (2022) [41], el concepto de **índice de simetría (IDS)** es definido como la **relación del rendimiento de fuerza entre la extremidad inferior reconstruida/lesionada y la extremidad no afectada**. Así mismo, esta relación también ha adquirido el nombre de «**Déficit funcional entre extremidades**», definido como una **falta de balance de la fuerza aplicada entre ambas extremidades, donde una de las dos tiene un control superior** [42]. Además, según Ceroni y otros (2012) [43], esta herramienta objetiva, se puede utilizar con el propósito de identificar la fuerza y los desequilibrios funcionales entre la extremidad débil (pudiendo ser la no dominante o menos eficiente) y la más fuerte (extremidad dominante o más eficiente). A su vez, de acuerdo con Bishop y otros (2022) [44], el estudio y seguimiento del mismo, puede ser una métrica (entre otras) que nos ayude a **evaluar el progreso después de una lesión** y determinar la preparación del deportista para el regreso al deporte.

  Actualmente, existen **multitud de métodos para cuantificar las asimetrías** entre extremidades, los cuales estarán condicionados por una gran variedad de factores. Por ejemplo, el más frecuente suele ser la **disponibilidad de según que equipos de medición se disponga**. La fiabilidad de la prueba elegida para su medición también es importante. Una vez se han tenido en cuenta todos los factores, **se debe considerar si la medición de dichas asimetrías se cuantifica mejor de forma bilateral o unilateral** para que los **resultados** sean **comparables** en el tiempo. Una vez seleccionadas las pruebas adecuadas en función del contexto, se puede crear un perfil de asimetría [45].

1.5.1. Fórmulas utilizadas

- A lo largo de este libro, se mencionan multitud de trabajos que estudian la relación entre extremidades, la cual, normalmente aparece calculada utilizando la siguiente fórmula: $IDS = \left(\frac{EI\ operada}{EI\ no\ operada}\right) \times 100$ [46][47][48]. Sin embargo, cuando se desea establecer este índice en sujetos sanos, se estudia la relación del rendimiento a través de la siguiente fórmula $IDS = \left(\frac{EI\ no\ dominante}{EI\ dominante}\right) \times 100$ [47][48], aunque, en muchas ocasiones, la extremidad inferior dominante no siempre es la más fuerte, por tanto, se opta por la siguiente opción: $IDS = \left(\frac{EI\ débil}{EI\ fuerte}\right) \times 100$ [46][47]. La fórmula que Ferrer-Roca y otros (2013) [42] utilizaron en su estudio fue: $IDS = \left(\frac{EI\ dominante - EI\ no\ dominante}{EI\ más\ fuerte}\right) \times 100$, en donde un **valor positivo** indicaba que la **extremidad** inferior **dominante** presentaba un **mayor** valor de **fuerza**. Sin embargo, si el signo era **negativo**, indicaba que la extremidad inferior con **valores superiores** era la **no dominante**. Esto muestra la **dirección de la asimetría**, donde también se analizó en el estudio de Ascenzi y otros (2022) [49], pero utilizando la siguiente fórmula, **IDA: (100/EI dominante) x (EI no dominante) x − 1 + 100**, en la cual, si los **datos eran menores que 0** (por ejemplo -16 %), la **asimetría** era a **favor** de la **extremidad inferior no dominante**,

presentando esta un valor superior; y si era mayor que 0, a favor de la extremidad inferior dominante. Así mismo, la **magnitud** hizo referencia a la **cantidad de asimetría** (por ejemplo, un 22 %). Cabe señalar que el uso de la extremidad inferior no operada como referencia en pacientes después de una reconstrucción del LCA, puede estar limitado debido a que esta, también muestra niveles de fuerza y de potencia reducidos fruto del desentrenamiento prolongado. Este enfoque presenta un desafío al comparar pacientes con reconstrucción del LCA con valores normativos de sujetos sanos, ya que la ecuación no se puede estandarizar. Teniendo en cuenta de nuevo la ecuación: $\text{IDS} = \left(\frac{\text{EI operada}}{\text{EI no operada}}\right) \times 100$, los deportistas pueden haberse roto el LCA de la extremidad inferior dominante o no dominante, pudiendo presentar un problema al decidir si la extremidad inferior no dominante del grupo sano debe sustituirse por la extremidad operada, y la extremidad dominante, por la extremidad no operada o viceversa. Cada elección dará como resultado diferentes valores en el IDS [50]. A lo largo de este libro, se especificarán las fórmulas utilizadas en función de la prueba utilizada.

- En el estudio de revisión de Bishop y otros (2016) [51] identificaron las **diferentes ecuaciones que se utilizan actualmente para el cálculo de asimetrías, para así ofrecer a los profesionales del sector una guía sobre qué método puede ser el más apropiado para medir las asimetrías.**

Para una mejor comprensión, los autores utilizan puntuaciones de CMJ unipodal de 25 y 20 cm en cada extremidad, asumiendo que la puntuación mayor corresponde a la extremidad dominante, derecha y/o más fuerte. Como se puede observar en la Tabla 2, dentro de los 9 métodos identificados, en algunos casos existen diferencias sutiles y en otros una gran disparidad en la puntuación obtenida a través de las fórmulas. Así mismo, la primera y la segunda fórmula a pesar de dar como resultado valores muy diferentes, es simplemente una cuestión de qué extremo del espectro de asimetría se está calculando. En la primera fórmula se indica una **medida de la simetría entre extremidades**, mientras que la **segunda** se enfoca en los **niveles de asimetría para una prueba determinada.** El uso de la tercera ecuación puede ser descartado, puesto que genera resultados iguales o muy similares que la 6ª y la 7ª y, además, por la propia naturaleza asimétrica de muchos deportes, es más preciso utilizar alguna fórmula en el que establezca la dominancia del miembro, como, por ejemplo, la 6ª y 7ª fórmula. A su vez, la **cuarta fórmula** ha sido estudiada principalmente para **calcular asimetrías en la prueba de CMJ** [51].

Diferentes ecuaciones para calcular asimetrías utilizando un ejemplo de la altura de salto alcanzada de 20 y 25 cm		
Nombre de la asimetría	**Ecuación**	**Puntuación de la asimetría (%)**
IDS entre extremidades 1	(END/ED) x 100	80
IDS entre extremidades 2	(1-END/ED) x 100	20
IDS entre extremidades 3	(DCHA-IZQ) /0,5 (DCHA + IZQ) x 100	22,2
Asimetría de fuerza bilateral	(EF- ED) /EF x 100	20
IDA bilateral 1	(ED-END) /(ED+END) x 100	11,1
IDA bilateral 2	[2 x (ED-END) /(ED+END)] x 100	22,2
IDA	(ED-END) /(ED+END/2) x 100	22,2
IDS	(ALTO-BAJO) / TOTAL x 100	11,1

Tabla 2. IDS: Índice de simetría; IDA: Índice de asimetría; END: Extremidad no dominante; ED: Extremidad dominante; DCHA: Derecha; IZQ: Izquierda; EF: Extremidad fuerte; ED: Extremidad débil. Adaptado de Bishop y otros (2016) [51].

1.5.2. Test unipodales y bipodales

- Para abordar este concepto, va a servir de ejemplo la Figura 16. En dicha figura, podemos ver los trazos de fuerza vertical de manera separada (una para cada extremidad) durante la realización de un CMJ bipodal. Dentro de la gran variedad de métricas de medición que nos puede proporcionar esta prueba, se analiza la fuerza de reacción contra el suelo (GRF). La línea gris representa la extremidad izquierda/no dominante y la negra la extremidad derecha/dominante. En este caso, se tiene en cuenta el peso corporal del sujeto que es de 800 N con un promedio de 420 y 389 N divididos entre las dos extremidades. Teniendo en cuenta estas cifras y restándolas del valor máximo de fuerza propulsiva, la fuerza en la extremidad inferior izquierda es de 405 N y la de la derecha de 557 N, sumando una fuerza total de 962 N en la fase de propulsión del salto. Cuando los valores alcanzados por cada extremidad se dividen por 962 N y se multiplican por 100, el 57,9 % y el 42,1 % de la fuerza es realizada por el lado derecho e izquierdo respectivamente en ese momento. Por tanto la diferencia es de 151 N que dividida por la fuerza total y multiplicada por 100, se obtiene una asimetría del 15,8 % [45].

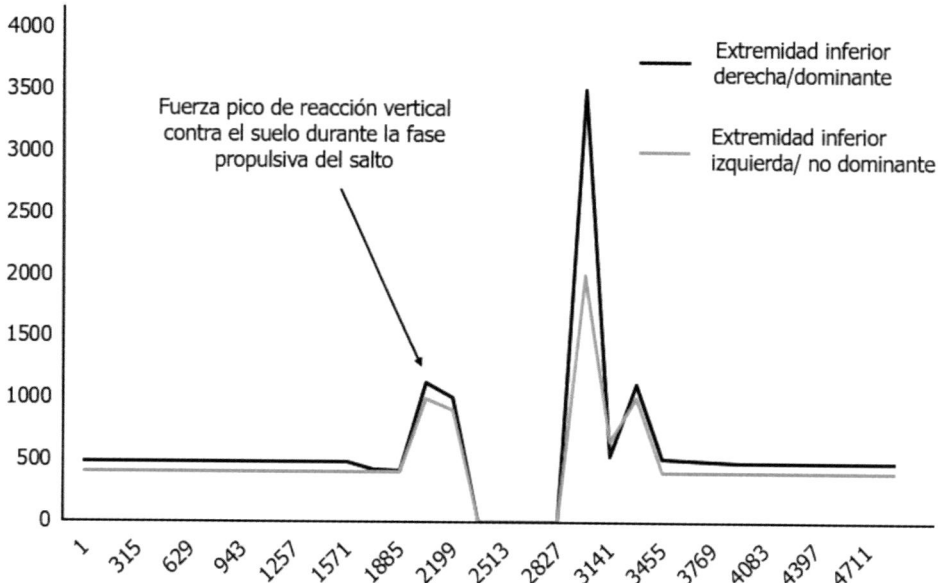

Figura 16. Ejemplo del trazado de fuerza para cada extremidad inferior durante el CMJ. Adaptado de Bishop y otros (2018) [45].

Debido a que cualquier diferencia en la fuerza entre las extremidades siempre es relativa a la fuerza total, no se puede elegir la mayoría de las ecuaciones presentes en la Tabla 2 previamente presentada. Parece ser que las fórmulas: Índice de asimetría (IDA) bilateral 1 e IDS, establecen correctamente el mismo porcentaje de asimetría del 15,8 % teniendo en cuenta el ejemplo descrito anteriormente. Así mismo, hay que tener en cuenta que la ecuación IDA define las extremidades en función de las puntuaciones más altas y bajas, que pueden ser propensas a cambiar dependiendo de factores como el historial de lesiones y la carga de entrenamiento. Si bien esta ecuación siempre cuantificará con precisión las asimetrías bilaterales, se debe tener en cuenta que la puntuación más alta cambia entre las extremidades. Es por ello por lo que **la fórmula IDA bilateral 1: (ED-END)/(ED+END) x 100, puede ser las más apropiada para cuantificar las asimetrías durante test realizados de manera bilateral** [45].

Ahora, la Figura 17 va a servir de ejemplo. Podemos ver los trazos de fuerza en el test de CMJ unipodal en la extremidad inferior izquierda y derecha respectivamente, en el mismo ejemplo que el comentado en la Figura 16 (ejemplo anterior). Una vez se ha tenido en cuenta el peso corporal del sujeto (restando los 800 N), el pico de GRF en la extremidad izquierda es de 398 N y en la derecha de 680 N. Debido a que el CMJ unipodal es una prueba ejecutada a una sola pierna, no existe ninguna contribución de la extremidad opuesta y la fuerza se distribuye únicamente en la extremidad a evaluar, lo que podría proporcionar una representación más precisa de las asimetrías «reales» entre extremidades. Sin embargo, en la Tabla 2, donde aparecen las diferentes fórmulas, podemos comprobar la gran diferencia de resultados que se puede obtener. Los autores proponen la utilización de la fórmula de asimetría de fuerza bilateral 1: **(EF- ED) /EF x 100, para cuantificar las asimetrías cuando se utilizan test unipodales.** En este último ejemplo, se obtendría un porcentaje de asimetría del 41,48 % [45].

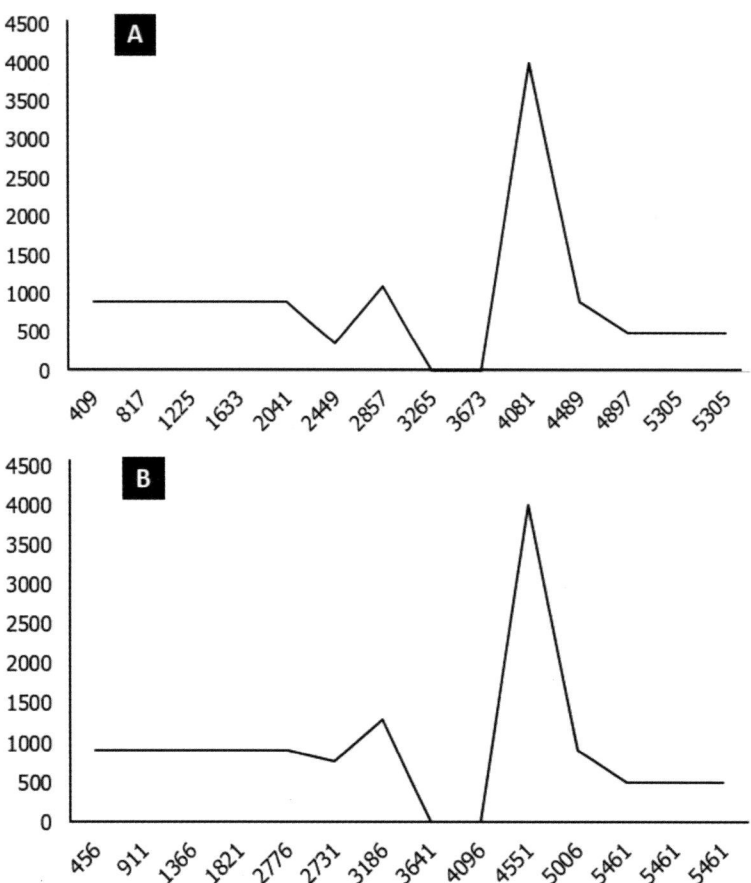

Figura 17. Ejemplos de los trazos de fuerza para el CMJ unipodal. (A) Extremidad inferior izquierda/ no dominante y (B), extremidad inferior derecha/dominante. Adaptado de Bishop y otros (2018) [45].

Un punto importante es la **interpretación** del resultado de la **asimetría**. Una asimetría entre extremidades solo **puede ser considerada «real» si el valor es mayor que la variabilidad dentro de las extremidades para una prueba específica** (por ejemplo, una prueba de salto). Durante las pruebas, la variabilidad se cuantifica a través del **coeficiente de variación (CV)**, proporcionando a los profesionales una indicación sobre el error típico entre intentos realizados durante una prueba. Es por ello por lo que, en la gran mayoría de los estudios, llevan a cabo 3 intentos a la hora de realizar las mediciones. Volviendo al ejemplo citado anteriormente, se obtiene un valor de asimetría del 15,8 %. Suponiendo que el CV fuese menor que el valor de asimetría se podría concluir que dicha puntuación es real. **Así mismo, la asimetría se considera real con un CV de 10-15 %, pero se propone un CV<10 % para ser considerada como aceptable.** Es recomendable el perfeccionamiento y familiarización de una prueba junto con las indicaciones correctas por parte del evaluador para la realización de esta cuando el CV es >10 % [45].

- En el estudio experimental de Ascenzi y otros (2022) [49], evaluaron la **relación entre la magnitud y la dirección de las asimetrías entre extremidades medidas con diferentes métodos de evaluación de la fuerza en jugadores de fútbol juvenil de élite** (edad 18,5 ± 0,6 años). No se incluyeron aquellos jugadores con lesiones previas de rodilla. Las pruebas de fuerza que se realizaron fueron: *Split squat* a una pierna en la máquina *smith*, y el ejercicio extensión y flexión de rodilla con un dispositivo isocinético[f]. Se realizaron las 3 pruebas en diferentes condiciones de carga externa. Los autores comprobaron que:
  - La **magnitud y dirección** de las asimetrías entre miembros **fueron inconsistentes,** y la detección de asimetrías presentó **grandes variaciones en el mismo jugador** dependiendo de la carga externa impuesta en la prueba de fuerza empleada. El grado de desequilibrio de la fuerza dentro de las extremidades bajo diferentes condiciones de carga externa puede depender del modo de evaluación elegido [49].
  - **Es poco probable que la adopción a priori de una sola evaluación identifique la presencia de una asimetría entre miembros que sea generalizable desde un punto de vista práctico.** En consecuencia, se requiere la consideración de diferentes métodos de evaluación relevantes para la determinación de una posible asimetría entre las extremidades y así obtener información relevante para el desarrollo de la fuerza y los programas de acondicionamiento individualizado del jugador [49].
- En el estudio retrospectivo caso-control de Ribeiro-Alvares y otros (2021) [52], observaron que **el 37 % de los jugadores profesionales de fútbol sin lesión isquiosural en la temporada anterior, presentaron una asimetría de fuerza entre las extremidades superior al 10 %.** Este dato indicaría que **el déficit de fuerza excéntrica no es exclusivo de los jugadores con antecedentes de lesión isquiosural, y muchos jugadores sanos también tienen una asimetría de fuerza preocupante entre las extremidades.**
- En el estudio de cohorte con carácter retrospectivo de Kew y otros (2022) [53] realizado en pacientes adolescentes de ambos sexos (entre 14-18 años) sometidos a una reconstrucción primaria del LCA con autoinjerto procedente de TI o de hueso-tendón-hueso (HTH), observaron que los pacientes que sufrieron una rotura del injerto tenían una fuerza del cuádriceps mayor y más simétrica en el momento del RTP en comparación con los pacientes que no sufrieron una rotura del injerto. La fuerza se midió con dispositivos isocinéticos a los 6,7 ± 1,6 meses tras la operación y el tiempo de seguimiento en aquellos pacientes con una rotura de la plastia fue de 3,9 ± 0,9 años. Además, se encontró que los pacientes con injertos de TI tenían una mayor tasa de nuevas lesiones. De aquí puede extraerse que **las medidas objetivas de la fuerza del cuádriceps en el momento de regreso al deporte pueden ser insuficientes por sí solas para identificar a las personas que tienen mayor riesgo de sufrir una nueva lesión secundaria del LCA.**

---

[f] En el apartado 8.6.4 **Dispositivos isocinéticos**, se amplía información referente al uso de estos dispositivos para la medición de la fuerza muscular.

Si no se dispone de un software específico donde queden registrados las mediciones de fuerza, el autor de este libro recomienda generar una hoja de cálculo utilizando la herramienta Excel, en la que se pueda visualizar y editar desde el teléfono móvil, o dispositivo similar, dada su fácil portabilidad y con el fin de anotar los resultados obtenidos en las pruebas evaluadas. En dicha hoja, se generarán las ecuaciones correspondientes de acuerdo con la prueba a evaluar.

1.5.3. Extremidad dominante vs. no dominante y preferida

- En el **fútbol, preguntar** a los deportistas **con qué pierna preferirían golpear un balón** es la manera más estudiada para establecer la dominancia de la extremidad inferior [54] [43] [55] [56] [57] [50] [58] [59] [60] [61] [46] [62] [63] [64] [48] [65] [66] [67]. Ceroni y otros (2012) [43] encontraron que, cuando se utilizó la extremidad inferior dominante como predictor del rendimiento en la extremidad inferior durante la prueba de **CMJ unipodal**, solo ocurrió en un 51,9 % en las chicas y en un 35,9 % en los chicos. Es por ello por lo que, **en esta prueba, la percepción subjetiva de dominio de una extremidad, no se puede utilizar como predictor del rendimiento en el fútbol.** Así mismo, a la hora de **hallar** la **preferencia** de la extremidad inferior, un método utilizado es preguntar a los deportistas **qué pierna utilizarían para saltar a una pierna** [68], o aquella con la que el sujeto decide establecer el **último apoyo en un cambio de dirección (CDD) de 180º.** También, se ha estudiado cuál sería el **lado preferido** durante una prueba de CDD de 180º, siendo este aquel en el que se obtiene un **rendimiento superior cuando se gira hacia ese lado** a pesar de apoyar el pie contrario (si se cambia de dirección girando hacia la derecha, el último apoyo se hará con el pie izquierdo) [69].

1.6. Respuesta de los tejidos al movimiento y la carga

En esta sección, se describe cómo actúa la carga mecánica que reciben las diferentes estructuras que rodean la articulación de la rodilla y como estas se adaptan a dicho estrés mecánico. Esto es trascendental en un proceso de recuperación tras lesión, puesto que no solo hay que tener en cuenta el comportamiento de una articulación sana cuando esta recibe carga, sino cuando las estructuras están lesionadas.

- De acuerdo con la revisión de Logerstedt y otros (2022) [70], la **carga mecánica** se puede describir como el conjunto de las **fuerzas físicas que actúan o crean una demanda en el cuerpo a nivel de sistemas, estructuras anatómicas, órganos y tejidos, y hasta el nivel molecular y celular.** Estas variables de fuerza involucradas en la carga mecánica se pueden caracterizar por la magnitud, la duración, la frecuencia, la tasa de desarrollo de la fuerza[g] (RFD, *Rate of Force Development* por sus siglas en inglés) y la naturaleza y dirección de la aplicación de la fuerza (Figura 18).

  En la Figura 19 se muestra una representación visual de las variables específicas de **magnitud, duración, frecuencia y la RFD** que proporcionan el estrés mecánico y la tensión para desencadenar las adaptaciones en los tejidos. **Estas variables de fuerza interactúan entre**

---

[g] La fuerza explosiva, es la capacidad de producir fuerza rápidamente después del inicio de una contracción muscular concéntrica en los primeros 30-250 ms y que generalmente se evalúa a través de la RFD durante acciones isométricas aplicando la máxima fuerza durante un período de tiempo.

sí y crean una variedad de patrones de carga biomecánica en el cuerpo y los tejidos, lo que **puede dar como resultado adaptaciones positivas**, como una **mayor resistencia del tejido** y tolerancia a la carga estructural, **o adaptaciones negativas**, como el estrés agudo o **lesión** por sobrecarga crónica [70].

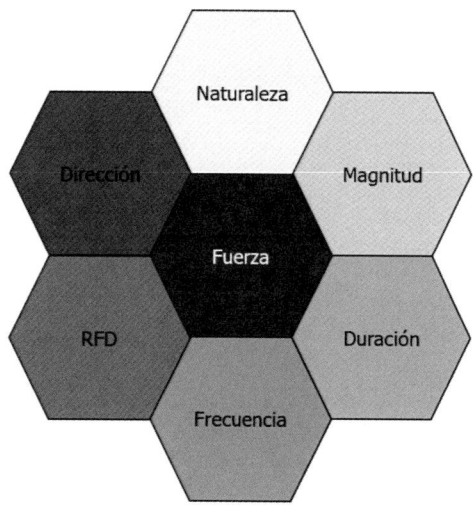

Figura 18. Variables de la fuerza. RFD: *Rate of Force Development*. Adaptado de Logerstedt y otros (2022) [70].

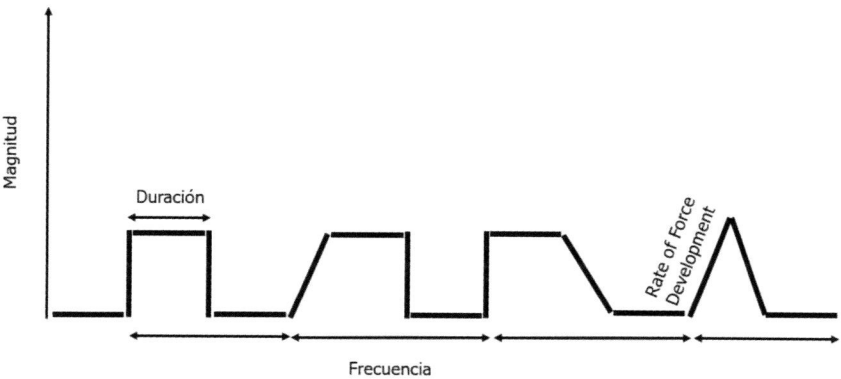

Figura 19. Representación visual de las variables de fuerza. Adaptado de Logerstedt y otros (2022) [70].

El **tejido normal** tiene **mayor capacidad para tolerar y adaptarse a la carga que el tejido patológico**. Los **tejidos de los deportistas** jóvenes tienen **mayor capacidad de adaptación que los de las personas mayores, y los atletas de élite requieren de una mayor capacidad de adaptación de los tejidos que los atletas recreativos**, probablemente como resultado de la interacción entre la capacidad de carga específica de la actividad y la capacidad de carga específica de la estructura [70].

Los **tejidos biológicos** exhiben **cinco respuestas adaptativas al estrés físico:** 1) **disminución** de la **tolerancia** al estrés (atrofia), 2) **mantenimiento** (homeostasis), 3) **aumento del estrés** (hipertrofia), 4) **lesión** y 5) **muerte** (Figura 20). El **estrés físico aplicado por debajo del requerido** para la homeostasis tisular puede promover la **atrofia tisular** (zona de subcarga subfisiológica), mientras que **el exceso** puede promover la **hipertrofia tisular** (zona de sobrecarga suprafisiológica). Sin embargo, si el estrés físico es demasiado alto (por encima de la sobrecarga suprafisiológica) y/o demasiado frecuentes, lo que da como resultado una recuperación inadecuada, es probable que se produzcan lesiones y fallos estructurales. La carga específica de la actividad que se aplica de manera progresiva y sistemática, junto con los componentes anteriores, puede dar como resultado cambios en la función, mejorando la capacidad específica de la actividad y, por lo tanto, mejorando la capacidad específica de la estructura del tejido. La carga (o estímulo) específica de la actividad debe ser una demanda mayor de lo normal (sobrecarga) para iniciar una respuesta de estrés y desafiar la homeostasis tisular. La interrupción repetida o crónica de la homeostasis conduce a adaptaciones, que luego requieren estímulos aún mayores para interrumpir aún más la capacidad tisular recién requerida, lo que resulta en adaptaciones aún mayores. Sin embargo, si la carga específica de la actividad supera notablemente la capacidad específica de la estructura, el riesgo de lesiones aumenta enormemente [70].

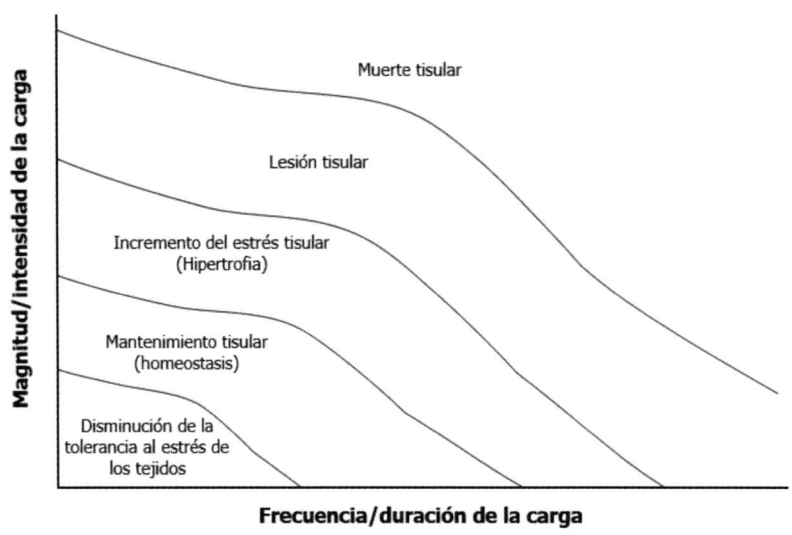

Figura 20. Respuesta adaptativa de la carga. Adaptado de Logerstedt y otros (2022) [70].

La **fisiología de los individuos con los determinantes no modificables y modificables, junto con la fuerza específica del tejido, dictan la predisposición de un tejido a la respuesta de carga.** Cada estructura de la rodilla tiene un perfil de deformación por estrés único, que responde de manera diferente según el tipo de estímulo mecánico. Estas adaptaciones pueden ocurrir a nivel molecular, tisular y del organismo, con estímulos mecánicos externos que cargan los tejidos musculoesqueléticos y posteriormente se transmiten a nivel celular. Estos **estímulos mecánicos** comúnmente son: **(1) tensión, (2) compresión, (3) cizallamiento, (4) presión hidrostática, (5) vibración y (6) cizallamiento de los fluidos.** La **mecanotransducción** se describe cómo **«los procesos mediante los cuales las células convierten estímulos mecánicos fisiológicos en respuestas bioquímicas».** La mecanotransducción puede promover cambios estructurales en diferentes tejidos (Tabla 3). Tras una sesión de entrenamiento, se desencadena una gran cantidad de respuestas bioquímicas y de expresión génica de las células mecanosensibles (fibroblastos, células endoteliales, osteocitos). Con **una recuperación adecuada después del entrenamiento, los tejidos se remodelan a través de la síntesis de matriz extracelular y se restaura la homeostasis,** a una mayor capacidad y con un potencial de rendimiento mejorado. Si el momento de la próxima exposición a la carga está en el punto óptimo, el ciclo se repite con un aumento adicional en la capacidad de carga del tejido. Sin embargo, si el momento de la siguiente carga es demasiado bajo o se retrasa, es probable que no se produzca una mejora en la capacidad de carga. Si el tiempo hasta la próxima carga y las cargas subsiguientes es demasiado alto o bajo con una recuperación inadecuada, esto también puede desencadenar respuestas bioquímicas y de expresión génica de las células mecanosensibles. **Si las cargas mecánicas superan ampliamente la capacidad del tejido que ya está reducido o fatigado**, esto aumenta el riesgo de lesión [70].

Respuestas específicas de la estructura tisular, celular y molecular a estímulos mecánicos					
Tejido	Estímulo mecánico	Tensión-deformación	Respuesta celular y molecular	Respuesta tisular positiva (cargas apropiadas)	Respuesta tisular negativa (sobrecarga o subcarga)
Ligamento	↑ Tensión	Cíclico, por debajo del daño tisular	Los fibroblastos activan el colágeno y otros contenidos proteicos	↑ Masa tisular ↑ Rigidez mecánica	
Tendón	↑ Tensión del músculo		Los tenocitos construyen la matriz extracelular, que incluye colágeno, fibronectina y proteoglicanos	↑ Área de la sección transversal del tejido ↑ Rigidez mecánica ↑ Flujo sanguíneo	
Menisco	↑ Compresión (carga axial)		Metabolismo de los fibrocondrocitos	↑ Grosor del cartílago ↑ Área de superficie ↑ Volumen del cartílago ↑ Capacidad de deformación del cartílago	Atrofia por desuso
Cartílago articular	↑ Compresión (carga axial) ↑ Cizalla	Cíclico, por debajo del daño tisular	Metabolismo de los condrocitos influenciado por la deformación de la matriz y las células, por la presión hidrostática y osmótica, el flujo de fluidos y la alteración del contenido de la matriz del agua	↑ Grosor del hueso cortical ↑ Área de superficie ↑ Volumen del cartílago ↑ Aumento de la capacidad de deformación del cartílago	↓ Espesor del cartílago Adherencias Fibrilaciones, fisuras, ulceraciones Síntesis de colágeno alterada
Hueso	↑ Compresión (carga axial) ↑ Tensión ↑ Cizalla ↑ Presión hidrostática	↑ Deformación Distribución desigual de la carga Cíclico con períodos cortos de carga reducida	Los osteocitos responden a través de los canales iónicos, las integrinas y el citoesqueleto Los osteocitos se diferencian en osteoblastos Osteoblastos <> osteoclastos	↑ Grosor del hueso cortical ↑ BMD ↑ Vascularización	Grosor del hueso cortical alterado. BMD alterada

Tabla 3. ↑ Aumento; ↓ descenso. BMD: densidad mineral ósea. Adaptado de Logerstedt y otros (2022) [70].

La capacidad local del tejido se define como la capacidad de una estructura concreta para soportar la carga acumulada de manera específica en ese tejido. La capacidad específica del deporte se define como la capacidad del atleta para realizar (y soportar) las demandas del entrenamiento y la competición. Se cree que el equilibrio entre ambas capacidades juega un papel importante en la causa de las lesiones. Cuando la carga que se aplica a un tejido excede en gran medida la capacidad de ese tejido, aumenta el riesgo de lesión. Lo que complica el problema de la capacidad de carga es que para que un tejido se adapte y aumente su capacidad, se requieren progresiones graduales en la carga que son ligeramente mayores que la capacidad del tejido. Por lo tanto, para que se produzcan mejoras, se debe aumentar la carga, pero no tanto como para lesionar el tejido. Una parte final, y a menudo descuidada, es la consideración de la salud del atleta. **La carga que un atleta puede tolerar hoy podría ser bastante diferente a la de mañana, simplemente debido a las disminuciones (o aumentos) en la salud** [70].

1.6.1. Respuesta de los ligamentos a la carga

- Siguiendo con la información proporcionada por la revisión de Logerstedt y otros (2022) [70], los ligamentos están compuestos por aproximadamente dos tercios de agua y el tercio restante de colágeno, incluidos varios aminoácidos. Microscópicamente, **los haces de colágeno tienen un patrón reticular de fibras paralelas** que tienen un patrón en forma de zigzag, lo que **probablemente les permita soportar cargas de tensión mientras se alargan sin dañar las propiedades estructurales.** La capacidad de los ligamentos para alargarse cuando están bajo tensión y luego volver a su forma original se debe a su naturaleza viscoelástica. Los ligamentos expuestos a cargas cíclicas, por debajo de su umbral máximo de tensión, muestran un aumento de la masa, la rigidez y la carga con el tiempo. **La carga de los ligamentos conduce a efectos celulares sintéticos y proliferativos mejorados, mayor fuerza, tamaño, organización de la matriz y contenido de colágeno.** Cuando la tensión está más allá de la fuerza del ligamento (carga suprafisiológica), hay una lesión del tejido a escala parcial o completa.

  Si se produce una carga excesiva desencadenando una lesión, la remodelación del ligamento se parecerá más a un tejido cicatricial. Los ligamentos que se han curado de una lesión pueden contener fibras de colágeno más pequeñas, defectuosas y menos organizadas con una mayor concentración de fibras de tipo III. Además, los **ligamentos remodelados, en comparación con los nativos no lesionados, se estiran más cuándo se ven sometidos a una carga baja durante un período prolongado,** creando una mayor laxitud articular. Después de una lesión (o cirugía), el ligamento en proceso de curación se ve afectado por el movimiento de la articulación. **La disminución del movimiento puede evitar un mayor daño tisular, el dolor y la hinchazón resultantes.** No obstante, **la inmovilización** de una articulación mientras el ligamento se cura **puede tener resultados negativos,** tales como una disminución de la masa, rigidez y fuerza del ligamento. Una disminución de la carga en el ligamento también afecta la estructura de la unión ligamento-hueso. Además, con la **inmovilización** se **reduce el área de la sección transversal del LCA,** lo que conlleva tanto una pérdida como una alteración en la orientación de las fibrillas de colágeno. Por el contrario, el **movimiento articular y/o la carga,** favorecen la proliferación de más tejido conectivo, aumento del flujo sanguíneo localizado y **aumento de la fuerza final del ligamento** [70].

1.6.2. Respuesta de los meniscos a la carga

- Según la revisión de Logerstedt y otros (2022) [70], los **meniscos** tienen una **estructura fibrocartilaginosa compuesta principalmente de colágeno.** Aproximadamente el 70 % del peso en seco del menisco es colágeno. Se ha encontrado que la inmovilización articular sin carga afecta negativamente las propiedades materiales de los meniscos. **La carga afecta a las propiedades de los meniscos**, pero se conoce muy poco sobre cómo optimizar la magnitud, el tipo y la duración de la carga para estimular la cicatrización. Un período de tiempo con carga parcial después de una lesión meniscal ya sea una reparación o meniscectomía parcial, puede producir mejores resultados.

1.6.3. Respuesta de los tendones a la carga

- Continuando con la revisión de Logerstedt y otros (2022) [70], los **tendones transmiten cargas de tracción del músculo al hueso, almacenando y liberando energía mecánica que puede aprovecharse para el movimiento de las articulaciones.** El tendón responde a la carga mecánica aplicada adaptando características que incluyen el área de la sección transversal, la rigidez mecánica, la microestructura y el flujo sanguíneo. A través del proceso de mecanotransducción, la carga del tejido provoca una tensión en las células del tendón, que luego convierten los estímulos mecánicos en respuestas celulares que promueven cambios estructurales.

  Los tendones son altamente sensibles a una variedad de regímenes de carga, con fuerte evidencia que indica que **la magnitud de la carga tiene un papel principal en la adaptación del tendón**, pareciendo ser esta, más que el volumen, **un factor dominante en la conducción de la adaptación del tendón.** Una carga o estímulo mecánico de cierto nivel, mantiene la homeostasis del tendón y potencialmente provoca adaptaciones positivas. Cuando la carga está por encima (sobrecarga) o por debajo (subcarga) de este nivel, se producen respuestas desadaptativas, lo que provoca el debilitamiento del tendón, una capacidad reducida de carga y un mayor potencial para la patología del tendón y dolor. **Un tendón desacondicionado tendrá una tolerancia limitada a las cargas asociadas con actividades que alguna vez fueron fáciles de tolerar y comunes.** Por el contrario, la exposición crónica a la carga adecuada que provoca una respuesta adaptativa aumenta la capacidad de carga. Hacerlo, dará como resultado un tendón que ahora pueda tolerar cargas con actividades más agresivas y que antes inducían una respuesta desadaptativa de sobrecarga. Explotar esta característica se considera que es el núcleo de los enfoques exitosos de acondicionamiento deportivo y los programas de rehabilitación de lesiones [70].

1.6.4. Respuesta del cartílago a la carga

- Según la revisión de Logerstedt y otros (2022) [70], **la ausencia de carga y movimiento** normales de la rodilla puede inducir el **adelgazamiento y la degradación del cartílago.** Se ha observado una tendencia hacia una menor deformación del cartílago en individuos entrenados, frente a individuos no entrenados. El **movimiento articular en ausencia de carga** parece **incapaz de restaurar los cambios atróficos del cartílago**, lo que sugiere que **las fuerzas mecánicas son más importantes que el movimiento para mantener las propiedades normales del cartílago.** No obstante, existe potencial en el movimiento pasivo continuo para mejorar los procesos celulares, la calidad del tejido y el contenido histológico después de una lesión condral. Se ha observado que los triatletas presentan una mayor superficie total del cartílago tibial y rotuliano en comparación con sujetos inactivos. Esta área de superficie aumentada puede sugerir una adaptación del tejido cartilaginoso a cargas mayores y repetitivas, actuando así para preservar (en lugar de aumentar) el grosor normal del cartílago. Si bien la carga mecánica moderada de la articulación tiene como objetivo mantener la integridad del cartílago articular, **el desuso o el uso excesivo de la articulación puede provocar la degradación del cartílago.** Tanto las cargas agudas como las crónicas de alta intensidad causan la degeneración del cartílago, y una carga excesiva puede promover un desequilibrio relativo entre la actividad anabólica y catabólica.

1.6.5. Respuesta del hueso a la carga

- Continuando con la revisión de Logerstedt y otros (2022) [70], el proceso de remodelación del hueso busca regular la microestructura ósea, así como la geometría general en respuesta al entorno mecánico cambiante. Las células que conducen el proceso de convertir las fuerzas físicas experimentadas en señales bioquímicas son las que regulan la adaptación y regeneración del hueso. La estimulación mecánica de osteoblastos y osteocitos activa, a su vez, vías que posteriormente estimulan la producción de factores de crecimiento anabólicos y la síntesis de matriz mineral y proteínas. **La actividad física y los deportes de impacto pueden mejorar la densidad mineral ósea** (BMD), mostrando mayores valores en personas activas, mientras que las **actividades que no requieren carga sobre las extremidades no tienen el mismo efecto.** Así mismo, **la inmovilización y la ingravidez pueden reducir la BMD.**

  En la articulación de la rodilla, el hueso subcondral, que incluye tanto la placa ósea subcondral como el hueso trabecular subcondral, está íntimamente asociado con el cartílago articular. El hueso subcondral actúa como el soporte mecánico de la articulación que se une al hueso diafisario y proporciona una función de absorción de estrés, apoyando el metabolismo de las articulaciones sanas. Además de sus capacidades de absorción de impactos, el hueso trabecular subcondral también puede ser importante para suministrar nutrición al cartílago articular. Una variedad de factores puede afectar la integridad del hueso subcondral, incluida la predisposición genética, el sexo, la edad, la obesidad, la mala alineación y la geometría de las articulaciones, el historial previo de lesiones en las articulaciones y la actividad física. Las fuerzas musculoesqueléticas relacionadas con la carrera pueden inducir una mayor fortaleza ósea a través de la adaptación, siendo estos cambios mayores en velocistas, seguidos de los corredores de media y larga distancia, las personas que simplemente caminan y luego los sujetos utilizados como grupo control. Sin embargo, **la sobrecarga puede inducir microdaño óseo, tanto en forma de microdaño difuso como de microfisuras, y es este daño temprano el que contribuye al inicio y progresión de la osteoartritis** [70].

1.7. Carga de entrenamiento

La cantidad de «trabajo físico» que los deportistas pueden tolerar, siendo este, ni mucho ni muy poco, es un tema en el mundo de la preparación física que más se está estudiando. Es por ello por lo que en este apartado se proporcionan al lector conceptos relacionados con la carga de entrenamiento, su relación con el riesgo de presentar lesiones, métodos de cuantificación objetiva y subjetiva de la misma y algunos ejemplos e interpretación de los datos de carga extraídos.

- Según el artículo editorial de Nassis y otros (2020) [71], el número total de entrenamientos y partidos perdidos por motivo de una lesión ha incrementado en los últimos años. En cuanto a las acciones técnicas, registros que establecen comparativas desde el mundial de fútbol del año 1966 hasta el año 2010, documentan un **aumento del número de pases en un 35 % y de un 15 % en la circulación del balón.** En lo que respecta al fútbol profesional que vivimos hoy en día, un jugador ya no solo podría disputar hasta 60 partidos en una única temporada, sino que **jugadores internacionales** pueden llegar a **jugar hasta 70 partidos** por temporada. Además, es probable que el **futuro predictivo** de este deporte nos muestre un **fútbol jugado a velocidades todavía más altas,** donde el ritmo de juego aumentaría en un 7 % dando como resultado más de 16 pases/minuto con un **aumento >40 % en distancia total recorrida a alta velocidad incrementando significativamente la carga de trabajo total** y suponiendo un impacto masivo en las demandas fisiológicas y psicológicas con el consecuente aumento del **riesgo de lesión.** Es por ello por lo que los autores de este estudio proponen:
  - **Reclutamiento de jugadores.** El énfasis debe ir dirigido a los mejores y más robustos jugadores de acuerdo con las necesidades específicas del equipo. Para superar las crecientes exigencias competitivas, los jugadores con una mayor resiliencia mental tendrán ventaja [71].
  - **Preparación para el futuro.** Los jugadores deben realizar suficientes series de alta intensidad durante los entrenamientos con énfasis, no solo en la cantidad de series, sino también en la densidad (es decir, la relación entre el trabajo y el descanso). Se deberán realizar algoritmos personalizados para cada futbolista y así intentar reducir el riesgo de lesión [71].
  - **Informarse sobre los métodos de recuperación más efectivos.** Se debe considerar la variedad posicional e individual en los patrones de fatiga y recuperación. El mantenimiento de la salud mental se convertirá en un aspecto clave y se deberán implementar estrategias basadas en la evidencia para proteger la salud del jugador [71].
- Sobre la base de la información extraída de la revisión de Windt y otros (2017) [72], la **carga de entrenamiento** se define como la **cantidad acumulada de estrés que se ejerce sobre un individuo a partir de múltiples sesiones de entrenamiento.** Estas cargas cuantifican las demandas impuestas a un atleta durante uno o más partidos/sesiones de entrenamiento. La intención de aplicar cargas de entrenamiento es interrumpir la homeostasis de los deportistas para producir una adaptación posterior óptima durante la recuperación. Existe un fino equilibrio en evitar, por un lado, cargas de trabajo insuficientes que no logran inducir adaptaciones positivas y, por otro lado, cargas excesivas que inducen una mala adaptación o sobreentrenamiento. Sin embargo, la prescripción óptima de estas cargas presenta una serie de desafíos, el más notable de los cuales es elegir una medida de carga de trabajo adecuada para un fenómeno complejo como es la adaptación a las exigencias en los deportes de equipo [73].
- Según la revisión de Gabett y otros (2016) [74], se establece la hipótesis de que tanto las cargas de entrenamiento inadecuadas como las excesivas darían como resultado un aumento de las lesiones, una reducción del estado físico y un rendimiento deficiente del equipo; tal y como se representa en la Figura 21.

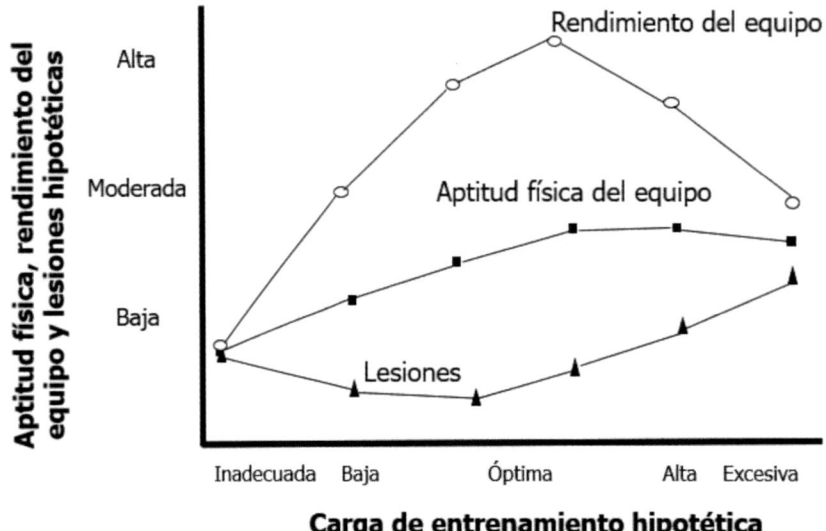

Figura 21. Relación hipotética entre las cargas de entrenamiento, aptitud física, lesiones y rendimiento. Adaptado de Gabett y otros (2016) [74].

En la Figura 22, se muestran las relaciones entre la carga de entrenamiento, la fase de entrenamiento y la probabilidad de lesión en deportes de equipo de élite. La carga de entrenamiento se obtuvo utilizando el método «RPE x tiempo de duración de la sesión». Los jugadores tenían entre un 50-80 % de probabilidades de sufrir una lesión en pretemporada dentro del rango de carga de entrenamiento de 3000 a 5000 unidades arbitrarias (UA). Estos umbrales de carga de entrenamiento se redujeron considerablemente (1700-3000 UA) en la fase competitiva de la temporada (representado por la flecha y el desplazamiento de la curva hacia la izquierda). En la parte más pronunciada de la curva de carga-lesión de entrenamiento de pretemporada (indicada por el área sombreada en gris), los cambios muy pequeños en la carga de entrenamiento dan como resultado cambios muy grandes en el riesgo de lesiones [74].

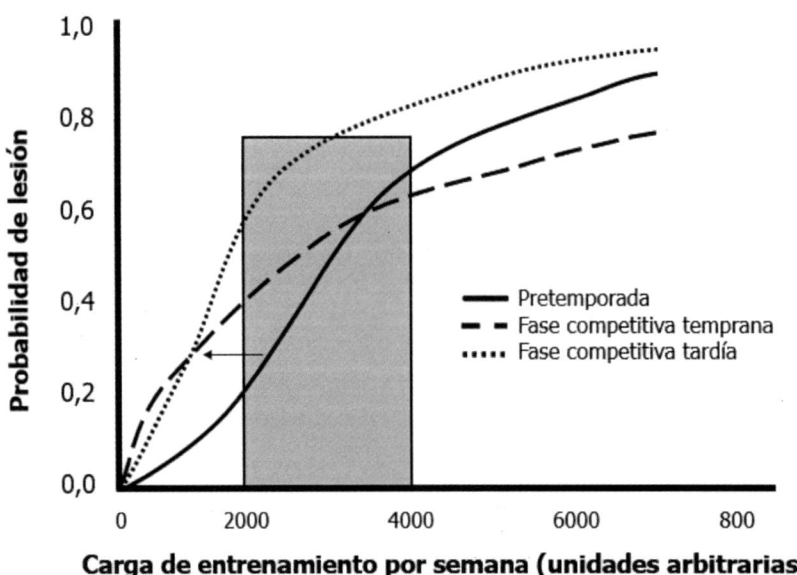

Figura 22. Relación entre la carga de entrenamiento, la fase de entrenamiento y la probabilidad de lesión en deportes de equipo de élite. Adaptado de Gabett y otros (2016) [74].

A continuación, en la Figura 23, podemos ver cómo influyen los **cambios semanales de la carga de entrenamiento en el riesgo de presentar lesiones.** Cuando se produjeron aumentos constantes en la carga de entrenamiento por debajo del 10 % respecto a la semana anterior, los deportistas tuvieron un riesgo de lesión inferior al 10 %. No obstante, cuando la carga de entrenamiento se incrementó en más de un 15 % por encima de la carga de la semana anterior, el riesgo de lesiones aumentó entre un 21 % y un 49 %. Por tanto, **para minimizar el riesgo de lesiones,** los profesionales deben **limitar los aumentos de carga de entrenamiento semanales a un máximo del 10 %** [74]. A modo de ejemplo, Grodman y otros (2023) [75] concluyeron que un aumento demasiado rápido de los tipos de esfuerzos o maniobras como los CDD, saltos, deceleraciones y *sprints*, presentes en los deportes de equipo, podrían causar una acumulación de microdaños en el LCA aumentando el riesgo de lesión.

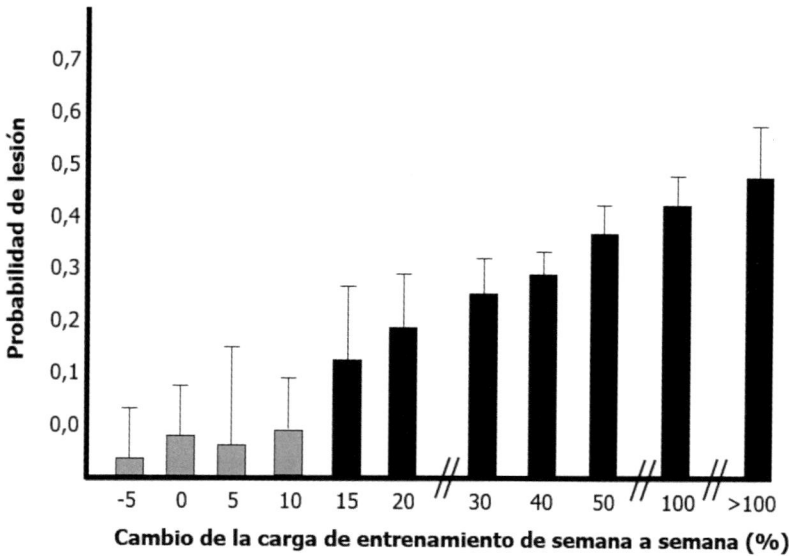

Figura 23. Relación entre los cambios semanales en la carga de entrenamiento y el riesgo de presentar lesiones. Adaptado de Gabett y otros (2016) [74].

1.7.1. Carga interna y externa

- De acuerdo con las revisiones de Windt y otros (2017) [72] y de Logerstedt y otros (2022) [70], las cargas de trabajo se pueden medir como **cargas externas o internas.** Las **cargas externas cuantifican la cantidad de trabajo realizado por el atleta;** como, por ejemplo, la distancia recorrida, número de lanzamientos, número de repeticiones, etc. A su vez, las **cargas internas miden las respuestas fisiológicas, psicológicas y biomecánicas de los atletas ante una carga externa,** donde se pueden incluir medidas como la frecuencia cardiaca (FC), percepción subjetiva del esfuerzo, concentración de lactato en sangre, daño tisular percibido e incluso cargas articulares y musculares, entre otras. La carga interna impulsa una adaptación, mientras que la carga externa se utiliza para manipular la respuesta interna. Una carga externa dada provocará diferentes respuestas internas en cada atleta, con base en las características de cómo se aplica la carga externa y las características individuales del atleta; tales como el componente genético, nivel de condición física, antecedentes de entrenamiento, etc. Se han desarrollado y propuesto numerosas medidas para las cargas internas y externas (Tabla 4). Se debe considerar cuidadosamente qué tipo, interno o externo, y medida(s) específica(s) de carga son las más apropiadas, dado el contexto deportivo, los objetivos del monitoreo de carga, las restricciones logísticas y financieras y las propiedades psicométricas (validez/confiabilidad) de la medida específica.

Medidas de carga interna y externa	
Carga externa	**Carga interna**
• Frecuencia (día/semana/año)	• RPE de la sesión*minutos
• Tiempo (minutos, segundos)	• FC
• Acelerometría	• Ratio FC:RPE
• Distancia cubierta	• Lactato en sangre
• Distancia cubierta a alta velocidad	• Ratio lactato:RPE
• Saltos completados	• Cuestionarios: recuperación/estrés/bienestar
• Potencia de salida, velocidad, aceleración	
• Función neuromuscular	
• Carga levantada	
• Lanzamientos realizados	

Tabla 4. RPE: Percepción subjetiva del esfuerzo; FC: Frecuencia cardiaca. Adaptado de Windt y otros (2017) [72].

Al monitorear las cargas de trabajo a lo largo del tiempo, las grandes desviaciones individuales de las respuestas normales y las discrepancias entre las medidas de carga interna y externa pueden usarse para evaluar las respuestas de los atletas al entrenamiento. Por ejemplo, **cargas internas más bajas con una carga externa constante pueden indicar mejoras en la condición física; mientras que un aumento de la carga interna con la misma carga externa puede indicar un estado de fatiga.** Cada lesión se produce mientras el deportista realiza algún tipo de carga de trabajo, planteando la cuestión de cómo se relacionan estas cargas de trabajo con la aparición de lesiones. Se necesitan **cargas de trabajo suficientemente altas para inducir adaptaciones fisiológicas** como puede ser una alta capacidad aeróbica, fuerza o capacidad para repetir *sprints*; estando muchas de estas adaptaciones asociadas a un menor riesgo de lesión. Sin embargo, **cargas de trabajo que son demasiado bajas y mantenidas** no solo pueden disminuir el rendimiento, sino que pueden resultar en **niveles más bajos de condición física, aumentando el riesgo de lesión** [72].

• Sin embargo, tal y como se presenta en la Figura 24 según la revisión de Gabett y otros (2016) [74], las cargas de entrenamiento más altas se asociaron con mayores tasas de lesiones a lo largo de una temporada competitiva en jugadores semiprofesionales de rugby. Además, para cuantificar la carga interna y externa de entrenamiento encontraríamos dos maneras:

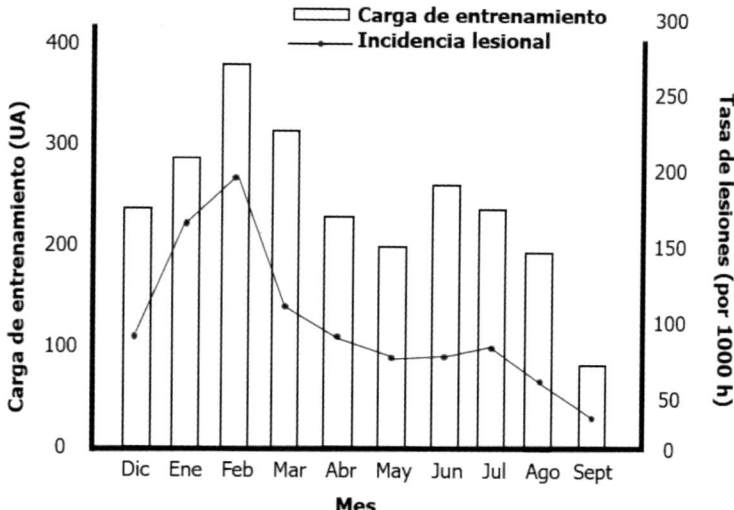

Figura 24. Relación entre la carga de entrenamiento y la tasa de lesiones en deportes de equipo. La carga de entrenamiento fue cuantificada a través de la percepción subjetiva del esfuerzo de la sesión*minutos. UA: Unidades arbitrarias; h: horas. Adaptado de Gabett y otros (2016) [74].

Percepción subjetiva del esfuerzo aplicada a la sesión de entrenamiento

• Con base en los datos extraídos del comentario clínico de Seehafer y otros (2022) [76], el uso de una escala numérica conocida por sus siglas en inglés **RPE** (*Rating of perceived exertion*) se basa en la percepción del esfuerzo del sujeto ante una carga externa, y por tanto es una **medida de carga interna o psicofisiológica**. El deportista debe de cuantificar el esfuerzo percibido durante la actividad calificándolo del 1 al 10 (Tabla 5). Aplicada esta escala a la sesión de entrenamiento, se convierte en una herramienta con el fin de cuantificar la carga interna [74]. Al finalizar cada sesión de entrenamiento, **los deportistas califican de 1 a 10 la intensidad de la sesión, la cual se multiplica por la duración de esta y así proporcionar una carga de entrenamiento aguda (RPE x minutos)** [4] [70]. En el mundo del fútbol, estos valores oscilan entre 300 y 500 UA para sesiones de menor intensidad y entre 700 y 1000 unidades para sesiones de mayor intensidad [74].

Percepción subjetiva del esfuerzo	
Puntuación	**Descriptor**
0	Nada
1	Muy fácil
2	Fácil
3	Moderado
4	Un poco duro
5	Duro
6	
7	Muy duro
8	Muy muy duro
9	Casi máximo
10	Máximo

Tabla 5. Adaptado de Morrison y otros (2017) [77].

Sistemas de posicionamiento global (GPS)

- Esta herramienta se utiliza para **cuantificar la carga externa de entrenamiento**. Estos dispositivos generalmente no son más grandes que un teléfono móvil y son usados por los atletas durante los entrenamientos y partidos. El GPS proporciona información sobre la velocidad y las distancias recorridas, mientras que los sensores de inercia (es decir, acelerómetros, giroscopios) incorporados en estos dispositivos también brindan información sobre otras acciones (por ejemplo, saltos en voleibol, colisiones en rugby y brazadas en natación). Es importante destacar que la mayoría de estos datos se pueden obtener en tiempo real para garantizar que los atletas cumplan con los objetivos de rendimiento planificados [74].

1.7.2. Ratio de carga de trabajo aguda: crónica

- De acuerdo con la revisión de Logerstedt y otros (2022) [70], la **carga** de entrenamiento **aguda** representa la «fatiga» **a corto plazo que surge del entrenamiento**, mientras que la **carga** de entrenamiento **crónica** representa el entrenamiento realizado durante un largo periodo de tiempo y es análoga al «buen estado físico». **La lesión ocurre cuando la carga excede la capacidad de adaptación del tejido**; es decir, cuando la carga es mayor que la capacidad de adaptación a la carga de un tejido en concreto. Parece que las altas cargas de entrenamiento crónicas prescritas apropiadamente reducen el riesgo de lesiones y mejoran el rendimiento del atleta de varias maneras. En primer lugar, la exposición a la carga ayuda a los atletas a soportar la carga posterior. En segundo lugar, el entrenamiento prescrito adecuadamente desarrolla cualidades físicas que no solo protegen contra las lesiones, sino que también permiten a los atletas realizar las tareas de alta intensidad que requiere la competición.

- Según las revisiones de Logerstedt y otros (2022) [70] y de Gabett y otros (2016) [74], las **cargas de trabajo agudas** pueden ser tan cortas como la duración de una sola sesión. No obstante, en los deportes de equipo **se contempla como carga aguda una semana de entrenamiento**, ya que parece ser una unidad de carga lógica. Por lo contrario, las **cargas de trabajo crónicas** representan un **promedio de las últimas 3 a 6 semanas de entrenamiento** (según la revisión de Windt y otros (2017) [72] afirman que las investigaciones sobre lesiones relacionan las cargas de trabajo crónicas en un marco temporal de 4 semanas); por tanto, estas son similares a un estado de «fatiga». **La comparación entre la proporción de la carga aguda y crónica supone un reto en la preparación del deportista**. Si la carga de entrenamiento aguda es baja; es decir, el atleta está experimentando una 'fatiga' mínima, y el promedio de la carga de entrenamiento crónica es alta: es decir, el atleta ha desarrollado «aptitud física», el atleta estará en un buen estado físico dando lugar a una ratio de carga aguda: crónica de alrededor 1 o menos. Por el contrario, si la carga de entrenamiento aguda es alta; es decir, las cargas de entrenamiento se han incrementado rápidamente dando como resultado una «fatiga», y el promedio de la carga de entrenamiento crónica es baja; es decir, el atleta ha realizado un entrenamiento inadecuado para aumentar su rendimiento, entonces el atleta estará en un estado de fatiga, dando lugar a una ratio de carga de trabajo aguda: crónica mayor que 1 [70] [74]. Por ejemplo, cuantificando la carga interna de trabajo agudo utilizando la escala RPE de una semana de entrenamiento multiplicada por los minutos de duración de cada sesión de entrenamiento en esa semana, se obtiene un valor de 2500 UA. Después, se obtiene el valor medio de las UA provenientes de las 4 semanas de entrenamiento anteriores obteniendo un valor de 3500 UA. Esto da lugar a una ratio de carga aguda: crónica ≤ 1 (2500/3500=0,7), aumentando así la probabilidad de lesión. Sin embargo, si esta ratio hubiese sido ≥1,5 (es decir, la carga de trabajo de la semana actual fue 1,5 veces mayor de lo habitual), el riesgo de lesión también podría aumentar [74].

En conclusión, **estar muy por encima o muy por debajo de una carga de entrenamiento óptima, incrementa el riesgo de lesión.** Tal y como se ve en la Figura 25, movernos en ratios de carga aguda: crónica entre 0,8-1,3 parece ser una «zona segura» con un bajo riesgo de lesión mientras que movernos en ratios ≥1,5 el riesgo de lesión se ve incrementado. Esto se pone de manifiesto en el estudio de Malone y otros (2019) [4], en el que realizaron un seguimiento de dos años en jugadores de *hurling*, concluyendo que el aumento progresivo de las cargas de entrenamiento dando lugar a ratios de carga aguda: crónica >1,25, ofrecieron efectos protectores para los deportistas tanto en la fase de pretemporada como durante la misma temporada competitiva [74].

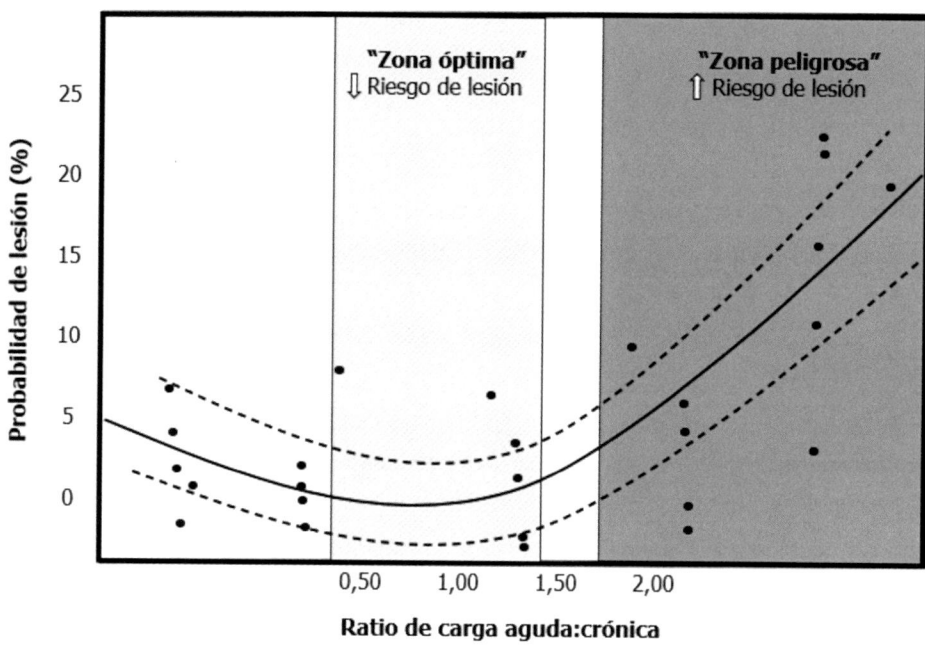

Figura 25. Guía para interpretar y aplicar la ratio de carga aguda: crónica. La columna gris clara (zona óptima) representa ratios de carga aguda: crónica, en los cuales el riesgo de lesión es bajo. La columna gris oscura (zona peligrosa) representa la ratio de carga aguda: crónica en los cuales el riesgo de lesión es alto. Adaptado de Gabett y otros (2016) [74].

La RPE es una herramienta barata, no invasiva, fácil de aplicar, sin coste económico y que ha mostrado tener unas correlaciones tremendamente interesantes en el ámbito del entrenamiento. El autor de este libro apoya el uso de esta herramienta siempre y cuando al deportista se le explique bien y de manera bien diferenciada, ambos extremos de la escala, donde 0-1 representa un esfuerzo prácticamente nulo, y 10 un esfuerzo máximo, el cual sería difícil de asumir. Si se dispone de tecnología que permita cuantificar la carga externa se debe hacer uso de ella, acompañada de la RPE.

1.8. Nivel de actividad deportiva

1.8.1. *Tegner Activity Scale*

- Esta escala tiene como objetivo documentar el **nivel de actividad física en los deportistas** [78] [79] [64], obteniendo una **puntuación de 0 a 10 y cubriendo actividades de la vida diaria, deportes recreativos y competitivos.** Los niveles de actividad 5-10, solo se pueden lograr si el paciente participa en deportes recreativos o competitivos [80] [81]. En el estudio transversal de Fältström y otros (2013) [82], los autores indican que los deportes no incluidos en la escala original se clasificaron según el consenso de un grupo experto de cirujanos ortopédicos, fisioterapeutas e investigadores. **A través del código QR proporcionado al inicio de este libro**, el lector puede acceder a la escala original (Tabla 1), y a la escala modificada (Tabla 2), donde se incluyeron más deportes.

1.8.2. Nivel deportivo previo a la reconstrucción del ligamento cruzado anterior

- Los **deportes** que son clasificados de **nivel 1** son aquellos **deportes organizados que implican movimientos multidireccionales, que pueden ser de naturaleza aleatoria o reactiva, combinados con acciones de aterrizaje, CDD y pivotaje** (como, por ejemplo: baloncesto, fútbol, fútbol americano, etc.) [83] [50] [84] [85]. El regreso a la participación a este nivel deportivo se suele establecer como cualquier participación informada independientemente de si se da durante partidos y/o entrenamientos [84]. Sin embargo, aquellos **deportes que implican movimientos laterales, con una reducción de los componentes de saltabilidad y CDD en relación con los deportes de nivel 1, son clasificados como de nivel 2** (como, por ejemplo: *baseball*, deportes de raqueta, sky, etc.) [83] [86] [85].
- Según la revisión de Badawey y otros (2022) [87], los resultados de regreso al deporte son malos a pesar de las mejoras sustanciales en las puntuaciones funcionales tras la rehabilitación. Se ha informado en una cohorte de más de 600 pacientes, que a pesar de que **el 84 % de los pacientes esperaba volver al nivel deportivo previo a la lesión, menos de una cuarta parte había logrado ese objetivo al año de seguimiento.** A su vez, otros trabajos recopilados en dicha revisión muestran que menos de la mitad de los pacientes regresaron al nivel deportivo previo a la lesión a los 3,4 años de seguimiento.
- En el estudio de cohortes de Rayes y otros (2022) [88] realizaron un estudio de seguimiento en sujetos (23,3 ± 4,8 años) practicantes en su gran mayoría de deportes de contacto y que implicaban pivotajes. A estos se les aplicó para la reconstrucción del LCA, injertos procedentes de HTH y de TI con un refuerzo lateral. Los deportistas que fueron intervenidos con injerto procedente de TI utilizando la técnica de refuerzo lateral del ligamento anterolateral (LAL)[h], el 94 % volvió a practicar deporte mientras que el 50 % volvió al mismo nivel deportivo previo a la lesión. A su vez, los deportistas que fueron intervenidos con un injerto de HTH junto con la técnica de refuerzo lateral *Lemaire*, el 86 % volvió a practicar deporte mientras que el 61 % volvió al mismo nivel deportivo previo a la lesión. Estos datos pueden ser contrastados con los de la revisión de Matsuzaki y otros (2022) [89], en donde **más del 90 % de los atletas con una edad inferior a los 18 años, regresan al deporte después de la reconstrucción del LCA, y hasta el 81 % regresa al deporte competitivo al nivel previo a la lesión.**

---

[h] Este procedimiento, junto con otros, aparece descrito en el apartado 3.2.1 **Tipos de injertos.**

- En la revisión sistemática con metaanálisis de Kay y otros (2018) [90], donde la media de edad de los pacientes incluidos fue de 14,3 años (rango 6-19 años), los deportes más practicados fueron el fútbol americano y rugby (n=198), fútbol (n=194), baloncesto (n=114) sky (n=62), *lacrosse* (n=20) y *baseball* (n=20). Los injertos más utilizados fueron los procedentes de los TI (n=864), seguido de injertos procedentes de tendón del cuádriceps (TC) y de HTH. Los autores encontraron una **alta tasa de regreso al deporte tras una reconstrucción del LCA**, siendo del 92 % en la realización de actividades deportivas, de un 79 % en la tasa de vuelta al deporte al nivel deportivo prelesión y de un 81 % en la tasa de participación en deportes competitivos.

- En el estudio de Ardern y otros (2011) [91] **investigaron la tasa de retorno al deporte y el nivel de participación en una cohorte de deportistas 12 meses después de la reconstrucción del LCA** en 503 participantes practicantes de deportes competitivos, principalmente de fútbol australiano y fútbol. Todos los participantes fueron operados utilizando un autoinjerto cuádruple procedente de TI, de los cuales 86 procedían del semitendinoso y 417 de semitendinoso y grácil. Tras el seguimiento, **solo el 33 % de los participantes había intentado practicar deporte al mismo nivel previo a la lesión y el 67 % había vuelto a practicar deporte en general tras 12 meses de la cirugía.**

- En el estudio longitudinal de Waldén y otros (2016) [12], realizado en jugadores profesionales de fútbol, realizaron un seguimiento a los deportistas tras 3 años de la reconstrucción del LCA. Tras el análisis de los datos, 81 futbolistas (87,1 %) siguieron jugando al fútbol 3 años después del RTP, mientras que 60 (64,5 %) al mismo nivel previo a la lesión, 21 (22,6 %) a un nivel inferior y 12 jugadores dieron por finalizada su carrera deportiva. Los autores no encontraron diferencias significativas en la edad de los jugadores que volvieron a jugar al mismo nivel frente a los que no, 24,4 ± 4,0 vs 25 ± 6,0 respectivamente (p=0,46).

- En la revisión retrospectiva de Alswat y otros (2020) [92], siguieron un diseño transversal en sujetos (35,24 ± 6,74 años) practicantes de diferentes deportes, siendo el fútbol como el más practicado, seguido de corredores y jugadores de *volleyball*. Los resultados mostraron que **más de la mitad de los deportistas, un 61 %, volvieron a practicar deporte.** No obstante, el nivel deportivo fue el mismo que previo a la lesión solo en el 29 % de los casos.

Tal y como hemos podido ver con los datos arrojados anteriormente, las lesiones de larga duración, como es la rotura del LCA, dejan una huella negativa, mermando la carrera deportiva del jugador con un alto riesgo de no volver al mismo nivel que el de antes de la lesión. Tal y como se ha comentado en apartados anteriores, esta situación se agrava considerablemente cuando el deportista se encuentra en un periodo formativo y sufre una lesión de este calibre. A todo esto, habría que añadir las posibles complicaciones, molestias y elevado riesgo de relesión, el cual se ve disminuido si se implementa un trabajo correcto de recuperación.

2

Ligamento cruzado anterior

2.1. Epidemiología del ligamento cruzado anterior y lesiones asociadas

*En este apartado se va a analizar la epidemiología lesional del LCA junto con las lesiones aso-
ciadas que suelen ocurrir frecuentemente, teniendo en cuenta la edad, el sexo, el nivel deportivo,
el momento del partido, el momento de la temporada y la demarcación.*

Incidencia lesional

- El objetivo del estudio prospectivo de Waldén y otros (2011) [13] fue describir las **características de las lesiones del LCA en equipos pertenecientes a las primeras ligas masculinas
y femeninas de Suecia y de varias primeras ligas profesionales masculinas europeas.**
La edad media en el momento de la lesión del LCA fue de 24,3 ± 4,5 años y fue significativamente menor dicha edad media, en las mujeres que en los hombres (20,6 ± 2,2 y 25,2
± 4,5 años respectivamente, p=0,002). Tal y como se muestra en la Figura 26, se puede ver la
distribución de la edad en el momento de la lesión. Ninguna jugadora tenía más de 25 años
en el momento de la lesión. **La incidencia lesional del LCA fue significativamente mayor
en las jugadoras de élite.**

  Algunas de las lesiones del LCA fueron parciales y se optó por un tratamiento no quirúrgico. Estas tuvieron un periodo de rehabilitación significativamente más corto que las
roturas totales del LCA sometidas a tratamiento quirúrgico (118,2 ± 81,7 vs 231 ± 77,2 días,
p=0,0023). De las 59 lesiones del LCA, algo **más de la mitad ocurrieron durante la primera
parte del partido,** apareciendo hasta 17 lesiones durante los primeros 15 minutos y otras
7 lesiones durante los primeros minutos de la segunda parte. **La lesión asociada que más
frecuentemente se presentó fue la rotura del menisco externo** en 24 casos, seguido del
esguince del ligamento lateral interno (LLI) en 15 casos, rotura del menisco medial en 11
casos y esguince del ligamento lateral externo (LLE) en 9 casos [13].

  Estos resultados guardan relación con los datos obtenidos en otros estudios. Concretamente,
con la revisión sistemática de Zhang y otros (2019) [93], en la cual encontraron que **la gran
mayoría de los hematomas óseos (87 %) tras una lesión del LCA, se encontraban en la
meseta tibial externa.** Con el estudio de Filbay y otros (2023) [94], donde aquellos deportistas
que presentaron una rotura del LCA, un 50 % tuvo como lesión asociada una afectación en el
LLI, y con el estudio de cohorte de Grindem y otros (2016) [84], donde deportistas practicantes
de deportes de nivel 1 lesionados de LCA, tuvieron como lesión asociada una afectación del
mismo ligamento en el 30 % de los casos.

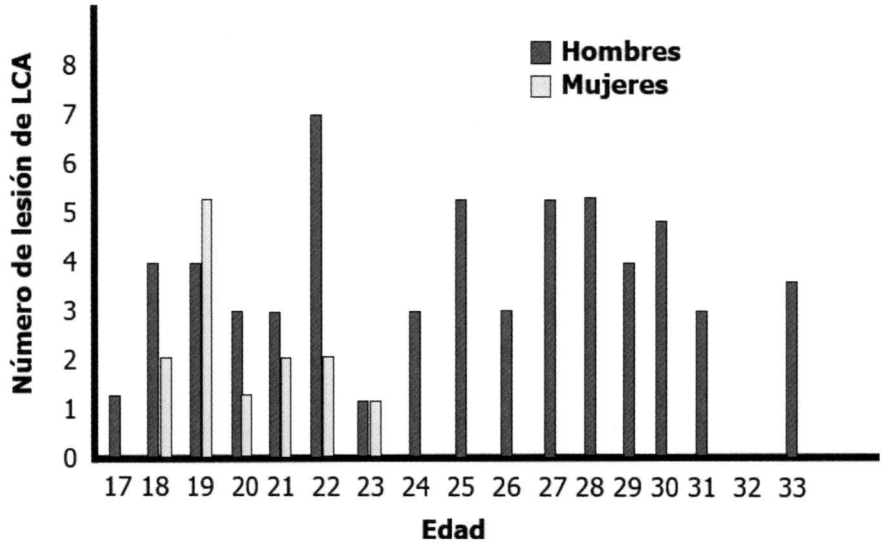

Figura 26. Distribución de la edad en el momento de la lesión del LCA. LCA: Ligamento cruzado anterior. Adaptado de Waldén y otros (2011) [13].

- Della-Villa y otros (2020) [95] realizaron un **registro durante 10 temporadas para identificar lesiones del LCA durante partidos en jugadores profesionales de fútbol**, analizando las secuencias de los vídeos en el momento de aparición de la lesión. Se registraron un total de 148 lesiones del LCA, de las cuales, 128 fueron lesiones primarias, 9 en la extremidad contralateral y 11 roturas de plastia. En lo que respecta a la distribución estacional de las lesiones, se demostró una distribución bimodal, apareciendo **más lesiones a principios de temporada** (septiembre-octubre) y **otro pico** secundario cuando la **temporada estaba más avanzada** (Figura 27). **La mayoría de las lesiones** ocurrieron durante la **primera mitad del partido** (n=88, 62 %) que durante la segunda (n=53, 38 %) (p<0,01). Un cuarto de las lesiones (n=34) ocurrieron en los primeros 15 minutos del partido (Figura 28A). Al considerar los minutos jugados, teniendo en cuenta las sustituciones, el 68 % de las lesiones ocurrieron en los primeros 45 minuntos (Figura 28B).

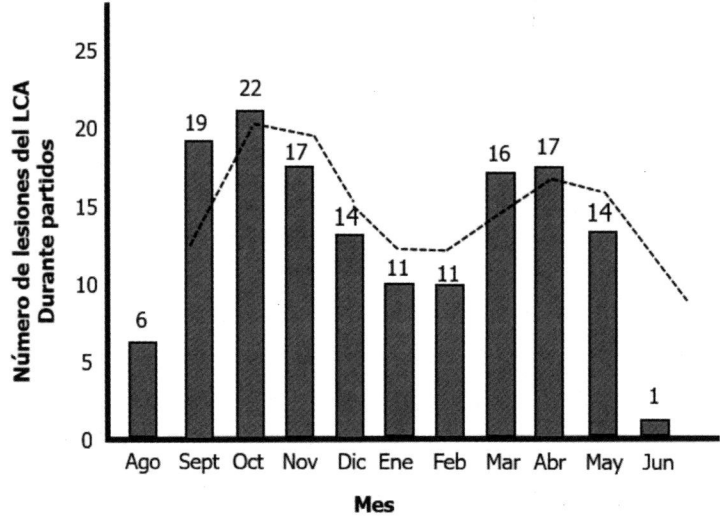

Figura 27. Distribución de lesiones del LCA a lo largo de una temporada (n=148). Distribución bimodal. Los puntos discontinuos es el promedio móvil de lesiones del LCA por cada mes. LCA: Ligamento cruzado anterior. Adaptado de Della-Villa y otros (2020) [95].

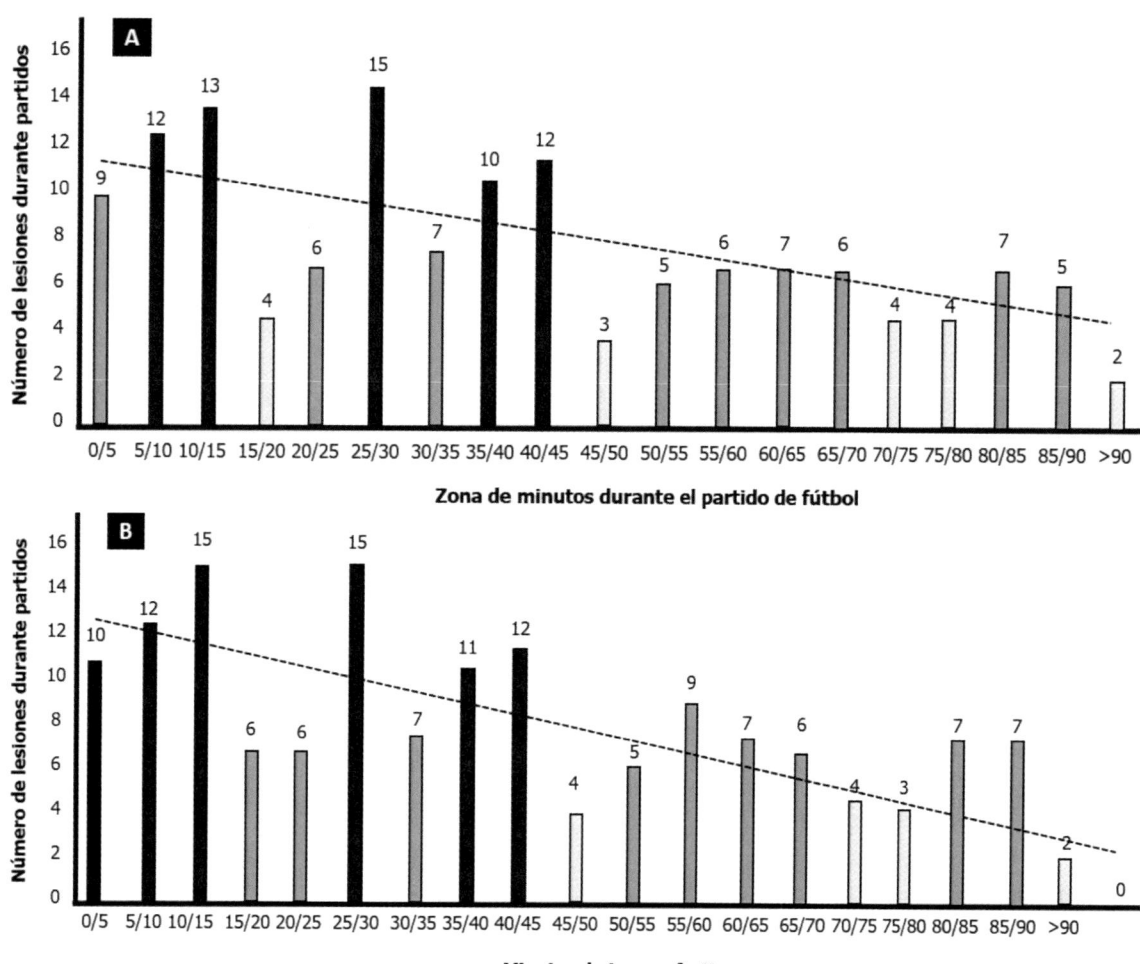

Figura 28. Distribución de lesiones a lo largo de un partido. Se observa una disminución en el número de lesiones del LCA a lo largo del juego. Las líneas punteadas representan las tendencias lineales de distribución de lesión durante el partido (A) y según el tiempo efectivo del juego (B). LCA: Ligamento cruzado anterior. Adaptado de Della-Villa y otros (2020) [95].

- Abed y otros (2023) [40] recopilaron hasta 30 lesiones de LCA en jugadoras de fútbol profesional de entre 23 y 28 años, entre las temporadas competitivas comprendidas entre el año 2013 y 2020. Encontraron que **las centrocampistas tuvieron el mayor porcentaje de lesiones** (n=11; 36,7 %), **seguidas de las delanteras** (n= 10; 33,3 %).

- En el estudio de serie de casos realizado por Filbay y otros (2023) [94], identificaron que **hasta el 49 % de los deportistas diagnosticados con rotura del LCA presentó lesiones meniscales asociadas.** Estos datos coinciden con en el estudio prospectivo de Daniel y otros (1994) [86] y con el estudio de cohorte de Grindem y otros (2016) [84], realizados ambos en sujetos que practicaban deportes de nivel 1 y 2, donde encontraron que un alto porcentaje (49 % y 46 %, respectivamente) de los deportistas lesionados de LCA tuvo una lesión meniscal asociada, siendo el menisco externo el más afectado. Sin embargo, en el estudio de cohortes de Rayes y otros (2022) [88], **la cifra de afectación meniscal se incrementó hasta el 66 % de los deportistas practicantes de deportes de nivel 1 y 2 con lesión del LCA.** A su vez, las revisiones de Wiley y otros (2020) [96] y de Brelin y otros (2016) [97] señalan que hasta el 80 % de las roturas del LCA tienen desgarros meniscales asociados. Destacando bajo este contexto que los datos de análisis biomecánicos han evidenciado que las fuerzas sobre el menisco aumentan en hasta un 200 % con el LCA afectado.

71

- Según la revisión de Logerstedt y otros (2022) [70], **las lesiones de menisco** son la **segunda lesión más frecuente de la rodilla**, solo precedida por la lesión ligamentosa en la misma región, con una **prevalencia del 12-14 % y una incidencia de 61 casos por cada 100.000 personas**. Una alta incidencia de desgarros meniscales ocurre concomitantemente con lesión del LCA, variando del 22 al 86 %. **Las personas activas más jóvenes tienen más probabilidades de sufrir lesiones traumáticas del menisco**, como desgarros longitudinales o radiales. Los mecanismos de CDD y los giros aumentan las fuerzas axiales y de torsión en el menisco, lo que probablemente provoque roturas traumáticas del mismo.

- En la revisión de Zhang y otros (2019) [93] **determinaron los movimientos que experimenta la tibia en relación con el fémur durante las lesiones del LCA, revisando** estudios que evaluaron los **hematomas óseos** después de las lesiones. Un hematoma óseo es definido como **área no lineal, geográfica y traumáticamente involucrada en la pérdida de señal que involucra al hueso subcortical**. Se detecta con imágenes procedentes de RMN y es un hallazgo común en la lesión del LCA (70 % aproximadamente) como consecuencia del aumento del contenido de agua producido por la microfractura trabecular. **Las fuerzas transferidas al hueso subcondral durante el impacto entre la tibia y el fémur** pueden proporcionar información sobre el **mecanismo lesional**.

  Esta revisión abarcó un total de 589 pacientes, encontrando un total de 471 hematomas óseos en la meseta tibial lateral, de los cuales 409 (87 %) estaban situados en la parte posterior. Unos 242 hematomas óseos se encontraron en la meseta tibial medial, donde 208 (86 %) estaban situados en la parte posterior [93]. Este alto porcentaje guarda relación con el estudio de Filbay y otros (2023) [94], en el que encontraron contusiones óseas en el 93 % de los deportistas diagnosticados de rotura de LCA.

> *De acuerdo con la experiencia del autor de este libro trabajando en el área de readaptación deportiva en una cantera de fútbol profesional durante 5 temporadas consecutivas, se registraron un total de 13 lesiones de LCA, en las cuales todas tuvieron una afectación meniscal, siendo el menisco externo el más afectado requiriendo en la mayoría de los casos una reparación de este. Concretamente, 4 de las lesiones del LCA, ocurrieron durante el inicio de la temporada competitiva y una al final de esta.*

2.2. Anatomía y biomecánica muscular sobre la tensión del ligamento cruzado anterior

En esta sección se va a desarrollar la anatomía descriptiva y funcional del LCA junto con sus estructuras más próximas para que el lector desarrolle un mejor entendimiento de la trayectoria y las características únicas de este ligamento. De igual modo, se mencionarán aquellos grupos musculares que intervienen en el movimiento de la rodilla y como estos tienen el potencial de modificar el estado de tensión de este ligamento, aspecto importante para tener en cuenta de cara a las fases iniciales de la recuperación que se desarrollará más adelante.

- Sobre la base de la información extraída de la revisión de Badawey y otros (2022) [87] y de Marieswaran y otros (2018) [98], **el LCA se extiende desde el cóndilo femoral lateral hasta la meseta tibial anteromedial** y se compone principalmente de dos fascículos: el fascículo anteromedial (AM) y posterolateral (PL), llamados así por sus sitios de inserción tibial (Figura 29). La longitud del LCA varía de 31 a 38 milímetros (mm) y su ancho de 10 a 12 mm. Los anchos de los haces AM y PL varían de 6 a 7 mm y de 5 a 6 mm, respectivamente. Los puntos de unión en el cóndilo femoral lateral se pueden identificar utilizando la cresta intercondílea lateral, dentro de esta área, el haz AM ocupa una posición ubicada en la porción proximal de la pared medial del cóndilo femoral lateral, y el haz PL ocupa una posición más distal cerca de la superficie del cartílago articular anterior del cóndilo femoral lateral. En general, la inserción tibial se localiza anterolateral al tubérculo intercondíleo medial. La Figura 30, ilustra una lesión del LCA.

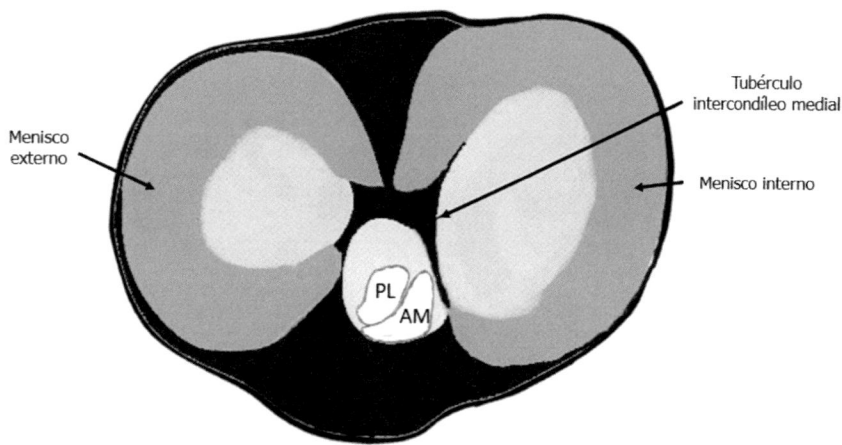

Figura 29. Ilustración de una rodilla derecha que muestra los puntos de inserción del fascículo AM y el PL al tubérculo intercondíleo medial. AM: anteromedial; PM: posteromedial. Adaptado de Badawey y otros (2022) [87].

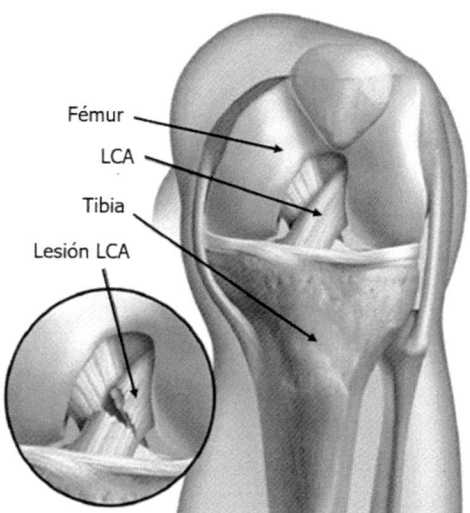

Figura 30. Lesión del LCA. LCA: ligamento cruzado anterior. Adaptado de Gerami y otros (2022) [99].

• **La función principal del LCA es resistir la traslación anterior de la tibia**. Este aumento en la laxitud de la traslación anterior es máximo de 20 a 40 grados de flexión de la rodilla y, por lo tanto, los desgarros del LCA se diagnostican mejor cerca de la extensión de la rodilla. El LCA también sirve como restricción secundaria a la rotación tibial externa e interna, junto con el LLI y las estructuras posteromediales circundantes. El fascículo AM se tensa durante la flexión de la rodilla y es principalmente el responsable de restringir la traslación tibial anterior,

73

mientras que el fascículo PL se tensa durante la extensión y es más responsable de la estabilidad rotacional. Es decir, una parte del ligamento siempre está bajo tensión. Los fascículos cambian de alineación a medida que la rodilla pasa de la extensión a la flexión. En extensión completa, los 2 fascículos están orientados verticalmente/en paralelo. A medida que la rodilla se flexiona a 90°, los 2 fascículos se cruzan en una orientación horizontal. Parece ser que el fascículo AM es capaz de soportar mayor fuerza tensil que el PL y es en el fascículo AM en donde se trabaja en la mayoría de las reconstrucciones. La Figura 31, muestra la tensión de ambos fascículos en función del ángulo de flexión de la rodilla [87] [98]. Como dato de interés acerca del movimiento que se produce a nivel articular, Maniar y otros (2022) [100] en su revisión señalan que durante las tareas donde existe soporte axial (caminar, aterrizar, etc.), las rodillas sanas tienen una capacidad de movimiento de traslación relativamente pequeño (<6 mm).

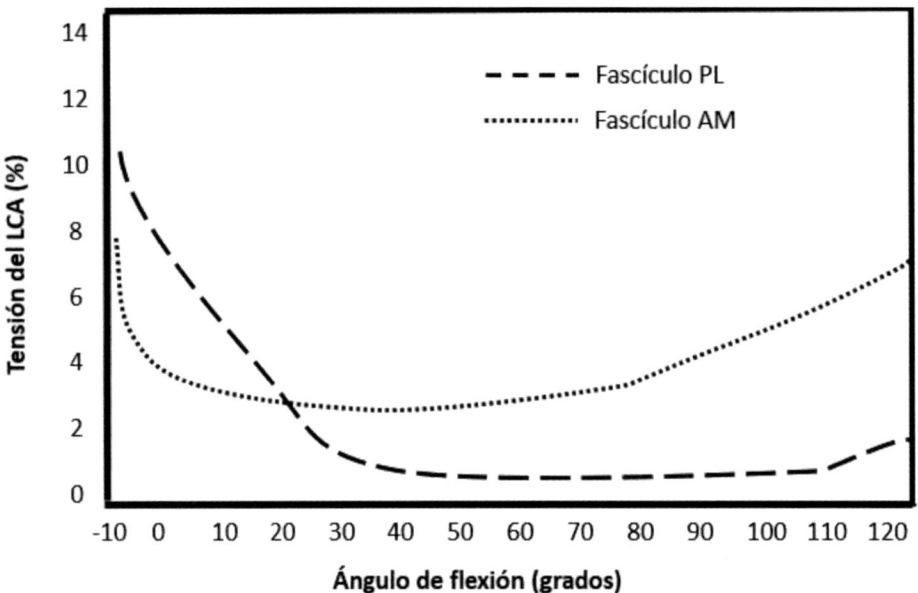

Figura 31. Deformación media del fascículo AM y PL en función del ángulo de flexión de la rodilla. LCA: ligamento cruzado anterior; PL: posterolateral, AM: anteromedial. Adaptado de Marieswaran y otros (2018) [98].

2.2.1. Función del cuádriceps

- De acuerdo con la revisión de Badawey y otros (2022) [87], la **activación del cuádriceps** puede **añadir** hasta un **4 % de tensión en el LCA** en posiciones cercanas a la extensión máxima. No obstante, la tensión del LCA se reduce significativamente con la activación simultánea de los isquiosurales y los cuádriceps en comparación con la activación aislada del cuádriceps, lo que sugiere que la **activación de los isquiosurales proporciona un efecto protector sobre el LCA**. Se debe tener cuidado de **no sobrecargar el injerto y su fijación** durante el proceso de recuperación. Los ejercicios de cadena cinética cerrada (CCC)[i] con activación de los isquiosurales se usan habitualmente para evitar esta sobrecarga, pero hay evidencia emergente, la cual será descrita en apartados posteriores de este libro, de que los ejercicios de cadena cinética abierta (CCA), cuando se realizan de manera adecuada y dentro de un rango limitado, pueden maximizar las ganancias del cuádriceps mientras se mantiene la seguridad del injerto.

---

[i]   El concepto de cadena cinética será abordado en el apartado **5.6 Fuerza muscular y selección de ejercicios.**

- Según la revisión de Escamilla y otros (2012) [101], existen ventajas y desventajas sobre los métodos de medición de la tensión que recibe el LCA. Los métodos in vivo (estudios dentro de un organismo vivo) tienen la gran ventaja de medir la tensión del LCA utilizando sensores conectados directamente sobre el fascículo anteromedial del LCA. No obstante, la gran mayoría de los estudios in vivo tienen la desventaja de que son realizados en población no deportista y utilizan cargas externas bajas, como puede ser la utilización del propio peso corporal, durante los ejercicios. En contraposición, cuando se estudia la tensión del LCA a través de modelos biomecánicos experimentales se obtiene la gran ventaja de poder estudiar un gran número de ejercicios y se puede generalizar mejor con población atlética activa, pero la gran desventaja de este método es que no se realiza la medición directamente sobre el LCA, solo son estimaciones. Sin embargo, diversos estudios in vivo que se señalan en esta revisión, midieron directamente las fuerzas tensiles del LCA durante ejercicios de sentadilla y variantes como las zancadas, obteniendo un pico de tensión en el LCA entre el 2,8 % y 4 % (aproximadamente de 100 a 150 N) en ángulos de flexión de rodilla entre los 0º y 30º, siendo estos valores de magnitud similar en estudios realizados con métodos biomecánicos experimentales realizando los mismos ejercicios.

- Según la revisión de Maniar y otros (2022) [100], **la fuerza producida por este grupo muscular contribuye significativamente a la carga que recibe el LCA**, la cual es dependiente del ángulo de flexión de rodilla (Figura 32). Estudios realizados *in vitro e in silico* (técnicas de simulación por ordenador basadas en recopilación de datos), han comprobado que la fuerza del cuádriceps **en ángulos pequeños de flexión de rodilla** (entre los 30 y 50º) **el LCA sufre tensión**, hay un desplazamiento anterior de la tibia y movimiento en valgo, lo que sugiere que este músculo es un antagonista del LCA. Sin embargo, en ángulos altos de flexión de rodilla (en torno a los 80º), los cuádriceps apenas someten a tensión al LCA, incluso pueden descargar este ligamento, esto se debe al cambio de ángulo entre el tendón de la rótula y el eje longitudinal de la tibia al aumentar los ángulos de flexión de la rodilla.

    Durante maniobras potencialmente peligrosas, como el CDD con salida abierta *(side step cut)*[j] y el aterrizaje con una sola pierna tras un salto, los ángulos de flexión de la rodilla observados suelen ser < 70° en la pierna que soporta el peso y, por lo tanto, son compatibles con un vector de fuerza del cuádriceps dirigido anteriormente en relación con la tibia. Dichas tareas también requieren grandes fuerzas musculares del cuádriceps, lo que sugiere colectivamente que es probable que el cuádriceps produzca una fuerza de cizallamiento anterior de hasta 233 N y 342 N (más que cualquier otro grupo muscular) durante el *side step cut* y el aterrizaje con una sola pierna, respectivamente. También se ha observado que los cuádriceps forman el grupo muscular que más contribuye en las fuerzas de cizallamiento anterior cuando se simula un salto lateral (~ 1070 N en el momento de la fuerza máxima del LCA) y en aterrizajes a dos piernas (hasta ~577 N) [100].

2.2.2. Función de los isquiosurales

- Siguiendo con la revisión de Maniar y otros (2022) [100], este grupo muscular se ha estudiado mucho dada la habilidad de producir fuerzas de cizallamiento posterior en la tibia. Estudios in vitro e in silico, han reportado que la contribución de los **isquiosurales tiene un efecto protector a la hora de reducir tensión en el LCA**, traslación tibial anterior y rotación

---

[j] Este concepto aparece descrito en el apartado 7.5 **Agilidad y el cambio de dirección**.

interna de la tibia. Al igual que el cuádriceps, estos músculos son dependientes del ángulo de flexión de la rodilla (Figura 32), donde cerca de la extensión máxima, estos músculos son prácticamente inefectivos a la hora de producir fuerzas de cizallamiento en sentido posterior dado su vector de fuerza mientras que **en posiciones de flexión de rodilla en torno a los 20-30º, estos se vuelven más eficaces para producir este movimiento y descargar el LCA.**

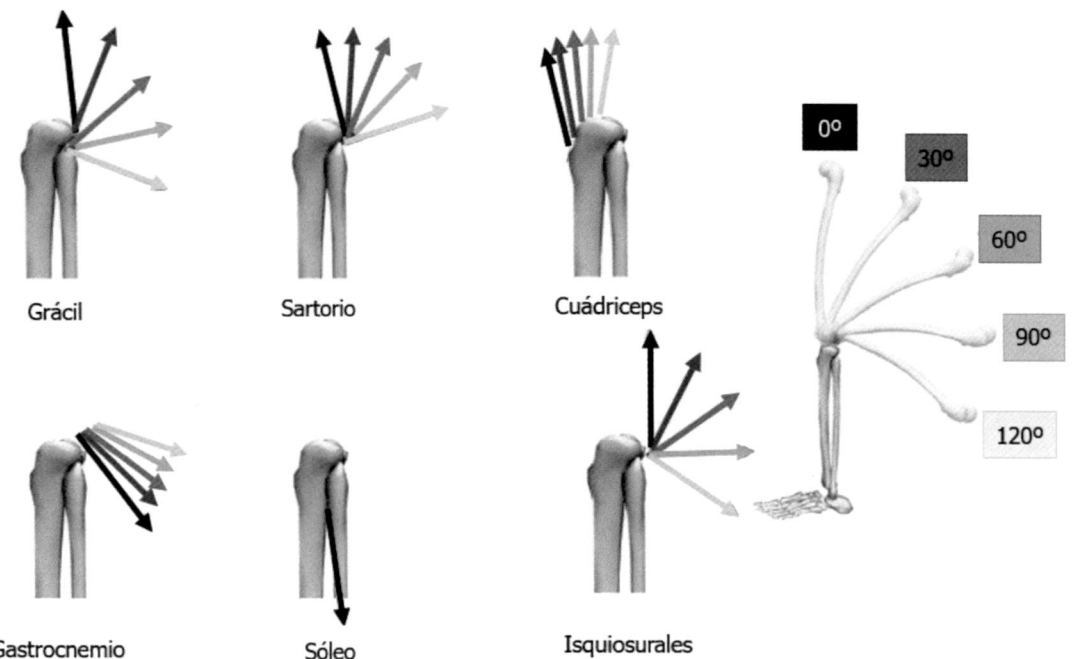

Figura 32. Ilustración de los vectores de fuerza actuando sobre la articulación tibiofemoral desde un ángulo de flexión de 0º (extensión completa) a 120º de flexión. Adaptado de Maniar, y otros (2022) [100]

La escasa ventaja mecánica de los isquiosurales (al producir una fuerza 0 de cizallamiento posterior) **en ángulos de flexión de rodilla bajos, junto con la fuerte ventaja mecánica del cuádriceps en esta posición** (para generar una fuerza de cizallamiento anterior), puede explicar en parte las observaciones de lesión del LCA **inmediatamente después del contacto inicial con el suelo** donde los ángulos de flexión de la rodilla suelen ser bajos. Sin embargo, los músculos **isquiosurales inducen una fuerza sustancial de cizallamiento posterior** durante la fase de deceleración en el *side step cut* (hasta 188 N, en ángulos de flexión de la rodilla = 21°– 42°), durante la fase de aterrizaje tras un salto bilateral (hasta ~ 693 N, en ángulos de flexión de rodilla = 34°– 93°) y en el momento de la fuerza máxima estimada del LCA durante un salto lateral con caída (~ 430 N, en ángulos de flexión de la rodilla=~ 42°), siendo **estas contribuciones de la fuerza de cizallamiento posterior mayores que cualquier otro músculo de la extremidad inferior** [100].

La fuerza reducida de los isquiosurales tras situaciones fatigantes, se asocian con un aumento de las fuerzas máximas estimadas del LCA (821 N) en comparación con la condición previa a la fatiga (605 N) durante los primeros 100 milisegundos (ms) de contacto con el pie durante el *side step cut*. En general, la musculatura isquiosural es capaz de reducir la tensión en el LCA en determinados puntos críticos durante maniobras consideradas de riesgo como los aterrizajes y los CDD. En el plano frontal, los isquiosurales mediales (semimembranoso y semitendinoso) y laterales (bíceps femoral) parecen ejercer una carga en varo y valgo en la rodilla, respectivamente, durante el *side step cut* y el aterrizaje con una sola pierna. El trabajo in vivo utilizando datos de electromiografía (EMG) respalda esto, mostrando que la contracción simultánea de los isquiosurales y los cuádriceps puede desempeñar un papel en la limitación de la carga en valgo y varo. Estudios in vitro, han demostrado que el **bíceps femoral tiene la mayor capacidad para descargar el LCA dada su capacidad para oponerse a la rotación interna de tibia y por su gran capacidad** (en relación con el semitendinoso) para **generar fuerza muscular** produciendo fuerzas de cizallamiento posterior. En comparación con el bíceps femoral, la orientación del **semimembranoso limita su capacidad para oponerse a la tensión del LCA**, mientras que el **semitendinoso** está **fuertemente limitado por su área transversal fisiológica** relativamente pequeña. Si bien esto sugiere una mayor importancia relativa del bíceps femoral [100], siendo este un vientre muscular con una alta incidencia lesional en el mundo del fútbol por lo que es muy importante tenerlo en cuenta en el proceso de recuperación [102].

2.2.3. Función de los gastrocnemios

- Según la revisión de Maniar y otros (2022) [100], la estimulación eléctrica in vivo, mostró que el **gastrocnemio** inducía una **mayor tensión del LCA** en ángulos de flexión de la rodilla de 15°, 30° y 45° en relación con la tensión del LCA inducida por un gastrocnemio relajado. **El vector de fuerza del gastrocnemio en el fémur sugiere que este efecto probablemente persista en todo el rango de flexión de la rodilla** dando lugar a una fuerza de cizallamiento anterior durante acciones en las que se produzca una desaceleración. Sin embargo, otros estudios presentes en esta revisión no encontraron diferencias significativas en la tensión producida en el LCA.

2.2.4. Función del sóleo

- Con base en la revisión de Maniar y otros (2022) [100] se ha analizado a través del método in vivo la flexión dorsal pasiva de tobillo, resultando en una reducción de la traslación anterior de la tibia evaluada a través de un artrómetro KT-1000[k]. Por tanto, los **flexores plantares desempeñan un papel en la estabilización de la rodilla.** Sobre la base de un modelo musculoesquelético analizado con ordenador, se ha demostrado que este músculo produce una fuerza de cizallamiento posterior en la tibia durante el aterrizaje a una pierna. Las contribuciones del sóleo al cizallamiento posterior pueden percibirse como pequeñas (debido a la línea de acción del sóleo en relación con la tibia, tal y como ha se ha señalado anteriormente en la Figura 32), la gran área transversal fisiológica del sóleo y su función anatómica primaria (flexión plantar del tobillo) dan como resultado una producción de magnitudes de fuerza muscular considerables durante las tareas de carga dinámica.
- Volviendo a la revisión de Marieswaran y otros (2018) [98], tal y como aparece en la Figura 33, los autores ilustran como al caminar se produce una GRF junto con el impacto que tienen los diferentes músculos en el comportamiento articular descrito anteriormente. Las GRF generan una fuerza de cizallamiento posterior cuando la línea de acción de la fuerza resultante (línea negra) pasa por detrás de la rodilla. La fuerza de cizallamiento total en la articulación de la rodilla dependerá de la magnitud y dirección de las fuerzas individuales. Sin embargo, la fuerza de cizallamiento máxima depende significativamente de la fuerza ejercida por el

---

[k] Este dispositivo cuantifica el grado de desplazamiento anterior de la tibia en relación con el fémur.

músculo cuádriceps a través del tendón rotuliano. Tanto las fuerzas de cizallamiento anteriores como posteriores trasladan el fémur sobre la tibia en direcciones respectivas.

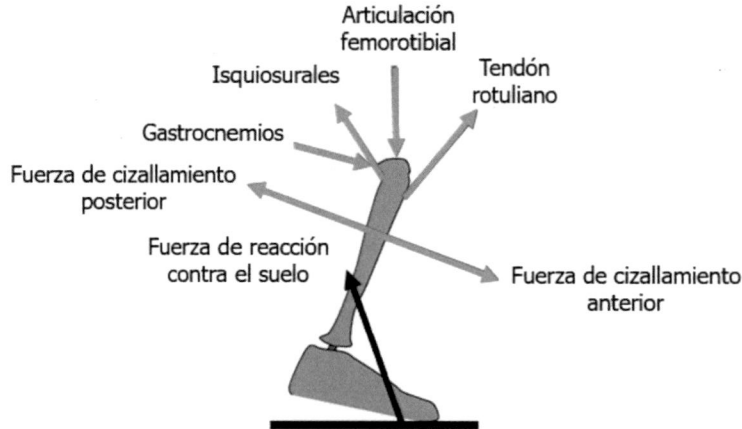

Figura 33. Fuerzas que actúan en la articulación de la rodilla. Adaptado de Marieswaran y otros (2018) [98].

2.3. Mecanismo lesional: contacto indirecto, directo y sin contacto

Es frecuente ver imágenes impactantes en televisión cuando un deportista sufre una lesión del LCA. Debido a la posición tan «forzada» en ocasiones que adopta la articulación de la rodilla en el momento de la lesión, pensamos en que algo importante ha debido de pasar, y más, si esta acción viene acompañada de una impotencia funcional, manifestaciones de alarma por parte del deportista, un chasquido audible, etc. Todo esto genera curiosidad por ver y analizar la biomecánica del jugador cuando este se lesiona, y más si dicho evento ocurre en la gran mayoría de los casos sin contacto con el adversario, por lo que a lo largo de este apartado se describirán los diferentes mecanismos lesionales en un contexto deportivo con una posible explicación de lo que ocurre en el interior de la rodilla. Dicha información será aplicable, en la medida de lo posible, a un contexto determinado con el fin de minimizar el riesgo de lesión. Por otro lado, se desarrollará un apartado que intentará explicar los procesos cognitivos relacionados con los mecanismos motrices a nivel neuronal y cómo estos podrían tener que ver con las lesiones de este tipo.

• Las lesiones por **contacto indirecto** se definen como aquellas que **ocurren cuando se produce contacto en una parte del cuerpo distinta a la extremidad afectada** (por ejemplo, el tronco) [103] [104] o como una **lesión resultante de una fuerza externa aplicada al futbolista, pero no directamente en la rodilla lesionada** [95]. Sin embargo, las lesiones por **contacto directo** son lesiones que **ocurren como resultado del contacto directo con la extremidad lesionada** [103] [104] **o como resultado de una fuerza externa aplicada directamente en la rodilla lesionada** [95]. Una **lesión del LCA sin contacto**, se define como **la ausencia de contacto físico con otro jugador u objeto en el momento de la lesión** [13] [104] [11] [7] o como un lesión que ocurre sin ningún contacto (en la rodilla o en cualquier otro nivel) antes o en el momento de la lesión [95]. En el estudio prospectivo de Laboute y otros (2010) [105], los autores encontraron que las maniobras de pivotaje junto con el contacto directo, fueron los dos mecanismos más frecuentes de rotura de la plastia, independientemente del injerto utilizado para la reconstrucción del LCA. Por otro lado, en el estudio prospectivo de Waldén y otros

(2011) [13] realizado en jugadores y jugadoras profesionales de fútbol, notificaron que **el 58 % de las lesiones del LCA fueron sin contacto.** Así mismo, el **76 % de todas las lesiones** (articulares y musculares) **registradas en jugadores profesionales de fútbol** entre los meses de julio a marzo de la temporada competitiva 2019/2020 fueron en **situaciones sin contacto** [18].

- Maniar y otros (2022) [100], en su revisión indican que, mediante la investigación de imágenes procedentes de vídeo, han encontrado que el **mecanismo común** de la **lesión del LCA tiene lugar durante tareas dinámicas sin contacto**; tales como aterrizajes con una sola pierna, desaceleraciones repentinas y maniobras de cambio rápido de dirección. En particular, postulan que la **lesión** del LCA tiende a **ocurrir poco después del contacto inicial con el suelo**, donde la articulación de la rodilla experimenta grados relativamente grandes de valgo y rotación de la rodilla (ya sea interna o externa) y altas cargas mecánicas. En el **plano frontal, momentos** en **valgo** o varo de rodilla tienen el potencial de aumentar las cargas en el LCA. Sin embargo, se ha informado que el **colapso de la rodilla en valgo** es el **mecanismo de lesión más común.** En el **plano transversal**, la **rotación interna de la tibia con respecto al fémur expone el LCA a cargas más altas que un movimiento de rotación externa.** Como la función principal del LCA es resistir la traslación anterior de la tibia en relación con el fémur, no sorprende que las fuerzas de cizallamiento anterior y posterior hayan demostrado consistentemente cargar y descargar el LCA, respectivamente. Además, el valgo y la rotación interna de la rodilla (o las fuerzas y los momentos que los producen) a menudo se consideran marcadores de carga en el LCA. Por lo tanto, comprender cómo los músculos contribuyen o se oponen a estas cargas en la articulación de la rodilla puede proporcionar información sobre cómo estos músculos cargan y descargan el LCA [100]. A continuación, en la Figura 34, se muestra el mecanismo de lesión del LCA sin contacto [100].

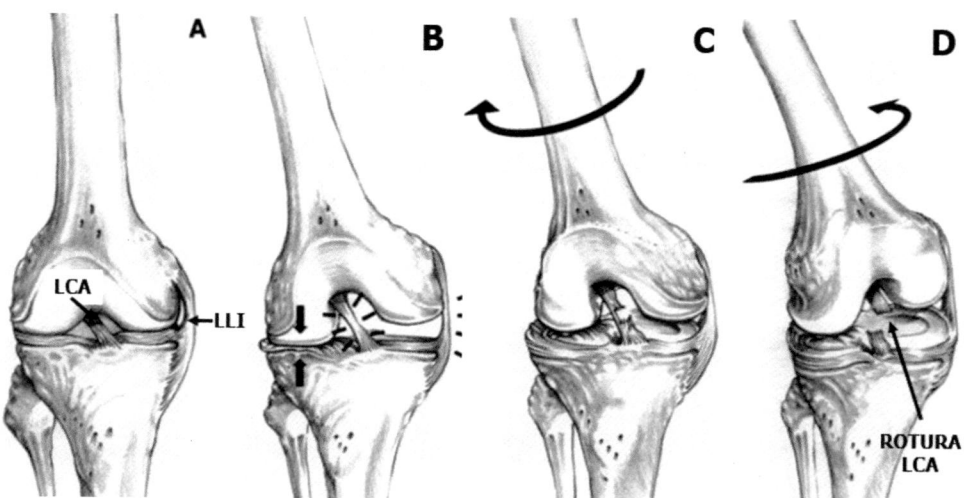

Figura 34. Mecanismo de lesión del LCA sin contacto en una rodilla derecha desde una visión frontal. (A) Rodilla en situación normal. (B), Cuando se aplica una fuerza que da lugar a un valgo de la rodilla, el ligamento lateral interno se tensa y produce una compresión en el compartimento lateral de la rodilla. (C), esta carga compresiva, así como el vector de fuerza en sentido anterior causado por la contracción del cuádriceps, provoca un desplazamiento del fémur con respecto a la tibia, donde el cóndilo femoral lateral se desplaza hacia atrás y la tibia se traslada hacia delante y rota internamente, provocando una rotura del LCA. (D), una vez roto el LCA, también desaparece la restricción principal a la traslación anterior de la tibia. Esto hace que el cóndilo femoral medial también se desplace posteriormente produciendo una rotación externa de la tibia LCA: Ligamento cruzado anterior; LLE: ligamento lateral interno. Adaptado de Koga y otros (2010) [106].

- En el estudio prospectivo realizado en futbolistas profesionales masculinos de Waldén y otros (2015) [104] **describieron los mecanismos de lesión del LCA durante la situación de juego, el comportamiento jugador-adversario y la biomecánica lesional basándose en los análisis sistemáticos de vídeo.** Cada vídeo se cortó aproximadamente a los 10 segundos antes y 2-3 segundos después del fotograma de la lesión o *injury frame*. Así mismo, otra secuencia fue cortada a los 1-2 segundos antes de la lesión y 2-3 segundos después de la misma para un análisis de las variables biomecánicas [104]. Se registraron 39 lesiones del LCA, de las cuales 25 fueron sin contacto, 8 por contacto indirecto y 6 por contacto directo. Dichos términos serán explicados en el siguiente apartado. La mayoría de las lesiones (n=30, 77 %) ocurrieron durante acciones defensivas. Los autores identificaron **3 tipos de categorías lesionales** por contacto indirecto y sin contacto, junto con otra categoría adicional, por contacto directo en la rodilla lesionada, las cuales aparecen descritas a continuación. Los 12 casos restantes, representaron lesiones sin contacto o situaciones indirectas, que no aparecen recogidas a continuación:

1. **La presión defensiva al oponente** (n=11) fue la que más predominó en los mecanismos de lesión sin contacto, puesto que, en estas situaciones el jugador que defiende tiene que realizar un CDD abierto (*side step cut*) para interceptar el balón del oponente. El defensor se mueve hacia delante a altas velocidades cambiando de dirección entre los 30-90º (Figura 35). Los ángulos medios de flexión de rodilla en el contacto inicial fueron de 5º y en la cadera de 25º. También se pudo observar una sustancial abducción de cadera y un valgo de rodilla [104].

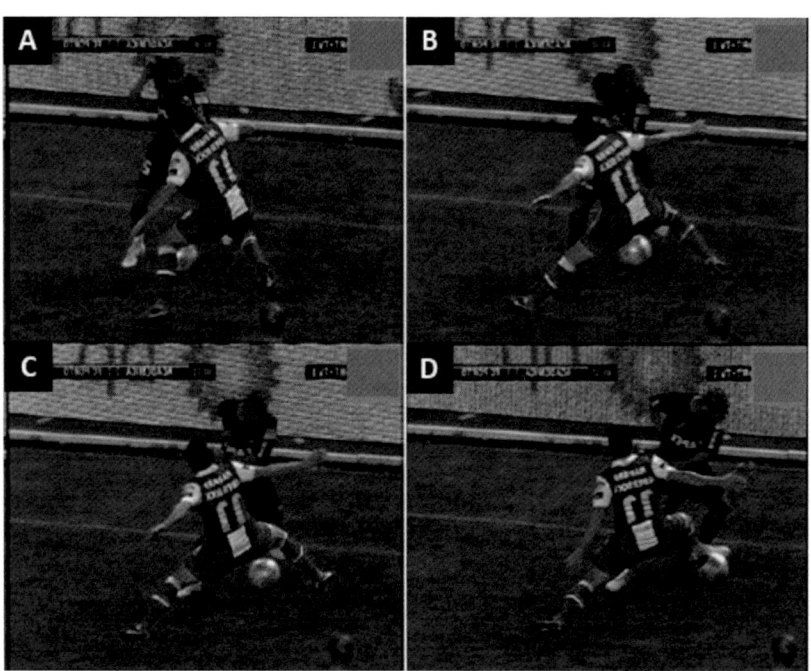

Figura 35. Mecanismo de lesión del LCA sin contacto durante la presión defensiva (rodilla izquierda). (A) El defensor corre hacia delante a alta velocidad en dirección al oponente que es poseedor del balón. (B) En el contacto inicial, el pie izquierdo golpea el suelo con el talón produciéndose un *side step cut* en un intento de robar el balón, pero sin existir contacto con el jugador. (C) Se produce una rotación del tronco hacía su pierna derecha colocando todo su peso sobre la pierna izquierda. (D) Las articulaciones de la rodilla y cadera del lado izquierdo están en abducción y la articulación del tobillo en eversión. LCA: ligamento cruzado anterior. Adaptado de Waldén y otros (2015) [104].

2. **Recuperación del equilibrio tras golpear el balón** (n=5). El jugador corre a alta velocidad. Los ángulos medios de flexión de la cadera y de la rodilla en el contacto inicial fueron

de 10º. Se observó una abducción de cadera y un valgo de rodilla en la mayoría de los casos (Figura 36) [104].

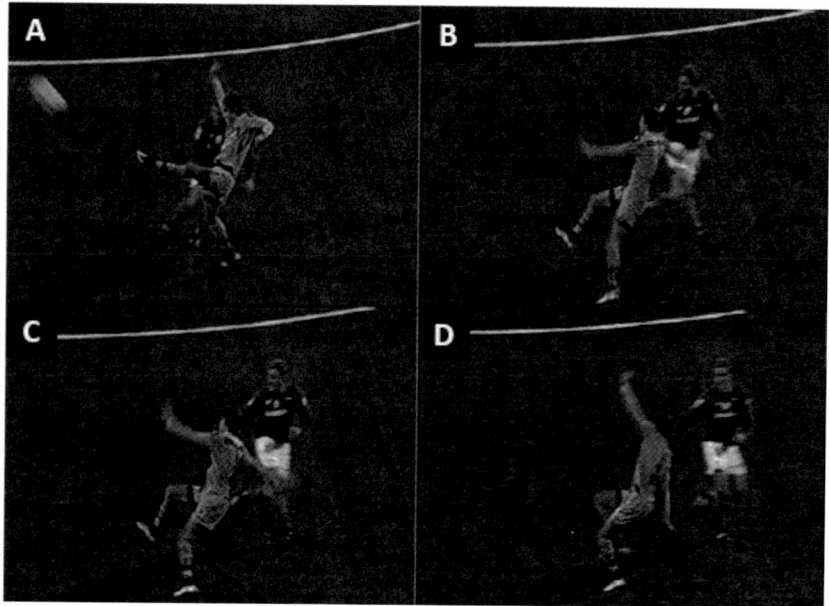

Figura 36. Mecanismo de lesión sin contacto tras golpear un balón. (A) El jugador golpea el balón con el pie izquierdo. (B) En el contacto inicial, el jugador golpea el suelo con el antepié y gira el tronco hacia la derecha. (C) El jugador se encuentra desequilibrado hacia atrás y apoya toda la carga sobre su pierna izquierda. (D) La articulación de la rodilla izquierda está en abducción y la del tobillo en eversión. Adaptado de Waldén y otros (2015) [104].

3. **Aterrizaje tras cabecear un balón** (n=5). En todos los casos analizados, los jugadores aterrizaron con el antepié. Los ángulos medios de flexión de rodilla en el contacto inicial fueron de 5º y de 10º en la cadera (Figura 37) [104].

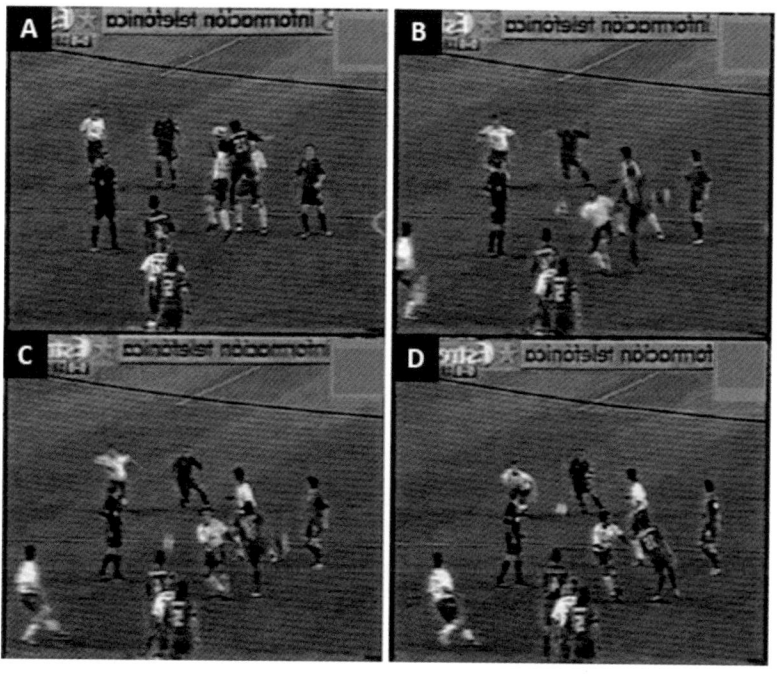

Figura 37. Mecanismo de lesión sin contacto tras cabecear. (A) El jugador gana un duelo aéreo mientras mantiene contacto tronco a tronco con el oponente en el aire. (B) En el contacto inicial, el jugador

aterriza verticalmente a gran velocidad sobre su pierna izquierda golpeando el suelo con el antepié. (C) El jugador, estando desequilibrado hacia atrás y hacia los lados, coloca todo su peso sobre su pierna izquierda. (D) La articulación de la rodilla izquierda cede considerablemente en una abducción marcada. Adaptado de Waldén y otros (2015) [104].

4. **Contacto directo en la rodilla lesionada** (6 casos) (Figura 38) [104].

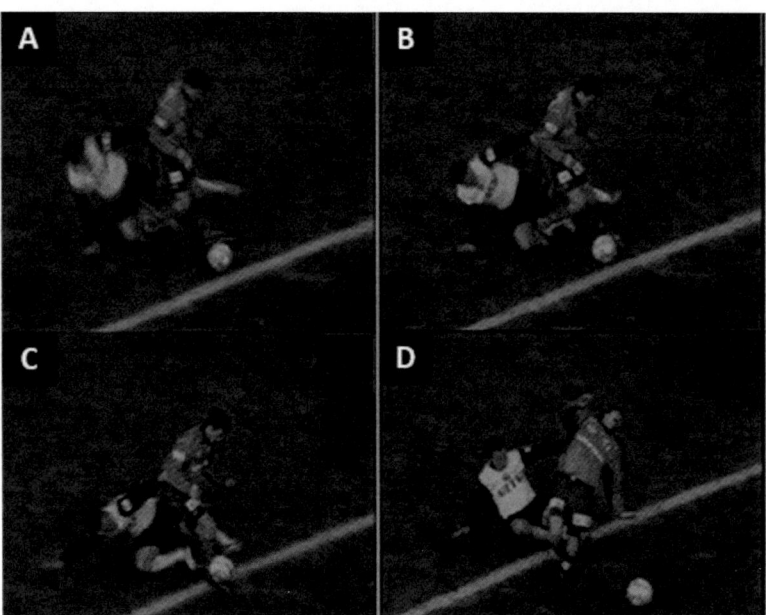

Figura 38. Mecanismo de lesión por contacto directo (rodilla izquierda). (A) El jugador corre hacia delante a baja velocidad hacia la línea lateral tratando de proteger el balón del oponente. (B) En el contacto inicial, golpea el terreno de juego con el talón izquierdo manteniendo una posición neutral del tronco. (C) Con todo el peso sobre su pierna izquierda, es «tackleado» por detrás con un fuerte impacto lateral en la articulación de la rodilla. Adaptado de Waldén y otros (2015) [104].

Se recomienda al lector acceder al material suplementario de este estudio a través del siguiente enlace, **https://bjsm.bmj.com/content/49/22/1452.long** en donde aparecen los vídeos de los mecanismos lesionales anteriormente descritos. Los autores concluyeron que **las situaciones de juego más comunes asociadas a la lesión del LCA sin contacto y por contacto indirecto fueron durante presiones defensivas, seguidas de una recuperación del equilibrio tras un golpeo y tras aterrizar después de cabecear.** Además, la rodilla lesionada estaba relativamente estirada tanto en el contacto inicial con el suelo como en el supuesto momento del desgarro para todas las lesiones del LCA sin contacto y con contacto indirecto [104].

- Della-Villa y otros (2020) [95] realizaron un **registro durante 10 temporadas para identificar lesiones del LCA durante partidos en jugadores profesionales de fútbol,** analizando las secuencias de los vídeos en el momento de aparición de la lesión. Del total de las lesiones registradas, pudieron ser analizadas en vídeo 134 casos (el 90 %), de las cuales 59 (44 %) fueron categorizadas como mecanismos sin contacto, otras 59 (44 %) por contacto indirecto y 16 (12 %) por contacto directo.

    Lesiones por contacto directo

    Las lesiones por contacto directo (n=16) ocurrieron durante acciones defensivas (n=9) y ofensivas (n=7). A nivel biomecánico, la gran mayoría de estas lesiones fueron resultado de una fuerza externa provocando un valgo de rodilla (n=13), combinada en algunos casos con una hiperextensión de la rodilla fruto de una fuerza en sentido anterior [95].

Patrón situacional en las lesiones indirectas y sin contacto

- **Presionando/*tackling*[1]** (n=55). Las lesiones que se produjeron presionando/*tackling* (47 %) fueron clasificadas como acciones defensivas. Durante la presión, el jugador se lesionó mientras realizaba una deceleración o un CDD, mientras que las lesiones en las que se produjo un *tackle*, ocurrió un contacto previo con el oponente justo antes del momento de la lesión (Figura 39 y 40) [95].

- **Tackled** (n=24). Ser «tackleado» fue la segunda situación más común (20 %), existiendo un mecanismo de perturbación que podría involucrar al tren inferior o al superior sin necesidad de provocar un contacto directo sobre la rodilla lesionada [95].

- **Recobrando la estabilidad después de golpear** (n=19). Ocurrió en un 16 % y se involucró un contacto del tren superior jugador contra jugador [95].

- **Decelerando después de un salto** (n=8). Fue lo menos prevalente (7 %), donde la mayoría de los casos ocurrieron en porteros cuando intentaron aterrizar a una pierna tras un salto [95].

- 12 casos no fueron clasificados en las categorías anteriormente mencionadas [95].

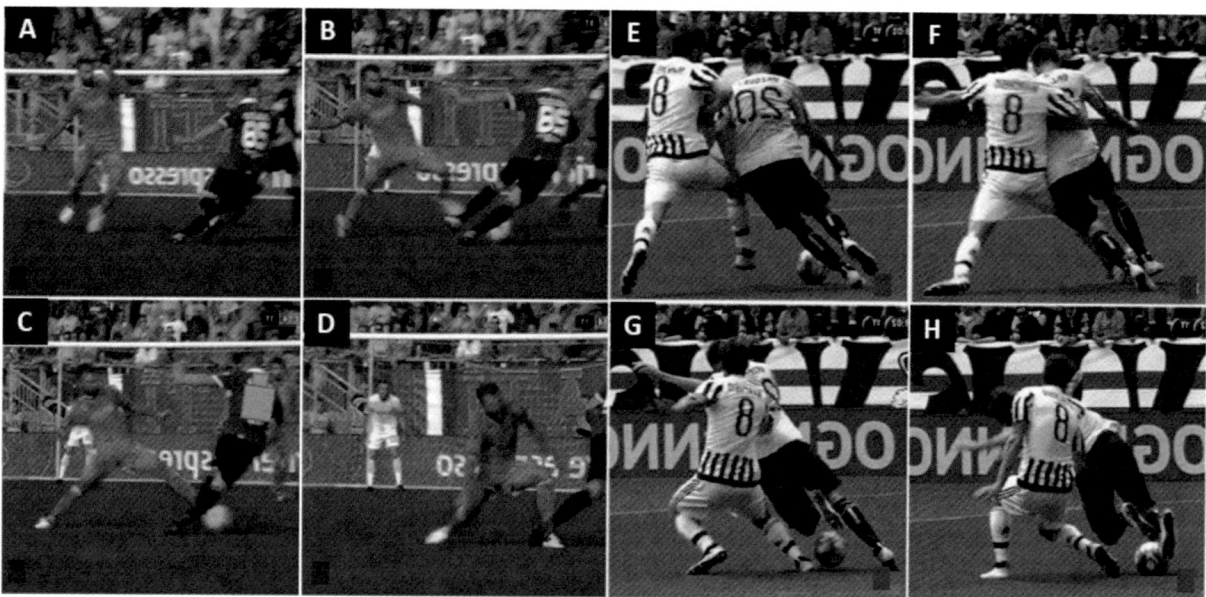

Figura 39. Lesiones por presión y «tackling». Presión: (A) Aproximación del oponente, (B) contaco inicial, (C) momento de la lesión, (D) pérdida de equilibrio. Tackling: (E) Aproximación del oponente, (F) contacto inicial y «tackle», (G) momento de la lesión, (H) pérdida del equilibrio. Adaptado de Della-Villa y otros (2020) [95].

---

[1] Acción de realizar una entrada al poseedor del balón con el fin de arrebatarle el balón sin provocar una falta.

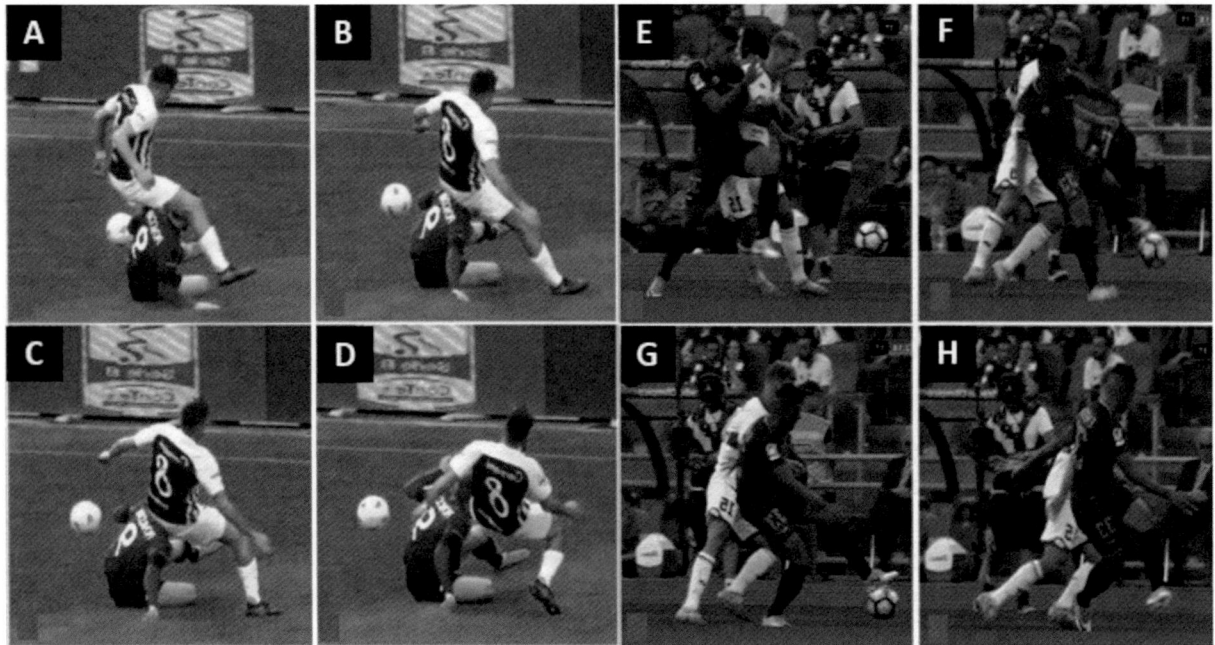

Figura 40. Lesiones por «*tackle*». Ejemplo de una lesión categorizada como ser «tackleado» produciéndose un contacto en la parte inferior del cuerpo (extremidad inferior ilesa): (A) Perturbación mecánica, (B) contacto inicial, (C) momento de la lesión, (D) pérdida de equilibrio. Ser «tackleado» en la parte superior del cuerpo: (E) Perturbación mecánica, (F) contacto inicial, (G) momento de la lesión, (H) pérdida de equilibrio. Adaptado de Della-Villa y otros (2020) [95].

Análisis biomecánico

Cada vídeo se cortó aproximadamente a los 12-15 segundos antes y 3-5 segundos después del fotograma de la lesión o *injury frame*, y este, se estimó añadiendo 40 ms desde el contacto inicial. Se analizaron un total de 107 casos, presentándose a continuación los valores medios obtenidos [95]:

- En el **plano sagital** y en **el momento del contacto inicial**, los jugadores mostraron un tronco vertical (0º), ligera flexión de cadera (35º), ligera flexión de rodilla (17º), ligera flexión plantar de tobillo golpeando el suelo con el talón, en el 48 % de los casos. En **el plano frontal** en el **momento del contacto inicial**, el tronco estaba ligeramente inclinado (5º) hacia el lado homolateral, cadera en abducción en el 88 % de los casos, valgo de rodilla en el 27 % de los casos y el pie rotado externamente en el 59 % de los casos [95].

- En el **plano sagital en el momento del** *injury frame* el tronco se mantuvo erguido (0º) con una flexión de cadera similar (37º), una mayor flexión de la rodilla (40º) y el tobillo en posición neutra (0º) con el pie en contacto con el suelo en su totalidad. En el **plano frontal en el momento del** *injury frame* el tronco permaneció inclinado hacia el mismo lado (5º). La cadera, permaneció en abducción en la mayoría de los casos (72 %) con una mayor prevalencia de valgo de la rodilla (81 %) y un pie rotado externamente (66 %) (Figura 41). Además, se observó un **aumento significativo en la rotación interna de la cadera y/o aducción del contacto inicial al** *injury frame* [95].

Los autores concluyeron que **las lesiones por contacto directo son tan frecuentes como las lesiones por contacto indirecto en jugadores profesionales de fútbol**. Además, **los patrones situacionales principales son 4**: (1) Presionar/*taclkling*, (2) ser tackleado, (3) recuperar la estabilidad después de golpear y (4) decelerar después de un salto [95].

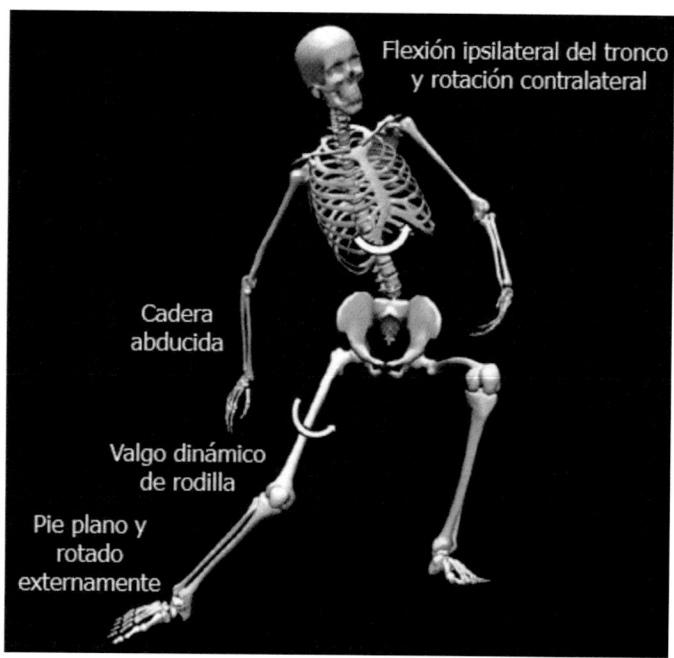

Figura 41. Mecanismo frecuentemente observado en las lesiones del LCA sin contacto durante una situación de presión defensiva. LCA: ligamento cruzado anterior. Adaptado de Della-Villa y otros (2020) [95].

- Lucarno y otros (2021) [107] describieron los **mecanismos, la biomecánica y el patrón situacional de las lesiones del LCA en una cohorte de jugadoras de fútbol de élite** a través de análisis de vídeo. La mayoría de las lesiones (94 %) involucraron una **absorción de fuerzas mal gestionada en la extremidad lesionada.** La velocidad horizontal fue elevada en aproximadamente dos tercios de los casos, mientras que la velocidad vertical fue de baja a cero en la mayoría de los casos (89 %). En lo que respecta al **mecanismo de lesión, el 11 % ocurrió por un contacto directo, el 34 % por contacto indirecto y el 54 % sin contacto.**

  Teniendo en cuenta el **patrón situacional,** el 58 % de las lesiones se produjeron en situaciones de **presión/*tackle*,** las cuales involucraron acciones en las que la jugadora normalmente presionaba al adversario con la intención de atacar. En la presión, las jugadoras se lesionaron principalmente durante la acción de desaceleración sin contacto, observándose una **distracción inmediatamente antes del contacto inicial con el suelo** (Figura 42). Las lesiones que ocurrieron por un *tackle* involucraron contacto con un adversario, principalmente en la parte superior del cuerpo. El **23 % de las lesiones ocurrieron tras intentar recuperar el equilibrio después de golpear el balón,** las cuales fueron generalmente sin un contacto previo. El **13 %** de las lesiones ocurrieron tras realizar una entrada para arrebatar el balón (*tackling*) con o sin infracción del reglamento y el **6 %** restante fueron por **otras causas** como la preparación previa para un golpeo o tras un aterrizaje desde una altura elevada. **Más del 80 % de las lesiones sin contacto/contacto indirecto, ocurrieron durante una presión defensiva y tras intentar recuperar el equilibrio después de golpear el balón** [107].

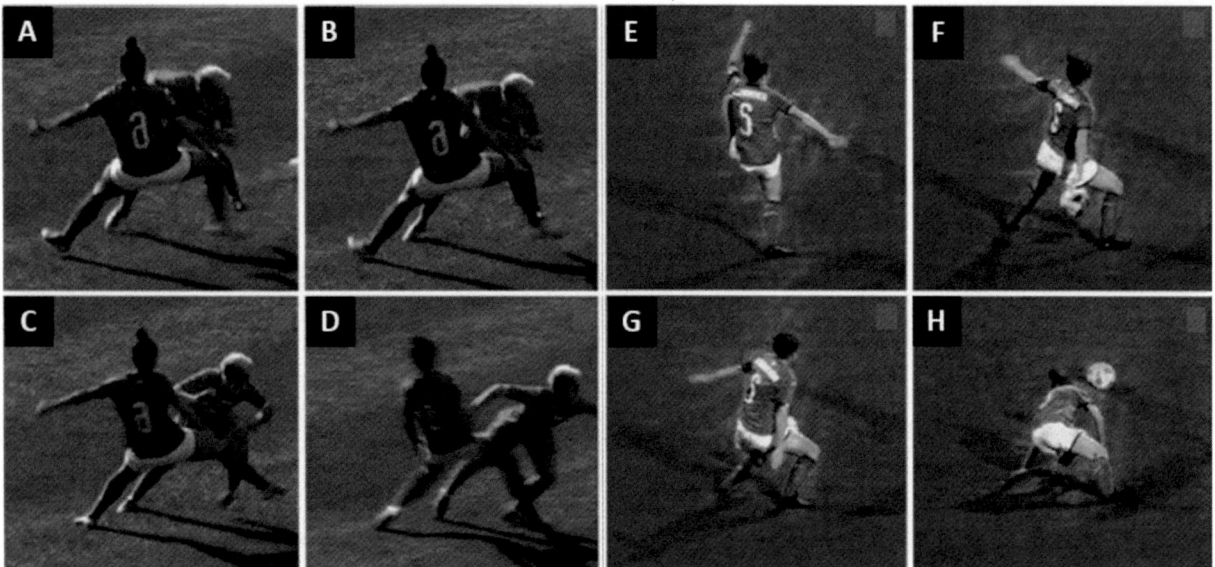

Figura 42. Dos situaciones frecuentemente observadas en lesiones del ligamento cruzado anterior por contacto indirecto o sin contacto. Presionar: (A) Acercarse al oponente antes del contacto inicial, (B) contacto inicial, (C) momento de la lesión (rodilla izquierda de la jugadora número 6), y (D) pérdida de equilibrio. Recuperación del equilibrio tras golpear: (E) Golpeo, (F) contacto inicial, (G) momento de la lesión (rodilla izquierda) y (H) pérdida del equilibrio. Adaptado de Lucarno y otros (2021) [107].

Análisis biomecánico

Se analizó el lapso transcurrido entre el contacto inicial y el fotograma de la lesión o *injury frame*, que fue de 48 ms. En la Figura 43, puede observarse el mecanismo de lesión desde una visión posterior, anterior y lateral [107].

- En el plano sagital, desde el contacto inicial hasta el *injury frame*, la flexión de rodilla incrementó 22, 5º, desde 30º hasta 52, 5º, respectivamente. Mientras que en la articulación de la cadera y del tobillo, los cambios fueron en menor medida. Esto quiere decir que la rodilla asumió la mayor parte del estrés en comparación a las otras grandes articulaciones del miembro inferior, tobillo y cadera [107].
- En el plano frontal en el *injury frame*, la cadera permaneció abducida en la mayoría de los casos (72 %) con una mayor prevalencia hacia el valgo de rodilla (88 %) y el pie en rotación externa (68 %) [107].

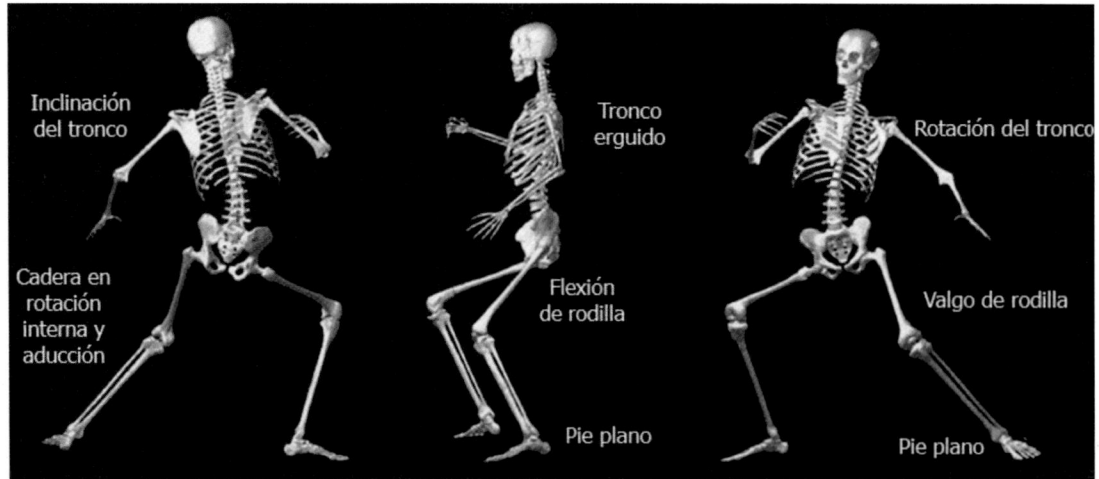

Figura 43. Mecanismo de lesión multisegmentario. Adaptado de Lucarno y otros (2021) [107].

- En la revisión de Zhang y otros (2019) [93] determinaron los **movimientos** que experimenta la **tibia en relación con el fémur durante las lesiones del LCA**, sintetizando la información extraída de estudios que habían evaluado los hematomas óseos después de las lesiones. Los patrones de ubicación de estas lesiones óseas indicaron que **la traslación anterior de la tibia en relación con el fémur fue el mecanismo lesional principal del LCA**, tanto en situaciones de contacto como sin contacto, y que el movimiento excesivo en valgo de la rodilla ocurre después de una traslación tibial anterior. Además, la **hiperextensión** de rodilla, puede ser otro **mecanismo lesional del LCA sin contacto**.

2.3.1. Neurocognición

- Sobre la base de la información proporcionada de la revisión de Gokeler y otros (2021) [108], la **neurocognición** se define como los **procesos cognitivos relacionados con los mecanismos neuronales específicos producidos en el cerebro y cualquier deterioro de estos**. Las funciones neurocognitivas de nivel superior, también denominadas **funciones ejecutivas**, se refieren a la capacidad de **coordinar procesos cognitivos, emocionales y motores como el conjunto de conductas adaptativas permitiendo que las personas naveguen con éxito en el entorno y adaptándose a las señales y necesidades ambientales cambiantes**. Si bien sería necesario profundizar más en la literatura científica al respecto, que no es motivo de este libro y que, de acuerdo con los niveles de investigación actual, se renueva constantemente. Estas funciones cognitivas de nivel superior se pueden dividir en:
  - **Memoria de trabajo.** Consiste en trabajar con información que ya no está perceptiblemente presente. Sin ella, el razonamiento no sería posible. Los dos tipos de memoria de trabajo son la verbal y la no verbal (visual-espacial) [108]. La memoria de trabajo es fundamental para dar sentido a cualquier cosa que se desarrolle con el tiempo, puesto que siempre requiere tener en cuenta lo que sucedió antes y relacionarlo con lo que vendrá después. La memoria de trabajo (tener información en mente para ser manipulada) es diferente de la memoria a corto plazo (simplemente tener información en mente). La memoria de trabajo se relaciona con la corteza prefrontal dorsolateral, mientras que mantener la información en mente sin manipularla, siempre y cuando la cantidad de elementos no sea muy grande, no necesita de la participación de esta área [109].
  - **Control de inhibición.** Es la capacidad de controlar la atención, el comportamiento, los pensamientos y/o emociones para cancelar fuertes predisposiciones internas o tentaciones externas, y en su lugar actuar de una manera más apropiada. Como tal, la inhibición juega un papel importante en la atención selectiva, es decir, el despliegue del enfoque atencional en las características relevantes de la tarea, por ejemplo, las situaciones rápidamente cambiantes en el terreno de juego. El control inhibitorio está relacionado con la memoria de trabajo, porque para relacionar múltiples ideas o juntar hechos, uno debe ser capaz de resistirse a enfocarse solo en una cosa [108].
  - **Flexibilidad cognitiva.** Capacidad de adaptar estrategias de procesamiento cognitivo a nuevas condiciones [108].

  Las funciones cognitivas de orden inferior incluyen:
  - **Atención visual.** Centrarse en la información que se tiene en la mente durante varios segundos, podría denominarse fácilmente mantener la atención enfocada en esos contenidos

mentales durante varios segundos. El sistema prefrontal dorsolateral, el cual respalda la memoria de trabajo, nos ayuda a atender selectivamente los estímulos de nuestro entorno, desconectando de los estímulos irrelevantes [109]. Los escenarios de lesión del LCA estudiados a través de análisis de vídeo incluyen la proximidad de oponentes, perturbaciones, deceleraciones y CDD [104] [95] [107]. Es por ello por lo que, Chaaban y otros (2022) [110] en su revisión señalan que, en el contexto del fútbol, la demanda atencional no se puede observar directamente en las lesiones del LCA, sugiriendo que **el LCA comúnmente se lesiona cuando el deportista puede estar atendiendo a tareas como enfrentarse o evitar a un adversario o disparar a portería a la vez que se dan acciones de alta intensidad como las señaladas anteriormente.** Aquí surge el concepto de **doble tarea o doble tarea cognitivo-motora.**

- **Velocidad de procesamiento de la información, tiempo de reacción y la percepción.** La velocidad de procesamiento de la información se refiere al tiempo que alguien necesita para procesar nueva información y al tiempo necesario para recuperar la información almacenada en la memoria, dicha velocidad es una función cognitiva básica, necesaria para funciones más complejas, como la memoria de trabajo. El tiempo de reacción es una medida de la rapidez con que un atleta puede responder a un estímulo en particular siendo una capacidad de detectar, procesar y responder a un estímulo. La percepción es la organización, identificación e interpretación de la información sensorial para representar y comprender la información presentada [108].

• Sobre la base de la información extraída del marco teórico del estudio prospectivo de Wilkerson y otros (2017) [111], el **tiempo de reacción** se refiere al **tiempo requerido para iniciar una respuesta motora** (como, por ejemplo, el inicio de una señal electromiográfica o el inicio de un movimiento) **o ejecutar una tarea simple** (por ejemplo, hacer clic con el ratón o presionar un botón) **en respuesta a un estímulo visual o auditivo.** El término **tiempo de respuesta** se ha utilizado para referirse colectivamente a todos los **componentes del tiempo requerido para completar una tarea después de la aparición de un estímulo.** El término **tiempo de reacción de múltiples opciones** se refiere a la cantidad de **tiempo necesario para responder cuando se presentan secuencialmente múltiples estímulos,** cualquiera de los cuales puede o no representar una señal correcta para una respuesta correcta específica. El término **tiempo de reacción neurocognitiva** se relaciona con la **velocidad promedio de las respuestas a los desafíos de la función ejecutiva** (es decir, el procesamiento de información compleja requerida para la selección entre las alternativas, incluida la supresión de distracciones). El término **tiempo de reacción visomotor** se refiere al **tiempo requerido para reconocer y responder a los estímulos visuales que aparecen secuencialmente** (por ejemplo, botones en objetivos iluminados). Tanto las pruebas neurocognitivas como las visomotora brindan mediciones del tiempo de respuesta, pero presentan diferentes desafíos para sus componentes. Las baterías de pruebas neurocognitivas evalúan principalmente las funciones ejecutivas del cerebro (por ejemplo, discriminación de estímulos y selección de respuestas), mientras que una prueba visomotora requiere la detección de un estímulo visual que puede aparecer en cualquier lugar dentro de un área amplia del campo de visión. Los componentes que conforman el tiempo de reacción pueden verse en la Figura 44.

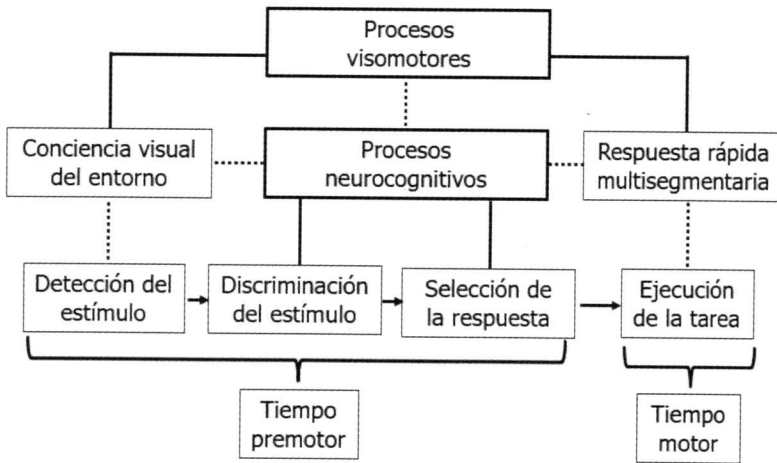

Figura 44. Componentes del tiempo de reacción que diferirán en duración, dependiendo de la naturaleza de los desafíos impuestos por un conjunto determinado de pruebas de evaluación. Adaptado de Wilkerson y otros (2017) [111].

Estos autores observaron una **fuerte asociación entre el rendimiento visomotor obtenido previo al inicio de la temporada competitiva** en jugadores de fútbol americano (19,5 ± 1,4 años) **y la posterior aparición de esguinces y lesiones musculares, sugiriendo que el tiempo de reacción visomotor lento es un importante factor de riesgo modificable**, puesto que aquellos que obtuvieron puntuaciones más bajas en las pruebas de rendimiento visomotor sufrieron más lesiones. Las respuestas neuromusculares rápidas a los estímulos visuales pueden facilitar la evitación de posiciones potencialmente peligrosas (es decir, mecanismos de lesión sin contacto) y también facilitar la evitación de colisiones inminentes (es decir, lesiones por contacto) [111].

– **Doble tarea.** Es el intento de realizar dos o más tareas simultáneamente. Cuando se realizan múltiples tareas, las personas cometen más errores o realizan las tareas más lentamente. **Parece ser que la única forma de llevar a cabo dos o más tareas simultáneamente y de manera eficiente es cuando alguna/s de ellas están automatizadas y no requieren atención consciente** (el clásico ejemplo de conducir un coche) [108]. La adición de una tarea cognitiva puede afectar a la habilidad motora y/o a la habilidad cognitiva, puesto que la atención dedicada a una tarea afecta a la eficacia de la otra. Aquí surge el concepto de cálculo del coste de la doble tarea, que es la diferencia del rendimiento alcanzado con y sin la adición de la doble tarea [110]. En apartados posteriores de este libro, se mencionan algunos ejemplos de cómo llevarlo a cabo a la hora de realizar pruebas para el RTP.

Estos dominios son de naturaleza descendente, con la parte interna refiriéndose a procesos sensoriales y perceptivos más básicos y la parte externa refiriéndose a elementos de funcionamiento ejecutivo y control cognitivo. Existe una superposición sustancial entre los dominios que sugiere que las construcciones cognitivas pueden no ser tan separables como se pensaba tradicionalmente [108].

Demandas neurocognitivas en el campo

- Tal y como se indica en la revisión de Gokeler y otros (2021) [108], **el nivel experto de rendimiento en el deporte constituye una combinación de habilidades motoras y perceptivo-cognitivas, que abordan la capacidad de un atleta para ubicar, identificar y procesar información en**

un entorno específico (Figura 45). Los deportistas de equipo requieren de una percepción e interpretación rápida y efectiva de las oportunidades para ejecutar una buena actuación. Un ejemplo es la capacidad de un atleta para interpretar e identificar el movimiento de un oponente antes de que se ejecuten esas acciones. Tal y como se muestra en el estudio prospectivo de Waldén y otros (2015) [104], se identificó que el mecanismo de lesión más común del LCA sin contacto en el fútbol profesional, fue la acción de presionar con una acción defensiva hacia el oponente, generalmente poseedor del balón. La situación más frecuente es que sea el poseedor del balón quién lleve la iniciativa y decida qué acción llevará a cabo, para ello, el o los oponentes deben o bien anticiparse a la acción del atacante, lo que significaría poder predecir el resultado de los movimientos engañosos del poseedor del balón, o bien reaccionar lo antes posible después de la acción sin engaño del atacante o con engaño (mayor dificultad para responder), lo que significaría un cierto tiempo de retraso respecto de la acción del atacante. Esto puede representar un desafío para un defensor, que está presionando, anticipando una dirección particular del balón jugado o bien respondiendo tras la acción. En una fracción de segundo, el defensor tiene que cambiar el movimiento rápidamente, lo que plantea un desafío importante para que el sistema motor cambie un movimiento ya planificado o iniciado. Visto a través de una lente de neurocognición, los errores en el control inhibitorio pueden haber estado en juego. El control del comportamiento impulsivo puede haberle dado al jugador un poco más de tiempo para obtener información relevante sobre el movimiento intencional del oponente y planificar su propia acción en consecuencia. Más adelante en el apartado de **6.3.2 Feedforward, ajustes posturales anticipatorios y compensatorios** se desarrollan dichos conceptos, los cuales guardan relación con las ideas comentadas anteriormente y las que se expondrán a continuación, y es por lo que el autor de este libro recomienda encarecidamente la lectura y comprensión de dicho apartado.

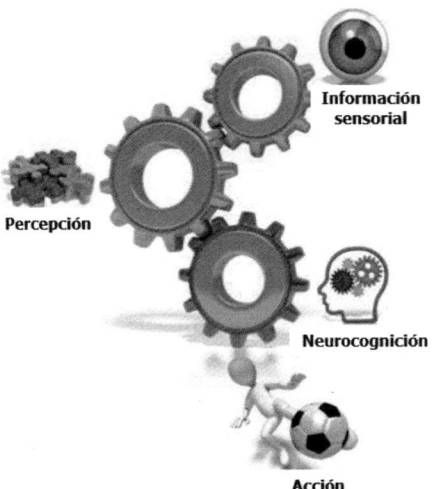

Figura 45. Modelo que muestra el proceso desde la obtención de información del entorno, la percepción y el procesamiento de esta información, hasta llegar a la acción motora. Adaptado de Gokeler y otros (2021) [108].

Los **deportistas con lesiones del LCA**, pueden experimentar una pérdida de la eficiencia neural durante el control motor, lo que contribuye a un **deterioro del rendimiento motor durante la doble tarea** (presionar a un oponente y responder a un estímulo que podría ser una finta) o **movimientos imprevistos**; y a un mayor **riesgo de lesión secundaria cuando**, en los **procesos de readaptación**, se intenta **aumentar rápidamente la complejidad motora ante estímulos ambientales específicos del entorno durante una vuelta al deporte de manera temprana** [112].

La **atención selectiva** es la **capacidad del atleta para concentrarse en una situación relevante en el campo y suprimir la atención hacia otros estímulos que no lo son.** La falta de capacidad para redirigir o mantener la atención de un estímulo al siguiente puede resultar en una pérdida de conciencia espacial y alteraría el control motor. El análisis de vídeo de lesiones reales del LCA en la escuela secundaria, universidad y el baloncesto profesional indicó que la atención del jugador lesionado comúnmente se enfocaba en el aro de la canasta, seguida por la atención dirigida al oponente o un enfoque en la pelota. Tal atención dividida significa menos atención para los propios movimientos del atleta y puede haber contribuido al mecanismo de lesión del LCA, ya que hay menos tiempo disponible para corregir o cambiar un movimiento ya iniciado (Figura 46). Si bien el jugador debe ser capaz de prestar la atención a los estímulos pertinentes del entorno para ser eficiente en el juego (canasta, portería, balón/pelota) [108]. Para un mejor entendimiento y ampliar información al respecto, se recomienda al lector acceder a los siguientes apartados: **2.4.1 Enfoque de los sistemas dinámicos complejos en las lesiones deportivas, 6.3 Aprendizaje motor y neuroplasticidad en la rehabilitación del ligamento cruzado anterior, 6.3.1 Dependencia del sistema visual en el control motor, 6.3.2 *Feedforward*, ajustes posturales anticipatorios y compensatorios**, los cuales guardan una profunda relación con todas las ideas comentadas anteriormente.

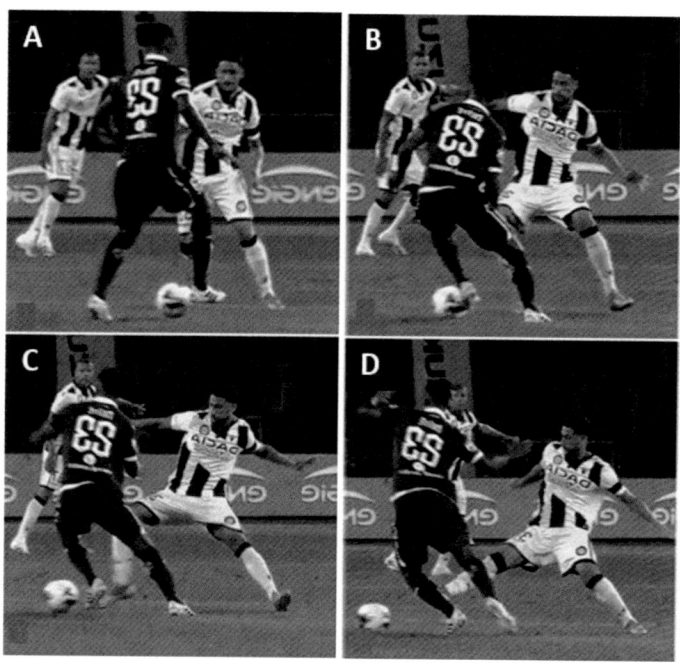

Figura 46. (A y B) Defensor: Lectura y anticipación del lenguaje corporal del oponente. Atacante: Realiza una acción engañosa. (C y D) Defensor: Cambio rápido de movimiento de izquierda a derecha, reaccionando ante la acción engañosa del atacante. (D) El defensor sufre una rotura del ligamento cruzado anterior. Adaptado de Gokeler y otros (2021) [108].

Inclusión de la neurocognición en la detección de lesiones

- Continuando con el artículo de revisión de Gokeler y otros (2021) [108], los autores sintetizaron la evidencia acerca del dominio de la neurocognición para mejorar la comprensión de los mecanismos de lesión del LCA. Entre sus conclusiones, destacan que **la detección de lesiones del LCA generalmente incluye habilidades motoras planificadas previamente en un entorno predecible y carece de una transferencia hacia las demandas neurocog-**

nitivas que enfrenta un atleta en situaciones complejas impredecibles y que cambian rápidamente mientras el jugador está en el campo. Además, consideran que es necesario integrar el enfoque neurocognitivo al enfoque biomecánico y neuromuscular para comprender mejor la complejidad de los mecanismos de lesión del LCA. Así mismo y en línea con lo anteriormente mencionado, en la revisión narrativa de Buckthorpe y otros (2019) [113] se establece que las **lesiones del LCA** en el deporte **no suelen ocurrir** durante las **tareas de movimiento 'planificadas previamente'**, sino que aparecen durante la realización de tareas muy complejas. Se hipotetiza que las lesiones del LCA ocurren como resultado de la **incapacidad de mantener el control neuromuscular mientras se atiende a un foco de atención externo**, lo que involucra estímulos visuales dinámicos altamente complejos, superficies variables, planificación de movimientos y toma de decisiones rápidas con posicionamiento variable del jugador e interacción ambiental durante el juego.

- Siguiendo con la revisión de Gokeler y otros (2021) [108], los autores indican que las **pruebas para identificar a los atletas en riesgo** de sufrir una **lesión del LCA** se consideran **habilidades cerradas** (predecibles en un entorno controlado) y **no reflejan las demandas en el campo**. Los errores neurocognitivos podrían contribuir a las lesiones del LCA. Para **mejorar la validez de las pruebas de detección de lesiones del LCA**, estas también deben **incluir demandas neurocognitivas** similares a las de la competición para que se produzca el fenómeno de transferencia. Existen deficiencias en el rendimiento de salto con una sola pierna (distancia de salto) que se amplifican con la adición de desafíos neurocognitivos. De manera similar, los atletas demuestran alteraciones en la biomecánica de las extremidades inferiores con pruebas de aterrizaje que incorporaron restricciones temporales en la toma de decisiones en comparación con las pruebas estándar. Una deficiencia de las pruebas actuales es que generalmente siguen habilidades motoras simples basadas en paradigmas de reacción. Teniendo en cuenta que los procesos cognitivos durante los deportes de equipo no solo se basan en patrones reactivos, sino también en la memoria de trabajo y el control inhibitorio donde la información debe almacenarse y los distractores deben ignorarse. Sería necesario **proporcionar estímulos perceptuales-cognitivos más específicos** durante tareas motoras complejas para una evaluación ecológicamente más válida. Las tecnologías como la realidad virtual, las aplicaciones y los sistemas de iluminación que proporcionan estímulos podrían ayudar a desarrollar pruebas de detección más específicas para cada deporte. En el apartado de RTP, se hará de nuevo mención en el diseño de pruebas las cuales proporcionan al deportista estímulos perceptuales-cognitivos a los que debe de reaccionar.

De las 13 lesiones del ligamento cruzado anterior de la rodilla registradas durante 5 temporadas consecutivas en una cantera de fútbol base, el mecanismo lesional en 11 de ellas fue mayoritariamente sin contacto y en menor medida, por un contacto indirecto. Solo una de ellas fue causada por un contacto directo del adversario en la rodilla del jugador afectado. Tres jugadores manifestaron bloqueo en la rodilla a la hora de girar su cuerpo hacia otra dirección debido a la fijación de los tacos con la superficie de juego. Todas las lesiones ocurrieron en césped artificial, donde habitualmente estos jugadores entrenan y compiten, y en un escenario donde el jugador se veía inmerso en una doble tarea, teniendo que estar pendiente de las acciones del adversario a la vez que se ejecutaban acciones de alta intensidad, siendo el cambio de dirección el más frecuente seguido de los aterrizajes a una pierna.

2.4. Factores de riesgo

Ante la gravedad de este tipo de lesiones, el conocimiento de los posibles motivos que generarían estas hace que sea un campo de especial interés. Es por ello por lo que a lo largo de esta sección se desarrollará una evolución de los modelos multifactoriales de lesiones y cómo estos han ido evolucionando. En línea con esto, se abordará el enfoque de los sistemas dinámicos complejos en las lesiones deportivas, el cual hará cambiar el posible paradigma lineal clásico que pueda tener el lector cuando se plantea la cuestión del porqué surgen las lesiones, dejando de lado un factor de riesgo de manera aislado como responsable del problema, y como un conjunto de estos factores interaccionan entre sí a diferentes niveles y escalas de tiempo, dando lugar a un perfil de riesgo determinado en un momento concreto. Así mismo, se describirá la biomecánica lesional y los posibles factores de riesgo que guardan relación con una rotura primaria, con una rerrotura de la plastia y con una rotura del ligamento, pero en la extremidad inferior contralateral. Todo esto con el fin de detectar aquellos deportistas los cuales, por la presencia o no de los escenarios que se desarrollarán a continuación, puedan tener un riesgo superior de lesión del LCA.

Modelo multifactorial de lesiones

- En el trabajo de revisión de Windt y otros (2017) [72] analizaron la bibliografía existente sobre modelos que intentan explicar el fenómeno lesional a través de una compleja interacción de múltiples factores de riesgo. Finalmente presentan un modelo actualizado explicando una triple contribución de la carga de entrenamiento con el riesgo de lesión. Tal y como se representa en la Figura 47, en primer lugar, la interacción de determinados factores de riesgo internos predispone a los deportistas a lesionarse. En segundo lugar, la suma de una exposición a factores de riesgo externos hace que el deportista sea susceptible de sufrir una lesión; para que finalmente acabe sucediendo un evento incitador desencadenando una lesión.

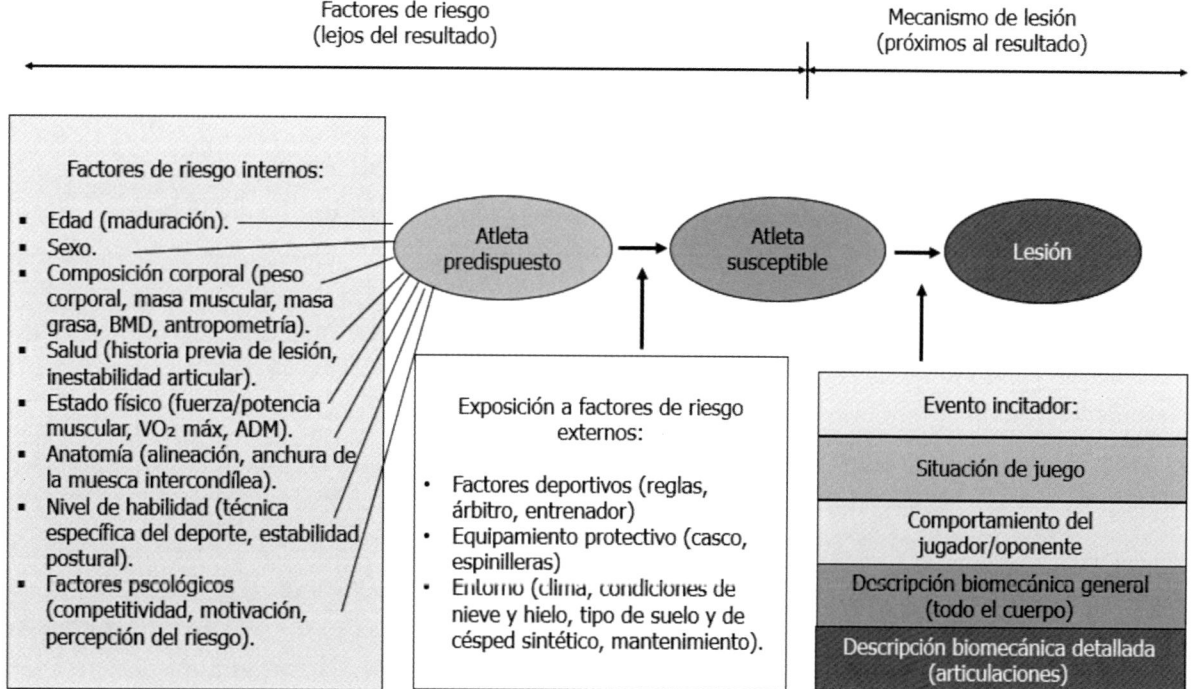

Figura 47. Modelo etiológico integral. BMD: Densidad mineral ósea; VO$_2$ máx: consumo máximo de oxígeno; ADM: Amplitud de movimiento. Adaptado de Windt y otros (2017) [72].

No obstante, pese a que las cargas de entrenamiento y competición están fuertemente asociadas con las lesiones, los modelos que intentan explicar la causalidad existente de las lesiones no las incluyen ni proporcionan una explicación de cómo estas alteran el riesgo de lesiones. Por lo tanto, los autores proponen un **modelo etiológico lesional actualizado que incluye los efectos de las cargas de trabajo** (Figura 48). Dentro de este modelo, los factores de riesgo internos se diferencian en factores modificables y no modificables, y las cargas de trabajo contribuyen a las lesiones de tres maneras: (1) exposición a factores de riesgo externos y posibles eventos desencadenantes, (2) fatiga o efectos fisiológicos negativos, y (3) adaptaciones fisiológicas positivas [72].

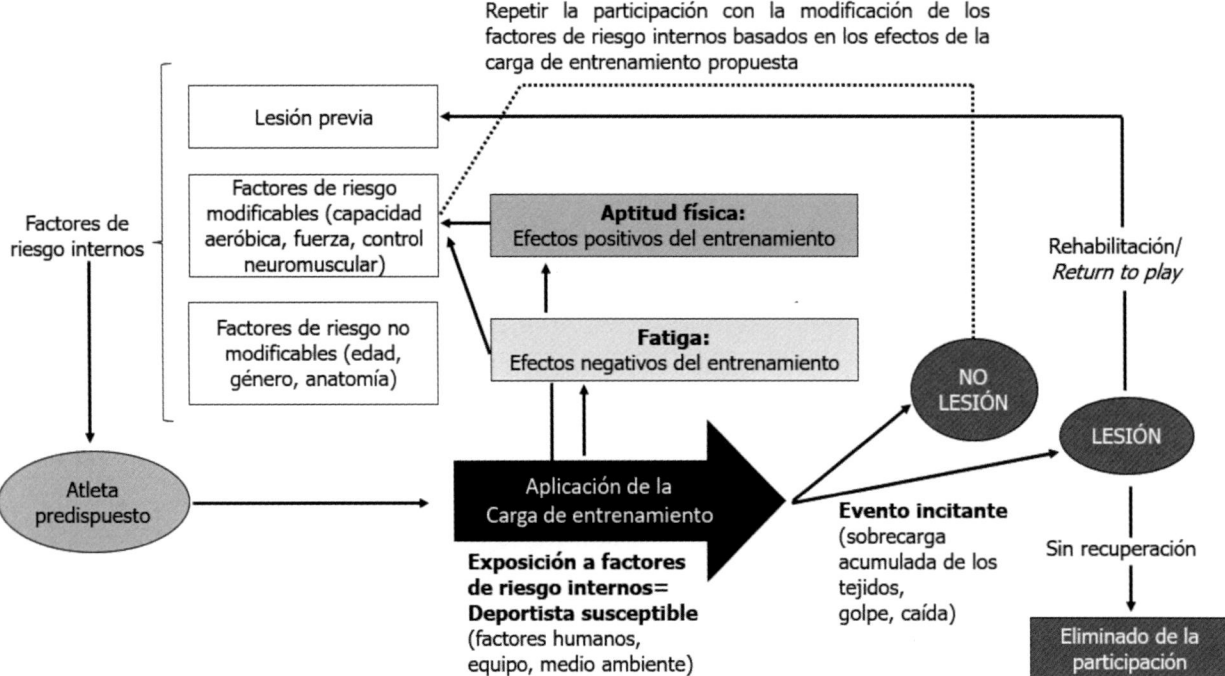

Figura 48. Modelo etiológico de lesión teniendo en cuenta la carga de entrenamiento. Adaptado de Windt y otros (2017) [72].

- En la revisión de Parsons y otros (2021) [114], proponen completar el **modelo de decisión teniendo en cuenta las diferencias sexuales** señalando que, si bien existe consenso en que el riesgo de lesión del LCA es multifactorial y surge de una compleja «red de determinantes», la discusión continúa manteniéndose en gran medida dentro de los límites de la biología ligada al sexo de un individuo. El sexo refleja una combinación compleja de características físicas y fisiológicas (por ejemplo, hormonas, genes y anatomía), mientras que el género se refiere a identidades, roles y estructuras formadas por la sociedad, que pueden o no alinearse con el sexo. Por lo tanto, la forma en que se construyen el sexo y el género en muchos estudios relacionados con la lesión del LCA es en gran medida errónea. Es por ello por lo que existe una necesidad general de una mayor especificidad en las investigaciones de lesiones del LCA para informar las características del sexo y/o género consideradas.

También, ha habido poca consideración de las influencias socioculturales que actúan sobre entrenadores, padres y atletas que puede contribuir al riesgo de lesiones. El papel del género, una construcción social que está presente desde el momento en que nacemos, está notoriamente ausente en la discusión sobre lesiones del LCA. El paradigma actual de la lesión del LCA desplaza a los cuerpos de las condiciones de nuestra existencia, centrándose en cambio en explicaciones biomecánicas, como si nuestros músculos y articulaciones no se vieran afectados por el peso de nuestras experiencias vitales, viendo como las condiciones sociales pueden llegar a materializarse en el cuerpo. Es por ello por lo que los autores de la presente revisión proponen la adición del género como un entorno generalizado de desarrollo y una nueva superposición teórica al modelo de decisión del LCA, que podría influir e interactuar con factores de riesgo previamente identificados a lo largo del ciclo de lesión del LCA (Figura 49) [114].

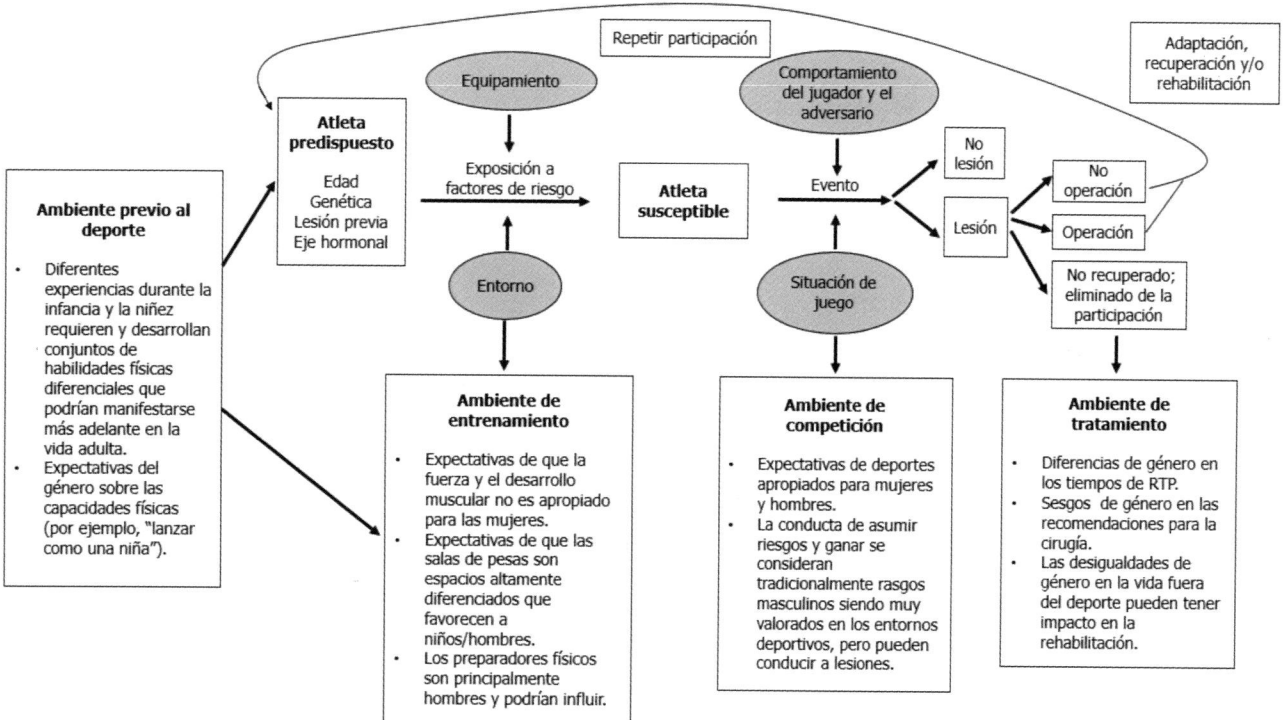

Figura 49. El género como entorno de desarrollo generalizado en el ciclo de la lesión del LCA. Adaptado de Parsons y otros (2021) [114].

La lesión del LCA puede concebirse, al menos en parte, como una manifestación biológica de la exposición acumulativa a condiciones sociales exógenas que hacen que el cuerpo sea susceptible. Esto reposiciona a la biología de ser la causa única y central de la lesión del LCA (es decir, la biomecánica femenina es más propensa a sufrir lesiones) a superponerse y hacer explícita la influencia de la exposición de procesos de género a lo largo de la vida y el curso de juego. Esta adición del género al modelo de lesión del LCA ilustra algunas vías potenciales a través de las cuales las condiciones de género de la sociedad y el deporte funcionan para hacer que los cuerpos de niñas y mujeres estén más en riesgo. El objetivo de los autores de la presente revisión es plantear una serie de posibilidades o explicaciones plausibles para la disparidad en la tasa de lesiones del LCA que se centren en las influencias del género. Los ejemplos de donde pueden ocurrir influencias de género relacionadas con cuatro ambientes de desarrollo que rodean a un deportista son: (1) el ambiente previo al deporte, (2) el ambiente de entrenamiento, (3) el ambiente de la competición y (4) el ambiente en el tratamiento (Figura 49) [114]:

– **Ambiente previo al deporte.** La exposición a diferentes experiencias durante la infancia y la niñez requieren y desarrollan conjuntos de habilidades físicas diferenciales que podrían manifestarse más adelante en la vida adulta, como patrones de movimiento alterados durante la práctica deportiva. Las expectativas de género que podrían afectar al desarrollo físico quedan en evidencia cuando las madres subestiman las habilidades de gateo de sus hijas, pero sobreestiman las de sus hijos. Este tipo de experiencias y expectativas implícitas son omnipresentes y se extienden a otros entornos, como en las escuelas. No obstante, se desconoce el impacto que esto puede tener en sufrir lesiones antes de ingresar al ámbito deportivo [114].

- **Ambiente de entrenamiento.** La importancia del entrenamiento de fuerza dentro del contexto minimizador del riesgo de lesiones es irrefutable, pero tal y como señalan los autores de esta revisión, existe evidencia significativa de que realizar entrenamiento con cargas y aumentar la masa muscular no ha sido socialmente aceptado o deseado por el público femenino en general. Algunas atletas femeninas tienden a reprimirse durante sesiones de entrenamiento debido a la preocupación de volverse demasiado «voluminosas», a pesar de que reconocen los beneficios de este tipo de entrenamiento para mejorar su rendimiento deportivo. Así mismo, el entorno de una sala de musculación es en sí un espacio altamente diferenciado por género donde muchas mujeres se sienten incómodas. Estas dinámicas pueden contribuir significativamente a la disparidad en la tasa de lesiones del LCA entre mujeres y hombres, dadas las bajas tasas de participación en el entrenamiento de fuerza bien documentadas entre niñas y mujeres en comparación con niños y hombres. Sobre la base de esta situación, tal vez no sean necesarios programas de entrenamiento para la prevención de lesiones específicos por sexo; sino que solo necesitamos comprender mejor las influencias sociales que ya están en juego y garantizar una ejecución equitativa en las intervenciones para que todos los deportistas se vean beneficiados [114].

- **Ambiente de competición.** Por su naturaleza binaria, el deporte sitúa a las niñas/mujeres y a los niños/hombres en situaciones de juego diferentes. La mayoría de los deportes están divididos estrictamente en función del sexo; sin embargo, las expectativas de género sobre algunas actividades deportivas influyen fuertemente en las oportunidades y experiencias deportivas. Por ejemplo, en el fútbol americano es omnipresente en toda América del Norte hasta el nivel profesional en los hombres, mientras que apenas existe en las mujeres. En los partidos de tenis, las mujeres tienen un límite de tres sets, mientras que en los hombres es de cinco. Estos son ejemplos de cómo el sexo y el género están entrelazados para producir experiencias deportivas diversas entre hombres y mujeres, lo que según creen los autores de esta revisión, debe tenerse en cuenta en el riesgo de lesión del LCA. Otro ejemplo de cómo el género puede afectar el entorno de competición es a través del comportamiento de los atletas y la cultura deportiva. La conducta de asumir riesgos y la de ganar se consideran tradicionalmente rasgos masculinos, siendo muy valorados en los entornos deportivos, pero pueden conducir a lesiones. Las niñas y las mujeres que adoptan rasgos hipermasculinos como una forma de «adaptarse» al deporte, podrían agravar aún más el conjunto ya complicado de factores de riesgo de lesión del LCA [114].

- **Ambiente en el tratamiento.** En comparación con los hombres, después de una reconstrucción del LCA, las mujeres tienen mayor laxitud de rodilla, una peor percepción subjetiva de la rodilla, menos probabilidades de volver a practicar el mismo deporte y una necesidad más frecuente de cirugía de revisión. La comparación de estos datos postquirúrgicos entre hombres y mujeres sugiere plantear la pregunta de si los hombres y las mujeres experimentan la rehabilitación de manera diferente debido a prejuicios en los entornos sanitarios [114].

2.4.1. Enfoque de los sistemas dinámicos complejos en las lesiones deportivas

Un cambio de paradigma: del reduccionismo a la complejidad

- Pol y otros (2019) [115] desarrollaron una revisión narrativa de gran interés sobre la complejidad de las lesiones, en la cual se aborda un paradigma que hará cambiar al lector su pensamiento acerca del porqué estas podrían ocurrir en un momento determinado. Debido a que los **factores de riesgo** pueden **interactuar entre sí** y cambiar el comportamiento resultante, es necesario identificar las interacciones de estos factores para **detectar patrones lesionales** en el deporte. Teniendo en cuenta la gran cantidad de factores de riesgo, y que la **susceptibilidad del deportista a las lesiones cambia de manera dinámica**, los autores proponen estudiar las lesiones deportivas a través del enfoque de los **sistemas dinámicos complejos**. Específicamente, esta revisión narrativa pretende explicar los **efectos no lineales**, es decir, no proporcionales, que surgen como consecuencia de la **interacción entre los factores de riesgo en diferentes escalas de tiempo**. Los modelos lineales pueden explicar lesiones deportivas donde la causa es proporcional al efecto, por ejemplo, un golpe fuerte en el cuádriceps produce una lesión muscular grave. Sin embargo, los modelos no lineales son capaces de explicar relaciones causa-efecto proporcionales o no proporcionales porque son más generales (la linealidad es solo un caso límite de no linealidad), por ejemplo, la posición que adopta la extremidad inferior de un deportista en el momento de la lesión del LCA, en algunos casos, es menos «agresiva» que en otras ocasiones y sin embargo en esa, termina lesionándose. La teoría de los sistemas dinámicos es un área de las matemáticas que ofrece principios, conceptos y herramientas útiles para comprender escenarios complejos, dinámicos y no lineales, como los que ocurren en el deporte. Este **enfoque dinámico complejo** se basa en **identificar interacciones** y esclarecer cómo estas interacciones **pueden dar lugar**, en un momento determinado, a la aparición de las **lesiones**.

- Siguiendo con esta idea y sobre la base de la información extraída de otra revisión narrativa anterior realizada por Bittencourt y otros (2016) [116], la **naturaleza multifactorial y compleja de las lesiones deportivas** no surge de la combinación lineal de factores aislados y predictivos, sino de la **interacción entre una «red de determinantes»**. Estos determinantes pueden estar **vinculados entre sí de una manera no lineal**, esto quiere decir que **pequeños cambios** en unos pocos determinantes **pueden dar lugar a consecuencias grandes** y, a veces, **inesperadas**. La implementación del pensamiento dinámico complejo puede permitirnos abordar mejor la naturaleza dinámica de la etiología lesional. La simplificación de **problemas complejos en unidades básicas** ha sido el **método de análisis de la ciencia clásica** en el paradigma del **reduccionismo**, siendo un enfoque centrado en identificar factores que frecuentemente se suponen como causas de lesiones. Este enfoque ha sido en muchos aspectos exitoso, como establecer una relación causal entre fumar y el cáncer de pulmón. Sin embargo, esta asociación lineal caracteriza una circunstancia singular de relación: cuanto más cerca está la exposición del límite, mayor es su impacto. Un ejemplo típico de lesiones y que se mencionará a lo largo de este libro, es la identificación del valgo dinámico de la rodilla como factor de riesgo de rotura del LCA. Se ha identificado que aquellos deportistas que muestran un valgo dinámico de rodilla, son más propensos a lesionarse el LCA. Esta relación entre la condición del valgo de rodilla con la lesión, solo representa un segmento del panorama total. El panorama es diferente cuando el evento inicial (exposición) es lejano o cuando hay varios factores en múltiples niveles (biomecánico, conductual, fisiológico, etc.) que pueden influirse entre sí. Por ejemplo, una restricción en rango de movimiento (ROM) de flexión dorsal de tobillo y la carga de entrenamiento son factores de riesgo (aunque inconsistentes) para el desarrollo de tendinopatía rotuliana. Sin embargo, en algunos casos, el ROM restringido de tobillo solo será relevante en presencia de una alta carga de entrenamiento. Este último factor de riesgo solo influirá en el primero porque la alta frecuencia de salto vertical aumentará la energía mecánica total que llega a los tejidos, la cual debería ser disipada por la cadera, rodilla y tobillo. En presencia de un ROM restringido de flexión dorsal de tobillo, es posible que esta energía no se disipe adecuadamente en el tobillo pudiendo sobrecargar el tendón rotuliano. Esta **cadena de posibles eventos relacionados** establece una **red compleja de determinantes** de lesiones, que requiere un **enfoque complejo para su mejor entendimiento**. En los **deportes, la atención** debería centrarse en **identificar las relaciones estables** (a veces complejas) **entre los determinantes de las lesiones** que respaldan la aparición de estas y no en la contribución de factores aislados.

Organización multinivel en los sistemas vivos

- Las lesiones deportivas se comprenderían mejor si somos capaces de **reconocer** los **patrones frecuentes de interacción** entre los factores de riesgo multinivel en lugar de centrarnos en identificar los factores de riesgo a nivel de unidades [116]. Volviendo con la revisión narrativa de Pol y otros (2019) [115], las **acciones motoras** son producto de la **interacción entre componentes biológicos** (por ejemplo, moléculas, células, etc.) y **procesos** (bioquímicos o celulares) que operan en **diferentes escalas de tiempo dentro de un contexto específico** (Figura 50). Cada nivel posee propiedades específicas que surgen de la interacción de componentes individuales en el nivel inferior a través de un proceso de autoorganización. Por ejemplo, las células musculares contribuyen a formar unidades musculotendinosas, pero las propiedades de estas últimas no pueden explicarse por las propiedades de las células individuales [115].

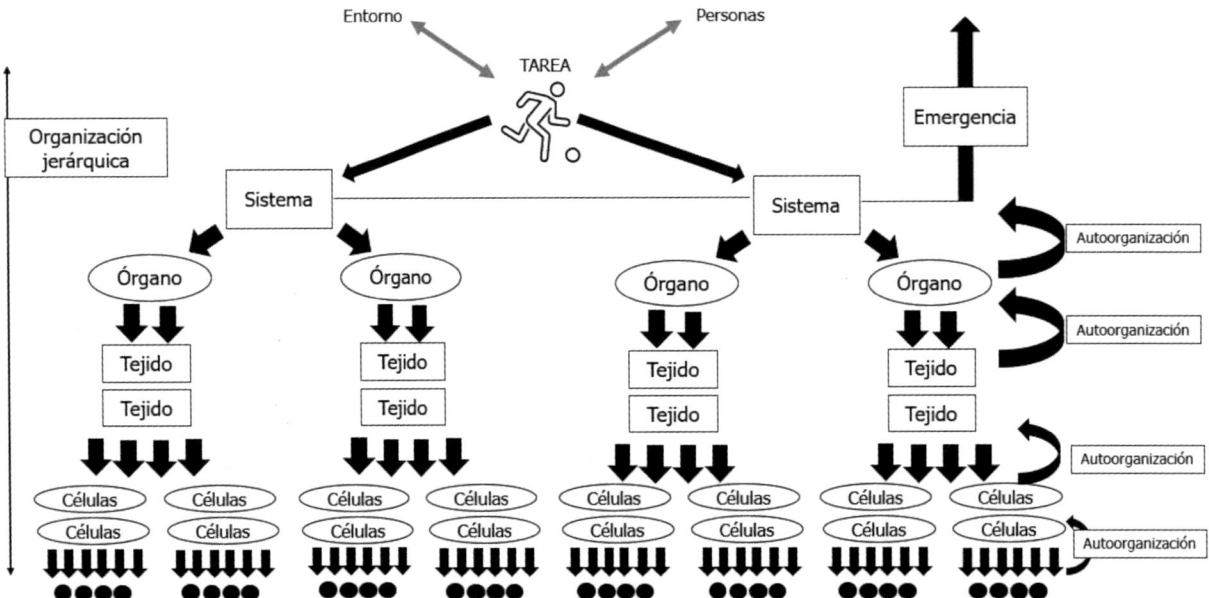

Figura 50. Organización multinivel en los sistemas vivos. Los procesos que operan en diferentes escalas de tiempo (incluidos los niveles moleculares, de organismo y social) interactúan dinámicamente a través de una causalidad circular y conducen al surgimiento de nuevos componentes y propiedades a través de la autoorganización. Adaptado de Pol y otros (2019) [115].

Aunque parece inadecuado establecer **relaciones de causalidad lineales y ascendentes** entre estos niveles superiores e inferiores, esta ha sido una **práctica común en los enfoques reduccionistas tradicionales** de las lesiones deportivas. Por ejemplo, una relación causal lineal sugeriría que las distensiones musculares son el resultado de fuerzas de tracción excesivas. Esta relación lineal ha sido ampliamente aceptada durante décadas, a pesar de que provocar tensiones musculares in vivo no pueden extrapolarse a una alteración del sarcómero. Un principio importante de la teoría de los sistemas dinámicos complejos en esta organización multinivel es que **la funcionalidad de cada nivel se garantiza a través de una causalidad circular**. La cooperación de los componentes inferiores forma el nivel superior, y el nivel superior gobierna el comportamiento de los niveles inferiores. La funcionalidad se logra a través de un comportamiento cooperativo estrecho dentro de cada nivel y entre niveles que interactúan tanto de abajo hacia arriba como de arriba hacia abajo. Los **cambios contextuales internos y externos** producidos por la práctica deportiva requieren **reajustes continuos** de estas interacciones multinivel. Por ejemplo, la fatiga inducida por el ejercicio es capaz de cambiar el comportamiento de los componentes neuromusculares. Estos reajustes multinivel continuos mantienen la funcionalidad de sistema musculoesquelético durante el ejercicio y cómo la interacción con los cambios personales y ambientales puede perturbar esta funcionalidad [115].

Inestabilidad del sistema musculoesquelético y susceptibilidad a las lesiones deportivas

- En la teoría de los sistemas dinámicos complejos, la **estabilidad** es definida como la **resistencia a las perturbaciones y el rápido retorno al estado funcional del sistema**. Cuando el sistema musculoesquelético es estable, todos los componentes cooperan de manera estrecha y flexible, es decir, si uno o varios componentes están inestables, los otros realizarán ajustes precisos y rápidos para restaurar el estado funcional. Por el contrario, la **inestabilidad** se caracterizada por un **comportamiento rígido y menos cooperativo** de los componentes respondiendo con ajustes lentos y menos precisos ante las perturbaciones. Por ejemplo, el uso excesivo y el desuso perjudican la funcionalidad del sistema musculoesquelético. Para **mantener una estabilidad frente a las perturbaciones**, el sistema musculoesquelético se autoorganiza espontáneamente a través de un comportamiento compensatorio que ocurre a múltiples niveles, es decir, provocando **sinergias** [115].

- De nuevo con la revisión de Bittencourt y otros (2016) [116], las **interacciones no lineales entre unidades individuales de un sistema dan lugar a la aparición de propiedades** que no se podrían predecir basándose únicamente en el comportamiento de las unidades individuales. Estas **propiedades emergentes** son el resultado de un proceso llamado **autoorganización**, que, debido a este, el comportamiento general del sistema no es proporcional al comportamiento individual de las unidades, como lo es a través de las interacciones de las unidades (cooperación). Cuando se alcanzan ciertos valores críticos de las unidades del sistema, emergen configuraciones específicas de las unidades que, interactuando entre sí, producirán regularidades observables. En las lesiones deportivas, estas regularidades son patrones que ocurren regularmente y que están relacionados con el resultado final. Las regularidades observadas podrían clasificarse como riesgo de lesión o perfil de protección. En los sistemas complejos, dado que las unidades existentes (factores de riesgo) y sus interacciones son frecuentemente desconocidas y su relación directa con el resultado es inexistente (o débil), la única manera de deducir la dinámica del sistema es mediante la observación de sus regularidades (perfil de riesgo).

Un modelo complejo para las lesiones deportivas

- Bittencourt y otros (2016) [116], en su revisión, proponen un **modelo alternativo para comprender** la etiología de las **lesiones** (Figura 51). Las **unidades** que **interactúan** en un sistema complejo dan como resultado una **red de determinantes**, en las que dichas unidades interactúan entre sí de manera **impredecible y no planificada**. Estas interacciones complejas forman **regularidades observables** (perfil de riesgo o protección), que a su vez emergen como un patrón global (lesión o adaptación). Este patrón emergente restringe las interacciones entre las unidades del sistema (bucles recursivos) y dará forma dinámica a las interacciones existentes. En este caso, la red de determinantes puede cambiar según el resultado que producen. Para **mejorar** la capacidad de **predicción**, necesitamos **capturar interacciones estables** entre unidades (factores de riesgo) y las **regularidades** observables (perfiles). Volviendo a la Figura 51, observamos algunas regularidades que conducen a la aparición de la lesión del LCA en el baloncesto y en el ballet. Para los **jugadores de baloncesto**, los **eventos ambientales impredecibles**, la **presencia del valgo dinámico de rodilla**, y la **debilidad de los músculos de la cadera** son los principales **elementos que componen la red de determinantes**. Estos elementos intervienen en la mayoría de las interacciones existentes (relaciones unidireccionales o bidireccionales) y, como tales, influyen y son influidos por otros elementos. En este caso, la configuración interactiva podría representarse de la siguiente manera: la presencia del valgo dinámico de rodilla está influenciada por, la fatiga, la fuerza de los músculos de la cadera, la capacidad neuromuscular, alineación anatómica, la alineación del pie y la carga de entrenamiento. Estas variables están moduladas por otros factores como la edad y el sexo (por ejemplo, influencia de la edad en la fuerza de los músculos de la cadera). Además, la carga de entrenamiento influye en el nivel de atención y la ansiedad, lo que puede aumentar la fatiga por esta conexión dando lugar a un aumento del valgo dinámico de rodilla. **La forma en que se desarrollan estas interacciones** y cómo influyen juntas en la aparición de la lesión del LCA, **creará un perfil de riesgo** (regularidades) que es **específico del contexto analizado**. Debido a que la lesión es un fenómeno complejo caracterizado por incertidumbres y una no linealidad inherente, la lesión del LCA surgirá cuando ocurra un patrón específico de interacción en presencia de un evento desencadenante de valor determinado. Por tanto, la mejor manera de predecir una lesión es comprender las interacciones entre la red de determinantes y no los determinantes (factores de riesgo aislados) en sí. Es por ello por lo que en lugar de buscar las unidades (factores de riesgo de primer nivel), deberíamos **buscar el patrón existente de interacciones** entre las unidades (regularidades). Solo después de conocer estas regularidades, será necesaria la identificación de las relaciones entre las unidades contribuyentes (factores de riesgo de segundo nivel). Este enfoque permitirá el desarrollo de intervenciones efectivas para abordar el perfil de riesgo identificado.

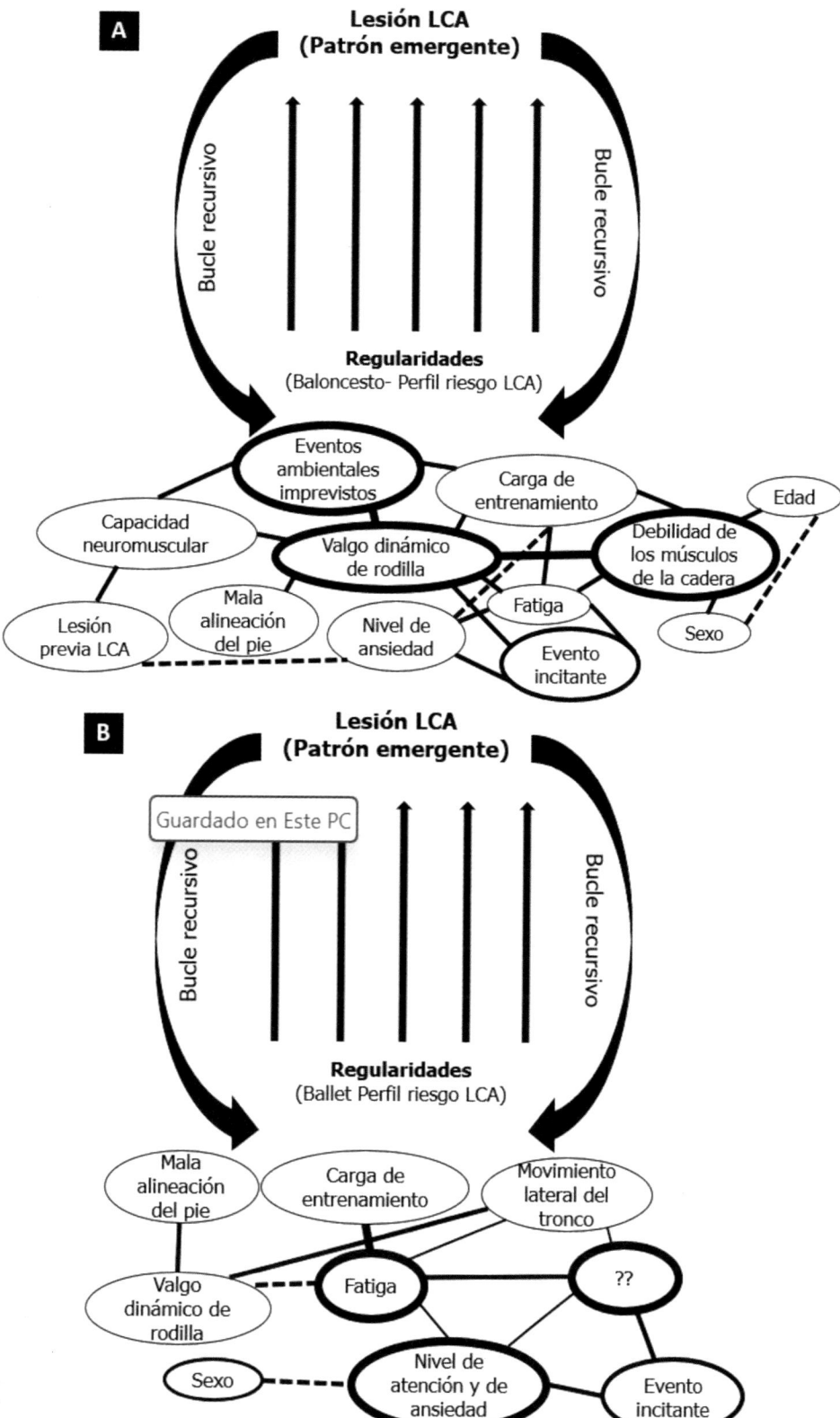

Figura 51. Modelo complejo de lesiones deportivas. (A) Red de determinantes de una lesión de LCA en jugadores de baloncesto. (B) Red de determinantes de una lesión de LCA en una bailarina de Ballet. Las variables rodeadas por líneas más oscuras tienen más interacciones que las variables rodeadas por líneas más claras y ejercen una mayor influencia en el resultado. Las líneas punteadas representan una interacción débil y las líneas gruesas representan una interacción fuerte entre variables. Las flechas indican la relación entre las regularidades observables, que capturan el perfil de riesgo/protección, y el resultado emergente. Adaptado de Bittencourt y otros (2016) [116].

Factores de riesgo vs. restricciones: principios que definen la interacción multinivel entre variables

Continuando con la revisión de Pol y otros (2019) [115], un **factor de riesgo** es definido como **cualquier atributo, característica o exposición de un individuo que aumenta la probabilidad de desarrollar una lesión**, y generalmente se trata como una **variable estática** con **dependencias proporcionales**, es decir, **lineales**. Sin embargo, con base en la teoría de los sistemas dinámicos, el concepto de **restricciones** se utiliza para describir **entidades dinámicas** que, **interactuando de forma no lineal** en diferentes niveles y escalas de tiempo, regulan el estado (estabilidad/inestabilidad) de las variables coordinativas[m]. Algunos modelos conceptuales de lesiones deportivas han enfatizado la **interconexión dinámica** y las **interacciones sinérgicas entre diferentes factores de riesgo**. Es por ello por lo que el concepto de restricción parece más adecuado que el de factor de riesgo.

Las restricciones personales están relacionadas con las características individuales (fisiología, morfología, psicología). Dentro de estas, están las **restricciones personales estructurales**, las cuales tienden a permanecer **relativamente constantes** en varias escalas de tiempo (antropometría, composición corporal, tipología muscular); por otro lado, las **restricciones personales funcionales cambian** a un ritmo más **rápido** (fuerza muscular, estado de ánimo, fatiga, motivación, otras). Las **restricciones ambientales cambian con el tiempo** (clima, terreno, tipo de césped, calzado deportivo, implementos, comportamiento de los árbitros, otras). Finalmente, las **restricciones de la tarea** surgen de la **interacción entre las restricciones personales y las ambientales**, pudiendo ser instructivas (reglas) o informativas (acciones del adversario). Se recomienda al lector acceder al apartado **7.5.4 El cambio de dirección vs. agilidad**, en donde se abordan estas restricciones con el objetivo de reentrenar la agilidad en un deportista. En la Tabla 6, podemos ver algunos ejemplos de restricciones que interactúan entre sí, operando en diferentes escalas de tiempo y niveles en relación con la aparición de lesiones deportivas [115].

Ejemplos de restricciones personales, ambientales y de tareas, que interactúan en diferentes niveles y escalas de tiempo			
Escala de tiempo	**Restricciones**		
	Personal	**Ambiental**	**Tarea**
Fracción de segundo	CEA	Posición de la pelota	Posibilidades de acción percibidas
Segundos	Foco atencional	Decisión del árbitro	Acciones del adversario
Minutos	Fatiga aguda	Táctica del adversario	Instrucciones del entrenador
Horas	Estado de ánimo	Temperatura	Estrategia
Días	Motivación	Presión social	Especificidad en la carga de trabajo
Semanas	Fuerza	Puntuación en la clasificación	Intensidad de entrenamiento
Meses	Sobreentrenamiento	Clima	Calendario de competición
Años	Antropometría	Apoyo de los fans	Reglamento

Tabla 6. CEA: ciclo estiramiento acortamiento. Adaptado de Pol y otros (2019) [115].

---

[m] Variabilidad coordinativa: es la variabilidad de la interacción entre segmentos o articulaciones.

Interacción entre restricciones

- Los **cambios en dos o tres restricciones pueden neutralizarse entre sí** y tener **un impacto mínimo en el patrón coordinativo** resultante debido a la compensación sinérgica. Por ejemplo, una reducción de la fuerza en el músculo iliopsoas puede resultar en una compensación del recto femoral para generar más fuerza de flexión de la cadera. Por el contrario, **un cambio a pequeña escala** en una restricción puede tener un **impacto no lineal a gran escala** en el patrón de coordinación resultante. Por ejemplo, un pequeño aumento en la carga de trabajo podría dar lugar a que el deportista desconectase de la tarea [115].

Conectividad: de microlesiones a macrolesiones

- La **susceptibilidad a sufrir lesiones** se define como la **capacidad de respuesta del sistema musculoesquelético** (que representa el nivel macroscópico) **a la adición de una nueva microlesión** (que representa el nivel microscópico), que puede ser **producida** por una pequeña **perturbación** mecánica o de otro tipo. Cerca de la inestabilidad, la susceptibilidad del sistema musculoesquelético a las perturbaciones aumenta drásticamente y la adición de una microlesión puede ser suficiente para producir una macrolesión (por ejemplo, una rotura o desgarro muscular). Por tanto, la hipótesis de la conectividad unifica la relación causa-efecto proporcional y no proporcional en la formación de lesiones en función de la susceptibilidad. Tal y como se muestra en la Figura 52, las **restricciones personales y ambientales cambiantes dan forma al estado del sistema musculoesquelético y a la coordinación motora durante el entrenamiento y la competición.** Las **ubicaciones de las microlesiones** pueden conceptualizarse como **nodos de una gran red** de acoplamientos mecánicos con **influencias que interactúan.** En redes tan grandes, bajo ciertas limitaciones, se producen microlesiones y puede surgir un efecto conectado del tejido dañado. La **conectividad de las microlesiones** puede verse como un **proceso acumulativo** que ocurre en diferentes escalas temporales y que termina con una **avalancha acelerada no lineal** que podría resultar en una **macrolesión.** A corto plazo, solo se manifiestan microlesiones (excepto las traumáticas) (columna izquierda en la Figura 52). Sin embargo, a medida que se forma un pequeño grupo de microlesiones, el tejido se desestabiliza aún más y es necesario reclutar células vecinas para compensar su incapacidad de producir fuerza. Por lo tanto, un número cada vez mayor de unidades motoras se sobrecargan y son más susceptibles de sufrir lesiones. Como consecuencia, a mayor escala de tiempo, las microlesiones pueden conectarse en grupos más pequeños formando lesiones mesoscópicas (columna intermedia de la Figura 52), y en estas escalas de tiempo aún más largas, las **lesiones mesoscópicas pueden conectarse repentinamente y formar un componente gigante** como una rotura muscular o una **macrolesión incapacitante** (columna derecha de la Figura 52). Esto quiere decir que, bajo la inestabilidad del sistema musculoesquelético, un «evento» puede transformarse en un «evento incitador» [115].

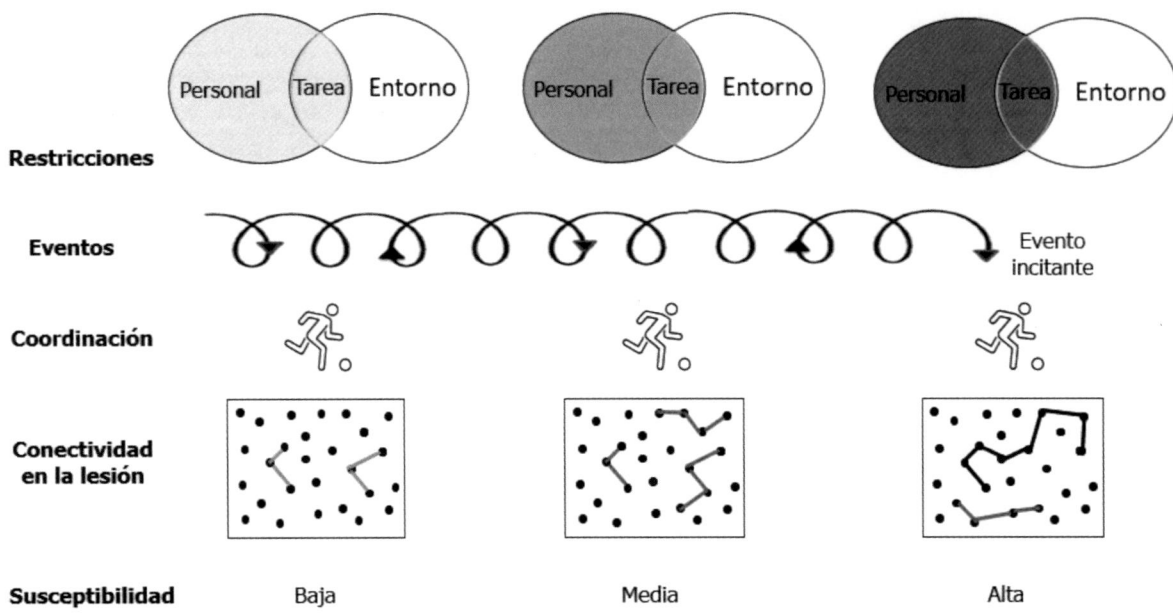

Figura 52. Adaptado de Pol y otros (2019) [115].

Desafíos para el futuro: un enfoque dinámico complejo para las lesiones deportivas

• Las **cargas de trabajo interactúan con las restricciones personales y ambientales** en múltiples escalas de tiempo, estas deben prescribirse sobre la base de los criterios generales de planificación estacional, y de acuerdo con las restricciones personales y ambientales las cuales cambian rápidamente. Existen fluctuaciones del esfuerzo percibido en intervalos de segundos durante una carga de trabajo constante. Estas **dinámicas fluctuantes de preparación para el ejercicio** se explican por **reconfiguraciones coordinativas a lo largo del esfuerzo**. Un comentario desalentador del entrenador, un cambio repentino en el marcador o una acción del oponente, son ejemplos de restricciones que cambian rápidamente y que podrían alterar la carga interna de trabajo. Los programas de prevención de lesiones podrían ser más eficaces si se otorgara a los propios atletas una mayor responsabilidad sobre la regulación de la carga de trabajo [115]. Tal y como indican Bittencourt y otros (2016) [116] en su revisión narrativa, debemos incorporar metodológicamente el pensamiento sistémico complejo. Puesto que, debido a la naturaleza dinámica de los factores de riesgo, el **patrón de cambio en una variable** (cambio de los niveles de fuerza a lo largo de la temporada) podría **influir en el riesgo de lesiones más que su valor absoluto en un momento dado**. Esta situación requiere **examinar el cambio de los factores de riesgo longitudinalmente durante un periodo de tiempo**. En la práctica, la evaluación del **perfil de riesgo debería realizarse a lo largo de la temporada, y los análisis deberían centrarse en la red cambiante de determinantes** que conducen a una lesión emergente.

Conciencia interoceptiva: ¿Cómo te sientes?

• Se debería prestar especial **atención al desarrollo de la conciencia corporal** en los deportistas para reconocer **señales de aviso tempranas** relacionadas con las **microlesiones** (cambios coordinativos o respuestas inflamatorias iniciales). Es por ello por lo que la implementación de herramientas de evaluación subjetiva adecuadas con fines pedagógicos y exploratorios podrían ayudar sustancialmente. Esta línea de investigación debería sustentarse en la hipótesis de que **la educación y la autorregulación de los estados emocionales y físicos**, son cruciales para la salud del deportista y la longevidad profesional [115].

Evaluación de la susceptibilidad del sistema musculoesquelético a sufrir lesiones mediante medidas de conectividad

- La **evaluación** de la probabilidad de **conectividad de las mesolesiones y la aparición** repentina de una **macrolesión**, parece representar una dirección prometedora para futuras investigaciones. Se necesitaría un esfuerzo conjunto de expertos en ciencias del movimiento, físicos en el área de la mecánica estadística y teoría de redes, así como científicos en bioinformática e informática de simulación matemática, para crear modelos más viables basados en el método de elementos finitos/teoría de la percolación. Bajo la opinión de los autores de esta revisión, el uso complementario de enfoques de simulación informática justo con la estadística inductiva, puede allanar el cambio hacia una comprensión y predicción más profundas de los mecanismos no lineales en las lesiones deportivas [115]. En línea con esto, Bittencourt y otros (2016) [116] exponen en su revisión narrativa que **modelos estadísticos** deberían adoptarse **en las ciencias del deporte para investigar procesos que involucran interacciones entre diferentes predictores e identificar interacciones dinámicas, con propósitos predictivos de lesión**. Es por ello por lo que deberíamos preguntarnos, sin quitar la importancia epidemiológica en la identificación de los factores de riesgo y su potencial modificabilidad, si apuntan a la predicción o únicamente a encontrar relaciones. Para detectar patrones y poder prevenirlos, necesitamos predecir.

2.4.2. Biomecánica lesional

- Según la revisión de Griffin y otros (2006) [117], se considera que los **factores dinámicos** que influyen en la **tensión del LCA son la cinemática de la rodilla** (flexión, alineación y movimiento de la rodilla en los planos frontal y transversal) y **los momentos de fuerza alrededor de la rodilla**. Los principales factores que influyen en el patrón de carga de la rodilla incluyen el centro de gravedad y el ajuste postural para adaptarse a los rápidos cambios en el entorno externo. Se cree que los **desgarros del LCA** ocurren con **ajustes posturales no adecuados y con la carga dinámica** anormal resultante en la rodilla. La evidencia que apoya este concepto se ve en los estudios que evalúan la respuesta durante las perturbaciones; es decir, a los CDD no anticipados, ya que estos se han asociado con momentos de fuerza más grandes en el plano frontal y transversal en comparación con el CDD de manera anticipada.

  La **carga dinámica** se refiere a las **cargas intersegmentarias transmitidas a través de una articulación que cambian con el tiempo y con el ángulo de flexión**. La carga tiene tanto magnitud como dirección. Cada músculo que cruza una articulación genera una carga, y esta debe evaluarse con respecto a los otros músculos que cruzan esa articulación. Los **componentes** de la **carga dinámica** incluyen aquellos **relacionados** con el **sistema nervioso central, la interacción nervio-músculo, el músculo y la articulación**, siendo el entrenamiento una herramienta que puede modificarlos. Los factores del sistema nervioso central involucran conductas aprendidas con énfasis en patrones de movimientos y sus reacciones a posiciones de «riesgo». Los **factores neuromusculares** incluyen el **tiempo de reacción, el reclutamiento de unidades motoras y el equilibrio** (coordinación). Los **factores musculares** incluyen aquellos que **describen el rendimiento muscular en lugar del tipo de contracción muscular**, siendo estos **la resistencia** (fatiga), **la fuerza absoluta y el patrón de activación muscular.** La activación muscular implica el tiempo hasta alcanzar el pico máximo, la amplitud de la contracción y el momento de la contracción [117].

Los **factores que tienen un efecto negativo** sobre el control dinámico de los músculos de las extremidades inferiores son: (1) la fatiga, (2) la disminución de la rigidez torsional, (3) el desequilibrio muscular, (4) CDD inesperados, y (5) la postura rígida/recta al aterrizar (caderas y rodillas casi completamente extendidas con el torso erguido). A su vez, los **factores que tienen un efecto positivo** son: (1) habilidad de anticiparse o prepararse para cambiar de dirección, (2) cocontracción[n] máxima de los músculos que cruzan la rodilla para aumentar la rigidez, (3) entrenamiento muscular y de la marcha, (4) ejercicios de agilidad, y (5) ejercicios pliométricos con el objetivo de disminuir el tiempo hasta producir el pico máximo de fuerza. Debido a que **el entrenamiento puede modificar los componentes de la contracción muscular dinámica**, existe un medio plausible por el cual se puede **reducir el riesgo de lesión del LCA.** Este tipo de entrenamiento aborda los factores de riesgo neuromuscular al **aumentar la rigidez de la rodilla, mejorar el equilibrio, minimizar las posiciones de riesgo y posiblemente disminuir la tensión del LCA** [117].

La función muscular se ha evaluado durante acciones dinámicas, como cambiar de dirección y aterrizar tras un salto. En general, estudios de análisis de la marcha que comparan diferentes cohortes de hombres y mujeres, deportistas y no deportistas, han demostrado que el **aumento de la fuerza de los isquiosurales, el aumento de la rigidez de la rodilla y el aumento de la resistencia de los músculos que cruzan la rodilla están asociados con una menor traslación anterior de la tibia.** Los altos niveles de actividad del cuádriceps, la debilidad de los isquiosurales, la disminución de la rigidez y la fatiga muscular aguda y/o crónica, se asocian con una mayor traslación anterior de la tibia. La fatiga muscular también se ha asociado con un aumento de errores en los movimientos angulares de la rodilla [117].

En cuanto a la descripción de la lesión del LCA, esta debería incluir al menos 4 elementos: (1) aspectos vitales de la situación de juego: detalles específicos de la acción deportiva; (2) comportamiento del atleta y del oponente: acción e interacción con el oponente; (3) características biomecánicas generales: biomecánica de todo el cuerpo; (4) características biomecánicas detalladas: biomecánica de articulaciones/tejidos. El análisis de las entrevistas a los atletas y las cintas de vídeo muestran que la mayoría de las **lesiones del LCA sin contacto ocurren en el momento del aterrizaje o la desaceleración en el baloncesto y en el momento del CDD en el balonmano. La posición de la pierna** en el momento de la lesión muestra una **rotación tibial, valgo** aparente de la **rodilla, pronación del pie**, así como **rodilla y cadera relativamente extendidas** [117].

---

[n]   La cocontracción o coactivación muscular, es la activación simultánea de la musculatura agonista y antagonista durante una contracción voluntaria en una articulación determinada. Por ejemplo, contracción simultánea del cuádriceps (extensor de rodilla) con la de los isquiosurales (flexores de rodilla).

2.4.3. Rotura primaria

- A continuación, en la Tabla 7, se muestra un resumen de los factores de riesgo intrínsecos y extrínsecos para la lesión del LCA sin contacto desarrollados anteriormente, pero añadiendo si estos son modificables o no, puesto que, de acuerdo con la revisión de Parsons y otros (2021) [114], es más útil considerarlos de esta manera para los profesionales que trabajan con el fin de disminuir el riesgo de lesiones:

Categorización binaria de factores de riesgo intrínsecos y extrínsecos en la lesión del LCA sin contacto	
Factores de riesgo modificables	**Factores de riesgo no modificables**
Medioambientales	**Medioambientales**
Condiciones meteorológicas (E)	Situación de juego (E)
Superficie de juego (E)	Comportamiento del adversario (E)
Reglas (E)	Eventos no anticipados durante el juego (E)
Árbitros (E)	**Anatómicos**
Equipamiento	Ángulo Q (I)
Tipo de calzado (E)	Pronación del pie (I)
Rodilleras (E)	Valgo dinámico de rodilla (I)
Anatómicos	Alienación postural (I)
Pronación del pie (I)	Geometría y propiedades del LCA, tamaño
Composición corporal e IMC (I)	escotadura intercondílea.
Neuromuscular	*Posterior tibial slope angle* (I)
Valgo dinámico de rodilla (I)	Hipermovilidad o laxitud generalizada (I)
Fuerza muscular (I)	**Hormonal**
Ratios de fuerza (I)	Fase menstrual (I)
Patrones de activación (I)	Concentración hormonal (I)
Rigidez muscular (I)	**Demográfico**
Estado de forma y fatiga muscular (I)	Edad (I)
Control neuromuscular (I)	Maduración (I)
Propiocepción (I)	Antecedentes lesión LCA en la extremidad
Psicológico	contralateral (I)
Personalidad (I)	Historia familiar (I)
Respuesta al estrés (I)	Sexo (I)
	Altura (I)
	Raza (I)
	Deporte practica (I)

Tabla 7. IMC: índice de masa corporal; E: extrínseco; I: intrínseco LCA: ligamento cruzado anterior. Adaptado de Parsons y otros (2021) [114].

- En una reunión en Atlanta, Georgia (EE.UU.), en enero de 2005, patrocinada por la *American Orthopaedic Society for Sports Medicine*, se congregó un grupo de médicos, fisioterapeutas, entrenadores, biomecánicos, epidemiólogos y otros científicos interesados en esta área de investigación para **revisar** conocimiento sobre los **factores de riesgo asociados con las lesiones del LCA sin contacto, la biomecánica de las lesiones del LCA y los programas**

existentes de prevención. Todas las presentaciones, discusiones y recomendaciones de este grupo fueron recopiladas dentro del artículo de revisión de Griffin y otros (2006) [117], el cual aparecerá descrito a continuación.

Factores de riesgo extrínsecos: medioambientales

- Según la revisión llevada a cabo por Griffin y otros (2006) [117] y de Parsons y otros (2021) [114], los factores de riesgo extrínsecos son aquellos que están presentes fuera del cuerpo, es decir, externos al deportista. A continuación, se desarrollan algunos de ellos:
  - **Condiciones meteorológicas.** Se han reportado un mayor número de lesiones en el LCA durante periodos de alta evaporación y poca frecuencia de precipitación (lluvia). **Un terreno de juego más duro y seco durante estas condiciones climáticas presumiblemente aumenta la tracción de la superficie de la bota y el riesgo de lesión.** Sin embargo, no se puede eliminar la confusión por otros factores, y se necesitan ensayos controlados aleatorizados para poder sacar conclusiones más certeras [117].
  - **Superficie.** La **interacción entre los tacos y la superficie de juego** es considerada como un factor de riesgo debido a los cambios en la interacción entre ellos [118]. Se han informado de reducciones de aproximadamente un 50 % en la tasa de lesiones del LCA en jugadores universitarios de fútbol americano cuando se juega en césped artificial de última generación en relación con el césped natural; no obstante, estos datos no tuvieron en cuenta el tipo de calzado utilizado o la tracción de la superficie [117]. En la revisión de Balazs y otros (2015) [118], sintetizaron diez investigaciones realizadas en deportistas profesionales y semiprofesionales practicantes de fútbol y fútbol americano. Los autores concluyeron que **el césped artificial de primera generación** (alfombras densas de fibra de nailon colocadas sobre almohadillas que absorben golpes) **parece tener un riesgo de lesión mayor en el LCA.** Así mismo, también existe una tendencia observada, en la cual, **practicar fútbol americano sobre césped artificial moderno** (fibras sintéticas con relleno de goma) supone un **riesgo mayor de sufrir una lesión de este tipo en comparación** cuando es practicado sobre **césped natural, en el cual este riesgo es superior a mayores niveles de competición.** No obstante, los autores señalan una serie de limitaciones, como, por ejemplo, que los estudios de esta revisión no analizaron el efecto del calzado.
  - **Tipo de calzado.** Parecer ser que los **tacos más cortos están asociados a un menor riesgo de lesión en rodilla y tobillo.** Es bastante plausible que el aumento de la tracción de la superficie del calzado sea un factor de riesgo, pero también se debe tener en cuenta, que **los atletas modifican sus patrones de movimiento para adaptarse a las variaciones en el tipo de calzado y la superficie** y, por lo tanto, pueden alterar los factores neuromusculares y biomecánicos que influyen en el riesgo de lesión del LCA [117]. Una alta fricción con la superficie de juego, parece mejorar la fijación del pie con el suelo, pero puede ser parcialmente responsable de las lesiones ligamentosas de la rodilla [119]. Por lo tanto, **la interacción bota-superficie puede afectar el riesgo de lesión del LCA directamente**, a través de una mayor tracción, **e indirectamente**, ya que una mayor tracción puede alterar los factores de movimiento humano que influyen en el riesgo de lesión del LCA [117].
  - **Rodilleras.** Se considera un tema de investigación polémico. Esta revisión señala que el mejor estudio hasta la fecha fue en cadetes practicantes de fútbol americano en la que se encontró una tasa reducida de lesiones en la rodilla. La tasa de lesiones del LCA en los deportistas cadetes sin órtesis fue de 3 veces mayor con relación a los que sí que llevaban.

Las rodilleras funcionales pueden reducir la laxitud anteroposterior en pacientes con lesión en el LCA dentro de los límites normales, sin embargo, los aparatos ortopédicos no reducen el aumento anormal del desplazamiento anterior de la tibia en relación con el fémur a medida que la rodilla pasa de la condición de no soporte de peso a la de soporte de peso. No obstante, **el uso de estos dispositivos sigue siendo muy controvertido** [117].

- En el estudio prospectivo de Lambson y otros (1996) [119] **analizaron la fuerza torsional en diferentes diseños de tacos sobre césped natural y artificial.** Así mismo, también estudiaron la incidencia lesional del LCA durante 3 temporadas en 319 jugadores universitarios de fútbol americano, quienes utilizaron botas con diferentes tipos de tacos. Los cuatro tipos de tacos estudiados fueron: 1) *Edge*, los cuales estaban compuestos por tacos largos e irregulares situados en la periferia de la bota con varios tacos puntiagudos más pequeños colocados en el interior; 2) *Flat*, todos los tacos tenían la misma altura y forma; 3) *Screw-in*, siete tacos atornillados con una longitud y diámetro de 1,27 cm; 4) *Pivot disk*, un borde circular de 10 cm situado en la planta del antepié con un taco central. Todas las botas tenían tacos con una altura menor o igual a 1,27 cm. Se recomienda al lector acceder a la fuente original donde se puede ver una imagen de los diferentes tipos de tacos. Tal y como se muestra en la Tabla 8, el diseño de tipo *Edge* produjo una resistencia a la torsión significativamente mayor que los diseños de tipo *Flat, Secre-in* y *Pivot disk* en césped artificial (p<0,001). No hubo diferencias estadísticamente significativas entre los diseños de tipo *flat, Screw-in* y *Pivot disk* en césped natural y artificial. **Las pruebas de torsión en césped natural mostraron valores de torque consistentemente más bajos en todos los tipos de tacos cuando se comparó con el césped artificial.**

Fuerza máxima requerida para rotar 90º en 1 segundo los diferentes tipos de tacos. Media ± DE				
Tipo de taco	Césped artificial		Césped natural	
	Torque (Nm)	Valor de p vs Edge*	Torque (Nm)	Valor de p vs Edge*
Edge	52,0 ± 3,65		31,0 ± 2,58	
Flat	40,0 ± 1,83	<0,001	25,5 ± 1,92	0,020
Screw-in	35,0 ± 2,16	<0,001	24,0 ± 1,63	0,004
Pivot disk	38,5 ± 0,58	<0,001	21,5 ± 1,92	<0,001

Tabla 8. DE: desviación estándar, Nm: Newtons por metro. * Resistencia a la torsión significativamente más baja que el diseño Edge. Adaptado de Lambson y otros (1996) [119].

En lo que respecta a la incidencia lesional, **hubo una proporción de lesiones del LCA significativamente mayor en aquellos jugadores que utilizaron los diseños de tipo Edge en comparación a los que utilizaron otro tipo** (p=0,0062). Los autores de este estudio señalan que, aunque existen muchas variables que interactúan entre ellas pudiendo causar una lesión del LCA, seleccionar un tipo de calzado adecuado en función de la interacción suela-superficie de juego podría ser un avance [119].

Factores de riesgo intrínsecos: anatómicos

- Según la revisión de Griffin y otros (2006) [117] y de Parsons y otros (2021) [114], los factores de riesgo intrínsecos son aquellos que se encuentran dentro del cuerpo, es decir, a nivel interno del deportista. A continuación, se desarrollan algunos de ellos:

– **Ángulo Q.** Es un factor que contribuye al desarrollo de lesiones de rodilla al alterar la cinemática de las extremidades inferiores. Los **ángulos Q medios de los atletas que sufrían lesiones en la rodilla eran significativamente mayores que los ángulos Q medios de los jugadores que no estaban lesionados (14° frente a 10°)** [117]. Este ángulo está formado por una línea que va desde la espina ilíaca antero superior (EIAS) al centro de la rótula, y otra que conecta el centro de la rótula hasta la tuberosidad anterior de la tibia. La intersección de estas dos líneas, es lo que se conoce como el Ángulo Q [120].

– **Valgo dinámico de rodilla.** Según la revisión de Wilczyński y otros (2020) [121], el **valgo dinámico de rodilla es un patrón de movimiento de la extremidad inferior compuesto por una combinación de aducción y rotación interna del fémur, abducción en la rodilla, translación tibial anterior, rotación externa tibial y eversión del tobillo.** Durante este patrón, observado más frecuentemente en mujeres, se observa un desplazamiento medial de la rodilla superando la línea que une el pie con el muslo (Figura 53), siendo uno de los **factores predisponentes para la lesión del LCA.** La posición en valgo de la extremidad inferior se ha considerado durante mucho tiempo como peligrosa para el LCA. Las mujeres, tras un salto vertical, aterrizaron con un movimiento total de la rodilla en valgo significativamente mayor que los hombres. En atletas femeninas practicantes de deportes como el fútbol, baloncesto y voleibol, se midió la cinemática 3D y la cinética articular durante los aterrizajes tras saltos; las medidas dinámicas del valgo de rodilla predecían el riesgo futuro de lesión del LCA. Este ángulo se forma tomando como referencia tres puntos: la EIAS, la rótula y el centro del maléolo interno de la tibia (Figura 53) [121].

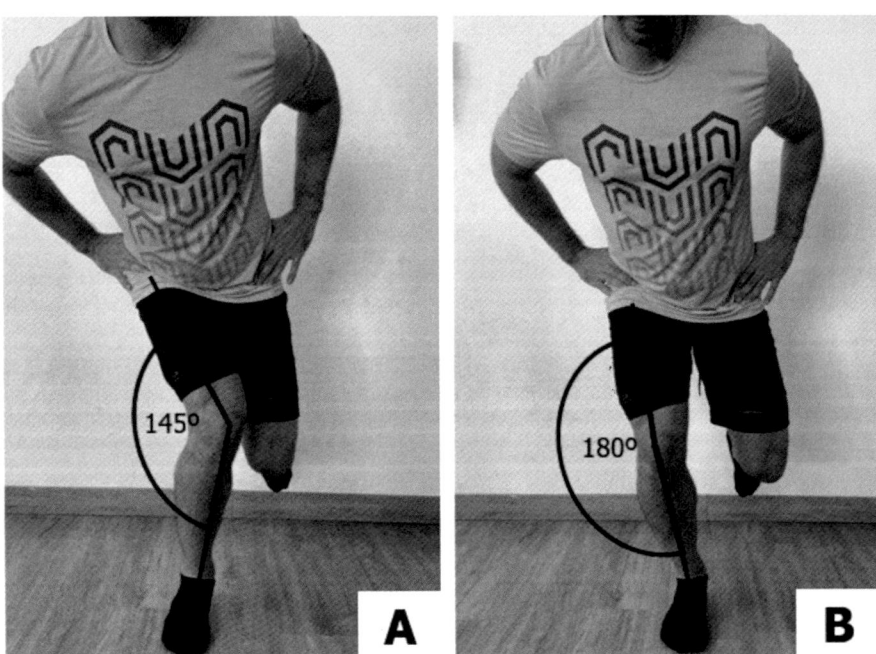

Figura 53. Ejemplo del valgo dinámico de rodilla durante la sentadilla a una pierna. (A) La rodilla se mueve hacia dentro tomando como referencia el pie. (B) Patrón de movimiento correcto, la rodilla queda encima del pie. Para la valoración cuantitativa de este patrón: Ángulo formado desde la espina ilíaca anterosuperior, la rótula y el centro del maléolo interno de la tibia. Adaptado de Wilczyński y otros (2020) [121].

– **Pronación del pie y amplitud de movimiento (ADM) del tobillo.** Las investigaciones sugieren que la **pronación excesiva del pie puede contribuir a la incidencia de desgarros**

del LCA al aumentar la rotación interna de la tibia. Existen caídas más pronunciadas de arco plantar, con un descenso marcado del hueso escafoides, en personas con antecedentes de desgarro del LCA utilizando métodos que siguen con precisión el movimiento del hueso subyacente. Sin embargo, existe controversia en cuanto a si esta variable estructural es un predictor significativo de lesión del LCA. Se ha encontrado que los atletas con lesiones del LCA tienen mayores grados de caída del hueso escafoides, lo que sugiere una mayor pronación subastragalina y una mayor laxitud de la articulación de la rodilla, por tanto, estos resultados sugieren que cuanto más prona el pie un atleta, mayor es la asociación con la lesión del LCA. Sin embargo, otros estudios presentes en esta revisión concluyen que una hiperpronación, medida a través del *drop navicular test*°, puede no ser un factor predisponente en la lesión del LCA sin contacto [117]. Wilczyński y otros (2020) [121] señalan en su revisión, que un déficit del ROM hacia la flexión dorsal de tobillo podría alterar la correcta cinemática en el plano frontal y sagital, ocurriendo compensaciones de pronación excesiva de tobillo, rotación tibial interna, aducción y rotación interna del muslo junto con la caída de la hemipelvis contralateral.

- **Índice de masa corporal (IMC). Un aumento del IMC puede resultar en aterrizajes con las rodillas más extendidas, lo que es un factor de riesgo de lesión para el LCA en atletas recreativos de edad universitaria.** Otros estudios realizados en hombres y mujeres militares y en jugadoras de fútbol, no correlacionaron un elevado IMC con las lesiones, lo que dificulta extraer conclusiones fiables [117].

- **Espacio intercondíleo, geometría del LCA.** Atletas con una muesca intercondílea pequeña (ancho de la muesca intercondilar más estrecha), medida radiográficamente en una vista de muesca estándar, tenían un mayor riesgo de lesión del LCA sin contacto. Sin embargo, existen también otros estudios que comparan de manera retrospectiva deportistas lesionados vs. no lesionados y no se encontraron diferencias estadísticamente significativas en el índice de ancho de la muesca. Por tanto, sigue existiendo controversia entre el espacio intercondíleo y el riesgo de lesión [117].

- **Resistencia del LCA.** Según la revisión de Badawey y otros (2022) [87], **la resistencia a la tracción del LCA se ve afectada por la edad, el estrés y la tensión general.** La resistencia a la tracción del LCA en cadáveres de 22 a 35 años fue aproximadamente 2160 N, con una resistencia a la tracción que se reduce en un factor de 2,5 a medida que aumenta la edad.

Factores de riesgo intrínsecos: hormonales

- Según la revisión de Griffin y otros (2006) [117], en mujeres, las pruebas de laxitud articular en sentido anterior utilizando un artrómetro aplicando fuerzas de 89 N y 134 N, muestran aumentos significativos en la laxitud de la rodilla durante la fase periovulatoria y lútea en comparación con la menstruación; es decir, la fase folicular temprana.

Factores de riesgo intrínsecos: neuromusculares

- A continuación, se desarrollan los siguientes factores de riesgo sobre la base de las revisiones llevadas a cabo por Griffin y otros (2006) [117] y de Parsons y otros (2021) [114]:
  - **Patrones de movimiento alterados.** Estudios en laboratorio muestran que las **mujeres en comparación con los hombres** saltan, cambian de dirección con **menos flexión de**

° Esta prueba aparece descrita más adelante, en el apartado 8.8 **Estabilidad y equilibrio unipodal**.

rodilla y cadera junto con un mayor valgo de rodilla, mayor rotación interna de cadera, mayor rotación externa tibial y menos rigidez articular con alta actividad del cuádriceps en relación con la musculatura isquiosural. Los niños tienen ángulos de flexión de rodilla similares durante el contacto con el suelo antes de los 12 años, y las niñas tienen ángulos de flexión de rodilla más bajos después de los 13 años. No obstante, **a diferencia de los niños, las niñas no tienen un desarrollo neuromuscular para igualar sus estirones de crecimiento.** Además, su rápido aumento de tamaño y peso alrededor o cerca del momento de la pubertad, en ausencia de un aumento de la potencia neuromuscular y del control neuromuscular, puede aumentar el riesgo de lesión del LCA. En lo que respecta a la fatiga neuromuscular, atletas recreacionales tienen un descenso del ángulo de flexión de la rodilla y un aumento de las fuerzas de cizalla en sentido anterior cuando realizan tareas que requieren aterrizajes y existe fatiga en la extremidad inferior, esta situación puede desembocar en patrones de movimiento alterados que den lugar a un aumento del riesgo de lesión [117].

- **Fatiga.** Según las revisiones de Logerstedt y otros (2022) [70] y de Wilczyński y otros (2020) [121], es habitual considerar a la fatiga como un factor de riesgo modificable para la lesión del LCA. En lo que respecta al concepto, **la fatiga se puede describir como una reducción en la función fisiológica y psicológica subyacente.** La fatiga es la respuesta del atleta a cambios excesivos o rápidos en la carga de entrenamiento y está **influenciada por el sistema nervioso central, el sistema cardiovascular y los sistemas musculoesqueléticos.** Generalmente es transitoria y está subjetivamente afectada por factores sociales, culturales, psicológicos y ambientales. Esta se puede dividir en dos mecanismos, central y periférico. La **fatiga central** se refiere a una actividad muscular reducida, afectando especialmente al sistema nervioso central y a la placa motriz, mientras que la **fatiga periférica**, se refiere a una capacidad reducida para generar fuerza, afectando a los músculos, órganos y sistemas directamente implicados. Ambas se caracterizan por una disminución de las propiedades del control neuromuscular. Por otro lado, tal y como se indica en el marco introductorio del estudio de Verschueren y otros (2020) [122], **la fatiga es un fenómeno multidimensional**, y el efecto que puede tener sobre los resultados en las baterías de pruebas funcionales administradas a los deportistas en un proceso de vuelta al deporte, o sobre los perfiles (factores de riesgo) de lesiones, no puede reducirse a conocimientos sobre la fatiga central y periférica. Es por ello por lo que cabría tener en cuenta la **fatiga mental**, aspecto importante dentro de este espectro, ya que esta, representa un estado psicobiológico causado por una actividad cognitiva prolongada y tiene **implicaciones en un contexto deportivo.** En general, los deportistas de élite reconocen que la fatiga mental afecta negativamente al rendimiento, además, que los problemas dentro de la atmósfera personal o social pueden contribuir a la sensación de fatiga mental. Se sabe que la **fatiga mental afecta principalmente al rendimiento aeróbico, las habilidades visomotoras, el tiempo de reacción y la toma de decisiones.** Tal y como concluyen los autores del estudio de Della villa y otros (2020) [95], la fatiga **durante el transcurso de un partido no parece ser un factor de riesgo importante en las lesiones del LCA en futbolistas profesionales**, puesto que la mayoría de las lesiones ocurrieron en la primera mitad. Esto también se pone de manifiesto en el estudio observacional de Lucarno y otros (2021) [107] realizado en jugadoras profesionales de fútbol, en el cual **la mayoría de las lesiones sin contacto (78 %) ocurrieron en la primera mitad del partido.** Se recomienda al lector completar esta información con la presente en el apartado **7.1 Control de la carga**, en el cual se menciona la evidencia que emerge acerca de la posible relación entre el estado de fatiga y la lesión del LCA.

– **Patrones de activación muscular alterados.** Una **dominancia excesiva del cuádriceps en relación con los isquiosurales** (ratio) durante tareas que requieren aterrizajes o CDD suponen un **factor de riesgo importante.** Tal y como se ha descrito en apartados anteriores, cabría señalar la importancia de otros grupos musculares, como el sóleo y la propia musculatura isquiosural, que tienen hacia la reducción de la traslación anterior de la tibia, cosa que parece ocurrir de manera contraria con los gastrocnemios y los cuádriceps [100].

– *Stiffness* **muscular inadecuada.** Por lo general, en los estudios descritos en esta revisión, los **deportistas masculinos tienen una mayor rigidez en las estructuras activas y pasivas que las mujeres,** lo que puede desencadenar en un mayor riesgo de lesión en población femenina [117].

- Grodman y otros (2023) [75], en su estudio retrospectivo, **analizaron si los niveles de diversas actividades deportivas realizadas por deportistas con lesión de LCA, cambiaron significativamente durante los 6 meses previos a la lesión.** Se realizó una serie de preguntas a un total de 48 pacientes (12 hombres y 36 mujeres con 19,1 ± 6,5 años) practicantes de diferentes modalidades deportivas como el fútbol, baloncesto y multideporte, entre otros, con el fin de conocer la frecuencia y tipo de actividad deportiva llevada a cabo antes de la lesión del LCA. Los resultados de este estudio indicaron que los deportistas que sufrieron una lesión de LCA sin contacto, aumentaron notablemente sus niveles de actividad específica del deporte que practicaban antes de la lesión (p= 0,098), mientras que los deportistas que sufrieron una lesión del LCA con contacto, no mostraron cambios en dicha actividad (p=0,828). Los niveles de carreras, saltos, CDD, giros y desaceleraciones aumentaron en los deportistas que sufrieron una lesión del LCA sin contacto, pero disminuyeron en los deportistas con lesión del LCA con contacto, aunque no de manera significativa (valores de p>0,10). La actividad del entrenamiento con cargas disminuyó significativamente antes de sufrir una lesión de LCA entre los deportistas con lesión del LCA por contacto (p=0,002).

   Estos resultados proporcionan evidencia de que **un rápido aumento en los niveles de actividades/maniobras las cuales aplican grandes fuerzas sobre el LCA, pueden ser un factor de riesgo para la lesión del LCA,** especialmente en situación sin contacto, lo cual tiene grandes implicaciones para el entrenamiento y la **prevención de lesiones** [75]. Las investigaciones futuras deberían de tener como objetivo proporcionar evidencia directa in vivo de la acumulación de microdaños en el LCA a través de biomarcadores séricos, donde se han observado diferencias significativas antes de la lesión en biomarcadores de colágeno entre los casos de lesión del LCA y controles sanos emparejados por sexo, edad, altura y peso [123], o de imágenes de RMN [124].

Factores de riesgo intrínsecos: historia familiar

- En la revisión sistemática con metaanálisis llevada a cabo por Hasani y otros (2022) [125] investigaron los antecedentes familiares como factor de riesgo a la hora de sufrir una lesión primaria del LCA:

   – Aquellos jugadores con **antecedentes familiares de lesión del LCA, tienen un riesgo 2,5 veces mayor** de presentar una **lesión primaria en el LCA** comparado con aquellos jugadores sin antecedentes familiares de lesión del LCA (p<0,001). Los antecedentes familiares se consideraron como válidos si los pacientes informaban de un **familiar de primer grado** (padre/madre o hermano) que había sufrido una lesión de LCA [125].

- **Deportistas femeninas con antecedentes familiares** de historia de lesión, tienen un **riesgo 2,6 veces mayor** de presentar una **lesión primaria del LCA** (p<0,001). Sin embargo, los **deportistas masculinos** tienen un **riesgo de 2,4 veces mayor** (p<0,001) [125].

- La probabilidad de sufrir una lesión en cualquiera de las rodillas fue de 2,38 veces mayor en aquellos deportistas con antecedentes familiares de lesión del LCA en comparación a los que no (p<0,001) [125].

- Tener **antecedentes familiares de lesión de LCA aumenta el riesgo en 2,28 veces más de sufrir una lesión del LCA en la extremidad contralateral** (p<0,005) [125].

Diferencias entre sexos

- De acuerdo con la revisión de Parsons y otros (2021) [114], se propone que el género opera como un entorno generalizado de desarrollo extrínseco, presente en el ciclo de la lesión del LCA desde antes de la práctica deportiva, hasta el entrenamiento y la competición, pasando por el tratamiento y la rehabilitación. En lugar de una vía lineal, **el riesgo de lesión del LCA puede considerarse cíclico**, ya que se producen **adaptaciones dentro del contexto del deporte** (tanto en presencia como en ausencia de lesión) **que alteran el riesgo y afectan la etiología de una manera dinámica y recursiva.** Estos autores describen y critican el paradigma actual de la lesión del LCA basado en el sexo, incluida la versión tradicional de los factores de riesgo binarios (es decir, intrínsecos y extrínsecos), el mecanismo de lesión y los programas de prevención. Cambiar el enfoque del riesgo individual que tiene el cuerpo, para incluir también los entornos de género que caracterizan la situación, nos posicionaría mejor para comprender la interacción de los factores de riesgo y desarrollar intervenciones que puedan cambiar sistemáticamente el panorama de las lesiones para todas las niñas y mujeres deportistas.

El etiquetado binario tradicional descrito anteriormente de los factores intrínsecos y extrínsecos es problemático, puesto que muchos factores aparentemente intrínsecos pueden verse fuertemente influenciados por el medio ambiente y la sociedad. Un ejemplo es la fuerza muscular, la cual es considerada como un factor de riesgo intrínseco sugiriendo una responsabilidad por parte del deportista a la hora de abordarla. La cultura de entrenamiento con cargas y un uso más popularizado de los gimnasios, necesarios para desarrollar la fuerza muscular, pueden estar fuertemente diferenciados por el sexo, de manera que interfieren la participación de las mujeres, aunque afortunadamente, esto está cambiando. Durante la adolescencia, los niños experimentan un crecimiento acelerado de la fuerza muscular y el rendimiento motor, mientras que en las niñas esto sucede de manera más temprana paulatina. La base del problema es que los niños/hombres y las niñas/mujeres se encuentran en contextos de formación similares, lo que probablemente no sea el caso. Por todo ello, se deja la pregunta abierta de **como el contexto social del entrenamiento y el juego, así como las normas de género más amplias sobre la participación de las niñas en deportes y actividades físicas, moldean los comportamientos aprendidos y los movimientos corporales de las niñas, y si esto influye en el riesgo de lesiones.** En lugar de posicionar el sexo o el género como factores de riesgo intrínsecos, vale la pena considerarlos también como extrínsecos. Los efectos observados a nivel individual pueden entenderse como resultados de las formas en que los contextos sociales y materiales del deporte condicionan los cuerpos de los deportistas. Ir más allá de un punto de partida biológico para incorporar tanto la biología como la sociedad como posibles influencias en el riesgo de lesión del LCA puede conducir a nuevos avances en este campo [114].

- **A nivel biomecánico**, en la revisión de Marieswaran y otros (2018) [98] establecen cuatro **desequilibrios que diferencian a hombres y mujeres**. En primer lugar, en las mujeres, la musculatura de la cadena posterior (glúteos, isquiosurales, gastrocnemios y el sóleo) no es capaz de absorber suficiente GRF obligando a la articulación y a los ligamentos a absorber grandes cantidades de esta fuerza, denominándose este fenómeno como **«dominancia del ligamento»**. El segundo desequilibrio, denominado **«dominancia del cuádriceps»**, se relaciona con aquellas mujeres que utilizan la musculatura cuadricipital para fortalecer y estabilizar la rodilla dejando de lado la potenciación de la cadena posterior, provocando una fuerza de cizallamiento anterior en la rodilla. El tercer tipo de desequilibrio es el **dominio excesivo de una extremidad inferior en comparación a la otra**, resultando en una asimetría entre extremidades inferiores con el consecuente incremento del riesgo de lesiones futuras. El cuarto tipo sería el **desequilibrio relacionado con la incapacidad de controlar con precisión el tronco desde un punto de vista tridimensional** (giros, inclinaciones laterales y flexoextensión del tronco). Dado que el centro de masas en las mujeres se encuentra más alto que el de los hombres, la adición de masa en el tronco después de la maduración, sin los músculos suficientemente desarrollados, amplifica el desequilibrio que conduce a un mayor movimiento lateral durante las acciones deportivas. Junto a todo esto, también se ha observado que el área transversal, la longitud y el volumen del LCA es menor en las mujeres. Sin embargo, Parsons y otros (2021) [114] señalan en su revisión que no existe evidencia sólida de que la biomecánica en el momento de la lesión del LCA sea diferente entre sexos, destacando que **si la posición del deportista en el momento de la lesión es la misma pero la tasa de lesión del LCA en niñas y mujeres es de 3 a 6 veces mayor que en niños y hombres, las diferencias biomecánicas no son suficientemente explicativas por sí solas.**

2.4.4. Rerrotura de la plastia

Factores demográficos

- En la revisión sistemática realizada por Wiggins y otros (2016) [126], se identificó la **edad y el nivel de actividad como factores de riesgo clave en la reincidencia de lesión tras una reconstrucción del LCA**. Específicamente cuando los deportistas son más jóvenes (<25 años) y aquellos que regresan a un alto nivel competitivo en deportes donde existe el pivotaje y el CDD, como el fútbol. Esto se pone de manifiesto en el estudio de cohortes de Rayes y otros (2022) [88], en donde más del 80 % de las roturas de injerto fueron practicando deportes de contacto o de pivotaje.
- Según la revisión de Costa y otros (2022) [127], los individuos **menores de 20 años** tienen un **riesgo 3 veces mayor que los individuos mayores de 20 años, 4 veces mayor en comparación con los individuos mayores de 30 años y casi 8 veces mayor que los individuos mayores de 40 años**. Esto podría ser debido a la práctica de un **nivel competitivo superior cuando se es más joven**, lo que afecta considerablemente a un mayor riesgo de lesión. No obstante, en lo que respecta al sexo, los autores no encontraron diferencias estadísticamente significativas que demuestren mayor riesgo entre mujeres y hombres.
- En el estudio prospectivo de Webster y otros (2014) [128] encontraron que aquellos individuos **menores de 20 años en el momento de la cirugía tenían 6 veces más de probabilidades de sufrir una rotura del injerto que los individuos con edades iguales o superiores a 20 años** (OR: 6,3; 95 % IC 2,8-13,9; p=0,001). Además, un mecanismo de lesión por contacto en la lesión

inicial y volver a un deporte donde existen CDD y pivotajes conduce a un aumento de entre 3 y 5 veces, respectivamente, del riesgo de lesión (OR: 3,2; 95 % IC 1,5-1,7; p=0,05 y (OR: 3,9; 95 % IC 1,3-9,9; p=0,01). No obstante, en la revisión de Matsuzaki y otros (2022) [89] informaron que una edad menor a 15-16 años y el sexo femenino, supone un factor de riesgo no modificable.

Factores anatómicos

- Según la revisión de Costa y otros (2022) [127], un IMC entre 25-30 se asociaba con un mayor riesgo de lesión; mientras que con un IMC >30 el riesgo descendía. No obstante, esta conclusión debe ser tomada con cautela, puesto que el nivel competitivo podría afectar a los resultados. Parece ser que la **anatomía ósea de la rodilla puede ser un factor de riesgo**. En concreto, **la inclinación tibial posterior/***posterior tibial slope* (Figura 54), que es el ángulo entre la línea tangencial a la superficie de la meseta tibial lateral (línea AB) y la perpendicular al eje tibial (línea AC). **Este ángulo incrementado es significativamente asociado a un deslizamiento anterior de la tibia durante aterrizajes en los saltos.** Así mismo, individuos con este ángulo más pronunciado tuvieron más roturas de la plastia en comparación con el grupo control, el cual tenía un menor ángulo. Algunos autores recomiendan una osteotomía tibial anterior en los casos en los que el ángulo sea inferior a 12º [127]. Esto encaja con el estudio casos y controles de Firth y otros (2022) [129] donde aquellos deportistas con injerto de TI que tenían un ángulo de inclinación tibial posterior aumentado, se asociaron con mayores probabilidades de rotura del injerto. Los autores de este estudio también asociaron una mayor probabilidad de rotura del injerto cuando: (1) la edad era menor, (2) existía una hiperextensión de rodilla, (3) un aumento de la inclinación tibial posterior y (4) una reparación meniscal o meniscectomía del menisco medial. Por tanto, se recomienda que los cirujanos ortopédicos deben considerar **complementar la reparación del LCA de autoinjerto de TI con una tenodesis extraarticular lateral (TEL)**[p] **en pacientes jóvenes activos con características morfológicas que los hacen correr un alto riesgo de volver a lesionarse**, ya que la TEL fue protectora cuando se ajustó con otras variables en este análisis. A su vez, es necesaria una evaluación durante el preoperatorio para detectar cualquier factor que predisponga a aumentar el riesgo que ponga en peligro la integridad de la plastia [127].

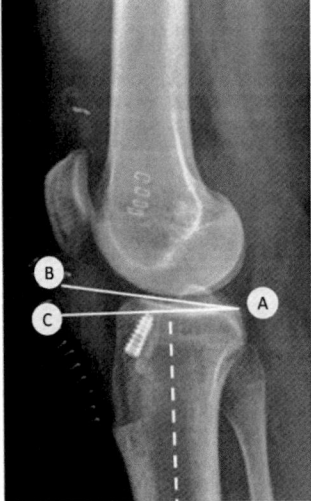

Figura 54. *Posterior tibial slope* desde una visión lateral. Ángulo entre la línea tangencial a la superficie de la meseta tibial lateral (línea AB) y la perpendicular al eje tibial (línea AC). Adaptado de Costa y otros (2022) [127].

---

[p] El procedimiento de tenodesis extraarticular lateral aparece descrito en el apartado 3.2.1 **Tipos de injertos.**

Factores ambientales

- Según la revisión de Costa y otros (2022) [127], **regresar a deportes donde existe el pivotaje y CDD es un fuerte predictor para una posible rerrotura de la plastia.** Estos hallazgos también quedan refrendados por las revisiones de Matsuzaki y otros (2022) [89] y de Wiggins y otros (2016) [126], **considerándose este el factor de riesgo más importante en volver a sufrir una lesión de LCA dentro de los 2 años posteriores a la cirugía** [84] [128]. A su vez, los deportes en donde existe el contacto y acciones de pivotaje supusieron la causa de rotura de la plastia, procedente de HTH y de TI, en más del 80 % de los deportistas [88]. Además, aproximadamente estos deportistas se sitúan en un **riesgo de hasta 4 veces mayor** en comparación al resto de actividades deportivas que no tienen estas características [127].

Tipo de operación

- Según la revisión de Costa y otros (2022) [127], en un total de 3567 rerroturas de la plastia analizadas, **los errores técnicos** (selección de la plastia, tensión insuficiente de la misma y un inapropiado posicionamiento del túnel tibio-femoral) fueron identificados como **la causa más común de fracaso de la plastia, precedida solo por traumatismos bruscos.**

Selección de la plastia/injerto

Más adelante, en el apartado 3.2.1 **Tipos de injertos**, se hace una descripción de cada uno de ellos. Si el lector no está familiarizado con las características básicas de estas estructuras, puede ser interesante acceder previamente a dicho apartado.

- En el estudio de cohorte con carácter retrospectivo de Kew y otros (2022) [53], realizado en **pacientes adolescentes** (entre 14-18 años) sometidos a una reconstrucción primaria del LCA con autoinjerto de TI o de HTH, se encontró que los **pacientes con injertos procedentes de TI** tenían una **mayor tasa de nuevas lesiones** (p=0,028), el tiempo de seguimiento en aquellos pacientes con una rotura de la plastia fue de 3,9 ± 0,9 años. Estos hallazgos guardan relación con el estudio prospectivo aleatorizado de Arida y otros (2021) [130], realizado en deportistas amateur (29,93 ± 11,31 años) donde encontraron que entre los 6 y 12 meses de seguimiento tras la reconstrucción del LCA, **la rotura del injerto procedente de TI fue significativamente más alta** (p=0,044) en comparación a la del injerto de HTH. Así mismo, las pruebas de laxitud articular fueron similares en los dos grupos a los 12 meses de seguimiento. El torque máximo de fuerza evaluada con un dispositivo isocinético a 60º y 180º en el sentido de la flexión de rodilla, fue significativamente superior (p<0,05) en los sujetos con injerto de HTH en comparación a los de injerto isquiosural tanto a los 6 como a los 12 meses. Por otro lado, y según la revisión de Costa y otros (2022) [127], **la plastia de HTH es la favorita por delante del injerto de los TI en la población atlética.** Cuando se compara el riesgo de rotura con estos dos tipos de plastia, los estudios no muestran diferencias estadísticamente significativas entre ambas, pero en lo que respecta a la **vuelta al deporte, un número mayor de deportistas con plastias de HTH lo lograban en comparación con el injerto de TI.** A su vez, las **plastias de TI** tienen un mayor riesgo de sufrir **infecciones.** Los injertos del TC producen menos dolor en el lugar de extracción que los autoinjertos de HTH y mejores puntuaciones en resultados funcionales que los autoinjertos de TI. Estos **injertos de TC tienen tasas de rerrotura menores** que los injertos de TI. Los injertos de HTH suelen presentar dolor anterior de rodilla, dificultad al arrodillarse y déficit de extensión. Los injertos de TI pueden presentar un déficit en la extensión de la cadera y flexión de rodilla. Existe un **riesgo elevado cuando el injerto de TI es ≤ 8 mm aumentando el riesgo de rerrotura en 6,8 veces.**

Procedimiento quirúrgico empleado

- Según la revisión de Costa y otros (2022) [127], **la posición apropiada de la plastia ha sido lo más importante en lo que respecta a reducir el riesgo de relesión.** Las posiciones no anatómicas del injerto crean vectores de fuerza intraarticulares que pueden afectar la longevidad del este. Un injerto colocado demasiado posterior o bajo en el borde del cóndilo femoral, está sujeto a una mayor tensión durante la extensión de la rodilla, por el contrario, colocar el injerto muy arriba y en sentido anterior, da como resultado una plastia más «vertical» produciendo una mayor traslación anterior de la tibia. Estos errores en el posicionamiento de la plastia, aumenta el riesgo de pinzamiento de esta, aumentando así la probabilidad de volver a romperse. Se recomienda colocar los **túneles tibiales y femorales muy cerca de los orígenes del LCA, para producir lo mejor posible las propiedades biomecánicas del LCA nativo.**

- En la revisión sistemática con metaanálisis de Seppänen y otros (2022) [131], compararon la técnica artroscópica de una sola banda/haz único denominada en inglés *single bundle* (SB), y la de doble banda/haz o *double bundle* (DB) en ensayos clínicos aleatorizados. Lo que pretende **la técnica DB es imitar de la forma más similar posible la anatomía original del LCA frente a la técnica SB, produciendo así una estabilidad anterior y rotacional mayor comparada con la técnica de SB.** No obstante, las técnicas más utilizadas para la reconstrucción del LCA serán descritas en apartados posteriores. **En lo que respecta a las pruebas de estabilidad pasiva**, a través del *pivot shift test* y la prueba de cajón anterior con el *KT-100 arthrometer*[q]; **y en el cuestionario subjetivo**, a través del *International Knee Documentation Committee, IKDC*)[r], **hubo diferencias estadísticamente significativas a favor de la técnica DB cuando se agruparon los resultados** ($p \leq 0,001$). Sin embargo, no hubo diferencias estadísticamente significativas en la rerrotura de la plastia independientemente de la técnica utilizada ($p = 0,640$). Así mismo, se realizó un análisis en un subgrupo en el que no se encontraron diferencias entre ambas técnicas cuando se utilizó el abordaje a través del portal medial.

Maduración del injerto

- Según la revisión de Costa y otros (2022) [127], el **riesgo de sufrir una segunda rotura del LCA es superior durante el primer año** de la vuelta al deporte tras la reconstrucción. Las biopsias de los injertos son consideradas el *gold standard* para determinar la madurez de este; es decir, la prueba de referencia. Sin embargo, al ser un método invasivo, la prueba de RMN puede ser útil para la **monitorización indirecta del proceso de ligamentización**[s] del injerto, puesto que una maduración incompleta está relacionada con una señal

---

[q] Estas pruebas de estabilidad pasiva de la rodilla aparecen descritas más adelante en el apartado 8.1 **Pruebas pasivas de estabilidad articular.**

[r] Los cuestionarios subjetivos de la función de la rodilla aparecen descritos más adelante en el apartado 8.4 **Puntuación en los cuestionarios subjetivos.**

[s] Este proceso de curación y remodelación de la plastia aparece ampliado en el apartado 3.2.3 **Ligamentización y cicatrización del túnel óseo.**

hiperintensa de la plastia. No obstante, no se ha encontrado una correlación evidente entre la intensidad de la señal y las puntuaciones de los resultados de estabilidad de la rodilla, y es por ello por lo que **este tipo de pruebas por imagen no proporciona información sólida para la vuelta al deporte**. Dicho esto, los autores de esta revisión proponen **obtener información a través de imágenes de RMN combinada con pruebas de laxitud articular para comprobar posibles anomalías**. A este respecto, Wiggins y otros (2016) [126] señalan en su revisión la curación incompleta del injerto, entre otras, como una de las causas de rotura.

Vuelta al deporte: percepción subjetiva

- En el estudio de cohorte de King y otros (2021) [83] **no encontraron diferencias estadísticamente significativas en los cuestionarios subjetivos de la rodilla** *ACL-Return to sport after injury* (ACL-RSI) e IKDC (p=0,09 y p=0,12 respectivamente), **entre los deportistas que volvieron satisfactoriamente a practicar el mismo nivel deportivo y aquellos que se volvieron a lesionar.** Cabe señalar que los sujetos de este estudio fueron sometidos a una reconstrucción primaria del LCA utilizando autoinjertos de TI (procedentes del músculo grácil y semitendinoso) o procedentes de HTH y eran deportistas varones practicantes de deportes colectivos como el fútbol y el rugby, los cuales recibieron un protocolo de rehabilitación acelerado. Los sujetos que se relesionaron volvieron a realizar su deporte a los 9,6± 3,2 meses tras la operación. Con base en estos hallazgos, los autores sugieren que **la puntuación acerca de la percepción subjetiva de la rodilla no es un factor de riesgo para volver a lesionarse.**

Vuelta al deporte: fuerza muscular

- Según la revisión de Costa y otros (2022) [127], restablecer **la fuerza muscular juega un papel clave en la recuperación.** La valoración de esta capacidad física a través de dispositivos isocinéticos ha sido identificada como un método apropiado para la valoración de la musculatura cuadricipital e isquiosural.
- En la revisión de Matsukazi y otros (2022) [89] señalan que el **valgo dinámico de la rodilla durante el aterrizaje, las asimetrías de fuerza en los extensores de la rodilla en el contacto inicial con el suelo y la disminución de la estabilidad postural a una sola pierna en el momento del RTP, predicen una segunda lesión del LCA en cualquiera de las rodillas.** Tal y como se indica en la revisión de Wilczyński y otros (2020) [121], varios estudios demostraron una relación entre la aparición del valgo dinámico de rodilla en tareas ejecutadas a una sola pierna y la fuerza en los músculos de la cadera en hombres y mujeres en los abductores, rotadores externos y extensores de cadera.
- En el estudio prospectivo de Kyritsis y otros (2016) [132] realizado en 158 futbolistas profesionales (edad 22 ± 5) que fueron sometidos a una reconstrucción de LCA, comprobaron que **por cada 10 % de disminución en la ratio de fuerza isocinética entre isquiosurales y los cuádriceps, hubo un riesgo 10,6 veces mayor de sufrir una rotura del injerto.** Las baterías de saltos también han sido populares para un regreso al deporte junto con los índices de simetría, los cuales deben de proporcionar in IDS ≥90 %. No obstante, otros autores comentan que este IDS debería de ser ≥ 100 % si se practica deportes donde existe el pivotaje. Utilizar el IDS puede no ser muy específico, ya que puede sobreestimar el nivel del deportista, por tanto,

quizás sería más adecuado estimar el nivel de rendimiento obtenido en las pruebas de salto, así como de fuerza muscular, antes de la lesión, que se consigue comparando la extremidad inferior lesionada con la no lesionada antes de la reconstrucción (si se dispone de valores de referencia del deportista). También se hace especial atención a la calidad de movimiento para detectar patrones de movimiento aberrantes y no solo la cantidad de este, como sería el rendimiento alcanzado en saltos. Estas ideas van a ser desarrolladas en profundidad a lo largo de este libro.

- Grindem y otros (2016) [84] realizaron un estudio prospectivo con una duración de dos años en una cohorte de deportistas practicantes de nivel 1. Los principales resultados indicaron que se asociaron a un **descenso en el riesgo de relesión: (1)** unos **niveles de fuerza más simétricos en la musculatura cuadricipital y (2) un regreso más tardío a este nivel deportivo, por encima de los 9 meses tras la cirugía.**

- En el estudio prospectivo Paterno y otros (2010) [133], realizado en jóvenes deportistas (mujeres y hombres 16,1 ± 2,97 años) operados del LCA, evaluaron la cinética y cinemática articular a través del *drop jump* (DJ) bipodal. Encontraron que el **ROM de la rodilla en el plano frontal** (valgo) **durante el aterrizaje, las asimetrías del plano sagital en los momentos de fuerza durante el contacto inicial y una estabilidad postural deficiente son fuertes predictores de una segunda lesión del LCA** (tanto en la extremidad inferior homolateral como la contralateral) con una alta sensibilidad (0,92) y especificidad (0,88).

Historia familiar

- En la revisión sistemática con metaanálisis llevada a cabo por Hasani y otros (2022) [125] analizaron que tener **antecedentes familiares de lesión en el LCA aumenta el riesgo de rerrotura de la plastia 1,80 veces más** (p=0,005). Así mismo, Webster y otros (2014) [128] analizaron en una cohorte de 561 pacientes intervenidos quirúrgicamente de LCA de 28,5 ± 9,9 años en el momento de la reconstrucción, que tener **antecedentes familiares con este tipo de lesión supone un aumento de hasta 2 veces en las probabilidades de sufrir una rotura del injerto** (OR: 2,4 95 % IC 1,1-5,3; p=0,04). En este sentido, los antecedentes familiares se consideraron como válidos si los pacientes informaban de un **familiar de primer grado (padre/madre o hermano)** que había sufrido una lesión de LCA.

2.4.5. Extremidad contralateral

- Webster y otros (2014) [128] analizaron los factores de riesgo en sufrir una lesión del LCA en la extremidad inferior contralateral tras una reconstrucción del LCA. La cohorte estuvo compuesta por 561 pacientes (370 hombres y 191 mujeres) teniendo 28,5 ± 9,9 años en el momento de la operación. Los individuos que **regresaron a un deporte donde existían acciones de CDD y pivotajes,** tuvieron un **aumento de casi 5 veces en las probabilidades de sufrir una lesión del LCA en la extremidad inferior contralateral** (OR: 4,9, 95 % IC 2,0-12,2; p=0,001). Así mismo, **tener menos de 20 años y antecedentes familiares con historia de lesión de LCA (padre/madre o hermanos)** también condujo a un **aumento de entre 3 y 2 veces, respectivamente, en las probabilidades de sufrir una lesión del LCA en el lado contralateral** (OR: 3,1 95 % IC 1,6-5,9; p=0,04) y (OR: 2,2 95 % IC 1,2-4,4; p=0,02).

Dado que la experiencia del autor de este libro se basa en gran medida dentro de una cantera de fútbol profesional, de las 13 lesiones del LCA documentadas durante 5 temporadas consecutivas, 11 ocurrieron sobre césped artificial y 2 en césped natural. Cuatro jugadores tenían familiares de primer grado con antecedentes de lesión de LCA. Se desconocen los antecedentes familiares en el resto de los jugadores. Respecto a los factores de riesgo restantes, no se dispone de información fiable como para sacar conclusiones.

Aquellos jugadores que sufrieron una rotura de la plastia cumplieron una gran cantidad de los factores de riesgo anteriormente señalados: (1) practicantes de deportes que implican giros y CDD, (2) menores de 25 años, (3) nivel competitivo alto, (4) autoinjertos procedentes de TI y (5) vuelta al deporte antes del primer año tras la reconstrucción.

2.5. Diagnóstico

La técnica de **cirugía artroscópica** junto con **la RMN** son métodos de **detección para la rotura del LCA** [103] [134] [135] [84] [7] [130] [94] [136] [75]. La **confirmación de rotura a través de una RMN, junto con una diferencia ≥ 3 mm en la laxitud articular entre extremidades** evaluadas con un artrómetro KT-1000, son **métodos** utilizados para establecer el **diagnóstico** [84]. En este momento, la laximetría está mejor indicada para la evaluación diagnóstica de la rotura completa del LCA, junto con un historial y un examen clínico completos. Por sí sola, **el valor diagnóstico de la laximetría parece comparable a las maniobras de examen clásicas, como las pruebas de** *Pivot Shift test* **o de** *Lachman*, **pero la combinación de ambas medidas es superior.** Cierta literatura sugiere que esta combinación excede las capacidades diagnósticas de la RMN, lo que podría obviar la necesidad del tiempo y el costo adicional de las imágenes avanzadas [137]. Así mismo, la cantidad de derrame y la rapidez con que comienza después de la lesión, también es útil para establecerlo [138]. En lo que respecta a pruebas clínicas, si se sospecha de una lesión del LCA, se recomienda aplicar la prueba de *Lachman*, puesto que tiene una elevada precisión diagnóstica en términos de sensibilidad y especificidad. Además, la prueba de *pivot shift* y la prueba de «cajón anterior» tienen una especificidad muy alta tanto en condiciones agudas como crónicas, y es por ello por lo que también deberían de realizarse para establecer el diagnóstico [139] [98]. También se ha propuesto que, para una clasificación correcta de un paciente con rotura del LCA, el deportista debía de tener al menos 2 de los 3 siguientes hallazgos: (1) resultado positivo en RMN, (2) laxitud excesiva utilizando un artrómetro KT-1000 (>3 mm de traslación en lado afectado vs lado no afectado), y (3) hallazgo positivo en alguna prueba ortopédica realizada por un examinador que no supiese los resultados de los dos anteriores hallazgos y la condición del paciente. Si menos de dos de estos resultados eran positivos, el estado del LCA del paciente se clasificó como normal [140]. Más adelante, en el apartado **8.1 Pruebas pasivas de estabilidad articular**, se pueden consultar estos métodos diagnósticos previamente mencionados con una descripción detallada de las maniobras junto con su interpretación.

- En el estudio de serie de casos realizado por Filbay y otros (2023) [94] los autores utilizaron un **sistema de puntuación basado en los hallazgos de RMN**, denominada *Anterior Cruciate Ligament OsteoArthritis Score* (ACLOAS). El grado 0 corresponde a un ligamento normal con señal hipointensa con una regularidad en el grosor y la continuidad; el grado 1, indica un ligamento engrosado y/o señal intraligamentosa alta con curso y continuidad normales; el grado 2, indica un ligamento adelgazado o alargado, pero mostrando continuidad ligamentosa; y el grado 3, una ausencia de ligamento o completa discontinuidad. La interpretación de la RMN con la consecuente clasificación debe ser realizada por radiólogos musculoesqueléticos experimentados. Este sistema de puntuación será puesto en práctica en el apartado de cicatrización espontánea y tratamiento conservador.

2.6. Buenos predictores de éxito

- El hecho de superar con éxito una batería exhaustiva de pruebas funcionales como las que se desarrollarán posteriormente en este libro (fuerza muscular, ADM, saltos horizontales, saltos verticales, pruebas de CDD, etc.) no está claramente relacionado con el riesgo de presentar una segunda lesión del LCA [110], aunque la tendencia apunta a que el hecho de superar baterías de pruebas con estas características, está asociado con un claro descenso del riesgo de relesión del LCA [132] [141] [133]. Ejemplo de ello es el estudio prospectivo de cohorte realizado por Thoma y otros (2019) [142], el cual fue realizado en mujeres y hombres deportistas (26,5 ± 9,7 años) de nivel 1 (70 %) y de nivel 2 (30 %), donde los autores concluyen que unos valores más altos de fuerza muscular y estabilidad articular preoperatorios también sitúan a los deportistas en una posición ventajosa para afrontar una recuperación. No obstante, cuando se toman las mediciones aproximadamente 1 año después de la reconstrucción del LCA, aquellos deportistas varones y más jóvenes que consiguen volver a practicar su deporte tras una reconstrucción del LCA, obtienen puntuaciones más altas en las pruebas de rendimiento en el salto horizontal y menores porcentajes de asimetría [143]. Es por ello por lo que cobra especial importancia el conocimiento sobre las expectativas que tienen los deportistas para relacionar dichas expectativas preoperatorias con un resultado en la recuperación lo más positivo posible. En general, las expectativas de recuperación total de los futbolistas con respecto a la cirugía de reconstrucción del LCA son altas. Los deportistas varones y más jóvenes son quienes presentan las preconcepciones más optimistas en cuanto a su recuperación completa [143]. En este sentido, en el estudio prospectivo de Feucht y otros (2014) [144], realizado mayoritariamente en mujeres y hombres deportistas (31,5 ± 11,3 años) no profesionales, destacaron que el 91 % que sufrieron una rotura del LCA esperaron volver a su nivel previo a la lesión, y de ellos, el 99 % creyeron que lo haría en un periodo máximo de un año. Es por ello por lo que estos deportistas, creen que volverán a tener una función normal (38 %) o casi normal (62 %) en su rodilla intervenida, y tan solo un 2 % considera que el riesgo de sufrir una osteoartritis prematura se haya acrecentado con este evento. Sin embargo, la realidad arroja números diferentes a los esperados por quienes caen lesionados del LCA, como muestra el trabajo de revisión sistemática y metaanálisis de Lai y otros (2018) [145], en el cual tan solo el 85 % de los futbolistas de élite, el 78 % de jugadores de fútbol americano de élite y el 82 % de jugadores de baloncesto de élite operados de LCA, consiguieron volver a su nivel previo a la lesión. Así mismo, esta revisión hace referencia a otro trabajo de revisión, en el cual, el porcentaje se desploma hasta un 60 % en aquellos deportistas que no compiten en un entorno de élite.
- Pese a la crudeza de estos datos, algunos factores predisponen a la obtención de resultados positivos en la recuperación de las lesiones de LCA, por ejemplo, Cox y otros (2014) [146] realizaron un estudio prospectivo de cohorte abarcando hasta 1410 deportistas recreacionales

con una media de edad de 23 años, en el cual encontraron que la inexistencia de lesiones meniscales o del cartílago articular asociadas a la rotura del LCA o en su defecto, la menor afectación de dichas estructuras, incrementa las probabilidades de éxito en el proceso de recuperación. Por otro lado, es importante destacar que, una **menor edad, un nivel competitivo más alto, un tiempo reducido hasta la cirugía y la ausencia de lesión del cartílago, se asociaron positivamente con el regreso a la participación deportiva previa a la lesión** [87]. Así mismo, retrasar la vuelta a la competición en deportes donde existen acciones de contacto y CDD hasta los 12 meses, es un plazo que otorga más seguridad de cara al proceso de ligamentizacion de la plastia [147] [148].

A tenor de la evidencia encontrada y que aparecerá descrita más en profundidad a lo largo de este libro, parece necesario proporcionar información explícita a los deportistas sobre los objetivos realistas de la reconstrucción del LCA para evitar la insatisfacción postoperatoria, a pesar de una operación exitosa desde el punto de vista de los cirujanos. Asociar las expectativas del deportista con el resultado razonable puede conducir a una mayor satisfacción del deportista después de la cirugía. En este sentido, el estudio de caso control realizado Ardern y otros (2013) [149] realizado en atletas (25,6 ± 9,4) practicantes de deportes de nivel 1 y 2 se demostró que las expectativas poco realistas de los pacientes influyen negativamente en los resultados informados por los deportistas tras 12 meses de la reconstrucción del LCA. Por otro lado, las respuestas psicológicas positivas evaluadas a través de cuestionarios, medidas antes de que los deportistas fueran operados y en la fase inicial de la recuperación se asociaron con el regreso al deporte a los 12 meses. Es por ello por lo que, de acuerdo con los hallazgos en este estudio, la autoeficacia de la función futura de la rodilla (como el deportista piensa que su rodilla estará después de la cirugía), evaluada antes de la operación, mostró ser un predictor de la función subjetiva y objetiva de la rodilla y del retorno a la actividad deportiva a los 12 meses después de la reconstrucción del LCA. Sin embargo, el acercamiento entre las expectativas del deportista y la realidad debe hacerse con cautela, ya que los factores psicológicos asociados a la lesión del LCA han mostrado una alta capacidad para condicionar el resultado final del proceso de recuperación. Mantener el apoyo social y del grupo ante una lesión de tan larga duración, reconstruir la confianza en la capacidad propia y reducir las presiones externas para la vuelta a la competición, parecen ser claves para que los deportistas se encuentren mentalmente preparados para volver al deporte y combatan sus miedos. En este aspecto, proporcionar cierto grado de autonomía a los jugadores durante las fases de recuperación haciéndoles partícipes de su proceso de recuperación (por ejemplo, autoevaluación del estado de la inflamación y de la fuerza de la rodilla) favorece la asociación de control interno (locus de control interno) sobre el proceso, siendo este otro de los factores que se han mostrado predisponentes a un buen resultado final.

2.7. Consideraciones en niños y niñas

2.7.1. Epidemiología y lesiones asociadas

- En la revisión de Matsuzaki y otros (2022) [89] encontraron que los **niños menores de 12 años tienen una tasa de lesiones del LCA más alta que las niñas**, que se mantiene a medida que avanza la pubertad. A su vez, **la tasa de lesiones del LCA en las niñas se ve incrementada a partir de los 12 años** y la tasa general de lesiones es más alta en la adolescencia tardía para ambos sexos (15-18 años). **La tasa de una segunda lesión del LCA en esta población adolescente de ambos sexos llega al 32 %, existiendo un mayor riesgo de relesión durante los primeros 2 años.** Desafortunadamente, la tasa de **lesiones contralaterales** en esta población se sitúa **entre un 7 % y un 21 %.**

- En la revisión sistemática con metaanálisis de Kay y otros (2018) [90], la media de edad de los pacientes incluidos fue de 14,3 años (rango 6-19 años), y los deportes más practicados fueron el fútbol americano y rugby (n=198), fútbol (n=194), baloncesto (n=114) sky (n=62), *lacrosse* (n=20), *baseball* (n=20). Los injertos más utilizados fueron los procedentes del TI (n=864), seguido de aloinjertos procedentes HTH y de autoinjertos de HTH. Los autores reportaron un total de **93 roturas de plastias (13 %) en 717 rodillas reconstruidas y 91 (14 %) de roturas en la extremidad inferior contralateral en 652 rodillas.**

- En el estudio prospectivo de Webster y otros (2016) [150] determinaron las **tasas de rotura del injerto y lesión del LCA nativo contralateral en una cohorte de pacientes masculinos y femeninos jóvenes** (media de edad de 17,2 con rango de 11-19 años) practicantes de deportes como el fútbol australiano, fútbol y baloncesto. A todos los pacientes intervenidos del LCA se les aplicó un autoinjerto de TI procedentes del músculo grácil y semitendinoso realizándose un seguimiento medio de 5 años a 316 pacientes. **Se registraron 57 (18 %) roturas de plastias en una media de 1,8 años tras la operación, las cuales prácticamente la mitad (47 %) ocurrieron durante el primer año tras la operación y el 74 % durante los dos años tras la operación.** En la Figura 55, se puede observar las tasas de rotura de la plastia en función de la edad y las tasas de lesiones en la rodilla contralateral. No hubo un patrón claro entre la edad en el momento de la cirugía y la rotura del injerto, aunque la tasa de rotura más baja se observó en el grupo de mayor edad (19 años en el momento de la cirugía). En 56 pacientes (18 %) se produjeron lesiones en el LCA de la rodilla contralateral en un tiempo medio de 3,7 años después de la operación. Solo 8 pacientes (14 %) sufrieron una lesión en la rodilla contralateral dentro del primer año tras la reconstrucción.

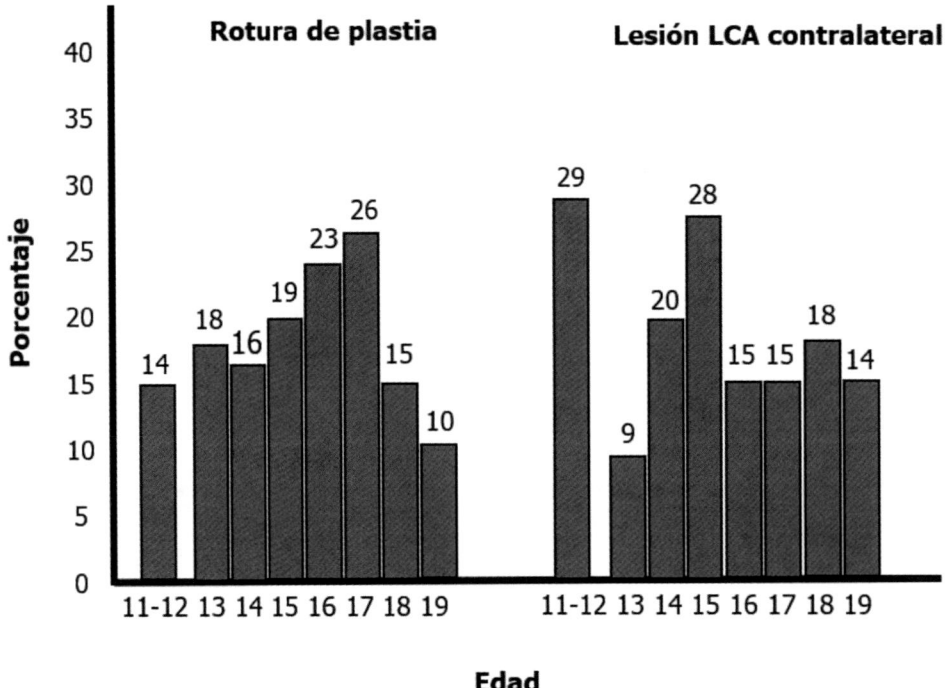

Figura 55. Porcentaje de pacientes con rotura de plastia y con lesiones del LCA contralateral por cada año. LCA: ligamento cruzado anterior. Adaptado de Webster y otros (2016) [150].

- En el estudio prospectivo de Millet y otros (2002) [151] analizaron la **incidencia de lesiones asociadas a la rotura del LCA en 39 jóvenes** (30 niñas y 9 niños) **entre los 10 y 14 años**, siendo la media de 13,6. En cuanto a los mecanismos lesionales, 24 ocurrieron durante giros, 10 en situaciones de contacto y 5 en posiciones de hiperextensión. Los pacientes fueron agrupados en dos grupos, en función de si las lesiones eran agudas o crónicas según el intervalo de tiempo desde la lesión hasta la cirugía. Las lesiones se clasificaron como agudas si los pacientes se sometieron a cirugía dentro de las 6 semanas posteriores a la lesión, y crónicas, si los pacientes se sometieron a cirugía una vez pasadas 6 semanas de la lesión. En la Tabla 9, podemos ver la distribución de lesiones meniscales divididas en función de la clasificación de los pacientes. **La incidencia de rotura del menisco externo aumentó ligeramente conforme fue pasando el tiempo** (8 pacientes de 27 en comparación a 8 pacientes de 22). Sin embargo, la incidencia de **desgarros en el menisco interno aumentó significativamente en lesiones crónicas del LCA** (2 pacientes de 27 en comparación a 8 pacientes de 22). Como se puede observar en el cómputo total de las lesiones, el menisco externo fue el más afectado cuando se produce una lesión del LCA, dato que guarda relación con población adulta [84].

Incidencia de rotura meniscal			
Afectaciones	**Total (n=39)**	**Lesiones agudas (n=27)**	**Lesiones crónicas (n=22)**
Lesiones asociadas	26 (67 %)	10 (58 %)	16 (73 %)
Menisco interno	10 (26 %)	2 (11 %)	8 (36 %)
Menisco externo	16 (41 %)	8 (47 %)	8 (36 %)

Tabla 9. Adaptado de Millet y otros (2002) [151].

- En el estudio prospectivo de Kilcoyne y otros (2012) [152] determinaron la **epidemiología lesional de los desgarros meniscales que ocurrieron después de una lesión del LCA en jóvenes deportistas en edad cadete.** En la Tabla 10, se muestra la distribución de lesiones meniscales en función del sexo, donde la **incidencia acumulada de desgarros meniscales internos aislados fue significativamente mayor** (riesgo relativo 1,45; IC 95 %, 0,98 %-2,14 %; P=0,05) **en comparación con los desgarros meniscales laterales**, difiriendo estos datos del estudio presentado anteriormente, en donde el menisco externo fue el más afectado. En la Tabla 11, se puede observar la incidencia lesional meniscal en función del tipo de deporte practicado, mientras que en la Tabla 12 se detalla la incidencia de lesión meniscal en función del nivel/mecanismo lesional.

Incidencia y localización de lesiones meniscales asociadas a la lesión del LCA en función del sexo			
Datos demográficos	**Desgarros meniscales totales**	**Desgarros menisco externo**	**Desgarros menisco interno**
Población total (n=353)	165 (47 %)	72 (44 %)	93 (56 %)
Hombres (n=302)	147 (49 %)	64 (44 %)	83 (56 %)
Mujeres (n=51)	18 (35 %)	8 (44 %)	10 (56 %)

Tabla 10. LCA: ligamento cruzado anterior. Adaptado de Kilcoyne y otros (2012) [152].

Incidencia de lesiones meniscales asociadas a la lesión del LCA en función del deporte			
Tipo de deporte	**Desgarros meniscales**	**Lesiones LCA**	**Incidencia (%)**
Lucha	17	22	77
Fútbol	12	16	46
Sky	9	21	43
Rugby	23	46	50
Fútbol americano	53	106	50
Baloncesto	15	34	44
Deportes gimnásticos	6	15	40
Balonmano	7	11	64
Volleyball	5	4	125
Lacrosse	5	8	63

Tabla 11. LCA: Ligamento cruzado anterior. Adaptado de Kilcoyne y otros (2012) [152].

Incidencia de lesiones meniscales en función del nivel de juego y mecanismo de lesión asociadas a la lesión del LCA			
Nivel de juego/mecanismo	**Desgarros meniscales lateral**	**Desgarros menisco medial**	**Total**
Club y colegio (n=353)	29 (45 %)	36 (55 %)	65 (53 %)
Tiempo libre y universitario (n=302)	27 (48 %)	29 (52 %)	56 (45 %)
Sin contacto (n=222)	49 (46 %)	58 (54 %)	107 (48 %)
Con contacto (n=95)	19 (43 %)	25 (57 %)	44 (46 %)

Tabla 12. LCA: ligamento cruzado anterior. Adaptado de Kilcoyne y otros (2012) [152].

2.7.2. Diagnóstico

- En el artículo de consenso de Ardern y otros (2018) [153] proporcionaron un resumen de las ideas establecidas acerca del tratamiento del LCA en niños y niñas durante el Comité Olímpico Internacional de 2018, en la que se llevó a cabo una puesta en común que reunió a diferentes especialistas en el ámbito de la fisioterapia y la cirugía ortopédica. Típicamente **la historia y un examen clínico completo permitirán hacer un diagnóstico preciso**. A continuación, se aportan una serie de hallazgos clínicos durante el examen físico del deportista:
  - **Hemartrosis**. Es una inflamación aguda de rodilla dentro de las 24 horas posteriores a un traumatismo debido a una hemorragia intraarticular, lo que sugiere una lesión estructural de rodilla [153].
  - El diagnóstico puede ser más difícil que en adultos, puesto que los **niños/as pueden no dar una historia clínica tan precisa** [153].
  - Se debería comenzar la evaluación solicitando **radiografías simples de rodilla para** todos los pacientes pediátricos con hemartrosis/ sospecha de lesión aguda de rodilla. Esto se debe a que las fracturas de la espina tibial y un desgarro del LCA pueden presentarse con una historia y un examen físico similares [153].
  - **Laxitud articular**. Puede existir una mayor laxitud articular fisiológica, por eso es importante comparar ambas rodillas [153]. Las pruebas de estabilidad pasiva realizada en adultos, como al *pivot shift test* y el *lachman test*, las cuales evalúan la estabilidad articular y aparecerán descritas en apartados posteriores, pueden ser también realizadas en jóvenes deportistas [151].

- Realizar una RMN para confirmar el diagnóstico de lesión del LCA y evaluar otras estructuras de tejidos blandos. La **interpretación de la RMN es más difícil** dadas las variantes de desarrollo en los niños [153].
- Debido al esqueleto inmaduro, los niños pueden sufrir diferentes lesiones de rodilla (por ejemplo, una fractura de la rótula y epifisiolisis) que los adultos [153].

Actualmente no existe ninguna pregunta, prueba manual o por imagen que pueda identificar con precisión la lesión del LCA. Los valores predictivos negativos del examen clínico y la RMN para el desgarro del LCA junto con la patología meniscal son más altos que los valores predictivos positivos (Tabla 13). Esto significa que, **si el examen clínico o la RMN son negativos, la posibilidad de que el paciente tenga una lesión es baja** [153]. Puesto que en la Tabla 13 aparecen los términos de sensibilidad y especificidad, se recomienda al lector acceder al apartado **8.1 Pruebas pasivas de estabilidad articular,** en el cual aparecen descritos estos términos.

Precisión diagnóstica del examen clínico y la resonancia magnética										
Diagnóstico	Sensibilidad (%)			Especificidad (%)			Valor predictivo positivo (%)		Valor predictivo negativo (%)	
	Examen clínico	RMN	Valor p	Examen clínico	RMN	Valor p	Examen clínico	RMN	Examen clínico	RMN
Rotura de LCA	81,3	75,0	0,55	90,6	94,1	0,39	49,0	58,6	97,8	97,1
Rotura menisco medial	62,1	79,3	0,15	80,7	92,0	0,03	14,5	34,3	97,6	98,8
Rotura menisco lateral	50,0	66,7	0,24	89,2	82,8	0,21	34,0	30,01	94,1	95,7

Tabla 13. LCA: Ligamento cruzado anterior; RMN: Resonancia magnética nuclear. Adaptado de Ardern y otros (2018) [153].

2.7.3. Factores de riesgo: crecimiento

- Según la revisión de Matsuzaki y otros (2022) [89], los **períodos de rápido crecimiento** pueden contribuir al **riesgo** de **lesión** del LCA. El fémur y la tibia crecen a un ritmo rápido, creando una palanca más larga aumentando la torsión en la rodilla. El aumento en la estatura y el peso corporal conlleva una elevación del centro de masas, requiriendo mayores fuerzas musculares para controlar el movimiento durante las actividades deportivas implicando un aumento en las demandas neuromusculares. **Después de la madurez,** se observa una **disminución del control biomecánico y neuromuscular de la rodilla,** con mayores ángulos y momentos de abducción en la rodilla, mayores GRF durante el aterrizaje y disminución de la rigidez activa de la articulación de la rodilla en las mujeres en comparación con los hombres. Además del crecimiento físico, los **mecanismos sensoriomotores** como el control visual, somatosensorial, vestibular, postural y la coordinación **continúan desarrollándose durante la niñez y la adolescencia.** Algunos adolescentes pueden experimentar retrasos o regresiones en algunos aspectos de la función sensoriomotora, lo que puede afectar el control motor y contribuir a patrones de movimiento extraños. Sin embargo, no hay consenso sobre cómo esto puede afectar el riesgo de lesiones. Estos factores físicos, biomecánicos, neuromusculares y sensoriomotores también pueden contribuir a una rehabilitación desafiante en comparación con la población adulta. En el Comité Olímpico Internacional de 2018 [153], en el cual se realizó un resumen acerca del manejo de las lesiones del LCA en jóvenes, y en relación con los posibles desajustes comentados anteriormente fruto de la madurez, los autores señalan que **los patrones de movimiento son un factor de riesgo modificable.**

2.8. Relesión

- El estudio de cohorte de Rayes y otros (2022) [88] realizaron un **seguimiento en sujetos** (23,3 ± 4,8 años) **practicantes** en su gran mayoría **de deportes de contacto y que implicaban pivotajes, con rotura del LCA.** A estos se les aplicó para la reconstrucción del LCA, injertos procedentes de HTH y de TI con un refuerzo lateral. El 22 % de los sujetos a los que se les aplicó para la reconstrucción del LCA injertos procedentes de HTH, tuvieron que ser sometido a una nueva operación, debido a una afectación meniscal o de la plastia. Sin embargo, a los sujetos a los que se les aplicó para la reconstrucción del LCA injertos procedentes de TI, solamente el 8 % tuvo que ser sometido a una nueva operación por una afectación meniscal, pero sin encontrar roturas en la plastia.

- En la revisión sistemática de Wiggins y otros (2016) [126] concluyeron que **casi 1 de cada 4 deportistas jóvenes que han sufrido una lesión del LCA sufrirán otra lesión del LCA en algún momento de su carrera,** siendo lo más probable su aparición al principio del periodo del RTP. En este sentido, **los atletas que vuelven a su deporte después de una reconstrucción del LCA pueden tener un riesgo de 30 a 40 veces mayor de sufrir una lesión de LCA** en comparación con deportistas jóvenes sin lesión del LCA. Estos datos guardan relación con el ensayo clínico de Murray y otros (2020) [154], en el cual, **la mitad de las rerroturas ocurrieron durante el primer año tras la reconstrucción,** independientemente del tipo de técnica quirúrgica empleada.

- En el estudio de cohorte realizado por Paterno y otros (2014) [103] determinaron **la tasa de incidencia de una segunda lesión del LCA en población joven y activa, tanto en la extremidad inferior homolateral como contralateral,** utilizando un denominador que explicaría el alcance real de la exposición del deportista al riesgo de lesión durante los primeros 24 meses después de la vuelta al deporte.

  La exposición del deportista se definió como la participación en un partido o sesiones de entrenamiento en un deporte donde existiesen acciones de pivotaje o CDD en su respectivo deporte. Un total de 78 jóvenes deportistas (grupo operación LCA) practicantes de deportes colectivos (fútbol y baloncesto principalmente) participaron en el estudio, los cuales estaban divididos en 59 mujeres (16,9 ± 2,8 años) y 19 hombres (17,9 ± 4,0 años). A los participantes se les aplicó la técnica de reconstrucción SB con 39 reconstrucciones con injertos de HTH procedente del lado homolateral, 33 reconstrucciones con injertos de TI procedente del lado homolateral 6 reconstrucciones con aloinjertos. También se seleccionó un grupo de referencia (grupo control) que consistió en 47 participantes (34 mujeres y 13 hombres) siendo comparable con el grupo que fue intervenido quirúrgicamente del LCA en lo que respecta al nivel de actividad deportiva [103].

Tras **24 meses** de seguimiento, **23 deportistas pertenecientes al grupo operación LCA sufrieron una segunda lesión de LCA, donde 16 de ellos (69,9 %) la sufrieron en el lado contralateral y 7 (30,4 %) sufrieron una rotura de la plastia; 19 deportistas (82,9 %) fueron chicas y 4 (17,4 %) chicos; 4 (8,5 %) de los deportistas pertenecientes al grupo de referencia sufrieron una lesión del LCA.** No hubo diferencias significativas (p=0,79) en el tiempo medio desde la cirugía hasta el RTP entre los participantes que se volvieron a lesionar (8,3 ± 2,0 meses) y los que no (8,2 ± 2,7 meses). **El tiempo medio entre el RTP y la segunda lesión del LCA fue de 215 días (7,6 meses).** Tampoco existieron diferencias significativas en el número de exposiciones al deporte entre el grupo de deportistas que se lesionaron frente a los que no (p=0,60) y entre el grupo de deportistas que se volvieron a lesionar en relación con el grupo control (p=0,33). La tasa general de incidencia de una segunda lesión del LCA dentro de los 24 meses posteriores a la reconstrucción del LCA y RTP fue de casi 6 veces mayor (IRR, 5,71; IC del 95 %, 2,0-22,7; P=0,003) en comparación al grupo control/referencia. La tasa de lesiones dentro de los 24 meses de RTS para las mujeres del grupo que fue reconstruido del LCA, fue de casi 5 veces mayor (IRR, 4,51; IC del 95 %, 1,5-18,2; P=0,004) en comparación a las mujeres pertenecientes al grupo control/referencia. Los resultados de este estudio indicaron **un aumento en la tasa de segundas lesiones del LCA** (contralaterales o roturas del injerto) **en los primeros 2 años después del RTS y en comparación con una población de referencia**, especialmente en atletas femeninas [103].

- Uno de los objetivos del estudio longitudinal de Waldén y otros (2016) [12], realizado en **jugadores profesionales de fútbol**, fue informar sobre las tendencias en las tasas de lesiones del LCA. **La tasa de lesiones del LCA, donde se incluyeron lesiones primarias o roturas de la plastia, fue de 20 veces mayor en partidos que la tasa de lesiones en entrenamientos** (0,340 frente a 0,017 por 1000 h; p<0,001). Todos los jugadores que se sometieron a una reconstrucción del LCA tras una rotura total de la plastia volvieron a entrenar, pero la tasa de rotura antes de volver a los partidos fue del 4 %.

Hasta la fecha, y sobre la base de la experiencia profesional del autor de este libro en una cantera profesional de fútbol española, durante cinco temporadas consecutivas hubo hasta 13 lesiones de LCA en las cuales todas tuvieron una afectación meniscal. El tipo de injerto seleccionado en todos los casos fue procedente de los TI de la misma extremidad.

De los 13 lesionados, 3 sufrieron una relesión de LCA en la misma rodilla, utilizando un injerto para la segunda reconstrucción procedente del TC o de HTH, ambos procedentes de la misma extremidad afectada. Dos requirieron de una meniscectomía parcial debido a complicaciones meniscales una vez volvieron a jugar. En cuanto al mecanismo de lesión, este fue predominantemente sin contacto o por contacto indirecto. Todas las lesiones, a excepción de 2 que fueron entrenando, ocurrieron durante partidos oficiales.

3

Tratamiento quirúrgico vs. conservador

3.1. Cicatrización espontánea y tratamiento conservador

La cirugía del LCA supone una agresión considerable en la articulación de la rodilla con los consecuentes plazos de recuperación y de ligamentización de la plastia. Abogar por un tratamiento en el que no exista la cirugía, cambiaría todo el paradigma tradicional acerca del manejo de esta lesión. Es por ello por lo que este apartado se van a exponer algunos estudios evidenciando la capacidad de cicatrización que tiene este ligamento y cómo sería el proceder ante un tratamiento conservador.

- En el estudio retrospectivo de Costa-Paz y otros (2012) [155] **evaluaron a 14 pacientes diagnosticados de una lesión completa del LCA a través de RMN y pruebas ortopédicas, que evolucionaron hacia una curación espontánea.** La edad media fue de 31 años (rango 23-41), siendo la mayoría hombres que realizaban deportes competitivos, siendo el fútbol el más practicado. El seguimiento mínimo a estos deportistas fue de 25 meses después del diagnóstico de rotura. Una vez diagnosticados, la gran mayoría de los deportistas dejó la lesión «sanar por sí sola» sin utilizar ningún instrumento específico para su recuperación (rodillera, muletas, etc.), así como ningún protocolo de rehabilitación. Al final del seguimiento, todos los pacientes tenían la rodilla estable, puesto que: (1) lograron que la prueba de *pivot shift* fuese negativa, (2) la puntuación media alcanzada con el artrómetro KT-1000 fue de 1,9 mm (rango 1-3,5), y (3) existía continuidad del LCA de extremo a extremo a través de RMN. Además, en uno de los pacientes se confirmó la curación total del LCA a través de una artroscopia. Cabe destacar que **todos los deportistas volvieron al mismo o prácticamente al mismo nivel que antes de la lesión.** Los autores especulan que, **junto a la edad de los pacientes, las pocas fibras en continuidad que no se muestran en los estudios de RMN junto con el revestimiento sinovial suprayacente que mantiene los extremos en proximidad, podrían haber influido en la curación espontánea.** No obstante, este estudio solo muestra los hallazgos al final del seguimiento, y es por ello por lo que se desconoce si el LCA logró sanar en menos tiempo, pudiendo tener los pacientes antes una rodilla estable para volver a competir [155].
- En el estudio prospectivo de Ihara y otros (2017) [156] **evaluaron a partir de imágenes de RMN, en pacientes sometidos a tratamiento conservador tras lesión aguda del LCA, la relación entre la edad en el momento de la lesión del LCA y el progreso de la recuperación.** La cohorte de participantes estuvo compuesta por 44 hombres y 58 mujeres (media de edad 28,3 ± 13,4 años), de los cuales 30 pacientes tenían menos de 20 años mientras que 63 tenían 20 años o más. Además, los participantes fueron excluidos si la rotura del LCA se había producido en un lapso temporal superior a los 20 días. El tratamiento conservador aplicado consistió en: (1) ejercicios de movilización, (2) ejercicios de fortalecimiento, y (3) carga

axial completa. Además, (4) se utilizó una rodillera para establecer protección en la rodilla y minimizar la desviación sagital anormal entre fémur y tibia (esta órtesis se aplicó nada más conocer la rotura del LCA y fue retirada a los 3 meses), (5) se permitió correr a los 5 meses desde el inicio del tratamiento, y (6) se permitieron deportes en los que existía contacto a partir de los 12 meses. Tal y como aparece en la Figura 56, las lesiones fueron clasificadas en 4 tipos, desde el tipo I indicando lesiones leves hasta el tipo IV indicando lesiones graves [156]:

- Tipo I (A). Banda continúa y recta.
- Tipo II (B). Banda curva y continúa.
- Tipo III (C). Desplazamiento.
- Tipo IV (D). Interrupción u orientación horizontal poco clara.

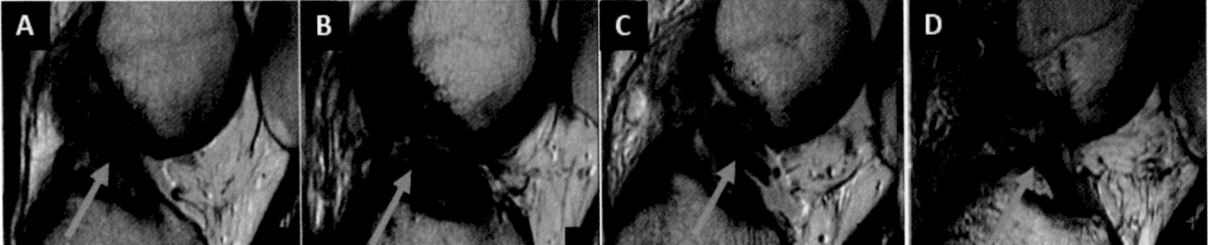

Figura 56. La resonancia magnética inicial fue clasificada en 4 tipos de acuerdo con el grado de lesión, desde el tipo I indicando lesiones leves a un tipo IV indicando lesiones severas. La flecha gris indica la ubicación del LCA. (A) Tipo I: Banda continua y recta. (B) Tipo II: Banda curva y continúa. (C) Tipo III: desplazamiento. (D) Tipo IV: Interrupción u orientación horizontal poco clara. LCA: ligamento cruzado anterior. Adaptado de Ihara y otros (2017) [156].

En la Figura 57, se puede ver una clasificación de 4 grados en donde el grado I indica una buena recuperación morfológica, hasta el grado IV, indicando una mala recuperación [156]:

- GI (A). Banda tensa y recta.
- GII (B). Banda recta con adelgazamiento parcial.
- GIII (C). Adelgazado.
- GIV (D). Poco claro.

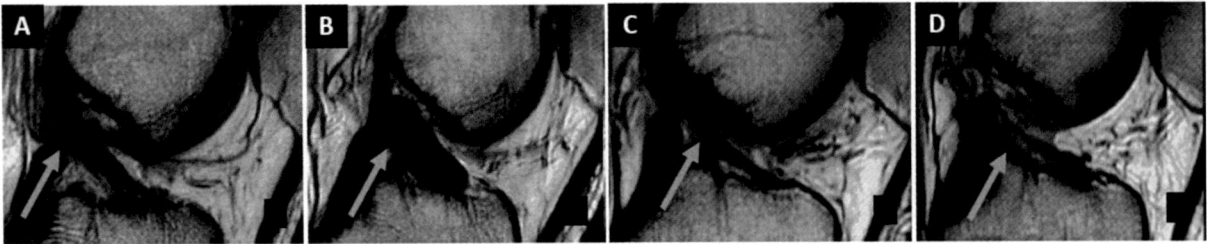

Figura 57. Imágenes de resonancia magnética en el momento del seguimiento las cuales se clasificaron en 4 grados donde un grado I indicaba una buena recuperación morfológica hasta un grado IV, el cual indicaba una mala recuperación. La flecha gris indica la ubicación del LCA (A), Grado I: Banda tensa y recta. (B), Grado II: Banda recta con adelgazamiento parcial. (C), Grado III: Adelgazado. (D), Grado IV: Poco claro. LCA: ligamento cruzado anterior. Adaptado de Ihara y otros (2017) [156].

La duración media hasta la RMN final para los 102 pacientes fue de 9,2 ± 7,5 meses. Las diferencias de lado a lado medidas por el artrómetro en el momento de la lesión y al final del seguimiento fueron de 5,3 ± 1,7 y 1,3 ± 1,6 mm, respectivamente. Hubo diferencias estadísticamente significativas entre el tipo I de lesión y el grado IV de curación (P<0,001). Los pacientes que se hicieron lesiones más leves (tipo I) tuvieron mejor grado de recuperación (GIV) (Tabla 14 y Figura 58) [156].

Resultados del grado morfológico final en relación con el tipo de lesión inicial				
Tipo de lesión inicial	Grado morfológico final			
	Grado 1	Grado 2	Grado 3	Grado 4
Tipo 1: 23	22	1	0	0
Tipo 2: 34	16	9	7	2
Tipo 3: 24	3	4	11	6
Tipo 4: 21	0	3	7	11

Tabla 14. Adaptado de Ihara y otros (2017) [156].

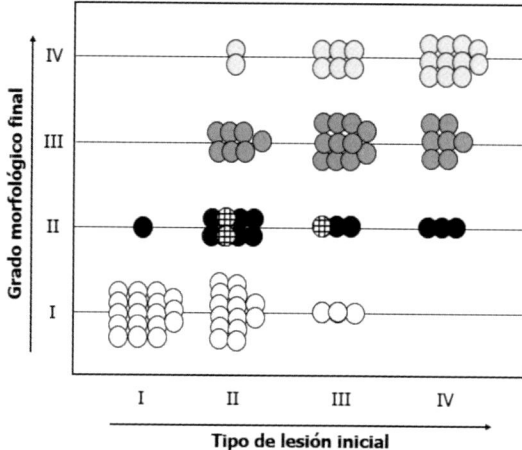

Figura 58. Diagrama de dispersión del tipo de lesión inicial y grado morfológico final. Adaptado de Ihara y otros (2017) [156].

Hubo diferencias estadísticamente significativas en la frecuencia del tipo de lesión III + IV entre grupos de edad al inicio, en donde **los sujetos menores de 20 años tuvieron los tipos de lesión más graves y los mayores de 20 menos severas** (P=0,0014) (Figura 59) [156].

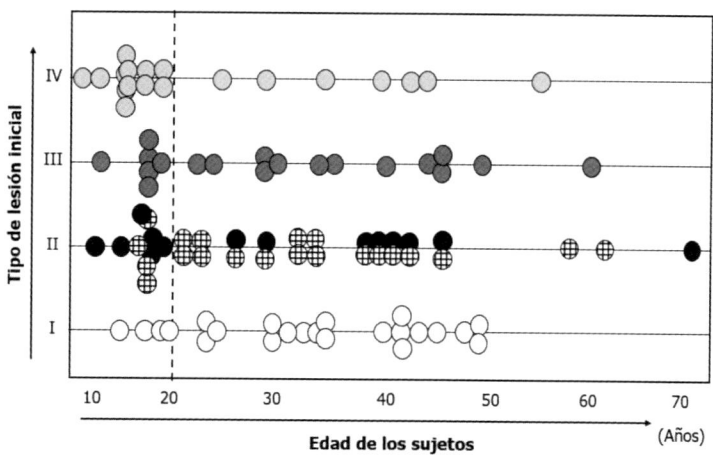

Figura 59. Diagrama de dispersión del tipo de lesión inicial y la edad de los sujetos. Adaptado de Ihara y otros (2017) [156].

Hubo diferencias estadísticamente significativas entre los grados de recuperación III + IV y los grupos de edad al final del seguimiento con RMN, en donde **los sujetos menores de 20 años tuvieron los peores grados de recuperación** (P=0,001) (Figura 60) [156].

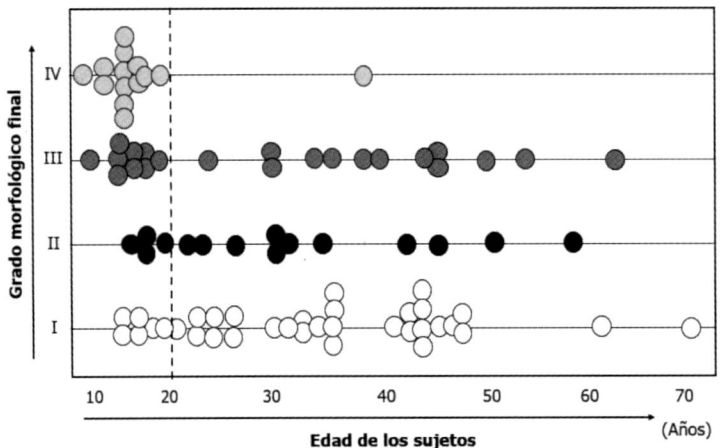

Figura 60. Diagrama de dispersión del grado final y de la edad de los sujetos. Adaptado de Ihara, H. *et al.*, 2017 [156].

Los autores concluyeron que **un tratamiento conservador ayuda a restaurar morfológica y mecánicamente el LCA en los desgarros de tipo I** (banda recta y continua). Además, el LCA tiene una **alta capacidad de curación intrínseca**. Sin embargo, **las lesiones del LCA fueron más graves en los pacientes más jóvenes y el progreso de la recuperación morfológica fue menor que en los pacientes adultos**. No obstante, destacan que los pacientes que tuvieron buenos resultados en la RMN final deberían ser objeto de seguimiento para ver qué tipos de actividades deportivas pueden realizar y su tasa de nuevas lesiones en el futuro [156].

• En estudio prospectivo de Filbay y otros (2023) [134], estudiaron la **proporción de pacientes que tras los primeros 5 años de seguimiento después de una rotura del LCA, a los que se les aplicó un tratamiento conservador o una reconstrucción retrasada en el tiempo, mostraron evidencia de cicatrización en el LCA**. La muestra estuvo compuesta por 120 jóvenes adultos entre los 18 y 35 años, los cuales sufrieron una rotura del LCA en las 4 semanas previas al inicio del estudio. **De los 54 sujetos que fueron aleatoriamente seleccionados para ser sometidos a un tratamiento conservador o quirúrgico retardado (a los 5 años), 16 mostraron evidencia de cicatrización del LCA a los 2 años confirmada a través de RMN es decir 1 de cada 3.** Así mismo, estos pacientes también experimentaron **mejores puntuaciones en los cuestionarios subjetivos de la función de la rodilla** en comparación con aquellos sujetos que fueron sometidos a una reconstrucción del LCA tardía y temprana. Estos hallazgos sugieren que la evidencia en la curación del LCA puede generar resultados más favorables.

En la Figura 61, se muestra un ejemplo de cicatrización del LCA en un sujeto varón de 31 años en el momento de la lesión. La imagen (A) proporciona datos de referencia, en donde se observa una disrupción completa del LCA representada como una estructura engrosada (donde señalan las flechas). (B) A los 3 meses, la imagen de la RMN muestra una contusión ósea junto con la formación de una cicatriz en la ubicación del LCA. (C) Un año después, se visualiza una cicatriz normalizada casi al completo con una religamentización siguiendo una trayectoria regular (señalizada por la flecha). (D) Dos años después de la lesión, se aprecia una completa normalización de la estructura con signos que indican la cicatrización del LCA. (5) A los 5 años, persiste esta normalización regular del LCA. (F) Corresponde a la rotura del LCA en su inserción femoral, existiendo grandes contusiones óseas en la meseta tibial interna y externa, así como en el cóndilo femoral externo (señalado por flechas). (G) a los 5 años, se observa una resolución completa del LCA [134].

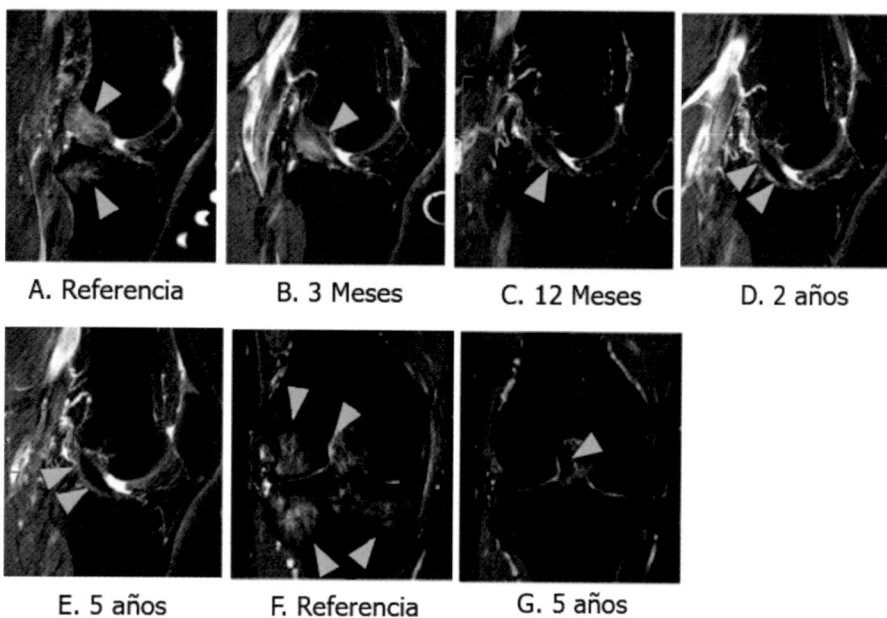

Figura 61. Evidencia de cicatrización del ligamento cruzado anterior evaluada con resonancia magnética a lo largo de 5 años. Adaptado de Filbay y otros (20023) [134].

- En el estudio de serie de casos realizado por Filbay y otros (2023) [94] **investigaron la evidencia mediante la RMN de la curación del LCA, la percepción subjetiva de la función de la rodilla y la laxitud en 80 sujetos (26 ± 10 años) con rotura aguda del LCA tratados de manera conservadora a través del** *Cross Bracing Protocol.* Cabe destacar que se excluyeron aquellos participantes con lesiones asociadas en la rodilla como la afectación meniscal. Se ha observado una ausencia de tejido que une el espacio entre el origen e inserción del LCA, lo que podría inhibir la cicatrización tras la rotura de este ligamento. La distancia entre el origen del LCA y su inserción es más corta a 90º-135º de flexión de la rodilla. Este protocolo, el *Cross Bracing Protocol,* tiene como objetivo reducir dicha distancia inmovilizando la rodilla a 90º de flexión durante 4 semanas después de una rotura aguda del LCA, en un intento de facilitar la unión del tejido fomentando la cicatrización entre los extremos del LCA rotos. Tras las 4 semanas, el ROM en la rodilla aumenta semanalmente y se combina con una rehabilitación supervisada por fisioterapeutas, la cual se enfoca en el control neuromuscular de las extremidades inferiores, el fortalecimiento y la potencia muscular, para finalmente permitir el regreso a la actividad deportiva.

A aquellos deportistas a los que se les pudo seguir desde la primera semana posterior a la lesión, se les desaconsejó el uso de crioterapia y medicamentos antiinflamatorios para minimizar el deterioro de la respuesta inflamatoria aguda. No obstante, se prescribió el uso de paracetamol en función del dolor. La rodilla lesionada se inmovilizó a 90º de flexión con un aparato ortopédico lo antes posible tras la aparición de la lesión (rango: 0-31 días tras la lesión). Se indicó a los participantes que mantuvieran la rodilla fija en dicha angulación durante las primeras 4 semanas, incluso durante la noche y al ducharse. También se educó a los pacientes sobre el uso de muletas durante las primeras 8 semanas, junto con el uso de ayudas adicionales para la movilidad si lo deseaban, como una silla de ruedas mientras no pudieran extender la rodilla lo suficiente para caminar sin ayuda. Tras las primeras 4 semanas, se ajustó el aparato ortopédico en incrementos regulares para permitir aumentos progresivos en el ROM. En la semana 10, se permitió el ROM sin restricciones y, finalmente, a las 12 semanas, se retiró el aparato ortopédico. Posteriormente, se empezó la puesta en carga progresiva de la extremidad inferior lesionada dentro del rango disponible. Cabe destacar que a los pacientes no se les recomendó volver a la práctica deportiva hasta los 9-12 meses después de la lesión teniendo en cuenta: (1) criterios clínicos, (2) el deseo del propio deportista de volver al deporte, (3) protocolo de rehabilitación completado y (4) pruebas específicas para el RTP [94]. Este protocolo aparece descrito en el material suplementario de este estudio, donde se puede acceder a él a través del siguiente enlace: **https://bjsm.bmj.com/content/early/2023/06/13/bjsports-2023-106931**. En dicho protocolo aparecen descritos los criterios a alcanzar para progresar de fase junto con las técnicas de tratamiento complementarias realizadas.

Para clasificar el grado de afectación/recuperación del LCA, se utilizó el sistema de puntuación ACLOAS a través de la prueba de RMN, el cual ha sido descrito en el apartado **2.5 Diagnóstico**. A los 3 meses de seguimiento, el 90 % de los sujetos presentó signos de continuidad en el LCA (de esos, el 50 % obtuvo una puntuación de grado 1 y el 40 %, de grado 2). De los 8 pacientes con una puntuación de grado 3 a los 3 meses de seguimiento, 6 LCA se habían adherido o bien a la pared lateral o a la pared lateral y al ligamento cruzado posterior (LCP). Entre los 3 y 6 meses de seguimiento, 4 participantes pasaron de un grado 1 a un grado 0. En la Figura 62, se presentan ejemplos de la curación del LCA en cinco participantes [94].

Los autores concluyeron que **después del tratamiento de la rotura aguda del LCA utilizando el protocolo *Cross Bracing*, el 90 % de los pacientes mostró evidencia de curación del LCA a los 3 meses a través de una RMN** (continuidad del LCA). Un grado 1 en la escala ACLOAS evaluado a través de la RMN a los 3 meses se asoció con una mejor función y calidad de vida de la rodilla a los 12 meses, una menor laxitud pasiva de la rodilla y una mayor tasa de retorno al deporte, en comparación con los grados 2-3. Cabe destacar que se desconoce si un grado 1 del LCA observado en la RMN refleja la restauración de la función del LCA previa a la lesión, a pesar de la positiva percepción subjetiva de los deportistas y la alta tasa de retorno al deporte (79 %). Es importante señalar que 11 deportistas (14 %) volvieron a romperse el LCA en el momento de seguimiento (10 ± 4 meses), periodo que aparenta ser insuficiente para volver a la práctica deportiva. No queda claro si la nueva rotura del LCA es un reflejo de la resistencia a la tracción reducida de las fibras del LCA, considerando que los mecanismos de la nueva lesión fueron similares a la inicial. Curiosamente, uno de los pacientes que volvió a romperse el LCA volvió a someterse a este protocolo conservador de tratamiento, mostrando a los 3 meses un grado 1 a través de la RMN [94].

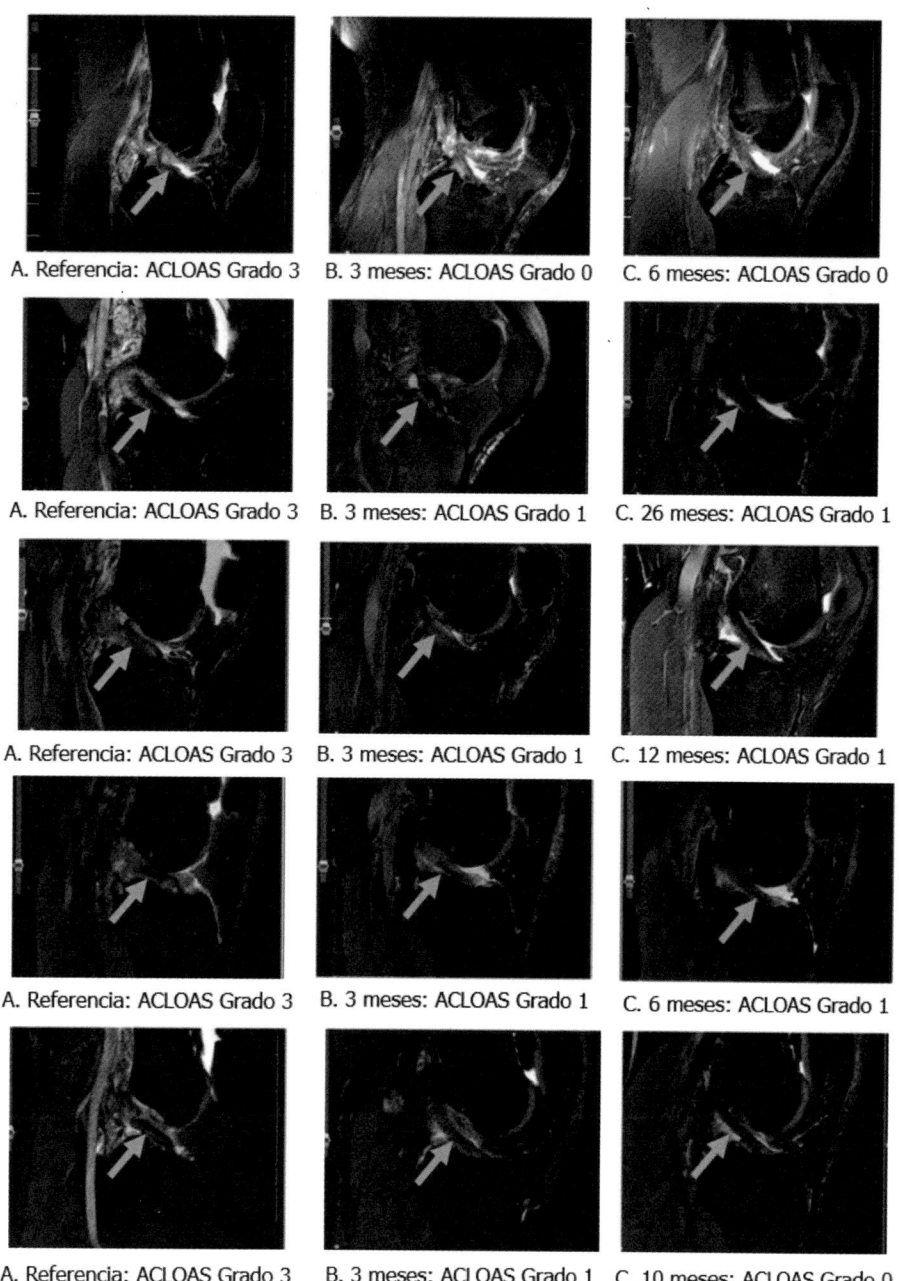

A. Referencia: ACLOAS Grado 3   B. 3 meses: ACLOAS Grado 0   C. 6 meses: ACLOAS Grado 0

A. Referencia: ACLOAS Grado 3   B. 3 meses: ACLOAS Grado 1   C. 26 meses: ACLOAS Grado 1

A. Referencia: ACLOAS Grado 3   B. 3 meses: ACLOAS Grado 1   C. 12 meses: ACLOAS Grado 1

A. Referencia: ACLOAS Grado 3   B. 3 meses: ACLOAS Grado 1   C. 6 meses: ACLOAS Grado 1

A. Referencia: ACLOAS Grado 3   B. 3 meses: ACLOAS Grado 1   C. 10 meses: ACLOAS Grado 0

Figura 62. Imágenes de resonancia magnética demostrando la curación del LCA en cinco participantes. La flecha gris señala el LCA. ACLOAS: *Anterior Cruciate Ligament OsteoArthritis Score*. LCA: ligamento cruzado anterior. Adaptado de Filbay y otros (2023) [94].

- En la revisión de Paterno y otros (2017) [157] se hace mención del uso de una herramienta para **identificar aquellos sujetos válidos para potencialmente ser sometidos a un tratamiento conservador después de una rotura del LCA con el objetivo de volver a practicar deportes de nivel 1 y 2.** Pese a ello, ninguna de las pruebas de las que se compone dicha herramienta ha tenido éxito en la identificación de este subconjunto de la población con rotura del LCA que puede tener éxito con un tratamiento conservador.

    La herramienta de identificación consta de una prueba formada por 4 saltos horizontales, el salto horizontal unipodal (SHU), el triple salto horizontal unipodal (TSHU), el triple salto horizontal unipodal cruzado (TSHUC), y el *6 m timed hop*[t]; de un registro numérico

---

[t]   La descripción de estos tipos de salto aparece desarrollada en profundidad en el apartado 8.5 **Batería de saltos**.

de los episodios que el sujeto describe como inestabilidad de rodilla «se me va la rodilla»; y de la puntuación obtenida en los cuestionarios sobre la percepción subjetiva de la función de la rodilla, como el IKDC o el ACL-RSI. Los deportistas que no presentan lesiones concomitantes y que alcanzan un IDS ≥80 % en todas las pruebas de salto, una puntuación >80 % en el *Knee outcome survey- Activity of Daily Living Scale* (KOS-ADSL) y como mucho, un episodio aislado de inestabilidad de rodilla, pueden ser considerados como sujetos aptos para un programa de rehabilitación conservador. De lo contrario, se recomienda a los deportistas someterse a cirugía. La evidencia actual sugiere que solo un pequeño porcentaje de deportistas puede volver con éxito a los deportes de nivel 1 y 2 con una rotura del LCA. Si un deportista decide seguir un tratamiento no quirúrgico, como el que va a describirse a continuación, con la esperanza de volver a los deportes de dichas características, debe de haber finalizado de manera exitosa una evaluación física muy rigurosa o plantearse la modificación de su actividad deportiva lejos de aquellos deportes que impliquen demandas de CDD, pivotaje y contacto [157].

Modificación de la actividad deportiva

Este enfoque se ha planteado en aquellos deportistas que planean volver a los deportes clasificados de nivel 1 y 2, como el fútbol, baloncesto, esquí, etc., los cuales requieren de un alto nivel de estabilidad dinámica para poder ser llevados a cabo con éxito. Los deportistas de menor nivel, que puedan llevar un estilo de vida más sedentario y que optan por modificar su actividad deportiva realizando únicamente aquellas de características lineales, como, por ejemplo, correr y andar en bicicleta, tienen una mayor probabilidad de éxito con un tratamiento conservador. Aquellos deportistas sin lesiones concomitantes en la rodilla, que puedan comprometer aún más la estabilidad de esta, suelen ser los mejores candidatos para tener éxito con esta opción de tratamiento [157].

Fase aguda

En un primer momento, estos pacientes suelen presentar una hemartrosis aguda significativa, pérdida del ROM, debilidad aguda en la extremidad afectada e inhibición refleja de la musculatura del cuádriceps. Es esencial abordar la hemartrosis[u] aguda para facilitar cuanto antes una contracción normal del cuádriceps evitando lo máximo posible la atrofia de este grupo muscular fruto de una posible inhibición refleja. La crioterapia y terapias compresivas pueden utilizarse en este momento para ayudar a controlar el derrame agudo y para la estimulación del cuádriceps puede ser útil la utilización de la estimulación eléctrica neuromuscular (EEN) (Figura 63A). Es importante que las intervenciones terapéuticas en esta fase se centren en la restauración del ROM y de los déficits de fuerza antes de implementar intervenciones dinámicas. Por lo general, una combinación de ejercicios en CCA, para abordar de manera aislada la debilidad del cuádriceps (Figura 63B) así como ejercicios en CCC, pueden ayudar a fortalecer este músculo (Figura 63C, D). Durante el ejercicio de *leg extension* en CCA, el ejercicio debe limitarse a un arco de movimiento de entre 100º-30º de flexión, de esta manera se minimizarán las fuerzas de cizallamiento anterior observado en el rango final de extensión de rodilla [157].

---

[u] Presencia de sangre dentro de la articulación.

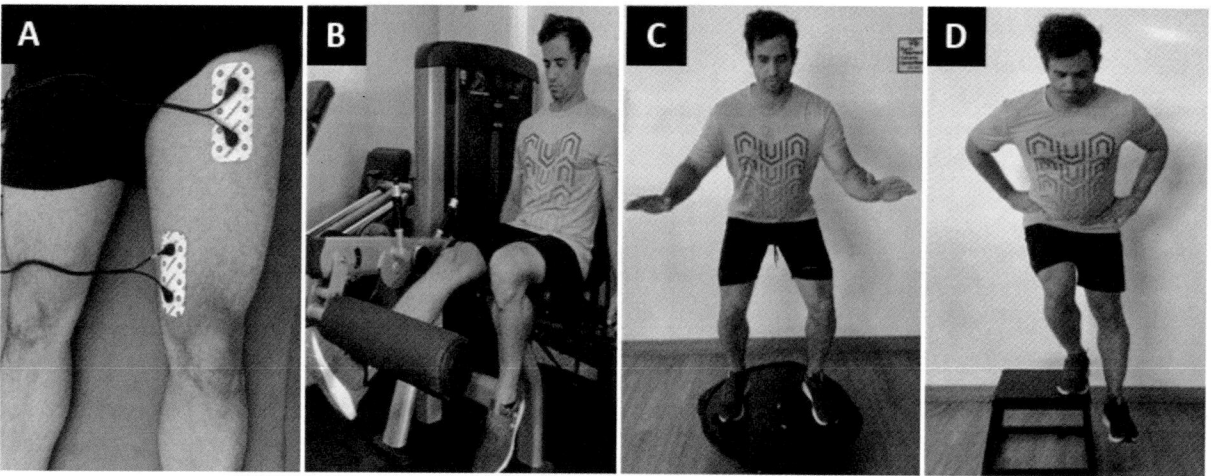

Figura 63. (A) Estimulación eléctrica neuromuscular como intervención apropiada para el manejo de la activación muscular del cuádriceps después de una lesión del LCA. (B) Fortalecimiento del cuádriceps en cadena cinética abierta utilizando el ejercicio de *leg extension* ejecutado en un rango de movimiento seguro, de 100º a 30º de flexión. (C) Fortalecimiento del cuádriceps en cadena cinética cerrada utilizando el ejercicio de sentadilla bipodal parcial sobre una superficie inestable. (D) Fortalecimiento del cuádriceps en cadena cinética cerrada utilizando el ejercicio de *Single leg step down*. Adaptado de Paterno y otros (2017) [157].

Otros grupos musculares que deben de comenzar a abordarse en esta fase aguda son los isquiosurales, con función antagonista del LCA, la musculatura que engloba al core y la cadera. Así mismo, es importante que no exista una extremidad con una dominancia excesiva de los cuádriceps, ya que ayudará a proporcionar una mayor estabilidad en la rodilla [157].

Entrenamiento neuromuscular

Esta fase comienza cuando el deportista ha logrado un ROM completo, no presenta derrame articular y tiene suficiente fuerza en las extremidades inferiores para realizar ejercicios más dinámicos. Durante esta fase, se debe continuar el fortalecimiento muscular de las extremidades inferiores y el core, pudiendo progresar en la realización de ejercicios más complejos de equilibrio, propiocepción, acondicionamiento cardiovascular y neuromuscular. Un entrenamiento específico diseñado para mejorar la estabilidad de la rodilla en deportistas con lesión en el LCA es el entrenamiento con perturbaciones, el cual está diseñado para desafiar al deportista a través de perturbaciones imprevistas sobre una superficie inestable. Los autores de esta revisión proponen un programa que consta de 10 sesiones, donde el deportista comienza sobre una superficie inestable (Figura 64). Mientras está de pie sobre dicha superficie, se aplican perturbaciones progresivas desafiando el equilibrio y, en consecuencia, mejorando la estabilidad dinámica de la rodilla. Este tipo de entrenamiento ha demostrado ser efectivo en este tipo de población en lo que respecta a la cinemática de la rodilla, mecánica de la marcha, y en la reducción de episodios de inestabilidad. En el apartado 6.3.2 **Feedforward, ajustes posturales anticipatorios y compensatorios**, aparece otro ejemplo de entrenamiento bajo condiciones de perturbación [157].

Antes de progresar hacia la fase de *return to sport* (RTS), el deportista debe demostrar que ha completado con éxito esta fase de rehabilitación neuromuscular sin episodios de inestabilidad en la rodilla. Además, también debe presentar suficiente fuerza en los cuádriceps y en los isquiosurales, manifestando un IDS en pruebas isocinéticas >90 % en comparación con la extremidad contralateral. Una vez logrados estos criterios, se puede avanzar hacia la fase final de la recuperación [157].

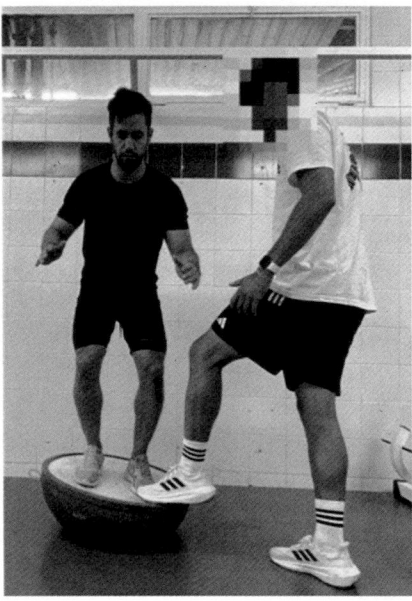

Figura 64. Ejemplo de entrenamiento con perturbación sobre una superficie inestable. Adaptado de Paterno y otros (2017) [157].

Return to sport

La fase final de la recuperación antes de volver a los deportes de nivel 1 y 2, se centra en una reintegración específica del deporte al nivel deseado. Es recomendable el uso de dispositivos ortopédicos, por ejemplo, una rodillera, para mejorar la estabilidad durante la práctica deportiva. Progresivamente, al deportista se le introducirá en tareas de CDD a alta velocidad con características específicas del deporte en cuestión. Las tareas de agilidad, entendidas como acciones que engloban el proceso de toma de decisión ante estímulos determinados como pueden ser los CDD, deben comenzar en línea recta a una velocidad submáxima para ser progresadas a mayor velocidad combinando múltiples direcciones. En última instancia, se deben ejecutar y dominar maniobras a alta velocidad en los tres planos de movimiento. Luego, estas actividades pueden convertirse en tareas específicas del deporte en función de las necesidades individuales del deportista. Por ejemplo, los jugadores de fútbol pueden incorporar ejercicios de manejo del balón, agilidad y finalización (o evitación del gol) en su programa de regreso al deporte hasta que logren un dominio adecuado. Finalmente, la progresión de la carga debe avanzar gradualmente durante esta fase para asegurar un regreso seguro al deporte [157].

Decisión para el RTP

Antes de competir, el deportista debe completar con éxito una evaluación, la cual analizará objetivamente la fuerza de las extremidades inferiores, los patrones de movimiento y la preparación psicológica. Las pruebas de fuerza con dispositivos isocinéticos junto con las pruebas de salto mencionadas anteriormente deberán expresar un IDS >90 %. Finalmente, el deportista necesitará completar un número determinado de entrenamientos sin ningún tipo de restricción con el equipo [157].

A pesar de los buenos resultados obtenidos a través del tratamiento conservador en lo que respecta a pruebas de estabilidad pasiva junto con imágenes de RM, existe muy poca evidencia sobre las tasas de relesión del LCA cuando los deportistas son sometidos a un tratamiento no quirúrgico y vuelven a practicar deportes de nivel 1. Es por ello por lo que, hoy en día, el autor de este libro expone que no se debería de dar una recomendación absoluta a favor del tratamiento conservador siempre y cuando el objetivo sea volver a practicar deportes de nivel 1. No obstante, si la persona afectada no presenta inestabilidad, inflamación, bloqueo, adquiere un buen control de la rodilla a través de un programa de fortalecimiento continuado y no aspira a volver a practicar deportes de nivel 1, el tratamiento conservador podría ser una buena elección.

3.2. Opciones quirúrgicas: reconstrucción

A continuación, se van a desarrollar los tipos junto con las características de cada injerto utilizado para la reconstrucción del LCA. Debido a la agresividad de la cirugía cuando se utilizan injertos procedentes de TI, muchos deportistas muestran déficits marcados de fuerza en la musculatura isquiosural, así como una ausencia palpable de parte del tejido tendinoso extraído en la extremidad inferior lesionada para elaborar el injerto. Es por ello por lo que se explicarán plazos orientativos descritos en la literatura de la posible regeneración tendinosa, acompañándose de casos vividos por el autor de este libro. También, se expondrán cómo los hallazgos de RMN y otras pruebas complementarias pueden ayudar en la monitorización del proceso de ligamentización de la plastia y del túnel óseo. Así mismo, se desarrollará un apartado bastante completo acerca del proceso de ligamentización, el cual variará en función del injerto utilizado, lo que tiene especial trascendencia en la toma de decisiones durante el proceso del RTP. Finalmente, se indicará un breve desarrollo de las técnicas quirúrgicas empleadas más habitualmente. No obstante, existen muchos matices y consideraciones a la hora de realizar los procedimientos quirúrgicos, es por ello por lo que, si se desea ampliar información en este apartado, se recomienda al lector consultar a personal sanitario cualificado y con experiencia en este tipo de cirugías para una información más precisa.

- En la revisión de Gerami y otros (2022) [99], **los principios básicos de la reconstrucción del LCA incluyen la colocación del túnel óseo, la selección y extracción del injerto, la fijación del injerto y la rehabilitación posoperatoria.** El resultado clínico de la cirugía de LCA se ve afectado por cada uno de estos aspectos. Las opciones para fijar el tejido blando al hueso incluyen el uso de un tornillo de interferencia, un botón y un estabilizador recíproco. Los métodos de reconstrucción artroscópica del LCA se pueden clasificar en tres tipos: a través del portal anteromedial, del portal transtibial y de fuera a dentro. En la actualidad, el método transtibial estándar se ha convertido en una nueva técnica conocida como «método transtibial modificado», mostrando eficacia para crear túneles femorales oblicuos con menos incisiones.

3.2.1. Tipos de injertos

Autoinjerto

- Teniendo en cuenta la información extraída de las revisiones de Gerami y otros (2022) [99] y de Marieswaran y otros (2018) [98], los **autoinjertos** hacen referencia a **injertos obtenidos del propio paciente** (de manera parcial) **para la reconstrucción del LCA.** Una de sus **ventajas** es que **reducen el riesgo de reacciones alérgicas y transmisiones de enfermedades.** No obstante, uno de sus **inconvenientes** es que los autoinjertos requieren de **mayor tiempo de cirugía y de recuperación**, puesto que se hacen incisiones añadidas a los pacientes. Los autoinjertos se usan con más frecuencia que otros tipos de injertos, siendo **las tres opciones más utilizadas los autoinjertos provenientes de HTH, TC y TI** procedentes de los músculos semitendinoso y grácil. Históricamente, el HTH se ha considerado el patrón de oro para la reconstrucción del LCA, siendo elegido este con frecuencia debido a sus excelentes resultados clínicos y al alto nivel de satisfacción del paciente. No obstante, el autoinjerto de TI (semitendinoso y grácil) también es bastante común para la reconstrucción del LCA, ofreciendo beneficios potenciales en comparación con los autoinjertos de tendón rotuliano (tanto el HTH como el TC), incluida la reducción de las complicaciones del mecanismo extensor, así como la alteración de propiedades biomecánicas. Sin embargo, la fijación del injerto con TI se ha considerado el eslabón débil tras la reconstrucción del LCA. En estos casos, el tendón del semitendinoso se extrae de la pierna ipsilateral con o sin el tendón del grácil. El injerto de TI tiene una morbilidad mínima en el sitio donante, pero tiene problemas con la cicatrización y la elongación en la unión del tendón con el hueso. En síntesis, el **injerto ideal** para la reconstrucción del LCA es **uno que sea biomecánicamente similar al ligamento nativo, se extraiga fácilmente, tenga la menor morbilidad en el lugar de extracción y se incorpore bien al hueso.** Hay ventajas y desventajas con cada injerto; por lo tanto, no existe un injerto ideal para la reconstrucción del LCA.

- Según las revisiones de Costa y otros (2022) [127] y de Rayes y otros (2021) [88], uno de los temas más discutidos es el efecto protector del LAL de la rodilla sobre la función y protección del injerto del LCA, ya que se han encontrado hallazgos positivos en el test de *pivot-shift* después de la reconstrucción del LCA en hasta el 25 % de los casos, independientemente del injerto seleccionado. Parece ser que la traslación anterior de la tibia, la rotación interna y el *pivot-shift* test se corrigen mejor con la reconstrucción combinada del LCA y el LAL que con la reconstrucción aislada del LCA. **Los procedimientos de TEL también han demostrado ser efectivos para reducir la rotación interna de la tibia y la fuerza del injerto del LCA,** aunque también se ha encontrado un **riesgo de restricción excesiva en la rodilla.** Estos hallazgos biomecánicos dan como resultado una reducción de la rotura del injerto aplicando estas técnicas en comparación con aquellas de reconstrucción aislada del LCA. Con base en esta evidencia, la literatura internacional respalda dichos procedimientos adicionales en deportistas de alto riesgo. **Las indicaciones** para implementarlas incluyen a **deportistas que presentan un** *pivot-shift* **test muy marcado, fracturas concomitantes, y a atletas practicantes de deportes de nivel 1 y 2.** Los dos tipos de procedimientos con TEL más utilizados son la reconstrucción del LAL y la tenodesis de *Lemaire* modificada, siendo esta última la más practicada. Para la tenodesis de *Lemaire*, se utiliza una porción de la banda iliotibial y para la reconstrucción del LAL se utilizan injertos de TI procedentes del semitendinoso y grácil (Figura 65).

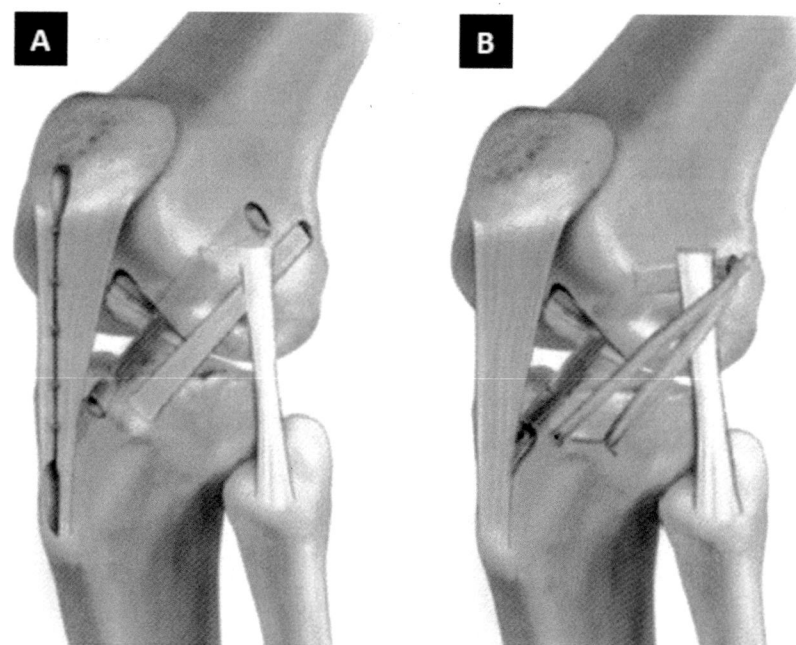

Figura 65. Vista lateral de la rodilla. (A) Reconstrucción del LCA utilizando el injerto HTH junto con el procedimiento Lemaire. (B) Reconstrucción del LCA utilizando un injerto procedente de los tendones isquiosurales junto con la reconstrucción del LAL. LCA: ligamento cruzado anterior; HTH: Hueso-tendón-hueso. Adaptado de Rayes y otros (2021) [88].

Aloinjerto

- Según las revisiones de Gerami y otros (2022) [99], de Marieswaran y otros (2018) [98], de Rabuck y otros (2013) [158] y de Escamilla y otros (2012) [101], los aloinjertos hacen referencia a **injertos obtenidos de cadáveres humanos**, siendo los más frecuentes el HTH, tendón de Aquiles e injertos procedentes de TI. Una de sus **ventajas** es que requieren de **menor tiempo de cirugía**. No obstante, **el proceso de incorporación y maduración de los aloinjertos lleva más tiempo que el de los autoinjertos**, lo que podría indicar la necesidad de una **progresión más lenta en la rehabilitación y el regreso al deporte** en estos individuos. Esto podría deberse a que los aloinjertos alcanzan niveles de revascularización, evaluada a través de RMN, más tarde que los autoinjertos. Mientras que los autoinjertos alcanzan una revascularización máxima de forma más temprana entre los 4 y 6 meses después de la cirugía, los aloinjertos lo hacen entre los 12 y 24 meses más tarde, lo que indica un inicio y una tasa de vascularización más lenta. Además, los aloinjertos suponen un mayor coste económico debido a los procesos de esterilización, estudio de los donantes, junto con una alta probabilidad de infección. En general, los aloinjertos tienen malos resultados en términos de índices de nueva rotura e inmunidad, pero pueden usarse en lesiones de múltiples ligamentos. Cabe mencionar que los injertos sintéticos todavía están en evolución, sin existir hoy en día un injerto sintético perfecto.

3.2.2. Secuelas: déficit de fuerza y cambios morfológicos en el tendón

- La elaboración de un autoinjerto procedente de TI, deja con una alta probabilidad una repercusión negativa en términos de fuerza y regeneración tendinosa en los tendones de los músculos implicados, y no es raro pensar que esto pueda suceder, debido a la agresividad de la cirugía cuando se extrae el tejido tendinoso. Es por ello por lo que se invita al lector a acceder al siguiente enlace, en donde se muestra un ejemplo de la reconstrucción del LCA utilizando autoinjertos procedentes de TI y así se pueda facilitar la comprensión de lo anteriormente expuesto y de lo que vendrá a continuación: **https://www.youtube.com/watch?v=uHWaqKSSSgQ.** El tiempo que necesita un tendón sano para provocar adaptaciones es superior a la del tejido muscular, y solo con una **sobrecarga repetida en el tiempo**, se observan **cambios significativos en las dimensiones del tendón a largo plazo**, lo que sugiere la necesidad de un mayor tiempo hasta la restauración del tamaño y las propiedades mecánicas de los tendones dañados en la intervención [159].

- Viendo lo que nos muestra la literatura científica, Konrath y otros (2016) [160] realizaron un estudio transversal para determinar las **diferencias en las características morfológicas y la fuerza de los músculos de la rodilla entre la extremidad operada y la no operada a los 2 años después de la cirugía**, en mujeres y hombres deportistas (29 ± 7 años) **sometidos a una reconstrucción del LCA a los cuales se les aplicaron autoinjertos procedentes de TI.** Los resultados indicaron que **solo el 35 % de los deportistas** (7 de 20), mostraron una **regeneración en ambos TI, grácil y semitendinoso**; que el **30 %** (6 de 20), mostró una **regeneración** en **solo uno de los tendones**; y que ninguno de los tendones mostró signos de regeneración en los 7 participantes restantes, es decir, el otro 35 % (Figura 66). Los sujetos que no mostraron una regeneración en los tendones, tuvieron un volumen, un área de sección transversal y una longitud de los tendones del semitendinoso y grácil significativamente menores en la extremidad inferior operada en relación con la no operada, en comparación con el grupo en el que ambos tendones se regeneraron (p<0,05). Así mismo, la diferencia en el volumen muscular y en el área de sección transversal entre la extremidad inferior operada y no operada, se correlacionaron significativamente (p<0,05) con el déficit de fuerza en el sentido de la flexión de la rodilla [160].

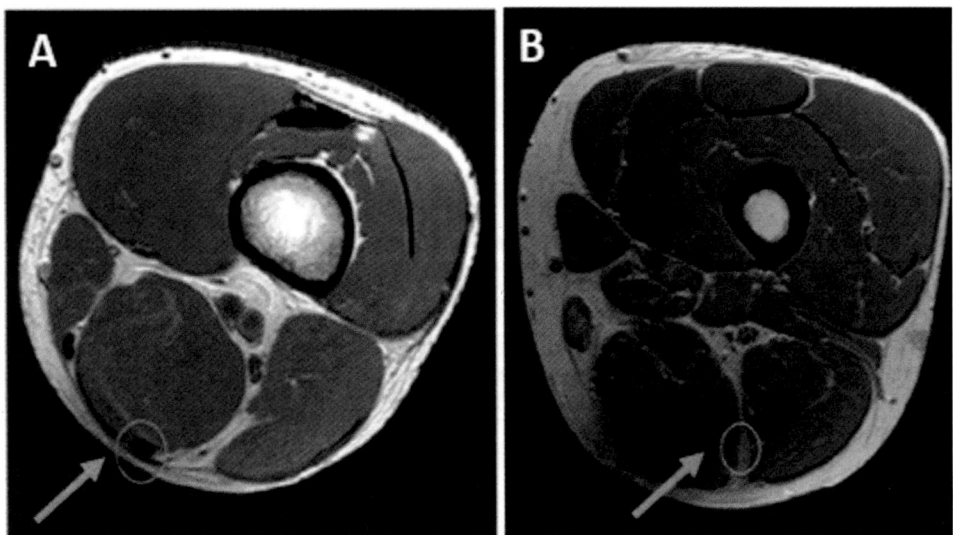

Figura 66. Visión transversal del muslo a través de la prueba de resonancia magnética nuclear. (A) La flecha gris muestra la regeneración del tendón. (B) La flecha gris muestra una ausencia de regeneración del tendón. Adaptado de Konrath y otros (2016) [160].

En el apartado de discusión de este estudio, en el cual se hace referencia a resultados similares de otros trabajos, los autores señalan que los tendones que sí que mostraron una regeneración importante siguieron un **proceso de regeneración que podría durar más de dos** años [160]. Es por ello por lo que cabría esperar un **seguimiento a través de RMN a lo largo del tiempo**, en el cual se pudiese observar y cuantificar el **grado de regeneración tendinosa** que podría explicar los grandes déficits de fuerza isquiosural a largo plazo [160]. También la **palpación y observación** del hueco poplíteo de los deportistas para evaluar la presencia de esta estructuras tendinosas es efectivo para **monitorizar la regeneración**, aunque la RMN sigue siendo la prueba de elección [161]. En la Figura 67, se muestran las diferencias en el relieve del tendón del músculo semitendinoso de ambas extremidades en un jugador de fútbol pasados 10 meses de la reconstrucción del LCA, al cual se le aplicó un autoinjerto procedente de TI. Durante el proceso de readaptación deportiva, este jugador experimentó mejoras en el rendimiento de fuerza en los cuádriceps, aductores, abductores, gemelos de ambas extremidades y en la musculatura isquiosural del lado no lesionado, no fue así en la musculatura isquiosural de la extremidad inferior reconstruida (derecha).

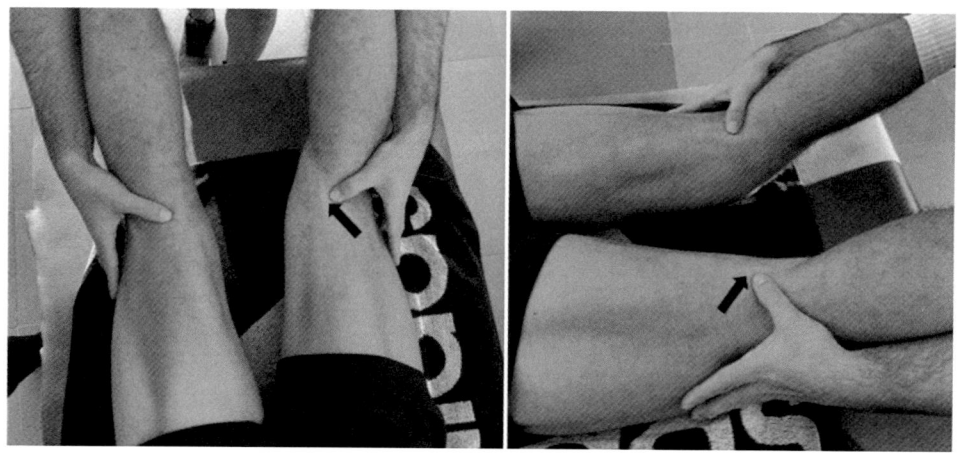

Figura 67. Jugador de fútbol 10 meses tras la reconstrucción del ligamento cruzado anterior utilizando el tendón del semitendinoso y grácil para la elaboración del autoinjerto. La flecha negra indica un relieve mayor del tendón del semitendinoso en la extremidad no operada (izquierda) en comparación con la operada (derecha).

- Moviéndonos en un **plazo más largo de tiempo**, Albertoni y otros (2018) [161], también examinaron la **capacidad regenerativa de los TI**, evaluadas a través de RMN y palpación, tras una **reconstrucción del LCA**. El tiempo entre la reconstrucción y la evaluación de los tendones fue a los **17 meses** (rango: 9 a 34 meses). Las imágenes de RMN revelaron que **el 83 %** (25 de 30 rodillas) de los **tendones del semitendinoso**, mostraron una **regeneración significativa** y que los **tendones** del músculo **grácil**, la tasa de **regeneración fue del 100 %**. En un plazo de tiempo todavía más largo, Åhlén y otros (2012) [162] **examinaron el estado de los TI**, en pacientes a los que se les aplicó una reconstrucción del LCA utilizando autoinjertos procedentes de TI, **una vez pasados un mínimo de 6 años tras la operación**. Los autores comprobaron a través de imágenes de RMN, que los **tendones** del músculo grácil y semitendinoso se **regeneraron en la gran mayoría de los deportistas** (95 % y 89 % respectivamente), mostrando estos tendones un área de sección transversal similar en comparación con los de la extremidad no operada. Por otro lado, y a pesar de las altas tasas de regeneración tendinosa, los deportistas mostraron un **déficit de fuerza significativamente inferior en rangos finales de flexión de la rodilla** cuando se comparó con la extremidad inferior no lesionada. Teniendo en cuenta la información que los autores de este estudio aportan en su apartado de discusión, existen casos de recuperación total de la fuerza de los flexores de la rodilla tras una reconstrucción del LCA utilizando autoinjertos de TI, pero estos estudios analizaron la fuerza isquiosural en los primeros grados de flexión de la rodilla (15-30º), y en esos ángulos, el bíceps femoral es el flexor primario de la rodilla. El semitendinoso y el grácil, adquieren una mayor importancia en ángulos más profundos de flexión de la rodilla, cuando se superan los 75º, y parece que estos tendones desempeñan un papel más importante en la flexión de la rodilla cuando la cadera está cerca de la extensión completa, en donde el deportista suele ser evaluado en posición de decúbito prono. Se recomienda al lector acceder al apartado **6.6.4 Flexores de la rodilla**, para completar información que guarda relación al respecto.

En línea con los hallazgos presentes en los estudios mostrados previamente, se muestra un ejemplo de los valores de fuerza isométrica máxima en los flexores de la rodilla, evaluada con un dinamómetro de mano el mismo día y en diferentes grados de flexión de rodilla situando la cadera en extensión (deportista en posición de decúbito prono), en un jugador de fútbol al cual se le aplicó una reconstrucción del LCA en la rodilla izquierda utilizando un injerto procedente de los tendones isquiosurales (TI). Como podemos ver en la Tabla 15, la magnitud de la asimetría es diferente en función del rango articular empleado, y la dirección de esta, es a favor de la extremidad no operada, la derecha. Dichas mediciones se realizaron a los 6 meses después de la reconstrucción. De igual modo, a través del siguiente enlace **https:// youtu.be/IsEnx8ZI_aI**, se muestra a este mismo jugador realizando una prueba dinámica de fuerza, pero pasados 10 meses de la operación. Como se puede ver en el vídeo, cuando el jugador ejecuta el ejercicio de *leg curl* tumbado con ambas extremidades inferiores, los mecanismos compensatorios son claros. La pelvis se arrastra hacia el lado derecho (lado sano) asumiendo una participación mayor de los flexores de la rodilla. Acurre algo similar cuando se realiza el ejercicio con una sola extremidad, en donde la musculatura isquiosural de la rodilla izquierda (lado operado), aplica mucha menos fuerza y arrastra la pelvis de nuevo hacia el lado derecho.

Fuerza isométrica máxima en los flexores de la rodilla tras una reconstrucción del ligamento cruzado anterior		
Flexión rodilla a 15º de flexión		
Izquierda	Derecha	% de asimetría
238	353	33 %
Flexión rodilla a 90º de flexión		
Izquierda	Derecha	% de asimetría
117,4	252,3	53 %

Tabla 15. Elaboración propia.

Con base en la experiencia del autor de este libro como readaptador en una cantera de fútbol de un equipo profesional, ninguno de los jugadores a los que se les aplicó una reconstrucción del LCA utilizando injertos procedentes de TI, mostraron a los 2 años de la operación, una regeneración completa del tendón del semitendinoso evaluado a través de un examen físico (palpación). Dichos jugadores, tardaron mucho más tiempo en normalizar los valores de fuerza isquiosural en comparación con el resto de los grupos musculares, llegando en algunos casos a normalizarse tras pasados 14 meses de la reconstrucción.

3.2.3. Ligamentización y cicatrización del túnel óseo

- Según la revisión de Rabuk y otros (2013) [158], durante el **proceso de ligamentización** el injerto experimenta curación y remodelación dividiéndose en 3 etapas (temprana, de remodelación y maduración), aunque no está claro el tiempo que pueden durar cada una de ellas. En la fase temprana existe un aumento de la vascularización, estableciendo las bases para la remodelación y cicatrización del injerto. Este aumento de vascularización disminuirá lentamente a medida que progrese la remodelación hacia un tejido que histológicamente se asemeje al LCA original. La **visualización** a través de **microscopio óptico** proporciona **información directa sobre esta revascularización**, pero son difíciles de realizar en humanos debido a su naturaleza **invasiva**, ya que existe la necesidad de extraer tejido del LCA reconstruido. Sin embargo, la **RMN es un medio no invasivo para evaluar la revascularización**, representada por una mayor intensidad de señal en el injerto y en el tejido periligamentoso (Figura 68).

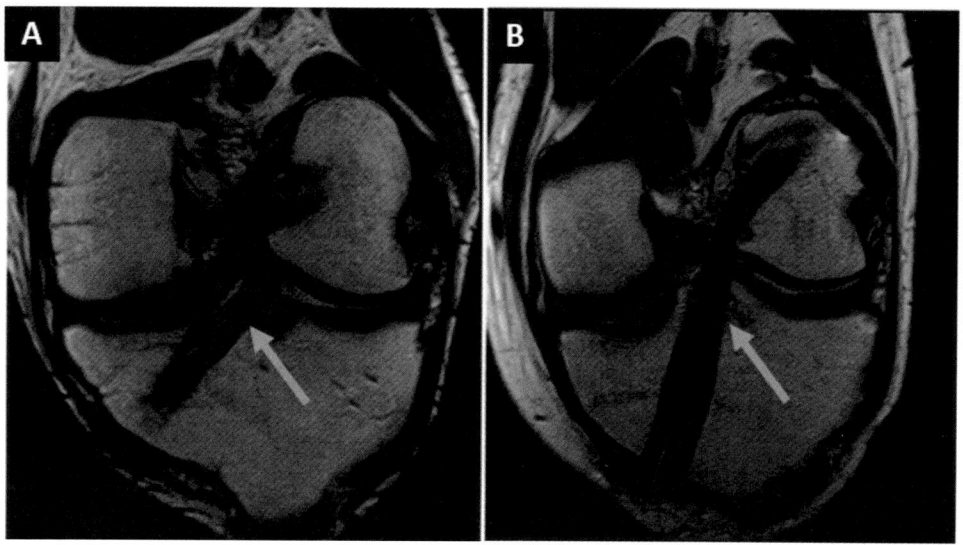

Figura 68. (A) Imagen de resonancia magnética a los 6 meses tras la reconstrucción con una señal alta de intensidad. (B) Imagen de resonancia magnética a los 10 meses tras la reconstrucción con una señal baja de intensidad. La flecha gris señala el trayecto del LCA. LCA: ligamento cruzado anterior. Adaptado de Rabuk y otros (2013) [158].

Las **radiografías** de visión anteroposterior y laterales también se pueden utilizar para **evaluar:** (1) **la posición del túnel**, (2) la **integridad y la posición de los dispositivos de fijación** y (3), **los signos de incorporación del injerto dentro de los túneles.** Un ensanchamiento del túnel se ha relacionado con el retraso de la incorporación de la plastia al hueso junto con la maduración del injerto, existiendo una mayor incidencia de ensanchamiento con reconstrucciones de LCA utilizando aloinjertos (Figura 69). Sin embargo, **una radiografía simple tiene una capacidad limitada** para evaluar la curación del túnel, especialmente en los casos en los que se necesiten más detalles, como cuando se examina el túnel femoral. En síntesis, **las imágenes avanzadas de RMN y de tomografía computarizada son capaces de evaluar de manera más fiable el injerto** [158].

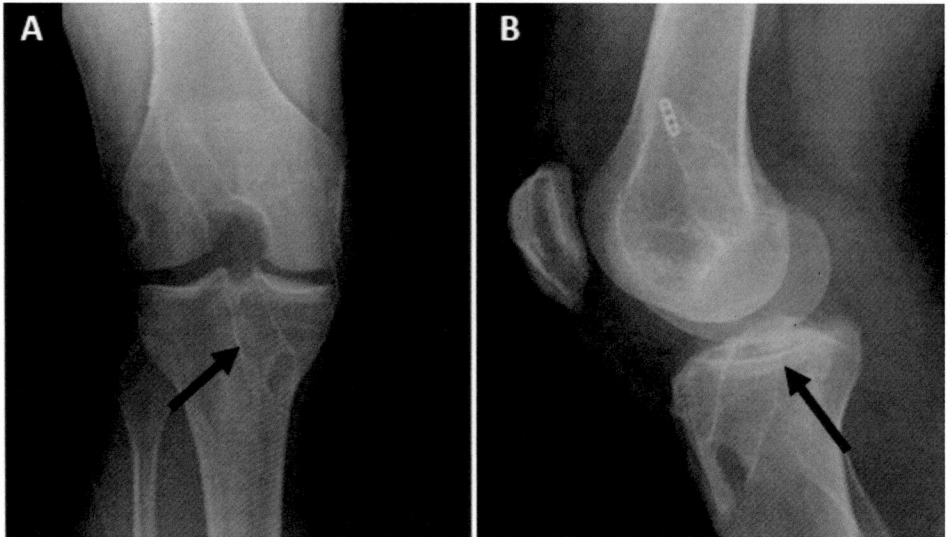

Figura 69. (A) Radiografía anteroposterior (B) Radiografía lateral. Ambas imágenes procedentes de un paciente después de una rotura de la plastia, con evidencia de ensanchamiento del túnel. La flecha negra señala el túnel tibial. Adaptado de Rabuk y otros (2013) [158].

La **tomografía computarizada permite la evaluación de la ubicación anatómica del injerto de LCA**, puesto que se conocen puntos de referencia óseos que identifican la anatomía nativa. En la pared medial del cóndilo femoral lateral, la cresta intercondílea lateral identifica el borde anterior de la posición anatómica del LCA (Figura 70) y puede evaluarse para la posición del túnel a la hora de la reconstrucción [158].

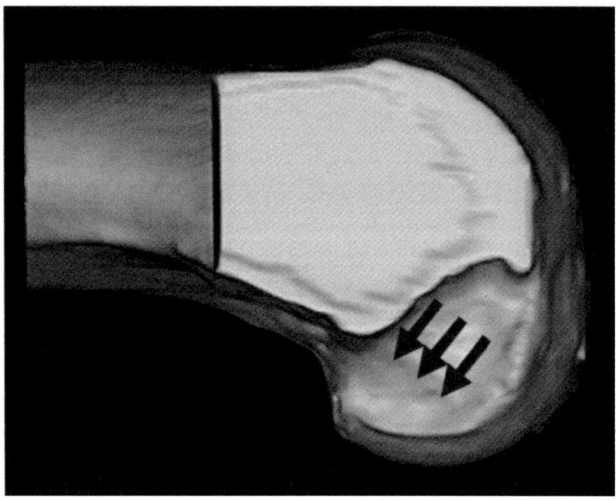

Figura 70. Tomografía computarizada de la pared medial del cóndilo femoral lateral, identificando puntos de referencia anatómicos para la reconstrucción del LCA, incluida la cresta intercondílea lateral (flechas). Adaptado de Rabuk y otros (2013) [158].

- Según las revisiones de Buckthorpe y otros (2023) [163], de Logerstedt y otros (2022) [70] y de Escamilla y otros (2012) [101], **el LCA y los puntos de fijación de la plastia en los primeros meses tras la reconstrucción, son significativamente más débiles que la resistencia que alcanzará el injerto al finalizar el proceso de ligamentización** y, por tanto, pueden lesionarse ante fuerzas considerablemente pequeñas. Inmediatamente después de la cirugía, los sitios de fijación del injerto requieren tiempo para incorporarse al hueso circundante, y durante las primeras 6 a 12 semanas después de la reconstrucción, el injerto es vulnerable pudiéndose estirar demasiado fruto de una tracción excesiva. Además, **con el tiempo**, después de un proceso inicial de debilitamiento y revascularización, el propio **injerto debe madurar** pasando por el **proceso de ligamentización**, aumentando su resistencia final durante un periodo de meses a años. Desafortunadamente, no se sabe cuánta fuerza ejercida sobre el injerto y sus fijaciones es demasiado grande y potencialmente dañina o, al contrario, demasiado pequeña que proporcione un estímulo potencialmente adecuado para mejorar la cicatrización en las primeras fases de la rehabilitación del LCA.

- **La resistencia inicial en el tipo de injerto de HTH inmediatamente después de la cirugía es de aproximadamente el 120 % en comparación a un LCA intacto.** A las 6-8 semanas, la resistencia se deteriora hasta aproximadamente un 60 % en comparación a un LCA intacto. Después, el injerto comienza el proceso de revascularización, en el que los vasos sanguíneos empiezan a proporcionar oxígeno y nutrientes. El injerto empezará a transformarse en ligamento a las 12 semanas, donde la resistencia de este es del 80 %. A las 52 semanas, es decir, **tras 1 año, un injerto procedente del TC está justo por debajo del 100 % en comparación a un LCA intacto** [164] y en los **injertos de TI, la remodelación y la capacidad de tracción puede no quedar completa hasta los dos años de la reconstrucción** [165] [163].

- En ese sentido, Zaffagnini y otros (2007) [148] realizaron una evaluación histológica cuantitativa y cualitativa del proceso de neoligamentización del autoinjerto de HTH como sustituto del LCA nativo en diferentes momentos temporales. Los autores encontraron que, **a los 24 meses de la operación, el tejido era muy similar a un LCA normal evaluado este a nivel microscópico**, encontrando grandes fascículos de fibras de colágeno colocados densamente y empaquetados en una disposición multidireccional. Sin embargo, **a los 48 meses** tras la reconstrucción, estas **fibras de colágeno se orientaron en múltiples direcciones y de manera similar al LCA.** Los autores de este estudio concluyeron que el **autoinjerto procedente del HTH sufrió un periodo de transformación de hasta dos años.** Después de ese periodo, la transformación cesó y durante 10 años no logró alcanzar el aspecto estructural de un LCA normal. Por otro lado, desde el punto de vista histológico, la arquitectura del injerto se fue transformando lentamente en una estructura similar a un LCA debido a las diferentes tensiones mecánicas que soportaba el injerto.

- **La revascularización y la ligamentización se producen durante un periodo de 12 meses** después de reconstrucción autógena del LCA, con una **madurez máxima evidente después del año.** Sin embargo, los parámetros de vascularización y el patrón de fibras muestran evidencia de que la madurez puede ocurrir entre los 6 y 12 meses. Este estudio histológico de Falconiero y otros (1998) [147] apoya la idea de que **la reconstrucción autógena del LCA requiere 12 meses antes de volver a la actividad completa** (Figura 71).

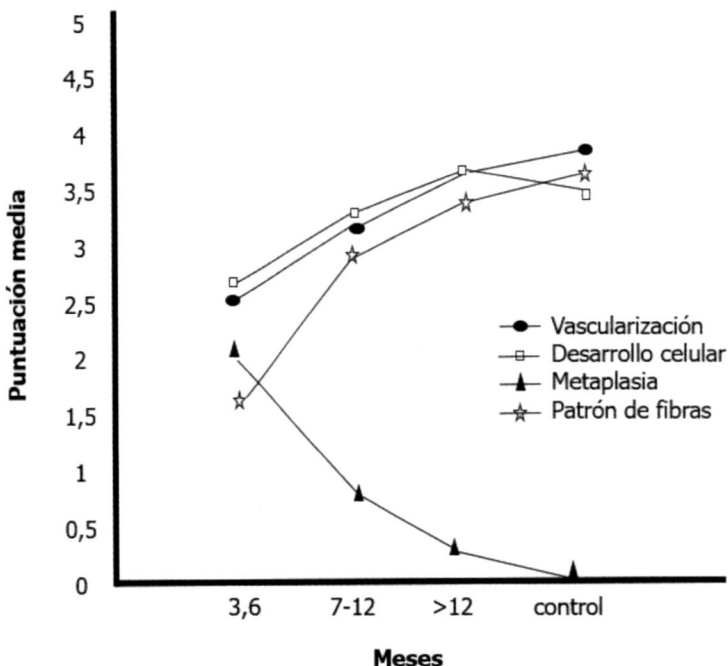

Figura 71. Valores medios de los parámetros histológicos en la maduración de la plastia a lo largo del tiempo desde la operación de LCA (Vascularización, desarrollo celular, metaplasia y patrón de fibras). LCA: ligamento cruzado anterior. Adaptado de Falconiero y otros (1998) [147].

- Según la revisión de Marieswaran y otros (2018) [98], el ancho del injerto y la disponibilidad de puntos de inserción ósea deciden el éxito del autoinjerto. Debido a la necrosis del tejido después de la implantación, todos los autoinjertos se debilitan. Por lo tanto, la fuerza inicial de los autoinjertos en el momento de la reparación debe ser mayor que el LCA nativo para compensar la pérdida de fuerza que surge debido a la necrosis tisular posterior. En la Figura 72 puede observarse la diferencia en la capacidad de resistencia máxima que tiene el LCA en comparación con un tejido tendinoso, en este caso el tendón rotuliano.

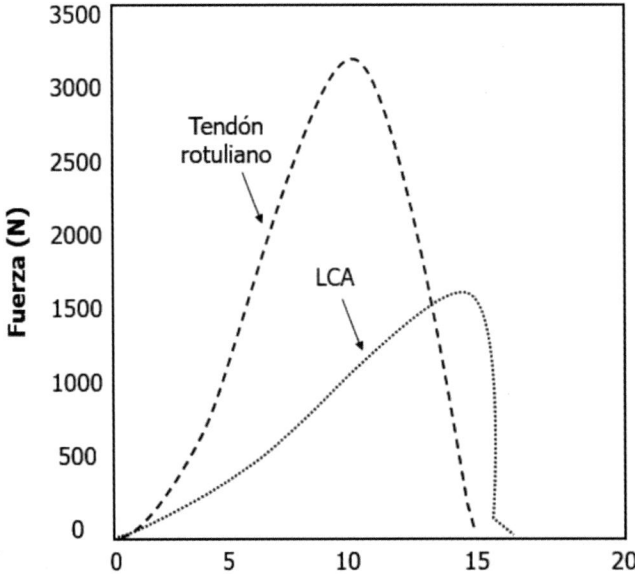

Figura 72. Diferencias de fuerza tensil entre el LCA y el tendón rotuliano. LCA: ligamento cruzado anterior; N: newtons; mm: milímetros. Adaptado de Marieswaran y otros (2018) [98].

Debido a las características de la tensión ofrecida en los autoinjertos de TC, puede haber una discrepancia en la laxitud entre la rodilla sana y la intervenida (que se perciba menor laxitud en alguna prueba ortopédica en la rodilla operada). A su vez, los autoinjertos provenientes principalmente del HTH o de TI, se someten al proceso de ligamentización durante un período de 24 meses después de la cirugía. Histológicamente, el injerto de tendón sufrirá cambios hacia el ligamento, pero la distribución de colágeno permanecerá sin cambios o, de haberlos, estos serán mínimos. En este sentido, la fuerza hasta la rotura que es capaz de soportar el autoinjerto es significativamente menor que la de un LCA intacto después de 52 semanas, a pesar de la ligamentización. **Solo la *stiffness*/rigidez, pero no la deformación del injerto es comparable con el LCA intacto después de las 52 semanas, sugiriendo que el proceso de ligamentización modela al injerto histológicamente, pero no mecánicamente (Figura 73)** [98].

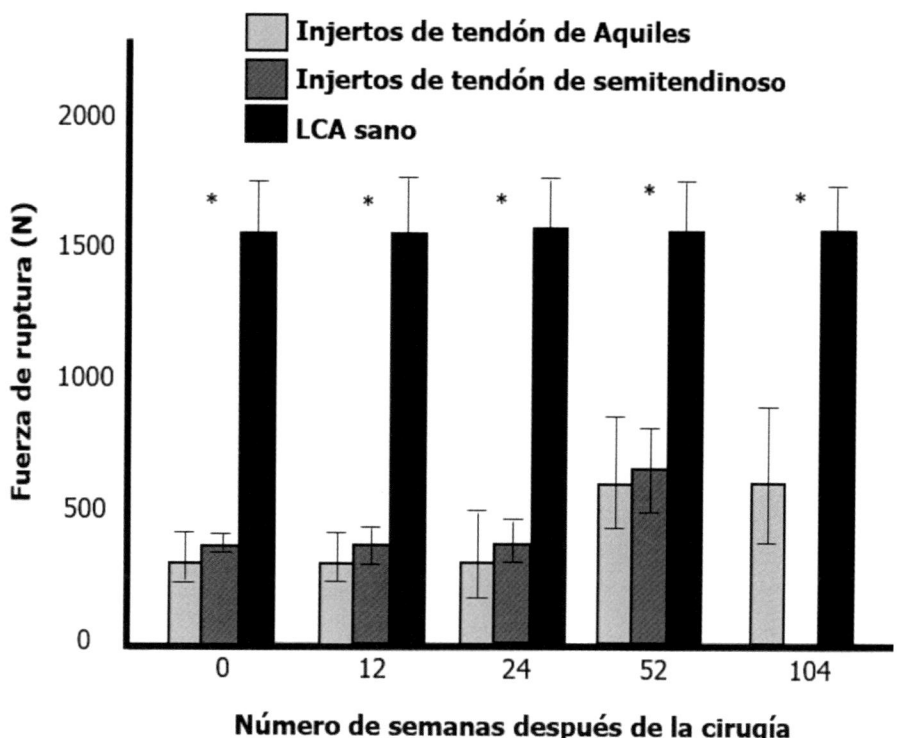

Figura 73. Comparación de la fuerza de rotura de distintos autoinjertos a lo largo del tiempo después de una cirugía de LCA en comparación a un LCA sano. *Diferencias estadísticamente significativas ($p < 0.05$) entre autoinjertos y el LCA sano en el periodo de tiempo correspondiente. LCA: ligamento cruzado anterior; N: newtrons. Adaptado de Marieswaran y otros (2018) [98].

Cabe destacar que los **injertos procedentes de HTH restringen la extensión de la rodilla e inducen dolor e incomodidad durante un período prolongado en comparación con el injerto de TI.** Además, el HTH tiene una excelente fijación inicial y una mejor integración hueso-hueso. El uso de suturas de polipropileno como guía e hidrogel de plasma rico en plaquetas (PRP) de colágeno como puente (que contiene células y factores de crecimiento) es una técnica novedosa para la reconstrucción del LCA. En animales se han comparado este tipo de procedimientos con los actuales encontrando que las propiedades biomecánicas y la rigidez del LCA reparado con hidrogel de colágeno-PRP eran similares a las del LCA humano. Actualmente, se están comenzando a hacer ensayos en humanos [98].

- Según la revisión de Pauzenberger y otros (2013) [166], en el mejor de los casos, **tras los 10 meses de la reconstrucción del LCA se inicia el periodo de maduración de la plastia cuando el autoinjerto proviene de HTH**. En otros estudios a los que hace referencia esta revisión y representados en la Figura 74, este periodo comienza aún más tarde, siendo en algunos casos, similar a como cuando el injerto proviene de TI; es decir, 24 meses, y durando este proceso hasta dos años más para la completa maduración. Durante el proceso de ligamentización en los injertos de tendones rotulianos (HTH y TC) se da una fase de curación inicial *early healing* que finaliza a los 6 meses después de la cirugía, seguida de una intensa remodelación, que se demostró que se iniciaba a los 12 meses, hasta una fase de maduración final, que se demostró que continuaba hasta los 48 meses (4 años). En comparación con estos hallazgos los estudios incluidos sugieren una progresión más lenta con los injertos de TI, puesto que como se ve en la Figura 74, los injertos de TI tardan más en comenzar la fase de maduración que los injertos de tendones rotulianos (HTH y TC).

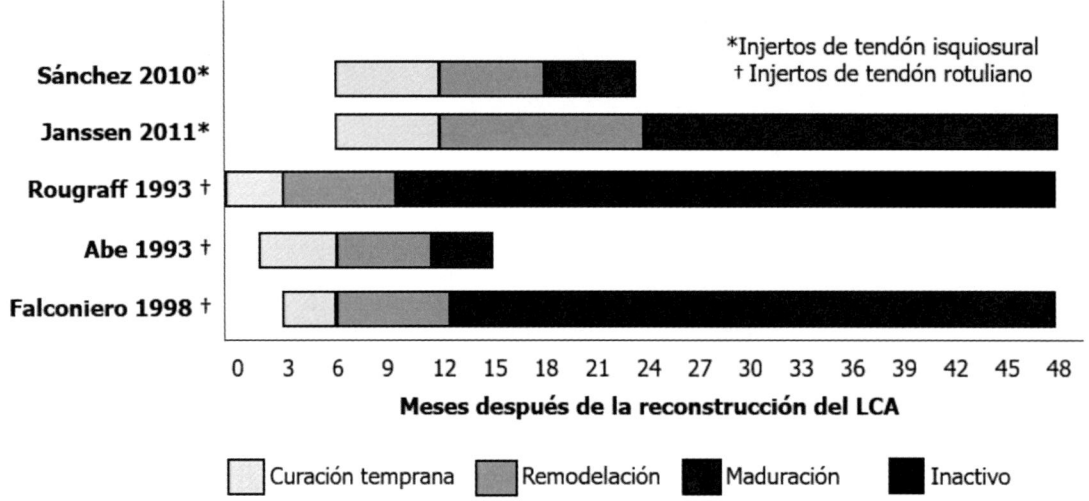

Figura 74. Ligamentización de injertos tendinosos humanos. Adaptado de Pauzenberger y otros (2013) [166].

3.2.4. Técnicas quirúrgicas

Una incisión o dos incisiones: Banda/haz único o banda/haz doble
(*Single or double bundle technique*)

- Según la revisión de Gerami y otros (2022) [99], tradicionalmente el túnel femoral se perfora desde el exterior hasta la articulación de la rodilla realizándose una incisión en el exterior del muslo para llegar al hueso, conocido como el **método de dos incisiones**. En este método, utilizando un tornillo de interferencia con visualización directa del túnel por la incisión del muslo, la unión se fija en el fémur desde el exterior hacia la articulación. A su vez, el **método artroscópico de una incisión**, en el cual no hay una segunda incisión en el muslo, consiste en perforar el túnel femoral desde el interior de la articulación de la rodilla bajo imágenes artroscópicas, lo que reduce la incisión y la disección del cuádriceps, considerándose la opción preferida por la mayoría de los cirujanos para la reconstrucción del LCA. En este segundo método, el injerto se fija al fémur mediante una guía artroscópica desde el interior hacia el exterior de la articulación y luego se fija con un tornillo de interferencia. Como resultado, la única incisión requerida es para cavar un túnel en la tibia, que (al igual que el método de dos incisiones) se hace a través de una incisión anterior debajo de la rodilla.

Los autores de esta revisión señalan que la utilización de una banda única/*single bundle* (SB), proporciona suficiente estabilidad anteroposterior, pero no una estabilidad rotacional adecuada. Es por ello por lo que **la banda doble/*double bundle* (DB), tiene el fin de reconstruir no solo el haz AM sino también el haz PL, proporcionando estabilidad rotacional** restaurando la cinemática y estabilidad normal de la rodilla tanto en sentido anterior como a nivel rotacional (Figura 75) [99].

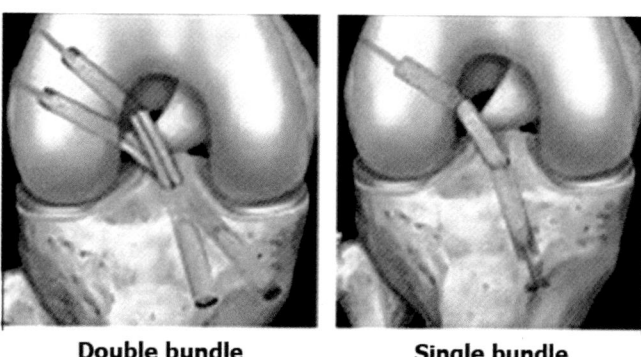

Double bundle   **Single bundle**

Figura 75. Técnicas quirúrgicas, *double bundle vs. single bundle*. Adaptado de Gerami y otros (2022) [99].

Técnica *All-inside*

- Sobre la base de la información extraída de la revisión de Gerami y otros (2022) [99], algunas propiedades de este método incluyen túneles de cavidad cerrada, incisiones cutáneas más pequeñas, estética mejorada, menos dolor posoperatorio, menor extracción de hueso y preservación del músculo grácil. Además, parece tener **resultados generales similares en comparación con las técnicas estándar de reconstrucción** pudiendo estar relacionado con una disminución del dolor postoperatorio. Sin embargo, existe la preocupación de una **mayor tasa de fracaso del injerto** utilizando esta técnica. Mientras las técnicas estándar de LCA suelen utilizar un autoinjerto de HTH o de semitendinoso y grácil, **la técnica del LCA *all-inside* por lo general utiliza un autoinjerto de tendón semitendinoso triple o cuádruple.** Reducir la longitud del injerto es esencial para el procedimiento *all-inside*, porque se perforan cavidades cerradas en el fémur y en la tibia en lugar de túneles completos. En este sentido, se puede encontrar que el uso de un solo injerto de TI en el método *all-inside* puede reproducir una estabilidad de rodilla similar en comparación con el LCA nativo [99].

Bridge-enhanced ACL restoration

- Este procedimiento quirúrgico de reconstrucción del LCA con un puente o implante BEAR (*Bridge-enhanced ACL restoration*) es sin duda una versión más actualizada que los procedimientos descritos anteriormente, es por ello por lo que hoy en día la literatura que pueda sostener sus preferencias frente a las anteriores es escasa. Los beneficios inherentes de este procedimiento, incluida la **ausencia de necesidad de recolección de autoinjerto y un menor riesgo de osteoartritis postraumática** según estudios preclínicos del procedimiento de reparación, deben ser sopesados cuidadosamente por pacientes y cirujanos frente al riesgo de requerir una reconstrucción tradicional en el futuro [154]. Dicho procedimiento estimula la curación del LCA colocando un implante de proteína reabsorbible en el área de la lesión con el objetivo de retener la sangre del paciente en el espacio que ocupa los extremos desgarrados del ligamento en combinación con una reparación con sutura del ligamento. El compuesto de sangre y colágeno crea posteriormente un entorno biológicamente propicio para la curación del ligamento (Figura 76) [124] [154].

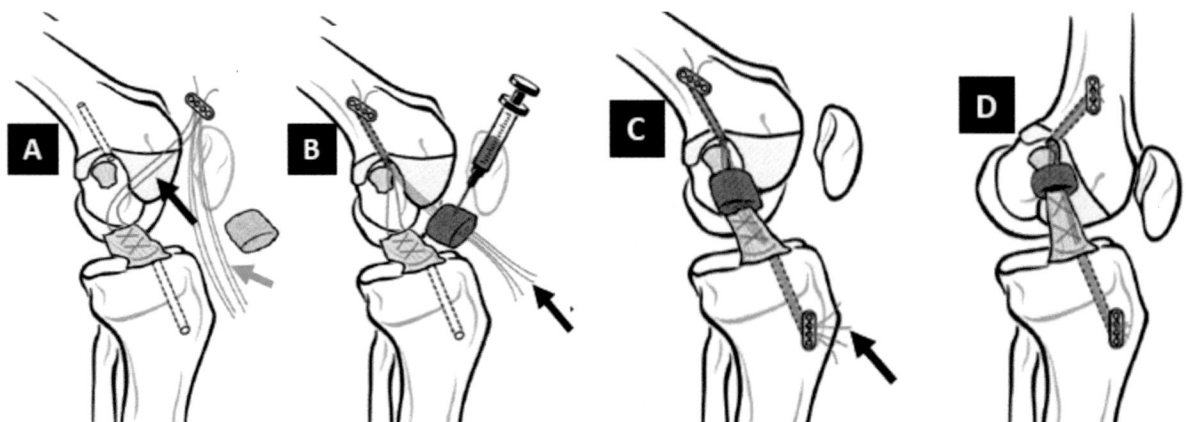

Figura 76. Esquema de la técnica utilizada para colocar el implante BEAR. (A): Se coloca una sutura (flecha negra) fijada con dos suturas libres (flecha gris) y un botón extracortical. (B): Después de pasar el botón cortical que lleva suturas libres (flecha negra) a través del túnel femoral, se coloca el implante BEAR sobre ellos empapándolo con hasta 10 ml de sangre autóloga. (C): Los extremos de sutura libre (flecha negra) en el extremo tibial del implante BEAR (colocado entre los dos extremos del LCA desgarrado) se pasan a través del túnel tibial para atarlos sobre un segundo botón extracortical. (D): Las suturas y los botones extracorticales están asegurados. LCA: ligamento cruzado anterior; BEAR: *Bridge-enhanced ACL restoration*. Adaptado de Murray y otros (2020) [154].

- Los resultados del estudio de cohorte de Barnes y otros (2023) [124] realizado en jóvenes deportistas (17, 6 ± 7,1 años), indicaron que **una medición directa de las propiedades estructurales del ligamento en cicatrización a través de la RMN entre los 6 y 9 meses después de una reconstrucción del LCA utilizando el implante BEAR, puede ser beneficioso para evaluar el progreso en la rehabilitación e informar sobre las decisiones de regreso al deporte.** Anteriormente, la efectividad de esta técnica había sido comprobada en el ensayo clínico aleatorizado de Murray y otros (2020) [154], en el cual los autores concluyeron que la reparación del LCA con el implante BEAR, produjo unos resultados similares a los de la reconstrucción tradicional del LCA con la utilización del autoinjerto de TI en lo que respecta al cuestionario subjetivo IKDC junto con la laxitud anterior de la rodilla a los dos años después de la cirugía en una cohorte joven y activa, lo que sugiere que este tipo de reparación con implante o puente BEAR es una técnica segura, prometedora y merecedora de más estudio.

> *Sobre la base de la experiencia profesional del autor de este libro en una cantera de fútbol profesional durante 5 temporadas consecutivas, a 2 de los 3 jugadores que sufrieron una relesión de LCA se les aplicó el procedimiento de refuerzo lateral Leamaire en la segunda reconstrucción. De las 13 lesiones primarias de LCA, solo un jugador fue sometido a un refuerzo lateral Lemaire.*

4

Fase preoperatoria

En este apartado se van a exponer los objetivos a alcanzar durante el periodo previo a la intervención quirúrgica, así como los beneficios que puede aportar el entrenamiento de la extremidad inferior no afectada, y como este podría suponer una mejora del rendimiento neuromuscular en la extremidad inferior afectada a lo largo del proceso de recuperación. Además, y antes de sumergir al lector en la primera fase de la recuperación, se desarrollará brevemente en qué consisten los protocolos de rehabilitación acelerados y no acelerados mostrando sus ventajas e inconvenientes.

Se remite al lector al siguiente enlace: **https://www.ncbi.nlm.nih.gov/pmc/articles/PMC9460090/**, en el cual aparece la guía práctica de la Universidad de Delaware (EE.UU.) realizada por Brinlee y otros (2022) [167], donde se desglosa de manera esquemática todas las etapas, los objetivos, el tratamiento y el reentrenamiento tras una reconstrucción del LCA. Por otro lado, los fisioterapeutas Randall Cooper y Mick Hughes, elaboraron una guía de rehabilitación dividida por fases indicando objetivos a alcanzar a la cual se puede acceder a través del siguiente enlace: **https://www.melbourneaclguide.com/docs/ACL_Guide.pdf**. Estos enlaces pueden ser de gran ayuda en combinación con de la información que aparece en este libro.

4.1. Objetivos

- Tal y como se desarrolla en las revisiones de Buckthorpe y otros (2023) [163], de Brinlee y otros (2022) [167] y de Bucktohrpe y otros (2020) [168], se destaca que el principal objetivo de un trabajo preoperatorio es preparar al deportista para la operación, teniendo que conseguir antes de la reconstrucción del LCA: (1) una **extensión completa activa y pasiva de la rodilla**, (2) **un ROM completo** en el sentido de la **flexión de la rodilla**, (3) **nada de derrame**, (4) un **buen control del cuádriceps** durante el movimiento de elevación de la pierna recta y (5) **un IDS de fuerza cuadricipital ≥80 %**. El cumplimiento de todos estos criterios prequirúrgicos se ha asociado con mejores resultados a largo plazo después de una reconstrucción del LCA. Los pacientes con una extensión completa de rodilla, ausencia de inflamación y una correcta activación del cuádriceps durante el ejercicio de elevación de la pierna recta antes de la operación, tienen mejores resultados después de la cirugía. Es por ello por lo que **normalizar** en la medida de los posible la respuesta **inflamatoria de la rodilla**, la **movilidad** en el sentido de la **extensión** y mejorar la **fuerza muscular**, son **objetivos** para marcarse **durante este periodo**. La extensión total de la rodilla es un requisito para la marcha normal y reduce la posibilidad de complicaciones postoperatorias, como la artrofibrosis. Así mismo, un déficit de fuerza en los extensores de rodilla del 20 % o más antes de la cirugía, predice un déficit de fuerza significativo hasta dos años después de la intervención. Así mismo, programas preoperatorios con una duración de 5-6 semanas enfocados en la restauración de la fuerza, hipertrofia del cuádriceps y mejora del rendimiento en las baterías de saltos, pueden resultar en una mejora de la función de la rodilla durante el periodo post operatorio. Por tanto, la fuerza cuadricipital antes de la operación es un predictor significativo de la función postoperatoria de la rodilla, lo que destaca enormemente la importancia del fortalecimiento muscular antes de la reconstrucción.

- En la guía de práctica clínica elaborada por Kotsifaki y otros (2023) [30] analizaron los efectos sobre los resultados en el periodo postoperatorio de intervenciones en el periodo preoperatorio con una duración de 3-6 semanas en comparación con la postrehabilitación de manera aislada. A su vez, también investigaron los efectos de añadir perturbaciones en el entrenamiento de fuerza estándar en el periodo preoperatorio. Los autores de esta guía destacaron que: (1) la **rehabilitación en el periodo preoperatorio puede mejorar la flexión y extensión de rodilla en el periodo postoperatorio temprano** (1-2 meses), (2) existe un **efecto moderado de la rehabilitación preoperatoria en la mejora de la fuerza del cuádriceps 3 meses después de la cirugía**, (3) la **rehabilitación preoperatoria puede disminuir el tiempo para volver al nivel prelesión** o de actividad deportiva, y (4) **no existe efecto sobre la fuerza, actividades funcionales y función subjetiva al añadir perturbaciones durante el periodo preoperatorio**. Los autores de esta guía de práctica clínica recomiendan al menos una visita al especialista antes de la intervención quirúrgica para evaluar si existe una adecuada activación muscular voluntaria y la no presencia de un flexum de rodilla. De observarse algún déficit de fuerza o de ROM, el deportista podría necesitar sesiones de entrenamiento preoperatorias.

- En el estudio transversal realizado en sujetos deportistas lesionados del LCA llevado a cabo por Qiu y otros (2022) [136] observaron déficits significativos de fuerza isométrica y de RFD en el cuádriceps entre la extremidad inferior lesionada y la extremidad no lesionada (p<0,001), así como entre la extremidad inferior no lesionada y la extremidad inferior dominante de un grupo control (p<0,001). Esto ocurrió dentro de los 3 meses anteriores a la reconstrucción. De forma similar, en el estudio de Hannon y otros (2017) [169], encontraron hallazgos similares en términos de fuerza isocinética en vez de isométrica. Es por ello por lo que se debe **restaurar la función neuromuscular del cuádriceps antes de la operación**, realizando intervenciones específicas para abordar estas deficiencias.

- En el estudio prospectivo con deportistas practicantes de deportes de nivel 1 elaborado por Grindem y otros (2016) [84] realizaron valoraciones de fuerza cuadricipital e isquiosural, utilizando dispositivos isocinéticos, y de saltos horizontales a los 2,1 ± 0,6 meses tras la lesión del LCA (antes de la operación). La **obtención de valores de referencia en un deportista antes de ser sometido a una intervención quirúrgica de rodilla** tras lesión del LCA debe de plantearse como objetivo, ya que estos datos pueden ser de gran valor durante el proceso de recuperación. Cabe destacar que los deportistas que tuvieron afectación meniscal y no presentaban inflamación y/o dolor realizando actividades pliométricas, también realizaron estas pruebas de valoración.

- En el estudio retrospectivo de Kim y otros (2022) [170] investigaron la **relación entre la fuerza preoperatoria del cuádriceps y la puntuación de la función subjetiva de la rodilla en el periodo postoperatorio tras la reconstrucción del LCA.** Además, **como objetivo secundario, evaluaron en qué población fue más predominante el efecto del déficit de fuerza del cuádriceps sobre los resultados funcionales.** La muestra estaba compuesta por hombres de edades comprendidas entre los 24-40 años siendo la media de 31. En todos los casos, la técnica quirúrgica utilizada fue la de SB con autoinjertos cuádruples de TI (semitendinoso y tendón del músculo grácil). Se evaluó la fuerza isocinética de la musculatura cuadricipital e isquiosural. Los participantes fueron divididos en 3 grupos en función del porcentaje de asimetría de la musculatura cuadricipital: grupo 1 (<25 %), grupo 2 (25-45 %) y grupo 3 (>45 %).

  La asimetría de fuerza cuadricipital preoperatoria tuvo una asociación negativa con los cuestionarios subjetivos de la rodilla tras un año de la intervención (IKDC p=0,005 y Lysholm score (p<0,001). Además, **a mayor % de asimetría en el periodo preoperatorio, menor puntuación en los cuestionarios subjetivos.** A su vez, **cuando se comparó la función de la rodilla pasado un año de la operación, los 3 grupos fueron significativamente diferentes en las puntuaciones subjetivas** del IKDC (p=0,010) y en el Lysholm score (p<0,001), presentando mayores limitaciones el grupo 3 frente al grupo 1 y 2, y el grupo 2 frente al grupo 1. En conclusión, los autores destacan que: (1) el déficit preoperatorio de fuerza muscular del cuádriceps tenía una relación negativa significativa con la función postoperatoria un año después de la reconstrucción del LCA, (2) los pacientes con un mayor déficit de fuerza del cuádriceps en el periodo preoperatorio tendrían la función de rodilla más deficiente que aquellos con mejor fuerza del cuádriceps, incluso después de la rehabilitación, y (3) **restaurar la fuerza muscular en el periodo preoperatorio puede ser crucial para una mejor función después de la reconstrucción del LCA** [170].

4.2. Entrenamiento de fuerza contralateral/ educación cruzada

- Según la revisión de Buckthorpe y otros (2023) [163] y el comentario clínico de Larson y otros (2022) [171], la **educación cruzada** se refiere a la **capacidad de mejorar la fuerza en la extremidad contralateral** (extremidad lesionada) **mediante la realización de ejercicios unilaterales** (extremidad no lesionada) **de fuerza.** Se cree que el mecanismo tiene que ver con una mayor activación neuronal, la cual podría facilitar una mayor activación de la extremidad lesionada. Como ejercicio unilateral, se entiende aquel en el que la carga se levanta principalmente con una sola extremidad, mientras que los movimientos bilaterales son aquellos en los que la carga es movilizada con dos extremidades [172]. Las contracciones excéntricas y moderados volúmenes de entrenamiento parecen ser la mejor combinación para mejorar la educación cruzada. A su vez, parece que el mejor momento para su implementación es en fases iniciales tras la lesión, puesto que la rodilla afectada no puede asumir mucho trabajo directo [171]. **El enfoque de entrenamiento de fuerza para la extremidad contralateral**, en este caso la no lesionada, debe tener como **objetivo preservar, no mejorar, la fuerza y el tamaño del músculo.** Desarrollar el tamaño y la fuerza de los músculos de la extremidad contralateral más allá de sus valores previos a la lesión, resultará en mayores dificultades para normalizar el IDS [168]. No obstante, desarrollar un nivel de fuerza superior en la extremidad no lesionada, parece ser una estrategia efectiva a la hora de establecer esta extremidad de referencia; ya que, de lo contrario, si se compara el rendimiento de la extremidad lesionada con la extremidad no lesionada y esta tiene un nivel bajo de fuerza, sobrestimaría la relación del rendimiento entre ambas extremidades [163]. Se remite al lector al siguiente enlace, en el cual Buckthorpe y otros (2023) [163] muestran ejemplos del entrenamiento en la extremidad no afectada junto con ejercicios destinados al acondicionamiento físico general en fase iniciales: **https://link.springer.com/article/10.1007/s40279-023-01934-w.**

- En la revisión sistemática con metaanálisis de Cuyul-Vásques y otros (2022) [41], determinaron la **efectividad del entrenamiento unilateral de la extremidad no lesionada sobre la fuerza muscular y la función de la rodilla en pacientes con reconstrucción del LCA.** Concretamente, los estudios de la presente revisión compararon protocolos estandarizados de rehabilitación frente a protocolos de entrenamiento de fuerza en la extremidad inferior sana. La población total incluyó a 177 pacientes reconstruidos de LCA con una edad media de 27,98 ± 2,23 años, y el tiempo medio desde la lesión del LCA fue de 7,23 ± 3,06 meses. Los injertos más frecuentados para la reconstrucción fueron los procedentes de TI seguido del injerto HTH. El entrenamiento unilateral tuvo una duración entre 8 y 26 semanas con una frecuencia de 2,3 y 5 veces por semana, el cual consistió en un trabajo de fuerza isocinética e isotónica. Los protocolos de rehabilitación estándar consistieron en la aplicación de agentes físicos (frío y calor) para controlar la inflamación y el edema, ejercicios para aumentar la ADM, la fuerza, potencia, equilibrio y resistencia, así como actividades funcionales como andar, correr y saltar. Cinco estudios analizaron la fuerza muscular a través de la fuerza isométrica máxima a 30º, 45º, 60º y 65º de flexión en la extremidad inferior reconstruida, con una duración del entrenamiento entre las 8-12 semanas. Se observaron **diferencias significativas en la fuerza isométrica máxima del cuádriceps entre los grupos que realizaron el entrenamiento unilateral de fuerza y los grupos que realizaron una rehabilitación estándar** (p=0,01).

Tres estudios analizaron la fuerza isométrica máxima del músculo cuádriceps en la extremidad inferior reconstruida de 60 a 65º de flexión con una duración del entrenamiento entre las 8-12 semanas. Se observaron **diferencias significativas en la fuerza isométrica máxima del cuádriceps entre los grupos que realizaron el entrenamiento unilateral de fuerza y los grupos que realizaron una rehabilitación estándar** (p=0,04). Otros tres estudios analizaron la fuerza isométrica máxima del músculo cuádriceps en la extremidad inferior reconstruida de 30 a 65º de flexión con una duración del entrenamiento entre las 24-26 semanas. Se observaron diferencias significativas en la fuerza isométrica máxima del cuádriceps entre los grupos que realizaron el entrenamiento unilateral de fuerza y los grupos que realizaron una rehabilitación estándar (p=0,04). Tres estudios analizaron el IDS en lo que respecta a la fuerza muscular del cuádriceps tras un periodo de entrenamiento entre 24 a 26 semanas. Encontraron diferencias significativas en el IDS cuando se comparó el entrenamiento unilateral con la rehabilitación estándar frente a la rehabilitación estándar solo (p=0,01). Sin embargo, otros tres estudios investigaron el IDS en la prueba de SHU tras un periodo de entrenamiento entre las 24 a 26 semanas, donde no se encontraron diferencias significativas entre el entrenamiento unilateral más la rehabilitación estándar en comparación con la rehabilitación estándar de manera aislada (p=0,48). En síntesis, la activación cruzada propone que los engramas motores obtenidos con el entrenamiento unilateral se establecen en sitios accesibles a las redes motoras de ambos hemisferios. Este fenómeno establece que **el entrenamiento unilateral activa la red motora homóloga, lo que genera adaptaciones bilaterales.** Es por ello por lo que se muestra una evidencia de calidad moderada de que la adición de entrenamiento unilateral a la rehabilitación estándar mejora significativamente la activación cruzada de la fuerza muscular isométrica del cuádriceps a corto y largo plazo en pacientes después de la reconstrucción del LCA [41].

- En el ensayo clínico aleatorizado de Zult y otros (2019) [173], **examinaron si la inclusión de la educación cruzada a la rehabilitación estándar en las primeras 12 semanas después de la reconstrucción del LCA podría acelerar la recuperación en la fase temprana y tardía de la rehabilitación del LCA.** Concretamente, al grupo control se le aplicó un tratamiento estándar desglosado por fases, mientras que al grupo experimental se le aplicó el mismo tratamiento que al grupo control junto con ejercicios de fortalecimiento de los cuádriceps realizados con la extremidad inferior no lesionada; es decir, entrenamiento de educación cruzada. Dicho entrenamiento consistió en tres series para completar un máximo de 8-12 repeticiones en la máquina de prensa de piernas y de *leg extension* con periodos de descanso entre series de 1-2 minuntos realizado dos veces por semana. Este entrenamiento tuvo como objetivo maximizar la hipertrofia y se realizó desde la semana 1 hasta la 12 después de la reconstrucción. A su vez, a los sujetos se les valoró la fuerza concéntrica, excéntrica e isométrica de la musculatura cuadricipital e isquiosural a través de un dispositivo isocinético. Los resultados principales mostraron que **no hubo ningún efecto en la educación cruzada hasta las 26 semanas después de la intervención en la extremidad inferior reconstruida y no lesionada para la fuerza isométrica máxima del cuádriceps.** A su vez, la extremidad inferior reconstruida mostró un déficit del 38 % de fuerza a las 5 semanas posteriores a la operación en comparación con los datos preoperatorios. No obstante, este déficit disminuyó, y fue del 14 % al 16 % a las 12 semanas posteriores a la cirugía, para evolucionar en una mejora del 5 % al 13 % a las 26 semanas postoperación. Sin embargo, la extremidad no lesionada, únicamente mostró un aumento del 3 % al 14 % desde antes de la operación hasta las 26 semanas.

Los autores de este estudio señalan que la educación cruzada no tuvo una influencia negativa en la recuperación de la lesión del LCA y supuestamente aún podría acelerarse la recuperación si se aumentase la carga de entrenamiento en el protocolo de educación cruzada [173]..

El autor de este libro señala que, durante su estancia en la cantera en un club profesional de fútbol junto con su experiencia con otros deportistas, se realizó un trabajo preoperatorio en 4 jugadores de fútbol diagnosticados de rotura completa del LCA con afectación meniscal. Con dichos jugadores, una vez que normalizaron el estado de inflamación y no presentaban nada de dolor, se comenzó un entrenamiento enfocado a la ganancia de fuerza y de masa muscular, el cual consistió en la realización de: (1) ejercicios multiarticulares como la sentadilla y el peso muerto con sus respectivas variantes, (2) ejercicios monoarticulares como el leg extension, leg curl y la elevación de talón, (3) ejercicios propioceptivos y de control motor, (4) fortalecimiento de los músculos del abdomen y de la cadera, (5) fortalecimiento del tren superior y (6) entrenamiento del sistema cardiorrespiratorio a través de ejercicios que no supusieran impacto, ya que todos presentaron afectación meniscal, es por ello por lo que se utilizaron herramientas como la bicicleta estática, la elíptica y remoergómetros. Antes y tras cada sesión de entrenamiento se monitorizaba el rango de movimiento y la posible inflamación de la rodilla y, sobre la base de eso, se reajustaba el entrenamiento.

4.3. Protocolos de rehabilitación acelerados y no acelerados

Protocolos tradicionales o no acelerados

- De acuerdo con la información extraída de la revisión de expertos llevada a cabo por Waldron y otros (2022) [174], este tipo de protocolos proponen una **vuelta al deporte pasados los 9 meses o más desde la intervención quirúrgica**, iniciando el proceso con una inmovilización entre las 6-8 semanas y progresando con una puesta en carga progresiva de la extremidad inferior en función de la tolerancia. Con este tipo de protocolos se destaca la **reducción del riesgo lesional**, puesto que se opta por más tiempo para incrementar niveles de fuerza, maduración de la plastia, control neuromuscular y acondicionamiento físico. Estos protocolos podrían ser definidos como aquellos que establecen un regreso a la práctica deportiva después de 9 meses o más y basan sus criterios en el tiempo pasado tras cirugía en lugar de pruebas objetivas. Tras 6 meses de la reconstrucción hasta los 2 años, pueden existir déficits de fuerza, control motor y aprensión al movimiento, por tanto, esta manera de proceder otorga más tiempo para corregir estas alteraciones.

Protocolos acelerados

- Siguiendo con la información extraída de la revisión de expertos llevada a cabo por Waldron y otros (2022) [174] y de la guía de práctica clínica de Kotsifaki y otros (2023) [30], estos protocolos destacan por **incluir movimiento articular temprano sin restricciones junto con puesta en carga inmediata de la extremidad en función de la tolerancia, eliminación de aparatos ortopédicos inmovilizadores y un objetivo de vuelta al deporte dentro de los 6 meses posteriores a la operación**. La puesta en carga y movilización inmediata ha demostrado ser segura para la integridad de la plastia, aunque una revisión sistemática con metaanálisis reciente [175] reveló que aplicar una carga temprana en la extremidad lesionada, resultó en una mayor laxitud en la plastia. El principal objetivo de este tipo de protocolos, al igual que el modelo tradicional, es restaurar el nivel previo de función, fuerza, ADM, propiocepción, control neuromuscular, estabilidad articular y disminuir la kinesiofobia mientras se mantiene la integridad del injerto. Estos protocolos muestran una disminución de la depresión psicológica en el deportista junto con un aumento de la funcionalidad y de la calidad de vida. Si se utiliza este protocolo, deberían ser utilizados criterios específicos del deporte (baterías de pruebas de salto, mediciones de fuerza, etc.) en lugar de criterios temporales [30] [174]. En la práctica, este tipo de protocolos acelerados suelen consistir en la posibilidad de cargar peso sobre la extremidad inferior de manera inmediata en función de la tolerancia del paciente durante 2 semanas, seguido de bloques progresivos de fuerza y control neuromuscular, desarrollo de la potencia y fuerza reactiva, mecánica de carrera y CDD según el estado de la condición física junto con los síntomas de la rodilla [83].

Cual elegir

- De acuerdo con la revisión de Waldron y otros (2022) [174], existen multitud de factores a tener en cuenta para apostar por un protocolo u otro (demandas del deporte en cuestión, características del paciente, variantes anatómicas, tipo de injerto, presencia de lesiones concomitantes, etc.). En lo que respecta al aumento de la laxitud articular, no se han observado diferencias entre ambos protocolos. Deportistas que se han sometido a protocolos acelerados recuperaron sus niveles de fuerza antes, a los 6 meses, pero no se observaron diferencias a los 9 meses en relación con otros deportistas que se sometieron a protocolos más tradicionales. Sin embargo, cuando se comparan los resultados obtenidos en los cuestionarios subjetivos para la vuelta a la práctica deportiva como es el IKDC entre deportistas sometidos a ambos protocolos, se observaron diferencias estadísticamente significativas a los 3 y 6 meses; no fue así en las mediciones de laxitud articular, nivel de actividad, satisfacción del paciente o rendimiento funcional. Los autores de esta revisión señalan que las futuras investigaciones deberían analizar las tasas de relesiones a 24 meses vista en adelante para comparar estos dos protocolos, ya que las altas tasas de roturas del injerto durante los dos años posteriores a la cirugía son demasiado elevadas, lo que podría implicar una equivocación al utilizar un protocolo acelerado por el tiempo insuficiente para la maduración y curación del injerto.

> *De acuerdo con esta información y con el fin de minimizar el riesgo de relesión, se descarta la utilización de los protocolos acelerados tras una reconstrucción del LCA. Sobre la base de la experiencia del autor de este libro y trabajando en el área de readaptación deportiva en una cantera de fútbol profesional, a la totalidad de las 13 lesiones de LCA que ocurrieron durante 5 temporadas consecutivas, se les implementó un protocolo de rehabilitación tradicional, siguiendo en la medida de lo posible, todas las pautas y criterios que a continuación en los sucesivos apartados aparecerán especificados.*

5

Fase inicial postoperatoria/rehabilitación

En esta sección se establecerán los objetivos a alcanzar en dicho periodo de la recuperación, indicando apartados acerca del manejo del dolor y del ROM. También, se explicarán las posibles complicaciones que podrían surgir tras la reconstrucción del LCA y así actuar en consecuencia. Dado que en este periodo las estructuras de la rodilla están muy sensibles fruto de la intervención quirúrgica, se expone al lector un apartado sobre el proceso de adaptación que sufren los tejidos para tenerlo en cuenta en esta etapa y en las sucesivas. Igualmente, una sección sobre las recomendaciones de terapias activas y pasivas a realizar serán expuestas con el fin de dotar al profesional encargado de la recuperación de recomendaciones para su uso. Así mismo, se analizará profundamente la literatura existente en lo que respecta a la implementación de ejercicios en CCA y CCC y cómo estos pueden influir en el estrés de la plastia para que el lector sea capaz de hacer una correcta selección de ejercicios. Puesto que existe una alta incidencia de lesiones asociadas a la rotura del LCA, se proporcionarán una serie de consideraciones para tener en cuenta cuando existe una afectación meniscal, condral y de ligamentos adyacentes. Una de las complicaciones que frecuentemente ocurre tras la reconstrucción del LCA es la inhibición muscular artrogénica (IMA), es por ello por lo que se dedica un apartado a la implementación de terapias con el fin de combatir este fenómeno. Así mismo, es habitual que los pacientes plantean cuando es seguro volver a conducir tras una cirugía importante de rodilla, por lo que se añadirán una serie de recomendaciones al respecto. Por último, se detallará una checklist con el fin de valorar si el deportista está listo para pasar a la siguiente fase de su recuperación.

Se remite de nuevo al lector al siguiente enlace: https://www.ncbi.nlm.nih.gov/pmc/articles/PMC9460090/, en el cual aparece la guía práctica de la Universidad de Delaware (EE.UU.) realizada por Brinlee y otros (2022) [167], donde se desglosan de manera esquemática todas las etapas, los objetivos, el tratamiento y el reentrenamiento tras una reconstrucción del LCA. Por otro lado, los fisioterapeutas Randall Cooper y Mick Hughes elaboraron una guía de rehabilitación dividida por fases indicando objetivos a alcanzar a la cual se puede acceder a través del siguiente enlace: https://www.melbourneaclguide.com/docs/ACL_Guide.pdf. Estos enlaces pueden ser de gran ayuda en combinación con de la información que aparece en este libro.

5.1. Objetivos

- Una rehabilitación óptima en la etapa inicial parece ser esencial para desarrollar cualidades clave necesarias para una rehabilitación exitosa en la etapa intermedia y final [163]. Durante este periodo, **la fijación del injerto al túnel óseo es el factor principal que limita la rehabilitación agresiva temprana** [99]. Según las revisiones de Buckthorpe y otros (2020) [168], de Buckthorpe y otros (2023) [163] y en la de Badaway y otros (2022) [87], se establece que los **objetivos de la fase postoperatoria** son: (1) **controlar el dolor y la inflamación**; (2) **recuperar un ROM suficiente** (salvo restricciones específicas en las que se debe de progresar en función de la tolerancia del paciente); (3) **restauración de la contracción voluntaria del cuádriceps**; (4) **recuperar las actividades del día a día** que minimicen la atrofia muscular (incluyendo la capacidad de andar sin muletas, que, salvo restricciones específicas, se debe progresar en función de la tolerancia del paciente); (5) **restaurar el control neuromuscular** de la extremidad inferior a través de patrones básicos de movimiento de la parte inferior del cuerpo; y (6) **mantenimiento de la aptitud física.**

  Los deportistas que realizan práctica deportiva de manera recreativa generalmente acuden a la clínica de rehabilitación entre 1 a 2 semanas después de la operación y generalmente se someten a fisioterapia entre 1 y 3 veces por semana. Durante esta etapa inicial ya se debe monitorear y progresar en sus primeros ejercicios de rehabilitación dentro y fuera del entorno clínico, es decir, en su propio domicilio. El seguimiento diario y semanal continuo es importante para medir si los objetivos propuestos se van alcanzando. Brindar una educación y autonomía al deportista puede ayudar a una mejor autogestión a la hora de pautar sesiones de rehabilitación menos supervisadas [163].

5.2. Dolor e hinchazón

- Siguiendo con la revisión de Buckthorpe y otros (2023) [163], el dolor y la hinchazón (dos signos comunes de inflamación) **afectan a la propiocepción articular pudiendo provocar una IMA.** La inflamación puede restringir una completa movilidad articular y, cambios en la inflamación, se asocian frecuentemente con una **irritación de las estructuras intraarticulares.** La utilización de la crioterapia (hielo), compresión y la elevación de la extremidad inferior afectada están recomendadas después de la reconstrucción del LCA para reducir la inflamación y el dolor. De igual modo, incluir ejercicios activos como rodar en bicicleta estática, ejercicios en piscina y ejercicios activo-asistidos, pueden fomentar el retorno venoso y reducir la hinchazón, además de favorecer el ROM de la rodilla. La **medición de la circunferencia** de la **rodilla** es una prueba sencilla y fácil de interpretar, pudiendo ser **realizada por los propios pacientes.** Cambios superiores a 1 cm tomando como referencia la rótula, se consideran clínicamente significativos, lo cual indicaría que los niveles de carga aplicados en la rodilla son los causantes del estrés articular. Esto es especialmente útil para considerar a lo largo del día, pudiéndose tomar una medición al levantarse por la mañana, otra al terminar los ejercicios de rehabilitación y otra al final del día. Se remite al lector al siguiente enlace donde los autores de esta revisión proponen estrategias sobre el manejo del dolor y de la inflamación: **https://link.springer.com/article/10.1007/s40279-023-01934-w.**

5.3. Rango de movimiento

- Tal y como indica Buckthorpe y otros (2023) [163] en su revisión, la **extensión completa de la rodilla** es un criterio esencial que el paciente debe cumplir para lograr **progresar** en la marcha **eliminando el uso de las muletas**. La pérdida de extensión produce una artrocinemática alterada tanto en la articulación tibiofemoral como en la femororrotuliana, y provoca fuerzas de contacto alteradas en el cartílago articular junto con una inhibición del músculo cuádriceps. Es por ello por lo que deportistas operados de LCA que experimentan **déficit** de **extensión** de la rodilla tienen un **riesgo cinco veces mayor de desarrollar dolor anterior de rodilla** y de presentar otros problemas como lesiones cíclope o **artrofibrosis**. Sobre la base del comentario clínico de Larson y otros (2022) [171], debería ser una prioridad **abordar** la pérdida de la **extensión de la rodilla** en la **fase temprana** del postoperatorio, incluso la **restauración de la extensión** completa debe lograrse **antes de la operación**, puesto que **entrar a la cirugía con un déficit de este movimiento está asociado a un riesgo cinco veces más probable de pérdida prolongada de la extensión**. Es importante identificar las posibles causas de la restricción de movimiento (dolor, derrame, espasmo muscular, restricción articular, etc.). Si hay limitación por dolor o por espasmo, técnicas como la estimulación eléctrica, crioterapia, movilizaciones articulares o masaje superficial pueden ser beneficiosas. Si hay limitación por derrame, se pueden utilizar dispositivos de compresión neumática y ejercicios de ROM activo. Se debe instruir a los pacientes en los **auto estiramientos** para la **extensión de la rodilla** a realizar, **al menos tres veces al día**, lo que puede incluir soportes para el talón en decúbito supino, sobrepresión auto aplicada sobre la rodilla, y contracciones del cuádriceps activas en los últimos grados de extensión. La movilidad de la rótula puede limitar el ROM y puede afectar la artrocinemática femororrotuliana. Por lo tanto, se pueden añadir movilizaciones de la rótula para garantizar una movilidad adecuada. Si persiste la pérdida de la extensión de la rodilla, se recomienda implementar el concepto de tiempo total de rango final, que consiste en incluir **automovilizaciones de estiramiento de baja carga y larga duración en posición supina con el talón apoyado utilizando de 2 a 6 kg colocadas en la parte distal del muslo durante series de 10 a 15 minutos y completar más de 60 minutos por día**, tal y como se muestra en la Figura 77A, aunque también se pueden utilizar alternativas de movilización como las que aparecen en la Figura 77B y 77C. La intensidad del estiramiento debe permitir que el paciente tolere el estiramiento sin dolor ni espasmo muscular.

- Así mismo, también se debe **progresar** durante el **período postoperatorio temprano** el **trabajo de la flexión de la rodilla**. Las pautas generales incluyen objetivos de **90 a 100º de flexión una semana después de la operación y aumentos de ~10 grados por semana** llegando a los 110-120º al final de la etapa inicial (4-6 semanas), siendo necesario este ROM para que el deportista comience a utilizar la bicicleta estática y a correr en cinta rodante. Esto puede retrasarse si hay lesiones o procedimientos concomitantes (por ejemplo, reparación de meniscos) o derrame excesivo. El ROM de flexión de la rodilla se puede lograr con ejercicios como deslizamientos de talón, deslizamientos en pared o rodando en bicicleta, los cuales deben ser iniciados inmediatamente después de la reconstrucción, ya que el movimiento articular en la fase inicial es beneficioso para evitar las retracciones capsulares, reducir la inflamación y el dolor sin que parezca tener efecto negativo en la laxitud articular dañando la plastia [171] [163]. En la Figura 77D, se muestra un ejercicio destinado a mejorar la flexión de la rodilla, el cual debe ser implementado con cautela, ya que dejar caer el peso sobre los talones es una posición bastante agresiva para la rodilla. Es por ello por lo que el autor de este libro recomienda bajar la pelvis en dirección a los talones hasta que el deportista perciba una ligera sensación de tope o tensión (no dolor) en la rodilla manteniendo esa posición 1 minuto y luego reevaluar el posible aumento del ROM, la posible inflamación y el comportamiento de los síntomas. De ser tolerada esta posición con el tiempo inicial recomendado, se podría avanzar en el tiempo mantenido y detener las series de movilización una vez que el sujeto no aumente más su ROM. Así mismo, si esta posición resulta demasiado forzada debido a que el sujeto no dispone en ese momento de tanto ROM, este podría adoptar otra posición menos forzada en la rodilla, como se muestra en la Figura 77E. Se remite al lector al siguiente enlace en el cual Buckthorpe y otros (2023) [163] proponen estrategias sobre la evaluación del ROM: **https://link.springer.com/ article/10.1007/s40279-023-01934-w**. De igual modo, se recomienda al lector acceder al apartado **8.7.1 Extensión de la rodilla** y al **8.7.2 Flexión de la rodilla**, donde aparece detallada la manera de evaluar estos movimientos de manera objetiva mostrando un ejemplo de cada uno de ellos.

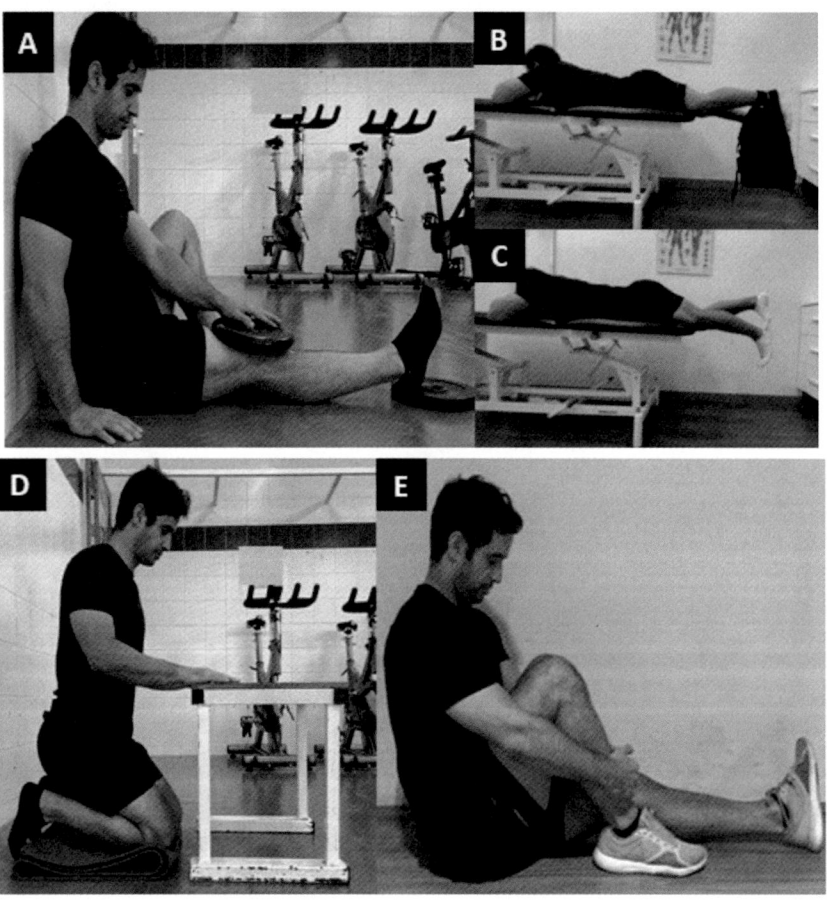

Figura 77. (A) Automovilizaciones de estiramiento de baja carga y larga duración para aumentar la extensión de la rodilla. (B) Automovilizaciones de estiramiento y larga duración para aumentar la extensión de la rodilla colocando peso a la altura del tobillo. (C) Automovilizaciones de estiramiento y larga duración para aumentar la extensión de la rodilla colocando la punta del pie contrario sobre el talón de la extremidad inferior lesionada. (D) Automovilizaciones de estiramiento y larga duración para aumentar la flexión de la rodilla. (E) Automovilizaciones de estiramiento y larga duración para aumentar la flexión de la rodilla desde una posición menos forzada. Elaboración propia.

De acuerdo con la experiencia del autor de este libro y poniendo un ejemplo en un futbolista, se muestra en la Figura 78, como este mostraba en fases avanzadas, una rigidez marcada hacia el movimiento de extensión de la rodilla, tal y como aparece abajo a la izquierda dentro de cada imagen. A este jugador, se le valoró la cinemática de la carrera sobre un tapiz rodante a 10 km/h utilizando la aplicación móvil gratuita *Angle Meter*, colocándole marcadores en el trocánter mayor del fémur, en el cóndilo femoral externo y en el maléolo externo, los cuales permitieron cuantificar los ángulos en las articulaciones de la cadera y de la rodilla. Dichos puntos de referencia ya han sido utilizados para el análisis cualitativo durante acciones de salto en las extremidades inferiores [176]. Vemos que previo al tratamiento de automovilizaciones de baja carga, la rodilla adquiere un ángulo de extensión de 164º en el momento del contacto inicial del pie derecho (extremidad operada) con el suelo (Figura 78A), y tras el tratamiento, este aumentó 8º, resultando en 172º (Figura 78B). Este aumento en la ADM del 5 % puede parecer insignificante, pero, tal y como indica Buckthorpe y otros (2020) [168] en su revisión, déficits pequeños del 3-5 % parecen afectar negativamente al progreso en la rehabilitación. Es importante destacar que una valoración de estas características está aconsejada en fases más avanzadas de la recuperación, en concreto en la fase intermedia, donde el sujeto podría considerarse ya apto para volver a correr, pero se ha incluido en este apartado al considerarse importante ver cómo los efectos agudos de las automovilizaciones de baja carga tienen impacto en otras tareas más exigentes, como, por ejemplo, correr.

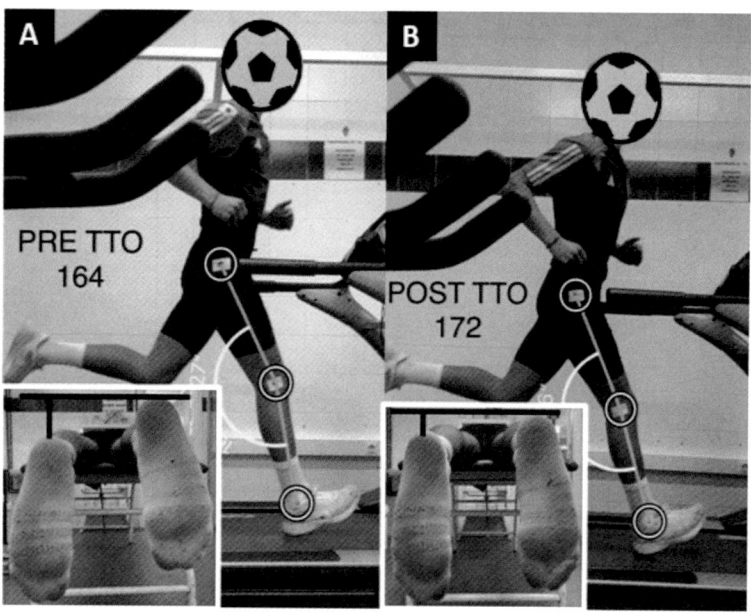

Figura 78. Valoración cinemática de la articulación de la cadera y de la rodilla en un futbolista con una reconstrucción del LCA en la rodilla derecha tras 8 meses de la operación, el cual presenta una rigidez marcada hacia la extensión de la rodilla. (A) Antes del tratamiento con automovilizaciones de baja carga. (B) Posttratamiento. Elaboración propia.

5.4. Posibles complicaciones

- De acuerdo con la revisión de Buckthorpe y otros (2023) [163], los autores sugieren monitorear las posibles complicaciones que pueden ocurrir tras una reconstrucción del LCA (Tabla 16).

Posibles complicaciones durante la fase inicial de la rehabilitación después de una reconstrucción del LCA		
Signos y síntomas clínicos	**Como reaccionar, paso 1**	**Como reaccionar, paso 2**
Déficit pasivo de extensión de rodilla a las 3 semanas de la reconstrucción.	Durante 3 semanas, se establece un programa de mayor intensidad para recuperar el ROM de extensión de la rodilla. Hay que educar al deportista sobre el papel no perjudicial de la extensión pasiva forzada sobre el injerto. Considerar la posibilidad de utilizar una férula en posición de extensión.	Si la progresión es positiva, continuar con el programa de recuperación. Si la progresión es mínima o nula, considerar la realización de una RMN y opciones quirúrgicas (movilización bajo anestesia o desbridamiento artroscópico) después de 3-4 meses.
Signos de inflamación moderada persistente en la rodilla.	Atención médica durante 1 semana. Valorar rodilleras compresivas y volver a evaluar durante 1-2 semanas. Valorar la opción de aspiración del líquido intraarticular y considerar una optimización de la progresión en cargas (dentro y fuera del entorno clínico).	Si la progresión es positiva (disminución de la inflamación), continuar con el programa de recuperación. Si la progresión es mínima o nula después de varios meses y no hay infección postoperatoria, considerar un desbridamiento artroscópico.
Hinchazón, enrojecimiento y dolor en la extremidad operada.	Atención médica inmediata para descartar una trombosis venosa profunda a través de ecografía.	Si los resultados muestran una trombosis venosa profunda, se debe de comenzar de inmediato un tratamiento médico (anticoagulantes).
Aparición de hinchazón grave en la rodilla, fiebre y otros síntomas sistémicos.	Atención médica inmediata para descartar una artritis séptica e iniciar inmediatamente una terapia médica (antibióticos). Aspiración y evaluación del aspecto del líquido sinovial.	Si la respuesta clínica al tratamiento en buena, reiniciar el programa de rehabilitación. Si no hay respuesta al tratamiento médico, evaluar las opciones quirúrgica (lavado artroscópico y extracción de injerto) seguido de tratamiento con antibióticos.
Retraso en la cicatrización de las heridas e infección superficial de las heridas.	En función de la ubicación de la herida, disminuir la tensión mecánica sobre la piel debido al movimiento. Evitar mojar la herida. Retrasar la rehabilitación en piscina hasta una cicatrización completa de la piel incluso una semana después.	Si no hay una progresión después de 4 a 6 semanas tras la operación o en el caso de un aumento de la apertura de la piel o de una fuga de líquido purulento, considerar opciones quirúrgicas (desbridamiento de la herida, cierre de la herida y administración de antibióticos).

Tabla 16. LCA: ligamento cruzado anterior; ROM: rango de movimiento; RMN: resonancia magnética nuclear. Adaptado de Buckthorpe y otros (2023) [163].

5.5. Adaptación en los tejidos

- Según la revisión de Logerstedt y otros (2020) [70], la **rehabilitación** debe estar **impulsada por la investigación científica acerca de las restricciones de curación de los tejidos, la biomecánica del complejo de la rodilla y de las extremidades inferiores, la fisiología neuromuscular, las tareas que impliquen cargar peso sobre las extremidades y las que no, y los principios del entrenamiento.** Además, se debe de tener una comprensión clara de los tejidos lesionados. La curación del tejido está influenciada por la biología del individuo, como la edad, el sexo, la genética y la historia del tejido (tipo de tejido, lesión previa, tejido cicatricial, estado de la enfermedad). A su vez, el entorno de carga puede tener un impacto profundo en la naturaleza, la estructura y la función del tejido en proceso de curación y del sistema neuromusculoesquelético más amplio. La **carga mecánica del tejido lesionado** a través del ejercicio **debe dosificarse** adecuadamente, es decir, tipo de carga, magnitud, duración, frecuencia, velocidad, dirección, intensidad; **para influir favorablemente en las adaptaciones celulares y neurales.** La dosis de ejercicio para producir estas adaptaciones positivas debe ser suficiente, pero no excesiva, lo que podría provocar una nueva lesión o un retraso en la curación y recuperación del tejido. Al modificar los elementos de la carga mecánica, se modificarán las adaptaciones de los tejidos, facilitando el aprendizaje motor y resolviendo las deficiencias físicas correspondientes. **A medida que se reestablece la capacidad local del tejido mediante la manipulación de los diferentes elementos de la carga,** se pueden incorporar actividades deportivas específicas para mejorar aún más la capacidad del tejido local y proporcionar las cualidades físicas, lo cual es necesario para tolerar las exigencias de la actividad deportiva (Figura 79) [70].

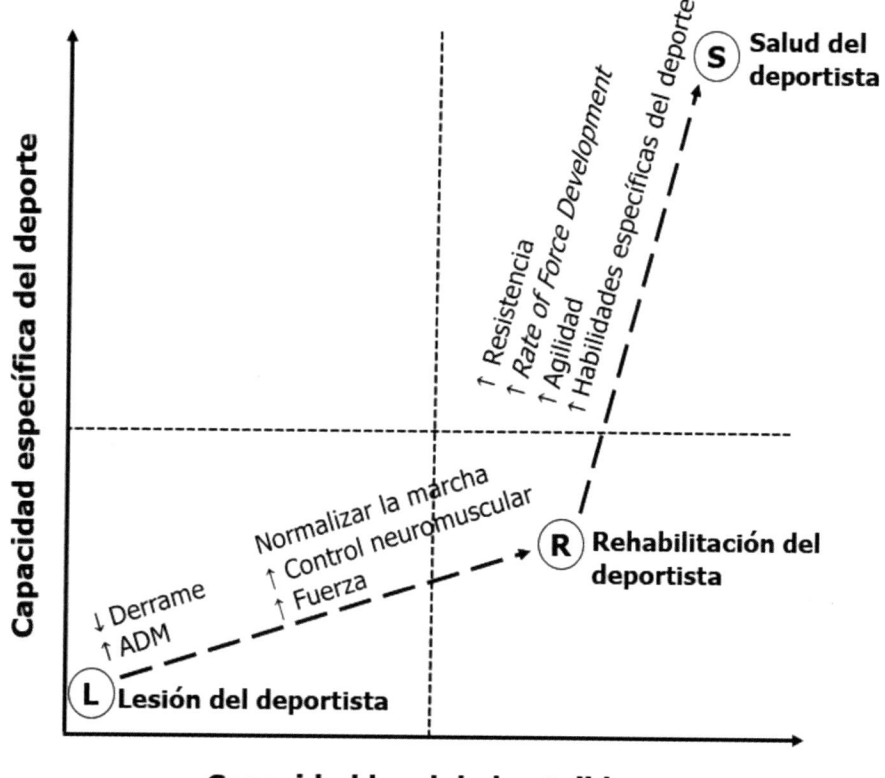

Figura 79: Representación esquemática de deportistas con lesión de rodilla. Equilibrio entre la capacidad específica del deporte y la capacidad del tejido local en deportistas con lesión de rodilla. Adaptado de Logerstedt y otros (2020) [70].

- Según la revisión de Rabuck y otros (2013) [158], el proceso de maduración y cicatrización del injerto y del túnel óseo requiere de la incorporación del injerto del LCA recién reconstruido en el hueso huésped. El tiempo necesario para que se lleve a cabo este proceso puede variar según el injerto utilizado y los factores del propio sujeto. A su vez, **los medios no invasivos para evaluar el progreso de la cicatrización del injerto pueden desempeñar un papel importante** en la individualización de la rehabilitación y el regreso al deporte. En este sentido, las modalidades no invasivas más utilizadas incluyen **radiografías simples, tomografía computarizada y la RMN.**

5.6. Fuerza muscular y selección de ejercicios

- De acuerdo con la información extraída de la revisión de Pietrosimone y otros (2022) [177], **tras una reconstrucción del LCA, se produce una atrofia significativa en la musculatura cuadricipital cuando se compara con el lado no lesionado y con sujetos sanos.** En especial, los vastos y el recto anterior del cuádriceps reportan asimetrías del 14-19 % y del 5 %, respectivamente, cuando se compara con la extremidad contralateral. Así mismo, también existe una **atrofia de la musculatura isquiosural en aquellos individuos a los que se les ha aplicado un autoinjerto de TI,** procedentes de los músculos grácil y/o semitendinoso. Esto quiere decir, que, si no se realiza un programa de fortalecimiento adecuado, estos déficits podrían perdurar en el tiempo. Ejemplo de ello, está en el estudio caso-control realizado por Pietrosimone y otros (2021) [178], realizado en hombres y mujeres intervenidos del LCA (21,2 ± 3,3 años) a los cuales se le aplicó mayoritariamente un autoinjerto procedente de HTH y en menor medida, de TI. Los autores encontraron que aquellos **sujetos con menores niveles de fuerza en el cuádriceps** en comparación con los que tuvieron niveles de fuerza superiores **mostraron alteraciones en el patrón de la marcha,** disminuyendo la flexión de la rodilla durante la fase de apoyo. Estas diferencias biomecánicas indicaron un mayor *stifness* (rigidez) en el grupo débil, estrategia realizada por una falta de fuerza muscular. Cabe destacar que estas mediciones se realizaron a los 29,3 ± 27,3 meses tras la cirugía, lo que supone más de dos años tras la operación. En la misma línea, Nuccio y otros (2021) [179] realizaron un estudio transversal en jugadores de fútbol (24,8 ± 3,2 años), donde **compararon la actividad electromiográfica del vasto medial y lateral del cuádriceps ante diferentes esfuerzos isométricos máximos** (al 35 %, 50 % y 70 % de la fuerza isométrica máxima) de extensión de la rodilla entre sujetos sometidos a cirugía del LCA, a los cuales se les aplicó mayoritariamente un autoinjerto HTH y un grupo control. Se realizaron las mediciones tras 8 meses (de media) de la operación. Los autores encontraron **déficits de fuerza en el vasto lateral y medial del cuádriceps entre el lado reconstruido y el sano,** los cuales están relacionados con una reducción del impulso nervioso. Este estudio resalta la **importancia en el fortalecimiento del cuádriceps a nivel analítico,** pudiendo ayudar a desarrollar protocolos de rehabilitación efectivos para recuperar la fuerza muscular y reducir el riesgo de una segunda lesión. Cabe destacar que la gran mayoría de los sujetos fueron intervenidos con un injerto de HTH, lo que podría explicar este déficit de fuerza en los extensores de rodilla. De manera similar, Hollman y otros (2022) [180] realizaron un estudio transversal con el objetivo de **comparar la actividad electromiográfica del vasto medial del cuádriceps durante contracciones isométricas submáximas en la extremidad inferior lesionada** (aún sin haber sido reconstruida) **y no lesionada** en sujetos con rotura del LCA (hombres y 12 mujeres, 18,8 ± 3,1 años) **con la de sujetos sanos.** Tras una serie de contracciones isométricas a diferentes intensidades, los autores comprobaron que **la señal electromiográfica fue menor en la extremidad lesionada que en la no lesionada, y menor que en los sujetos sanos**, lo que sugiere una disminución del control neuromuscular del vasto medial en la extremidad afectada. El estudio de la EMG puede representar biomarcadores del estado del sistema de control neuromuscular. Es por ello por lo que adquiere una suma importancia el fortalecimiento muscular comenzando desde fases iniciales y teniendo en cuenta las consideraciones que aparecerán descritas a lo largo de este apartado.

- Continuando con la información proporcionada de la revisión de Buckthorpe y otros (2023) [163], una de las principales **prioridades** de la rehabilitación después de una reconstrucción del LCA es la **restauración de la fuerza de los extensores de la rodilla**, ya que déficits residuales en el tamaño y fuerza muscular están asociados a una función reducida de la rodilla alterando la progresión en la rehabilitación y la biomecánica de la marcha junto con riesgo de presentar dolor anterior y osteoartritis de rodilla. Cuantos mayores sean los déficits de fuerza en esta etapa inicial, más difícil será recuperar la fuerza durante las etapas intermedias y finales con una alta influencia en el RTP. Los ejercicios isométricos son una buena herramienta en las semanas iniciales tras la reconstrucción, pero deben de realizarse con un ROM limitado (entre 60 y 90º de flexión de rodilla) pudiendo realizar 5 series de 45 segundos entre 1 y 2 veces al día. El **fortalecimiento del músculo cuádriceps utilizando ejercicios dinámicos, solo debería ser iniciado cuando los deportistas tengan mínimo dolor (0-2/10) e hinchazón y una suficiente activación del cuádriceps cuando realizan la elevación de la pierna recta.** Un **desafío** importante para los especialistas encargados de la recuperación de esta lesión es **diseñar programas de entrenamiento de fuerza y de reacondicionamiento cardiovascular que produzcan adaptaciones positivas, teniendo en cuenta las limitaciones de los procesos biológicos y la tolerancia de los tejidos.** En esta **etapa inicial**, las **cargas altas** están **contraindicadas**, ya que la rodilla está comprometida probablemente por el dolor y la inflamación. Es por ello por lo que se recomiendan **cargas/intensidades más bajas** para así promover mejoras en la función del cuádriceps. Realizar repeticiones con cargas bajas hasta el fallo muscular (por ejemplo, de 4 a 6 series con el 20RM y una recuperación mínima de 30 a 60 segundos entre series) producirá adaptaciones relacionadas con la resistencia muscular y la capacidad de trabajo conduciendo a la hipertrofia muscular. Someter a los músculos **cerca del fallo muscular podría facilitar** una activación más completa de las unidades motoras, facilitando así la activación de las unidades motoras de alto umbral (tipo II). A medida en que el deportista mejora en el dolor y se vuelve más fuerte, se pueden utilizar cargas más altas de manera progresiva. Se remite al lector al siguiente enlace, en el cual los autores de esta revisión proponen estrategias sobre la recuperación y medición de la fuerza muscular comentadas anteriormente: **https://link. springer.com/article/10.1007/s40279-023-01934-w.**

Los músculos flexores de la rodilla también sufren déficits de fuerza entre un 40-50 % a las 4 semanas después de la reconstrucción del LCA y entre el 0-20 % en el momento del RTP e incluso años después de la reconstrucción, lo que supone incrementar el riesgo de lesión. Recuperar la fuerza isquiosural es más difícil en aquellos deportistas en los que se ha utilizado un injerto procedente de los TI debido a la inhibición muscular selectiva y la atrofia consecuente del músculo semitendinoso injertado, pudiendo comprometer la recuperación de la fuerza [163]. De igual modo, otros grupos musculares quedan afectados tras la intervención quirúrgica fruto de un desuso, estamos hablando de la musculatura del core, de la cadera y los flexores plantares. Buckthorpe y otros (2023) [163] proporcionan una serie de ejercicios destinados a fortalecer esta musculatura a los cuales el lector puede acceder a través del siguiente enlace: **https://link.springer.com/article/10.1007/s40279-023-01934-w.**

- Según la revisión de Logerstedt y otros (2022) [70], **el LCA proporciona el 86 % de la resistencia total cuando se produce una traslación anterior de la tibia en relación con el fémur.** Cuando la rodilla se encuentra entre 0° y 60° de flexión, la contracción del cuádriceps genera fuerza a través del tendón rotuliano la cual crea una traslación anterior de la tibia respecto al fémur, tensando el LCA. Sin embargo, la acción del cuádriceps genera fuerzas en sentido posterior en ángulos de flexión de la rodilla mayores de 60°, que actúan para descargar el LCA. Por el contrario, los **isquiosurales crean una fuerza dirigida hacia atrás a lo largo de todo el ROM de flexión de la rodilla**, incrementándose **a medida que aumentan los grados de flexión reduciendo la carga del LCA.** A su vez, cuando las fuerzas del cuádriceps dirigidas anteriormente superan las fuerzas de los isquiosurales dirigidas posteriormente, el LCA experimenta carga y tensión.

- Según las revisiones de Logerstedt y otros (2022) [70] y de Escamilla y otros (2012) [101], existen varios **factores relacionados con los tipos de injerto que se deben considerar a la hora de seleccionar una progresión de ejercicios.** Los **2 más importantes** son el **tipo de fijación del injerto y el origen** (aloinjerto vs. autoinjerto). En primer lugar, los injertos procedentes de TI requieren de la fijación de tejido blando (tendón) al hueso, que parece no ser tan fuerte como la fijación de hueso a hueso proporcionada por un injerto de HTH durante los primeros 2-3 meses después de la reconstrucción del LCA. **Minimizar la carga de tracción** de un **injerto procedente de TI**, puede ser especialmente **importante durante las 4 primeras semanas** posteriores a la cirugía, siendo **necesarias hasta 12 semanas para la cicatrización del injerto de tejido blando al hueso.** Sin embargo, **la fuerza de fijación de un autoinjerto óseo** (por ejemplo, injerto de HTH) **al hueso ocurre de 6 a 8 semanas.** Es por ello por lo que, durante las **primeras fases de la rehabilitación del LCA**, es posible que sea necesario **minimizar la carga de tracción en el injerto de TI en comparación con la del injerto de HTH.** También se debe considerar la **protección** del **sitio donante del autoinjerto.** Por lo tanto, la generación de fuerza de los isquiosurales debe minimizarse cuando se emplea un autoinjerto procedente TI y, por el contrario, la generación de fuerza del cuádriceps debe minimizarse cuando se emplea un autoinjerto procedente de HTH. La fuerza de las fijaciones y la maduración del propio injerto se retrasa con los aloinjertos, requiriendo más tiempo para que el injerto se incorpore al cuerpo, siendo aproximadamente el doble de tiempo en comparación con un autoinjerto. Por lo tanto, se recomienda que la **selección de ejercicios sea más conservadora y que se retrase el regreso al deporte después de la reconstrucción del LCA cuando se ha utilizado un aloinjerto.**

Sobre la base de todo lo anterior, los ejercicios elegidos en las fases temprana, intermedia y avanzada de la rehabilitación del LCA deben seleccionarse cuidadosamente según las etapas de incorporación y maduración del injerto y teniendo en cuenta las diferencias en la naturaleza de la fijación y la fuente del injerto. Aunque los ejercicios ejecutados en CCC y en CCA producen grandes beneficios, existe evidencia de que los deportistas que realizan predominantemente ejercicios en CCC en comparación con los de CCA tienden a tener menos dolor de rodilla y refieren una mayor estabilidad de esta, dando como resultado una vuelta a la práctica deportiva más temprana [70] [101]. En términos de selección de ejercicios durante la etapa inicial, se recomienda utilizar ejercicios de menor complejidad, como, por ejemplo, el *leg extension* y la prensa de piernas en lugar de las sentadillas o el peso muerto, debido a que los sujetos tienen todavía una inhibición neural considerable del cuádriceps pudiendo comprometer la técnica y la coordinación intra e intermuscular. De igual modo, durante la fase inicial se deben de incluir ejercicios en CCA y CCC respetando las recomendaciones que vendrán descritas a continuación [163].

5.6.1. Cadena cinética abierta

- A la hora de implementar los ejercicios adecuados en la recuperación de LCA, es interesante tener en cuenta el concepto de CCA y CCC. Los **ejercicios en CCA son aquellos en los que el pie no está en contacto con una superficie fija, solo se requiere de los músculos que envuelven la rodilla para realizar el ejercicio**, como, por ejemplo, el ejercicio de *leg extension*. Por otro lado, **los ejercicios en CCC son aquellos en los que el pie está en contacto sobre una superficie fija**, oponiéndose a la GRF la cual se transmite a todas las articulaciones de la extremidad inferior, como, por ejemplo, serían las sentadillas o la prensa de piernas [181]. Sin embargo, tal y como se describe en la obra de Tous (1999) [182], esta clasificación resulta un tanto ambigua e insuficiente, ya que habría que tener en cuenta los complejos ejercicios con sus particularidades, que se ejecutan hoy en día. Es por ello por lo que se debería de considerar a las cadenas cinéticas como un *continuum* en lugar de como una dicotomía (Figura 80). En particular, los ejercicios en CCA aíslan el músculo en cuestión y limitan la participación de otros grupos musculares garantizando así una activación y fatiga superior en el músculo objetivo [163].

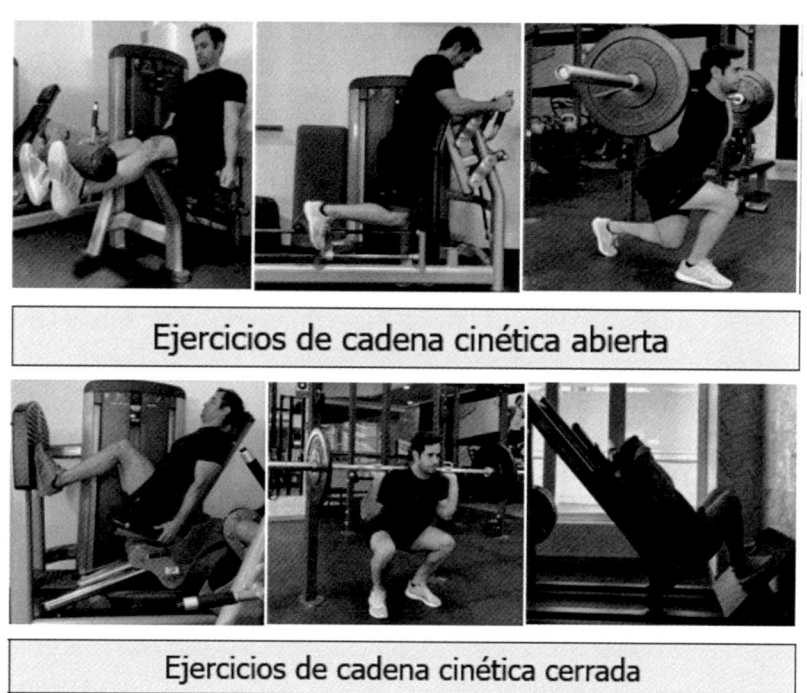

Figura 80. Adaptado de Tous (1999) [182].

- Tras el análisis de los estudios seleccionados en la guía de práctica clínica realizada por Kotsifaki y otros (2023) [30], los autores destacan que **no hubo diferencias entre comenzar tarde (12 semanas) o temprano (4 semanas parcializando el ROM de trabajo) la realización de ejercicios en CCA en términos de laxitud, fuerza, dolor, ROM, función de la rodilla, actividades funcionales y equilibrio.** Los injertos procedentes de TI podrían ser más vulnerables a la introducción temprana de ejercicios en CCA en comparación con los injertos procedentes de HTH. No obstante, no existe evidencia sobre el efecto que tiene iniciar ejercicios en CCA antes de la cuarta semana después de la cirugía. Sin embargo, tal y como se señala en la revisión de Logerstedt y otros (2022) [70], la introducción temprana (4 semanas después de la reconstrucción frente a 12 semanas), puede aumentar la laxitud anterior de rodilla, pero no produce ninguna diferencia en la fuerza muscular. No obstante, también señalan que cuando se agregaron ejercicios en CCA entre las semanas 5 y 8 después de la operación, no se apreciaron diferencias en la laxitud de la rodilla en comparación con realizar ejercicios en CCC, pero se obtuvieron niveles significativamente más altos de fuerza durante la extensión isocinética de la rodilla. Esta controversia puede estar condicionada por la magnitud de la resistencia aplicada durante los ejercicios. Perriman y otros (2018) [183], en su revisión sistemática con metaanálisis comentan que, debido a las limitaciones de la evidencia actual, se recomienda **un enfoque cauteloso con respecto a la introducción de ejercicios de cuádriceps de CCA en las primeras 12 semanas después de la reconstrucción del LCA.**

- Según la revisión clínica de Brinlee y otros (2022) [167], actualmente sigue existiendo controversia a la hora de aplicar ejercicios en CCA debido a la preocupación que genera poner una tensión excesiva en la plastia. Estas preocupaciones se plantearon hace casi ya cuatro décadas en estudios que examinaron la tensión y el desplazamiento anterior de la tibia durante la extensión de rodilla en ejercicios de CCA en poblaciones con desgarros parciales y completos del LCA. Esas primeras conclusiones indicaban que debían evitarse ejercicios de extensión de rodilla en CCA cuando lo que se pretende es minimizar la tensión sobre el LCA. No obstante, hay que tener en cuenta que esta tensión alcanzó su punto máximo a medida que se alcanzaban mayores grados de extensión de rodilla. Muchos son los estudios en los que aún se retrasa la implementación de ejercicios en CCA, siendo un ejemplo de ello los trabajos relativamente recientes de Welling y otros (2019) [46], realizado en jugadores de fútbol amateur a los cuales se les realizó una reconstrucción del LCA utilizando injertos de TI y de HTH; y en el de Ardern y otros (2011) [91], realizado en deportistas practicantes de fútbol australiano, fútbol y baloncesto los cuales fueron intervenidos con injertos procedentes de TI, en los cuales **no se realizaron ejercicios en CCA hasta los 3-4 meses tras la intervención quirúrgica.**

- Siguiendo con la revisión de Brinlee y otros (2022) [167], los autores señalan un estudio donde se examinó la **influencia de los ejercicios en CCA utilizando un dinamómetro isocinético introducidos a los 3 meses después de la reconstrucción, sobre la tensión del autoinjerto procedente de TI sin haber diferencias a los 6 meses en comparación al grupo control, el cual no realizó este tipo de ejercicios.** A su vez, otros estudios presentes en esta revisión demostraron que la marcha, particularmente en fases intermedias y tardías del balanceo de la extremidad involucrada, el LCA recibe una tensión de hasta un 13 % con cada paso, mientras que en un ejercicio de CCA dinámico de extensión de rodilla (*leg extension*) de 0º a 90º con aproximadamente 4,5 kg, el LCA recibe una tensión máxima inferior al 4 %. En otras palabras, **este ejercicio de CCA produce aproximadamente un tercio de la tensión observada durante la marcha** y, es por ello por lo que dicho **ejercicio** debe de considerarse **seguro si los pacientes caminan inmediatamente después de la reconstrucción o realizan ejercicios en CCC.** De manera más detallada, otro estudio presente en esta revisión encontró que caminar producía una mayor tensión en el LCA en comparación con correr, saltar horizontalmente a una sola pierna con un esfuerzo máximo y cambiar de dirección.

El salto vertical a dos piernas realizado con un máximo esfuerzo resultó en ser un ejercicio que mayor tensión añadía al LCA durante la fase de vuelo. Por lo tanto, parece que se debería de **prestar más atención a la restauración de la fuerza del cuádriceps y a un patrón de marcha normalizado frente a las preocupaciones sobre la tensión del LCA en los ejercicios de CCA y CCC** [167].

Es por ello por lo que las pautas de rehabilitación de la Universidad de Delaware se han adaptado para **incluir el ejercicio de extensión de rodilla en CCA a través de un ROM completo inmediatamente después de la cirugía.** Un ejercicio característico de extensión de rodilla en CCA es el denominado *long arc quad*, el cual se inicia a 90º avanzando hacia los 0º de flexión (máxima extensión) con una resistencia ligera a nivel del tobillo en la fase inicial del postoperatorio, marcando como guías de progresión, el dolor y la inflamación (Tabla 17). Para la realización de este ejercicio, el deportista parte desde una posición de decúbito supino encima de la camilla dejando la pierna colgando por fuera (90º de flexión) para trabajar hasta la extensión completa de la rodilla (Figura 81A y 81B). Adoptando esta posición, se pretende aislar el recto anterior del cuádriceps colocando la cadera en extensión. Este ejercicio aparece ejemplificado por parte del autor de este libro en el siguiente enlace: **https://youtu.be/7O1EMEJb1nc**, el cual posteriormente será progresado hacia el ejercicio tradicional de *leg extension* (Figura 81C) [167], en el cual, Buckthorpe y otros (2023) [163] señalan que este ejercicio con un ROM completo (de 0º a 90º de flexión) utilizando la fuerza de la gravedad como resistencia o añadiendo una carga externa baja (de 1 a 3 kg) se puede realizar una vez que el deportista pueda alcanzar cómodamente un ángulo de flexión de la rodilla de 90º.

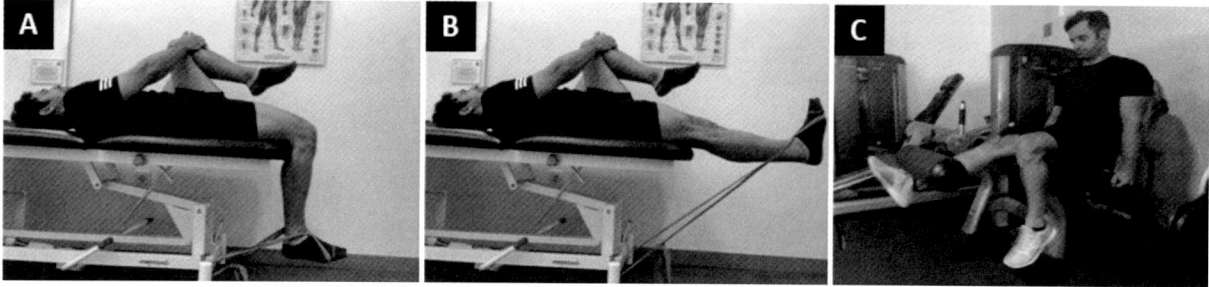

Figura 81. (A) Ejercicio *long acr quad* en posición inicial de 90º de flexión. (B) Ejercicio *long arc quad* en posición final de 0º de flexión. (C) Ejercicio de *leg extension*. Elaboración propia.

Reglas en función del dolor muscular de aparición tardía (agujetas), tras la realización del ejercicio de *long arc quad* y *leg extension*	
Criterio	**Modificación para realizar**
Agujetas que permanecen durante el calentamiento.	2 días de descanso, realizar un nivel inferior.
Agujetas que desaparecen durante el calentamiento.	Permanecer en el mismo nivel que provocó las agujetas.
Agujetas que desaparecen durante el calentamiento, pero se vuelven a desarrollar durante la sesión.	2 días de descanso, realizar un nivel inferior.
Agujetas el día después	1 día de descanso, no avanzar de nivel.
Sin agujetas	Avanzar 1 nivel por semana o según las instrucciones del profesional de la salud.

Tabla 17. Adaptado de Brinlee y otros (2022) [167].

Ejercicio de extensión de rodilla/*leg extension exercise*

- Buckthorpe y otros (2023) [163] nos señalan en su revisión que, con cada paso al caminar, la tensión que recibe el LCA es dos o tres veces mayor que durante el ejercicio de *leg extension* realizado con un ROM completo con una carga de 3 kg, es por ello por lo que tal y como se ha comentado anteriormente, el ejercicio de *leg extension* con cargas relativamente bajas son seguras para el LCA. Tal y como se señala en la revisión de Logerstedt y otros (2022) [70] y de Escamilla y otros (2012) [101], en la Figura 82 podemos ver cambios en la carga del LCA durante el ejercicio de *leg extension* cuando se aplica una resistencia a vencer situada a nivel proximal o distal de la pierna, teniendo en cuenta la distancia desde la articulación de la rodilla. **Con un torque de rodilla externo constante aplicado en la pierna, mover el punto de resistencia más cerca del eje de la articulación de la rodilla disminuye la fuerza que recibe el LCA.** Pero si se profundiza un poco más, con un torque externo de rodilla constante aplicado en la parte inferior de la pierna y en un ángulo de flexión de rodilla de 30°, la fuerza de tracción en el LCA es aproximadamente 2 veces mayor cuando la almohadilla de resistencia se coloca cerca del tobillo (aproximadamente 400 N) en comparación con cuando se coloca cerca de la mitad de la pierna (aproximadamente 200 N). Este manejo de la resistencia externa aplicada durante este ejercicio puede ser clave para reducir la tensión del LCA, como corresponde en los primeros meses posteriores a la reconstrucción.

   En la Figura 82 también se muestra cómo **la carga del LCA disminuye progresivamente a medida que el ángulo de flexión de la rodilla pasa de 15°** (aproximadamente 500 N con la almohadilla de resistencia colocada cerca del tobillo y 325 N con la almohadilla cerca de la mitad de la parte inferior de la pierna) **a 60°** (aproximadamente 100 N y 0 N, respectivamente, según la ubicación de la resistencia). Dicho de otra manera, la tensión del LCA suele ser mayor entre 10° y 30° de flexión de rodilla, disminuye gradualmente entre 30° y 60° de flexión y es del 0 % con ángulos de flexión de rodilla superiores a 60°. Se puede concluir a partir de estos datos que **cuando el objetivo es minimizar la carga del LCA, este ejercicio debe realizarse con ángulos de flexión de rodilla más altos** (entre 50° y 100°), **independientemente de la ubicación de la almohadilla de resistencia, y, con la almohadilla de resistencia ubicada más cerca de la rodilla** (por ejemplo, a < de 10 cm) **si se ejercita en ángulos de flexión de rodilla menores, es decir, con la rodilla más estirada.** Cuando se utilizan dispositivos isocinéticos, la traslación anterior de la tibia también se puede reducir cuando se coloca el punto de aplicación de la resistencia proximalmente y realizando los ejercicios a velocidades angulares más altas (180°/s y 300°/s vs 60°/s) [70] [101].

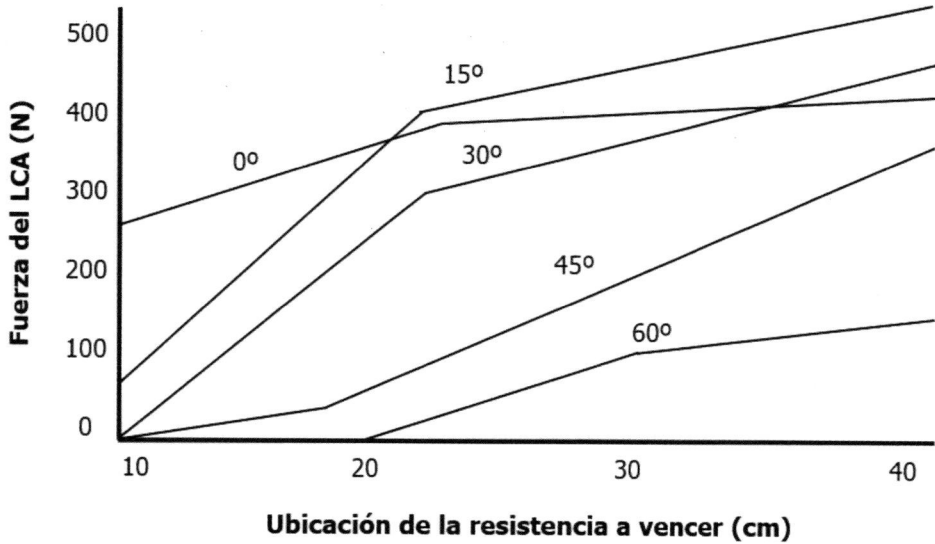

Figura 82. Cambios en la tensión experimentada en el LCA durante el ejercicio de extensión de rodilla sentado (*leg extension*). La ubicación de la resistencia a vencer se coloca teniendo en cuenta el eje articular de la rodilla. Ante un torque externo constante aplicado en la rodilla, acercar la resistencia a vencer al eje de la rodilla, disminuye la tensión del LCA. N: newtons; cm: centímetros; LCA: ligamento cruzado anterior. Adaptado de Escamilla y otros (2012) [101].

- Siguiendo con la revisión de Logerstedt y otros (2022) [70] y de Escamilla y otros (2012) [101], las fuerzas experimentadas en el LCA en función de las actividades realizadas pueden consultarse en las Tablas 18 y 19, pero, como aspectos a destacar, podemos ver que la fuerza máxima de tracción del LCA es de aproximadamente de 150 a 350 N que se produce generalmente entre los 10° y 30° de flexión de la rodilla, mientras que la tensión máxima del LCA estuvo entre el 3,2 % y el 4,4 % y también se produjo entre 10° y 30° de flexión de la rodilla. Cabe destacar la influencia de la resistencia añadida en la magnitud de la tensión del LCA cuando se realiza la extensión de la rodilla en una posición sentada, con un aumento de la tensión del LCA del 2,8 % sin resistencia externa, al 3,8 % al añadir solo 45 N. Así mismo, **la tensión del LCA es menor entre los 50° y 100°, en comparación con 0°-50° de flexión de rodilla.** Una contracción isométrica máxima de los extensores de rodilla a 60° y 90° de flexión, apenas produce tensión alguna en el LCA. Los ejercicios en los cuales se utiliza una carga externa generalmente estresan menos el LCA que los ejercicios en los que se utiliza el propio peso corporal. La fuerza máxima del LCA varía de 0 a 300 N durante los ejercicios en los que se utiliza una carga externa con ángulos de flexión de rodilla bajos.

177

Tensión máxima del LCA en función del ejercicio y el ángulo de flexión de la rodilla		
Ejercicio	**Ángulo de flexión de rodilla (º)**	**Fuerza máxima del LCA (N)**
Pico de tensión máximo del LCA hasta la rotura.		2160
Sentadilla con barra de 0º a 90º de flexión de rodilla, utilizando una carga que permitiese realizar 12 repeticiones hasta el fallo muscular.		0
Leg press de 0º a 90º de flexión de rodilla, utilizando una carga que permita realizar 12 repeticiones hasta el fallo muscular.		0
Zancada delantera hasta 90º de flexión, utilizando una carga que permita realizar 12 repeticiones hasta el fallo muscular.		0
Zancada lateral hasta 90º de flexión, utilizando una carga que permita realizar 12 repeticiones hasta el fallo muscular.		0
Sentadilla a una pierna.	<50º	~ 100
Aterrizaje bipodal (caída desde una altura de 60 cm).	30º-50º	250
Caminar sobre terreno nivelado.	15º-20º	303
Deceleración con una sola pierna después de una fase de carrera hasta detenerse.	25º-30º	1294
Leg extension a 1 pierna hasta 90º de flexión, utilizando una carga que permita realizar 12 repeticiones hasta el fallo muscular.	15º	158
Leg extension en un dispositivo isocinético (0º-90º de flexión de rodilla) a 180º/s.	35º-40º	254
Leg extension en un dispositivo isocinético (0º-90º de flexión de rodilla) a 120º/s.	35º-40º	325
Leg extension en un dispositivo isocinético (0º-90º de flexión de rodilla) a 60º/s.	35º-40º	349
Leg extension isométrico sentado.	35º-40º	396
Leg curl isométrico o isocinético.		0

Tabla 18. LCA: ligamento cruzado anterior; N: newtons; º/s: grados/segundo; cm: centímetros. Adaptado de Logerstedt y otros (2022) [70] y de Escamilla y otros (2012) [101].

Tensión máxima del LCA en función del ejercicio y el ángulo de flexión de la rodilla		
Ejercicio	Ángulo de flexión de rodilla (º)	Fuerza máxima del LCA (%)
Pico de tensión máximo del LCA hasta la rotura.		15,3
Bicicleta estática (75,125 y 175 W) a 60 y 90 RPM.		1,2-2,1
Zancada delantera y bajada de un escalón con el peso corporal.		<3,0
Sentadilla con el peso corporal hasta 90º de flexión de rodilla.		3,6-4,0
Deceleración a una pierna.		2,5
Caminar.		5 ± 4
Subir escaleras a 112 pasos por minuto.	20º	2,8
Subir escaleras a 80 pasos por minuto.	11º	2,1
100-N Lachman test.	30º	3
150-N Lachman test.	30º	3,5
Leg extension isométrico en sedestación sin resistencia.	10º	2,8
Leg extension dinámico en sedestación con una resistencia de 45 Nm.	10º	3,8
Leg extension dinámico en sedestación con una resistencia de 45 Nm.	0-90º	3,8
Leg extension isométrico en sedestación con una resistencia de 30 Nm.	15º	4,4
Leg extension isométrico en sedestación con una resistencia de 30 Nm.	30º	2
Leg extension isométrico en sedestación con una resistencia de 30 Nm.	60º	0,2
Leg extension isométrico en sedestación con una resistencia de 30 Nm.	90º	-0,5

Tabla 19. LCA: ligamento cruzado anterior; RPM: revoluciones por minuto; W: vatios; N: newtons; Nm: newtons por metro. Adaptado de Logerstedt y otros (2022) [70] y de Escamilla y otros (2012) [101].

Ejercicio de flexión de rodilla/*leg curl exercise*

- Siguiendo con los datos extraídos de las revisiones de Buckthorpe y otros (2023) [163], de Logerstedt y otros (2022) [70] y de Escamilla y otros (2012) [101], tal y como se muestra en la Tabla 20, los **ejercicios isométricos e isocinéticos de flexión de rodilla realizados desde una posición de sedestación** (aunque existen ejercicios de flexión de rodilla que se pueden realizar desde una posición de bipedestación o en decúbito prono) **no producen tensión en el LCA. Estos ejercicios** son **apropiados cuando existe una reconstrucción del LCA a través del injerto de HTH, aunque si se ha utilizado un injerto de TI, los ejercicios de flexión de rodilla no se recomiendan hasta las 6-8 semanas postoperación.** Normalmente los ejercicios isométricos de flexión de rodilla comienzan alrededor de la sexta semana después de la cirugía y ejercicios isotónicos alrededor de las ocho semanas. Durante las semanas 8-12 tras la operación, los pacientes deberían de realizar ejercicios de fortalecimiento isquiosural sin dolor, y con una ADM de 0º-90º de flexión. Buckthorpe y otros (2023) [163] recomiendan el uso de ejercicios isométricos/concéntricos de baja intensidad en longitudes musculares de cortas a medias durante la etapa inicial. No obstante, en esta etapa es importante evitar actividades extenuantes que puedan provocar daños en el sitio donante, como, por ejemplo, quitarse los zapatos con el pie contrario o correr rápido en aguas profundas durante la rehabilitación en piscina. Así mismo, estos autores recomiendan evaluar la fuerza de los flexores de la rodilla como parte de una rehabilitación basada en criterios a superar. Inicialmente, los pacientes deben poder flexionar la rodilla a 90º mientras están de pie y realizar un puente bipodal con las rodillas en extensión, situando los talones en un cajón de 30 cm de altura durante 10 repeticiones. Así mismo, es recomendable evaluar la fuerza isométrica de los flexores de la rodilla a 60 o 90º de flexión utilizando un dinamómetro. Se remite al lector al siguiente enlace, en el cual los autores de esta revisión proponen estrategias sobre la recuperación y medición de la fuerza en la musculatura isquiosural comentadas anteriormente: **https://link.springer.com/article/10.1007/s40279-023-01934-w.**

Fuerzas tensiles máximas en el LCA en función del ángulo de la rodilla para diferentes ejercicios	
Ejercicio	Fuerza pico del LCA (N)
Leg curl isocinético de 0º a 90º de flexión de rodilla a 60º/s.	0
Leg curl isocinético de 0º a 90º de flexión de rodilla a 120º/s.	0
Leg curl isocinético de 0º a 90º de flexión de rodilla a 180º/s.	0
Leg curl isométrico en sedestación.	0

Tabla 20. LCA: ligamento cruzado anterior; N: newtons; º/s: grados/segundo. Adaptado de Escamilla y otros (2012) [101].

- Siguiendo con la información extraída de la revisión de Logerstedt y otros (2022) [70], la tensión máxima en el LCP ocurre cerca de los 90º de flexión de la rodilla, en el tramo final cuando se realizan los ejercicios de sentadilla y flexión de rodilla (*leg curl*), pudiendo exceder hasta 4 veces el peso corporal (mientras el LCA no recibe tensión). Las fuerzas máximas del LCP se encuentran entre 1500 y 2000 N durante la sentadilla y el ejercicio de *leg press* (cuando se utiliza una carga que permite realizar 12 repeticiones hasta el fallo muscular y realizando un recorrido de 0-90° de flexión de la rodilla), las cuales ocurren entre los 60° y 90° de flexión de la rodilla. En el ejercicio de *leg extension*, las fuerzas del LCP están entre 800 y 1000 N, y alrededor de 80° de flexión de rodilla. Las fuerzas del LCP superan los 3300 N mientras se realiza un ejercicio de flexión de rodilla isométrica sentado a 90° de flexión de rodilla (Tabla 21). El LCP recibe una carga de aproximadamente 160 N durante la marcha sobre terreno llano y se produce a 15o-20° de flexión de la rodilla.

Tensión máxima del LCP en función del ejercicio y el ángulo de flexión de la rodilla		
Ejercicio	Ángulo de flexión de rodilla (o)	Fuerza máxima del LCP (N)
Pico de tensión máximo del LCP hasta la rotura.		739 - 4000
Sentadilla y *leg press* hasta 90o de flexión de rodilla, utilizando una carga que permita realizar 12 repeticiones hasta el fallo muscular.	60o-90o	1500- 2000
Caminar sobre terreno nivelado.	15o-20o	160
Leg extension en un dispositivo isocinético (0o-90o de flexión de rodilla) a 180o/s.	90o	55
Leg extension en un dispositivo isocinético (0o-90o de flexión de rodilla) a 60o/s.	90o	74
Leg curl en un dispositivo isocinético (0o-90o de flexión de rodilla) a 180o/s.	90o	1952
Leg curl en un dispositivo isocinético (0o-90o de flexión de rodilla) a 60o/s.	90o	2701
Leg curl isométrico.	90o	3300

Tabla 21. LCP: ligamento cruzado posterior; N: newtons; o/s: grados/segundo. Adaptado de Logerstedt y otros (2022) [70].

5.6.2. Cadena cinética cerrada

Sentadilla a una pierna y a dos piernas

- Siguiendo con los datos extraídos de la revisión de Escamilla y otros (2012) [101] y de Logerstedt y otros (2022) [70], **las sentadillas apenas producen tensión en el LCA**, aunque variaciones técnicas influyen en la carga que recibe el LCA. Por ejemplo, **elevar los talones** durante la ejecución, produce una flexión de rodilla más acentuada **recibiendo el LCA una tensión de hasta 3 veces más en comparación cuando se tienen los talones sobre el suelo**. La posición del tronco también influye, por ejemplo, realizar una sentadilla con el tronco más inclinado hacia delante acentuando la flexión de cadera disminuye la tensión del LCA en comparación a realizarla con el tronco más vertical. Realizar **sentadillas con una inclinación de tronco entre los 30-40o parece ser lo ideal para aumentar la activación isquiosural y minimizar la tensión del LCA**. Parece ser que los **ejercicios** con predominio **unilateral** como el *single leg squat, side lunge y forward lunge*, **producen una mayor tensión en el LCA en comparación con los bilaterales**, como puede ser la sentadilla. Dado que la tensión en la plastia del LCA es menor con ejercicios en CCC en comparación con los de CCA en ángulos de flexión de rodilla bajos, parece apropiado **en fases iniciales comenzar con sentadillas a dos piernas en un rango de recorrido limitado (de 0o a 45)** utilizando como resistencia el **propio peso corporal** con ayuda de la extremidad inferior sana y progresar hasta soportar todo el peso en un rango de flexión de rodilla de 0-90o. Cabe destacar que los grados de flexión de la rodilla durante la sentadilla entre 50º y 100º, minimiza la carga que recibe el LCA en comparación con rangos menores (de 0º a 50º), aunque alcanzar tanta profundidad en fases iniciales suele ser complicado por el dolor y la inflamación. Por tanto, si se desean utilizar estos **ejercicios unilaterales en fases iniciales se recomienda trabajar en rangos de flexión de rodilla entre los 50-100º independientemente de si utilizamos ejercicios en CCC y CCA cuando el objetivo es no estresar la plastia.** La tensión del LCA con la rodilla en extensión completa (0° de flexión) durante el ejercicio no se ha medido ni informado, pero se supone que es mínima, debido a que la rodilla se encuentra en una posición muy estable.

- Mausehund y otros (2019) [65] realizaron un diseño intrasujeto para **comparar la actividad muscular de la extremidad inferior durante a la realización de diferentes ejercicios:** *Split squat* con apoyo, sentadilla a una pierna y *Split squat* (Figura 83). Todos los ejercicios mostraron ser efectivos para trabajar el glúteo mayor y la musculatura cuadricipital. En lo que respecta a la musculatura isquiosural, el ejercicio de *Split squat* con apoyo parece ser la mejor opción para entrenarlos dado que mostró tener una ratio cuádriceps: isquiosural más elevado, incrementándose conforme las repeticiones avanzaban hacia el fallo muscular, en comparación a los demás ejercicios. Esto, tal y como se ha comentado anteriormente, puede ser de especial interés tras una reconstrucción del LCA, en donde la musculatura isquiosural podría reducir la tensión de la plastia. Durante la realización de todos los ejercicios, la musculatura cuadricipital parece ser el factor limitante y cuando las demandas del ejercicio aumentan aún más, los extensores de la cadera necesitan compensar la fatiga de los cuádriceps aumentando su actividad electromiográfica cuanto más próximo se sitúa el ejercicio hacia el fallo muscular.

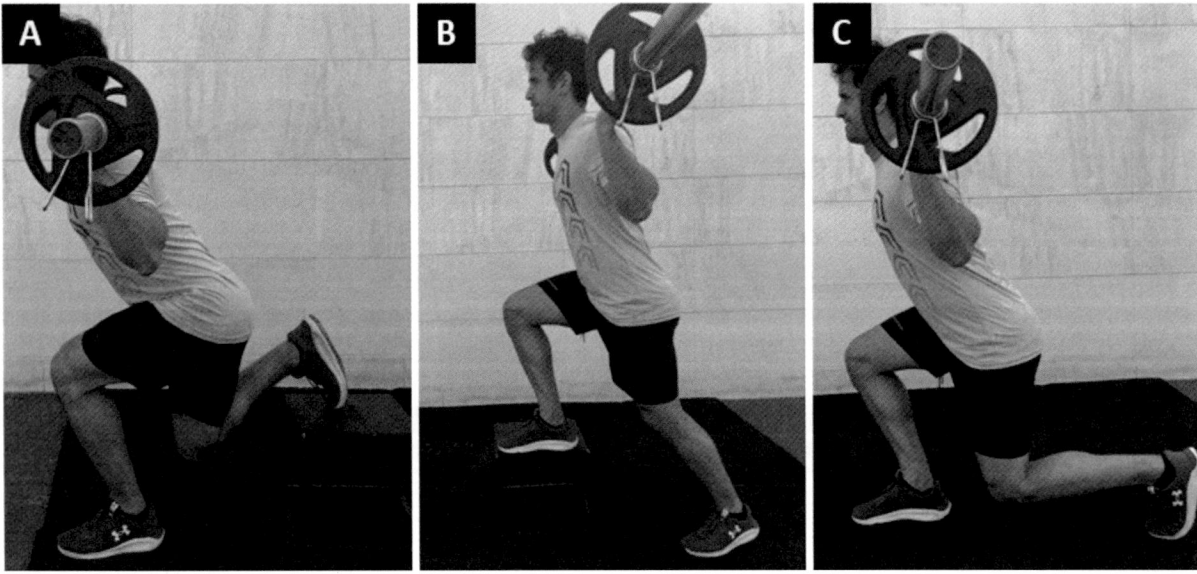

Figura 83. *Split squat* con apoyo. (B) Sentadilla a una pierna. (C) *Split squat.* Adaptado de Mausehund y otros (2019) [65].

Leg press exercise

- De acuerdo con la información extraída de la revisión de Escamilla y otros (2012) [101], los autores señalan que no se han observado movimientos de cizalla anterior cuando se realiza este ejercicio con el máximo peso posible para realizar 12 repeticiones consecutivas, razón por la cual se considera un **ejercicio interesante para la rehabilitación de esta lesión. En fases iniciales,** los pacientes pueden moverse entre los **0º-45º de flexión de rodilla con una pequeña resistencia a vencer** para progresivamente cuando la inflamación lo permita, **avanzar hasta los 90º y añadiendo carga.** Aunque con este ejercicio pasa algo similar a las sentadillas y sus variantes, y es que, en rangos pequeños de flexión de rodilla, especialmente entre los 0º-30º, el LCA recibe tensión, por tanto, recomiendan empezar por rangos más amplios, entre los 40º-90º pero esto suele ser una limitación en fases iniciales, puesto que aún no se alcanzan dichos grados de movimiento (inflamación y/o dolor). Los autores también señalan que son partidarios de realizar el ejercicio de *leg press* a rangos más profundos antes de realizar sentadillas profundas por razones técnicas y de aprendizaje.

Rodar en bicicleta

- Siguiendo con información de la revisión de Escamilla y otros (2012) [101], estudios in vivo, indican que los valores máximos de tensión del LCA no aumentan con el incremento de la cadencia o la producción de potencia. Por tanto, las personas que se someten a rehabilitación después de la reconstrucción del LCA pueden **usar la bicicleta estática para aumentar la carga de trabajo muscular y cardiovascular sin producir una carga adicional en el LCA.**

Otras actividades

- Siguiendo con la información extraída de la revisión de Escamilla y otros (2012) [101], **caminar sobre una superficie nivelada, produce mayor tensión en el LCA en comparación con los ejercicios en CCA y CCC.** Así mismo, la fuerza de tracción máxima del LCA es de aproximadamente 300 N y se produce cerca del despegue del dedo del pie del pie opuesto, cuando la rodilla de la extremidad que queda apoyada está en aproximadamente 15° a 20° de flexión de la rodilla (Tabla 22). Por lo tanto, **la carga máxima del LCA durante la marcha nivelada es similar cuando se realizan ejercicios isocinéticos e isométricos de extensión de rodilla sentado, y varias veces mayor que las fuerzas de tracción del LCA informadas para los ejercicios de CCC.** El entrenamiento de la marcha suele ser un foco de rehabilitación temprano después de la reconstrucción del LCA, enfatizando el rango normal de movimiento, la simetría y la eliminación de dispositivos de asistencia. Sin embargo, poco tiempo después de la reconstrucción del LCA, generalmente se utilizan muletas y carga parcial de peso. A pesar de que el LCA se carga durante la marcha nivelada, se ha demostrado que la carga temprana de peso produce mejores resultados que la carga tardía. Por lo tanto, la **marcha nivelada debe incorporarse una vez que el dolor, el derrame articular y la extensión simétrica de la rodilla estén bajo control.**

Fuerza máxima de cizalla anterior en función del ángulo de la rodilla para diferentes ejercicios		
Ejercicio	Fuerza de cizalla anterior (N)	Ángulo flexión de rodilla (º)
Leg extension dinámico en sedestación de 0º a 90º de flexión de rodilla, utilizando una carga que permita realizar 12 repeticiones hasta el fallo muscular.	248	14
Sentadilla con barra de 0º a 90º de flexión de rodilla, utilizando una carga que permita realizar 12 repeticiones hasta el fallo muscular.	0	
Leg press de 0º a 90º de flexión de rodilla utilizando una carga que permita realizar 12 repeticiones hasta el fallo muscular.	0	
Sentadilla profunda de 0º a 140º de flexión de rodilla sin resistencia externa.	66	109
Pasar desde una posición de rodillas a de pie.	111	409
Caminar en llano.	355	16,8
Subir escaleras.	146	50,8
Caída desde una altura a dos piernas.	220	33 a 48

Tabla 22. LCA: ligamento cruzado anterior. Adaptado de Escamilla y otros (2012) [101].

Actividades pliométricas

- Siguiendo con la información extraída de Escamilla y otros (2012) [101], un DJ bipodal desde una altura de 60 cm produce aproximadamente 250 N de fuerza tensil sobre el LCA, algo que es similar al ejercicio de *leg extension* sentado. Así mismo, ejercicios pliométricos de baja intensidad como el **DJ bipodal deberían de preceder a los de alta intensidad, como, por ejemplo, el DJ unipodal. A medida que se emplean ejercicios de pliometría avanzada, la suposición de que las fuerzas tensiles sobre la plastia del LCA es la misma que en sujetos sanos, solo es potencialmente válida una vez la musculatura circundante vuelve a un nivel similar que al de los sujetos sanos.** Es importante considerar la calidad del movimiento tanto en el salto como en el aterrizaje, puesto que el movimiento en valgo con la aducción y rotación interna de cadera pueden aumentar en gran medida la tensión de la plastia.

5.7. Calidad de movimiento y control neuromuscular durante las actividades de la vida diaria

- Siguiendo con la revisión de Buckthorpe y otros (2023) [163], los autores **recomiendan incluir el reentrenamiento de la marcha, el equilibrio y los movimientos básicos** (por ejemplo, sentadillas bipodales y subidas al cajón) durante la etapa inicial, idealmente con **ayuda de** *biofeedback* proporcionando información acerca de la **carga utilizada en cada extremidad** (asimetrías en las GRF) y **cinemática**, implementando un foco de atención externo. Posteriormente en el apartado 6.3 **Aprendizaje motor y neuroplasticidad en la rehabilitación del ligamento cruzado anterior**, se desarrolla en profundidad el concepto de foco atencional externo junto con otras estrategias de lenguaje instructivo. El programa de reeducación de la marcha debe incluir el uso adecuado de las muletas, enseñar un buen control de la extensión de la rodilla y un aumento del ROM de flexión de la rodilla. Se remite al lector al siguiente enlace, en el cual los autores de esta revisión proponen ejemplos de ejercicios destinados a la reeducación de la marcha junto con tareas específicas realizadas en piscina, ya que la flotabilidad del agua reduce la carga sobre las articulaciones: **https:// link.springer.com/article/10.1007/s40279-023-01934-w**. La **hidroterapia** generalmente comienza **alrededor de las 2-3 semanas** tras la reconstrucción y las principales contraindicaciones para su uso es la ausencia de cicatrización de las heridas que podría dar lugar a una infección. Una decisión clave es saber **cuándo un paciente está listo para dejar las muletas**, para ello, debe de existir una **marcha suficientemente normalizada** (idealmente analizada en vídeo donde el sujeto camina sobre una cinta rodante), capacidad de lograr una **extensión activa completa de la rodilla**, tener un **control sobre la inflamación** sin presentar una «sobrecarga articular» (por ejemplo, un aumento > 1 cm del perímetro de la rodilla o aumento en de 1 punto en la escala de dolor[v]). El objetivo también debe ser lograr una buena técnica en la sentadilla bipodal hasta los 90º, con una diferencia en el reparto de peso entre cada extremidad <20 %.

5.8. Consideraciones en lesiones asociadas: meniscos, cartílago, ligamentos colaterales y ligamento cruzado posterior

- Buckthorpe y otros (2023) [163] nos indican en su revisión las consideraciones específicas para tener en cuenta cuando existen lesiones concomitantes. Cuando se realiza una **reparación del menisco medial**, la cual a pesar de conllevar una mayor tasa de relesión, es menos crítica que la reparación del menisco lateral. Las reparaciones de los desgarros longitudinales y en asa de cubo del menisco medial **toleran bien la carga del peso en extensión de rodilla**. No obstante, habría que considerar recomendaciones específicas en función de la reparación llevada a cabo cuando se pretenda avanzar en el ROM. Por lo general, cuando existe una **afectación de menisco externo** (afectando principalmente a la raíz posterior) y este se repara, **cargar peso puede ser perjudicial, ya que aumentaría la tensión en lugar de la reparación**. Es por ello por lo que se debería de considerar retrasar la puesta en carga de la extremidad junto con recomendaciones específicas sobre la recuperación del ROM y precaución con los movimientos que impliquen rotación tibial. Esto guarda relación con la información extraída de la revisión de Badaway y otros (2022) [87], donde los autores comentan que algunos cirujanos prefieren un **período de carga limitada o nula después de la reparación meniscal**, particularmente en el caso de comprometer la calidad de tejido o cuando existen desgarros de tipo asa de cubo, radiales o radiculares. También se puede recomendar una restricción de 4 semanas a 90º de la flexión de la rodilla, así como precaución con las contracciones de los isquiosurales en el caso de la reparación del menisco medial. Esto se pone de manifiesto en el estudio transversal de Ohji y otros (2021) [184], donde los deportistas que participaron en el estudio y fueron intervenidos de una reparación del segmento posterior medio del menisco, se les indicó que no alcanzaran los 90º de flexión de rodilla hasta pasados los 3 primeros meses

---

[v] En el apartado **6.2 Vuelta a la carrera**, se describen las diferentes maniobras para cuantificar el perímetro y el dolor de la rodilla.

después de la operación. Alternativamente, otros especialistas argumentan que permitir la carga de peso en extensión completa en el caso de una reparación longitudinal o en asa de cubo puede ayudar a reducir la porción meniscal dañada y estabilizar el desgarro. En deportistas **con LCA y lesiones concomitantes del LLI o LLE, se puede recomendar una restricción a las fuerzas en valgo o varo** [87].

- Tal y como indica Buckthorpe y otros (2023) en su revisión [163], si existe un procedimiento destinado a la **regeneración del hueso condral**, se deben prescribir **recomendaciones específicas** con respecto a la **recuperación del ROM**, especialmente para técnicas regenerativas como una implantación de condrocitos autólogos. Es importante considerar la ubicación de la lesión (por ejemplo, en la articulación tibiofemoral o femororrotuliana medial o lateral) y tener en cuenta la **carga específica que recibe el área lesionada** durante la realización de los diferentes ejercicios. No obstante, los procedimientos más realizados en el cartílago acompañados de una reconstrucción del LCA involucran microfracturas en el cóndilo femoral medial o lateral y en estos casos solo se requiere de retrasar la puesta en carga en esa extremidad. De existir una reconstrucción de las estructuras que componen el **ángulo posterolateral de la rodilla**, se deben prescribir recomendaciones específicas con respecto a la recuperación del ROM. **Tampoco se recomienda el apoyo de la extremidad en fases tempranas**, ya que podría producir una sobrecarga hacia el varo de la rodilla y se debería **evitar la rotación externa y la traslación tibial posterior** durante maniobras pasivas. Así mismo, ante lesiones asociadas en la esquina posterolateral de la rodilla, estas pueden beneficiarse de un retraso en las contracciones activas de los isquiosurales junto con una precaución al avanzar en el ROM hacia la hiperextensión [87].

- Volviendo a las consideraciones específicas para tener en cuenta en las lesiones concomitantes a la lesión del LCA descritas en la revisión de Buckthorpe y otros (2023) [163], los procedimientos de reconstrucción del **LLI** pueden ser dolorosos y crear adherencias. Por lo general, se debe fomentar la **movilización temprana para evitar la rigidez. No se recomienda cargar peso en la extremidad en fases tempranas**, puesto que podría producir una sobrecarga en valgo, ya que este ligamento es el principal estabilizador hacia ese movimiento. En relación con esto, Logerstedt y otros (2022) [70] nos indican en su revisión que la tensión máxima hasta la rotura que los ligamentos colaterales son capaces de soportar es del 17,1 %. Dada la longitud en reposo del LLI de 100 mm y la del LLE de 60 mm, las fuerzas requeridas para su rotura serían de 799 N y 392 N, respectivamente. **La tensión de ambos ligamentos es aproximadamente del 0 % cerca de la extensión completa de la rodilla.** Durante la flexión de la rodilla sin carga, el LLI sufre una tensión del 1 % al 2 % a 45°, y hasta el 2 % en 90° de flexión. La tensión que recibe el LLE es del 0 % a 0° y a 45°; y a los 90° está entre -3 % y -4 %. Esto sugiere que **el LLI se alarga con la flexión de la rodilla, mientras que el LLE está más tenso con la extensión completa de la rodilla.** Además, realizar la prueba de valgo de rodilla aplicando una fuerza de 25 N en el tobillo, crea una tensión del 2 %, 4 % y 5 % en el LLI a 0°, 45° y 90° de flexión de la rodilla, respectivamente (Tabla 23). Si bien el LLI tiene una tensión máxima hasta la rotura del 5,1 %, durante un aterrizaje tras una caída, la carga del LCA es significativamente mayor con un 15,3 %, lo que subraya el mayor riesgo de lesión y rotura del LCA durante tareas atléticas como los aterrizajes con caída.

Tensión máxima de los ligamentos colaterales en función del ejercicio y el ángulo de flexión de la rodilla		
Ejercicio	**Ángulo de flexión de rodilla (º)**	**Fuerza máxima del LCA (%)**
Pico de tensión máximo del LCM hasta la rotura		17,1 (799 N)
LLI	0º	0
LLI	45º	1-2
LLI	90º	2
Test de valgo de rodilla para el LLI con una carga de 25 N en el tobillo	0º	2
Test de valgo de rodilla para el LLI con una carga de 25 N en el tobillo	45º	4
Test de valgo de rodilla para el LLI con una carga de 25 N en el tobillo	90º	5
Test de varo de rodilla para el LLI con una carga de 25 N en el tobillo	0º	-1
Test de varo de rodilla para el LLI con una carga de 25 N en el tobillo	45º	-1
Test de varo de rodilla para el LLI con una carga de 25 N en el tobillo	90º	2
Pico de tensión máximo del LLE hasta la rotura		(392 N)
LLE	0º	0
LEE	45º	0
LEE	90º	-3 a -4
Test de valgo de rodilla para el LEE con una carga de 25 N en el tobillo	0º	-2
Test de valgo de rodilla para el LEE con una carga de 25 N en el tobillo	45º	-3
Test de valgo de rodilla para el LEE con una carga de 25 N en el tobillo	90º	-3
Test de varo de rodilla para el LEE con una carga de 25 N en el tobillo	0º	1,6
Test de varo de rodilla para el LEE con una carga de 25 N en el tobillo	45º	3
Test de varo de rodilla para el LEE con una carga de 25 N en el tobillo	90º	3

Tabla 23. LLE: ligamento lateral externo; LLI: ligamento lateral interno; N: newtons. Adaptado de Logerstedt y otros (2022) [70].

- En la revisión de Logerstedt y otros (2022) [70], los autores señalan que las **cargas mecánicas parecen más importantes que el movimiento articular para mantener las propiedades fisiológicas normales del cartílago**. Además, una vez que se observan cambios atróficos, el movimiento articular en ausencia de carga no los puede restaurar. Dentro del cartílago se producen una serie de cambios celulares y de matriz relacionados con la edad, lo que reduce su capacidad para responder adecuadamente a la carga mecánica. Tanto la mala alineación de la articulación de la rodilla como un IMC más alto se asocian con mayores cargas compartimentales de la rodilla y cambios estructurales (adaptativos y adversos) en el cartílago y el hueso. Además, la debilidad muscular tiene un efecto sobre la reducción de la absorción de impactos y las subsiguientes tensiones de contacto articulares más altas. El daño meniscal, las lesiones condrales y las lesiones ligamentosas traumáticas pueden provocar (o estar asociadas con) cambios patológicos en el hueso subcondral. **La deficiencia del LCA puede alterar la cinemática de la rodilla y podría contribuir a los cambios degenerativos observados en sujetos con este ligamento afectado.**

Es importante comprender la artrocinemática articular y así manipular en consecuencia los diferentes ejercicios en función de la ubicación de la lesión condral (cartílago). Durante los movimientos de flexión y extensión de la rodilla, se producen rotaciones y deslizamientos entre las superficies articulares de tibia y fémur y del fémur y rótula, creando cizallamientos y compresión de los cartílagos al mismo tiempo que se altera el área de contacto y presión. En la articulación femororrotuliana, la rótula desliza hacia arriba y hacia abajo durante la flexión y la extensión; además, la rótula hace contacto inicial con la tróclea femoral hasta los 20º de flexión de la rodilla cuando se parte de una extensión completa. Teniendo esto en cuenta, la carga articular mediante ejercicios graduados debe comenzar con la introducción de actividades que sean inferiores al peso corporal y combinadas con actividades de movimiento articular limitado para facilitar la curación y reducir las complicaciones posquirúrgicas. **En la Tabla 3, a la cual se puede acceder a través del código QR proporcionado al inicio de este libro**, el lector puede considerar las diferentes actividades y como estas modifican sus correspondientes: fuerzas compresivas y de cizalla tibiofemorales, fuerzas compresivas y de cizalla femororrotulina, y deformaciones en el cartílago tibiofemoral y femororrotuliano El equipamiento deportivo como las bicicletas estáticas o elípticas suelen ser una buena opción. Los pacientes pueden comenzar a incorporar con seguridad ejercicios de carga articular de 0° a 60° de flexión de la rodilla siempre que no se produzcan cargas de compresión sustanciales en el cartílago articular en proceso de curación de la articulación tibiofemoral. Las recomendaciones actuales permiten a los pacientes comenzar un regreso gradual a actividades de mayor impacto, como correr, agilidad y entrenamiento pliométrico después de 16 a 20 semanas si el atleta demuestra la capacidad de tolerar las demandas de las actividades diarias sin reactividad articular adversa [70].

5.9. Inhibición muscular artrogénica

- Según el comentario clínico de Larson y otros (2022) [171], junto con las revisiones de Pietrosimone y otros (2022) [177] y de Suchomel y otros (2018) [172], la IMA es la **incapacidad de contraer completamente un músculo de manera voluntaria a pesar de que este no haya sufrido daño muscular alguno.** Esto puede ser debido a una alteración del *feedback* neural proveniente de los músculos y de las articulaciones. La evidencia emergente sugiere que ocurren cambios neurofisiológicos después de la lesión del LCA que afectan las vías reflejas corticoespinales y espinales al músculo cuádriceps. Si estas vías no se restauran mediante las intervenciones sugeridas para la IMA, es posible que no se produzca hipertrofia muscular. Por lo tanto, se debe **enfatizar la importancia de abordar el IMA en conjunto con los métodos tradicionales de fortalecimiento muscular.** Se piensa que esta inhibición ocurre por un detrimento en la excitabilidad refleja espinal que viaja al sistema nervioso central que a su vez inhibe la contracción muscular. Esta situación de manera prolongada podría provocar un retraso en la contracción de la musculatura implicada de manera voluntaria. La IMA suele estar presente después de una lesión del LCA en comparación con controles sanos, y existe evidencia considerable que sugiere que la IMA no se resuelve en todos los pacientes después de esta lesión. Después de la rotura del LCA, se produce una desconexión física del ligamento del sistema nervioso central (SNC), provocando una pérdida inmediata de información sensorial de los mecanorreceptores dañados. El **derrame o aumento del líquido intraarticular** podrían estimular los mecanorreceptores sensibles a la presión y así **contribuir a la IMA.** Estos mecanorreceptores influyen en los nervios aferentes de las articulaciones que contribuyen a la inhibición de la activación del cuádriceps. A través de la estimulación magnética transcraneal para investigar la excitabilidad de la corteza motora primaria, se han descubierto déficits en la excitabilidad corticoespinal del cuádriceps en individuos con una reconstrucción del LCA cuando se han comparado con controles sanos. **No alcanzar el rango completo de extensión de rodilla de manera activa teniendo el deportista que ser capaz de elevar el talón de la camilla con el hueco poplíteo apoyado en ella**, podría **dar lugar a una IMA.** Es importante tener en cuenta que el **déficit sensorial alrededor de la rodilla puede persistir durante meses o años después** de la reconstrucción del LCA como resultado del procedimiento quirúrgico, lo que puede poner a los pacientes en un riesgo elevado de sufrir otras deficiencias sensoriales, como quemaduras y termorregulación deficiente y dificultades para cualquier posición que suponga apoyar la rodilla operada en el suelo. La IMA persistente, se ha asociado como un factor limitante para lograr optimizar el rendimiento neuromuscular durante la rehabilitación, pudiendo contribuir a déficits de activación persistentes después de la reconstrucción.

- Buckthorpe y otros (2020) [168] nos comenta en su revisión, que la presencia de la **IMA después de la lesión y de la cirugía**, limita la capacidad de lograr la activación neuromuscular y los niveles de intensidad deseados para provocar un estímulo óptimo en la obtención de las adaptaciones del entrenamiento de fuerza y, **a menudo**, está **presente bilateralmente** después de una reconstrucción del LCA unilateral y, en algunos casos, **puede ser equivalente a la extremidad lesionada.** Sobre la base de lo anteriormente mencionado, se han propuesto intervenciones para atacar y eliminar la IMA permitiendo a los pacientes optimizar su entrenamiento tradicional de fuerza.

- Dentro de la guía de práctica clínica de Kotsifaki y otros (2023) [30] exponen los efectos de la **crioterapia**, de la EEN y **ejercicios de fortalecimiento** en el periodo postoperatorio inicial. Dentro de sus recomendaciones destacan:
  - Realizar **ejercicios activos de movilidad** de rodilla deberían de ser realizados **inmediatamente después de la cirugía**, teniendo en cuenta las instrucciones quirúrgicas. La inmovilización no disminuye el dolor y puede provocar una atrofia muscular dando como resultado una recuperación más lenta de la función de la rodilla [30].

- **Cargar peso sobre la extremidad** afectada puede ser realizado en la **primera semana** siempre y cuando exista una puesta en carga **progresiva**, de manera controlada y en función de la tolerancia del paciente teniendo en cuenta las instrucciones quirúrgicas [30].

- Los pacientes pueden empezar a realizar **ejercicios en CCA en un ROM limitado (90º-45º de flexión) a partir de la semana 4 después de la operación sin comprometer la estabilidad de la rodilla.** Se debe tener en cuenta si aparece dolor en la cara anterior de la rodilla para ajustar la progresión [30].

- Existe un efecto de la **crioterapia** en la **reducción del uso de medicación, dolor y la satisfacción del paciente en los tres primeros días** después de la operación [30].

- La **crioterapia compresiva disminuye** aún más el **consumo de medicamentos** para el dolor, con un pequeño efecto en la disminución de la hinchazón en comparación con la crioterapia aplicada de manera aislada [30].

- Los **ejercicios isométricos del cuádriceps y el ejercicio de elevación de la pierna recta**, son ejercicios que pueden ser prescritos de manera segura **dentro de las 2 primeras semanas tras la operación**, otorgando ventajas para una recuperación más acelerada sin comprometer la estabilidad de la rodilla [30].

- Comenzar el **fortalecimiento** muscular en los **isquiosurales** utilizando dispositivos isocinéticos **a las 3 semanas después de la cirugía con autoinjerto procedente de HTH** mejora la fuerza isquiosural, la función de la rodilla y no tuvo ningún efecto (bueno ni malo) en la fuerza cuadricipital [30].

- El ejercicio de *leg press* **en un rango parcial de 0 a 45º** (similar a la media sentadilla) puede ser iniciado como pronto **a las 3 semanas después de la cirugía en pacientes con autoinjerto procedente de TI** para mejorar la fuerza isquiosural y cuadricipital [30].

- El hecho de incluir un programa de **entrenamiento enfocado en el control motor utilizando superficies inestables y ejercicios de caminar hacia atrás** en una cinta rodante inclinada resultó en una **mejora** significativa de la **propiocepción** de la rodilla en la fase temprana (1-2 meses) e intermedia (2-4 meses) tras la cirugía y un efecto moderado tras los 2 años de la operación [30].

- El **entrenamiento de fuerza contralateral** podría tener un **impacto positivo en fases tempranas** de la rehabilitación (1-2 meses post operatorio) en lo que respecta a la función subjetiva de la rodilla, pero sin observar diferencias en fases más avanzadas. Así mismo, tampoco se observan diferencias significativas en la fuerza muscular en los cuádriceps e isquiosurales por tanto los autores de esta guía de práctica clínica recomiendan que, de implementar un programa de fortalecimiento contralateral, no debería de ser exagerado cuando se persigue el objetivo de mejorar la extremidad lesionada [30].

- La **terapia acuática** podría ser utilizada durante la **fase temprana** (1-2 meses) para mejorar la percepción subjetiva de la rodilla por parte del paciente. Los autores de esta guía de práctica clínica recomiendan su **iniciación a las 3-4 semanas de la operación**, una vez las cicatrices de la piel están completamente cerradas [30].

A continuación, se presentan diferentes estrategias para el abordaje de la IMA.

5.9.1. Estimulación eléctrica neuromuscular

- Tal y como se indica en la revisión de Buckthorpe y otros (2023) [163], existe evidencia de nivel 1 de que el uso de la EEN, además de la fisioterapia convencional, parece mejorar significativamente la fuerza del cuádriceps en etapas iniciales tras la reconstrucción en comparación con la fisioterapia convencional de manera aislada. El uso de la EEN permite la activación directa del axón motor y podría permitir el reclutamiento directo de las motoneuronas inhibidas. Sobre la base del comentario clínico de Larson y otros (2022) [171], la **EEN es la técnica más utilizada para el tratamiento de la IMA.** La adición de esta técnica dos veces por semana, utilizando una corriente alterna de 250 Hz con una rampa ascendente y descendente de 2 segundos, en periodos de estimulación de 10 segundos con contracción visible, seguidos de periodos de descanso de 50 segundos durante 11-12 minutos, como **complemento a la rehabilitación estándar, ha demostrado ser más eficaz para restaurar la activación del cuádriceps** a las 12-16 semanas después de la operación en comparación con la rehabilitación estándar sola. Se proporciona al lector un vídeo explicativo realizado por la Universidad de Delaware al cual se puede acceder a través del siguiente enlace **https://www.youtube. com/watch?v=hGRqUMQDoWk**, en el cual aparece un ejemplo en la aplicación de la EEN. De acuerdo con la revisión de Pietrosimone y otros (2022) [177], **el mecanismo de acción de la EEN se dirige a las unidades motoras inhibidas, lo que difiere de la electroestimulación nerviosa transcutánea (TENS), la crioterapia y la vibración, ya que estas buscan aumentar la despolarización de las neuronas aferentes y aumentar la excitabilidad de las neuronas motoras en el SNC.** Dicho esto, Kotsifaki y otros (2023) [30] realizaron una guía de práctica clínica en la cual se exponen los efectos de la aplicación de la EEN en el periodo postoperatorio inicial concluyendo que existe un gran efecto en la reducción de la hinchazón de la rodilla durante la fase temprana (1-2 meses) y una moderada reducción en la fase intermedia (2-4 meses) y avanzada (> 4 meses); y, que no existe un cambio significativo en el ROM, laxitud, función subjetiva y tiempo para el RTP al utilizar EEN.

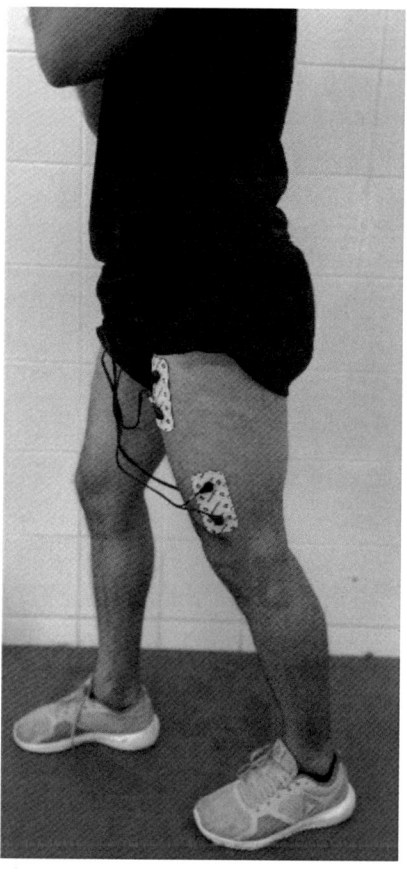

Figura 84. Aplicación de la estimulación eléctrica. Adaptado de Moran y otros (2019) [31].

- Moran y otros 2019 [31] realizaron un ensayo clínico aleatorizado con el objetivo de **investigar la viabilidad de implementar EEN en el músculo cuádriceps durante la marcha dentro de un programa estándar de rehabilitación tras una reconstrucción del LCA** y probar la efectividad de este método en la marcha y en el fortalecimiento del músculo cuádriceps durante la fase inicial de rehabilitación en comparación con la aplicación de la EEN combinado con la rehabilitación estándar. Los sujetos que participaron en este estudio fueron hombres de 21 ± 2,62 años. El dispositivo que se utilizo consta de manguitos que rodean el muslo y la pierna con estimuladores (Figura 84), un sensor de marcha y una unidad de control que se comunica con radiofrecuencia. Los sujetos fueron divididos de manera aleatorizada en dos grupos, a uno de

191

ellos se le aplicó la EEN durante la marcha (grupo EEN con marcha) mientras que al otro solo se le aplicó la EEN (grupo EEN).

Se aplicó una forma de onda rectangular bifásica simétrica, la duración de la fase fue de 300 microsegundos (µs) y la frecuencia de estimulación de 40 hercios (Hz). El estimulador proporcionó una intensidad máxima de 100 miliamperios (mAh). Se incrementó la intensidad de la estimulación en cada sesión y durante todas las sesiones de acuerdo con la tolerancia del paciente, para maximizar el reclutamiento de las unidades motoras del cuádriceps aminando a los pacientes a activar voluntariamente el músculo cuádriceps durante el entrenamiento. Los participantes del grupo EEN con marcha, recibieron la EEN en los cuádriceps durante 10 minutos tres días a la semana mientras caminaban, además del protocolo de rehabilitación estándar. La estimulación del cuádriceps generalmente comenzaba con el contacto del talón y terminaba al final de la absorción de carga (es decir, el 20 % del ciclo de la marcha). Los sujetos del grupo EEN, utilizaron el mismo sistema de EEN (colocación de electrodos y parámetros de estimulación idénticos) realizando el entrenamiento durante 10 minutos, 3 días a la semana además del protocolo de rehabilitación estándar. El ciclo de trabajo fue de 10 segundos de estimulación con 10 segundos de descanso [31].

Los autores concluyen que, **aplicar EEN durante la marcha es un método más efectivo para mejorar la fuerza cuadricipital durante fases iniciales tras la reconstrucción del LCA en comparación con aquellos sujetos a los que solo se les aplicó la EEN.** Si bien ambas intervenciones fueron efectivas para la recuperación de la velocidad y simetría en la marcha [31].

- Labanca y otros (2018) [79] realizaron un ensayo clínico aleatorizado, el cual tuvo como objetivo **investigar la efectividad de introducir la EEN en combinación al ejercicio de sentarse y levantarse** (medias sentadillas) **durante la fase inicial tras la reconstrucción del LCA, comparándolo con protocolos de rehabilitación tradicional de manera aislada o con protocolos tradicionales utilizando el ejercicio de sentarse y levantarse sin la aplicación de la EEN.** En este estudio participaron 63 hombres (21,55 ± 3,2 años) con un nivel de actividad en la escala Tegner de 8,1 ± 1,7, a los cuales se les aplicó la reconstrucción del LCA utilizando autoinjertos procedentes de HTH. Se realizaron valoraciones de fuerza isométrica máxima de flexores y extensores de rodilla a los 60 y 180 días después de la cirugía. Así mismo, también se evaluó la simetría entre apoyos de las extremidades inferiores con plataformas de fuerzas.

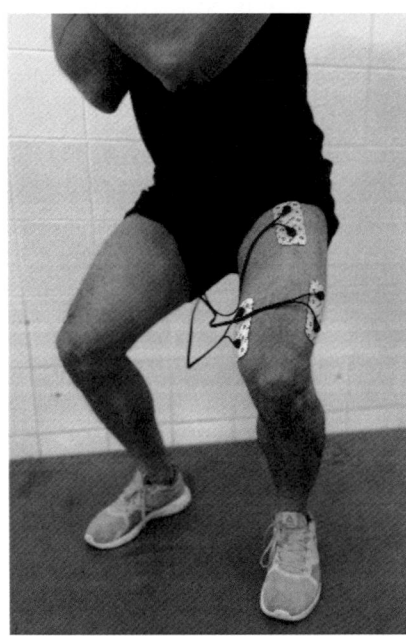

Figura 85. Uno de los sujetos a los que se le aplicó EEN + el ejercicio de sentarse y levantarse. Los electrodos se aplicaron en el vasto interno y externo de la extremidad inferior operada. EEN: estimulación eléctrica neuromuscular. Adaptado de Labanca y otros (2018) [79].

Los sujetos empezaron el entrenamiento desde el día 15 postoperatorio hasta el día 60 con 5 sesiones por semana. La EEN se aplicó a partir de un dispositivo portátil, el cual produjo una corriente monofásica equilibrada y rectangular en respuesta a una contracción voluntaria del músculo. Los electrodos autoadhesivos fueron colocados en la extremidad inferior operada sobre los músculos vasto lateral y medial del cuádriceps, los cuales suelen ser los más afectados en términos de atrofia. Los puntos motores de aplicación de los electrodos fueron identificados de acuerdo con la guía de usuario presente en el electro estimulador (Figura 85). Se utilizaron dos frecuencias, de 35 y 50 Hz, las cuales fueron aplicadas alternativamente en cada sesión con el objetivo de estimular fibras de contracción lenta y rápida. La intensidad de la estimulación fue incrementada en cada repetición de cada sesión durante todas las sesiones, de acuerdo con la tolerancia del paciente para maximizar el reclutamiento de unidades motoras, llegando a una intensidad máxima proporcionada por el estimulador de 120 mA. Se indicó a los sujetos activar voluntariamente el músculo cuádriceps durante la realización del movimiento. Antes de la realización del ejercicio de sentarse y levantarse, los sujetos realizaron un calentamiento de 10 minutos sobre una bicicleta estática con una resistencia baja. Durante el ejercicio de sentarse y levantarse, se pidió a los pacientes que se sentaran y mantuvieran un ángulo de flexión de rodilla de 90º. La estimulación duró 8 segundos y fue iniciada por la contracción del músculo cuádriceps provocada por el estimulador. Los participantes debían contraer sus cuádriceps y después del inicio de la EEN, realizar el movimiento de sentarse y levantarse en 8 segundos y luego descansar durante otros 8 segundos creando un ciclo de trabajo de 16 segundos. A continuación, en la Tabla 24 se detalla la progresión que se llevó a cabo [79]:

Progresión del entrenamiento		
Momento	Tiempo de contracción	Series x repeticiones
Del día 15 al 20	Con: 4 s; Exc: 4 s	3 x 6
Del día 20 al 30	Con: 4 s; Exc: 4 s	3 x 10
Del día 30 al 45	Con: 2 s; Exc: 6 s	3 x 10
Del día 45 al 60	Con: 2 ss; Exc: 6 s	3 x 12

Tabla 24. Con: concéntrica; Exc: excéntrica; s: segundos. Labanca y otros (2018) [79], elaboración propia.

Esta intervención en fases iniciales (a partir de los 15 días de la operación), **mostró ser eficaz para combatir la atrofia del cuádriceps, así como la simetría de carga en las extremidades inferiores mediante la introducción de movimientos funcionales como es el ejercicio de la media sentadilla.** El grupo que realizó el ejercicio de media sentadilla junto con la aplicación de EEN mostró niveles de fuerza significativamente más altos ($p<0.05$) en los flexores y extensores de rodilla en 30º y 90º a los 60 y 180 días tras la intervención en comparación a los grupos que solo realizaron los ejercicios de manera aislada y de rehabilitación tradicional [79].

5.9.2. Electroestimulación nerviosa transcutánea y crioterapia

- Sobre la base de los datos extraídos de la revisión de Pietrosimone y otros (2022) [177], los autores mencionan que **las modalidades de TENS y crioterapia han demostrado su capacidad para desinhibir el conjunto de neuronas motoras del cuádriceps tras un derrame en la rodilla.** Es por ello por lo que se plantea la hipótesis de que el TENS y el frío aplicado en la región de la rodilla aumente la despolarización de varios receptores cutáneos o termorreceptores circundantes, otorgando una mayor transmisión aferente excitatoria que puede superar la inhibición refleja causada por la IMA. Buckthorpe y otros (2023) [163] en su revisión destacan que el mayor efecto del TENS aparece cuando se complementa con el ejercicio activo, demostrando que este tipo de terapia aplicada con una alta frecuencia en la cara anterior de la rodilla antes y durante el ejercicio, mejora la activación central y la fuerza cuadricipital durante un periodo de 45 minutos y después de 2 semanas tras su uso. De igual modo, **aplicar hielo entre 20 y 30 minutos antes de los ejercicios de fortalecimiento del cuádriceps dan como resultado ganancia de fuerza superiores en comparación con aplicar hielo de manera aislada en sujetos con una reconstrucción del LCA.** Esto es importante, puesto que esta popularizada la utilización del hielo después de los ejercicios, no antes.

- En el estudio de medidas repetidas de Loro y otros (2019) [185], se planteó como objetivo **determinar los efectos de la crioterapia sobre la actividad eléctrica del cuádriceps y la fuerza isométrica en mujeres y hombres** (22,2 ± 5,4 años) **con cirugía de rodilla temprana** (4,3 ± 2,1 días después de la intervención). De los 22 sujetos que participaron, 15 fueron intervenidos con una reconstrucción del LCA utilizando autoinjertos procedentes del HTH y de TI (grácil y semitendinoso) utilizando la técnica SB y de DB. Al resto de los 6 participantes, se les aplicó cirugía meniscal. Tan pronto como los participantes adquirieron 70º de flexión de rodilla, sin exceder los 10 días posteriores a la cirugía, se sometieron a valoraciones de fuerza isométrica máxima en el sentido de la extensión de rodilla. Para la evaluación de la EMG de superficie del cuádriceps, se indicó a los participantes que realizasen una contracción isométrica máxima desde una posición de extensión completa de rodilla en tres intentos de 5 segundos cada uno, seleccionando el mayor valor para el análisis. Posteriormente a los sujetos se les aplicó una bolsa de hielo picado de 1,5 L o una bolsa llena de arena a temperatura ambiente con la misma consistencia y peso durante 20 minutos. Inmediatamente después del tratamiento, se repitieron las valoraciones anteriormente señaladas.

La actividad electromiográfica incremento significativamente después de la aplicación de crioterapia en el músculo vasto medial (p≤0,024) en un 37,82 % con relación a la valoración inicial. La fuerza isométrica máxima del cuádriceps incrementó significativamente después de la aplicación de crioterapia (p≤0,001) en un 29,86 % con relación a la valoración inicial (Tabla 25). Los autores concluyen que **la crioterapia aplicada sobre la articulación de la rodilla conduce a un aumento de la actividad EMG del vasto medial y de la fuerza isométrica del cuádriceps.** Es por ello por lo que se debería de considerar el uso de hielo antes del ejercicio activo en pacientes sometidos a una cirugía de rodilla que cursan con una inhibición del cuádriceps [185].

Pico de fuerza isométrica máxima del cuádriceps. Media ± DE	
Momento	Fuerza (kg)
Antes del hielo	11,05 ± 3,76
Después del hielo	14,35 ± 4,62*
Antes de la arena	11,25 ± 4,11
Después de la arena	1,84 ± 4,36

Tabla 25 *Diferencias estadísticamente significativas (p≤0,001). Adaptado de Loro y otros (2019) [185].

- De acuerdo con las recomendaciones procedentes de la revisión de Badaway y otros (2022) [87], la **implementación del TENS debe introducirse generalmente dentro de las 2 primeras semanas** tras la operación tan pronto como el paciente pueda tolerarlo (Tabla 26).

Síntesis de las recomendaciones en la aplicación del TENS
• Corriente Rusa de alto voltaje hasta la máxima intensidad tolerable.
• Aumento progresivo de la intensidad a lo largo del tratamiento, puesto que el nivel de intensidad y la fuerza del cuádriceps parecen compartir una relación lineal.
• Las frecuencias más altas (50 y 100 Hz) y los electrodos con un área de superficie grande pueden ser útiles para mejorar la tolerancia del paciente.
• La forma de la onda parece depender de la preferencia del paciente, por lo que la modificación de esta puede estar indicada cuando el médico considere que se puede mejorar la intensidad máxima tolerable.
• Un ciclo de trabajo de 10 segundos encendido/20 segundos apagado durante un período de intervención de 15 minuntos para comenzar las sesiones de tratamiento es un método efectivo.
• Comenzar la aplicación desde en una posición extendida agregando un soporte para el talón y así facilitar el ROM de hiperextensión según se tolere.
• Una vez que se ha logrado una ligera hiperextensión (0º-5º) y se ha mantenido activamente, se recomienda aplicar la corriente en una posición de 60º a 90º de flexión de la rodilla porque se ha demostrado que los 60º produce el mayor torque de extensión voluntaria de la rodilla durante el ejercicio.
• La progresión hacia las contracciones isotónicas (concéntrica y excéntrica) se puede usar junto con la aplicación de EEN a medida que el paciente mejora su funcionamiento.
• Se pueden seguir los principios de sobrecarga progresiva mientras se usa la corriente a través del arco de movimiento que el paciente puede tolerar, mejorando el reclutamiento de unidades motoras y la activación de fibras musculares en cada ángulo articular.
• A pesar del poco consenso en lo que respecta a parámetros de entrenamiento, parece ser interesante las siguientes recomendaciones: sesiones entre 15-40 minutos de duración por sesión entre 1 y 3 veces por día de 2 a 12 semanas.

Tabla 26. Hz: Hercios; EEN: estimulación eléctrica neuromuscular. Adaptado de Badaway y otros (2022) [87].

5.9.3. Entrenamiento de fuerza

- El comentario clínico de Larson y otros (2022) [171] junto con la revisión de Suchomel y otros (2018) [172] exponen que la **acción excéntrica se refiere a una actividad muscular que ocurre cuando la resistencia a vencer por parte del músculo excede la fuerza producida por este dando como resultado un alargamiento musculotendinoso.** El entrenamiento excéntrico y el entrenamiento excéntrico combinado con la EEN han mostrado menores pérdidas de fuerza muscular en el cuádriceps.
- Gerber y otros (2007) [186] realizaron un ensayo clínico prospectivo aleatorizado para **evaluar la seguridad y la eficacia a corto plazo al agregar un protocolo de ejercicio excéntrico progresivo en fases iniciales tras una reconstrucción del LCA en mujeres y hombres activos.** Se dividieron a los sujetos de manera aleatorizada en dos grupos: grupo rehabilitación tradicional (30,1 ± 9,8 años) y grupo entrenamiento excéntrico (29,4 ± 9,4 años), al cual se le aplicó un entrenamiento excéntrico utilizando un ergómetro excéntrico (se recomienda al lector acceder a la fuente original para visualizar el dispositivo de entrenamiento excéntrico). Las 3 semanas iniciales postoperación fue igual en ambos grupos, la cuales se enfocaron en controlar el dolor,

195

inflamación y la activación del cuádriceps. Pasadas las 3 semanas, el grupo de entrenamiento excéntrico comenzó su entrenamiento progresivo con una duración de 12 semanas y el grupo de rehabilitación acelerada realizó los mismos ejercicios, pero utilizando un ergómetro concéntrico. A continuación, en la Tabla 27 se especifican los detalles de entrenamiento semana tras semana:

Guía de ejercicios excéntricos con ergometría. Inicio tras 3 semanas después de la reconstrucción del LCA			
Semana de entrenamiento	Ejercicio por sesión	Intensidad (RPE)	Duración (minutos)
1	1	Muy muy ligero	5
	2	Muy ligero	5-10
	3	Bastante ligero	5-10
2	4	Ligero	10-15
	5-6	Algo difícil	10-15
3-4	7-12	Algo difícil	15-20
5-6	13-18	Algo difícil	20-25
7-8	19-24	Algo difícil	26-30
9-12	25-36	Duro	26-30

Tabla 27. LCA: ligamento cruzado anterior; RPE: percepción subjetiva del esfuerzo. Adaptado de Gerber y otros (2007) [186].

Se utilizaron injertos de TI procedentes de los músculos semitendinoso y grácil, junto con los de HTH, pero al no existir diferencias estadísticamente significativas en el uso de estos, no se tuvo en cuenta para el análisis estadístico. Tal y como se ve en la Figura 86, el torque pico en el cuádriceps y la distancia alcanzada en el salto aumentó significativamente desde antes de la operación hasta una vez pasados 26 semanas de esta en el grupo excéntrico (p<0,01). En el grupo que realizó el trabajo tradicional también aumentó sus valores de fuerza y distancia en salto, pero no fueron significativas. Los autores de este estudio señalan que **el entrenamiento controlado de la fase excéntrica** tal y como se ha especificado en este trabajo, se puede **implementar de manera segura 3 semanas después de la reconstrucción del LCA** [186].

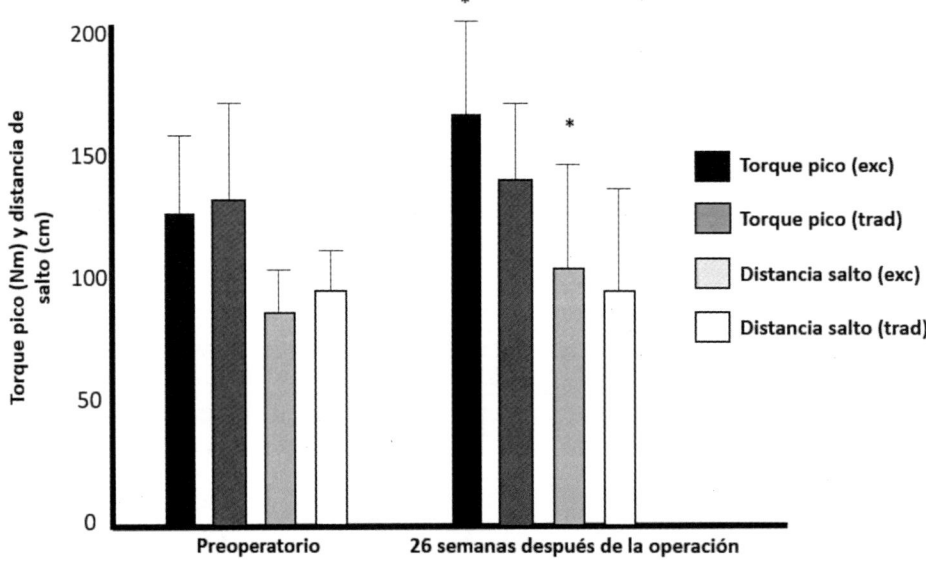

Figura 86. Torque pico del cuádriceps y distancia de salto alcanzada en la extremidad inferior afectada antes de la operación y 26 semanas después de la misma. *Diferencias estadísticamente significati-

vas (p<0,01). Nm: Newtons por metro; cm: centímetros; Exc: grupo excéntrico; Trad: grupo tradicional. Adaptado de Gerber y otros (2007) [186].

5.9.4. Vibración

- Siguiendo con los datos proporcionados de la revisión de Pietrosimone y otros (2022) [177], este tipo de terapia **parece tener la capacidad de mejorar la función del cuádriceps después de una reconstrucción del LCA**, puesto que la vibración aumenta de forma aguda la excitabilidad corticoespinal del cuádriceps. Es por ello por lo que Troy Blackburn y otros (2021) [187], en su estudio experimental, plantearon como objetivo determinar los **efectos de la vibración sobre la función del cuádriceps en pacientes** (15 mujeres y 9 hombres de 22±4 años) **con una reconstrucción primaria del LCA a los 50 ± 41 meses tras la operación**. A los sujetos se les evaluó la fuerza isométrica máxima del cuádriceps al inicio y durante diferentes momentos después de la intervención (inmediatamente y a los 10,20,30,45 y 60 minutos). Los sujetos fueron divididos en tres grupos, a un grupo se le aplicó terapia vibracional a cuerpo completo, a otro, terapia vibracional de manera localizada y el tercer grupo sirvió de control. Para la **aplicación de la terapia vibracional de cuerpo completo y localizada** se aplicó la siguiente metodología (Figura 87): (1) se utilizó un dispositivo vibracional sobre el cual estaba de pie el sujeto en una posición de triple flexión de tobillo, cadera y rodilla, (2) Se aplicaron **6 series de vibración a una intensidad de 30 Hz durante 1 minuto con 2 minutos de descanso entre series**, (3) para la aplicación de vibración de manera localizada, se utilizó un dispositivo de vibración local sobre el tercio distal del muslo, y (4) al grupo control se aplicó el mismo procedimiento, pero sin estímulo vibratorio.

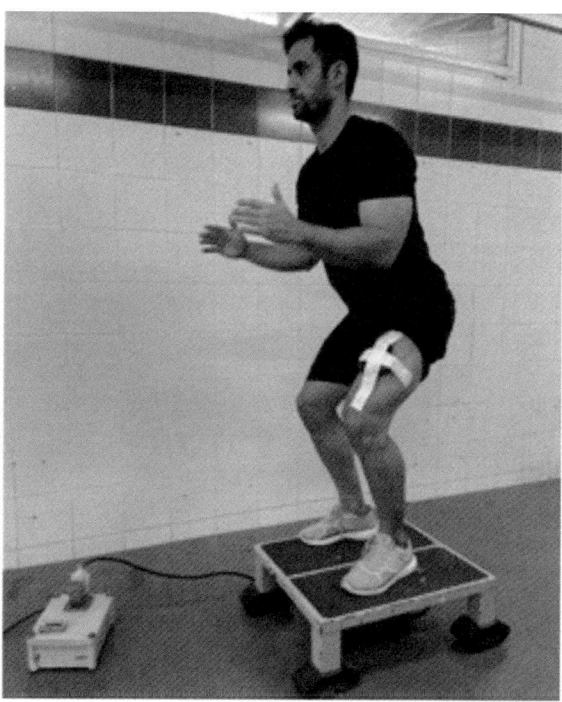

Figura 87. Posicionamiento de los sujetos para la intervención. El sujeto se coloca de pie sobre la plataforma vibratoria y el dispositivo de vibración local está asegurado sobre el muslo izquierdo. Adaptado de Troy Blackburn y otros (2021) [187].

En la Figura 88 se pueden observar los cambios producidos en los diferentes grupos:

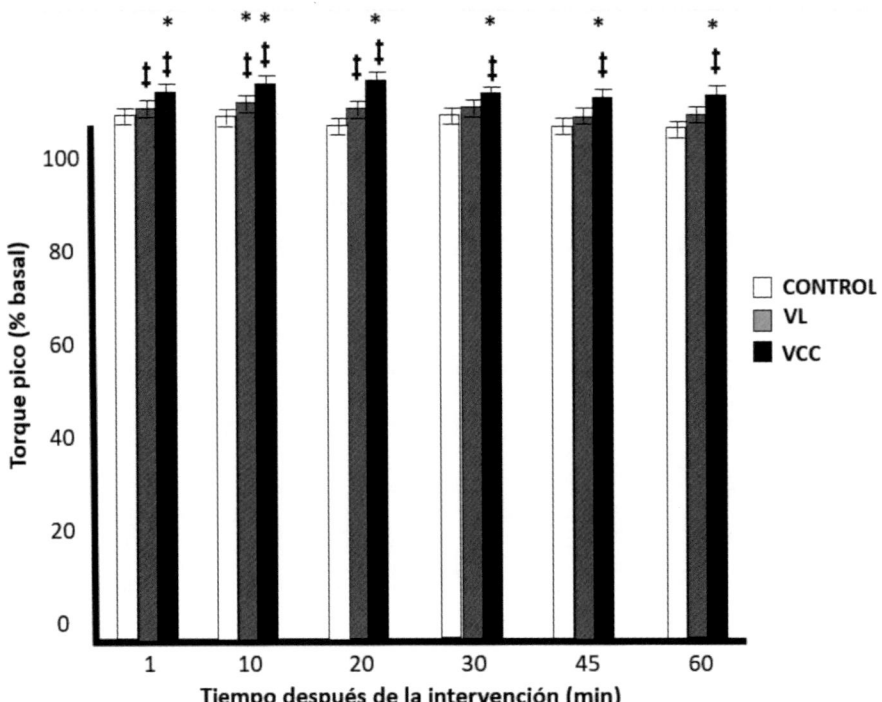

Figura 88. El grupo VCC aumentó el torque pico con relación al nivel basal en todos los momentos de medición posteriores a la intervención. El VL aumentó el torque pico con relación al valor inicial a los 10 minutos después de la intervención y en relación con el grupo control inmediatamente, a los 10 minutos y 20 minutos después de la intervención. *Diferencias estadísticamente significativas en relación con el nivel basal. ‡ Diferencias estadísticamente significativas con relación al grupo control. VCC: vibración cuerpo completo; VL: vibración local. Adaptado de Troy Blackburn y otros (2021) [187].

Las mejoras producidas en la fuerza cuadricipital tras aplicar un protocolo de vibración, especialmente en cuerpo completo, aumentan la función del cuádriceps pudiendo persistir hasta 1 hora. Es por ello por lo que se sugiere la posibilidad de aplicarse al comienzo de las sesiones de rehabilitación para «preparar» al SNC, mejorando potencialmente la eficacia de los ejercicios de rehabilitación destinados al fortalecimiento del cuádriceps [187].

5.9.5. Restricción del flujo sanguíneo

- Tal y como se señala en la revisión de Buckthorpe y otros (2023) [163] y de Buckthorpe y otros (2020) [168] emplear esta técnica, **puede provocar una hipertrofia muscular y ganancias de fuerza durante etapas iniciales e intermedias**, puesto que permite trabajar con cargas más bajas en aquellos deportistas que lo requieran. A pesar de ser un concepto novedoso, los estudios que combinan el uso de esta modalidad junto con la EEN de baja intensidad han encontrado aumentos en el tamaño y la fuerza de los músculos sin implicar grandes transmisiones de fuerza a la articulación tibiofemoral, por lo que presenta un riesgo bajo de dañar el injerto o exacerbar cualquier lesión de cartílago, menisco o hueso. **Estas modalidades combinadas pueden ser aplicadas en las semanas iniciales posteriores a la reconstrucción** (de 3 a 21 días). La evidencia de nivel 1 sugiere este tipo de intervenciones podría provocar una mayor hipertrofia y adaptaciones de fuerza utilizando cargas entre el 20-30 % del 1RM en pacientes que han sufrido una reconstrucción del LCA, en comparación con modalidades tradicionales. Volviendo a los datos proporcionados en la revisión de Pietrosimone y otros (2022) [177], esta técnica busca **limitar el flujo sanguíneo al músculo cuádriceps a través de un manguito presurizado.** El hecho de utilizar cargas bajas parece ser ventajoso a la hora de minimizar la atrofia muscular en las primeras semanas después de la reconstrucción. Así mismo, en la guía de práctica clínica de Kotsifaki y otros (2023) [30], se exponen los **efectos de la aplicación** de estrategias de entrenamiento con restricción del flujo sanguíneo (**BFRT**): (1) este tipo de entrenamiento restrictivo podría **mejorar la fuerza cuadricipital e isquiosural** y prevenir la atrofia tisular en la fase temprana (1-2 meses), (2) existe un efecto grande en la **reducción de la hinchazón y dolor** durante el entrenamiento, (3) este tipo de entrenamiento restrictivo produce una mejora del volumen muscular en el recto anterior del cuádriceps cuando se compara con protocolos de ejercicio estandarizados.

5.10. Autonomía del paciente: ¿Cuándo se puede conducir?

- En la guía de práctica clínica de Kotsifaki y otros (2023) [30], se recomienda que **un paciente no debería de conducir antes de que pueda accionar de manera segura el freno en una acción simulada de emergencia.** Esto normalmente se permite cuando han pasado **4-6 semanas después** de una reconstrucción del LCA en el **lado derecho y, 2-3 semanas después** de una reconstrucción del **lado izquierdo.** Esto es debido a que con el pie derecho se acciona el acelerador y el freno, mientras que el pie izquierdo acciona embrague.

5.11. *Checklist* para pasar de fase inicial a intermedia

- De acuerdo con la información extraída de las revisiones de Buckthorpe y otros (2023) [163] y de Buckthorpe y otros (2020) [168], los autores señalan que para una óptima rehabilitación es importante tener claro los objetivos y las prioridades, y entender cuando el deportista se encuentra preparado para terminar esta etapa y progresar a la intermedia. A continuación, en la Tabla 4, **a la cual se puede acceder a través del código QR proporcionado al inicio de este libro**, aparecen los criterios propuestos.

6

Fase intermedia/readaptación

Este apartado comienza desarrollando los objetivos a alcanzar en dicha fase de recuperación. Durante este periodo, el deportista podrá empezar a correr, siempre y cuando se tenga presentes las consideraciones que aparecerán desarrolladas. También, el lector podrá sumergirse en un tema tremendamente interesante, como es el aprendizaje motor y la neuroplasticidad, en donde se explicará cómo las instrucciones verbales que damos a nuestro deportista pueden modificar su aprendizaje motor teniendo un impacto considerable en el procesamiento de la información y, en consecuencia, reducir el riesgo de lesión. La fase intermedia será dividida en dos bloques de readaptación, mostrando un ejemplo de una semana típica de entrenamiento. Puesto que en esta etapa ya se permite una importante solicitación muscular con la implementación de ejercicios destinados a aumentar la fuerza y la masa muscular, se dedicará un apartado acerca del manejo de algunas variables del entrenamiento de fuerza e hipertrofia como son la selección de ejercicios y la aplicación de la intensidad. Así mismo, pautas sobre la calidad de movimiento durante la ejecución de los ejercicios serán descritas mostrando ejemplos de progresión. Un extenso bloque relacionado con el acondicionamiento cardiopulmonar permitirá al lector conocer las diferentes herramientas para medir el estado cardiorrespiratorio del deportista mostrándose algún ejemplo basado en la experiencia del autor de este libro con jugadores de fútbol. Una vez el deportista alcance determinados criterios objetivos, este podrá comenzar un programa progresivo de sprints que será explicado con sus diferentes etapas para que el lector pueda llevarlo a cabo con sus deportistas. Finalmente, se expondrá una checklist la cual indicará si el deportista se encuentra apto para progresar a la siguiente fase de recuperación.

Se remite de nuevo al lector al siguiente enlace: **https://www.ncbi.nlm.nih.gov/pmc/articles/PMC9460090/**, en el cual aparece la guía práctica de la Universidad de Delaware (EE.UU.) realizada por Brinlee y otros (2022) [167], donde se desglosa de manera esquemática todas las etapas, los objetivos, el tratamiento y el reentrenamiento tras una reconstrucción del LCA. Por otro lado, los fisioterapeutas Randall Cooper y Mick Hughes elaboraron una guía de rehabilitación dividida por fases indicando objetivos a alcanzar a la cual se puede acceder a través del siguiente enlace: **https://www.melbourneaclguide.com/docs/ACL_Guide.pdf**. Estos enlaces pueden ser de gran ayuda en combinación con de la información que aparece en este libro.

6.1. Objetivos

- De acuerdo con las recomendaciones de la revisión de Buckthorpe y otros (2020) [168], en la Figura 89 podemos ver cómo los autores representan los tres objetivos a tener en cuenta durante esta fase: Fortalecimiento muscular, entrenamiento de la calidad del movimiento y el reacondicionamiento físico. Además, según la información extraída de la revisión de Escamilla y otros (2012) [101], esta fase intermedia pasa de la **protección del injerto a la realización de ejercicios de fortalecimiento progresivo de toda la extremidad inferior**. En esta etapa, el músculo cuádriceps puede verse fortalecido con ejercicios específicos si es necesario. Los autores recomiendan una intensidad moderada en lo que respecta a la resistencia a vencer durante la realización de ejercicios como la sentadilla, prensa de piernas y rodar en bicicleta, realizando un rango completo de flexión de rodilla.

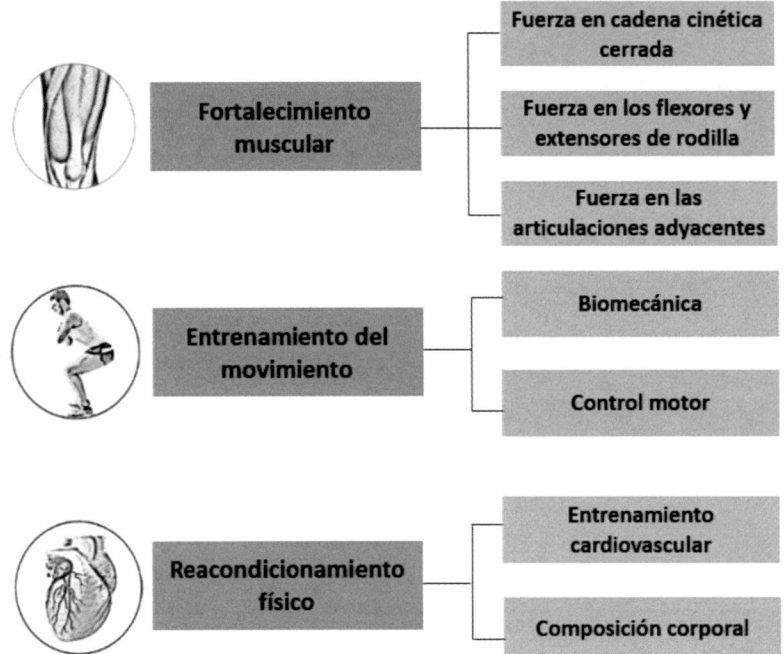

Figura 89. Representación de los tres objetivos importantes del entrenamiento durante la etapa intermedia, incluido el fortalecimiento muscular, el entrenamiento del movimiento y el reacondicionamiento físico. Adaptado de Buckthorpe y otros (2020) [168].

6.2. Vuelta a la carrera

- Sobre la base de la información extraída de la revisión de Rambaud y otros (2018) [188], en la cual se planteó como objetivo describir los **criterios más utilizados** en la literatura para guiar la toma de decisiones clínicas con respecto a cuándo un deportista está listo **para volver a correr** después de una reconstrucción del LCA, se establecen a continuación una combinación de **criterios temporales, clínicos y funcionales que deben** de ser tenidos en cuenta:
  - Patrón de **marcha normalizado.**
  - **Control motor multiplanar.** posiciones en apoyo unipodal junto con movimientos como el *Y-balance test* (YBT)[w].

---

[w]   Esta prueba aparece descrita en el apartado **8.8.6 Y-Balance test.**

- **Tras aproximadamente 3 meses después de la operación** [188]. Correr en torno a las 8 semanas tras la operación podría suponer un problema en la plastia, mientras que esperar hasta más o menos las 16 semanas puede suponer una protección en la misma. Además, puesto que la inflamación en la rodilla suele persistir hasta aproximadamente las 12 semanas, es recomendable retrasar la vuelta a la carrera hasta las 12-16 semanas [167]. No obstante, Brinlee y otros (2022) [167] proponen **retrasar la vuelta a la carrera en un mes adicional** una vez conseguido los criterios restantes (fuerza, dolor, inflamación, etc.) cuando para la reconstrucción se ha empleado un **aloinjerto.**

- **Dolor <2/10** utilizando la Escala Visual Analógica del dolor (EVA). Esta herramienta numérica permite evaluar el dolor de 0 a 10, donde 0 se define como la ausencia de dolor; 2, ligero dolor; 4, dolor moderado; 6, dolor elevado; 8, dolor muy elevado y un 10 como el máximo dolor [189] [79] [163] la cual puede ser utilizada para monitorizar el cambio de este síntoma [185] en pacientes intervenidos del LCA y ver como asimilan la carga de entrenamiento [186] [167] o durante las evaluaciones de la fuerza muscular [79].

- **En la ADM** en el sentido de la **flexión de rodilla**, no deben de existir asimetrías superiores al 95 % en relación con la extremidad inferior no lesionada.

- **Extensión completa** de rodilla [30].

- Debe de existir **ausencia de hinchazón por derrame** [30] [188]. El **derrame articular** es una acumulación excesiva de líquido dentro de una cápsula articular, lo que indica que la **articulación** está inflamada o **irritada.** Esta medición es un componente de un examen físico completo de la rodilla. El derrame de la articulación de la rodilla puede reflejar la salud o la irritabilidad de la articulación; por lo tanto, **monitorearlo es útil para determinar la progresión adecuada** de los ejercicios y actividades terapéuticas y para monitorear el progreso, ya sea en la carrera o en tareas específicas del deporte [138] [171] [167] [167]. La medición del derrame articular puede ser tomada con cinta métrica 1 cm por encima del polo superior de la rótula [185], aunque también se ha propuesto realizar la medición en el punto central de la misma desde una posición de extensión completa de la rodilla [30] [79]. Una estrategia para cuantificar este derrame y así nos pueda dar información de si la carga de entrenamiento está siendo adecuada, es obtener la diferencia en cm del perímetro de la rodilla sana en relación con la lesionada medido desde el centro de la rótula. **Una disminución o mantenimiento del perímetro de la rodilla después de la realización de trabajo de carrera podría indicar que es una carga tolerada por el deportista** [186]. Siguiendo lo indicado en el comentario clínico de Larson y otros (2022) [171], **el** *stroke o Sweep test*, también es una **buena alternativa fiable para evaluar el derrame articular de la rodilla.** Esta prueba, utiliza una escala ordinal de cinco puntos (0, ligero rastro, 1+, 2+, 3+) para clasificar el grado de derrame [167] [138]. Della Villa y otros (2012) [189] utilizaron esta prueba en jugadores sometidos a una reconstrucción del LCA aplicando una escala ordinal de 0 a 4, en la cual para su realización, el deportista se coloca en posición de decúbito supino con la rodilla en extensión completa y relajada. Comenzando desde la región interna de la rodilla, se aplica una maniobra de presión hacia arriba, o de distal a proximal 2-3 veces con el objetivo de mover el líquido. A continuación, se frota hacia abajo la región lateral del muslo, hacia la línea articular lateral. Se debe observar si existe una ola de líquido en cuestión de segundos en el lado medial de la rodilla (Figura 90) utilizando la escala para cuantificar el derrame (Tabla 28) [138] [167]. A continuación se proporciona un enlace al material suplementario del estudio realizado por Sturgill y otros (2009) [138], en el cual aparecen ejemplos de los diferentes grados de derrame implementando dicha maniobra: **https://www.jospt. org/doi/suppl/10.2519/jospt.2009.3143**. En la revisión realizada por Brinlee y otros (2022) [167], se establecen las siguientes recomendaciones: (1) si se obtienen **puntuaciones en el** *stroke* **test >1+**, los pacientes **no deberían de progresar en su programa de entrenamiento**; (2) si los deportistas mantienen una **inflamación por encima del 2+ en periodos prolongados**, se debería de **contactar con el servicio médico**; y (3) si se producen **cambios drásticos de 2 grados o inflamación cuando anteriormente era inexistente**, se debería de **bajar el nivel de actividad para posteriormente de manera gradual reintroducir la actividad cuando fuese posible**. Así mismo, se sugiere que un cambio agudo después del ejercicio de 1 cm o un aumento en un nivel del *stroke test* podría indicar una sobrecarga tisular excesiva [171]. Estos criterios, pueden ser trasladado a todas las etapas de progresión donde se van incluyendo ejercicios más exigentes como los saltos, CDD, etc.

- **Asimetría** de fuerza isométrica máxima en el ejercicio de *leg press*, **no superior al 30 %** respecto a la extremidad no lesionada.
- **Simetría en la musculatura cuadricipital e isquiosural** >70º evaluada con dispositivos isocinéticos.
- Simetría en distancia alcanzada en la prueba de SHU, > 85 % respecto a la rodilla no lesionada.

Escala de clasificación del derrame de la rodilla a través de la maniobra *stroke o sweep test*	
Grado	**Resultado**
0	No se produce una ola de líquido después de frotar la región lateral de la rodilla.
Ligero rastro	Se produce una pequeña ola en el lado medial cuando se aplica una presión descendente en lado lateral de la rodilla.
1+	Se produce una ola más grande en el lado medial de la rodilla cuando se aplica una presión descendente desde el lado lateral. El líquido no desaparece por si solo del lado medial, solo lo hace con un barrido lateral.
2+	El derrame regresa espontáneamente al lado medial después del movimiento ascendente sin necesidad de aplicar la presión descendente lateral.
3+	Existe tanto líquido que no es posible sacar el derrame de la región medial de la rodilla.

Tabla 28. Adaptado de Sturgill y otros (2009) [138] y de Brinlee y otros (2022) [167].

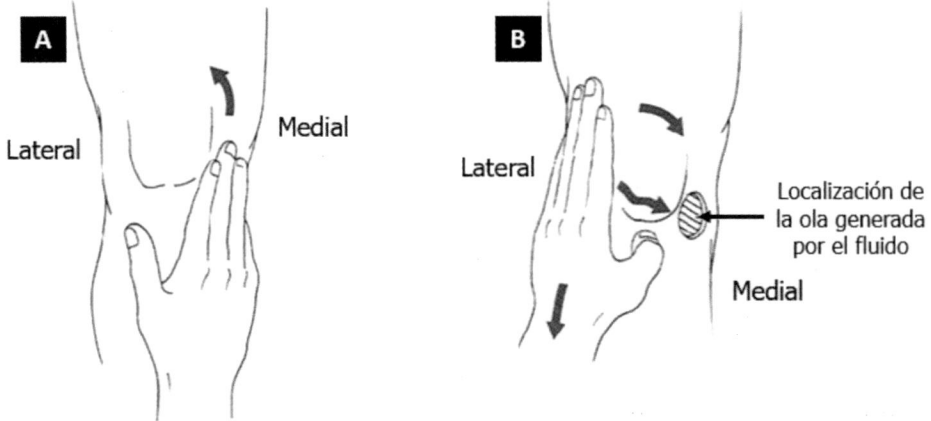

Figura 90. Diagrama descriptivo del *Stroke test*. (A) El examinador realiza un barrido hacia arriba desde la interlínea articular medial de la rodilla hacia la bolsa suprarrotuliana. (B) Se realiza un

movimiento descendente sobre el lateral del tercio distal del muslo desde la bolsa suprarrotuliana, hacia la interlínea articular lateral. Se puede observar una ola de líquido en la región medial de la rodilla. Adaptado de Sturgill y otros (2009) [138].

- Tal y como se indica en la guía de práctica clínica realizada por Kotsifaki y otros (2023) [30], a pesar de que en la literatura actual **no existe un protocolo estandarizado que asegure el éxito en una vuelta a la carrera de manera totalmente segura**, sugieren tener en cuenta los siguientes criterios: (1) flexión de rodilla al 95 % de su rango máximo de movimiento, (2) extensión máxima de rodilla, (3) ausencia total de derrame articular, (4) IDS >80 % en la fuerza cuadricipital, (5) IDS > 80 % del impulso excéntrico durante un CMJ, (6) ausencia de dolor durante carrera en medio acuático y con dispositivo Alter-G y, (6) ausencia total de dolor en saltos repetidos unipodales tipo «pogos».

- En la revisión de Buckthorpe y otros (2020) [168], los autores estableen las siguientes recomendaciones acerca de cuándo se consideraría un deportista apto para volver a correr: (1) lograr una fuerza máxima en CCC con una sola pierna utilizando el ejercicio *leg press* de al menos 1,25 veces del peso corporal, (2) alcanzar un IDS para extensores y flexores de la rodilla de más del 70 %, (3) una buena calidad de movimiento de sentadilla con una sola pierna, y (4) una buena calidad en el aterrizaje bipodal. Se recomienda al lector acudir al apartado **7.4.3 Niveles de fuerza para la realización de acciones pliométricas**, donde se pone el ejemplo de un futbolista lesionado del LCA mostrando su progresión en la fuerza relativa a través del ejercicio de prensa de piernas.

- En el estudio de Iwam y otros (2021) [190], se establece **una ratio cuádriceps/peso corporal como criterio a alcanzar para iniciar el trote superados los tres meses tras la cirugía de LCA**. Los jugadores fueron evaluados con un dispositivo isocinético y la **ratio óptima** fue de **1,45 Nm/kg**. Los sujetos que no completaron de manera satisfactoria (notando dolor o ansiedad/miedo) la carrera/trote en torno a los 9 km/h en una vuelta a una pista de 40 m, fueron clasificados como grupo no satisfactorio, por tanto, podríamos pensar que **trotar a 9 km/h en una pista circular de 40 m sin experimentar dolor o ansiedad es un buen indicativo para poder pautar trabajo de carrera**.

- En el estudio longitudinal de Fontenay y otros (2021) [191] establecieron que una **puntuación del cuestionario IKDC >64 en torno a 4 meses tras la reconstrucción del LCA**, funcionó como **predictor significativo para un regreso exitoso a la carrera**, ya que estos pacientes tenían una probabilidad 3 veces mayor de tolerar una reintroducción a la carrera sin reacciones adversas, como el dolor y/o la inflamación. El programa de carrera planteado consistió en 10 sesiones, realizadas 5 en una semana, y las otras 5, en la sucesiva. Todas las sesiones estaban precedidas de 5 minutos caminando antes de empezar y otros 5 minutos al terminar. La primera sesión consistió en realizar 3 series de correr/caminar, la segunda 4 series, tercera 5 series y así sucesivamente hasta completar 12 series de caminar/correr hasta la sesión número 10. El ritmo de carrera fue autoseleccionado entre los 8 y 10 km/h (Tabla 29). A continuación, en la Figura 91 aparece el algoritmo de decisión basado en el dolor experimentado y la inflamación durante la carrera que permite saber si el sujeto puede progresar de sesión en sesión o bien repetirla.

Programa de reintroducción a la carrera			
Semana 1		Semana 2	
Día 1	5 min caminar + 3 s (1 min carrera + 1 min caminar) + 5 min caminar	Día 6	5 min caminar + 8 s (1 min carrera + 1 min caminar) + 5 min caminar
Día 2	5 min caminar + 4 s (1 min carrera + 1 min caminar) + 5 min caminar	Día 7	5 min caminar + 9 s (1 min carrera + 1 min caminar) + 5 min caminar
Día 3	5 min caminar + 5 s (1 min carrera + 1 min caminar) + 5 min caminar	Día 8	5 min caminar + 10 s (1 min carrera + 1 min caminar) + 5 min caminar
Día 4	5 min caminar + 6 s (1 min carrera + 1 min caminar) + 5 min caminar	Día 9	5 min caminar + 11 s (1 min carrera + 1 min caminar) + 5 min caminar
Día 5	5 min caminar + 7 s (1 min carrera + 1 min caminar) + 5 min caminar	Día 10	5 min caminar + 12 s (1 min carrera + 1 min caminar) + 5 min caminar

Tabla 29. s: series; min: minutos. Adaptado de Fontenay y otros (2021) [191].

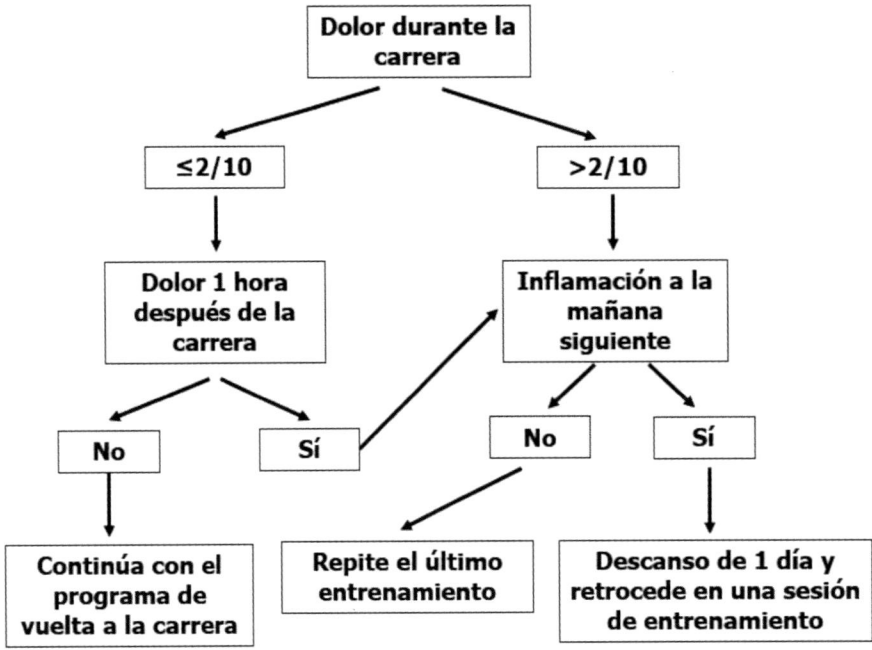

Figura 91. Algoritmo de decisión basado en el dolor utilizando la EVA y la inflamación. EVA: escala visual analógica del dolor. Adaptado de Fontenay y otros (2021) [191].

6.3. Aprendizaje motor y neuroplasticidad en la rehabilitación del ligamento cruzado anterior

- Según los hallazgos presentes en la revisión de Gokeler y otros (2019) [192], los autores señalan que, en un mecanismo de lesión observado con frecuencia, **el jugador se ve inmerso en una situación en la que intervienen factores externos como la posesión de un balón y la posición de los compañeros y adversarios.** Así mismo, los **componentes atencionales y ambientales de la función neuromuscular en gran medida no se abordan en los programas actuales de rehabilitación del LCA.** Es por ello por lo que se debe dar más énfasis a la integración de los factores de control sensorial, visual y motor durante la rehabilitación, como el tiempo de reacción, el procesamiento de la información, el foco de atención, el control visual y motor y la interacción entre tareas complejas y el medio ambiente, particularmente importante en las últimas etapas de la rehabilitación; ya que los programas de rehabilitación se centran en habilidades motoras planificadas previamente en un entorno predecible con un enfoque en la alineación postural. **La práctica de habilidades motoras cerradas no logra abordar de manera integral la interacción entre las señales sensoriales y las respuestas motoras en relación con las actividades deportivas específicas de un atleta en la tarea y las limitaciones ambientales en el campo.** Un atleta después de una lesión del LCA debe exponerse progresivamente a factores estresantes físicos, ambientales y psicológicos a los que estará expuesto, en el deporte al que regresará, como parte de un RTS integral y progresivo. El entrenamiento de movimiento y conciencia, incluido el entrenamiento cognitivo, verbalización y retroalimentación, debería proporcionar un posicionamiento biomecánico más eficiente para los mecanismos de protección, reduciendo los momentos articulares y la carga del LCA [117].

- Sobre la base de la información extraída de las revisiones de Gokeler y otros (2019) [192], de Gokeler y otros (2013) [193] y del comentario clínico de Wohl y otros (2021) [112], el **aprendizaje motor** se define como el **proceso en la capacidad de un individuo para adquirir habilidades motoras con un cambio relativamente permanente en el desempeño de tareas en función de la práctica o la experiencia.** El **método** más utilizado actualmente **para medir** el aprendizaje motor **es evaluar el resultado conductual.** Las instrucciones y la retroalimentación complementaria son factores de influencia importantes para apoyar los procesos de aprendizaje motor. Así mismo, el **lenguaje instructivo** tiene un **papel influyente en el movimiento**, así como en los resultados del aprendizaje motor. Para aumentar la experiencia e inducir una adaptación del aprendizaje motor, **una habilidad debe ensayarse repetidamente.** La incorporación de principios de aprendizaje motor puede facilitar la adquisición de patrones de movimiento duraderos y resistentes a lesiones pudiendo facilitar la neuroplasticidad en las regiones corticales dedicadas al movimiento. Los siguientes conceptos clave, que se van a exponer, pueden mejorar la rehabilitación al enfocarse en las asimetrías de movimiento y preparar al deportista para la reintegración a los deportes después de una lesión del LCA de la manera más segura posible: (1) **foco atencional externo**, (2) **aprendizaje implícito**, (3) **aprendizaje diferencial**, (4) **aprendizaje autocontrolado**, (5) **interferencia contextual** y (6) **superposición de vídeo del patrón de movimiento.**

Foco atencional externo e interno

- Siguiendo con la información extraída de las revisiones de Gokeler y otros (2019) [192] y del comentario clínico de Wohl y otros (2021) [112], las **instrucciones que dirigen la atención del paciente a sus propios movimientos inducen un foco atencional interno.** Por ejemplo, para aumentar la extensión de la rodilla durante la marcha, el fisioterapeuta indica al paciente que estire más la rodilla durante la fase de apoyo. Se ha demostrado, que el 95 % de los fisioterapeutas proporcionan instrucciones con un enfoque interno. Actualmente, se pone en duda de si este tipo de foco atencional puede no ser tan efectivo como se pensaba. Un simple **cambio en la redacción de las instrucciones puede tener un impacto significativo en el rendimiento y el aprendizaje. Las instrucciones que dirigen la atención del paciente a los efectos de los movimientos en el entorno (foco atencional externo) da como resultado movimientos más efectivos y eficientes.** Siguiendo con el ejemplo anterior, el fisioterapeuta indicaría al deportista que, para aumentar la extensión de la rodilla durante la marcha, simule golpear una pelota al final de la fase de balanceo. Poner el **foco en el efecto del movimiento (foco externo)** promueve la utilización de **procesos inconscientes o automáticos**, mientras que un foco interno en los propios movimientos da como resultado un tipo de control más consciente que restringe el sistema motor e interrumpe los procesos de control automático. Las terapias dirigidas hacia la recuperación de la lesión del LCA que emplean un foco de atencional externo, pueden simular escenarios de entrenamiento del mundo real que prepararía mejor a los deportistas para volver a la actividad cuando la atención visual se enfoca en el entorno y no en el cuerpo. La hipótesis de acción restringida postula que las acciones conscientes del movimiento restringen los procesos subcorticales automáticos que de otro modo facilitarían el movimiento. El entrenar bajo una condición de foco externo, podría aliviar las demandas atencionales y cambiarlas hacia las regiones subcorticales mejorando el aprendizaje motor, aumentando potencialmente la eficiencia del movimiento al reducir contribuciones musculares innecesarias mediante la modulación de los mecanismos inhibitorios dentro de la corteza motora primaria.

- Sobre la base de otra revisión de Gokeler y otros (2013) [193] y del comentario clínico de Wohl y otros (2021) [112], un **foco** atencional **interno** da como resultado un **aumento de la cocontracción de musculatura agonista y antagonista**, lo que a su vez puede causar «congelación» al limitar los grados de libertad en los movimientos, y en el reclutamiento de unidades motoras innecesarias dentro de los músculos, lo que agrega «ruido» al sistema motor. Por el contrario, **un foco** de atención **externo** facilita el aprendizaje motor de manera más efectiva, ya que un enfoque en el efecto del movimiento **promueve la utilización de procesos inconscientes o automáticos**. El foco atencional interno podría obstaculizar algunos beneficios pretendidos en la rehabilitación, puesto que el ser humano generalmente se desenvuelve en el día a día con un foco externo visual en el entorno (por ejemplo, correr hacia el balón), no prestando atención en el movimiento o mecánica de sus articulaciones. Tal y como se ha mencionado anteriormente, un simple cambio en la redacción de las instrucciones o la retroalimentación puede tener efectos dramáticos en el desempeño motor y el aprendizaje. En relación con los ejercicios de entrenamiento neuromuscular dirigidos a lesiones primarias y secundarias del LCA, se ha establecido claramente que el uso de instrucciones con un **foco atencional externo da como resultado un mejor rendimiento motor que el uso de instrucciones con un foco atencional interno**.

Ejemplo: Salto vertical unipodal

Un grupo de pacientes recibió instrucciones con un **foco atencional interno «Salta lo más alto que puedas. Mientras saltas, quiero que pienses en extender las rodillas lo más rápido posible»** y otro grupo, un **foco atencional externo «Salta lo más alto que puedas. Mientras saltas, quiero que pienses en empujarte lo más fuerte posible desde el suelo».** Durante el aterrizaje, el grupo de foco externo tuvo ángulos de flexión de la rodilla significativamente mayores en el contacto inicial, en la flexión máxima de la rodilla, un mayor rango total de movimiento y tiempo hasta la flexión máxima de la rodilla. Se pueden apreciar que las diferencias entre las instrucciones con un enfoque interno y externo son sutiles, pero estas diferencias pueden tener grandes implicaciones en cómo el sistema nervioso genera movimiento de una manera que puede facilitar la adquisición y retención de patrones motores de riesgo reducido. A continuación, en la

Figura 92 y en la Tabla 30, se muestra un ejemplo de la realización de otra tarea implementando instrucciones con foco interno y externo [193] [112]:

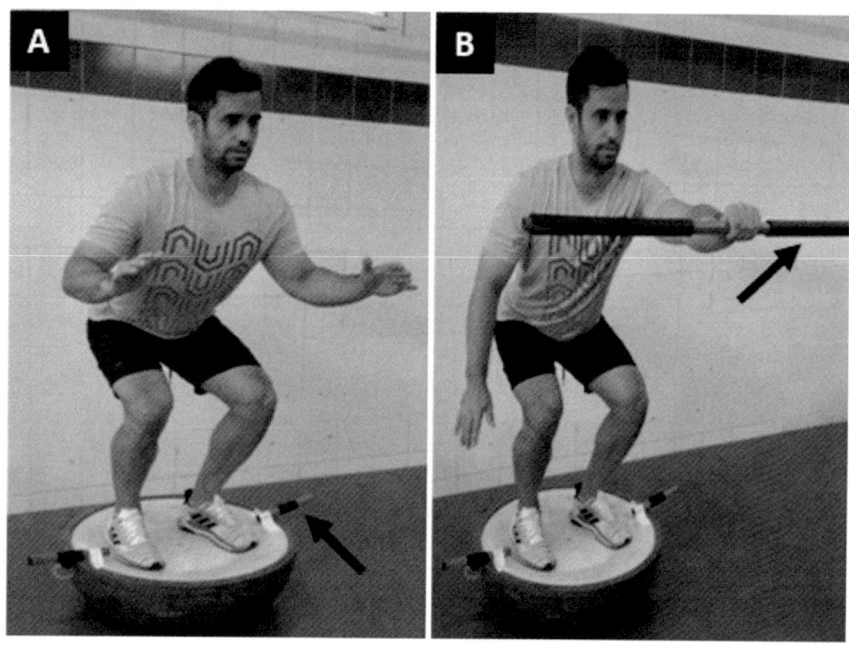

Figura 92. Instrucciones con foco externo para mejorar la estabilidad postural. (A) «trata de minimizar el movimiento de las barras (flecha negra) sobre la superficie inestable». (B) «mantén la barra horizontal» (flecha negra). Adaptado de Gokeler y otros (2019) [192].

Comparación del uso de instrucciones con foco interno y externo		
Objetivo: Mejorar la estabilidad postural	**Foco interno**	**Foco externo**
Instrucciones	Trata de mantener la rodilla alineada sobre el segundo dedo del pie. Trata de minimizar los movimientos de los pies. Trata de mantener el equilibrio estabilizando tu cuerpo.	Trata de mantener la barra horizontal. Trata de minimizar el movimiento de las barras sobre la superficie inestable. Intenta mantener el equilibrio estabilizando la plataforma.
Momento del *feedback*	Después del movimiento	Después del movimiento
Frecuencia*	33 %	100 % (una de las instrucciones)

Tabla 30. *Feedback* relativo, representado por la cantidad de veces que se proporciona *feedback* dividido por la cantidad de intentos. Adaptado de Gokeler y otros (2019) [192] y de Gokeler y otros (2013) [193].

Ejemplo: Caída o *drop* bipodal

En la Figura 93A se implementa un **foco atencional interno: «dobla las rodillas y las caderas al aterrizar»**, mientras que en la Figura 93B se utiliza el **foco atencional externo: «toca los conos al aterrizar»**, en la cual se ve un **mayor grado de flexión de cadera y rodillas**. También se puede marcar el suelo para estimular el ancho de los pies. En la Tabla 31, aparecen más ejemplos comparando instrucciones con foco externo e interno [193].

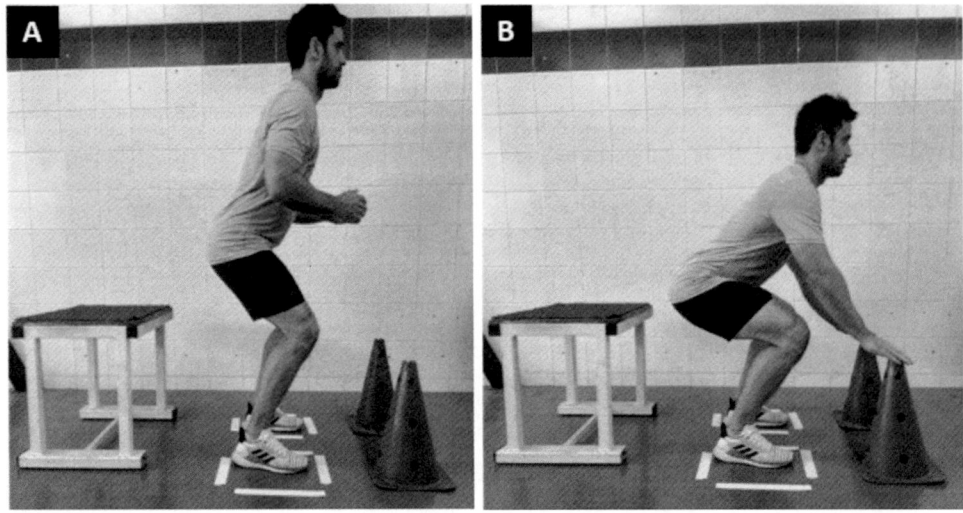

Figura 93. (A) Foco atencional interno: Se le indica al sujeto que aterrice mientras dobla las caderas y las rodillas. (B) Foco atecional externo: Se le endica al sujeto que toque los conos al aterrizar. El grado de flexión de la cadera y de la rodilla aumenta cuando se dan instrucciones de foco exerno en comparación con las instrucciones de foto interno. Adaptado de Gokeler y otros (2013) [193].

Uso de instrucciones con foco interno versus foco externo mientras se aprende un *drop jump* unipodal		
Objetivo: Mejorar la mecánica de aterrizaje simétrico	**Foco interno**	**Foco externo**
Instrucciones	Aterriza con los pies al ancho de tus hombros. Mantén las rodillas sobre los dedos de los pies. Aterriza doblando la rodilla. Dobla las caderas y el tronco.	Aterriza sobre los marcadores que hay en el suelo. Apunta tus rodillas hacia los conos. Toca los conos con las manos.
Momento del *feedback*	Después del movimiento	Después del movimiento
Frecuencia*	33 %	100 % (una de las tres instrucciones después del movimiento)

Tabla 31. * *Feedback* relativo, representado por la cantidad de veces que se proporciona *feedback* dividida por la cantidad de intentos. Adaptado de Gokeler y otros (2013) [193].

Ejemplo: Saltos unipodales con aterrizaje bipodal

Proporcionar a un deportista un modelo visual, el cual puede ser un compañero de equipo, también puede ser un método de entrenamiento eficaz. **La observación y la práctica parecen proporcionar contribuciones únicas en el aprendizaje, de modo que la combinación de ambas puede resultar en un aprendizaje más efectivo y acumulativo que cualquier de los tipos de práctica de manera individual.** Este tipo de aprendizaje puede tener ventajas adicionales debido a factores como la interacción social, la competición o una mayor motivación. Una forma efectiva de practicar el entrenamiento por parejas sería alternar roles en cada repetición del ejercicio en lugar de que un compañero realizase todas las repeticiones dentro de una misma serie mientras el otro observa (Tabla 32) [193].

Tipo de ejericio	Instrucción	Momento	Frecuencia
Saltos unipodales con aterrizaje bilateral.	En este ejercicio por parejas, un jugador realiza saltos con una sola pierna hacia delante y de lado a lado, y termina aterrizando sobre sus dos pies. El otro jugador observa como lo realiza. Acto seguido, se asigna un cambio de roles.	Tiempo real (observación) con pausas para cambiar.	Despues de cada prueba.

Tabla 32. Adaptado de Gokeler y otros (2013) [193].

Ejemplo: Sentadilla bipodal lenta y profunda

Es un ejercicio que a menudo se usa para obtener *feedback* en tiempo real en pacientes con asimetrías entre extremidades inferiores. El *feedback* centrado en la fuerza de GRF se recopila en plataformas de fuerza y se entrega de forma visual o audible. Se activa una alerta audible si una diferencia de lado a lado en GRF supera el 15 % durante el descenso y el ascenso de la sentadilla. El beneficio de esta forma de *feedback*, es que el paciente puede realizar la tarea y solo recibe una alerta cuando se excede en el error de una magnitud ajustable. Por el contrario, también se pueden proporcionar señales audibles para recompensar la técnica correcta en forma de anotar una cierta cantidad de puntos. El *feedback* también se puede mostrar visualmente con un gráfico de barras horizontales que representa el equilibrio de lado a lado en tiempo real de la fuerza externa durante el movimiento. A continuación, en la Tabla 33, podemos ver diferentes ejemplos [193]:

Ejemplos de instrucciones de *feedback* en tiempo real con un foco interno y externo		
Objetivo: Mejorar la simétría en la mecánica de aterrizaje	Foco interno	Foco externo (tiempo real)
Instrucciones	Realiza una sentadilla profunda con los muslos paralelos al suelo. Mantén las rodillas sobre los dedos de los pies. Dobla las caderas y el tronco.	Observa el *feedback* que te transmite el gráfico de barras y mantén la señal dentro del objetivo. Alerta audible si la diferencia en la GRF de lado a lado supera el 15 % durante la subida y la bajada durante la sentadilla. Intenta mantener la flecha alineada con tus piernas.
Momento del *feedback*	Después del movimiento	Durante el movimiento
Frecuencia*	33 %	Proporcionar *feedback* a tiempo real durante cada prueba, disminuyéndolo progresivamente a lo largo del entrenamiento.

Tabla 33. * Feedback relativa, representado por la cantidad de veces que se proporciona *feedback* dividido por la cantidad de intentos. GRF: fuerza de reacción contra el suelo. Adaptado de Gokeler y otros (2013) [193].

Aprendizaje implícito

- Continuando con la información extraída de Gokeler y otros (2019) [192] y del comentario clínico de Wohl y otros (2021) [112], el **objetivo** de estos métodos de aprendizaje es **minimizar la cantidad de conocimiento explícito sobre la ejecución de un movimiento durante el aprendizaje**. Para ello, se pueden utilizar **analogías** en lugar de instrucciones explícitas (que son instrucciones con mucha información detallada) durante la adquisición de habilidades motoras. **El aprendizaje implícito** reduce la dependencia de la memoria de trabajo y **promueve un proceso más automático**, es por ello por lo que puede ser más efectivo en tareas más complejas. El entrenamiento con señales implícitas se ha asociado recientemente con la reorganización de la corteza motora, lo que podría respaldar procesos interneuronales premotores o corticales más eficientes. Los deportes competitivos pueden ser psicológicamente exigentes y la precisión en la toma de decisiones se deteriora en los atletas cuando están bajo presión y tienen que lidiar con tareas más complejas. De particular interés en relación con el aprendizaje es **la «reinversión», cuando un atleta comienza a dirigir la atención a las habilidades y movimientos que ya deberían ser automáticos y no necesitan un control consciente**. Esta reinversión puede hacer que el atleta cometa errores repentinos en acciones técnicas, que son relativamente simples y que las realizaba sin errores hasta entonces.

  Uno de los aspectos más interesantes y poco explorados del aprendizaje implícito en rehabilitación es su conexión con la anticipación y la toma de decisiones. Esto puede ser importante en las últimas etapas de la rehabilitación cuando el deportista se acerca a la fase de RTP. Un atleta debe exponerse progresivamente a factores físicos estresantes, ambientales y psicológicos que sean comparables a aquellos a los que estará expuesto en el deporte en el que participa, incluso superiores o al nivel de los más exigentes. En lo que respecta a la **prevención secundaria**[x] **de lesiones del LCA, el entrenamiento en esta fase del proceso de rehabilitación debe enfatizar la actividad motora y en factores de control como la anticipación, las respuestas a la perturbación y el control visomotor dentro de las interacciones ambientales de tareas complejas.** La principal ventaja de la conciencia baja (no tener demasiada información en la instrucción) es que una mayor eficiencia neuronal permite a los atletas desplegar recursos en otros aspectos del rendimiento. Esto es particularmente vital cuando los atletas regresan al deporte después de la reconstrucción del LCA, ya que deben poder mantener el control motor de la articulación lesionada mientras se encuentran en el entorno deportivo complejo, puesto que la lesión del LCA se ha asociado con una eficiencia neural sensoriomotora deprimida en el control motor de la rodilla. El lenguaje instructivo informado a través del aprendizaje implícito puede modular la actividad neuronal al reducir la carga cognitiva del aprendizaje en estrategias de movimientos que protegen al deportista de las lesiones, de tal manera que el atleta podría atender a los estímulos visuales externos sin comprometer su control neuromuscular. A continuación, en la Tabla 34, aparecen ejemplos utilizando analogías y metáforas (instrucciones implícitas comparadas con las explícitas) y de foco interno comúnmente utilizadas en la rehabilitación [192] [112]:

---

[x] Este concepto aparece desarrollado en el apartado **10.2 Prevención secundaria.**

Uso de instrucciones explícitas e implícitas en ejercicios frecuentemente utilizados en la rehabilitación		
Tarea	**Instrucciones explícitas**	**Instrucciones implícitas**
Sentadilla	Ponte de pie con una separación de pies al ancho de tus hombros. Baja hasta que los muslos lleguen a estar paralelos al suelo y tus rodillas estén situadas alineadas con los tobillos. Dobla tus rodillas mientras bajas.	Piensa en mantener una pelota grande entre tus rodillas. Imagina que estás cogiendo una caja pesada del suelo. Imagina que te vas a sentar en una silla.
Correr	Dobla las rodillas en cada impacto.	Imagina que corres como una pluma. Aterriza suavemente en cada impacto. Trata de hacer el mínimo ruido posible.
Salto vertical	Dobla las rodillas antes de saltar. De manera explosiva extiende las caderas, rodillas y tobillos impulsándote con los pies hacia arriba. Flexiona las rodillas al aterrizar. Mantén las rodillas sobre los dedos de los pies.	Imagina que estas aterrizando sobre algo frágil y no quieres romperlo. Despégate del suelo lo más fuerte que puedas. Imagínate que eres un cohete despegando.
CMJ	Mantén las rodillas sobre los dedos de los pies separados al ancho de tus hombros. Dobla las rodillas antes de saltar. De manera explosiva extiende las caderas, rodillas y tobillos. Aterriza doblando las rodillas.	Imagina que estás aterrizando sobre fuego o no quieres quemarte los pies. Empuja el suelo lo más fuerte posible. Imagínate que eres un cohete despegando.

Tabla 34. CMJ: salto con contramovimiento. Adaptado de Gokeler y otros (2019) [192].

Aprendizaje diferencial

- Siguiendo con la información extraída de Gokeler y otros (2019) [192], este concepto está **basado en la teoría de los sistemas dinámicos complejos**, es por ello por lo que se recomienda al lector acceder de nuevo al apartado **2.4.1 Enfoque de los sistemas dinámicos complejos en las lesiones deportivas**, para un mejor entendimiento. Cuando se utiliza el aprendizaje diferencial en la práctica de las habilidades de movimiento, los patrones de movimiento se modifican intencionalmente durante la práctica. Este principio teórico sugiere que al hacer que los atletas realicen una variedad de patrones de movimiento, se inicia un proceso de aprendizaje autoorganizado. A través del **proceso de experimentación** con diferentes patrones de movimiento, objetivos y **aprendiendo medios alternativos para realizar una tarea** (en lugar de solo practicar la forma de movimiento supuestamente «correcta»), los atletas aprenden una **solución motora individualizada que funciona mejor para ellos dado el entorno**, contexto y limitaciones de sus propios cuerpos. Por ejemplo, durante la práctica de un salto de longitud, el atleta realiza múltiples variaciones, las cuales no se repiten más de dos veces. Otro método para garantizar un aprendizaje diferencial es, por ejemplo, participar en situaciones ambientales diferentes. Esto puede garantizar que los **patrones motores aprendidos** en el entorno clínico puedan **transferirse en una variedad de circunstancias**

y contextos. La práctica debe involucrar la exposición a tantas combinaciones diferentes como sea posible dentro de una clase de habilidades (por ejemplo, saltar, lanzar, correr). El atleta debe aprender cómo alterar una estrategia de movimiento particular para lograr un resultado en diferentes condiciones.

Los patrones de activación cerebral indican procesos de memoria de trabajo somatosensorial donde se asignan recursos atencionales en el procesamiento de información durante el aprendizaje diferencial. El refuerzo de un **rastro de memoria somatosensorial** podría explicar el **aumento de las tasas de aprendizaje motor en el aprendizaje diferencial**. Este rastro de memoria es más estable frente a la interferencia de perturbaciones internas y externas que permiten un procesamiento controlado ejecutivamente, como los procesos de atención. La relevancia clínica para **los deportistas** es que **dispondrían de recursos atencionales que les permitirían la anticipación de situaciones potenciales de alto riesgo, dándoles la oportunidad de evitar esta situación o, si el tiempo es limitado, preactivar el sistema neuromuscular utilizando mecanismos de ajuste por anticipación/***feedforward***. El aprendizaje diferencial no es el estándar en rehabilitación, que generalmente consiste en un ejercicio para un número predefinido de repeticiones y series, antes de pasar al siguiente ejercicio. Sin embargo, en la mayoría de los deportes es bastante raro repetir el mismo movimiento durante 3 series de 10 repeticiones antes de pasar a otro movimiento, dado que la actividad atlética requiere actuaciones de movimiento rápidas y variables que pueden facilitarse con enfoques terapéuticos de aprendizaje diferencial. A continuación, en la Tabla 35, aparecen diferentes ejemplos [192]:

Ejemplos de cómo se puede aplicar el aprendizaje diferencial en la práctica de un salto bipodal		
Variaciones de la tarea	**Cambio de ambiente**	**Cambios en el deportista**
Intrucción: «Salta lo más lejos que puedas». • Antes de saltar, realiza *skipping* a dos piernas, *skipping* con pierna izquierda, *skipping* con pierna derecha, sube la rodilla derecha, sube la rodilla izquierda, talones atrás con ambas piernas, talones atrás pierna derecha, talones atrás pierna izquierda, *zig-zag*, carrera lateral (*shuffle*) a la derecha, carrera lateral hacia la izquierda. • Realiza un giro completo a la izquierda y hacia la derecha antes de saltar. Mientras saltas, mantén tus brazos curzados en el pecho, detrás de la espalda, sube la mano derecha, sube la mano izquierda, haz círculos con las dos manos, haz círculos con brazo derecha, haz círculos con brazo izquierda. • Mueve la cabeza a la derecha, a la izquierda. • Cierra el ojo derecho, cierra el ojo izquierdo. • Mientras aterrizas, un brazo sitúalo delante y el otro detrás del cuerpo. • Aterriza con una separación de pies ámplia o con una separación estrecha. • Cae de puntillas cuando aterrices.	En la oscuridad. En arena. Con y sin calzado. Con música alta o con ruido del público en el estadio. En un entorno de realidad virtual.	En situación de fatiga. En situación sin fatiga. Con chaleco lastrado.

Tabla 35. Adaptado de Gokeler y otros (2019) [192].

Aprendizaje autocontrolado

- Siguiendo con la información extraída de la revisión de Gokeler y otros (2019) [192], en la gran mayoría de las situaciones, los fisioterapeutas/readaptadores determinan los detalles de la sesión de entrenamiento, por ejemplo, el orden de las tareas a realizar, la duración, si se darán demostraciones o no, etc. Por tanto, los deportistas asumen un rol relativamente pasivo. El aprendizaje autocontrolado (por ejemplo, dar la opción al paciente de elegir algún ejercicio) tiene un papel muy poderoso en el aprendizaje motor y adquiere el potencial de ayudar a los pacientes a involucrarse más en su proceso de aprendizaje, puesto que facilita un papel activo durante las sesiones de práctica que mejora la motivación y aumenta el esfuerzo y el cumplimiento. A continuación, en la Figura 94 se muestra un ejemplo, en el cual el fisioterapeuta/entrenador ofrece a los deportistas lo siguiente: «De los 9 ejercicios que se muestran a continuación, seleccionar 3 y realizarlos en el orden que queráis».

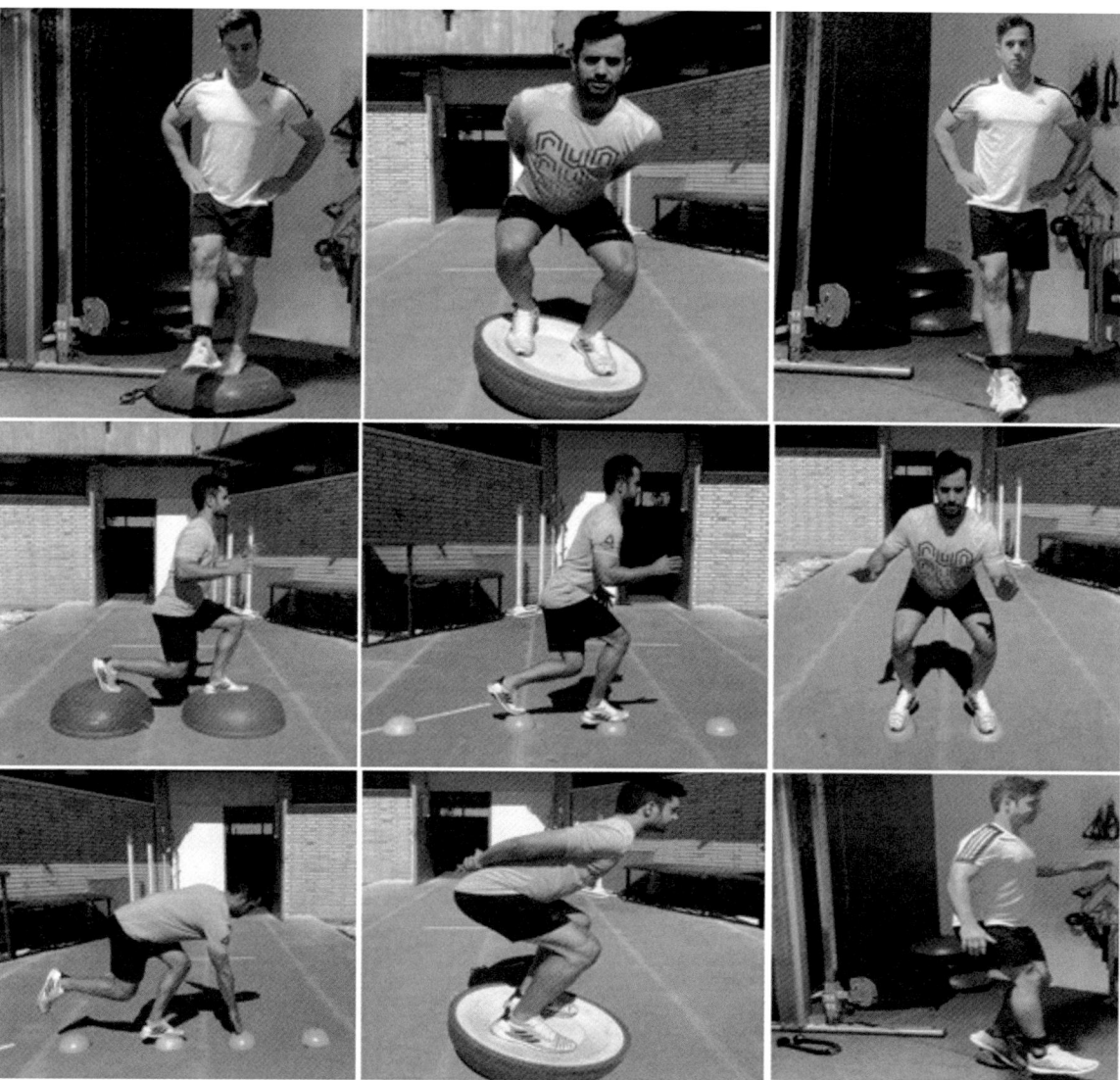

Figura 94. Adaptado de Gokeler y otros (2019) [192].

Interferencia contextual

- De acuerdo con la información extraída de la revisión de Gokeler y otros (2019) [192], la interferencia contextual en el aprendizaje motor se define como la **interferencia en el desempeño y el aprendizaje que surge de practicar una tarea en el contexto de otras tareas**. La forma en que se programa la práctica influye en la adquisición de habilidades motrices. Se utilizan **tres categorías** para describir la variabilidad y el orden de la práctica: **bloqueada, en serie y aleatoria**. La práctica bloqueada se produce cuando un atleta realiza una sola habilidad una y otra vez, donde la repetición es la clave. La variación en el entrenamiento se minimiza o no existe, siendo este tipo de práctica la más utilizada. En la práctica en serie, se repiten y practican una cierta serie de tareas preestablecidas. La práctica aleatoria implica practicar múltiples habilidades en un orden aleatorio; implica realizar variaciones de la tarea o tareas completamente diferentes a lo largo de una sesión de entrenamiento. La cantidad de interferencia contextual puede variar, entre baja en la práctica bloqueada y alta en la práctica aleatoria. La práctica en condiciones de alta interferencia contextual (es decir, con un orden de práctica aleatorio) degrada el rendimiento durante las pruebas de adquisición en comparación con la baja interferencia contextual (es decir, con un orden bloqueado, donde la práctica se completa en una tarea antes de que se realice la práctica en otra tarea).

  Para la aplicación práctica, **el nivel de habilidad de un deportista es un factor que puede necesitar ser considerado en términos de la cantidad de interferencia contextual proporcionada**. Durante la práctica bloqueada, hay poca interferencia o interrupción en la memoria, ya que una persona practica varias pruebas repetidamente. Sin embargo, en la práctica aleatoria hay una gran interferencia porque los ensayos son interrumpidos por otras tareas. Si bien una mayor interferencia contextual (práctica aleatoria) puede conducir a un desempeño deficiente, con frecuencia conduce a un mejor aprendizaje (medido por las pruebas de retención y transferencia) en comparación con la práctica bloqueada. Esto puede ocurrir porque en la práctica aleatoria la habilidad debe reconstruirse en cada intento, lo que permite que un individuo practique una variedad de estrategias. En general, los **atletas de bajo nivel se benefician más de una interferencia contextual baja**, mientras que los **atletas de élite obtienen buenos resultados con niveles altos de interferencia contextual**. La interferencia contextual puede proporcionar un método único para abordar la neuroplasticidad específica visomotora y sensoriomotora después de una lesión del LCA. **Las alteraciones contextuales pueden ser tan simples como ligeras variaciones en el entorno** (llevar al atleta al campo o a la pista) **o cambios en las demandas sensoriales del ejercicio** [192].

Superposición de vídeo del patrón de movimiento ideal

- Siguiendo con la información extraída de la revisión de Gokeler y otros (2013) [193], esta técnica novedosa está basada en una superposición de vídeo para proporcionar a los deportistas *feedback* sobre sus patrones de movimiento. La hipótesis sugiere que las redes neuronales de un sistema de acción-observación se activan no solo durante la ejecución motora, sino también durante la observación o visualización de la misma acción motora. La activación de estas áreas del cerebro después de la observación o de la imaginación motora puede facilitar la ejecución del movimiento subsiguiente al hacer coincidir directamente la acción observada o imaginada con la simulación interna de esa acción. Por lo tanto, **es posible que este sistema de observación de acción multisensorial permita a los deportistas (re)aprender las funciones motoras deterioradas** a través de la activación de estas representaciones internas relacionadas con la acción. Durante la aplicación de superposición de vídeo, el paciente ve todo su cuerpo y el de un modelo. Mientras miran la pantalla, «entran» en la plantilla de un modelo del mismo tamaño y sexo en la pantalla. El contorno del modelo (patrón objetivo), así como el contorno del paciente, se muestra en una superposición. El contorno del modelo funciona como un objetivo para el paciente al indicarle que replique el movimiento del modelo lo más similar posible. Se crea un sentimiento «realista» y se estimula la conciencia de todo el cuerpo (cognición incorporada) (Figura 95). Además, el porcentaje de superposición se muestra en la pantalla en forma de barra visual. En la Tabla 36, se presenta un ejemplo de instrucciones tradicionales versus *feedback* en vídeo usando una superposición de modelo.

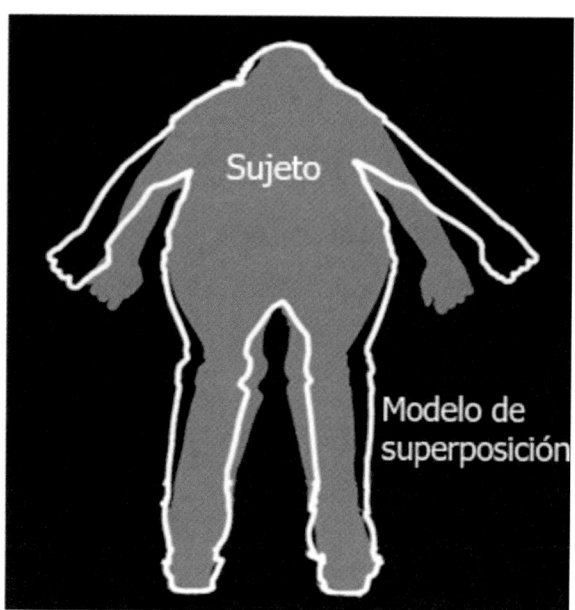

Figura 95. Superposición de vídeo del sujeto realizando un *drop jump*. Inmediatamente después del salto vertical, el sujeto puede ver la superposición e intentar ajustarla con el modelo. Adaptado de Gokeler y otros (2013) [(193)].

Drop jump con instrucciones de foco interno y *feedback* de vídeo con superposición de imágenes		
Objetivo: Mejorar la simetría bilateral	**Foco interno**	***Feedback* de vídeo con superposición de imagen**
Instrucciones	Intenta saltar lo más alto que puedas. Mantén las rodillas sobre los dedos de los pies durante el aterrizaje.	Trata de imitar la imagen. Intenta puntuar lo más alto que puedas dentro de la imitación.
Momento del *feedback*	Después del movimiento.	Durante el movimiento. Cuando se solicite después del movimiento.
Frecuencia*	<50 %	100 %

Tabla 36. * Frecuencia relativa, representada por el número de veces que se aporta *feedback* dividido por el número de intentos. Adatado de Gokeler y otros (2013) [(193)].

6.3.1. Dependencia del sistema visual en el control motor

- Sobre la base de los datos proporcionados por los comentarios clínicos realizados por Wohl y otros (2021) [112] y de Grooms y otros (2015) [194], los autores señalan que, en un entorno de constante cambio, las **tres vías aferentes principales** del sistema sensorial (vestibular, visual y somatosensorial) **proporcionan la información compleja e integrada necesaria para que los sistemas de control neuromuscular eferente mantengan una estabilidad y un control adecuados.** Un área de la función sensoriomotora que puede verse afectada únicamente por la lesión del LCA **es el control motor,** que **requiere de** *feedback* **visual.** El sistema visual proporciona un mecanismo fundamental para la coordinación, regulación y control del movimiento mientras maneja las interacciones ambientales (foco externo). El *feedback visual* es especialmente **necesario para ejecutar secuencias de movimiento y aumentar la complejidad y variabilidad de las tareas.**

  La interacción entre la visión y la función sensoriomotora es particularmente vital para proporcionar suficiente información aferente al sistema nervioso central (SNC) para regular el control motor y mantener la integridad neuromuscular durante la acción y la interacción ambiental. En este circuito de *feedback* sensorial a acción motriz, los cambios en el *feedback* visual o sensorial conducen a alteraciones posteriores en el control neuromuscular durante el movimiento. Las **lesiones en el LCA modifican** la forma en la que el sistema nervioso procesa estas **interacciones entre la visión y la función sensoriomotora.** Entrenar a la plasticidad sensoriomotora inducida por las lesiones presenta una oportunidad única para mejorar la traducción de las mejoras del sistema neuromuscular desde el entorno de rehabilitación a un entorno de regreso al deporte. Tras la afectación de esta estructura ligamentosa, **la entrada aferente del SNC se interrumpe debido a la pérdida de señales somatosensoriales del ligamento roto y al aumento de la actividad nociceptora asociada con el dolor, la tumefacción, la inflamación y la inestabilidad mecánica.** El proceso de reconstrucción conduce a una mayor desaferenciación de la articulación, producida por la pérdida de mecanorreceptores lo que provoca modificaciones neuroplásticas continuas que dan como resultado una salida neuromuscular eferente inadaptada. Como consecuencia, hay una **mayor utilización de los recursos de procesamiento visual y planificación motora** para el movimiento. Esto se ha puesto de manifiesto, puesto que, ante una mayor complejidad de la tarea, el control neuromuscular se deteriora en mayor medida en personas con el LCA afectado en comparación a los que no, probablemente debido a la sobrecarga de recursos de planificación motora. Así mismo, durante el equilibrio estático, sujetos con lesión del LCA tienen un control postural significativamente disminuido cuando la visión está obstruida (ojos vendados o cerrados). Esto aún se ve más alterado durante tareas más complejas, como pueden ser los aterrizajes tras los saltos, cuando se interrumpe el campo visual [112] [194].

  Al intentar regular el control neuromuscular en presencia de una entrada somatosensorial disminuida, el sistema nervioso se complementa con una mayor planificación motora, participación cortical consciente y una mayor confianza en el *feedback* visual. Esta neuroplasticidad inducida por lesiones del LCA puede tener consecuencias para la función y un mayor riesgo de lesiones, ya que el *feedback* visual y los mecanismos neuronales de planificación motora se sobrecargan en el entorno deportivo. Las adiciones específicas a las intervenciones neuromusculares actuales dirigidas a estos desequilibrios neuroplásticos pueden desempeñar un papel importante para inducir adaptaciones sensoriomotoras y así disminuir la dependencia del *feedback* visual al hacer la transición a actividades más exigentes. Las intervenciones durante los periodos de rehabilitación y readaptación deportiva (pliometría, equilibrio, fortalecimiento muscular, etc.) permiten que la atención se concentre por completo en el movimiento, mientras que en situaciones deportivas rara vez se da este caso. **Las grandes demandas ambientales durante la práctica deportiva** (adversario, compañero, balón, etc.) **y la mayor necesidad de atención visual al entorno, dejan menos recursos de procesamiento cognitivo para el control neuromuscular aumentando el riesgo de lesión** [112] [194].

Es posible que después de mucho tiempo y/o entrenamiento, se pueda **restaurar parte de la función motora, pero a expensas de compensaciones que permitan que permanezcan los déficits sensoriales**. La función motora puede normalizarse con tareas básicas en un entorno clínico, como pruebas de salto o fuerza, pero puede que no se transfieran a un entorno atlético exigente, donde la pérdida sensorial propioceptiva puede resultar en una función motora deteriorada a medida que aumentan las complejidades de la tarea y del entorno. Los **métodos de rehabilitación utilizados actualmente** pueden incluso **contribuir aún más a las compensaciones del control neuromuscular y facilitar la posible neuroplasticidad compensatoria** (Figura 96). Reconocer y abordar la neuroplasticidad específica posterior a la lesión durante el entrenamiento neuromuscular puede proporcionar una vía para abordar las demandas tanto físicas como neurocognitivas del regreso al deporte. Este marco destaca tres adaptaciones sensoriomotoras relacionadas que ocurren en el atleta con una lesión del LCA: (1) información somatosensorial deprimida o interrumpida y procesamiento sensoriomotor alterado, que inducen (2) un mayor procesamiento visual para planificar el movimiento y mantener el control neuromuscular y (3) un aumento del control cortical (estrategias de control motor de arriba hacia abajo) [112] [194].

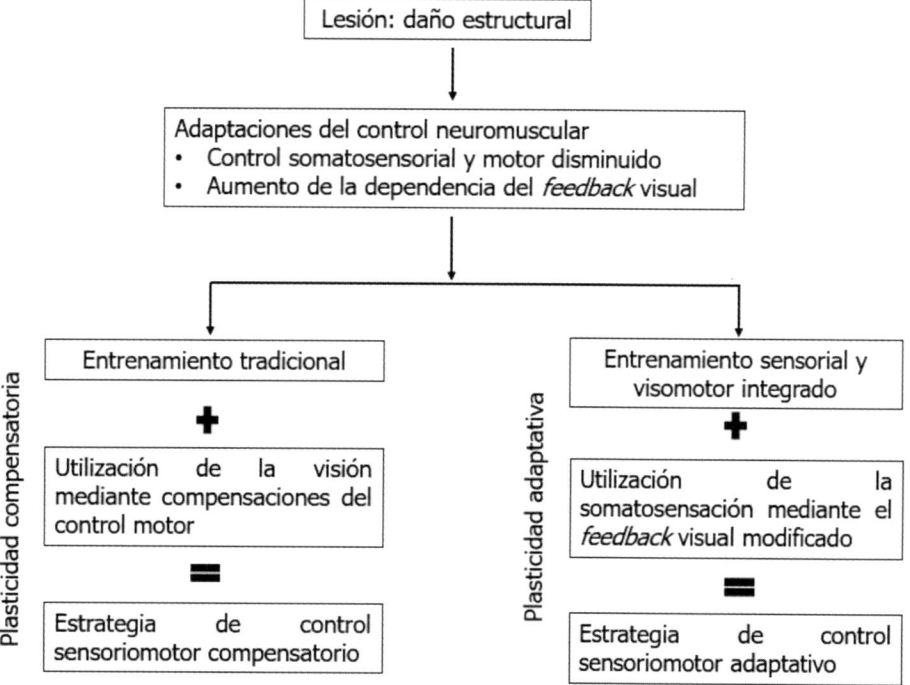

Figura 96. Modelo de entrenamiento conceptual. La parte superior indica la cascada neuromuscular de eventos posteriores a la lesión, la columna de la izquierda es el modelo de entrenamiento tradicional que refuerza la dependencia excesiva del *feedback* visual para el control motor, y la columna de la derecha refleja una propuesta de entrenamiento integrando el *feedback* visual modificado para disminuir la dependencia visual y mejorar la función sensoriomotora. Adaptado de Grooms y otros (2015) [194].

Entrenamiento y gafas estroboscópicas

- Volviendo al comentario clínico de Grooms y otros (2015) [194], existe una necesidad de **transferir estrategias de control neuromuscular del entorno de entrenamiento estable al del entorno atlético caótico**, en las que se requiere que las intervenciones integren **entradas sensoriales complejas** (estímulo ambiental, agudeza visual y propioceptiva) junto con las salidas motoras (fuerza y calidad del movimiento). **Alterar o interrumpir el *feedback* visual como complemento de la rehabilitación tradicional puede imitar las demandas reales a través de una carga intensificada en el sistema neurocognitivo y suavizar la transición de regreso a la actividad al proporcionar un análogo más cercano a los desafíos ambientales inherentes al deporte.** Modificando la información visual por cualquier medio (pelota, defensor, venda en los ojos, objetivo, señales visuales) durante tareas dinámicas más desafiantes, como un CDD rápido o un aterrizaje con salto, tiene un efecto aún mayor en el control neuromuscular. La inhibición de la entrada visual durante maniobras dinámicas y más atléticas proporciona un medio para abordar directamente las secuelas compensatorias después de una lesión del LCA y así poder entrenar el sistema neuromuscular de manera funcional. Hoy en día, existe tecnología reciente que hace posible disminuir la entrada visual sin eliminarla por completo. Estas herramientas son las **gafas estroboscópicas** (GE) (Figura 97), que tienen la capacidad de **obstruir parcialmente la visión cambiando de manera intermitente de transparente a opaco**, permitiendo realizar maniobras atléticas dinámicas y altamente complejas con **entrada visual degradada** (Figura 98). Previamente ya se ha demostrado que con la utilización de estos dispositivos se mejoran aspectos de la cognición visual básica, como la atención transitoria, la estimación anticipada de la trayectoria y la memoria a corto plazo; pudiendo modificar el riesgo de lesión del LCA. Este tipo de entrenamiento es fácil de implementar siendo compatible con los ejercicios de entrenamiento neuromusculares actuales.

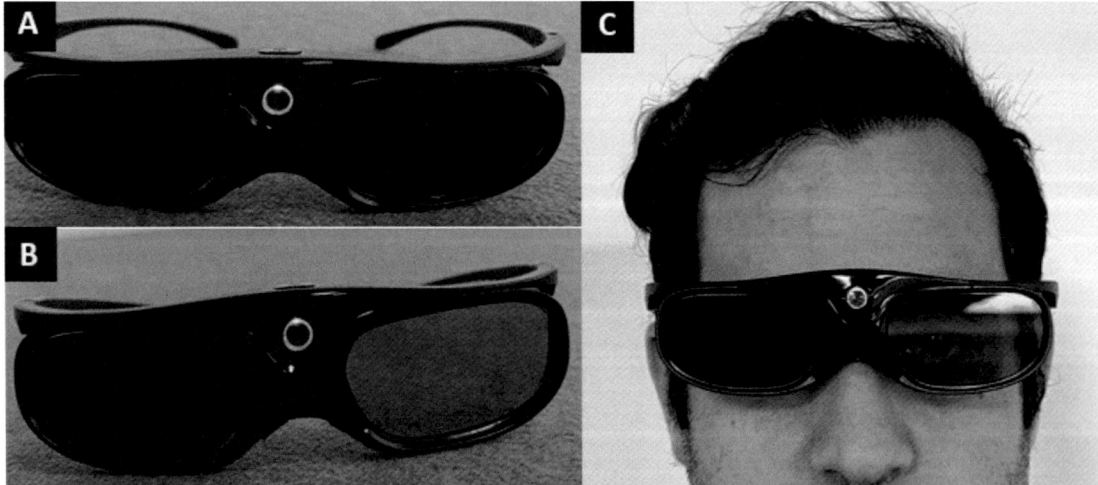

Figura 97. Gafas estroboscópicas. (A) Se muestra la condición opaca en ambos lados. (B y C) Se muestra la condición clara en el lado izquierdo y la condición opaca en el lado derecho. Estas condiciones pueden alterarse continuamente y permiten varias configuraciones; por ejemplo, controlar independientemente la opacidad de uno y otro lado de las gafas cada determinados segundos o milisegundos. Adaptado de Grooms y otros (2015) [194].

EJERCICIOS	
Salto unipodal alcanzando un objetivo y aterrizando a una pierna sobre una superficie inestable mientras se reacciona a una pelota. El sujeto se coloca de pie sobre una pierna, salta hacia delante y atrapa el objetivo durante la fase de vuelo con la mano opuesta a la pierna que salta y aterriza; al aterrizar, atrapa la pelota.	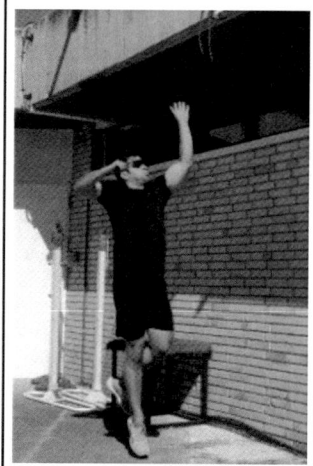 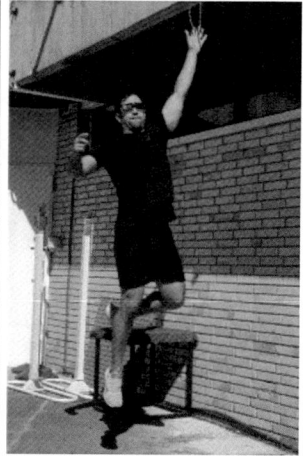 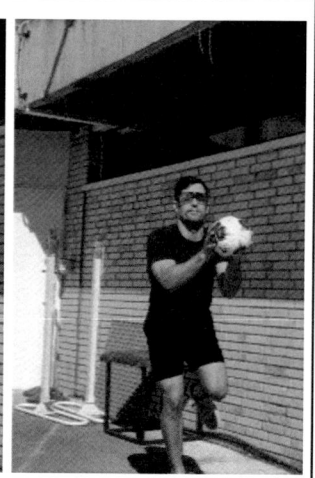
Salto amplio hacia delante reaccionando a un balón y con un CDD imprevisto. El sujeto se coloca de pie sobre ambas piernas, salta y aterriza sobre ambos pies y sigue la trayectoria de la pelota la cual determinará la dirección del CDD. Progresar disminuyendo el tiempo de anticipación desde el aterrizaje hasta el lanzamiento de la pelota.	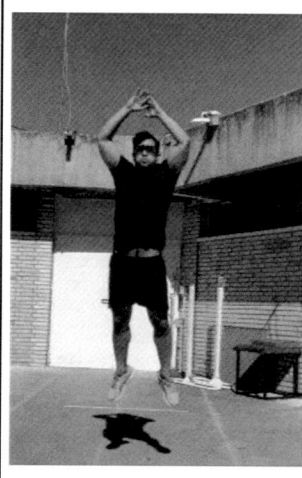 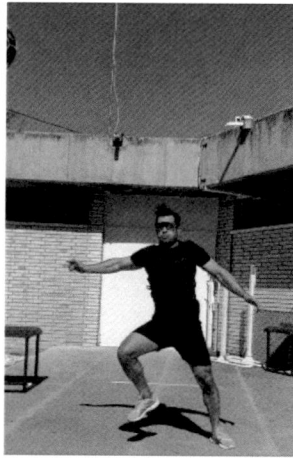 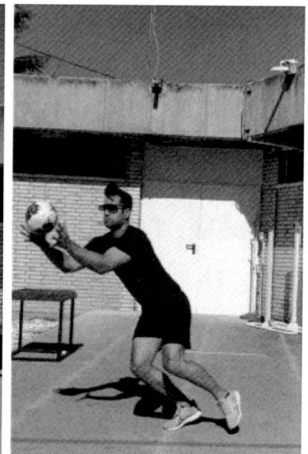
Salto, alcance de un objetivo y reacción a un balón. El sujeto parte de pie sobre sus dos piernas con las rodillas ligeramente flexionadas, después salta y gira 180º mientras está en el aire. La mano opuesta del pie que aterriza se extiende para contactar un objetivo. Al aterrizar, se atrapa la pelota.	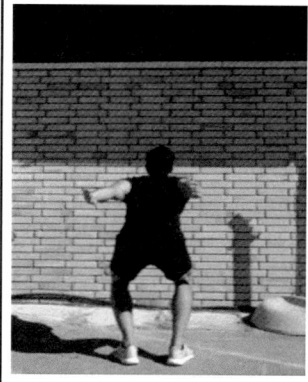 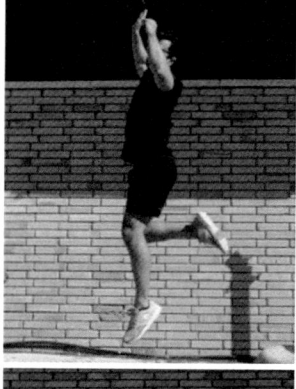 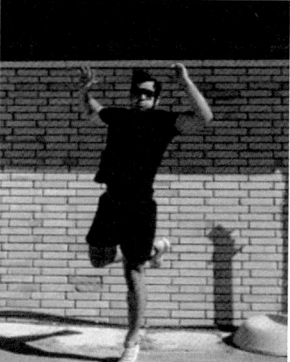 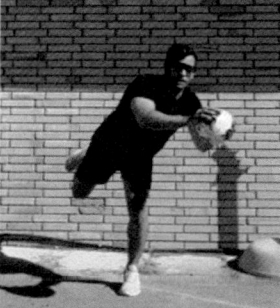

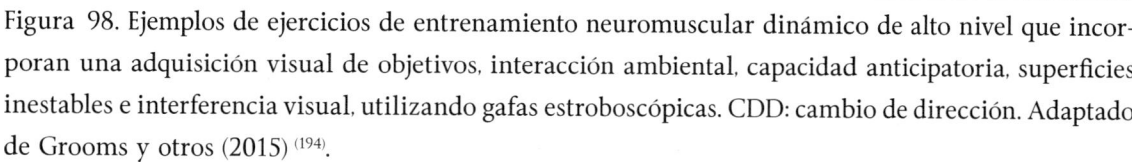

Figura 98. Ejemplos de ejercicios de entrenamiento neuromuscular dinámico de alto nivel que incorporan una adquisición visual de objetivos, interacción ambiental, capacidad anticipatoria, superficies inestables e interferencia visual, utilizando gafas estroboscópicas. CDD: cambio de dirección. Adaptado de Grooms y otros (2015) [194].

La capacidad de escalar el nivel de interferencia de mayor o de menor dificultad proporciona un medio para progresar con el deportista, según el juicio de la persona encargada en su recuperación. Además, se recomienda un período de calentamiento para permitir que los pacientes se familiaricen con el efecto visual al realizar movimientos menos agresivos, como el equilibrio con una sola pierna o ejercicios de las extremidades superiores (lanzamiento de pelota), antes de avanzar al aterrizaje tras un salto o al CDD. **Las consideraciones clave son el foco de atención, la complejidad de la tarea, la información visual y la carga cognitiva durante la rehabilitación.** Muchos mecanismos, como la incorporación del tiempo de reacción, el seguimiento de la pelota, la participación de otros jugadores, la adición de toma de decisiones o aspectos anticipatorios, y la doble tarea del deportista al involucrar la extremidad superior mientras realiza ejercicios de la extremidad inferior u ocupar la mente con la memoria o tareas relacionadas, puede aumentar la demanda neural de las estrategias de entrenamiento neuromuscular. El aumento progresivo de la dificultad del desafío sensoriomotor no solo puede facilitar la neuroplasticidad para el control motor, sino también mejorar la integración sensorial y abordar el procesamiento visual [194].

- Sobre la base de los datos proporcionados del comentario clínico realizado por Wohl y otros (2021) [112], el uso **del entrenamiento bajo condiciones de perturbación visual**, el cual tiene intención de reducir el *input* disponible durante los ejercicios, podría **reducir la dependencia de la visión y reorientar el procesamiento neuronal hacia la propiocepción y/o aumentar la eficiencia del procesamiento visomotor.** Esto pretende cambiar el exceso de confianza depositada en el sistema visual tras la lesión, aumentando el protagonismo de otras entradas propioceptivas situadas en cápsula articular, otros ligamentos y husos musculares. Las GE proporcionan un enfoque novedoso para **entrenar la función visomotora al perturbar y reducir la cantidad de *feedback* visual.** Generalmente, el entrenamiento con perturbación visual se ha limitado a condiciones de ojos abiertos y cerrados sin una progresión entre ellos, pero **las GE** brindan la capacidad de **perturbar gradualmente la información visual al aumentar la duración del estado opaco** (rango de 25 a 900 ms) **en relación con la duración del estado transparente** (100 ms). Este tipo de entrenamiento ha demostrado mejorar los aspectos neurocognitivos, como la memoria visual, el tiempo empleado en la anticipación de los estímulos visuales en movimiento y la sensibilidad al movimiento del campo visual central. Así mismo, simula las demandas visomotoras y cognitivas/atencionales dinámicas durante las acciones atléticas. El entrenamiento con GE puede facilitar una **mayor integración propioceptiva en respuesta a la información visoespacial perturbada.** Las estrategias de recuperación tras una reconstrucción del LCA que incorporan este tipo de entrenamiento pueden alterar la ponderación sensorial al disminuir la cantidad de información visual disponible para el atleta, lo que requiere que el deportista regule el uso de las entradas propioceptivas o vestibulares restantes para guiar el movimiento. También puede mejorar la eficiencia del procesamiento visomotor de manera compensatoria para manejar la mayor dependencia de la visión en mantener una biomecánica de bajo riesgo lesional. A continuación, se proponen ejemplos de ejercicios utilizando un lenguaje instructivo específico y objetivos visuales (Tabla 37). También se proporciona un sistema de puntuación de errores con criterios detallados para evaluar el desempeño conductual mientras se utilizan GE (Tabla 38); además de esto, se puede utilizar la RPE para optimizar el nivel de dificultad durante el entrenamiento.

Instrumentación e instrucción para facilitar la percepción-acción empleando un foco atencional externo y los principios del aprendizaje implícito		
Ejercicio	**Señales visuales**	**Señales implícitas**
T-test	Toca los conos.	«Corre tan rápido como un guepardo».
Escalera de agilidad	Toca los límites de la escalera.	«El suelo está tan caliente como la lava».
Peso muerto unipodal	Coloca el objeto junto al cono/s.	«Fluye como el agua».
Equilibrio unipodal (sobre espuma)	Sostén la barra horizontalmente.	«Sé firme como una roca».
Saltos verticales	Toca el objeto situado arriba.	«Explota como un volcán».
Squat Jumps	Aterriza mirando los conos.	«Salta como un canguro».

Tabla 37. Adaptado de Wohl y otros (2021) [112].

Sistema de calificación de errores utilizado para evaluar el desempeño conductual	
Ejercicios	**Recuento de errores**
T-test	1. Saltarse un cono. 2. CDD en la dirección equivocada.
Escalera de agilidad	1. Tocar/golpear la escalera. 2. Colocación incorrecta del pie.
Peso muerto unipodal	1. El pie opuesto toca el suelo. 2. Cualquiera de las manos toca el suelo. 3. Objeto colocado en la ubicación incorrecta.
Equilibrio unipodal (sobre espuma)	1. El pie opuesto toca el suelo. 2. Cualquier mano toca el suelo.
Saltos verticales	1. No tocar el objetivo. 2. Aterrizar con el pie equivocado.
Sentadillas con salto	1. Aterrizar mirando en la dirección incorrecta.

Tabla 38. CDD: cambio de dirección. Adaptado de Wohl y otros (2021) [112].

En **la prueba del** *T-test*, una modificación que aumenta la dificultad de esta tarea y simula las demandas cognitivas del deporte, es decir la palabra «izquierda» o «derecha» para indicar en qué dirección debe de cambiar el desplazamiento del deportista antes de llegar al primer cono, generando así un CDD inesperado (Figura 99A). Siguiendo con este ejemplo, el autor de este libro propondría realizar la misma tarea en la que el deportista no tuviese que responder a un estímulo acústico, sino a un estímulo visual, ya que esto refleja una mayor especificidad en el tipo de estímulo desencadenante de la acción en los deportes de equipo. Un ejemplo sería que el deportista se moviese hacia el mismo lado o contrario, al que se mueve un compañero. Los ejercicios con la **escalera de agilidad** requieren que los deportistas coloquen los pies de manera específica dentro del contexto del ejercicio, superando los obstáculos de la propia escalera (Figura 99B). El ejercicio de **peso muerto unipodal** puede modificarse requiriendo a los deportistas que coloquen un objeto en el suelo al lado del cono objetivo (Figura 99C). Para aumentar la dificultad, se pueden colocar múltiples conos en diferentes ángulos dentro del campo de visión del deportista a una distancia de alcance igual o superior a su máximo mientras se encuentra de pie a una sola pierna. Por ejemplo, se pueden utilizar diferentes órdenes «izquierda», «centro» o «derecha» para variar el orden y la dificultad de la tarea (Figura 99C). El **equilibrio unipodal** sobre una superficie inestable (espuma o *foam*) se puede modificar haciendo que el deportista sostenga una barra liviana con el brazo extendido y se concentre en mantenerla horizontal (Figura 99D). El VERTEC es una herramienta terapéutica utilizada para evaluar la altura máxima alcanzada en el **salto vertical** al requerir que los deportistas salten y golpeen el objetivo que se encuentra elevado. Se ha sustituido este dispositivo colocando un objeto a una altura determinada (Figura 99E). Mientras se utiliza este dispositivo para que los atletas alcancen una marca equivalente al 80 % de su altura máxima de salto, el terapeuta puede gritar «izquierda» o «derecha» durante la fase de vuelo inicial del salto para indicarle al deportista que aterrice unilateralmente sobre una de sus piernas. Este uso de señales espontáneas crea una tarea de aterrizaje imprevista asociada a una biomecánica más defectuosa aumentando el riesgo de lesión en comparación con la visualización anticipada del suelo antes de aterrizar. Las **sentadillas con salto** pueden modificarse colocando cuatro conos alrededor del deportista en diferentes posiciones (Figura 99F). Después de numerar cada cono del uno al cuatro, el terapeuta puede dar rápidamente señales al deportista para especificar hacia que cono debe hacer frente después de cada sentadilla con salto. Si se desea aumentar la dificultad, se pueden introducir más conos o aumentar la rapidez de las indicaciones [112].

Antes de incorporar el uso de las GE, se debe garantizar que el deportista es capaz de realizar previamente todos los ejercicios de manera correcta. Después, se puede exponer gradualmente al deportista comenzando con el nivel de dificultad más fácil (frecuencia más alta de fluctuación entre estados transparentes y opacos). A medida que el deportista mejora su rendimiento, se puede aumentar la dificultad para que la demanda visual-cognitiva suponga un nivel de desafío mayor [112].

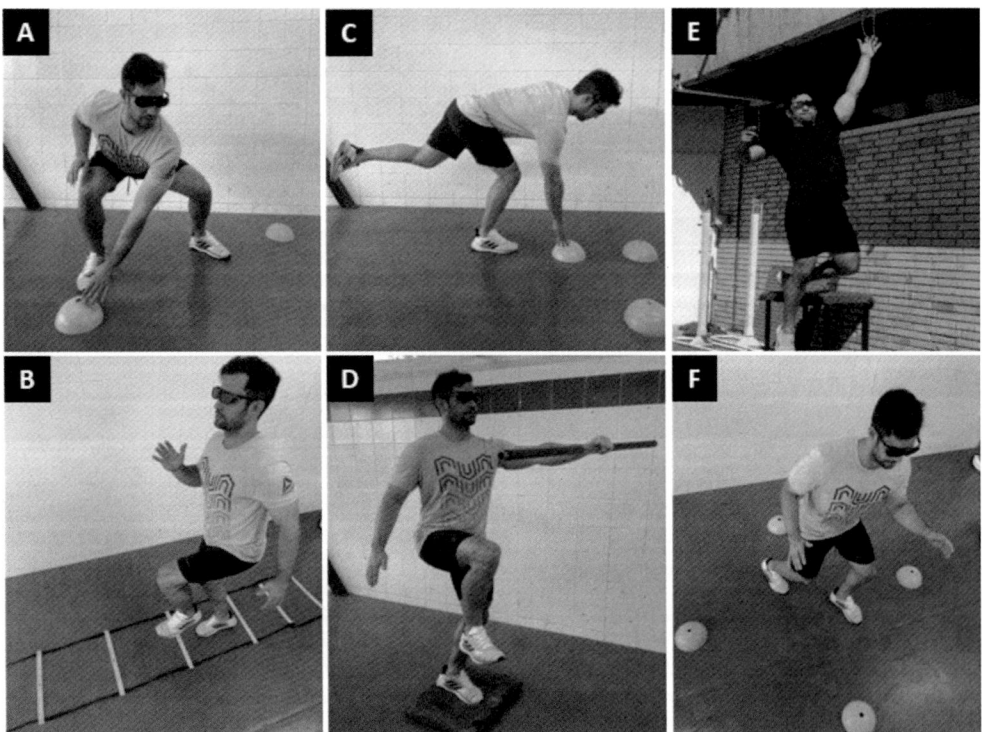

Figura 99. Ejemplos de ejercicios con aplicaciones clínicas. (A) *T-test*, (B) escalera de agilidad, (C) peso muerto unipodal, (D) equilibrio a una pierna, (E) salto vertical, (F) sentadillas con salto. Adaptado de Wohl y otros (2021) [112].

6.3.2. *Feedforward*, ajustes posturales anticipatorios y compensatorios

- En anteriores apartados, se han citado estudios que muestran cómo las situaciones inesperadas, como los CDD y los aterrizajes tras saltos, resultan en una mayor agresividad en la articulación de la rodilla. De igual manera, realizadas estas tareas en condiciones de fatiga, muestran los mismos resultados. No obstante, **verse sometido sistemáticamente a situaciones fatigantes y de tipo inesperado podría disminuir esta agresividad articular. Esto se produce por el desarrollo de mecanismos de ajuste por anticipación, denominado** *feedforward*, **el cual proporciona ajustes previos a cualquier tipo de acción, como serían los apoyos, golpeos, acciones de lucha, aterrizaje, etc.** Una preactivación disminuida predispondrá a los deportistas a la aparición de lesiones [73].

- Tal y como se menciona en la revisión sistemática con metaanálisis de Duarte y otros (2023) [195], y en el marco introductorio del estudio de Bertucco y otros (2021) [196], el **equilibrio** implica **mantener el centro de masas del cuerpo sobre su base de apoyo mientras se ejecutan acciones motoras**, típicamente desde una posición bípeda, siendo este fundamental para las actividades de la vida diaria. Las estrategias de control postural se dividen en momentos previos y posteriores a la perturbación, conocidos como control postural «predictivo o predecible» (anticipatorio) y «reactivo» (compensatorio), respectivamente. Cuando el **equilibrio se ve amenazado** a causa de una perturbación, **se activa** previamente un mecanismo de retroalimentación o *feedforward* para ayudar al sujeto **a contrarrestar los efectos mecánicos que esta perturbación puede causar.** En este mecanismo, **los músculos posturales se reclutan antes de la alteración y es una estrategia denominada como «ajustes posturales anticipatorios» (APA), la cual comienza entre los 0-150 ms previo al impacto o perturbación y tiene la función de generar fuerzas que actuarían contra los efectos mecánicos producidos por dicha perturbación predecible** (por ejemplo, atrapar o dejar caer un peso) [195]. Esto tiene especial trascendencia en el marco preventivo, puesto que, tal y como se ha descrito anteriormente en los estudios que analizaban en vídeo los mecanismos lesionales del LCA, encontraron que el tiempo que se da entre el contacto inicial y, posteriormente, el momento de la lesión es de 40-48 ms, [106] [95] por lo que los deportistas no tendrían un tiempo suficiente para responder tras el contacto e implementar una estrategia de movimiento segura durante la realización de acciones de alta intensidad, y aún más, cuando se le suma una tarea cognitiva (concepto de doble tarea descrito con anterioridad) [110]. *Teniendo en cuenta lo comentado previamente, surge la hipótesis comentada con José Luis Arjol, en la cual parecer ser que el grado de anticipación (en intensidad y rapidez) de dichos APA, estarían relacionados con el grado de intensidad de la perturbación que se espera recibir. Si se prevé un impacto fuerte, la respuesta sería más fuerte que si se espera un impacto leve.*

- En el marco introductorio del estudio de Kaewmanee y otros (2020) [197] y de Xie y otros (2018) [198] señalan que los APA y los ajustes posturales compensatorios (APC) son empleados por el SNC para mantener una postura vertical. Sin embargo, los APC son **ajustes realizados por los músculos en respuesta a las perturbaciones e iniciados por las señales de** *feedback* **sensorial** y se utilizan para **restaurar la posición del centro de masas del cuerpo después de la aparición de la perturbación.** Tal y como se ha comentado anteriormente, los APA, funcionan como mecanismo de ajuste por anticipación, o *feedforward*, en la regulación de la posición del centro de masas del cuerpo a través de la activación de los músculos del tronco y las piernas antes de una perturbación postural prevista y basada en el conocimiento de la perturbación o la intención del movimiento. Así mismo, cuando se generan suficientes APA antes de la perturbación externa, se observan APC más pequeños, lo que indica un mejor control del equilibrio en general. Un gran número de factores pueden influir en la generación de los APA y de los APC, como son: la estabilidad corporal, la dirección, magnitud y velocidad de la perturbación, la estabilidad y área de superficie de apoyo, el estado mental del individuo, la edad, algunos factores patológicos y la previsibilidad de las próximas perturbaciones. También Russo y otros (2021) [199] en su marco introductorio señalan que **los APA son específicos para el movimiento al que preceden y se modulan en función de la información aferente y los factores ambientales.** Su papel es doble, mantener el equilibrio del cuerpo y facilitar/controlar el movimiento. En los movimientos de miembros inferiores, en los que el equilibrio debe controlarse finamente para evitar caídas, los APA ejercen control sobre el centro de masas del cuerpo al desacoplar los movimientos del centro de presiones. Por ejemplo, durante la marcha hacia delante, los APA mueven el centro de presiones hacia la pierna que da el paso y hacia atrás, mientras que el centro de masas se mueve hacia la pierna de apoyo y hacia delante.

- Kaewmanee y otros (2020) [197] plantearon como objetivo de su estudio **examinar cómo la previsibilidad de la magnitud de una perturbación afecta al control postural anticipatorio y compensatorio de la postura de bipedestación.** Los participantes eran hombres y mujeres (27,55 ± 1,45 años), los cuales fueron divididos aleatoriamente en dos grupos (10 participantes en cada uno de ellos) en función de la secuencia de la perturbación: suave-elevada-suave y fuerte-suave-elevada. El procedimiento consistió en que los sujetos se situasen de pie sobre una plataforma de fuerzas colocados enfrente de un péndulo, en el cual se introdujeron diferentes cargas, suave y elevada (5 % y 10 % del peso corporal, respectivamente). Los sujetos cerraron los ojos para no saber que carga correspondía para posteriormente, con los ojos abiertos, parar/frenar el movimiento del péndulo. Los resultados de este estudio indicaron que, cuando los participantes estuvieron expuestos a una perturbación con una magnitud repetida, esta se volvió predecible y generaron APA con mayor precisión de acuerdo con las magnitudes de la perturbación. Además, cuando la magnitud de la perturbación cambio de manera impredecible, los participantes sobreestimaron y subestimaron las magnitudes de la perturbación, ya que generaron APA en función de su experiencia previa al lidiar con la perturbación. El ajuste óptimo de estos APA se produjo después de cinco ensayos de perturbaciones repetidas. Los hallazgos de este estudio indican que **el proceso de generar APA Y CPA depende de la precisión de la previsibilidad de las magnitudes de la perturbación.**

- Xie y otros (2018) [198] quisieron **estudiar la respuesta rápida de los músculos lumbares ante una perturbación de magnitud desconocida para investigar las estrategias de control postural que rigen los APA y APC.** Los sujetos debían de mantener una postura bípeda estable con una bandeja en las manos en la cual eran arrojados distintos pesos. A un grupo se les especificó la magnitud (perturbación previamente conocida) y al otro no (perturbación desconocida). Los autores encontraron que, si la magnitud de la perturbación era previamente conocida, los músculos posturales mostraban APA más fuertes y el cuerpo se balanceaba con más fuerza ante mayores magnitudes de perturbación. Sin embargo, cuando la magnitud de la perturbación era desconocida, los APA y los APC de los músculos posturales y los desplazamientos del centro de presiones, no mostraron cambios significativos entre las diferentes magnitudes de peso, pero fueron mayores que los de la condición conocida. Es por ello por lo que este estudio mostró que el SNC organiza los APA y los CPA en función de la suposición máxima de la magnitud de la perturbación cuando esta es desconocida.

- Bertucco y otros (2021) [196] **analizaron la actividad electromiográfica de la musculatura del tronco y de las extremidades inferiores para cuantificar los APA y los APC ante perturba-**

ciones generadas entre dos sujetos, las cuales consistieron en intentar generar desequilibrios a través de empujones con las manos. Los autores destacan la importancia de la coactivación muscular de la musculatura agonista y antagonista, el papel que juega la anticipación y la diferencia en las estrategias de activación muscular al interactuar con un compañero, las cuales fueron significativamente superiores en comparación con empujar objetos fijos.

- Labanca y otros (2018) [64] realizaron un estudio longitudinal con el objetivo de **investigar las respuestas compensatorias y anticipatorias de los músculos extensores de rodilla ante perturbaciones impredecibles y predecibles en el momento de la rotura del LCA hasta 6 meses después de la reconstrucción.** Colocados los sujetos bocarriba, la perturbación impredecible consistió en sostener con las manos desde el talón la extremidad inferior de los participantes por parte del examinador y retirarlas de manera inesperada, mientras que la condición predecible consistió en que la extremidad inferior contralateral del propio sujeto era la que sostenía la extremidad inferior a evaluar la cual era retirada rápidamente cuando el examinador lo indicó. Los resultados de este estudio indicaron que los pacientes operados del LCA **mostraron respuestas compensatorias tardías ante perturbaciones impredecibles en comparación con los participantes sanos, y no mejoraron a los 2 y 6 meses después de la reconstrucción.** Dichas respuestas fueron evaluadas a través de EMG de superficie y con un electrogoniómetro. Es por ello por lo que los autores de este estudio sugieren que los primeros objetivos después de la reconstrucción del LCA deberían ser los ajustes compensatorios, por ejemplo, estimulando la capacidad de detectar rápidamente cambios repentinos en la longitud muscular en respuesta a perturbaciones inesperadas con el fin de mejorar/recuperar la estabilización funcional de la articulación de la rodilla en el momento de la reincorporación al deporte.

- Fizgerald y otros (2000) [85] plantearon como objetivo de su estudio **comparar la efectividad del tratamiento entre un programa estándar de rehabilitación del LCA no quirúrgico y otro complementado con técnicas de entrenamiento a través de perturbaciones para devolver a las personas físicamente activas, a altos niveles de actividad.** Los participantes (29,2 ± 11,5 años) del estudio eran practicantes de diferentes deportes de equipo (fútbol, baloncesto, *hockey, lacrosse y volleyball* principalmente) y se dividieron en dos grupos, uno realizó un programa de entrenamiento estándar (ejercicios de fortalecimiento como *leg press, leg curl, leg extension,* acondicionamiento cardiovascular, ejercicios específicos en campo en función de su modalidad deportiva) y el grupo de entrenamiento con perturbación realizó: (1) perturbaciones en sentido anteroposterior y mediolateral en una plataforma inestable, (2) perturbaciones en sentido anteroposterior y mediolateral sobre un Bosu, y (3) perturbaciones multidireccionales mientras una extremidad inferior está sobre una tabla con ruedas y la otra en una plataforma estable, (4) perturbaciones multidireccionales mientras una extremidad inferior está sobre una tabla con ruedas y la otra suspendida en el aire.

Tras sesiones de familiarización sobre una plataforma inestable, los sujetos se apoyaban sobre una tabla con ruedas o *roller board* donde el terapeuta generaba perturbaciones manuales al azar en múltiples direcciones a diferentes velocidades (Figura 100A). Este desplazamiento variaba entre 2,5 y 5 cm y las series de trabajo duraban de 1 a 1,5 min. Durante las perturbaciones realizadas con el Bosu, el terapeuta aplicó manualmente perturbaciones de inclinación medial y lateral al azar estando el sujeto en apoyo bipodal. La cantidad de inclinación varió entre 2,5 a 7,5 cm. El tiempo y velocidad de las perturbaciones también fueron variadas aleatoriamente por el terapeuta y la temporización entre perturbaciones varió de aproximadamente de 1 a 5 segundos. El mismo proceso se realizó para las inclinaciones anteriores y posteriores. El tratamiento progresó colocando al sujeto en apoyo unipodal (Figura 100B). Las series de trabajo duraron de 1 a 1,5 minutos. Durante el ejercicio en plataforma con ruedas, cada sujeto estaba sobre una extremidad y la otra sobre una tabla totalmente estable (Figura 100C). Se instruyó al sujeto para que mantuviera una posición estable de la tabla con ruedas cuando el terapeuta intentara moverla. El terapeuta realizó perturbaciones en diferentes direcciones, amplitudes y velocidades, durante las series de trabajo de 1 a 1,5 minutos. Se realizaron 10 sesiones de entrenamiento con una frecuencia de 2 a 3 sesiones por semana [85].

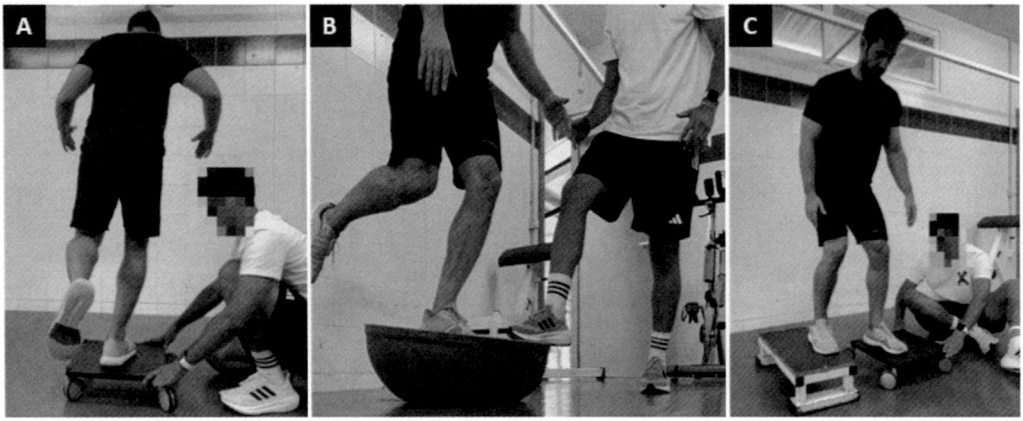

Figura 100. (A) Técnica de perturbación con plataforma inestable utilizando un patín deslizador o *roller board*. (B) Técnica de perturbación con plataforma inestable utilizando un Bosu. (C) Técnica de perturbación con plataforma inestable y estable. Adaptado de Fizgerald y otros (2000) [85].

A continuación, en la Figura 101 se pueden ver las diferencias en la puntuación obtenida en los cuestionarios subjetivos de rodilla entre los dos grupos en 3 momentos diferentes, habiendo diferencias estadísticamente significativas (p<0,05) [85].

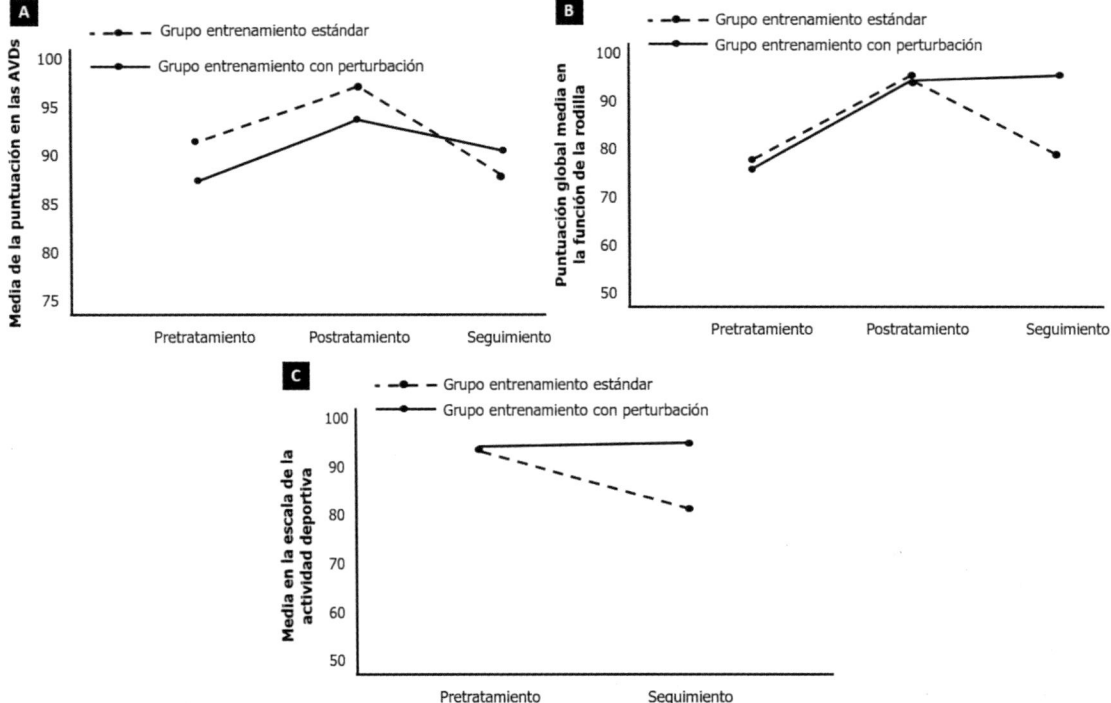

Figura 101. (A) Puntuación media en las AVDs. (B) Puntuación media de la función de la rodilla. (C) Puntuación media en la escala de la actividad deportiva. AVDs: actividades de la vida diaria. Adaptado de Fizgerald y otros (2000) [85].

Los autores concluyen que las técnicas de **entrenamiento de perturbación** descritas en este estudio **aumentan la probabilidad de volver con éxito a la actividad física de alto nivel**; aunque ambos programas de entrenamiento utilizados en este estudio permitieron que los sujetos con roturas aisladas del LCA regresaran a las actividades físicas de alto nivel, los sujetos que recibieron el entrenamiento de perturbación demostraron un mayor éxito a largo plazo que los sujetos que no recibieron este entrenamiento [85].

- Weltin y otros (2017) [200] ya informaron sobre los beneficios del entrenamiento de saltos laterales con perturbaciones en variables cinemáticas del posicionamiento del tronco durante la realización de tareas de CDD no planeadas. Como norma general, cuando se plantean **ejercicios que desafían el equilibrio, la progresión en dificultad va a depender siempre de la capacidad del deportista**, lo que quiere decir que este podrá realizar el ejercicio con más estabilidad y menor fluctuación. Una vez alcanzado un mayor control en la tarea, supondremos que se ha llegado a un ciclo límite y será el momento de añadir nuevos desafíos que comprometan la estabilidad [73].

6.4. División en dos bloques de readaptación

- Siguiendo con los datos proporcionados de la revisión de Buckthorpe y otros (2020) [168], los autores recomiendan dividir la etapa intermedia de la rehabilitación en **dos mitades separadas** para permitir que se realice un trabajo específico relacionado con el estado funcional del atleta. **En la Tabla 5, a la cual se puede acceder a través del código QR proporcionado al inicio de este libro**, se muestran las prioridades importantes en la etapa intermedia de rehabilitación dividiéndose en dichas mitades, las cuales también van a ser explicadas a continuación. Los autores definen la fuerza funcional como la capacidad de producir fuerza en situaciones en las que los músculos se usan comúnmente, mientras que las tareas de fuerza aisladas (por ejemplo, el ejercicio de *leg extension* en la máquina isocinética) minimizan los requisitos de control neural para desarrollar la «capacidad» del músculo.

De acuerdo con la definición del concepto «funcional» que han establecido los autores y sin querer entrar en otras definiciones propuestas, el autor de este libro señala que el concepto «funcional» también podría hacer alusión a todo aquel ejercicio que permitiese ayudar a la obtención o mejora de un objetivo determinado. Por ejemplo, el ejercicio de leg extension sentado en máquina, podría ser también un ejercicio funcional y no aislado como han descrito los autores, ya que utilizar dicho ejercicio ayudará a mejorar la fuerza en el cuádriceps de manera analítica para posteriormente tener unos valores en el IDS aceptables y poder comenzar con tareas más exigentes como son los CDD y los saltos.

En la primera mitad el atleta está comprometido con la carga, a menudo con debilidad severa y disfunción del cuádriceps, incapaz de realizar la mayoría de las tareas funcionales. El uso de intensidades más bajas (por ejemplo, 12-20 RM) y ejercicios de fortalecimiento en máquinas (por ejemplo, prensa de piernas, ejercicios de extensión de rodilla) pueden servir de gran ayuda. Los autores recomiendan que esto se acompañe de modalidades adicionales para superar los efectos negativos del IMA, lo que permite una mayor activación neuromuscular (por ejemplo, la aplicación de la EEN) y/o apoyar la acumulación de estímulos metabólicos (por ejemplo, el entrenamiento con BFRT). Se debe hacer uso de ejercicio funcional durante este tiempo, pero principalmente con el objetivo de enseñar una técnica óptima y mejorar la coordinación intermuscular, en lugar de mejorar el tamaño y la fuerza muscular. Siempre que sea posible, se recomienda utilizar la hidroterapia/piscina para practicar tareas de movimiento funcional como caminar, ponerse en cuclillas, así como correr cuando el agua es más profunda. En el medio acuático, la fuerza de flotación controla el movimiento hacia abajo (aterrizaje) del cuerpo, generando fuerzas más altas hacia arriba (concéntricas) y más bajas hacia abajo (excéntricas). A profundidades apropiadas, también hay alrededor de un 45-60 % de reducción en el peso corporal, lo que permite la práctica más temprana de tareas funcionales con cargas más bajas. Esto permitiría un efecto de aprendizaje que luego se puede aplicar más en tierra, cuando la articulación de la rodilla puede tolerar cargas más altas. Durante el segundo bloque de entrenamiento, los autores proponen una progresión a intensidades ligeramente más altas durante el entrenamiento de fuerza, entre el 8-12 RM como máximo para la extremidad lesionada. Además, ahora se recomienda incluir el reentrenamiento progresivo del movimiento en campo y el fortalecimiento funcional, así como una combinación de ejercicios lumbo-pélvicos. El medio acuático, se puede volver a usar cuando esté disponible para permitir la inclusión de actividades de movimiento de mayor carga, como el aterrizaje con una sola extremidad, así como tareas pliométricas. Las progresiones de tareas funcionales en campo deben incluir la introducción al aterrizaje, el salto bilateral, así como la reeducación de la carrera en cinta rodante [168].

6.5. Propuesta de una semana típica de entrenamiento

- De acuerdo con las revisiones de Buckthorpe y otros (2020) [168] y de Logerstedt y otros (2022) [70], la **reactividad articular** es la **recurrencia de deficiencias** (dolor y/o molestias, derrame, reducción del ROM, disminución de la fuerza muscular de la rodilla) **debido a la respuesta de la articulación de la rodilla a los aumentos de la carga mecánica durante la rehabilitación.** Los pacientes pueden quejarse de dolor en las articulaciones o dolor muscular cuando progresan a un nivel más alto de carga o actividad. El **dolor muscular** es un **indicador de que el ejercicio se sobrecarga progresivamente**; por el contrario, el **dolor articular** o la **presencia o reaparición de derrame articular pueden provocar inhibición muscular y deterioro articular.** El dolor y la hinchazón de la rodilla se pueden utilizar para determinar las progresiones basadas en el ejercicio, ya que estos factores se relacionarán con el estrés de carga experimentado por la rodilla [168] [70]. Cuando existe inflamación, la función del cuádriceps puede verse afectada, dando lugar a una alteración del movimiento en la rodilla [138]. Los cambios mayores de 1 cm del perímetro articular son clínicamente significativos cuando se mide la circunferencia de la rodilla, lo que indica una posible sobrecarga. Otras técnicas incluyen la evaluación del derrame de la rodilla a través de la prueba del *Stroke Test* antes, durante y después del tratamiento. La clasificación varía desde ausencia de derrame hasta derrame que llena tanto la articulación que no es posible moverla con un barrido (3+). Un aumento en el derrame después del tratamiento que no vuelve a la línea de base probablemente indica que la progresión de la carga fue demasiado agresiva. Además, la **medición periódica del ROM articular puede facilitar la progresión**, pudiendo reflejar el nivel de derrame articular. El **dolor** se puede monitorear utilizando la EVA, **que ha demostrado ser sensible a los cambios en el dolor que afectan la función con una reducción o aumento de 1 punto considerado como el cambio mínimo clínicamente importante.**

Evaluar/registrar el dolor articular durante el calentamiento puede ayudar a optimizar la carga de la sesión. Si se experimenta dolor en las articulaciones al principio de la sesión de tratamiento, la intensidad de la próxima sesión de ejercicio debe reducirse a un nivel más bajo para evitar la recurrencia de los síntomas. Si se experimenta **dolor o inflamación de las articulaciones después del ejercicio, pero los síntomas se resuelven antes de la siguiente visita de rehabilitación o después del próximo calentamiento, entonces el programa no debe progresar sino mantenerse al mismo nivel y monitorearse para detectar la recurrencia de los síntomas.** Idealmente, un paciente debería ser capaz de tolerar de una a tres sesiones a una intensidad específica sin ninguna respuesta adversa antes de que progrese la intensidad del programa [168] [70].

- Siguiendo con los datos proporcionados de la revisión de Buckthorpe y otros (2020) [168], los autores proponen un **programa** destinado a **deportistas profesionales** con una duración de **10 sesiones, divididas en diferentes entornos según la etapa** (Tabla 39). Se recomienda incluir una serie de controles regulares basados en los objetivos de la etapa, como, por ejemplo, evaluar del estado de la rodilla y la respuesta al entrenamiento (aparición de dolor, hinchazón, cuestionario IKDC, etc.), la fuerza, la calidad del movimiento y condición física.

Desglose de una semana típica en la primera mitad de la etapa intermedia de rehabilitación en un deportista profesional							
Sesión/ momento	**Lunes**	**Martes**	**Miércoles**	**Jueves**	**Viernes**	**Sábado**	**Domingo**
1/ mañana	Gim: Entrenamiento de fuerza del tren inferior (cargas enfocadas a la resistencia muscular). Fortalecimiento isométrico. Modalidades adicionales: EEN en los cuádriceps.	Gim: Entrenamiento de fuerza del tren inferior (cargas enfocadas a la resistencia muscular). Fortalecimiento isométrico. Modalidades adicionales: BFRT en los cuádriceps	Gim: recuperación, fortalecimiento del tren superior evitando utilizar ejericios con el propio peso corporal.	Gim: Entrenamiento de fuerza del tren inferior (cargas enfocadas a la resistencia muscular). Fortalecimiento isométrico. Modalidades adicionales: EEN en los cuádriceps.	Gim: Entrenamiento de fuerza del tren inferior (cargas enfocadas a la resistencia muscular). Fortalecimiento isométrico/ dinámico. Modalidades adicionales: EEN en los cuádriceps.	Gim: recuperación, fortalecimiento del tren superior evitando utilizar ejericios con el propio peso corporal.	Descanso
2/ tarde	Hidroterapia	Hidroterapia	Descanso	Hidroterapia	Hidroterapia	Descanso	

Desglose de una semana típica en la segunda mitad de la etapa intermedia de rehabilitación en un deportista profesional							
Sesión/ momento	**Lunes**	**Martes**	**Miércoles**	**Jueves**	**Viernes**	**Sábado**	**Domingo**
1/ mañana	Gim: Control neuromuscular y ejercicios corectivos en la región lumbo pélvica y cadera.	Gim: masaje, flexibilidad, acondicionamiento general cardiovascular y fuerza de tren superior.	Gim: trabajo de core, patrones de movimiento y control neuromuscular.	Gim: masaje, flexibilidad, acondicionamiento general cardiovascular y fuerza de tren superior.	Gim: trabajo de core, patrones de movimiento y control neuromuscular.	Opcional: Gim: masaje, flexibilidad y fuerza de tren superior.	Descanso
2/ tarde	Gim: Entrenamiento de fuerza del tren inferior (estímulo mecánico con cargas más altas).	Hidroterapia (movimientos y acondicionamiento cardiovascular)	Gim: Entrenamiento de fuerza del tren inferior (estímulo mecánico con cargas más altas).	Hidroterapia (movimientos y acondicionamiento cardiovascular)	Gim: Entrenamiento de fuerza del tren inferior (estímulo mecánico con cargas más altas).	Descanso	

Tabla 39. EEN: estimulación eléctrica neuromuscular; BFRT: *Blood Flow Restrictive Training*. Adaptado de Buckthorpe y otros (2020) [168].

6.6. Reacondicionamiento físico: fuerza e hipertrofia muscular

- De acuerdo con la revisión de Suchomel y otros (2018) [172], los autores destacan la importancia del entrenamiento de fuerza con cargas altas, ya que este puede regular el descenso del *feedback* aferente fruto del daño articular producido, reduciendo la inhibición muscular y aumentando los niveles de fuerza. Fruto del trabajo de fuerza, Van Melick y otros (2022) [201] comentan que **es posible alcanzar valores de fuerza para establecer comparativas con deportistas sanos pertenecientes a la misma disciplina deportiva después de los 7 meses tras la operación.**

- Welling y otros (2018) [202] analizaron prospectivamente los **cambios producidos en el rendimiento de diferentes pruebas para el RTP** a los 6 y 9 meses tras la reconstrucción del LCA. Los sujetos de estudio (hombres y mujeres con 24,2 ± 6,2 años) eran practicantes de las siguientes modalidades deportivas: fútbol, siendo el deporte más frecuentado, baloncesto, balonmano, rugby y *voleyball*. El tipo de plastia más utilizada fue la procedente de autoinjerto de TI y, en segundo lugar, autoinjerto de TC. Los resultados de este estudio revelaron que, a los 9 meses, el 46,8 % de los deportistas no habían alcanzado un IDS >90 % de fuerza cuadricipital. Los progresos más destacados en el IDS fueron en la batería de saltos horizontales (Figura 102). Es por ellos por lo que los autores subrayan la **importancia de recuperar la fuerza muscular del cuádriceps,** ya que esta resultó ser un predictor significativo para determinar si los deportistas podrían cumplir con los criterios establecidos en las diversas pruebas del RTP.

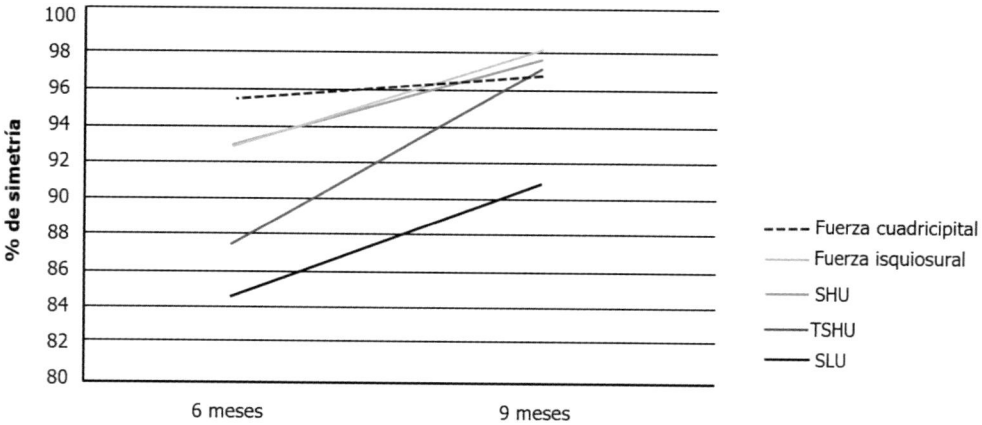

Figura 102. Valores del índice de simetría entre extremidades en la fuerza cuadricipital e isquiosural, así como en diferentes pruebas de salto, en los deportistas a los 6 y 9 meses tras la reconstrucción del LCA. SHU: salto horizontal unipodal; TSHU: triple salto horizontal unipodal; SLU: salto lateral unipodal; LCA: ligamento cruzado anterior. Adaptado de Welling y otros (2018) [202].

- Maestroni y otros (2021) [176] realizaron una revisión sistemática con metaanálisis sobre los **niveles de fuerza máxima en atletas practicantes de deportes multidireccionales una vez pasados los 6 meses después de la reconstrucción del LCA.** Encontraron que el tipo de injerto debe de tenerse en cuenta a la hora de evaluar la fuerza máxima y, posteriormente, diseñar programas de rehabilitación. Se observó que independientemente del tipo de injerto utilizado, siempre existía un déficit de fuerza estadísticamente significativo tanto en la musculatura extensora como flexora de la rodilla lesionada en comparación con la extremidad inferior dominante del grupo control. Cabe destacar que los déficits de fuerza en el sentido de la extensión de rodilla fueron más pronunciados cuando se utilizaron injertos procedentes de HTH y de TC, mientras que déficits de fuerza en el sentido de la flexión de la rodilla fueron más pronunciados cuando se utilizaron injertos procedentes de los TI. Los autores de esta revisión señalan que **estos déficits específicos de fuerza pueden mitigarse a través de programas de rehabilitación individualizados teniendo en cuenta el tipo de injerto utilizado para la reconstrucción del LCA.**

6.6.1. Cuando valorar la fuerza: dispositivos isocinéticos

- Con el fin de tener una referencia, Della Villa y otros (2012) [189] realizaron las **primeras valoraciones de fuerza con dispositivos isocinéticos** en jugadores de fútbol intervenidos quirúrgicamente del LCA teniendo en cuenta las siguientes consideraciones, las cuales puede ser un **punto de referencia para saber cuándo aplicarlas:** (1) ausencia de dolor o inflamación articular, (2) ADM de más de 120º de flexión, (3) extensión completa de rodilla, y (3) tiempo transcurrido tras cirugía en torno a los 3 meses (87 ± 23 días). Esto concuerda, al menos teniendo en cuenta el criterio temporal, con la revisión Van Melick y otros (2022) [201] donde establecen valores de referencia a partir del **tercer mes desde la operación.**

6.6.2. Recomendaciones de volumen e intensidad

- Sobre la base de la información extraída del comentario clínico de Larson y otros (2022) [171], **la hipertrofia muscular se promueve a través de la tensión mecánica del músculo que conduce a la estimulación de las vías que contribuyen al anabolismo y al crecimiento muscular.** Estas vías también pueden estimularse a través del **estrés metabólico y de la acumulación de metabolitos** que causan hipoxia dentro de un músculo. Aunque existe el debate de si la fuerza muscular puede verse influenciada por el área de sección transversal, por lo que cualquier aumento en la hipertrofia muscular también puede contribuir al potencial de generación de fuerza. En línea con esto último y tal y como se indica en la revisión de Suchomel y otros (2018) [172], la evidencia sugiere que, de manera inicial, aumentando el área de sección transversal junto con la capacidad de trabajo, podría producir ganancias superiores de fuerza y potencia. Existen **fuertes relaciones entre el área de sección transversal de un músculo y una mayor producción de fuerza. Aumentos en el área de sección transversal pueden representar hasta aproximadamente el 50-60 % de los cambios en la producción de fuerza a corto plazo en sujetos relativamente desentrenados.** Estos aumentos en la estructura muscular pueden mejorar la producción de fuerza debido a un incremente en número de interacciones de puentes cruzados entre la actina y la miosina dentro del sarcómero muscular junto con ángulos de penación mayores en músculos hipertrofiados en comparación a músculos normales. Los ejercicios con el propio peso corporal son herramientas de entrenamiento básicas y pueden usarse también como parte de una progresión hacia movimientos más complejos o con el añadido de carga externa. Estos ejercicios (por ejemplo, las flexiones o sentadillas) tienen grandes ventajas, como es la alta implicación de grandes grupos musculares, la accesibilidad y su capacidad de mejorar la fuerza relativa (relación de la fuerza muscular con el peso corporal del sujeto). No obstante, la capacidad de proporcionar un estímulo de sobrecarga es limitada, lo que podría impedir mejoras significativas en la fuerza máxima y características relacionadas. Algunas maneras de sobrecargar o progresar estos ejercicios es añadiendo repeticiones o alterar la posición del cuerpo (por ejemplo, realizar las flexiones con los pies sobre una superficie elevada o en el caso de las sentadillas, añadiendo profundidad en la fase excéntrica). Es por ello por lo que, para generar adaptaciones de fuerza máxima, es necesario aumentar la intensidad, la cual es entendida como un aumento de la carga externa a superar durante un ejercicio. Es importante señalar que algunos ejercicios con el propio peso corporal o incluso, ejercicios que reducen el peso corporal, pueden tener implicaciones para aumentar el rendimiento explosivo cuando se entrena en el extremo del espectro fuerza velocidad donde la carga externa es muy baja implicando altas velocidades de ejecución (por ejemplo, *sprints*, saltos horizontales y verticales con el propio peso corporal).

- Volviendo con el comentario clínico de Larson y otros (2022) [171], los **volúmenes de entrenamiento más altos**, generalmente cuantificado con el número de series totales por grupo muscular, tienden a ser **más efectivos que los volúmenes más bajos para el crecimiento muscular hasta cierto punto**, posiblemente debido a la inducción de más estrés metabólico e hipoxia local aguda dentro de un músculo. Aunque demasiado volumen podría comenzar a exceder la capacidad del músculo para recuperarse y disminuir la respuesta hipertrófica. Tal y como se ha mencionado en apartados anteriores, la tolerancia de los pacientes al ejercicio se puede monitorear a través de la evaluación del dolor de rodilla a través de la EVA o usando reglas de dolor (dolor de rodilla experimentado durante el calentamiento, dentro de la sesión o al día siguiente) para progresar o retroceder adecuadamente en el ejercicio. Además, el nivel de derrame diario se puede evaluar a través de la circunferencia de la extremidad en la rótula o a través del *stroke test*. El entrenamiento al fallo muscular se utiliza comúnmente en individuos sanos y consiste en realizar repeticiones consecutivas de un ejercicio hasta que la fase concéntrica ya no se puede completar con otra repetición o la finalización requeriría un cambio significativo en la técnica. Llegar al fallo muscular no es necesario para producir hipertrofia, pero sí estar cerca de él. La activación de las unidades motoras aumenta a medida que un músculo se fatiga y se reclutan nuevas para completar las repeticiones. El uso de cargas mayores también provocará una mayor activación de las unidades motoras, pero es posible que se requieran cargas más bajas en las primeras fases de rehabilitación cuando las cargas más altas no se toleran o no son seguras. Las pautas del *American College of Sports Medicine* recomiendan utilizar un porcentaje >70 % de la 1RM para hipertrofia muscular y >60-80 % de la 1RM para fuerza, según el estado de entrenamiento del sujeto. No obstante, tal como indica Helms y otros (2016) [203] en su revisión, los **métodos para determinar la intensidad, como el porcentaje de la 1RM, se basan en un rendimiento anterior que puede no ser representativo del estado actual de un atleta**, además, la 1RM no es estable en población principiante. Por lo tanto, si una prueba de la 1RM refleja un rendimiento anormal, positivo o negativo, las cargas de entrenamiento posteriores serían más ligeras o pesadas de lo previsto. Del mismo modo, incluso si una prueba refleja con precisión la fuerza actual, el porcentaje de carga de la 1RM subsiguiente no tiene en cuenta las fluctuaciones diarias en el rendimiento. Además, a pesar del uso común de tablas que muestran las «repeticiones permitidas» en diferentes porcentajes de la 1RM, existen variaciones interindividuales sobre cuántas repeticiones se pueden realizar con el mismo porcentaje de la 1RM. Esto se ejemplifica en el estudio observacional de Pereira y otros (2016) [204] donde plantearon como objetivo **investigar el número de repeticiones por serie al 80 % de la 1RM, en diferentes sexos, nivel de condición física, entre miembros superiores e inferiores, ejercicios, edad** (adolescente y adulto) y

nivel de motivación. Los resultados indicaron que este **porcentaje como prescriptor de la intensidad no fue preciso en ninguno de los casos**, puesto que a esa intensidad relativa la literatura ha considerado que un sujeto sería capaz de realizar 10 repeticiones, número que no coincidió en ninguno de los casos incluso existiendo diferencias estadísticamente significativas (p<0,05) cuando se comparó un mismo ejercicio entre grupos de edad, nivel de los sujetos y nivel de motivación implementado durante los ejercicios.

- Es por ello por lo que Helms y otros (2016) [203], en su revisión, proponen el **uso de la RPE** para **monitorizar el esfuerzo percibido tras un ejercicio cuando el objetivo es producir hipertrofia** (Tabla 40). Esta herramienta fue utilizada en el estudio de Gerber y otros (2007) [186], en el que los sujetos intervenidos de LCA monitorizaban su percepción de esfuerzo con dicha escala a medida que avanzaban las semanas de entrenamiento. Aunque si se desea prescribir la intensidad de un ejercicio usando esta escala existen algunas limitaciones, siendo la más frecuente la obtención de puntuaciones inferiores, incluso cuando se realiza un número máximo de repeticiones con una carga determinada [203].

Percepción subjetiva del esfuerzo en el entrenamiento de hipertrofia	
Puntuación	**Descripción del esfuerzo percibido**
10	Esfuerzo máximo.
9	Queda 1 repetición hasta el fallo muscular.
8	Quedan 2 repeticiones hasta el fallo muscular.
7	Quedan 3 repeticiones hasta el fallo muscular.
5-6	Quedarían 4-6 repeticiones hasta el fallo muscular.
3-4	Esfuerzo ligero.
1-2	Poco o ningún esfuerzo.

Tabla 40. Adaptado de Helms y otros (2016) [203].

Por otro lado, **estimar cuántas repeticiones es capaz el deportista de seguir realizando hasta el fallo mientras realiza un ejercicio**, parece ser una **estrategia más precisa para medir el esfuerzo** que le supone y, por ende, prescribir la intensidad del ejercicio. Así mismo, a medida que aumenta la fatiga producida por las series anteriores y cuanto más cerca del fallo se lleva una serie, más precisa se vuelve la estimación de las repeticiones restantes. Es por ello por lo que puede ser interesante el **uso de una escala del 1 al 10 en la que el valor de RPE corresponda a un número de repeticiones en reserva**, conocido en inglés como RIR (*Reps In Reserve*), **y estos datos coincidan con un determinado porcentaje del 1RM (Tabla 41) y así garantizar que el estrés previsto coincida con el estrés experimentado por el deportista.** Esta tabla presenta limitaciones, por ejemplo, se vuelve más precisa cuanto más cerca del fallo muscular se lleva una serie, muchos valores del porcentaje del 1RM son estimaciones y estos datos fueron extraídos a partir de levantadores altamente experimentados. Esta metodología de cuantificación de la intensidad y de programación de la misma, puede ser utilizada también cuando el objetivo es aumentar la fuerza muscular y la potencia con cargas relativamente altas [203].

Relación del porcentaje de la 1RM, repeticiones realizadas y el RIR basado en la RPE								
RPE	Repeticiones realizadas							
	1	2	3	4	5	6	7	8
10	100 %	95 %	91 %	87 %	85 %	83 %	81 %	79 %
9,5	97 %	93 %	89 %	86 %	84 %	82 %	80 %	77,5 %
9	95 %	91 %	87 %	85 %	83 %	81 %	79 %	76 %
8,5	93 %	89 %	86 %	84 %	82 %	80 %	77,5 %	74,5 %
8	91 %	87 %	85 %	83 %	81 %	79 %	76 %	73 %
7,5	89 %	86 %	84 %	82 %	80 %	77,5 %	74,5 %	71,5 %
7	87 %	85 %	83 %	81 %	79 %	76 %	73 %	70 %

Tabla 41. RPE: percepción subjetiva del esfuerzo; RIR: repeticiones en reserva; RM: repetición máxima. Adaptado de Helms y otros (2016) [203].

Las cargas que son «suficientemente pesadas» (<20RM) y se realizan con un volumen suficientemente alto, parecen optimizar la hipertrofia. Por lo tanto, usar cargas pesadas y moderadas para la realización del mayor número de series dentro de un entrenamiento podría ser lo adecuado. Sin embargo, parece que el rango de repeticiones típicamente asociado con la hipertrofia de 6-12 puede no ser inherentemente superior al entrenamiento más pesado para la hipertrofia por cualquier razón mecánica. Más bien, **el rango de 6 a 12 repeticiones podría potencialmente tener una ventaja desde el punto de vista de la eficiencia del tiempo.** Es por ello por lo que los autores de esta revisión recomiendan principalmente (pero no exclusivamente) repeticiones dentro de un rango de 6 a 12, **con un RPE 8 a 10 o lo que sería los mismo, RIR 0 a 2.** El entrenamiento en un RIR de 0 (al fallo) debe implementarse de manera que no reduzca potencialmente el volumen en series posteriores debido a la fatiga y, por lo tanto, debe limitarse a la serie final realizada para una parte del cuerpo determinada y principalmente con ejercicios de baja complejidad biomecánica (que el sujeto domine la ejecución) y riesgo de lesión (es decir, ejercicios de aislamiento). Por lo tanto, para los movimientos principales (sentadillas, press de banca, etc.), realizar series dentro del rango de RPE de 6-8 (es decir, RIR 2-4) puede ser una estrategia adecuada para evitar un daño muscular excesivo. Asimismo, para evitar disminuciones en el volumen realizado en series posteriores, los **períodos de descanso no deben restringirse para el entrenamiento de hipertrofia** a pesar de la recomendación popular de hacerlo. Puesto que la mayor parte de la investigación no ha respaldado la hipótesis de que los períodos de descanso restringidos entre series proporcionen una ventaja para la hipertrofia, de hecho, los intervalos de descanso cortos pueden comprometer el volumen realizado en series repetidas, lo que, según la teoría de algunos autores, podría dañar la hipertrofia y, por lo tanto, las series posteriores deben realizarse cuando el atleta esté preparado [203].

- Siguiendo con los datos proporcionados en la revisión de Buckthorpe y otros (2020) [168], utilizar **cargas bajas en los ejercicios hasta la fatiga, puede usarse como estrategia para la hipertrofia durante las primeras etapas de la rehabilitación del LCA.** Durante la etapa intermedia, los autores recomiendan comenzar inicialmente con una intensidad de baja a moderada (por ejemplo, 12–20 RM), enfocada predominantemente en la capacidad de trabajo muscular y la hipertrofia. Posteriormente, **debe haber un aumento progresivo de la intensidad y el volumen para apoyar una hipertrofia muscular junto con una optimización de la recuperación de la fuerza**, respetando la tolerancia a la carga de la articulación de la rodilla. **Las intensidades muy altas a menudo están contraindicadas en esta etapa y son más adecuadas para la rehabilitación en la fase final**, cuando la rodilla puede tolerar cargas más altas.

6.6.3. Extensores de la rodilla

- Continuando con la revisión de Buckthorpe y otros (2020) [168], los autores señalan que la clave en esta etapa es la **restauración** de la **fuerza** del cuádriceps, puesto que déficits residuales en la fuerza se asocian con una biomecánica deficiente, una función reducida de la rodilla y un mayor riesgo de osteoartritis futura, así como un riesgo elevado de una nueva lesión. La **diferencia la fuerza del cuádriceps** entre extremidades debe de estar **dentro de un 20 % al final de esta etapa**, que proporcionará una base de fuerza aceptable para saltar a la siguiente, puesto que **déficits >20 %** están **asociados** con una **reducción** de la **función** de la rodilla y **compensaciones** del **movimiento** durante tareas de alta carga. Una de estas **modalidades** es el **entrenamiento** con BFRT, la cual proporciona una hipertrofia muscular optimizada y ganancias de fuerza, ya que permite un entrenamiento de fuerza utilizando cargas más bajas. **Esta modalidad** restrictiva puede ser **interesante** para abordar la IMA, así como la **aplicación de hielo y el TENS** que reducen temporalmente los efectos de la inflamación. La utilización de la EEN puede apoyar la **recuperación** de la **fuerza extensora** de la rodilla, permitiendo la activación directa del axón motor y un reclutamiento de las motoneuronas inhibidas.

  Se recomienda la **inclusión** de ejerciccios de **fortalecimiento** de los extensores de rodilla en CCA y CCC (como el ejercicio de *Leg Extension*, la prensa de piernas, aunque también las sentadillas, peso muerto, *Step-ups*, estocadas, etc.) durante la **mayor parte de la etapa intermedia**. Esto se debe a que cuando el deportista tiene **grandes déficits de fuerza de los extensores de la rodilla**, adoptará patrones de movimiento en los que «hace trampa» y **sobreutiliza los extensores de la cadera** reduciendo el trabajo en los extensores de la rodilla. Mientras exista una gran debilidad del cuádriceps, se recomienda utilizar mucho más el fortalecimiento aislado que el funcional. Aunque tal y como se ha mencionado en apartados anteriores, en base a la existencia de **dudas** sobre la **seguridad** en la implementación de los ejercicios de CCA, es importante **evitar una tensión excesiva en el injerto de LCA** durante el proceso de curación mediante la realización de ejercicios de fortalecimiento en ángulos de rodilla específicos (por ejemplo, el ejercicio de *Leg Extension* en CCA en ángulos de flexión de 45° a 90°), y la incorporación cuidadosa en general de ejercicios de fuerza de CCA (y ciertos ejercicios de CCC). Es importante reconocer que los **déficits de la función neuromuscular** después de la operación son típicamente **bilaterales**, en los que la **extremidad contralateral es más débil que sus valores preoperatorios**. Esta situación queda reflejada en el estudio de Wellsandt y otros (2017) [205], en donde los sujetos tras una intervención del LCA obtuvieron un peor rendimiento en las pruebas de salto con la extremidad inferior sana cuando esa misma extremidad se comparó con sus datos preoperatorios. **Evitar entrenar la extremidad no lesionada** probablemente dará como resultado una **atrofia** y una **pérdida de fuerza, lo que resultará en una restauración más temprana del IDS durante la etapa intermedia** (es decir, más fácil de alcanzar el 80 % del LSI, ya que el objetivo es más bajo) **y dará como resultado que el deportista este insuficientemente preparado para tolerar las mayores demandas de las siguientes etapas** (es decir, un IDS suficiente, pero bajos niveles de fuerza absoluta y relativa). Además, el RTP **sin el entrenamiento suficiente de la extremidad no** lesionada dará como resultado una **sobreestimación de la función de la rodilla de la extremidad lesionada y una falta de preparación de ambas extremidades**, lo que probablemente aumente el riesgo de una nueva lesión en ambos lados. Las altas tasas de lesión del LCA en el lado contralateral después de RTS después de la reconstrucción, son una preocupación particular. Los autores destacan la importancia de incluir el entrenamiento de fuerza de ambas extremidades como parte del proceso de recuperación funcional del LCA, puesto que, tal y como se ha comentado en apartados anteriores, existe evidencia de que entrenar la extremidad contralateral también puede resultar en ganancias de fuerza para la extremidad lesionada, a través del fenómeno de educación cruzada [168].

Los autores proponen como estrategia de **entrenamiento para normalizar el IDS**, realizar el **mismo ejercicio en el miembro contralateral que en el miembro lesionado, pero hacerlo a intensidades más altas y volúmenes mucho más bajos.** Por ejemplo, 6 series de prensa de piernas para el lado lesionado con un máximo de 12 repeticiones se complementarían con 3 o 4 series de 3 a 5RM para el lado no lesionado. También se recomienda medir la fuerza de los extensores de la rodilla como parte del proceso de recuperación funcional. Se recomienda un IDS del 80 % en la fuerza extensora de la rodilla (en comparación con una extremidad contralateral) antes de pasar a la etapa final del programa de rehabilitación y RTP [168].

6.6.4. Flexores de la rodilla

• Siguiendo con los datos aportados de la revisión de Buckthorpe y otros (2020) [168], los **déficits de fuerza en la musculatura isquiosural** pueden **persistir** durante muchos años **después de la cirugía** llegando a ser de entre el 0 y 20 % en el momento del RTS, particularmente en aquellos **deportistas** con **injerto de TI**, ya que parecen mostrar una atrofia muscular selectiva con una **afectación más marcada** en el músculo **semitendinoso** y llegando a aparecer una reducción de la fuerza hacia la rotación interna de la rodilla. Debe tenerse en cuenta que la **regeneración del tendón del semitendinoso después de la intervención puede demorar aproximadamente 18 meses y puede no ocurrir en absoluto** en el 10-50 % de los deportistas. Esta inhibición selectiva puede requerir que el **semimembranoso compense** para mantener un control óptimo del plano transversal de la rodilla. Después de la cirugía utilizando injertos de TI, a menudo hay una **hipertrofia compensatoria del bíceps femoral**, lo que da como resultado una reducción de la relación entre la fuerza de rotación interna y externa de la rodilla, situación que probablemente contribuya al aumento de la rotación tibial externa observada durante la carrera en pacientes con reconstrucción del LCA. Por lo tanto, los autores recomiendan la adición de **ejercicios** que provoquen una **activación** más selectiva de los músculos **isquiosurales mediales** (por ejemplo, *Nordic Hamstrings Curl*), así como incorporar ejercicios dominantes de rodilla y cadera. Se recomienda al lector acceder de nuevo al apartado **3.2.2 Secuelas: déficit de fuerza y cambios morfológicos en el tendón**, para una mejor comprensión de lo anteriormente expuesto. El fortalecimiento de los isquiosurales debe **comenzar** con **ejercicios isométricos** de flexores de rodilla, así como ejercicios de **extensión de cadera de intensidad baja a moderada.** Aquellos deportistas intervenidos con otro injerto pueden iniciar antes la realización de los ejercicios dominantes de rodilla, respetando siempre la capacidad de carga de esta. Se debe comenzar implementando una **mayor intensidad** hacia el **final de la etapa intermedia**, obteniendo al menos un 80 % en el IDS al final de esta etapa. Después de esto, debe ocurrir un mayor enfoque en el fortalecimiento de alta intensidad, con contracciones excéntricas, de alta velocidad, de mayor longitud muscular y funcional.

6.6.5. Otras articulaciones y grupos musculares

- Wilczyński y otros (2020) [121] nos destacan en su revisión que una **mayor fuerza de flexión lateral del tronco**, evaluada a través de planchas laterales, **muestra** tanto en hombres como mujeres **ángulos más bajos de valgo dinámico de rodilla durante la sentadilla a una pierna**. Es por ello por lo que fortalecer la musculatura lumbopélvica puede tener un efecto positivo en la minimización de este patrón, el cual estresa la plastia del LCA. En los que respecta a técnicas para mejorar el valgo dinámico de rodilla, la adición de *biofeedback* visual a tiempo real puede tener un efecto positivo en la reducción inmediata del Ángulo Q ocasionada por un excesivo valgo dinámico de rodilla. Además, volviendo con las revisiones de Buckthorpe y otros (2023) [163] y de Buckthorpe y otros (2020) [168], los autores señalan que puede haber **deficiencias** en la **fuerza de los flexores plantares, en la cadera y la región lumbopélvica**, afectando el rendimiento neuromuscular y la calidad del movimiento. Un grupo muscular clave para considerar es el **tríceps sural, ya que el sóleo y el gastrocnemio contribuyen de manera importante a la generación de fuerza durante la carrera.** Además, la articulación del tobillo asume excéntricamente alrededor del 40-50 % de las fuerzas de impacto al aterrizar. El músculo **sóleo** en particular actúa como un **agonista del LCA**, impidiendo la traslación tibial anterior. La debilidad de ciertos músculos en la región de la cadera se ha asociado retrospectiva y prospectivamente con lesiones en las extremidades inferiores y/o LCA en concreto la musculatura abductora y rotadora externa de la cadera. Se cree que el glúteo mayor se «inhibe»[y] después de una lesión en las extremidades inferiores y es un músculo importante junto con otros (glúteo medio y glúteo menor) para prevenir el valgo dinámico de la rodilla. Además, la debilidad de estos grupos musculares puede contribuir a patrones de movimiento alterados que aumentan la carga en la rodilla y del LCA, pudiendo ser factores de riesgo importantes para la lesión del LCA. Se esperaría que la debilidad de la musculatura glútea condujera a una posición del tronco más erguida y posicionada lateralmente durante los movimientos de alta carga, para colocar el centro de masas más cerca de la cadera y así reducir las demandas de la musculatura glútea. Por lo tanto, los autores recomiendan encarecidamente el fortalecimiento de esta musculatura.

6.6.6. Máquinas vs. peso libre y fuerza en cadena cinética cerrada

- De acuerdo con las consideraciones de la revisión de Suchomel y otros (2018) [172], la utilización de **máquinas** o **ejercicios de aislamiento con peso libre se utilizan a menudo en la rehabilitación y readaptación de lesiones**. Sin embargo, el uso de estos ejercicios pone en duda una correcta transferencia al rendimiento deportivo en lo que respecta a las características de fuerza-potencia, ya que los movimientos atléticos, rara vez incluyen grupos musculares que trabajan de forma aislada. Los ejercicios de aislamiento, como, por ejemplo, el ejercicio de *Leg Extension* para la recuperación de la fuerza del músculo cuádriceps, es un **excelente recurso para recuperar la fuerza del cuádriceps tras una lesión grave de rodilla**, pero podría no desarrollar la capacidad de coordinación con el fin de mejorar

---

[y] Activación muscular reducida o un inicio tardío de la misma.

el rendimiento deportivo debido a la falta de transferencia de patrones de coordinación intermuscular. **Los ejercicios con peso libre y en CCC, como, por ejemplo, las sentadillas** y todas sus variantes, parece que requieren de mayores demandas coordinativas pudiendo producir **mayores adaptaciones de fuerza y potencia transferibles al deporte.** Cierto es que, dentro del mundo del acondicionamiento deportivo y más concretamente en los deportes colectivos, está muy popularizado la utilización de ejercicios con peso libre frente a los realizados de manera guiada en máquinas. La explicación que tiende a justificar esto es que presumiblemente al realizar ejercicios con peso libre, la musculatura estabilizadora tendrá una participación mayor a la hora de aplicar fuerza, situación que se da durante las acciones o gestos deportivos. Sin embargo, los resultados de metaanálisis de Heidel y otros (2022) [206], indicaron que cuando la fuerza muscular fue evaluada a través de ejercicios de peso libre, los sujetos que entrenaron con peso libre ganaron más fuerza que aquellos que entrenaron utilizando máquinas (ES: 0,655; [95 % IC: 0,269, 1,041]). Sin embargo, cuando la fuerza fue evaluada a través de máquinas, las cuales formaron parte del entrenamiento de fuerza, los sujetos que entrenaron con ellas mejoraron más la fuerza que los que entrenaron con peso libre (ES: -0,784 [95 % IC: -1.223, -0,344]). Por otro lado, cuando la fuerza muscular fue evaluada utilizando un dispositivo neutro, el cual no se utilizó como método de entrenamiento y solo como evaluación, los ejercicios con máquinas y peso libre resultaron en mejoras similares de fuerza (ES: 0,128 [95 % IC: -0303, 0,559]), potencia (ES: -0,049 [95 % IC: -0.557, 0,460]) o hipertrofia muscular (ES: -0,01 [95 % IC: -0.525, 0,545]). Es por ello por lo que los **deportistas que pretendan aumentar su fuerza o potencia muscular deben considerar la especificidad del ejercicio con el que están entrenando y con la herramienta de medición utilizada.**

- En línea con lo anteriormente mencionado, Hernández-Belmonte y otros (2023) [207] llevaron a cabo una **intervención de entrenamiento de fuerza basado en la velocidad**[z] **con el objetivo de comparar los efectos de dicho entrenamiento**, un grupo lo realizó utilizando ejercicios con peso libre y el otro los mismos ejercicios pero con máquinas, en el rendimiento deportivo (saltos, *sprint*, CDD y pruebas de resistencia anaeróbica). En la metodología del estudio, los autores fueron muy precisos a la hora de establecer las variables del entrenamiento (series, fatiga, frecuencia semanal) para que fuesen iguales en ambos grupos. Los ejercicios que plantearon para el grupo de peso libre fueron la sentadilla, press de banca, remo con barra y press de hombros, mientras que, para el grupo de entrenamiento con máquinas, se seleccionaron aquellos ejercicios que replicasen el mismo patrón de movimiento solo que con la utilización de máquinas. Los autores encontraron que las **adaptaciones en diferentes capacidades atléticas como el CDD, *sprint* 20 m, salto vertical, estabilidad unipodal y rendimiento anaeróbico de miembro superior e inferior no fueron significativamente influenciadas por la modalidad de entrenamiento planteado.**

Sobre la base de estos resultados, los deportistas que incorporen el entrenamiento de fuerza como complemento a su entrenamiento específico de campo o pista podrían utilizar ejercicios con peso libre o con máquinas, según sus posibilidades o preferencias. El uso de la estrategia del entrenamiento basado en la velocidad podría representar un importante paso hacia delante para aislar de manera exhaustiva la principal variable independiente (modalidad de entrenamiento, con máquinas o con peso libre) igualando con precisión el resto de

---

[z]   Este tipo de entrenamiento consiste en medir la velocidad de desplazamiento de la carga externa, la cual normalmente es un barra o disco, aunque también puede ser la velocidad de desplazamiento del propio cuerpo del sujeto. Cuantificando la velocidad, se puede monitorizar el estado de fatiga de un deportista durante el entrenamiento con cargas.

parámetros de entrenamiento (series, frecuencia semanal, nivel de esfuerzo. . .), ya que, como comentan los autores en el marco introductorio, otros estudios con el mismo objetivo establecen la intensidad utilizando una carga fija relativa en función de la 1RM. Sin embargo, esto no reflejaría la carga programada, puesto que, como se ha comentado anteriormente, la 1RM normalmente aumenta a lo largo del proceso de entrenamiento. Además de que estableció de manera predeterminada un número fijo de repeticiones máximas (por ejemplo, 8RM) dentro de la propia serie, estrategia que requeriría que los deportistas llegasen al fallo muscular acumulando mucha fatiga [207].

- Buckthorpe y otros (2020) [168] señalan de acuerdo a los estudios de su revisión que, además de la fuerza específica del músculo/articulación (por ejemplo, extensores/flexores de la rodilla), también es importante **tener unos niveles de fuerza en CCC**. Existe una buena asociación entre la fuerza en CCC (por ejemplo, fuerza de sentadilla isométrica o dinámica) y el rendimiento atlético durante tareas deportivas como saltos, carreras de velocidad y la capacidad en el CDD. Este desarrollo es **importante para una transición a tareas funcionales más exigentes realizadas durante la etapa intermedia** (por ejemplo, sentadillas con una sola pierna y tareas de aterrizaje bilateral). Por ejemplo, el aterrizaje bilateral, la carrera en cinta rodante y las tareas pliométricas de una sola extremidad suelen implicar GRF de 1-1,5, 2-3 y 2-6 veces la masa corporal, respectivamente. **La incapacidad para producir o disipar excéntricamente estas fuerzas a través del sistema neuromuscular** (es decir, fuerza muscular excéntrica funcional insuficiente de la extremidad inferior) daría lugar a **compensaciones de movimiento y/o dependencia/aceptación excesiva de las estructuras pasivas**, como ligamentos, complejos articulares y fascia del sistema, lo que podría provocar una sobrecarga crónica y/o **lesiones agudas como la rotura del injerto**. Se recomienda establecer progresiones de tareas óptimas de acuerdo con la complejidad de la tarea y los parámetros de carga, así como desarrollar suficiente fuerza de CCC para tolerar estas tareas. Es por ello por lo que los autores **recomiendan** tolerar cómodamente 1,5 **veces el peso corporal con una sola extremidad** (por ejemplo, prensa de piernas con una sola pierna) **antes de la progresión a la etapa final de rehabilitación**. Se recomienda al lector acceder al apartado **7.4.3 Niveles de fuerza para la realización de acciones pliométricas** en donde se pone un ejemplo real de una progresión de fuerza en el ejercicio de prensa de piernas en un deportista operado del LCA.

> *Sobre la base de lo mencionado anteriormente y de acuerdo con la propia experiencia del autor de este libro en el entrenamiento con cargas, junto a los procesos de readaptación deportiva en una cantera de fútbol profesional, remarca que los ejercicios realizados con pesos libres requieren de un grado de dominio muy alto, especialmente si se van a realizar a altas velocidades y/o cargas altas o máximas. Mientras que el mismo ejercicio realizado de manera guiada con máquinas, tiene muchos menos grados de libertad en la ejecución y por lo tanto no sería imprescindible un alto grado de dominio técnico. Además, al utilizar ejercicios con pesos libres en un proceso de readaptación, podría suceder que sea más fácil que se desarrollen mecanismos compensatorios ante la debilidad de determinados músculos, mientras que, al trabajarlos de forma más aislada, se consiga una mejora superior en estos.*

6.7. Reacondicionamiento físico: calidad de movimiento

- Tal y como se destaca en la revisión de Buckthorpe y otros (2020) [168], se ha identificado una **calidad de movimiento alterada** en la extremidad afectada de **pacientes con reconstrucción de LCA** tanto masculinos como femeninos en comparación con su extremidad no lesionada y con controles no lesionados durante una variedad de ejercicios funcionales. **La rotura de LCA nativo** resulta en la **inestabilidad mecánica de la rodilla** y puede **perturbar el control neuromuscular** al afectar los mecanorreceptores dentro del ligamento y modificar la entrada somatosensorial y la propiocepción articular. La disminución resultante en el sentido de la posición articular y la cinestesia, junto con la actividad de los nociceptores asociada con el dolor y la inflamación, pueden afectar potencialmente la calidad del movimiento. Es importante establecer una **calidad de movimiento simétrica** y óptima en las tareas de patrones motores básicos para garantizar la base de movimiento correcta sobre la cual volver a entrenar tareas de movimiento más exigentes. Además, también es importante **restaurar/desarrollar el control/equilibrio y la propiocepción articular.** Wilczyński y otros (2020) [121] señalan en su revisión que, probablemente, los mecanorreceptores que se encuentran en las estructuras periarticulares, incluidos los ligamentos colaterales de la rodilla, son responsables de la tensión refleja de los músculos laterales y mediales de la rodilla, teniendo como función el contrarrestar los movimientos en valgo de la misma.

  Se cree que la **alteración de la calidad del movimiento se debe a múltiples factores**, incluidos **desequilibrios musculares/debilidad** (por ejemplo, debilidad de los extensores de la rodilla), **postura alterada** (por ejemplo, pelvis inclinada en sentido anterior), **disfunción artrocinética** (por ejemplo, rango reducido en la dorsiflexión de tobillo), **inhibición muscular y propiocepción alterada.** En consecuencia, incorporar ejercicios correctivos para abordar estos factores es importante para ayudar a establecer una calidad de movimiento óptima. Esto consistiría en incluir un **programa de reactivación y/o fortalecimiento de los músculos débiles/inhibidos, así como técnicas de liberación muscular y entrenamiento de flexibilidad de músculos hiperactivos/contraídos.** Los pacientes también pueden moverse de forma subóptima debido a la limitación de la comprensión de las tareas (poco dominio del movimiento) o alteración de la coordinación durante la tarea. Por lo tanto, es necesario practicar tareas funcionales (con estrategias de entrenamiento óptimas) y volver a aprender la técnica óptima para reorganizar las habilidades después de un período de entrenamiento neuromuscular/correctivo. Por lo tanto, para inducir una adaptación del aprendizaje motor, una habilidad debe practicarse repetidamente, puesto que la repetición es la base del aprendizaje, debiendo llegar hasta que la acción correcta surja de manera automática y no consciente por parte del individuo. Los autores de esta revisión sugieren **avanzar desde tareas bipodales hacia tareas unipodales**, basándose en la **adquisición adecuada** de la **técnica** y el desarrollo de la **fuerza** (Figura 103). Es importante **antes de agregar carga, que se logre la técnica** óptima y que se haya abordado la disfunción subyacente específica para garantizar una calidad de movimiento y una adaptación óptima del programa. Se recomienda encarecidamente la utilización de técnicas de entrenamiento y el **uso de biorretroalimentación a través del análisis de vídeo** para maximizar la comprensión cognitiva. Además, se fomenta la incorporación de estrategias para maximizar el aprendizaje motor, incluidas (1) la adopción de un foco de atención externo, (2) aprendizaje implícito, (3) aprendizaje diferencial y (4) aprendizaje autocontrolado e interferencia contextual. Aspectos que han sido desarrollados anteriormente en profundidad [168].

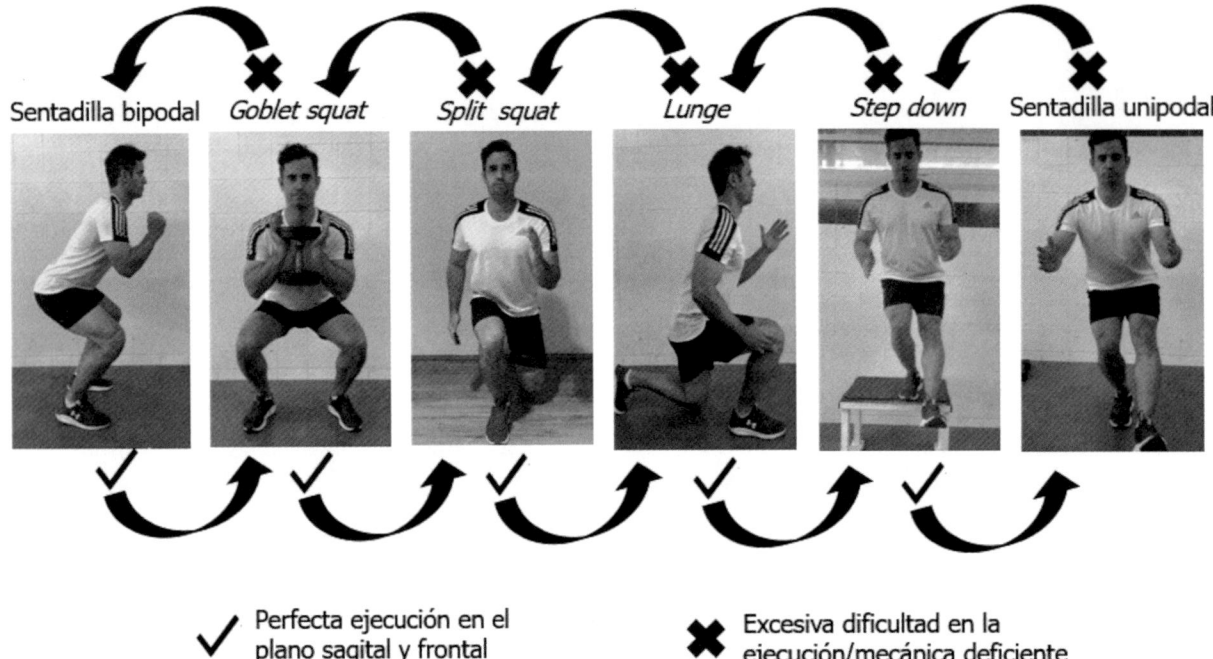

Figura 103. Resumen de la progresión de tareas en la sentadilla a una pierna, comenzando con la sentadilla bipodal sin carga, progresando al *Goblet squat*, al *Split squat*, estococada/*lunge*, al *Step down* y finalmente una sentadilla unipodal. La progresión se basa en la calidad del movimiento y la capacidad para manejar cargas adicionales durante la tarea. Adaptado de Buckthorpe y otros (2020) [168].

• Dischiavi y otros (2020) [208] señalan en su comentario clínico que el **enfoque proximal que se le ha dado años atrás a la rehabilitación de la rodilla está limitado por una filosofía reduccionista que pasa por alto la complejidad global de los patrones de movimiento a lo largo de toda la cadena cinética.** Algunos programas contemporáneos de rehabilitación y prevención de rodilla incorporan ejercicios regionales o «proximales» dirigidos al área de la cadera. Cierto es, que estos ejercicios aumentan la fuerza local de la cadera, pero no cambian significativamente la cinemática de las extremidades inferiores durante tareas dinámicas de mayor velocidad como correr y aterrizar. Por lo general, **este tipo de ejercicios rotatorios deben iniciarse después de que el atleta ya haya regresado a las actividades deportivas específicas de carrera, CDD y saltos.** Los autores proponen estrategias para reducir la incidencia lesional del LCA a través de un enfoque más global basándose en los siguientes principios:
  - **Se debe abordar la artrocinemática de la cadera:** En la Figura 104, se muestra un ejercicio que se prescribe habitualmente para abordar el valgo dinámico de rodilla. En este ejercicio, el fémur actúa como palanca móvil y las fuerzas de resistencia se aplican sobre la rodilla (elástico) a lo largo del plano frontal. Sin embargo, cuando los deportistas realizan una carga multidireccional en una posición de carga unipodal, la atrocinemática de la cadera cambia, puesto que el acetábulo pélvico es el que se mueve sobre el fémur haciendo de palanca móvil. Estos movimientos del acetábulo sobre el fémur tienen un patrón artrocinemático distinto, en el cual la pelvis se mueve de manera triplanar (inclinación anterior, caída de la pelvis hacia el lado contralateral y rotación anterior) sobre el fémur que permanece fijo. Es por ello por lo que los ejercicios mostrados en la Figura 105 representan una progresión importante de la Figura 104, ya que recrean la artrocinemática de la cadera que se produce durante el apoyo unipodal y desafían al máximo la coordinación pélvica y femoral [208].

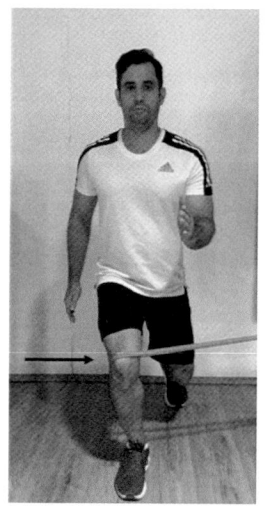

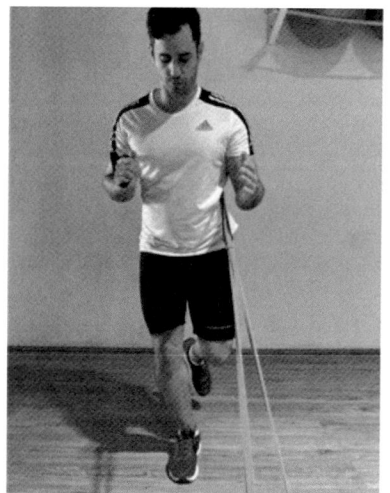

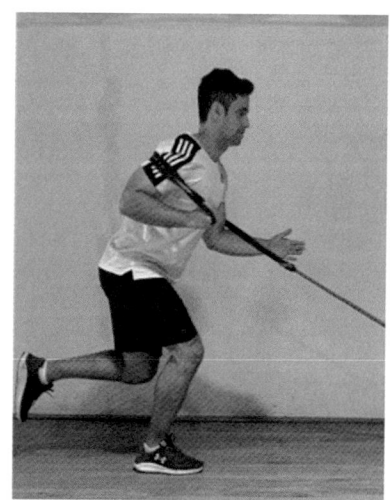

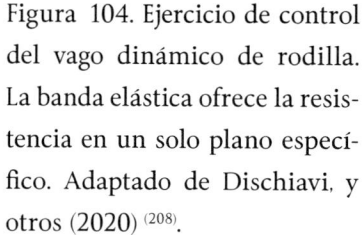

Figura 104. Ejercicio de control del vago dinámico de rodilla. La banda elástica ofrece la resistencia en un solo plano específico. Adaptado de Dischiavi, y otros (2020) [208].

Figura 105. Progresión de sentadillas unipodales utilizando el tronco como palanca con una resistencia triaxial. El vector de la resistencia está colocado hacia abajo moviéndose a través de tres planos de movimiento dirigidos específicamente a la cadera. Adaptado de Dischiavi y otros (2020) [208].

- **Uso del tronco como palanca de resistencia**: Muchos programas de prevención y de rehabilitación del LCA definen el control «proximal» como cualquier movimiento por encima de la rodilla. Esta interpretación es demasiado reduccionista, ya que pasa por alto la relación tan significativa de la cadera y el tronco. Los programas de rehabilitación de rodilla deben progresar para incorporar desafíos propioceptivos y perturbaciones que involucren al tronco, mientras integran específicamente la cadera. Utilizar un enfoque multimodal y una combinación variada de ejercicios puede proteger la rodilla durante los movimientos atléticos. Muchos de estos conceptos se aplican en las Figuras 105 y 106, donde la resistencia externa se aplica alrededor del tronco proximal creando una palanca más larga y permitiendo aplicar fuerzas sobre múltiples articulaciones. Dado que la lesión del LCA sin contacto generalmente involucra mecanismos multiplanares, es importante que la dirección de la resistencia externa sea tal que cree una fuerza en espiral (sobre el eje longitudinal/vertical/eje Z), lo que desafía aún más al atleta a controlar el colapso en valgo de la extremidad inferior. **La naturaleza y la dirección de las fuerzas externas también ayudan a maximizar la contribución de la cadena posterior, particularmente al involucrar al glúteo mayor.** La orientación de las fibras del glúteo mayor junto con sus inserciones tendinosas expansivas a través de la cresta pélvica y el sacro, proximalmente al húmero (a través de la fascia toracolumbar) y distalmente a la tibia (a través del tracto iliotibial), significa que esta cadena muscular posterior es colocada de manera óptima para controlar excéntricamente la rotación interna y la aducción del fémur, la rotación pélvica anterior y la caída pélvica contralateral (aducción relativa de la cadera en la extremidad de apoyo) en contacto con el suelo, destacando las contribuciones mecánicas del glúteo medio y mayor y su papel en la prevención de lesiones del LCA [208].

- **Incorporación de una fase de vuelo para replicar las GRF**: Durante las fases de impacto en tareas de salto o durante pequeños actos pliométricos, han correlacionado la debilidad de la musculatura de la cadera con un aumento del valgo de rodilla siendo considerados ambos como factores de riesgo para la lesión del LCA. Es por ello por lo que, durante los programas de prevención y rehabilitación de las extremidades inferiores, se incluyen ejercicios específicos que soliciten las estructuras encargadas de evitar estos patrones de movimiento, como serían las deceleraciones repetitivas a una pierna. En la Figura 106, la resistencia externa se ancla en los hombros, facilitando la respuesta colaborativa más global del fémur, pelvis y el tronco. Utilizar el tronco como palanca también permite aplicar diferentes ángulos de resistencia a lo largo del movimiento. Por ejemplo, una vez que el sujeto ha dejado el suelo, la banda elástica se puede utilizar para aplicar una fuerza rotatoria, dirigida alrededor del eje longitudinal Z. Al aterrizar, la musculatura de la cadera es desafiada a activarse de inmediato para controlar el cuerpo de manera triaxial [208].

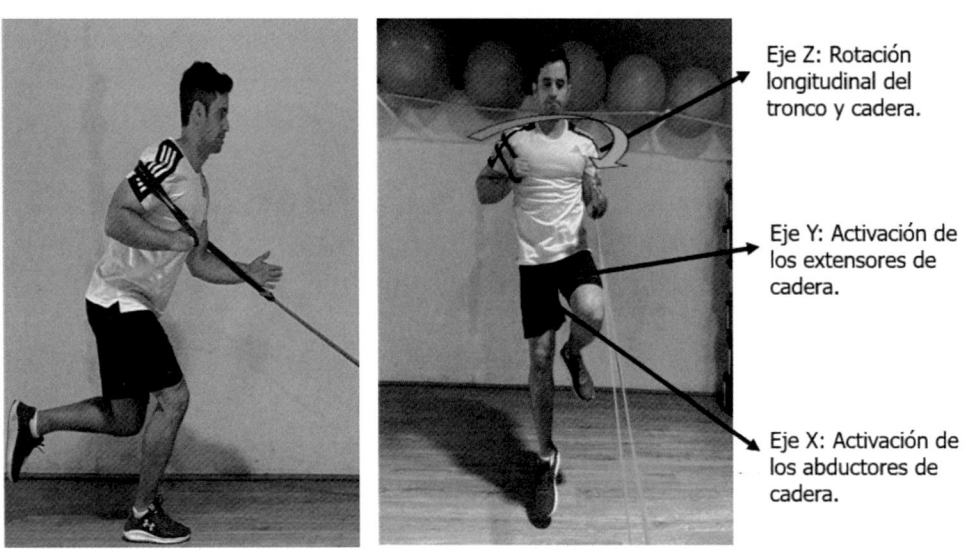

Figura 106. Saltos unipodales con resistencia triaxial en el tronco proximal. La resistencia se mueve proximalmente permitiendo que el tronco se convierta en la palanca del ejercicio. El vector de resistencia induce un giro sobre el eje longitudinal Z haciendo que el atleta se adapte a esas fuerzas en espiral cuando aterriza. Adaptado de Dischiavi y otros (2020) [208].

*Debido a que el autor de este libro dispone de tecnología inercial (ver apartado **7.8 Dispositivos inerciales de entrenamiento**) para realizar los entrenamientos con los deportistas en proceso de readaptación, en la Figura 107 se muestra un ejemplo de la implementación de las ideas descritas anteriormente utilizando un dispositivo cónico inercial, en donde la forma en la que está colocada la banda o el elástico, produce en el deportista, demandas estabilizadoras en los tres planos de movimiento (flexo-extensión, inclinaciones y rotaciones) durante un ejercicio de deceleración. Se facilita al lector un vídeo a través del siguiente enlace para una mejor comprensión https://youtu.be/ eqtVi5zk6kM. Es importante destacar que el nivel de dificultad de este ejercicio es elevado, incluso implementando otros tipos de desplazamientos más complejos lo sería aún más, como es el caso del ejercicio mostrado en la Figura 108, en donde se ejemplifica un CDD con salida cruzada [aa] en donde también se le facilita al lector un enlace **https://youtu.be/99WQTKO1q_4**. Es por ello por lo que hasta que el deportista no esté suficientemente familiarizado con el uso de la tecnología inercial con movimientos más sencillos, no se debería de incluir inicialmente esta opción de movimiento.*

[aa] Los tipos de cambios de dirección aparecen descritos en el apartado 7.5.3 *Crossover cut* y *side step cut*: **salida cruzada y salida abierta**.

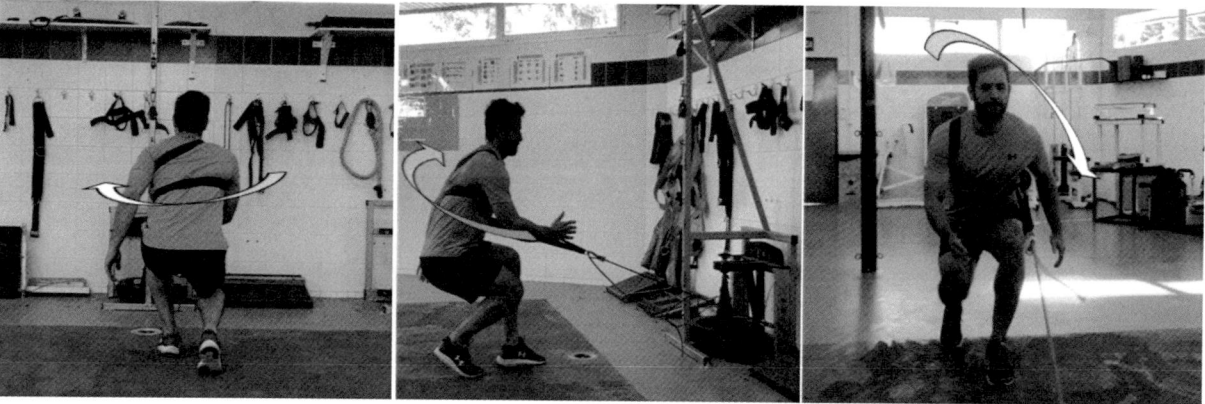

Figura 107. Ejercicio de deceleración utilizando un dispositivo inercial cónico. La flecha blanca indica las demandas posturales a las que el deportista debe hacer frente. Elaboración propia.

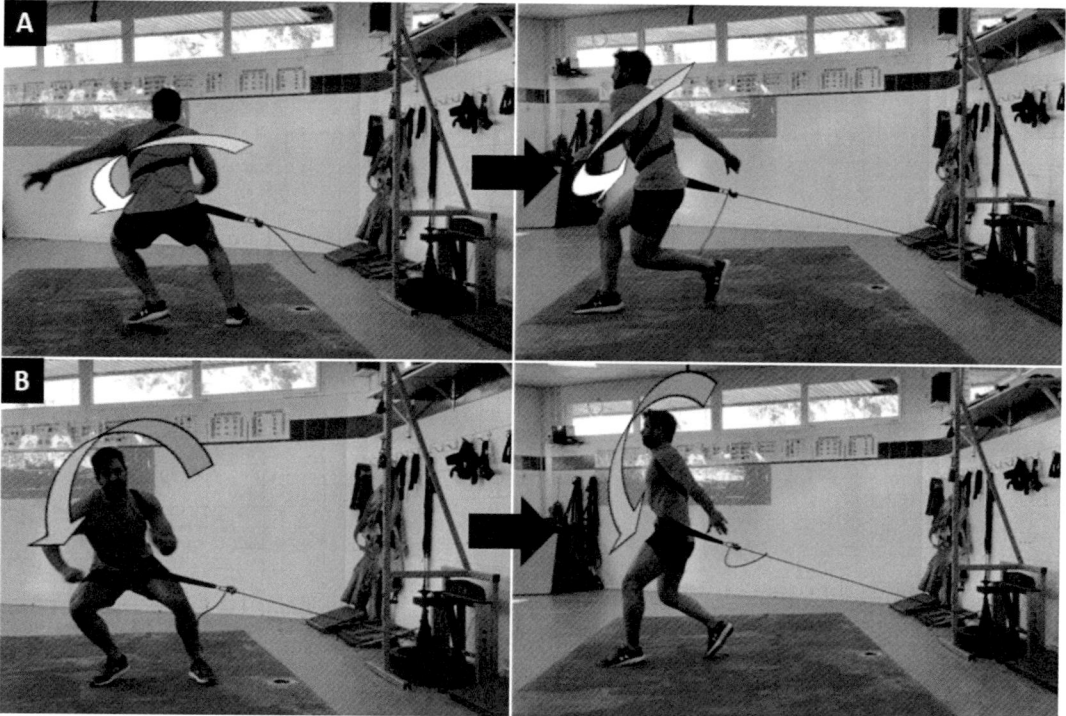

Figura 108. Visión posterior (A) y frontal (B) de la secuencia de realización de un cambio de dirección con salida cruzada/*crossover cut* en una polea cónica. La flecha blanca indica las demandas posturales a las que el deportista debe hacer frente. Elaboración propia.

- En el estudio caso control de Loudon y otros (1996) [209] realizado en mujeres deportistas (26,5 ± 7,6 años), analizaron que una excesiva caída del arco interno del pie junto con una hiperpronación de la articulación subastragalina, se relacionaban con una mayor predicción en sufrir lesión del LCA. Los autores recomiendan que el **entrenamiento para mujeres deportistas con alteraciones posturales se debería de centrar en el posicionamiento óptimo de las articulaciones y así disminuir el estrés en los tejidos blandos como el LCA**. Además, se debe entrenar al deportista para pasar de patrones posturales óptimos desde una posicion de bipedestación a situaciones dinámicas [209]. Los ejercicios de equilibrio, posturales y de estabilización dinámica son de gran importancia, puesto que estimulan el sistema somatosensorial y, por lo tanto, teniendo un efecto positivo en; la coactivación muscular, la aplicación de fuerza, la rigidez articular y el control motor en las extremidades inferiores [117] [121] [210].

247

6.8. Reacondicionamiento físico: trabajo cardiopulmonar

6.8.1. Generalidades y consecuencias del desentrenamiento

- Siguiendo con las directrices extraídas de la revisión de Buckthorpe y otros (2020) [168], una preparación específica para el deporte (estado físico, entrenamiento técnico, táctico y preparación para la carga) es clave para un RTP exitoso. Para lograr esto, debemos pensar en el «retorno al rendimiento» a lo largo del proceso de recuperación funcional. **El proceso de rehabilitación y RTS después de la reconstrucción del LCA es largo y ofrece la oportunidad de desarrollar la aptitud física de un atleta a niveles más altos incluso que antes de la lesión.** Aunque la rehabilitación en la última etapa y el entrenamiento RTS implican en gran medida el reacondicionamiento de la condición física, es importante que un atleta comience la **última etapa de la rehabilitación con un perfil de condición física suficiente** para permitir un entrenamiento intenso y lograr este nivel más alto de rendimiento atlético, ya que niveles más altos de fuerza junto con mejores patrones de salto y aterrizaje están relacionados con una mayor probabilidad de volver al deporte [211]. La evidencia sugiere que el estado cardiovascular de los jugadores de fútbol es más bajo a los 6 meses después de la reconstrucción del LCA que los valores previos a la lesión, lo que indica la necesidad de optimizar mejor el entrenamiento de este importante parámetro de estado físico. Esto podría deberse en parte a intensidades insuficientes en la etapa final de la rehabilitación, pero también puede indicar un estímulo insuficiente para preservar la capacidad aeróbica durante las etapas iniciales. Por lo general, se recomienda la incorporación de este trabajo en el entrenamiento de rehabilitación existente o en sesiones de reacondicionamiento separadas, que involucran predominantemente trabajo de fuerza de la parte superior del cuerpo (por ejemplo, press de banca, press de hombros sentado, fondos, *pull ups*, etc.), entrenamiento cardiovascular con carga baja o sin carga (por ejemplo, carrera en aguas profundas en piscina, bicicleta estática, elíptica, Alter-g, etc.) y fortalecimiento correctivo adicional (por ejemplo, sesiones extra de fuerza en la región lumbopélvica centrada en áreas de debilidad) [168].

- En la revisión narrativa de Buckthorpe (2019) [113] se señala que, durante los **partidos**, los jugadores suelen registrar **FC medias y máximas del 85 % y del 98 %** como máximo, respectivamente. Esto **representa** un promedio de alrededor del **70 % del consumo** máximo de oxígeno (**VO$_2$ máx**). Por lo tanto, los jugadores necesitan desarrollar una muy buena capacidad cardiovascular aeróbica y anaeróbica, específicamente la **capacidad de trabajar durante períodos más prolongados a frecuencias cardíacas elevadas, para competir sin los efectos adversos de la fatiga.** Además de una correcta aptitud aeróbica, los jugadores de fútbol necesitan obtener energía a partir de vías energéticas glucolíticas anaeróbicas. Las concentraciones de lactato en sangre durante partidos de fútbol oscilan entre 2 -12 mmol/L llegando a registrar valores individuales que superan 12 mmol/L, por tanto, existe una necesidad de restaurar la aptitud anaeróbica y **exponer al jugador a escenarios realmente fatigantes** durante la rehabilitación en el campo. El acondicionamiento aeróbico puede ser implementado tan pronto como sea posible utilizando modalidades como la bicicleta estática, elíptica y en piscina.

- En el comentario clínico de Seehafer y otros (2022) [76] se presentan unas **consideraciones del sistema cardiopulmonar dentro de un enfoque de múltiples sistemas fisiológicos para el movimiento humano después de una reconstrucción del LCA**, incluida una revisión clínicamente relevante del sistema cardiopulmonar, estrategias de evaluación y modos de entrenamiento para promover un movimiento eficaz y eficiente. El sistema cardiopulmonar, junto con otros sistemas, experimenta cambios después de la reconstrucción del LCA. Los deportes como el fútbol y el baloncesto requieren de **acciones intermitentes de alta intensidad intercaladas con ejercicios sostenidos de baja intensidad.** Dado que la mayoría de estos deportes se basan predominantemente en carreras, estos esfuerzos se incluyen en la **capacidad de repetir** *sprints,* que se define como *sprints* breves (<10 segundos) **seguidos de una recuperación incompleta** (<60 segundos). Estos requisitos de actividad plantean **demandas únicas tanto en el sistema de energía anaeróbico como en el aeróbico.** En última instancia, **los tres sistemas de energía** (fosfocreatina, glucolítico, aeróbico) **estarán involucrados** durante los ciclos intermitentes de recuperación del *sprint,* pero el grado en que se utiliza cada sistema de energía depende de factores que incluyen al deporte en particular, como la demarcación y la o fase del juego/partido. Aunque las demandas de cada deporte e individuo pueden ser únicas, las demandas generales del sistema de energía que se observan en estos deportes (que también tienden a ser donde ocurren la mayoría de las lesiones del LCA) son muy similares. Después de una lesión del LCA, estos sistemas de energía se desadaptan y pierden eficiencia debido a la reducción del estímulo de acuerdo con el principio de adaptación específica a las demandas impuestas. Durante un **partido de fútbol de 90 minutos, los jugadores corren ~10 km a intensidades de hasta el 75 % de su VO$_2$ máx, además de recorrer 215 +/- 100 metros a velocidades de** *sprint.*

El **sistema aeróbico, es altamente entrenable debido a su alto techo de adaptación,** pero también lleva mucho más tiempo entrenarlo (de cuatro a ocho semanas para cambios iniciales y de tres a cuatro meses para adaptaciones significativas) en comparación con otros sistemas de obtención de energía como el glucolítico y el de fosfocreatina. Después del cese del entrenamiento, el rendimiento aeróbico de un atleta puede mantenerse durante ~1 mes con aumentos en la FC a intensidades similares que compensan el desentrenamiento a corto plazo. A medida que continúa el desentrenamiento, todas las adaptaciones se revierten a un ritmo similar al de la adaptación inicial y, a los 3-4 meses, la mayoría de las adaptaciones previas se pierden. **En un atleta que se ha sometido a una reconstrucción del LCA, los cambios a largo plazo** (>4 semanas) **en el estado cardiovascular son generalmente los más relevantes.** Los autores de este comentario clínico señalan que hay estudios sobre el desentrenamiento que muestran una caída a más largo plazo del VO$_2$ máx. en individuos altamente entrenados de hasta un 20 % después de cesar el entrenamiento [76].

El VO$_2$ máx. es una métrica que se usa a menudo, y el desacondicionamiento posterior a una lesión de LCA da como resultado una reducción del mismo debido a los cambios que ocurren en el músculo periférico producido por una remodelación del miocardio; **sin embargo, el VO$_2$ máx adolece de la capacidad para predecir el rendimiento,** especialmente en entornos donde existen acciones de alta intensidad con carácter intermitente como es la RSA, y los cambios en el VO$_2$ máx no siempre reflejan con precisión las adaptaciones subyacentes al entrenamiento y al desentrenamiento. Alcanzar **niveles adecuados de condición física específicos** para el deporte puede ser **importante** para **prepararse mejor para las demandas específicas del deporte.** A continuación, en la Tabla 42, podemos ver las demandas específicas en deportes con carácter intermitente [76]:

Demandas específicas del deporte. Media y ± DE				
Deporte	Ratio trabajo: descanso	Distancia total recorrida	Intensidad	Demandas de movimiento
Baloncesto	6 s: 22 s	7558 ± 575 metros	*Sprints*: 55 ± 11. CDD/movimientos laterales: 94 ± 16. Saltos: 44 ± 7.	CDD. Movimiento lateral. Saltos. Aceleración/deceleración.
Fútbol americano	5,23 s: 36 s	5.056 ± 626 metros	*Sprints*: 13 ± 6. Aceleraciones máximas: 94 ± 16. Deceleraciones máximas: 44 ± 7.	*Sprints*. Aceleración/deceleración. Colisión/contacto.
Fútbol	8,5 s: 4,4 s	11.393 ± 1.016 metros	Distancia de *sprint*: 215 ± 100	*Sprint*. Aceleración/deceleración. CDD.

Tabla 42. DE: desviación estándar; s: segundos; CDD: cambio de dirección. Adaptado de Seehafer y otros (2022) [76].

- En la revisión de Buckthorpe y otros (2019) [212] se señala que un **elemento que recibe poca atención tras la reconstrucción del LCA es el acondicionamiento físico específico del fútbol y la determinación para saber si el jugador está lo suficientemente capacitado para el desempeño de la práctica deportiva.** Durante un partido de fútbol, los jugadores cubren hasta 13 km a una intensidad promedio cercana al umbral anaeróbico, que representa el 80-90 % de la FC máxima. La naturaleza intermitente del fútbol, quiere decir que los jugadores repiten acciones de alta intensidad cada 4-6 segundos, las cuales deben de ser respaldadas por vías energéticas glucolíticas anaeróbicas. Así mismo, durante periodos de recuperación entre este tipo de acciones predomina el metabolismo aeróbico.

- Siguiendo con el comentario clínico de Seehafer y otros (2022) [76], **tras periodos de desentrenamiento, el músculo cardiaco sufre numerosas modificaciones al igual que el músculo esquelético reduciéndose en este la capilarización del mismo junto con una disminución del flujo sanguíneo.** La función cardiopulmonar después de la reconstrucción del LCA se puede evaluar utilizando una variedad de métodos, según la etapa de curación y la disponibilidad de recursos. De manera genérica y como ya se ha mencionado en apartados anteriores, la carga de trabajo y la respuesta del deportista ante la misma se pueden dividir en carga externa (carga de trabajo impuesta al organismo) e interna (respuesta fisiológica ante la carga de trabajo externa).

- Los autores del comentario clínico de Morrison y otros (2017) [77] plantearon como objetivo **abordar el rol del entrenamiento sobre los sistemas energéticos de obtención de energía como parte del proceso de RTP.** También, exponen **métodos aplicables en la práctica para monitorear el proceso de entrenamiento aportando herramientas para cuantificar el resultado.** El ejercicio físico plantea demandas tanto metabólicas como neuromusculares en el cuerpo y, de acuerdo con las vías energéticas, para satisfacer las mismas se debe de proporcionar trifosfato de adenosina (*Adenosine triphosphate*, ATP por sus siglas en inglés) al músculo que trabaja a través de las interacciones de las tres vías metabólicas: (1) vía de los fosfágenos, (2) vía glucolítica, (3) vía oxidativa. **La intensidad y duración de la actividad deter-**

mina cuál de las vías energéticas tiene la mayor contribución al suministro de energía. Actividades como la halterofilia y la carrera de 100 m utilizan ATP a un ritmo muy alto y, por lo tanto, dependen de las vías de ATP-fosfocreatina. Sin embargo, existe un suministro finito de reservas intramusculares de ATP y fosfocreatina, lo que da como resultado una capacidad muy limitada de esta vía. Las actividades de duración intermedia, como carreras de 400 m, deben depender de vías energéticas de mayor capacidad para obtener ATP. Esta vía de varios pasos utiliza glucosa/glucógeno para proporcionar ATP en la contracción muscular continua y lo hará en ausencia de oxígeno. Sin embargo, se producen subproductos fatigantes que limitan la duración de este sistema energético. Las actividades de mayor duración, como correr maratones, dependen de las vías oxidativas para mantener la producción de ATP durante la duración prolongada del ejercicio. Sin embargo, estas vías requieren el suministro y la utilización integrados de oxígeno y, por lo tanto, tienen tasas sustancialmente más bajas de suministro de ATP. Aunque no son mutuamente excluyentes, la dependencia proporcional de estos tres sistemas de energía depende tanto de la duración como de la intensidad del ejercicio (Tabla 43).

La Tabla 44 puede servir para entender las demandas metabólicas de varias disciplinas deportivas. Por ejemplo, las exigencias metabólicas en deportes como la halterofilia, los 100 m lisos o una maratón son relativamente fáciles de clasificar, puesto que la intensidad y la duración de estos deportes se encuentra en los extremos del espectro. Sin embargo, la mayoría de los deportes de equipo se componen de *sprints* máximos o submáximos seguidos de periodos breves de recuperación y, por tanto, no utilizan los extremos de los sistemas energéticos como los ejemplos anteriores. Estas vías de obtención de energía no son excluyentes entre sí, sus contribuciones cambian según la tarea. Por todo ello, los **deportistas de equipo requieren de niveles de condición física suficientes para respaldar los requisitos metabólicos específicos de su deporte y demarcación** que abarcan las tres vías metabólicas principales [77].

Demandas de las vías energéticas		
Duración	Intensidad	Vía energética principal
0-6 s	Máxima	Fosfágenos
6-30 s	Submáxima	Fosfágenos y glucólisis anaeróbica
30-120 s	Alta	Glucólisis anaeróbica
2-3 minutos	Moderada	Anaeróbica y glucólisis aeróbica
>3 minutos	Baja	Oxidativa

Tabla 43. s: segundos. Adaptado de Morrison y otros (2017) [77].

Tal y como se ha señalado anteriormente, debido a la naturaleza intermitente de los deportes de equipo, surge el concepto de RSA, que refleja una característica clave en este tipo de deportes, donde la mayor parte del tiempo se realizan acciones de menor intensidad con periodos breves de esfuerzo máximo o submáximo intercalados a lo largo del tiempo jugado. Es por ello por lo que los deportistas deben de exponerse progresivamente a tareas donde se exprese esta capacidad de repetir esfuerzos máximos. Dado que la terminología del entrenamiento de los sistemas energéticos no siempre es consistente en la literatura y puede generar confusión, los autores de este comentario clínico mencionan otros autores, los cuales recomiendan eliminar las descripciones fisiológicas del entrenamiento y proponen en su lugar tres clasificaciones básicas para ejercicios de esfuerzos repetidos y de corta duración. Esta clasificación se basa en la duración del ejercicio y se puede ver en la Tabla 44. Hay que tener en cuenta que el ejercicio de larga duración no aparece en dicha tabla y no debe de pasarse por alto, aunque se debe de tener cuidado con su implementación, puesto que cantidades excesivas de ejercicio de resistencia de larga duración pueden tener efectos nocivos sobre las capacidades explosivas de los atletas de potencia. No obstante, una cantidad moderada de este tipo de acondicionamiento aumenta el rendimiento en estos deportistas. [77]

Distribución de las vías energéticas en el entrenamiento			
Clasificación	**Intensidad**	**Duración**	**Ejemplo de programación**
Esfuerzos explosivos	Máxima	Hasta 6 s	3-5 s de trabajo: 60-120 s de descanso
Esfuerzos de alta intensidad	Máxima	De 6 s a 1 min	30 s de trabajo: 30 s de descanso
Esfuerzos prolongados	Máxima	> de 1 min	3 min de trabajo: 3 min descaso

Tabla 44. s: segundos, min: minutos. Adaptado de Morrison y otros (2017) [77].

6.8.2. Cuando empezar tras la lesión

- Della Villa y otros (2012) [189] realizaron la primera prueba para evaluar la aptitud aeróbica en jugadores de fútbol intervenidos quirúrgicamente del LCA teniendo en cuenta las siguientes consideraciones: (1) **ausencia de dolor o inflamación articular**, (2) **ADM superior a 120º en el sentido de la flexión de la rodilla**, (3) **extensión completa de la rodilla**, (4) **capacidad de correr en cinta rodante a 8 km/h durante un mínimo de 10 minutos**, y (4) **tras 92 ± 37 días (3 meses y medio aproximadamente) de la operación**. Cabe destacar que la prueba seleccionada en este estudio para evaluar la aptitud aeróbica fue un test incremental de carrera sobre un tapiz rodante.

> *El autor de este libro señala que, dada su experiencia con jóvenes futbolistas, **puede ser un poco precipitado someter a un deportista a un test máximo de carrera con tan solo 3 meses (aproximadamente) tras la intervención**. La explicación a esto se debe a que, si un deportista tras un periodo de 3 meses de inactividad en lo que a impactos en la rodilla se refiere, podría ser una dosis bastante alta que cursase con un estado reactivo en esta, es decir, inflamación y/o dolor. En su lugar, podría ser más recomendable realizar una prueba que evalúe la condición aeróbica utilizando una bicicleta estática.*

6.8.3. Evaluación del sistema cardiorrespiratorio

- En el comentario clínico de Seehafer y otros (2022) [76], los autores señalan que **la FC es uno de los métodos más comúnmente utilizado para evaluar y predecir la aptitud cardiorrespiratoria general en deportistas**. Sin embargo, también se puede utilizar otras evaluaciones como pueden ser la concentración de lactato en sangre, el VO_2 máx estimado, el índice de esfuerzo percibido, los equivalentes metabólicos (de sus siglas en ingles MET, *metabolic equivalent testing*), la tasa de intercambio respiratorio y el umbral ventilatorio. Un método para determinar el estado físico general que se ha vuelto muy accesible dados los avances tecnológicos es el gasto energético, siendo una métrica útil que puede expresarse como la cantidad de energía que un individuo gasta en varias condiciones las cuales pueden incluir descanso, ejercicio submáximo/máximo o recuperación después del ejercicio. Este método puede ser evaluado con opciones portátiles como la acelerometría, podómetro y opciones más intensas como la calorimetría indirecta. Almeida y otros (2018) [213] realizaron un estudio prospectivo con el objetivo de **evaluar el rendimiento aeróbico en futbolistas profesionales lesionados del LCA, antes y seis meses después de la reconstrucción del LCA comparándolos con un grupo control sano de futbolistas profesionales.** Los resultados de este estudio indicaron que la capacidad aeróbica de los futbolistas profesionales seis meses después de la reconstrucción del LCA, medida por el VO_2 máx y los umbrales ventilatorios, es significativamente inferior que en los deportistas del grupo control.

A continuación, se van a describir una serie de pruebas que evalúan el estado del sistema cardiorrespiratorio. Dichas pruebas, pueden ser aplicadas en función de los recursos que el evaluador posea. No obstante, ya que no se puede separar este tipo de evaluaciones sin entrar a comentar el concepto de fatiga, se remite al lector al apartado 2.4.3 **Rotura primaria**, en el cual se desarrolla este concepto junto con sus tipos. Así mismo y más adelante, en el apartado **7.1 Control de la carga**, se menciona la evidencia emergente acerca de la posible relación entre el estado de fatiga y la lesión del LCA

Frecuencia cardiaca

- La evaluación de la FC es una medida de la carga interna de trabajo con una gran variedad de opciones de implementación, como, por ejemplo, su registro de manera manual o automática de la frecuencia del pulso. La monitorización de la FC a través de sensores colocados en el pecho o con dispositivos electrónicos en la muñeca son frecuentemente utilizados hoy en día, proporcionando lecturas muy precisas. Al igual que cualquier medición, el uso adecuado del dispositivo es determinante para establecer una FC precisa independientemente del modelo utilizado [76].

Percepción subjetiva del esfuerzo

- La escala RPE, se basa en la **percepción del esfuerzo del sujeto ante una carga externa**, y por tanto es una medida **de carga interna o psicofisiológica**. Sin embargo, se ha demostrado que se correlaciona bien con otras medidas, como la FC y los niveles de lactato en sangre. Inicialmente esta escala fue desarrollada por Gunnar Borg en 1982, quien propuso una escala para cuantificar el esfuerzo percibido durante la actividad y lo modeló en medidas de FC. En esta escala, el deportista califica su nivel de esfuerzo percibido en una escala de 6 a 20 donde los números más altos representan un mayor esfuerzo. Posteriormente, se desarrolló una versión modificada calificando la misma del 1 al 10. La escala de Borg está altamente correlacionada con la FC y es un método válido para estimar las cargas de trabajo de la sesión. Si bien tanto la escala de Borg original como la modificada se pueden utilizar en varias etapas a lo largo del curso de la rehabilitación después de la reconstrucción del LCA, **la escala modificada tiende a ser más fácil de implementar**, sobre todo si se utiliza la RPE de la sesión [76], la cual ha sido descrita en el apartado 1.7.1 **Carga interna y externa**.

Prueba de esfuerzo cardiopulmonar

- Varias pruebas de campo pueden ayudar a proporcionar una evaluación de la capacidad aeróbica y así estimar el VO_2 máx, pero el **método más preciso es el uso de una prueba de esfuerzo con análisis de los gases ventilatorios espirados**. La mayoría de los protocolos para su implementación utilizan una bicicleta estática o una cinta rodante. Las medidas adicionales que aporta esta prueba como el umbral ventilatorio, proporcionan información sobre el estado de entrenamiento y la condición física. A pesar de la relación bien establecida entre los datos obtenidos a través de las pruebas de esfuerzo, en particular el VO_2 pico y el umbral ventilatorio, su uso en la toma de decisiones deportivas después de la reconstrucción del LCA es limitado, probablemente debido a la disponibilidad del equipo y las limitaciones de tiempo. El VO_2 pico generalmente permanece estable dentro de la temporada y entre temporadas en jugadores de fútbol de élite, lo que sugiere que las pruebas de esfuerzo se pueden utilizar para identificar con precisión las deficiencias persistentes en el VO_2 pico y otros marcadores de aptitud aeróbica después de la lesión del LCA. Estas medidas obtenidas a través de esta prueba **se pueden comparar con medidas específicas del deporte para determinar con precisión y objetividad si un atleta ha alcanzado la aptitud aeróbica requerida**. Así mismo, el uso de pruebas de esfuerzo en la pretemporada también puede permitir comparaciones específicas de atletas después de la reconstrucción del LCA y ayudar en los procesos de detección y reducción del riesgo de lesiones [76].
- Della Villa y otros (2012) [189] utilizaron una **prueba incremental de carrera sobre una cinta rodante en futbolistas intervenidos quirúrgicamente del LCA para evaluar la aptitud aeróbica**. Los sujetos comenzaron a una velocidad de 7 km/h con incrementos de velocidad de 2 km/h cada tres minutos hasta alcanzar el umbral anaeróbico. Este umbral se indicó por una concentración de lactato en sangre >4 mmol/l obtenida del lóbulo de la oreja. También se monitorizó la FC. Se calcularon los umbrales aeróbicos y anaeróbicos (2 y 4 mmol/l respectivamente) en términos de velocidad y FC, los cuales se utilizaron para prescribir las sesiones de entrenamiento.
- En el estudio de Almeida y otros (2018) [213], realizado en **futbolistas profesionales sanos** de 20,5 (18-24) años y en futbolistas lesionados del LCA de 21 (18-28) años, los sujetos comenzaron la **prueba sobre un tapiz rodante a una velocidad de 8,4 km/h con incrementos de velocidad de 1,2 km/h cada dos minutos**. La inclinación del tapiz rodante se fijó en un 2 %. El VO_2 máx, la cantidad de dióxido de carbono (CO_2) producido y la ventilación pulmonar fueron medidas con un analizador de gases. Para que la prueba fuese considerada como máxima, los jugadores debían de alcanzar 2 de los siguientes criterios: (1) cociente respiratorio (CO_2/O_2) $\geq$ 1,10; (2) puntuación $\geq$ 18 en la escala de Borg y (3), una variación constante de la FC de 5 latidos por minuto del máximo teórico. El VO_2 máx fue cuantificado cuando este incrementó menos de 2 ml/kg/min entre dos etapas consecutivas. Las mediciones se realizaron antes de la cirugía y seis meses después de la reconstrucción del LCA en el grupo de lesión del LCA y se compararon con sus valores preoperatorios, así como con un grupo control. A continuación, en la Tabla 45, aparecen datos que pueden ser utilizados de referencia:

VO₂ máx antes y después de la reconstrucción del LCA y en el grupo control. Media ± DE						
	LCA pre operación	LCA 6 meses post	Control	LCApre vs LCA 6 meses	LCApre vs control	LCA 6 meses vs control
VO₂ máx (mL/kg/min)	45,2 ± 4,3	48,9 ± 3,8	56,9 ± 4,2	0,001*	<0,001*	<0,001*

Tabla 45. DE: desviación estándar; ml: mililitros; kg: kilo; min: minuto. LCA: ligamento cruzado anterior. * diferencias estadísticamente significativas. Adaptado de Almeida y otros (2018) [213].

- Ferrari-Bravo y otros (2008) [214] analizaron la **aptitud aeróbica en jóvenes futbolistas** (17,3 ± 0,6 años) **sanos pertenecientes a una cantera profesional.** La prueba consistió en un test incremental sobre cinta rodante en la cual los sujetos comenzaron con una inclinación del 1 %. Después de 3 minutos a una velocidad de 8 km/h, la prueba comenzó a 9 km/h con incrementos de la velocidad en 1 km/h cada minuto de modo que se consiguió el agotamiento máximo en torno a los 8-12 minutos. Los gases espirados se analizaron a través de un sistema automatizado. Alcanzar el VO₂ máx se consideró cuando el sujeto alcanzaba al menos dos de los siguientes criterios: (1) una meseta en el VO₂ máx a pesar del aumento de la velocidad, (2) una ratio de intercambio respiratorio superior a 1,10, y (3) una FC ± 10 pulsaciones por minuto en relación con su FC máxima (la cual fue estimada restando a 220 la edad del sujeto). Los datos de VO₂ máx previos a un entrenamiento *High-intensity intermittent training* (HIIT) y de *sprints* repetidos, fue de 54,25 ± 2,75 ml/kg/min, y de 57,4 ± 3,6 ml/kg/min posteriores al programa de entrenamiento. Estos datos pueden servir de referencia.

Evaluación de la velocidad aeróbica máxima

- Al igual que la RPE, la VAM es una **herramienta comúnmente utilizada para evaluar el estado físico de un deportista** y obtener una métrica que puede ser útil de cara a la programación del entrenamiento. Este test proporciona un valor de VAM sometiendo al sistema aeróbico. Una manera de realizar esta prueba es indicar al **deportista que debe alcanzar un ritmo de carrera lo más intenso posible durante un período de 5 minutos, después, la distancia total recorrida se divide por el tiempo que tardó en completarla.** Esta prueba suele ser realizada corriendo, remando o en bicicleta [76]. Otra propuesta para realizar la evaluación de la VAM más frecuentada en los deportes de equipo es realizar la prueba en el exterior sobre una pista de atletismo de 200 m pidiendo a los participantes un esfuerzo máximo. Los deportistas deben correr de manera guiada por 10 conos separados cada 20 m siguiendo una señal auditiva preprogramada. La velocidad inicial se fija inicialmente en 8 km/h para ir posteriormente incrementándola en 0,5 km/h cada minuto hasta el agotamiento máximo de los deportistas. La prueba es detenida cuando el sujeto ya no puede mantener la velocidad de carrera requerida la cual es dictada por el pitido, durante dos veces consecutivas o se retira voluntariamente. El valor promedio más alto de FC obtenido durante 5 segundos se registra como la FC máxima [215].

A continuación, en la Tabla 46 se muestra un ejemplo de un test de VAM realizado en tres ocasiones diferentes con dos semanas de separación entre ellas, en un jugador de fútbol tras 6 meses y medio de haber sido operado del LCA, en los cuales se puede ver el porcentaje de progreso en la VAM en relación con el test 1, alcanzando el jugador un incremento del 5,2 % y del 3,3 % en la segunda y tercera prueba, respectivamente. Dicha prueba, fue realizada dando vueltas alrededor de un campo de fútbol 11 de césped natural durante 5 minutos a máxima intensidad, donde el jugador debía bordear cada banderín de córner. Estos datos, junto con otros, fueron extraídos utilizando un pulsómetro de la marca Polar, el cual estaba sincronizado con el teléfono móvil del jugador vía *Bluetooth*. En la Figura 109 se puede observar la captura de pantalla correspondiente al test 1 donde se pueden extraer otras métricas como la FC y el ritmo por kilómetro. El autor de este libro recomienda estandarizar la prueba lo máximo posible, es por ello por lo que dicha prueba debería de realizarse siempre en el mismo campo debido a las posibles diferencias en las dimensiones que puedan existir y siendo estrictos en indicar al jugador el recorrido a realizar.

Valoración de la velocidad aeróbica máxima en un jugador de fútbol tras una reconstrucción del LCA					
	Distancia (km)	Duración (h)	VAM	% mejora VAM	FC media (ppm)	FC máxima (ppm)
Test 1	1,21	0,083	14,5		154	180
Test 2	1,27	0,083	15,3	5,2 %	139	163
Test 3	1,25	0,083	15	3,3 %	151	176

Tabla 46. Km: kilómetros; h: horas; VAM: velocidad aeróbica máxima; FC: frecuencia cardíaca; ppm: pulsaciones por minuto. Elaboración propia.

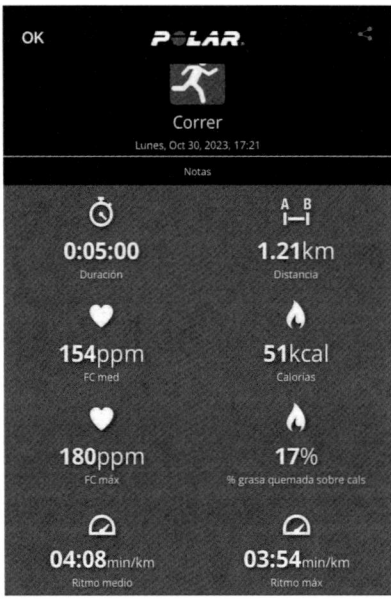

Figura 109. Captura de pantalla correspondiente a la primera prueba de velocidad aeróbica máxima.

Dicho esto, es importante tener en cuenta la fase de recuperación en la que se encuentra el jugador, así como las demandas musculares y articulares que puede provocar esta prueba. Es decir, al realizar un test sobre un campo de fútbol, el hecho de tener que bordear por detrás de cada banderín de córner, el jugador tendrá que decelerar, realizar un CDD de 90º y reacelerar en la nueva dirección, por tanto, las características de esta prueba seguramente no sean las idóneas una vez el deportista ha empezado a correr (ver apartado **6.2 Vuelta a la carrera**). Es por ello por lo que el autor de este libro propone modificar ligeramente el recorrido a realizar, convirtiendo los cambios de dirección en ángulos de aproximadamente 45º, ya que podría ayudar a que las demandas en las extremidades inferiores no sean tan grandes en fases iniciales (Figura 110).

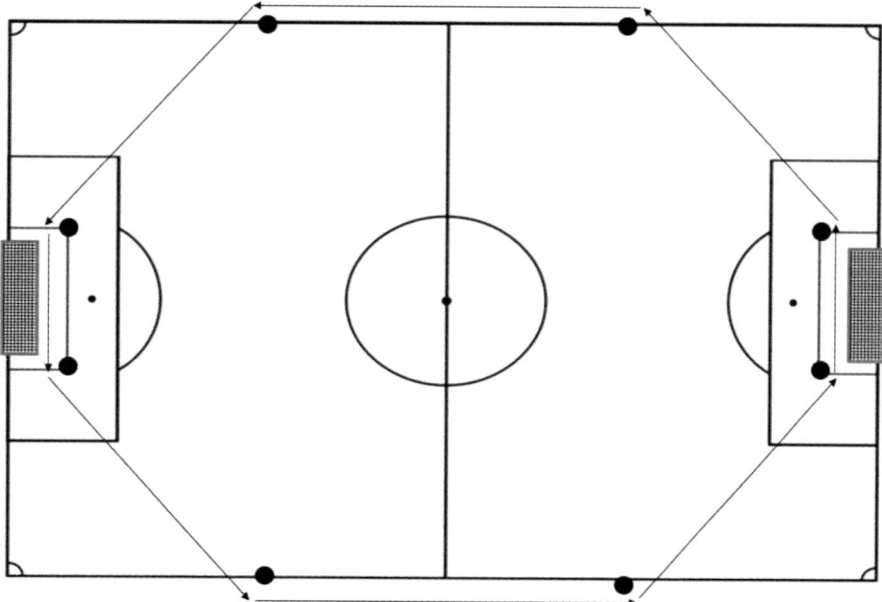

Figura 110. Propuesta del Test de VAM modificando el recorrido a realizar sobre un campo de fútbol para provocar menores demandas articulares y musculares. VAM: velocidad aeróbica máxima. Elaboración propia.

Prueba anaeróbica de *Windgate*

- Tal y como se indica en el comentario clínico de Seehafer y otros (2022) [76] y en el estudio de Hernández-Belmonte y otros (2023) [207], esta prueba es una de las herramientas más utilizadas para monitorizar el acondicionamiento anaeróbico y la producción de potencia muscular, aunque se estima que entre el 18 y 30 % del rendimiento alcanzado en la misma puede vincularse a un acondicionamiento aeróbico. La prueba consiste en pedalear con un esfuerzo del 100 % en una bicicleta estática durante 30" con una resistencia, del 7,5 al 8,9 % del peso corporal del deportista, aunque también se recomienda que la resistencia sea tan alta como del 11 % del peso corporal. También puede medirse por separado el rendimiento de las extremidades superiores e inferiores con cicloergómetros adaptados, utilizando el 7,5 % del peso corporal para la extremidad inferior y el 5 % para la extremidad superior. La potencia máxima alcanzada a lo largo de la prueba se utiliza para determinar la potencia anaeróbica, mientras que la capacidad anaeróbica se puede estimar utilizando el valor promedio a lo largo de 20 segundos. Esta prueba, puede implementarse una vez que el deportista, en función del proceso de recuperación en el que se encuentre, haya obtenido un control suficiente de los cuádriceps y recibiendo autorización para hacer ejercicio sobre una bicicleta estática. Los plazos específicos variarán, pero es factible que **esta prueba se pueda implementar entre uno y tres meses después de la reconstrucción del LCA**, según los factores quirúrgicos, de si se realiza con las extremidades superiores e inferiores, y del paciente.
- En el estudio transversal de Nikolaidis y otros (2018) [216] plantearon como objetivo **desarrollar valores normativos de los principales índices estudiados durante la prueba de *Wingate* en 995 jugadores de fútbol de diferentes edades** (18,1 ± 4,9 años). El test fue realizado sobre un cicloergómetro y se indicó a los participantes pedalear lo más rápido posible durante 30 segundos contra una resistencia determinada por el producto del peso corporal

en kg por 0,075. Se analizaron los siguientes índices: pico de potencia, potencia media y el índice de fatiga. Los dos primeros índices se expresaron en W (vatios) y en W/kg. Durante el test, los participantes fueron alentados verbalmente para que realizasen el máximo esfuerzo. En la Tabla 47, se pueden consultar los **datos normativos divididos por percentiles en función de la edad** (entre los 12 y ≥ 22 años).

Datos normativos divididos por percentiles en función de la edad											
Años											
Percentil	12	13	14	15	16	17	18	19	20	21	≥22
Potencia pico (W)											
95	645	694	833	887	908	1005	1078	969	1034	1028	1056
90	570	671	778	818	893	917	1037	928	968	1021	1023
75	505	611	671	764	826	859	890	899	934	933	954
50	425	540	610	680	732	787	809	829	857	854	882
25	379	433	536	601	668	710	752	748	774	732	776
10	330	380	452	538	586	603	660	684	737	649	723
5	319	342	410	490	549	552	639	659	699	601	677
Potencia pico (W/kg)											
95	10,5	11,1	11,9	12,2	12,4	12,8	13,3	12,5	13,0	13,0	12,9
90	10,3	10,9	11,5	11,9	12,1	12,5	12,7	12,4	12,6	12,8	12,6
75	9,8	10,2	10,7	11,2	11,5	11,9	12,9	11,9	12,2	12,3	12,0
50	9,1	9,5	10,1	10,6	10,9	11,2	11,5	11,5	11,5	11,5	11,5
25	8,4	8,7	9,5	10,1	10,4	10,4	10,9	11,0	11,0	11,0	10,8
10	7,7	8,1	8,9	9,5	9,6	9,8	10,6	10,6	10,3	9,9	9,9
5	7,2	7,3	8,6	9,2	9,2	9,5	10,0	10,3	9,8	9,8	9,7
Potencia media (W)											
95	8,4	9,1	9,3	9,7	9,7	9,9	10,0	10,1	10,2	9,9	9,8
90	8,1	8,8	9,0	9,4	9,5	9,7	9,7	9,9	10,0	9,7	9,6
75	7,9	8,2	8,5	8,9	9,1	9,3	9,2	9,5	9,4	9,4	9,2
50	7,2	7,6	7,9	8,4	8,6	8,8	8,9	9,0	9,0	8,9	8,8
25	6,3	6,9	7,5	7,7	8,2	8,3	8,5	8,6	8,3	8,5	8,3
10	5,3	5,9	6,7	7,1	7,5	7,8	8,1	8,1	8,0	7,7	7,8
5	4,9	5,6	6,3	6,7	7,2	7,3	7,8	7,5	7,7	6,7	7,1
Índice de fatiga (%)											
95	58,3	56,1	56,3	55,9	51,8	55,1	55,5	64,3	57,8	55,0	54,8
90	56,6	52,6	52,8	52,6	49,3	53,0	53,3	52,5	53,7	52,9	52,5
75	49,6	45,6	45,3	47,8	46,2	47,6	49,8	46,9	47,3	47,9	48,7
50	40,5	39,2	41,0	43,2	41,7	43,1	46,0	42,4	43,8	45,1	44,2
25	35,7	34,2	35,8	38,1	37,5	37,7	41,8	38,7	39,5	38,4	39,1
10	29,9	29,1	30,7	33,0	32,6	34,6	38,7	35,8	33,7	32,1	33,3
5	29,1	26,2	26,0	31,9	31,2	31,2	28,3	33,5	29,3	29,5	29,3

Tabla 47. W: vatios; Kg: kilos; Adaptado de Nikolaidis y otros (2018) [216].

Yo-yo intermittent recovery test (YYIRT)

- Esta prueba evalúa tanto el rendimiento aeróbico como el anaeróbico [76]. Para su realización, el deportista corre de un cono a otro colocado a 20 m de distancia y luego vuelve al primero, seguido de un intervalo de descanso de 10 segundos en el que puede caminar o trotar hasta un tercer marcador a 5 m del cono inicial. Esta prueba aumenta progresivamente la velocidad en etapas hasta que el sujeto no logra llegar al cono designado en el tiempo asignado durante dos veces consecutivas. La velocidad del participante está dictada por pitidos que suenan más rápido a medida que avanza la prueba. Esta prueba puede ser iniciada en dos niveles, comenzando a 10-13 km/h (nivel 1) o a 13-15 km/h (nivel 2). **El rendimiento de esta prueba se define como la máxima distancia recorrida** (en metros) que se logra cuando el deportista falla dos veces en llegar a tiempo a la línea de meta o interrumpe la prueba de manera voluntaria por agotamiento [217]. A continuación, en el siguiente enlace **https://www.youtube.com/watch?v=OOLKPFT9loE&t=114s** se muestra un ejemplo donde sale la representación gráfica de la prueba.

- En el estudio longitudinal de Datson y otros (2022) [218], plantearon como objetivo **desarrollar percentiles de referencia relacionados con la edad en la prueba Yo-yo de nivel 1 en jugadoras profesionales de fútbol**. A continuación, se muestra en la Tabla 48, podemos ver percentiles de referencia para esta prueba en función de la edad cronológica:

Percentiles de referencia previstos para la prueba Yo-Yo nivel 1 por edad cronológica									
Edad	0,4	2	9	25	50	75	91	98	99,6
13	340	436	580	754	981	1249	1531	1850	2132
15	410	523	690	890	1153	1444	1713	1980	2193
17	462	596	788	1012	1297	1595	1850	2086	2265
19	482	637	849	1085	1372	1659	1893	2101	2254
21	518	705	945	1201	1500	1786	2011	2206	2346
23	575	812	1098	1386	1706	2004	2233	2430	2569
25	580	863	1181	1480	1795	2080	2300	2490	2626
27	535	849	1183	1470	1753	2003	2203	2381	2512
29	499	831	1175	1447	1691	1906	2088	2260	2391

Tabla 48. Adaptado de Datson y otros (2022) [218].

Por ejemplo, vemos que el percentil 25 es igual a 1085 m en jugadoras de 19 años. Eso quiere decir que el 25 % de las jugadoras de 19 años, tiene un rendimiento por debajo de 1085 m en la prueba. Dicho de otra manera, el 75 % de las jugadoras de 19 años, tiene un rendimiento superior de 1085 m en la prueba. Siguiendo con otro ejemplo, si el percentil 98 es igual a 2490 m en jugadoras de 25 años, quiere decir que el 98 % de las jugadoras de 25 años tiene un rendimiento por debajo de 2490 m en la prueba, o, dicho de otra manera, el 2 % de las jugadoras de 25 años, tiene un rendimiento superior de 2490 m en la prueba [218].

- En la revisión sistemática con metaanálisis realizada por Schmitz y otros (2018) [217], los autores plantearon como objetivo **establecer una lista estructurada de valores de referencia en las pruebas yo-yo más comunes para su uso en aplicaciones prácticas y científicas en individuos sanos de diferente nivel** (sedentarios, recreativamente activos, deportistas aficionados y élite), **también se muestran los valores divididos por sexo, tipo de deporte y en algunos casos, demarcación.** Tal y como se ha mencionado anteriormente, esta prueba puede ser realizada en dos niveles diferentes: **Nivel 1**, comenzando a una velocidad más baja con 4 carreras a 10-13 km/h seguidas de 7 carreras a 13,5-14 km/h para posteriormente marcar incrementos en la velocidad de 0,5 km/h tras cada 8 carreras hasta el agotamiento, y el **Nivel 2** comenzando a una velocidad superior con 2 carreras iniciales de 13 y 15 km/h, respectivamente, seguidos de 2 carreras a 16 km/h, tres carreras a 16,5 km/h, 4 carreras a 17,0 km/h, procediendo con incrementos de velocidad escalonados de 0,5 km/h después de cada 8 carreras hasta el agotamiento. Sobre la base de esta diferencia, el nivel 1 se ha sugerido como un método principalmente para evaluar la capacidad de resistencia, mientras que el nivel 2, se introdujo para determinar la capacidad de realizar ejercicio intenso repetidamente con una alta contribución de energía anaeróbica. Así mismo, existen dos modificaciones del nivel 1, donde en ambas pruebas, el periodo de recuperación activa se reduce a 5 segundos y el aumento gradual de velocidad se reduce de 0,5 km/h a 0,25 km/h. El **Nivel 1.1**, comenzando en 8 km/h, y **Nivel 1.2**, comenzando en 11,5 km/h. Los autores señalan que el tipo de test más utilizado para determinar la condición física en personas $\geq$ 16 años fue el nivel 1, seguido del nivel 2, el 1.2 y el 1.1.

A continuación, se va a hacer referencia a unas tablas que pueden ser consultadas **accediendo al código QR proporcionado al inicio de este libro.** En la Tabla 6, se muestran los valores normativos del nivel 1, los cuales se generaron a partir de 4726 deportistas con una media de edad de 21,1 años. En la Tabla 7, podemos ver datos normativos referentes al nivel 2, generándose estos datos a partir de 2478 pacientes con una media de edad de 23,2 años. En la Tabla 8, aparecen los valores de referencia pertenecientes al test 1.1 en la cual los datos fueron extraídos a partir de 770 participantes con una media de edad de 21,3 años. La Tabla 9, muestra los datos normativos del nivel 1.2, extraídos a partir de 1466 participantes con media de edad de 23 años [217]. Así mismo, en la Tabla 10, 11 y 12, podemos ver datos normativos divididos por deporte, sexo, y esta vez incluyendo la demarcación, referentes a los niveles 1, 2 y 1.2, respectivamente [217]. Por otro lado, en la Figura 111 y 112, se muestran las diferencias de rendimiento del test a lo largo de la temporada competitiva correspondientes al nivel 1 y 2, respectivamente [217]:

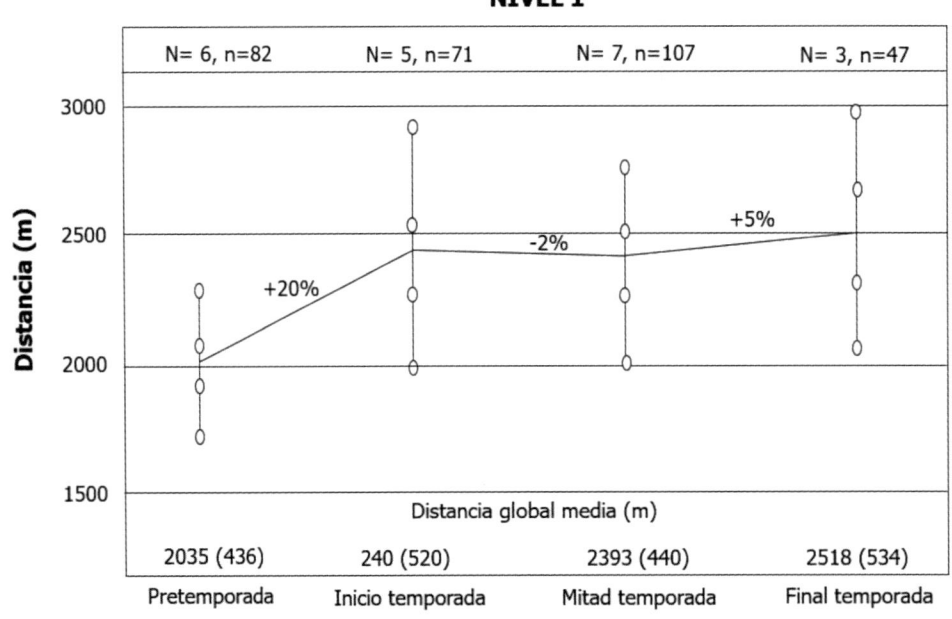

Figura 111. m: metros. Adaptado de Schmitz y otros (2018) [217].

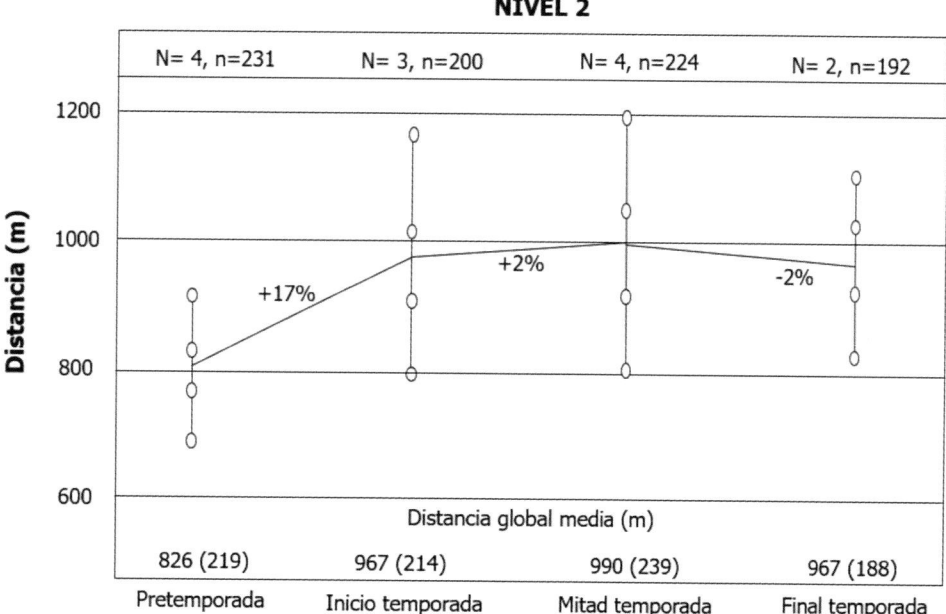

Figura 112. m: metros. Adaptado de Schmitz y otros (2018) [217].

30-15 *Intermittent fitness test*

- El *Intermittent Fitness Test* (30-15 IFT) consta de carreras de ida y vuelta de 30 segundos intercaladas con periodos de recuperación pasiva de 15 segundos. De ella, se extrae la FC máxima y la velocidad final alcanzada. El test es iniciado a una velocidad de 8 km/h para los primeros 30" de carrera, con incrementos de 0,5 km/h en cada etapa de 30" a partir de entonces. Se pide a los sujetos que corran de un lado a otro entre dos líneas separadas por una distancia de 40 m a un ritmo condicionado por una señal auditiva pregrabada. Este pitido permite al sujeto ajustar su velocidad de carrera dentro de una zona de 3 m ubicada en el medio y en cada extremo del campo. Durante el periodo de recuperación de 15 segundos, los sujetos caminan hacia delante en dirección a la línea más cercana (ya sea en el centro o al final del área de carrera, que dependerá de donde se haya detenido su carrera anterior). Después se comenzaría la siguiente etapa desde esta línea. Se indica a los deportistas que intenten completar tantas etapas como sea posible. **La prueba finaliza cuando** sucede alguno de estos casos: (1) el sujeto ya no puede mantener la velocidad de carrera requerida, (2) el sujeto no puede alcanzar una zona de 3 m a tiempo con la señal auditiva tres veces de manera consecutiva. La velocidad alcanzada durante la última etapa completada se determina como la velocidad final alcanzada del sujeto. Se establece que **dicha prueba es máxima cuando se cumplen los siguientes criterios:** (1) una FC máxima alcanzada dentro de las 10 pulsaciones por minuto en relación con su máximo estimado (calculado a través de la resta de 220 - la edad del sujeto), y (2) fatiga volitiva [219]. En el siguiente enlace, se puede ver un ejemplo de la realización del test: **https://www.youtube. com/watch?v=oun8N7FL21s.** Buchheit y otros (2008) [219] **evaluaron esta prueba en jugadores jóvenes de balonmano bien entrenados** (15,6 ± 0,8 años). La velocidad final alcanzada previo a un protocolo HIIT fue de 19,6 ± 1,4 km/h y de 21,2 ± 1,75 km/h al finalizar el mismo, habiendo diferencias estadísticamente significativas ($p < 0,05$). Estos datos pueden ser utilizados de referencia.

Habilidad de repetir *sprints*

- La RSA se define como la **realización repetida de esfuerzos máximos o casi máximos** (es decir, *sprints*) **intercalados con breves intervalos de recuperación, que consisten en un descanso completo o actividad realizada a baja o moderada intensidad.** Este tipo de acciones ocurren frecuentemente en deportistas de equipo y de raqueta. Cuando los *sprints* se repiten, es necesario definir dos tipos de ejercicio: *Sprints* **intermitentes o ejercicios de *sprints* repetidos.** El *sprint* intermitente se caracteriza por *sprints* de corta duración (≤10 segundos) intercalados con periodos de recuperación lo suficientemente largos (60 a 300 segundos) y así permitir una recuperación casi completa del rendimiento en el mismo. Por otro lado, los ejercicios de *sprints* repetidos son caracterizados por realizar estas acciones de corta duración (≤10 segundos) intercalados con periodos breves de recuperación, generalmente 10 segundos. La principal diferencia es que durante el primero de ellos hay poca o ninguna disminución del rendimiento, mientras que en el otro, este cae significativamente [220]. Esta prueba puede ser evaluada midiendo el **tiempo que tarda el deportista en completar 6 repeticiones 35 m a *sprint* con una recuperación entre repeticiones de 10 segundos.** Los deportistas comienzan la prueba desde parados y se les indica que corran tan rápido como puedan utilizando fotocélulas para el registro del tiempo [4].

- Buchheit y otros (2008) [219] **evaluaron la aptitud aeróbica en jugadores adolescentes de balonmano bien entrenados** (15,6 ± 0,8 años), realizando 6 *sprints* de 30 m (15 + 15 m) donde para su realización, los deportistas comienzan en la línea de salida, corren 15 m, tocan la línea con un pie y luego regresaron a la línea de salida tan rápido como pudieron. Posteriormente, los jugadores realizan 14 segundos de recuperación pasiva para de nuevo realizar las carreras restantes. Tres segundos antes de cada *sprint*, los sujetos establecieron una posición preparatoria esperando la señal de inicio. Se proporcionó un fuerte estímulo verbal a cada sujeto durante todos los *sprints*. Se calcularon tres puntuaciones para la prueba de RSA: el mejor tiempo de *sprint* (RSA_{mejor}), que generalmente fue el primero; el tiempo medio de *sprint* (RSA_{media}); y el porcentaje de disminución de *sprint* ($RSA_{disminucuón}$), calculado de la siguiente manera: Tiempo total/tiempo ideal x 100. El tiempo ideal fue considerado el mejor tiempo obtenido (RSA_{mejor}. A continuación, en la Tabla 49, se puede consultar el rendimiento alcanzado.

Prueba	Rendimiento alcanzado antes y después de 9 semanas de entrenamiento de *sprints* repetidos y *High-intensity intermittent training.* Media ± DE			
	Sprints repetidos		HIIT	
	Antes	Después	Antes	Después
RSA_{mejor} (s)	5,72 ± 0,1	5,70 ± 0,2	5,79 ± 0,1	5,71 ± 0,1*
RSA_{media} (s)	5,93 ± 0,2	5,87 ± 1,7	5,99 ± 0,1	5,90 ± 0,2*
$RSA_{disminución}$ (%)	3,7 ± 2,2	3,0 ± 0,8	3,4 ± 1,5	1,9 ± 1,1

Tabla 49. HIIT: *High-intensity intermittent training*; DE: desviación estándar; s: segundos; RSA: *repeated sprint ability*. * Diferencias estadísticamente significativas entre el antes y el después (p<0,005). Adaptado de Buchheit y otros (2008) [219].

- Ferrari-Bravo y otros (2008) [214] analizaron la **aptitud aeróbica en jóvenes futbolistas** (17,3 ± 0,6 años) sanos pertenecientes a una **cantera profesional**. La prueba fue desarrollada con una metodología similar al estudio anterior, pero con algunas diferencias. Se realizaron 6 *sprints* de 40 m (20 + 20 m) donde los deportistas comienzan en la línea de salida, corrieron 20 m, tocaron la línea con un pie y luego regresaron a la línea de salida tan rápido como pudieron. Posteriormente, los jugadores realizan 20 segundos de recuperación pasiva para de nuevo realizar las carreras restantes. Cinco segundos antes de cada *sprint*, los sujetos establecieron una posición preparatoria esperando la señal de inicio. El **tiempo medio** que tardaron en completar la prueba **fue de 7,47 ± 0,19 segundos y después de completar un programa de entrenamiento de** *sprints* **repetidos y de HIIT, fue de 7,38 ± 0,19 segundos.**

- Tous-Fajardo y otros (2016) [221] **analizaron la RSA en 24 jugadores** (17,0 ± 0,5 años) **de fútbol pertenecientes a una cantera de un equipo profesional de fútbol.** Se realizaron 6 *sprints* de 40 m (20 + 20 m) donde los deportistas comenzaron en la línea de salida, corrieron 20 m, tocaron la línea con un pie, cambiaron de dirección 180° y luego regresaron a la línea de salida tan rápido como pudieron. Posteriormente, los jugadores realizaron 20 segundos de recuperación pasiva para de nuevo realizar las carreras restantes. Dicha prueba fue realizada sobre césped artificial. Se calcularon tres puntuaciones para la prueba de RSA: el mejor tiempo de *sprint* (RSA_{mejor}); el tiempo medio de *sprint* (RSA_{media}); y el porcentaje de disminución de *sprint* ($RSA_{disminucuón}$), calculado de la siguiente manera: Tiempo total/tiempo ideal x 100. El tiempo ideal fue considerado el mejor tiempo obtenido (RSA_{mejor}). A continuación, en la Tabla 50, se puede consultar el rendimiento alcanzado.

Rendimiento obtenido en la prueba RSA. Media ± DE.	
RSA_{mejor} (s)	7,30 ± 0,18
RSA_{media} (s)	7,6 ± 0,22
$RSA_{disminución}$ (s)	9,55 ± 6,95

Tabla 50. DE: desviación estándar; s: segundos; RSA: *Repeated sprint ability.* Adaptado de Tous-Fajardo y otros (2016) [221].

Tal y como hemos visto en los estudios descritos anteriormente en los que se compara el tiempo empleado para cubrir una distancia antes y después de un plan de entrenamiento, hay diferencias en milésimas de segundo, siendo en algunos casos estadísticamente significativas. Por ejemplo, en el estudio de Buchheit y otros (2008) [219] hubo un descenso significativo de 0,08 segundos (80 milisegundos) en completar una distancia antes y después de un programa de entrenamiento HITT, lo que en distancia equivaldría al menos en unos centímetros. Llevada esta mejora del rendimiento a la competición en deportes de equipo en los que el factor táctico está siempre presente, ¿qué diferencia supone reducir en 80 milisegundos el tiempo empleado en esa prueba en un deporte como el fútbol?, ¿esa mejora del rendimiento en distancia estaría altamente condicionada por la toma de decisión previa que le permitiría al jugador llegar antes a golpear un balón? Esa mínima diferencia en centímetros bien podría deberse a la colocación del pie en la salida, a la colocación del pie en el CDD, incluso a la altura a la que se colocaron las fotocélulas.

> *Con base en todo lo citado anteriormente a la hora de abordar qué tipo de prueba sería más conveniente realizar a los jugadores en proceso de readaptación tras una lesión del LCA, José Luis Arjol añade la posibilidad de individualizar una prueba cardiorrespiratoria acorde a la fase de recuperación en la que se encuentra el deportista. Esto viene motivado debido a que una prueba que simplemente consiste en correr en línea recta, la cual estaría indicada al inicio de la fase intermedia, el desgaste muscular y articular va a ser muy diferente si en ella existen CDD y en qué ángulos estos son realizados. De igual modo, y con el objetivo de individualizar todavía más, esta prueba debería ser configurada en función de la demarcación del deportista, que incluya las acciones motrices más habituales en esa demarcación y de ese jugador, e incluso, haciendo partícipe al propio jugador en el diseño de la prueba, donde se le podría preguntar cuáles son los esfuerzos más relevantes que realiza en el campo.*

6.8.4. Métodos de entrenamiento y programación

- Siguiendo con el comentario clínico de Morrison y otros (2017) [77], es importante **determinar las necesidades individuales del deportista para garantizar que las pruebas realizadas durante el proceso de RTP evalúen con precisión las demandas que se le impondrán.** Esto se hace con un análisis de las necesidades del deporte y debe ser específico para la demarcación que desempeña el deportista, así como el nivel de exigencia en el que participa (universitario, amateur, profesional). Se deben considerar numerosos factores al decidir qué enfatizar dentro del entrenamiento, como el tiempo transcurrido desde la lesión inicial, el trabajo que se ha hecho hasta la fecha y su evolución, y el marco de tiempo disponible antes de RTP. Es importante la comunicación entre los profesionales involucrados en la decisión de RTP en este punto, ya que ayudará a garantizar que se optimice el proceso de RTP. La manipulación de variables agudas de entrenamiento dicta la respuesta que tiene el atleta al programa de entrenamiento. Es importante señalar que si se tiene en cuenta el concepto de carga de trabajo (genérico) estaría determinado por cuatro variables que son: intensidad, volumen, densidad (relación trabajo-pausa) y complejidad (grado de dominio del ejercicio o tarea que deba realizar el sujeto). La relación entre todas ellas determinaría el grado de carga que le supone al sujeto durante la realización de la actividad. Cinco variables que se pueden manipular dentro de una sesión de entrenamiento aparecen en la Tabla 51. La manipulación de estas se pueden utilizar para cambiar el enfoque de la sesión o para ayudar en la selección de modalidades (por ejemplos, ciclismo o remo) que pueden ser apropiadas durante las fases del proceso RTP cuando actividades como correr están contraindicadas. La Tabla 52 proporciona pautas para la manipulación de estas variables en función de los objetivos de la sesión de entrenamiento (por ejemplo, de corta o larga duración) y las modalidades de entrenamiento que podrían ser apropiadas para el individuo en ese momento.

Variables del entrenamiento de las vías energéticas	
Apartado de la sesión de entrenamiento	**Variable manipulada**
Intervalo de trabajo	Intensidad
	Duración
	Modalidad (carrera, bicicleta, remo...)
Recuperación	Duración
	Intensidad
Series: Conjunto de trabajo realizado en sucesión antes de realizar un largo periodo de descanso	Número de series
	Duración de las series
	Tiempo entre series
	Intensidad de recuperación entre series

Tabla 51. Adaptado de Morrison y otros (2017) [77].

Parámetros de entrenamiento de las vías energéticas							
	Intervalo de trabajo		**Recuperación**		**Series**		**Adaptación**
	Intensidad	Duración	Intensidad	Duración	Número de series	Frecuencia semanal	Periodo de tiempo
Duración corta– Esfuerzos repetidos							
Esfuerzos explosivos	Máximo	< 6 s	Pasiva	De 30 a 120 s	De 2 a 6	De 2 a 3	De 2 a 3 semanas
Esfuerzos de alta intensidad	Máximo	De 15 a 30 s	RPE < 2	De 30 a 120 s	De 4 a 10	De 2 a 3	De 2 a 3 semanas
Esfuerzos continuos	RPE 8-9	2-3 min	RPE < 2	De 2 a 3 min	De 6 a 10	De 2 a 3	De 2 a 3 semanas
Larga duración - resistencia							
Extensivo	Zona 1	20– 30 min	Continuo			De 3 a 5	De 2 a 3 meses
Intensivo	Zona 2 Zona 3	6-8 min 4-6 min	Zona 1 baja	2-4 min	De 3 a 6	De 2 a 3	Más de 2 semanas

Tabla 52. s: segundos; min: minutos; RPE: percepción subjetiva del esfuerzo. Adaptado de Morrison y otros (2017) [77].

Dentro del diseño de la carga de los entrenamientos, es fundamental **determinar la intensidad de trabajo**. Esta se ha basado en **medidas fisiológicas como la FC máxima, VO$_2$ máx, umbral aeróbico y anaeróbico y la potencia crítica donde un porcentaje de estos valores se utiliza para prescribir la intensidad**. Así mismo, la intensidad de los periodos de descanso entre series e intervalos debe ser considerada. La tecnología presente hoy en día como los GPS, bandas o relojes de monitoreo de la FC y los potenciómetros, pueden ayudar a los profesionales a cuantificar directamente la intensidad del entrenamiento, sin embargo, el coste de estos muchas veces limita su aplicabilidad. Es por ello por lo que utilizar la RPE puede ser de gran ayuda para monitorcar la intensidad. Con este método, se pueden prescribir intensidades dentro de un modelo binario o de 3 zonas como se muestra en la Tabla 53. La escala RPE modificada, que se usa con más frecuencia en el entrenamiento de resistencia se muestra en la Tabla 54 [77].

Zonas de intensidad en el entrenamiento de resistencia			
Modelo binario	**Zona de intensidad**	**Frecuencia cardíaca (Máx)**	**RPE**
Baja intensidad	Zona 1	55-82 %	≤ 5
	Zona 2	82-87 %	5-6
Alta intensidad	Zona 3	88-99 %	7-10

Tabla 53. RPE: percepción subjetiva del esfuerzo. Adaptado de Morrison y otros (2017) [77].

Percepción subjetiva del esfuerzo			
Puntuación	**Descriptor**	**Puntuación**	**Descriptor**
0	Nada	6	
1	Muy fácil	7	Muy duro
2	Fácil	8	Muy muy duro
3	Moderado	9	Casi máximo
4	Un poco duro	10	Máximo
5	Duro		

Tabla 54. Adaptado de Morrison y otros (2017) [77].

Las sesiones de entrenamiento clave a lo largo de la semana estarían diseñadas para **mejorar las demandas predominantes del sistema de energía requeridas por el deporte y la demarcación en la que compite el atleta.** Por ejemplo, en fútbol americano es un deporte intermitente compuesto por esfuerzos repetidos de alta intensidad de aproximadamente 4 - 7 segundos, seguido de 15-80 segundos de recuperación, que se consideraría un «Esfuerzo explosivo». Es por ello por lo que el objetivo sería maximizar la capacidad de los diversos sistemas de energía para tolerar estas exigencias. La Tabla 55, proporciona un ejemplo de un programa que demuestra la aplicación de varios principios a un caso específico [77].

Ejemplo de una progresión del entrenamiento específico en el baloncesto después de una lesión en la extremidad inferior			
Fase	**Fase 1: Larga duración -resistencia.**	**Fase 2: Larga/ corta duración.**	**Fase 3: Corta duración - esfuerzos repetidos.**
Parámetros del entrenamiento	30 min de entrenamiento extensivo. 3-5 esfuerzos intensivos.	Esfuerzos intensivos progresados a esfuerzos de resistencia. Aún se podría incluir un trabajo extensivo.	Esfuerzos de resistencia alternados con esfuerzos de alta intensidad y explosivos.
Modalidad utilizada	Inicialmente, esto estará regulado en actividades que no supongan un estrés en la zona lesionada.	La selección de ejercicios puede comenzar a incluir actividades relacionadas con la lesión.	La extremidad lesionada debe de estar completamente integrada con el objetivo de igualar las demandas del RTP.
Progresión	Basada en criterios médicos y las adaptaciones según lo determinado en las pruebas físicas pertinentes.		

Tabla 55. min: minutos; RTP: *return to play*. Adaptado de Morrison y otros (2017) [77].

- En el estudio de Ferrari-Bravo y otros (2008) [214] realizado en jóvenes futbolistas (17,3 ± 0,6 años) sanos pertenecientes a una cantera profesional, plantearon un programa de entrenamiento interválico de alta intensidad que consistió en 4 series de 4 minutos de carrera al 90-95 % de la FC máxima y con 3 minutos de recuperación activa al 60-70 % de la FC máxima. En este mismo estudio, otro grupo de jugadores realizó un programa de entrenamiento de *sprints* repetidos que consistió en realizar 3 series de 6 *sprints* máximos de ida y vuelta de 40 m con 20 segundos de recuperación entre *sprints* y 4 minutos de recuperación pasiva entre series. Estos *sprints*, incluyeron CDD cada 10 m las tres primeras semanas y cada 20 las 4 últimas semanas restantes. Las sesiones de entrenamiento nunca se realizaron en dos días consecutivos y estos programas fueron realizados dos veces por semana. El protocolo de entrenamiento de la RSA implicó una ratio trabajo: descanso de 1:3, siendo un estímulo adecuado para mejorar el rendimiento aeróbico de los deportistas, aunque el protocolo de entrenamiento HIIT también mejoró el rendimiento de los mismos.

6.8.5. Cuantificación de la sesión de entrenamiento y de la ratio aguda: crónica

- Siguiendo con el comentario clínico de Morrison y otros (2017) [77], la **relación dosis-respuesta describe la interacción entre lo que el atleta hizo en el entrenamiento y cómo respondió**. La distinción entre la carga de externa (lo que hizo el atleta) e interna (cómo responde) permite contextualizar el entrenamiento aplicado. La **carga externa** se puede **cuantificar** de **varias maneras, como la distancia total recorrida, la cantidad de carreras de alta velocidad realizadas, el peso levantado**, etc. **Otras** maneras de cuantificación son a través del uso de **microtecnología integrada** (GPS, acelerómetros y giroscopios), convirtiéndose en uno de los métodos más populares de cuantificación de carga externa en deportes de equipo, ya que estos sistemas, permiten para la cuantificación de carreras, aceleraciones, desaceleraciones y medidas de CDD durante partidos y entrenamientos. Desafortunadamente, el costo de estos sistemas puede hacer que su uso no sea posible ponerlo en práctica todavía en muchos equipos. La respuesta del deportista a la sesión de entrenamiento planificada se denomina carga de entrenamiento interna. Un sistema frecuentemente utilizado es la respuesta de la FC, sin embargo, otras herramientas de cuantificación de la carga interna ya explicadas en apartados anteriores como la RPE x sesión, es probablemente el método más aplicable por su bajo coste. Los autores de este comentario clínico se han centrado en el uso de la valoración de la RPE de la sesión debido a su bajo coste. Existen relaciones entre micro tecnología la RPE reportada por el deportista tras una sesión de entrenamiento con la FC máxima y el nivel de lactato sanguíneo. A continuación, en la Figura 113, aparece un ejemplo de control de la carga interna con el método de RPE de la sesión ya descrito en apartados anteriores. Es importante que el deportista califique si nivel de RPE de manera privada tras 20-30 minutos una vez terminada la sesión de entrenamiento, puesto que se cree que este es el mejor momento de respuesta sobre la sesión en su conjunto frente a la percepción de la última tarea realizada en el entrenamiento y podría estar sesgada por su fatiga general en ese momento [77].

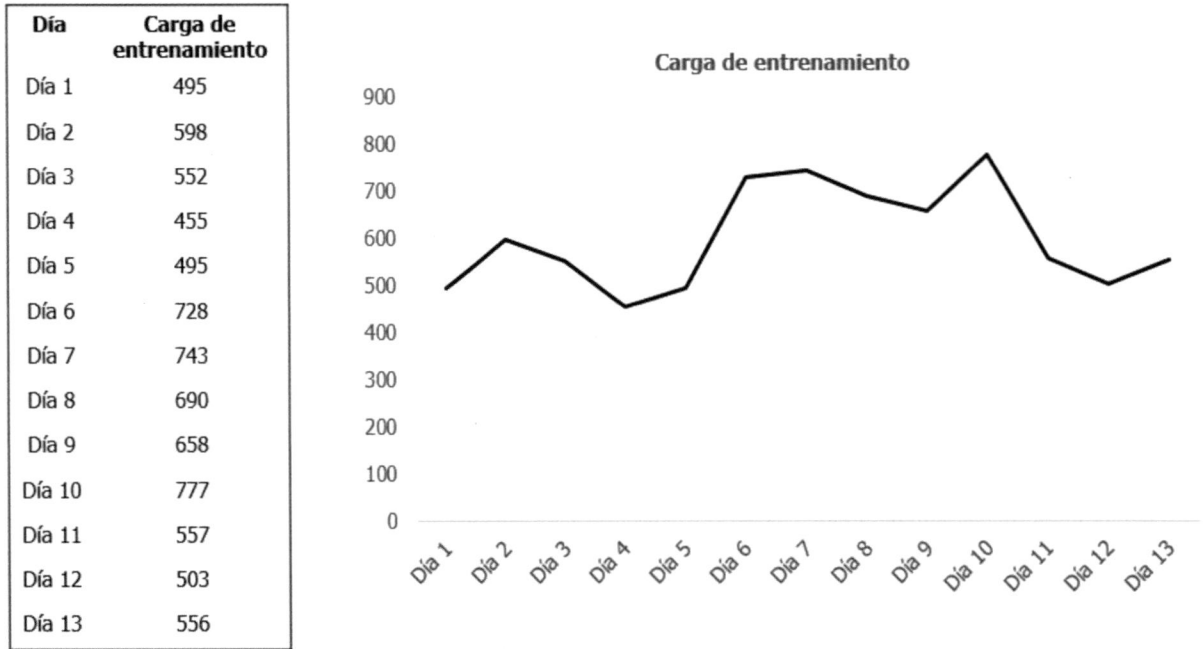

Día	Carga de entrenamiento
Día 1	495
Día 2	598
Día 3	552
Día 4	455
Día 5	495
Día 6	728
Día 7	743
Día 8	690
Día 9	658
Día 10	777
Día 11	557
Día 12	503
Día 13	556

Figura 113. Cambios en la carga de entrenamiento de un deportista a lo largo del tiempo. Los valores han sido calculados utilizando el método RPE x minutos. Adaptado de Morrison y otros (2017) [77].

Finalmente, además de cuantificar la sesión como un todo, el **RPE se puede usar para cuantificar la intensidad de trabajo en tareas o ejercicios en particular y así entrenar las vías energéticas anteriormente propuestas.** Si el deportista no tiene un sensor de FC, se le puede **presentar un RPE prescrito para sus intervalos de trabajo.** Por ejemplo, realizar esfuerzos de alta intensidad a un RPE de 8-9 durante 30 segundos de trabajo seguido de 30 segundos de recuperación a un RPE de 2. Las cargas de entrenamiento diarias se pueden evaluar a lo largo del tiempo para cuantificar cuánto entrenamiento ha realizado el atleta durante su proceso de RTP y para garantizar que haya entrenado lo suficiente para soportar las cargas de la práctica y la competición. La herramienta RPE o RPE de la sesión, informa sobre términos absolutos reflejando cargas acumuladas durante bloques de entrenamiento de 1 a 2 semanas o cambios porcentuales de una semana a la siguiente. Este método proporciona una visión útil sobre la progresión del deportista, pero dice poco sobre el efecto acumulativo que el entrenamiento ha tenido en el cuerpo. A raíz de esto, nace el concepto de la relación entre carga aguda: crónica como una forma de cuantificar los cambios en el estado físico y la fatiga. Tal y como se ha descrito en el apartado **1.7 Carga de entrenamiento** y en donde el lector puede volver para ampliar información, la carga aguda representa la carga de entrenamiento semanal más frecuente del deportista mientras que la carga crónica es el promedio de las cuatro últimas semanas de trabajo. Esta carga aguda se divide por la carga crónica para producir un solo número (unidades arbitrarias) que describe el estado actual del deportista, donde la interpretación de este aparece descrita en el apartado **1.7.2 Ratio de carga de trabajo aguda: crónica.** En la Tabla 56 podemos ver que se marca en rojo cada vez que esta ratio aguda: crónica supera el 2 y en amarillo cuando supera el 1. También puede ser representado a través de gráficos (Figura 114) donde el color rojo muestra la carga aguda, el verde la carga crónica y la zona sombreado en gris la ratio aguda: crónica. Así mismo, se puede representar con dos líneas discontinuas el umbral que indica una carga aguda: crónica de 1 y 2. En este ejemplo el deportista fue sometido a cargas más altas durante las 3 primeras semanas para posteriormente planificar semanas de menor carga y permitir así la recuperación disipando la fatiga acumulada [77].

Semana de entrenamiento	Carga aguda (semana actual)	Carga crónica (media de 4 semanas)	Ratio de carga de entrenamiento aguda: crónica (media de las 4 semanas anteriores/semana actual)
1	2300		
2	2420		
3	2357		
4	6000	3269,3	
5	6856	4408,3	2,10
6	7236	5612,3	1,64
7	6000	6523,0	1,07
8	5199	6322,8	0,80
9	4919	6838,5	0,78
10	4816	5244,8	0,83
11	6432	5352,8	1,23
12	7450	5915,5	1,39
13	6942	6421,3	1,17
14	3856	6170,0	0,60
15	3237	5371,3	0,52
16	3324	4339,8	0,62

Tabla 56. Adaptado de Morrison y otros (2017) [77].

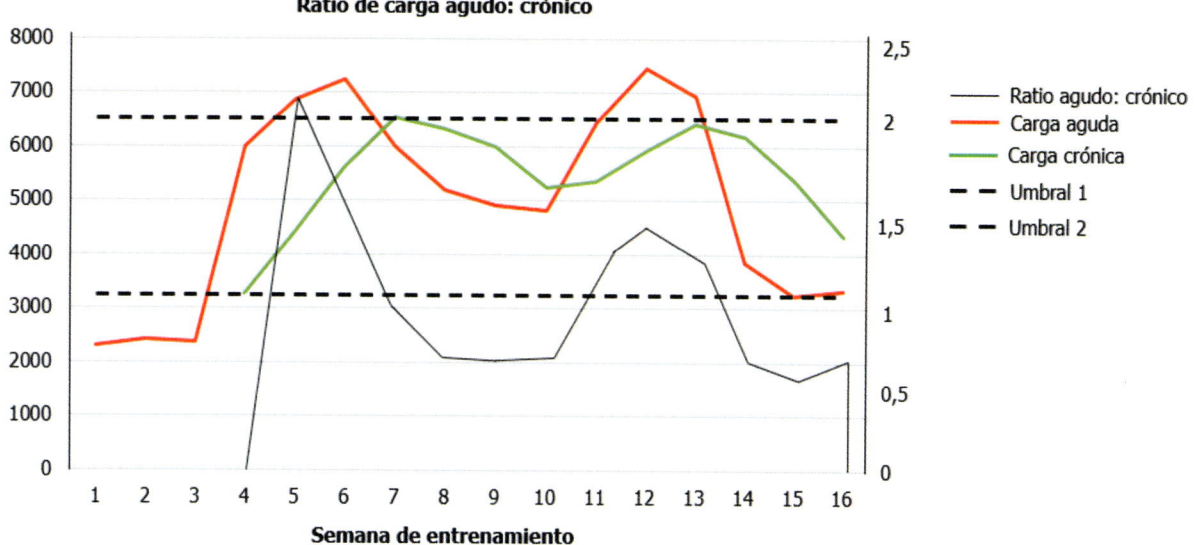

Figura 114. Adaptado de Morrison y otros (2017) [77].

6.9. Programa progresivo de *sprints*

6.9.1. Cuando empezar

- Lorenz y otros (2020) [222] realizaron un documento clínico, en el cual recomiendan cumplir los siguientes criterios para comenzar un programa de *sprints* tras una lesión grave en la extremidad inferior: (1) haber **completado** un **programa de 4 semanas de caminar: correr** con una duración de 30 minutos, (2) un IDS **de fuerza** en los músculos **isquiosurales y cuá-**

driceps ≥ **70 %** en relación con la extremidad inferior sana, y (3) un IDS **de en los test de salto** ≥70 % con relación a la extremidad inferior sana.

6.9.2. Consideraciones del programa

- Siguiendo con el documento clínico de Lorenz y otros (2020) [222], los autores plantean como objetivo establecer una **progresión basada en criterios para volver a realizar la carrera de alta velocidad tras una lesión grave en la extremidad inferior.** La propuesta de calentamiento/activación que los autores proponen antes de realizar *sprints* es realizando 5-10 minutos de carrera suave/bicicleta, elíptica o hasta el comienzo de sudoración por parte del deportista, y ejercicios como zancadas dinámicas, *toy soldiers exercise*, *skipping*, saltos, o similares.

  Se realiza en **días alternos** y las **progresiones y regresiones de los pasos a seguir**, se **basan** en función de la posible inflamación **y/o agujetas**, junto con la **habilidad del deportista para completar las series con la ratio de trabajo específica.** Esto quiere decir que, si el deportista **no es capaz de completar las series debido a la fatiga**, ese **paso** debe de **repetirse** hasta que sea capaz de tolerarlo. Si un deportista completa las carreras prescritas con una ratio trabajo: descanso especificado, pero todavía tiene que alcanzar los criterios para avanzar de etapa, los autores sugieren **repetir las carreras con la misma intensidad, pero con una relación trabajo: descanso más corta.** Por ejemplo, si el atleta ha completado todas las carreras de la etapa 2 pero aún tiene que alcanzar los criterios de prueba de fuerza y salto para avanzar a la etapa 3, se sugiere comenzar de nuevo el paso 1 y realizar las mismas carreras en un trabajo de 1:4 o 1:3 en cuanto a la proporción de descanso. La razón de esto es que el atleta tendrá un mejor estado físico general, ya que se logró el mismo volumen, pero en menos tiempo [222].

  El **volumen** de **entrenamiento** puede ser **ajustado.** El profesional que lleva la recuperación del deportista es quien debe asegurarse de que estos volúmenes sean progresivos y ajustados a la ratio trabajo: descanso. **El programa debe completarse en su totalidad y a máxima velocidad antes de que el deportista intente alcanzar estas velocidades con CDD.** Dicho esto, las acciones de CDD a velocidades más bajas pueden realizarse de manera simultánea a este programa de velocidad. Dicho programa, **puede realizarse después del entrenamiento con el equipo** [222].

6.9.3. Etapa 1

Los **criterios para comenzar** son los siguientes: (1) haber **completado un programa de 4 semanas de caminar: correr** de 30 minutos, (2) tener un **IDS de fuerza** en los **músculos isquiosurales y cuádriceps** ≥ **70 %** en relación con la extremidad inferior sana, (3) tener un **IDS de en los test de salto** ≥70 % **con relación a la extremidad inferior sana.** El **objetivo** que se pretende es **construir una capacidad de trabajo** para carreras de mayor intensidad y la **indicación** al **deportista** será que corra al **50 % de su esfuerzo máximo** [222]. Tal y como se indica en la guía de práctica clínica de la Universidad de Delaware (EE.UU.) realizada por Brinlee y otros (2022) [167], esta **etapa**, puede ser **iniciada en torno a los 4-6 meses tras la operación.** La progresión de dicha etapa aparece en la Tabla 57.

El programa marca «sin tiempo» en los pasos 1 y 2 para dejar al atleta y al profesional encargado de la recuperación, la capacidad de ajustar el programa en caso de que los niveles de condición física individuales no toleren las demandas en la relación trabajo: descanso. Hay que tener en cuenta que tanto el volumen de carreras como la distancia total, aumentan a medida que se avanza en la etapa 1 para desarrollar la resistencia anaeróbica debido a relaciones específicas de trabajo: descanso, en lugar de carreras sin tiempo. Por otro lado, la velocidad de carrera, determinada por el porcentaje de intensidad establecido en función de la etapa, se mantiene constante. Las distancias en esta etapa son de moderadas a altas, y se **recomienda que el atleta realice las carreras con la relación trabajo: descanso sugerido para asegurar una base de condición física adecuada de cara a las fases posteriores** [222].

Etapa 1. 50 % de intensidad (ratio trabajo descanso de 1:3)			
Objetivo: Construir una capacidad de trabajo para un acondicionamiento anaeróbico.			
Paso 1	Paso 2	Paso 3	Paso 4
20 m x 3 sin tiempo	20 m x 4 sin tiempo	20 m x 3	20 m x 3
35 m x 2 sin tiempo	35 m x 3 sin tiempo	35 m x 4	35 m x 4
55 m x 2 sin tiempo	55 m x 2 sin tiempo	55 m x 2	55 m x 2
70 m x 2 sin tiempo	70 m x 2 sin tiempo	70 m x 2	70 m x 2
90 m x 1 sin tiempo	90 m x 1 sin tiempo	90 m x 1	90 m x 2
70 m x 2 sin tiempo	70 m x 2 sin tiempo	70 m x 2	70 m x 1
55 m x 2 sin tiempo	55 m x 2 sin tiempo	55 m x 2	55 m x 2
35 m x 2 sin tiempo	35 m x 3 sin tiempo	35 m x 4	35 m x 4
20 m x 3 sin tiempo	20 m x 4 sin tiempo	20 m x 3	20 m x 3
19 carreras @ 850 m	23 carreras @ 960 m	23 carreras @ 990 m	23 carreras @ 1010 m

Tabla 57. M: metros. Adaptado de Lorenz y otros (2020) [222].

6.9.4. Etapa 2

Los **criterios para comenzar** son los siguientes: (1) **etapa 1 completada con éxito**, (2) todos los **test** funcionales y de fuerza con un **IDS al 80-85 %**, y (3) **flexión completa** de la rodilla. El **objetivo** es **continuar desarrollando una relación de trabajo: descanso específico** del deporte y construir la RSA. La **indicación** al **deportista** será: «No vayas al 100 %, pero corre más rápido que en la etapa 1» o «corre más o menos al 75 % de tu esfuerzo máximo» [222]. Tal y como se indica en la guía de práctica clínica de la Universidad de Delaware (EE.UU.) realizada por Brinlee y otros (2022) [167], esta **etapa** puede ser **iniciada en torno a los 6-9 meses tras la operación**. La progresión de dicha etapa aparece en la Tabla 58.

Debido a que **la intensidad está aumentando, los períodos de descanso aumentarán**. El atleta debe concentrarse en este momento en la técnica de carrera. **La flexión pasiva completa de la rodilla es fundamental** para permitir que la pierna complete el ciclo de recuperación en el paso de carrera y para promover la mecánica adecuada del *sprint*. **El volumen y la distancia disminuyen significativamente en comparación con la etapa 1**. Las distancias son más moderadas y las distancias >55 metros se enfatizarán menos. Los metros totales disminuyen a medida que avanza esta etapa porque la intensidad debe aumentar y se deben seguir los períodos de descanso. Es probable que la fatiga se convierta en un factor más importante a medida que aumenta la intensidad, por lo que la distancia total disminuye. Esta fase también implica desarrollar la RSA, la cual describe la capacidad de un atleta para recuperar y mantener el esfuerzo máximo durante los siguientes *sprints*, un atributo que se considera importante para los deportes de equipo. A menudo, esta habilidad se entrena y se mide a través de *sprints* de alta intensidad, intercalados con breves períodos de recuperación (≤30 segundos). La mayoría de los entrenadores de fuerza y acondicionamiento están de acuerdo en que, para la validez y la correspondencia con el deporte real, **la sesión de entrenamiento de la RSA o el protocolo de evaluación deben parecerse a la relación trabajo/descanso del deporte en cuestión.** Debido a esto, es importante que el atleta logre las repeticiones prescritas con períodos de descanso prescritos [222].

Etapa 2. 75 % de intensidad (ratio trabajo descanso de 1:5)			
Objetivo: Construir el *sprint*, mejorar la técnica y desarrollar el RSA.			
Paso 1	Paso 2	Paso 3	Paso 4
20 m x 3	20 m x 3	20 m x 2	20 m x 2
35 m x 2	35 m x 2	35 m x 2	35 m x 2
55 m x 2	55 m x 1	55 m x 1	55 m x 2
75 m x 1	75 m x 1	75 m x 1	75 m x 1
90 x 1	90 x 1	90 x 1	55 m x 2
75 x 1	75 x 1	75 x 1	35 m x 2
55 m x 2	55 m x 1	55 m x 1	20 m x 2
35 m x 2	35 m x 2	35 m x 2	
20 m x 3	20 m x 3	20 m x 2	
17 carreras @ 720 m	15 carreras @ 610 m	13 carreras @ 570 m	13 carreras @ 515 m

Tabla 58. m: metros; RSA: capacidad de repetir *sprints*. Adaptado de Lorenz y otros (2020) [222].

6.9.5. Etapa 3

Los **criterios** para **comenzar** son los siguientes: (1) **etapa 2 completada** con éxito, y (2) todos los **test** funcionales y de fuerza con un **IDS al 90 % o superior.** Los **objetivos** serán **alcanzar el máximo esfuerzo con una mecánica de** *sprint* **normalizada, mejorar la confianza en la extremidad lesionada y obtener una preparación para la ratio trabajo: descanso específico del deporte.** La indicación al deportista será: «Tienes que correr muy cerca de tu máximo esfuerzo» o «corre al 90-100 % de tu máximo esfuerzo» [222]. Tal y como se indica en la guía de práctica clínica de la Universidad de Delaware (EE.UU.) realizada por Brinlee y otros (2022) [167], esta etapa puede ser **iniciada en torno a los 6-9 meses tras la operación.** La progresión de dicha etapa aparece en la Tabla 59.

En esta fase se debe practicar el máximo esfuerzo, así como la máxima recuperación. Si bien hay más carreras que en la etapa 2, la distancia de cada carrera es notablemente menor, la mayoría de las cuales son <30 metros. Por supuesto, estas **distancias se pueden ajustar en función de la posición del atleta o de la relación trabajo: descanso específico en su deporte.** En los pasos 1 y 2 de esta etapa, el profesional encargado de la readaptación podría permitir la recuperación subjetiva completa entre *sprints* si el nivel de acondicionamiento del atleta no puede tolerar las proporciones de trabajo: descanso prescritas. Si el atleta no es capaz de mantener la proporción prescrita de trabajo: descanso en los dos últimos pasos, el programa debe detenerse para ese entrenamiento, ya que claramente hay una disminución en el rendimiento de *sprint* máximo y se sacrificará la calidad de la sesión. En su lugar, el profesional de rehabilitación puede fomentar una actitud de «finalización» al completar las carreras restantes a una intensidad más baja, realizar carreras de intensidad más baja de los pasos anteriores, o realizar ejercicios/actividades más específicas del deporte. Se debe recordar al atleta que en esta fase tiene que «**entrenar rápido para ser rápido».** Al igual que la etapa 2, el volumen de carreras es relativamente el mismo, pero la distancia total disminuye a medida que avanza la etapa debido al probable aumento en la intensidad de los *sprints* [222].

Etapa 3. 90-100 % de intensidad (ratio trabajo descanso de 1:7)			
Objetivo: Alcanzar el máximo esfuerzo. La ratio trabajo descanso debería de replicar las demandas específicas del deporte en los pasos 3 y 4.			
Paso 1	Paso 2	Paso 3	Paso 4
20 m x 6	10 m x 3	10 m x 3	10 m x 2
35 m x 2	20 m x 4	20 m x 3	20 m x 3
55 m x 1	35 m x 2	30 m x 2	30 m x 2
35 m x 2	55 m x 1	35 m x 2	35 m x 1
20 m x 6	35 m x 2	55 m x 1	55 m x 1
10 x 3	30 m x 1	30 m x 2	35 m x 1
	20 m x 4	20 m x 3	30 m x 2
	10 m x 2	10 m x 3	20 m x 3
Recuperación completa	Recuperación completa		10 m x 2
20 carreras @ 465 m	19 carreras @ 435 m	19 carreras @ 425 m	17 carreras @ 375 m

Tabla 59. m: metros. Adaptado de Lorenz y otros (2020) [222].

6.10. *Checklist* para pasar de fase intermedia a final

- Buckthorpe y otros (2020) [168] nos proponen unos criterios recomendados, basados en la evidencia científica y experiencia de los autores para pasar a la etapa final de la recuperación. Estos criterios se centran en comprobar si los deportistas han alcanzado un nivel mínimo en la función de su rodilla, fuerza muscular y control neuromuscular junto con una buena calidad de movimiento para estar preparados en acceder a la última etapa [168]. **En la Tabla 13, a la cual se puede acceder utilizando el código QR proporcionado al inicio de este libro**, se muestran los criterios recomendados para progresar de la fase intermedia a la fase final en la rehabilitación tras la reconstrucción del LCA.

Fase final: proceso de reentrenamiento

En esta fase final de la recuperación, una vez se hayan alcanzado los criterios recomendados, el entrenamiento de la calidad del movimiento pasará a ser evaluado en situaciones no planeadas, además de fatigantes. Puesto que en este momento se permite una exigencia física mucho mayor en el deportista, se propondrán intervenciones de entrenamiento para mejorar y aumentar la RFD, junto con una amplia sección referente al entrenamiento pliométrico, señalando sus consideraciones a la hora de ser iniciado, progresiones en intensidad y complejidad, y calidad de movimiento a observar. Asimismo, se establecerán las diferencias existentes entre el concepto de agilidad y de CDD, mostrándole al lector cuando sería aconsejado comenzar a realizar este tipo de acciones y que estrategias de entrenamiento son las adecuadas para mejorar el rendimiento en ellas. De igual modo, gestionar las acciones de frenado (deceleraciones) en nuestro deportista durante el proceso de readaptación junto con sus métodos de entrenamiento, será especialmente importante debido a la profunda relación que guardan con las acciones previamente mencionadas (agilidad y CDD). Finalmente, el lector encontrará un extenso apartado referente a la readaptación en el campo, en el cual se especificarán los criterios para poder ser iniciado, junto con un programa progresivo de cinco etapas, el cual concluirá con las recomendaciones acerca de cuándo sería aconsejado iniciar el entrenamiento con el resto del equipo.

Se remite de nuevo al lector al siguiente enlace: **https://www.ncbi.nlm.nih.gov/pmc/articles/PMC9460090/**, en el cual aparece la guía práctica de la Universidad de Delaware (EE.UU.) realizada por Brinlee y otros (2022) [167], donde se desglosa de manera esquemática todas las etapas, los objetivos, el tratamiento y el reentrenamiento tras una reconstrucción del LCA. Por otro lado, los fisioterapeutas Randall Cooper y Mick Hughes, elaboraron una guía de rehabilitación dividida por fases indicando objetivos a alcanzar a la cual se puede acceder a través del siguiente enlace: **https://www.melbourneaclguide.com/docs/ACL_Guide.pdf**. Estos enlaces pueden ser de gran ayuda en combinación con de la información que aparece en este libro.

7.1. Control de la carga

- Buckthorpe y otros (2019) [113] comentan en su revisión que a pesar del excelente mérito teórico de la ratio aguda: crónica en el entrenamiento, actualmente no existe una guía publicada sobre cómo progresar de manera óptima la carga de un atleta durante el proceso de entrenamiento para el RTP. Se recomienda **monitorear** la **carga de entrenamiento externa e interna de un atleta con GPS**, evaluando la carga aguda específica (carga de 7 días) y contrastarla con la carga crónica (carga de entrenamiento de 28 días), **asegurándose de que la ratio de carga aguda: crónica permanezca por debajo de 1,5 durante el RTS** (esto no se aplica a las primeras semanas de actividad en el campo cuando es problemático determinar una carga de trabajo crónica, ya que lleva 4 semanas y el entrenamiento crónico es esencialmente cero). **Cuando la tecnología de GPS no esté disponible**, se recomienda estandarizar el programa de rehabilitación en el campo (por ejemplo, distintos períodos de trabajo y progresiones óptimas de ejercicios) y **registrar la carga de trabajo esperada** (por ejemplo, ejercicio 1, distancia esperada y exposición a la carrera a alta velocidad), **mientras se mide la carga interna** a través de la RPE y la monitorización de la **FC**.

- Tal y como se señala en las revisiones de Brinlee y otros (2022) [167] y de Buckthorpe y otros (2019) [212], un componente que a menudo queda descuidado en esta etapa final de entrenamiento es **determinar si un jugador ha entrenado lo suficiente para hacer frente a las demandas de los partidos y los entrenamientos**. La gestión de la carga es un aspecto clave en el protocolo de recuperación y toma de decisiones para el RTP. Tal y como se ha señalado en el apartado 1.7.2 **Ratio de carga de trabajo aguda: crónica**, picos de carga aguda de entrenamiento en relación con lo que un deportista está acostumbrado (carga crónica) pueden aumentar el riesgo de lesión. Por tanto, prolongar la rehabilitación y el RTP podría reducir este riesgo de lesiones posteriores. Debido a la **reducción significativa** en la **carga de trabajo total después de una lesión del LCA**, parece plausible que los aumentos repentinos de la carga de trabajo **después de la autorización para el RTP puedan poner a los deportistas en un mayor riesgo de volver a lesionarse**.

- Siguiendo con lo señalado en revisión narrativa de Buckthorpe y otros (2019) [113], a pesar de que **actualmente no hay evidencia directa de que la fatiga cause lesiones del LCA**, está comenzando a surgir buena evidencia indirecta y una sólida justificación teórica de su papel en la lesión de esta. La **fatiga aguda** simulada en condiciones de laboratorio ha resultado en una **función neuromuscular reducida y una calidad de movimiento alterada**. También da como resultado una disminución en la capacidad de generación de fuerza, afectando preferentemente a la RFD frente a la fuerza máxima y **puede afectar el rendimiento técnico y la capacidad de toma de decisiones**. La fatiga acumulada en el transcurso de múltiples sesiones de entrenamiento o partidos podría aumentar el riesgo de sufrir cualquier tipo de lesión. La fatiga debida a una mayor proporción de carga de trabajo aguda: crónica que acompaña al entrenamiento y los partidos congestionados, es un factor de riesgo clave para numerosas lesiones, aunque todavía no para las lesiones del LCA. Se establecen las siguientes **consideraciones** para el **manejo** de la **fatiga** neuromuscular: (1) **asegurar una aptitud cardiovascular** suficiente para aumentar la capacidad de trabajo, (2) proporcionar una **dosis de entrenamiento suficiente antes de RTP** para desarrollar la capacidad de competir con las demandas propias del deporte y limitar la fatiga acumulada durante el transcurso del partido (en el caso del fútbol, 90 minutos de trabajo en fútbol competitivo 11 contra 11), (3) proporcionar una **suficiente exposición a la práctica deportiva en un estado de fatiga** para que el atleta se acostumbre. Parece ser que, aunque un atleta puede superar los criterios de RTS en un estado sin fatiga, la aparición de esta puede resultar en una función y control neuromuscular alterado que pueden poner en peligro al LCA (por ejemplo, ratio isquiosurales/cuádriceps reducido). Los autores de esta revisión plantean la posibilidad **de la evaluación de la fuerza y calidad del movimiento al final o después de una dura sesión de entrenamiento**.

7.2. Entrenamiento de la calidad del movimiento

7.2.1. Déficits en la calidad de movimiento

- De acuerdo con la revisión de Buckthorpe y otros (2020) [212], **tras una lesión del LCA, los patrones de movimiento y la calidad de este**, se ven **alterados después de la reconstrucción** en comparación con las habilidades motoras que el deportista mostraba antes de lesionarse. Es por ello por lo que se enmarca la importancia del reentrenamiento del movimiento de manera específica, ya que el entrenamiento de fuerza no mejora directamente la calidad del movimiento en lo que respecta a acciones específicas del deporte en cuestión. **La reconstrucción del control motor ha de ser entrenado de manera progresiva**, añadiendo pequeños incrementos en la complejidad y durante el reentrenamiento de los movimientos propios del deporte se debe implementar con un programa de coordinación general aumentando progresivamente en dificultad (por ejemplo, una progresión de sencillos ejercicios en carrera curva hasta tareas de CDD a alta velocidad provocando una mayor confianza en el deportista). Después, se debe incluir los movimientos de tipo reactivo y de agilidad, es decir, **tareas abiertas en las que el movimiento debe responder ante un estímulo externo**, seguido de un reentrenamiento de los movimientos específicos del deporte, como, por ejemplo, acciones reactivas donde aparecen elementos específicos del deporte, en el caso del fútbol, con y sin oposición de un oponente, asumiendo un rol ofensivo y defensivo. Existen muchas diferencias contextuales entre tareas de movimiento preplaneadas que se realizan en el gimnasio y los programas coordinativos que se llevan a cabo en las primeras etapas de rehabilitación en el campo con movimientos específicos del deporte, en este caso, el fútbol. Estos incluyen la naturaleza reactiva de movimientos, así como la presencia de estímulos ambientales y la toma de decisión. Es por ello por lo que se enmarca la importancia de generar escenarios realistas para practicar y reconstruir un control motor asegurando una cantidad suficiente de práctica y así maximizar el aprendizaje. Siguiendo con la revisión narrativa de Buckthorpe (2019) [113], **las alteraciones** en la **calidad del movimiento** se han **relacionado prospectivamente con un riesgo elevado de relesión**. Las **prácticas actuales** en la rehabilitación del LCA normalmente **no logran optimizar adecuadamente la calidad del movimiento**, y probablemente se deba al uso de programas incompletos o a la falta de volumen e intensidad de los programas de reentrenamiento de movimientos correctivos. Existe la necesidad de incorporar un programa de reentrenamiento de movimiento holístico y sistemático para abordar todos los factores que pueden afectar la calidad del movimiento y acercar la transferencia a escenarios específicos del deporte junto con la retención de patrones de movimiento.

Factores neuromusculares y biomecánicos

Los desequilibrios de fuerza muscular, la debilidad de la musculatura agonista (por ejemplo, en los extensores de la rodilla y la inhibición muscular) y la activación neuromuscular (por ejemplo, la sincronización alterada de los músculos, como la activación retardada o reducida de los isquiosurales mediales) **puede afectar la calidad del movimiento**. Evaluar y resolver estos factores son pasos iniciales importantes en el proceso de reentrenamiento del movimiento y un programa de entrenamiento neuromuscular bien diseñado puede respaldar una mejor calidad del movimiento acompañado de una reducción del riesgo de lesión del LCA. Sin embargo, **la mayoría de estos factores deben abordarse dentro de la etapa intermedia de la rehabilitación** [113].

Técnica del movimiento

Existe la necesidad de **incorporar la práctica del movimiento** para **volver** a **aprender** y **optimizar** la **coordinación de este durante las acciones atléticas.** Se deben incluir técnicas de biorretroalimentación como entrenamiento con espejo, retroalimentación con vídeo, y alentar un enfoque de atención externo en lugar de interno. También, es importante incorporar progresiones de movimiento óptimas de aumento progresivo en la carga a través de aumentos sistemáticos en la complejidad del movimiento y la velocidad, asegurando una retroalimentación óptima (tiempo correcto, contenido, cantidad de información) por parte de la persona encargada del proceso de recuperación. Estos movimientos deben volver a aprenderse tanto en tareas controladas en el gimnasio (o en un entorno de movimiento especializado) como durante movimientos lineales y luego multidireccionales en el campo. Además, se recomienda confirmar la calidad del movimiento mediante el análisis de vídeo bidimensional (2D) y la evaluación cualitativa del movimiento en una variedad de tareas de «tipo deportivo» (por ejemplo, sentadillas, aterrizaje, saltos, desaceleración, CDD). **Hay muchas diferencias contextuales entre los movimientos de tipo de laboratorio «planificados previamente» y las demandas reales de movimiento durante la actividad deportiva**, que pueden limitar el éxito de los enfoques de prueba y reentrenamiento de movimiento tradicionales e incluyen lo siguiente [113]:

- Durante la participación deportiva, el sistema neurocognitivo del atleta (por ejemplo, conciencia situacional, integración sensorial, planificación motora y coordinación) se comporta colectivamente e interactúa con su entorno. **Un atleta tiene que percibir visualmente el entorno impredecible altamente complejo** (por ejemplo, el movimiento de otro jugador, oponente o una pelota), que cambia constantemente, procesar rápidamente estas señales visoespaciales específicas de la situación dentro del sistema nervioso central, y desarrollar una apropiada estrategia de movimiento para la situación específica. Si no se busca y procesa la información ambiental, se pueden producir deficiencias en el rendimiento y/o lesiones. La **reparación del LCA nativo** después de una lesión, conduce a la **inestabilidad mecánica de la rodilla** y puede alterar el control neuromuscular debido a la **afectación** de los **mecanorreceptores dentro del ligamento**, la entrada somatosensorial y de la propiocepción articular. Esta **entrada somatosensorial disminuida requiere** que el **deportista aumente su confianza en la retroalimentación visual y una mayor participación cortical consciente para regular de manera efectiva el control motor,** tal y como se ha desarrollado en el apartado **6.3.1 Dependencia del sistema visual en el control motor.** Esta situación parece ser eficaz durante las tareas motoras simples o preplanificadas, pero puede no serlo durante los movimientos típicos de las tareas deportivas específicas (es decir, tareas reactivas de CDD), ya que el cerebro puede verse abrumado y menos eficiente, lo que resulta en un mayor riesgo de lesiones. Además, los **movimientos reactivos** inducen una **peor biomecánica y mayores cargas en las rodillas que los movimientos previamente planificados**, siendo las cargas en las rodillas dos veces más altas durante los pasos laterales no planificados que los planificados en el plano frontal y coronal. Por lo tanto, volver a entrenar la calidad del movimiento de manera reactiva y **confirmar la calidad del movimiento durante las tareas**

de movimiento reactivo antes de RTS parece un elemento importante y a menudo descuidado del entrenamiento de RTS [113].

- Las **pruebas** de calidad de movimiento antes del RTP a menudo se **realizan** cuando el **deportista no** está **fatigado**. Aunque no es un hallazgo consistente, la fatiga aguda da como resultado una función neuromuscular reducida y una biomecánica alterada. Esta fatiga se manifiesta en numerosos factores de riesgo biomecánicos del LCA durante las tareas funcionales, como el aumento de la fuerza de cizallamiento anterior de la tibia, la disminución de los ángulos de flexión de la rodilla, la disminución del ángulo de flexión de la cadera, aumento del valgo de la rodilla y aumento de la rotación interna de la rodilla durante movimientos propios del deporte. Además, la combinación de fatiga y movimiento imprevisto (típico de los deportes de equipo) da como resultado una biomecánica alterada dando lugar a un mayor riesgo. Por lo tanto, **practicar movimientos bajo fatiga y confirmar la calidad del movimiento mientras se está fatigado,** son elementos adicionales importantes del programa de reentrenamiento del movimiento [113].

Es imprescindible **reconocer** los **patrones de movimiento requeridos del deporte** y garantizar un enfoque por **etapas y con múltiples objetivos para el reentrenamiento del movimiento y optimizar la calidad de este** teniendo en cuenta lo siguiente: (1) abordando los **factores neuromusculares y biomecánicos** que afectan la calidad del movimiento y el aprendizaje motor, (2) **reentrenamiento de movimiento progresivo** para volver a aprender una serie de tareas funcionales que optimizan la coordinación y el aprendizaje motor, (3) **realizar el paso final de la rehabilitación y el entrenamiento del movimiento en el campo**, en entornos realistas, simulando progresivamente las exigencias del movimiento deportivo y las limitaciones ambientales. Esto se puede lograr a través de un programa de movimiento específico del deporte, con aumentos graduales en la especificidad del deporte mediante la provisión de un mayor número de opciones (por ejemplo, tres opciones de pase en lugar de una) y opciones de movimiento, oponentes y distracciones para preparar al atleta para el caos y demandas altamente complejas de su deporte. Aunque la detección debe ocurrir durante todo el enfoque de recuperación funcional de acuerdo con la rehabilitación basada en criterios, las pruebas de RTS deben considerar la incorporación de una evaluación cualitativa del movimiento de las tareas funcionales durante los escenarios planificados y reactivos (por ejemplo, en el CDD), mientras el deportista no esté fatigado y posteriormente, fatigado. **Cuando los atletas se mueven de manera óptima «en el campo» en condiciones realistas específicas del deporte, se puede considerar que están «listos para el movimiento» y para el RTS** [113].

7.3. Intervenciones para el *Rate of Force Development*

- Volviendo a los datos aportados de la revisión de Suchomel y otros (2018) [172], los ejercicios de levantamientos olímpicos (arrancada, cargada, dos tiempos y envión) con todas sus posibles variantes y combinaciones, es decir, aquellos que omiten alguna parte del levantamiento, producen adaptaciones de fuerza y potencia superiores en comparación con el entrenamiento de fuerza tradicional (sentadilla, peso muerto, press banca, dominadas, etc.), el entrenamiento con saltos y el entrenamiento con pesas rusas. Estos movimientos olímpicos junto con sus variantes (*snatch/clean mid-tigh pull, jump shrug, etc.*) son únicos en el sentido de que pueden explicar aspectos relacionados con la fuerza y la velocidad, es decir, potencia al mover cargas moderadas a pesadas con intención balística.

- Antes de seguir, se recomienda al lector acceder al apartado 8.6.6. **Rate of force development**, donde se desarrolla este concepto junto con la metodología de medición. De esta manera se mejorará el entendimiento de la información que aparece desarrollada a continuación. De acuerdo con la revisión de Pietrosimone y otros (2022) [177], existen **deficiencias** en la RFD durante la **fase temprana** (de 0 a 100 ms) y en la **tardía** (de 100 a 200 ms) cuando se **comparan sujetos lesionados del LCA en comparación a controles sanos o con la extremidad inferior sana**. Estos hallazgos son particularmente interesantes, puesto que sugieren la participación de adaptaciones centrales (fase temprana, reclutamiento de unidades motoras y tasa de descarga) y periféricas (fase tardía, tipos de fibras, volumen muscular y rigidez músculo tendinosa). También Maestroni y otros (2021) [223], en su revisión sistemática, señalan la importancia de tener niveles adecuados de fuerza excéntrica, fuerza reactiva y una *stiffness* (rigidez) suficiente para reducir el coste metabólico a la hora de correr y de realizar acciones realmente intensas, como puede ser un CDD. Es por ello por lo que **parece prudente determinar el nivel de fuerza reactiva en un deportista en las fases finales de la rehabilitación para asegurar una capacidad física adecuada** y tolerar de manera segura y eficiente este tipo de acciones.

- Larson y otros (2022) [171] señalan en su comentario clínico que **la aplicación de fuerza** durante actividades deportivas que contienen **saltos** y CDD, **ocurren en periodos muy breves de tiempo**. Algunas acciones como el *sprint*, **los tiempos de contacto** contra el suelo se producen **por debajo de los 200 ms**. En muchos deportes, como, por ejemplo, el fútbol, existe un tiempo limitado para la ejecución de algunas tareas, por tanto, **una RFD más alta mejorará el rendimiento del deportista**. El **desarrollo** óptimo de la RFD depende del **progreso** adecuado de la **fuerza muscular**, ya que la **fuerza máxima puede representar una variación de la RFD del 52 al 81 %**. Dicho de otra manera, mejorar la fuerza máxima sería una forma indirecta de mejorar la RFD. La **mejora de la RFD** generalmente se enfoca a través del **entrenamiento a altas velocidades** o con la **intención** de **realizar ejercicios y movimientos de manera explosiva**. Debe quedar claro que la intención de completar un movimiento con una alta velocidad es más importante que la velocidad real del movimiento. Esto tiene implicaciones prácticas, ya que uno puede entrenar a través de un espectro de cargas que incluye cargas altas y bajas, siempre que esté presente la intención de moverse de manera explosiva. La instrucción al paciente/deportista durante la ejecución de los ejercicios debe ser «**muévete lo más rápido y fuerte posible**». Dentro de las modalidades de entrenamiento para mejorar la RFD, destacan el entrenamiento de fuerza, los movimientos olímpicos con sus variantes, pliometría, aceleraciones/deceleraciones y ejercicios isométricos con cargas altas. **Este tipo de intervenciones** para mejorar la RFD ocurren en **fases tardías de la rehabilitación**, pero uno puede enforcarse en esto con antelación, manipulando el tiempo de contracción durante los ejercicios indicando que la parte concéntrica y excéntrica se mueva a mayor velocidad siempre y cuando a velocidades controladas se domine la tarea. **Una vez que la RFD y la fuerza explosiva se hayan desarrollado adecuadamente, el entrenamiento puede cambiar para poner más énfasis en la fuerza reactiva**. La fuerza reactiva implica tareas que utilizan el ciclo estiramiento-acortamiento (CEA) y utiliza la capacidad de los músculos de almacenar y utilizar energía elástica para realizar una acción concéntrica en una rápida sucesión de una acción excéntrica. La fuerza reactiva normalmente se entrena con **ejercicios pliométricos** a intensidades progresivas. Durante estos ejercicios, **el deportista debe intentar minimizar su tiempo de contacto con el suelo para promover** adaptaciones de fuerza reactiva. Cabe señalar que la literatura ha demostrado una disminución de los ángulos de flexión de la rodilla durante los aterrizajes después de una reconstrucción de LCA, por lo que debemos asegurarnos de que el deportista no adopte esta estrategia compensatoria. Estos mecanismos compensatorios aparecerán detallados en los apartados **8.5.1 Saltos horizontales y 8.5.2 Saltos verticales.** De igual modo, se ha informado que el cambio mínimo detectable para el movimiento de la rodilla durante el aterrizaje durante el análisis de vídeo 2D es de 6 a 13 grados, pero esto no se ha establecido para la inspección visual. Si estas compensaciones se detectan, se sugiere implementar regresiones de tareas para garantizar una calidad de movimiento apta antes de volver a implementar la tarea con las deficiencias de movimiento observadas. Se puede **promover** una **mayor flexión de la rodilla** durante el aterrizaje mediante la incorporación de **estrategias previamente informadas** en el apartado 6.3 **Aprendizaje motor y neuroplasticidad en la rehabilitación del ligamento cruzado anterior** para facilitar el aprendizaje motor, como instrucciones implícitas y foco atencional externo [171].

- Siguiendo con la revisión narrativa de Buckthorpe (2019) [113], la **capacidad del sistema neuromuscular para desarrollar fuerza es importante de cara a proporcionar estabilidad dinámica a una articulación,** así como para una propulsión de fuerza óptima. Por lo general, existe una confianza excesiva en la fuerza muscular máxima aislada después una reconstrucción del LCA, con una consideración limitada de la capacidad para desarrollar fuerza de manera explosiva. **La reestabilización rápida (<50 ms) de las articulaciones tras una perturbación mecánica para prevenir lesiones,** o tareas atléticas explosivas como carreras de alta velocidad (100-120 ms), implican tiempos de contracción que son más cortos que el tiempo que lleva para producir la fuerza voluntaria isométrica máxima, que suele ser alrededor de 300 ms. Por lo tanto, la capacidad de producir fuerza durante tareas deportivas rápidas puede depender más de la capacidad de aumentar la fuerza rápidamente desde niveles bajos, denominada RFD, que de la fuerza muscular máxima. Como tal, la **RFD** parece ser un **aspecto importante** de los **déficits neuromusculares,** puesto que se han observado déficits de RFD del 30 % a los 6 meses después de la reconstrucción del LCA a pesar de la restauración completa de la fuerza máxima de los extensores de la rodilla. Se sugiere que la RFD puede ser una medida complementaria útil para **determinar la preparación para RTS.** La RFD está influenciada por diferentes determinantes según la proporción de la curva fuerza-tiempo, estando fuertemente asociada con los cambios en la fuerza máxima a través del entrenamiento.

Después de lograr niveles de fuerza aceptables (por ejemplo, un IDS entre las extremidades ≥80-90 % en la fuerza isocinética de flexión y extensión de la rodilla) se recomienda realizar un período de entrenamiento de fuerza avanzado adicional para restaurar el rendimiento neuromuscular explosivo. El entrenamiento de fuerza con cargas moderadas, las cuales implican una intensidad del 70 % de la 1RM en la que el deportista puede levantar la carga 8 a 12 veces hasta el fallo de manera aproximada, que es muy eficaz para desarrollar el tamaño muscular y la fuerza máxima, parece en gran medida ineficaz para entrenar o restaurar la RFD. En cambio, se requieren estímulos específicos para desarrollar RFD durante los 50 a 100 ms iniciales, incluido: (1) el entrenamiento de fuerza explosiva: que implica el rápido desarrollo de la fuerza desde niveles bajos a altos, generalmente en condiciones isométricas; (2) el entrenamiento de fuerza balístico, como saltos; (3) el entrenamiento de fuerza a intensidades elevadas (<5 repeticiones como máximo). Se pueden esperar ganancias en la RFD durante los 50 ms iniciales del 50 a 80 % después de tan solo 4 a 8 semanas de entrenamiento con estas modalidades anteriormente mencionadas, al menos en individuos sanos. Por lo tanto, la rehabilitación en la etapa avanzada debe incorporar estas prácticas de entrenamiento específicas como parte de un enfoque de métodos mixtos para restaurar el rendimiento neuromuscular. Es importante que estos se incluyan junto con el entrenamiento de fuerza específico que involucra un componente excéntrico de cargas moderadas a altas (por ejemplo, realizando series máximas de 5 a 8 repeticiones) para restaurar completamente la fuerza muscular. Los autores de esta revisión marcan el objetivo de lograr un **100 % en el IDS en CCA de los extensores y flexores de la rodilla, así como la fuerza máxima en CCC**, como, por ejemplo, el rendimiento obtenido en el ejercicio de **prensa de piernas que ha de ser de 2 veces el peso corporal para 8 repeticiones máximas** [113]. Se recomienda al lector acceder al apartado **7.4.3 Niveles de fuerza para la realización de acciones pliométricas**, en donde el autor de este libro expone un ejemplo real de progresión en el ejercicio de prensa de piernas junto y en el de *leg extension* en un futbolista tras una reconstrucción del LCA.

La fuerza máxima de los extensores de rodilla se suele restaurar a los 6-9 meses después de la intervención en un gran número de pacientes. La **evaluación de las contracciones isométricas explosivas de RFD en CCC** (por ejemplo, prensa de piernas o sentadilla) puede proporcionar información útil sobre las características de fuerza explosiva de la extremidad inferior y debe incluirse cuando sea posible. Sin embargo, debe tenerse en cuenta que es posible que múltiples medidas articulares de RFD no capturen los déficits específicos de grupos musculares individuales (por ejemplo, extensores o flexores de la rodilla). Por lo tanto, además de la evaluación de la RFD en CCC, también se recomienda evaluar RFD durante tareas de CCA de una sola articulación (por ejemplo, flexores y extensores de rodilla de manera isométrica) [113] como proponen algunos estudios [224].

La fuerza/torque debe evaluarse al inicio (por ejemplo, a los 100 ms) y al final (a los 200 ms) de la curva fuerza-tiempo; teniendo en cuenta el pico de RFD alcanzado y el pico de fuerza. Dado que **no existen recomendaciones publicadas para evaluar la RFD después de la reconstrucción del LCA**, los autores de esta revisión recomiendan maximizar la fiabilidad **capturando una cantidad suficiente de contracciones isométricas explosivas** (por ejemplo, ocho contracciones explosivas) y **tomando el promedio de una cantidad de intentos**, tres, por ejemplo. Si no se dispone de plataformas de fuerza o un equipo de prueba de fuerza isométrica y un software sofisticado asociado, se recomienda evaluar la altura del salto y el tiempo de contacto durante un DJ unipodal, midiendo el RSI (tiempo de vuelo/tiempo de contacto) a través de la aplicación *MyJump* (aplicación móvil validada). Es importante garantizar que se realice un salto máximo (para maximizar la potencia de salida), ya que puede haber una tendencia a minimizar el tiempo de contacto con el suelo a expensas de la altura del salto, lo que puede afectar la validez de la información capturada [113].

7.4. Entrenamiento pliométrico

7.4.1. Ciclo estiramiento acortamiento

- Tal y como se señala en la revisión de Flanagan y otros (2008) [225], **el CEA es un tipo de función muscular en el que el músculo se estira inmediatamente antes de contraerse.** Esto da como resultado una contracción más poderosa que la que resultaría si solo se realizase una acción puramente concéntrica. Esta mejora es atribuible al almacenamiento y reutilización de energía elástica, siendo el entrenamiento pliométrico una modalidad común para mejorar las capacidades del CEA. Los diferentes tipos de ejercicios o la forma en la que se realizan pueden provocar diferentes mecanismos de acción en CEA. Entrenar este CEA de manera lenta, es decir, con tiempos de contacto largos en la transición excéntrica-concéntrica puede no ser tan beneficioso para aquellos deportistas en los que dependen de un CEA rápido en su deporte y viceversa. Para adherirse al principio de especificidad, se debe considerar cuidadosamente seleccionar los modos de entrenamiento que incorporen la acción del CEA apropiada para las necesidades específicas del atleta. Por ejemplo, deportistas que solo estén interesados en mejorar la altura máxima de salto, pueden beneficiarse de tiempos de contacto en el suelo más largos lo que les permitirá generar más fuerza y como consecuencia aumentar esa altura del salto. Por el contrario, si un deportista desea maximizar el rendimiento en el *sprint*, se requerirá un entrenamiento pliométrico con tiempos de contacto más cortos.

- Los **ejercicios pliométricos** son un **componente fundamental en la mayoría de los deportes** y suponen una importante **cualidad neuromuscular asociada con el rendimiento en deportes de características explosivas** [48]. Estos ejercicios son movimientos explosivos que utilizan el CEA, donde una acción concéntrica se ve reforzada por una acción muscular excéntrica previa. Este tipo de ejercicios no se suelen prescribir para entrenar exclusivamente la fuerza muscular, pero su inclusión en los programas de entrenamiento probablemente se deba a su naturaleza balística junto con la capacidad de transferir la fuerza máxima a la producción de potencia y la RFD. La realización de estos ejercicios únicamente con el peso corporal puede producir una limitación de acuerdo con proporcionar continuamente un estímulo de sobrecarga con el fin de seguir produciendo adaptaciones de fuerza positivas. Es cierto que se pueden agregar cargas pequeñas a estos ejercicios, pero hay que tener en cuenta que cargas más altas generarán mayores fuerzas de impacto y prolongarán el tiempo de transición entre las acciones musculares excéntricas y concéntricas, disminuyendo el estímulo general del entrenamiento. Una estrategia para no tener que agregar cargas externas al ejercicio, sería seleccionar un ejercicio pliométrico de intensidad moderada a alta o ajustar el volumen de entrenamiento o bien aplicar estos mismos ejercicios de manera unipodal [172].

- Hilando esto con lo que nos ocupa, en la guía de práctica clínica realizada por Kotsifaki y otros (2023) [30] se exponen los resultados de varios estudios, los cuales analizaron los **efectos del entrenamiento pliométrico** en comparación con protocolos de rehabilitación estandarizada:

  - El entrenamiento pliométrico y de agilidad tuvieron un beneficio adicional en las etapas avanzadas (>4 meses) de la rehabilitación en la función subjetiva de la rodilla cuando se comparó con protocolos de rehabilitación convencionales [30].

  - La combinación de entrenamiento excéntrico y pliométrico mostró una mejora significativa en el equilibrio, función subjetiva de la rodilla y en la realización de actividades funcionales del día a día cuando se comparó con protocolos de rehabilitación estándar [30].

  - A pesar de la intensidad, 8 semanas de entrenamiento con ejercicios pliométricos implementados durante la rehabilitación después de una reconstrucción del LCA, tuvo un efecto positivo en la función de la rodilla [30].

- Kotsifaki y otros (2023) [48] y Read y otros (2022) [210] observaron déficits residuales en variables como el RSI, las fuerzas de reacción vertical y los tiempos de contacto estudiadas a través de las pruebas de DJ bipodal y unipodal, en deportistas operados del LCA en el momento del RTP. Esto sugiere que quizás los deportistas no estuvieron lo suficientemente expuestos al entrenamiento pliométrico. Estos autores destacan esté método de entrenamiento complementándolo con el de fuerza y el de estabilidad dinámica, con el fin de corregir estos déficits recomendando su implementación con modalidades de baja y alta intensidad como se desarrollará posteriormente.

7.4.2. Cuándo empezar

- En la revisión de Badawey y otros (2022) [87] los autores recomiendan los siguientes criterios para comenzar la realización de este tipo de tareas: (1) un **ROM completo y sin derrame** en la articulación de la rodilla, (2) la **finalización de un programa de carrera** en línea recta, (3) un **IDS >85 %** valorado a través de un dispositivo isocinético. Brinlee y otros (2022) [167] señalan que los sujetos que han sido intervenidos del LCA utilizando un **injerto procedente del TC o de HTH, requieren en torno a unas 4 semanas adicionales para la obtención de un IDS >80 % en la musculatura cuadricipital.** Es por ello por lo que, en estos deportistas, se debería de **retrasar el entrenamiento pliométrico** en comparación con aquellos en los que se han utilizado otro tipo de injertos. Por otro lado, es recomendable retrasar la vuelta a este tipo de actividades en un mes adicional **una vez conseguido los criterios restantes** (fuerza, dolor, inflamación, etc.) **cuando el tipo de injerto utilizado es un aloinjerto**, (4) una **puntuación compuesta del 100 % en la prueba YBT**, y (5) antes de iniciar actividades pliométricas más avanzadas, el **IDS en pruebas de fuerza muscular debe ser del 85 %.** Asimismo, en la revisión de Escamilla y otros (2012) [101], los autores añaden que los ejercicios pliométricos deberían ser realizados antes del RTS controlando la técnica apropiada, comenzando en la etapa final de la recuperación, puesto que someten a la plastia del LCA a un alto nivel de estrés.

7.4.3. Niveles de fuerza para la realización de acciones pliométricas

- Tal y como se señala en el comentario clínico realizado por Buckthorpe y otros (2021) [226], unos niveles de fuerza suficientes son importantes para la implementación de la pliometría. La **incapacidad** para **aceptar la carga** significaría una **mayor dependencia de los complejos articulares** (tendones, ligamentos y estructuras articulares) para la absorción pasiva de la fuerza. **La evaluación y el seguimiento de la fuerza en CCC** (por ejemplo, fuerza en el ejercicio de sentadilla y/o fuerza en la prensa de piernas) **puede respaldar progresiones de tareas óptimas.** Es importante que las tareas pliométricas estén alineadas con el estado de fuerza del atleta y que la intensidad de la tarea concuerde con las mejoras neuromusculares de los ejercicios. Se ha sugerido la **evaluación** de la **fuerza** en CCC para **determinar la preparación a la introducción de la carrera en cinta rodante** (por ejemplo, mover 1,25 veces el peso corporal en el ejercicio de prensa de piernas ejecutado a una sola pierna), ejercicios pliométricos unilaterales (1,5 veces el peso corporal en la prensa a una sola pierna) y RTS (mover 2 veces el peso corporal a una sola pierna). El tobillo, la rodilla y la cadera/tronco deben absorber y producir fuerza compartiendo la carga, según la tarea y la calidad específica del movimiento del deportista. La fuerza de los extensores de la rodilla es una barrera importante para las progresiones funcionales después de la lesión del LCA y, por lo tanto, es importante corregirla para implementar y progresar en las tareas pliométricas y para permitir el reentrenamiento basado en el movimiento y la implementación de ejercicios pliométricos. La evaluación de la fuerza de los extensores de la rodilla a través de una evaluación concéntrica o isométrica con un dinamómetro isocinético o el **registro de las cargas externas movilizadas en el ejercicio de** *leg extension*, puede proporcionar una **indicación de la fuerza de los extensores de la rodilla para apoyar la implementación y las progresiones pliométricas.**

A continuación, se muestra en la Tabla 60, una progresión de las repeticiones realizadas, de la carga externa (kilos) y del porcentaje de asimetría en el ejercicio de prensa de piernas y de *leg extension*, ambos ejecutados con una sola pierna en un jugador de fútbol tras una reconstrucción del LCA de la rodilla izquierda. El autor de este libro propone que, cuando el deportista sea capaz de llegar con una técnica correcta a 10 repeticiones, se incremente ligeramente la carga para repetir el proceso hasta alcanzar de nuevo las 10. Es importante que se estandarice lo máximo posible la técnica durante la realización de los ejercicios (por ejemplo, velocidad en la fase concéntrica y excéntrica, el tiempo entre fase excéntrica y concéntrica y la regulación de los segmentos móviles de la máquina) para atribuir lo máximo posible las mejoras en estos ejercicios y en otros, a un incremento real del rendimiento (más repeticiones o más carga a mover) y no a diferencias en la forma de ejecutar estos ejercicios. Por otro lado, en la Tabla 61 podemos ver la progresión de la fuerza relativa en el ejercicio de prensa de piernas en este mismo futbolista, donde comenzó moviendo a una repetición máxima 0,8 veces su peso corporal y, tras semanas de entrenamiento, logró mover 1,4 veces, alcanzando el criterio (entre otros) para realizar carrera y muy cerca de alcanzarlo para comenzar con sencillos ejercicios pliométricos de acuerdo con los puntos de referencia descritos anteriormente.

Progresión en el ejercicio de prensa de piernas y de *leg extension*							
Prensa de piernas				Leg extension			
Carga (kg)	Izquierda (reps)	Derecha (reps)	IDA	Carga (kg)	Izquierda (reps)	Derecha (reps)	IDA
50	10	9	10 %	20	13	17	23,5 %
60	7	10	30 %	20	16	17	5,9 %
70	11	12	8,3 %	25	17	17	0 %
75	11	13	15 %	30	14	15	6,7 %
80	8	9	11 %	35	11	11	0 %
85	7	7	0 %	40	13	13	0 %
85	9	10	10 %	45	12	14	14,2 %
90	9	11	18 %	50	10	11	9 %
95	8	9	11 %	55	10	11	9 %

Tabla 60. kg: kilos; IDA: índice de asimetría, reps: repeticiones. El color rojo destaca un porcentaje de asimetría superior o igual al 15 %, el amarillo al 10 % y el verde por debajo o igual del 10 %. Elaboración propia.

Progresión de la fuerza relativa en el ejercicio de prensa de piernas					
Peso corporal	Carga (kg)	Izquierda (reps)	Derecha (reps)	FR izquierda (carga/ peso corporal)	FR derecha (carga/ peso corporal)
65	55	1	2	0,8	0,8
65	60	2	2	0,9*	0,9*
65	65	1	2	1	1*
65	70	2	2	1,1*	1,1*
65	80	2	2	1,2*	1,2*
65	90	1	2	1,3	1,3*
65	95	1	1	1,4	1,4

Tabla 61. Kg: kilos; FR: fuerza relativa, reps: repeticiones. *Indica un rendimiento de fuerza relativa inferior al real, ya que se han realizado dos repeticiones en lugar de 1, pero igualmente puede servir de referencia. Elaboración propia.

7.4.4. Consideraciones en el diseño del entrenamiento pliométrico

- Continuando con el comentario clínico de Buckthorpe y otros (2021) [226], este tipo de entrenamiento tiene como objetivo **desarrollar el rendimiento neuromuscular respetando los tiempos de cicatrización del tejido teniendo en cuenta la carga óptima**, definida como la carga aplicada a las estructuras para maximizar las adaptaciones fisiológicas, morfológicas, neurales y mecánicas. Es importante considerar la intensidad del movimiento o la carga externa e interna específica de las tareas. Las fuerzas externas son el resultado de fuerzas iguales y opuestas que actúan sobre el cuerpo de acuerdo con las leyes del movimiento, por ejemplo, las leyes de Newton; mientras que las cargas articulares internas dependerán de cómo se distribuyan las GRF por todo el cuerpo. La carga se acepta/disipa activamente a través del sistema neuromuscular y se absorbe pasivamente a través de los tendones, ligamentos y articulaciones durante los movimientos. Los momentos de triple extensión de cadera, rodilla y tobillo (flexión plantar) deben producirse a través de contracciones musculares excéntricas, isométricas y concéntricas para controlar el movimiento de las articulaciones, absorber la energía cinética del cuerpo en el impacto para producir fuerza y potencia en el impulso. **La incapacidad para aceptar la carga debido a deficiencias en la fuerza significaría una mayor dependencia de los complejos articulares** (tendones, ligamentos y estructuras articulares) para la absorción pasiva de estas cargas.

- Escamilla y otros (2012) [101] indican en su revisión, que a medida que se emplean **ejercicios de pliometría avanzada, la suposición de que las fuerzas tensiles sobre la plastia del LCA es la misma que en sujetos sanos, solo es potencialmente válida una vez la musculatura circundante vuelve a un nivel similar a la de los sujetos sanos**. Así mismo, es importante considerar la calidad del movimiento tanto en el salto como en el aterrizaje, puesto que el movimiento en valgo con la aducción y rotación interna de cadera, pueden aumentar en gran medida la tensión de la plastia. Siguiendo con esta idea, en el estudio transversal de Kotsifaki y otros (2022) [56], se encargaron de comparar las fuerzas de contacto tibiofemorales y del LCA en la extremidad inferior reconstruida en deportistas tras $9,5 \pm 2,7$ meses postoperación a los cuales se les aplicó para la reconstrucción del LCA injertos procedentes de HTH y de TI, con la extremidad no afectada y con un grupo control durante diferentes tareas: caminar, cambiar de dirección, saltar horizontalmente a una pierna, DJ unipodal, saltos laterales unipodales (SLU), CMJ unipodal, TSHU y carrera. Cabe destacar que los datos sobre las fuerzas de contacto tibiofemorales y en el LCA, fueron obtenidos de manera indirecta utilizando plataformas de contacto, marcadores articulares y EMG. Tras el análisis de los datos, los autores concluyeron lo siguiente:

  - A pesar de que los deportistas cumplieron con éxito los criterios establecidos en el IDS, los deportistas del grupo a los que se les hizo una reconstrucción del LCA mostraron asimetrías residuales en las fuerzas que recibió el LCA y las fuerzas de contacto tibiofemorales, siendo estas menores en la extremidad reconstruida en comparación con la sana durante las tareas descritas anteriormente. En lo que respecta a las fuerzas de contacto laterales y mediales, difirieron entre las extremidades del grupo que fue sometido a una reconstrucción, así como entre los dos grupos durante el CDD. El CDD, la carrera y el segundo aterrizaje tras el TSHU dieron como resultado las mayores cargas en la articulación tibiofemoral, y las tareas con mayor estrés para el LCA fueron el CDD y el salto lateral. Esto quiere decir que la simetría en el rendimiento de las pruebas, no se asociaron con una simetría en los patrones de fuerzas de contacto tibiofemoral y del LCA. En las pruebas como el CDD y la carrera se acentuaron más las asimetrías (Figura 115A, 115B, 115C, 115D), siendo el test de CDD de 45º el más sensible para revelar estas diferencias en el rendimiento [56].

- El estrés que recibió el injerto reveló que **es necesario comenzar con pruebas como el SHU para posteriormente evolucionar al DJ**. Estos hallazgos pueden servir de referencia a la hora de diseñar ejercicios pliométricos [56].
- Una restauración simétrica de la carga articular podría proteger a los deportistas de una segunda lesión del LCA o futuros cambios en la degeneración de la rodilla [56].

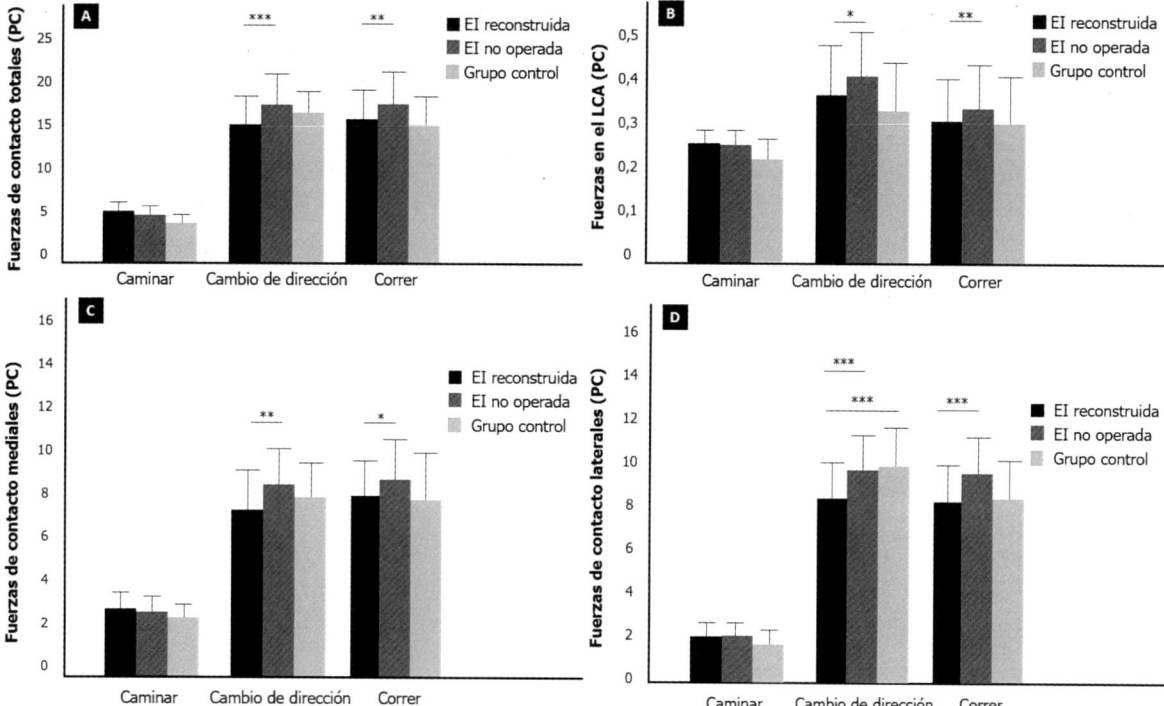

Figura 115. (A) Fuerzas de contacto tibiofemorales totales en la EI reconstruida, en la EI no operada y el grupo control. **p<0,01. ***p<0,001. (B) Fuerzas en el ligamento cruzado anterior en la EI reconstruida, en la EI no operada y en el grupo control. *p<0,05. **p<0,01. (C) Fuerzas de contacto tibiofemorales mediales. **p<0,01. *p<0,05. (D) Fuerzas de contacto tibiofemorales laterales. ***p<0,001. EI: extremidad inferior; PC: peso corporal; LCA: ligamento cruzado anterior. Adaptado de Kotsifaki y otros (2022) [56].

7.4.5. Intensidad y complejidad de las tareas pliométricas

- Siguiendo con la información del comentario clínico de Buckthorpe y otros (2021) [226], durante el movimiento, un individuo debe producir y absorber fuerza a través de la aplicación de fuerza contra el suelo de acuerdo con las leyes de Newton. La tercera ley de Newton dicta que habrá una reacción igual y opuesta, mientras que la segunda, la ley de la aceleración, dicta que la aceleración del movimiento será un producto de la aplicación de fuerza relativa a la masa corporal (Fuerza = masa x aceleración). **La intensidad de las tareas pliométricas se puede considerar sobre la base de las GRF**, que normalmente ocurren durante la fase excéntrica/de aterrizaje, pero también las fuerzas concéntricas máximas (y la potencia) son importantes a nivel de rendimiento. La **carga externa** que supone este tipo de acciones a las estructuras está **condicionada** en gran medida **por la selección de ejercicios, la capacidad neuromuscular para absorber y desarrollar fuerza, la superficie/entorno y tiempos de contacto contra el suelo junto con la instrucción:**
  - **Selección de la tarea.** Basadas en la postura y la posición del cuerpo en el despegue/aterrizaje, que consisten en versiones unipodales y bipodales diferentes (Tabla 62 y Figura 116).

Durante la fase excéntrica, el atleta necesitará desacelerar el centro de masas, antes de producir fuerza y potencia para impulsarse balísticamente. Las fuerzas excéntricas estarán determinadas en gran medida por la velocidad en el momento del impacto/aterrizaje. Cuanto mayor sea el momento (masa x velocidad) antes o durante el impacto, mayor será el trabajo excéntrico requerido para desacelerar el cuerpo. Como tal, la intensidad del esfuerzo y la altura del aterrizaje y/o la velocidad horizontal antes de la desaceleración son los principales determinantes de la carga máxima [226]. En el siguiente enlace, aparece un vídeo demostrativo de las tareas pliométricas descritas en la Tabla 62: **https://www.youtube.com/watch?v=24vTemdHiqY&t=371s**.

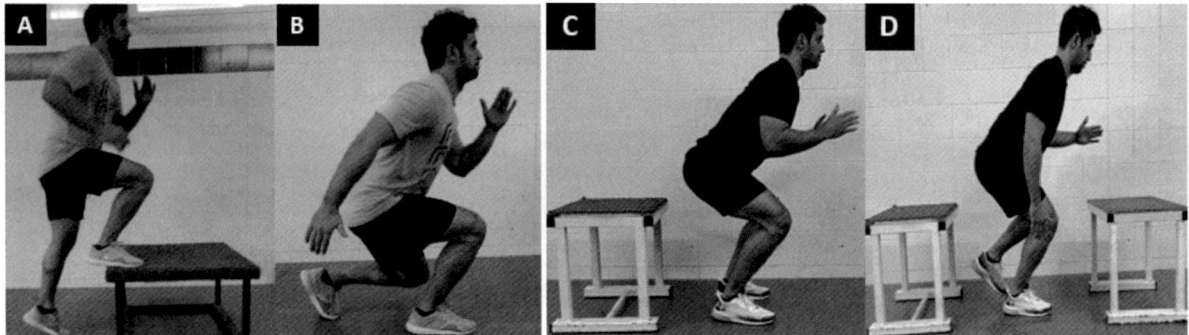

Figura 116. Cuatro tipos de ejercicios pliométricos. (A) Bipodal con tiempo para el ajuste (por ejemplo, *box slipt jumps*). (B) Bipodal asimétrico (por ejemplo, *split jumps*). (C) Bipodal simétrico (por ejemplo, *drop jump* bipodal). (D) Unipodal (por ejemplo, *drop jump* unipodal). Adaptado de Buckthorpe y otros (2021) [226].

Cuatro tipos de tareas pliométricas basadas en la posición del apoyo en el aterrizaje y/o despegue		
Tipo de pliometría	**Descripción**	**Ejemplos**
Unipodal	Implica absorber la carga de forma excéntrica con una extremidad y luego desarrollar fuerza y potencia de forma concéntrica para acelerar el cuerpo de nuevo sobre una extremidad. Esto incluye saltar de una extremidad a otra (*bounding*) o actos pliométricos sobre la misma extremidad (*hops* o saltos).	*Boundings* (variar velocidad y altura); SHU, SRU, DJ, SUL.
Bipodal simétrico	Ambas piernas despegan del suelo y/o contactan el suelo simultáneamente desde una postura simétrica.	Aterrizaje bipodal, SJ bipodal, CMJ bipodal, DJ bipodal, *Tuck Jump*.
Bipodal asimétrico	Ambas piernas despegan del suelo y/o contactan el suelo simultáneamente, pero en diferentes posiciones. Como tal, la demanda en cada pierna es diferente.	*Splip jumps* alternando la posición de las piernas.
Bipodal (con diferencia de tiempo entre extremidades).	Por lo general, implica aterrizar sobre una extremidad antes de despegar con la otra. Estos ejercicios se pueden definir como *skipping* y no se caracterizan por ser los típicos movimientos con un CEA sobre una sola extremidad.	*Skipping. Box Split jumps.*

Tabla 62. SHU: salto horizontal unipodal; SRU: salto rotacional unipodal; SUL: salto unipodal lateral; DJ: *drop jump*; CMJ: salto con contramovimiento; SJ: *squat jump*; DJ: *drop jump*; CEA: ciclo estiramiento-acortamiento. Adaptado de Buckthorpe y otros (2021) [226].

- **Fuerza.** Una mayor absorción de energía de las extremidades inferiores en el plano sagital se ha asociado con una fuerza de reacción vertical más pequeña y mayores desplazamientos de flexión de la rodilla durante el aterrizaje [226].

- **Superficie.** Una superficie flexible se deformará bajo carga y, como tal, la carga conjunta está influenciada por la rigidez de la superficie. Realizar ejercicios pliométricos en el agua o en la arena, reduce los impactos fuertes y produce menos dolor muscular que realizar ejercicios pliométricos en superficies más rígidas. Por ejemplo, a la profundidad adecuada del agua en la piscina, parece haber una reducción de alrededor del 45-60 % en las GRF registradas a partir de un ejercicio pliométrico en el agua vs. en tierra [226].

- **Tiempo de contacto en el suelo combinado con la instrucción al deportista.** La fuerza máxima y, en particular, la RFD y la tasa de desarrollo de potencia, también estarán condicionadas por los tiempos de contacto. La RFD y la tasa de desarrollo de potencia serán una función de la fuerza/potencia producida, dividida por el tiempo de contacto en el suelo, dando lugar al RSI[ab]. El tiempo de contacto en el suelo y la RFD están influenciados por la elección de la tarea, pero también por las instrucciones asignadas durante la realización de la tarea (por ejemplo, aterrizar y saltar abandonando el suelo lo más rápido posible). Los tiempos de contacto en el suelo, son consideraciones importantes en términos de la especificidad de las adaptaciones al entrenamiento. Las mejoras en el rendimiento neuromuscular explosivo parecen ser específicas de los tempos de contacto; donde **tiempos largos** (>250-500 ms) parecen ser más adecuados para el **rendimiento de la aceleración y el movimiento multidireccional**, mientras que **la pliometría rápida** (<200 ms) de base lineal (horizontal y vertical) puede ser útil para **desarrollar velocidades lineales máximas** [226].

Las cargas articulares internas deben considerarse en tres planos de movimiento (sagital, frontal y transversal). Durante las tareas funcionales, se comparte la carga entre las articulaciones y los grupos musculares. El «torque» relativo experimentado en cada articulación y las fuerzas musculares subsiguientes, serán un producto de la GRF resultante y la distancia respectiva desde la articulación (torque = fuerza x distancia). La carga articular específica estará influenciada por la selección y cinemática de la tarea. Por ejemplo, alterar la alineación del tronco durante el ejercicio pliométrico alteraría el centro de masas y lo colocaría más cerca o más lejos de la articulación. Una postura más erguida y rígida, descrita como un comportamiento dominante del cuádriceps, se ha correlacionado con un momento de fuerza extensor de rodilla más alto. Una flexión de la cadera más pronunciada que la rodilla, reduce el momento extensor de la rodilla y aumenta la carga en la cadera. Se ha demostrado que la carga alterada de la rodilla en los planos frontal y transversal contribuye a un mayor estrés en el LCA. Los autores recomiendan evitar la biomecánica de riesgo, específicamente una estrategia motora dominante de la rodilla (por ejemplo, rotación interna de la cadera) durante las tareas pliométricas, ya que exacerbarán la carga de la rodilla y del LCA [226].

Se cree que el **uso eficaz de la pliometría puede mejorar la calidad del movimiento y reducir el riesgo de lesión del LCA.** El entrenamiento de fuerza no mejora directamente la calidad del movimiento durante los movimientos específicos del deporte, por ello, es necesario incorporar más movimientos de tipo deportivo para volver a aprender y mejorar la coordinación del movimiento. Los ejercicios pliométricos pueden

---

[ab] Este concepto aparece desarrollado en el apartado 8.6.7 Índice de fuerza reactiva (Reactive Strength Index).

mejorar el control neuromuscular, lo que puede convertirse en una habilidad aprendida que se transfiere a los movimientos deportivos, ayudando en la restauración de la calidad específica del movimiento después de la lesión. Para un aprendizaje motor óptimo (definido este como «el proceso de la capacidad de un individuo para adquirir habilidades motoras con un cambio relativamente permanente en el desempeño en función de la práctica o la experiencia»), es importante que las tareas se realicen repetidamente con buena calidad de movimiento. Por lo tanto, se debe proporcionar el desafío correcto para el control neuromuscular, con **aumentos progresivos en la complejidad del movimiento**, así como en la **velocidad** y la **intensidad** de la carga. Tal y como se ha mencionado anteriormente, es **importante** considerar la carga específica de una tarea singular o la repetición de esta, así como considerar el volumen de entrenamiento implementado. El volumen es el resultado de muchas acciones durante una sesión o a lo largo del tiempo (por ejemplo, día/semana/mes). Se sabe que una alta carga recurrente del LCA puede conducir al deslizamiento del injerto y eventualmente a la rotura de este. Además, problemas como el síndrome de dolor patelofemoral son típicamente la acumulación de sobrecarga crónica y comunes después del LCA. Se **recomienda monitorear la acumulación carga de las tareas pliométricas asignadas**, que se puede realizar documentando las series de ejercicios/los contactos de los pies junto con la intensidad de la tarea [226].

- Tal y como se menciona en la revisión de Flanagan y otros (2008) [225], si se observan largas fases de contacto con el suelo, se debe **indicar al deportista que sea más «explosivo» y que intente permanecer lo menos posible en el duelo.** No obstante, si después de dicha instrucción todavía se observa **un tiempo de contacto demasiado grande** (>250 ms) en un ejercicio específico, todo parecería indicar que **esa tarea es demasiado difícil para el atleta y necesita ser adaptada** o reemplazada. Por ejemplo, si en un DJ desde una altura de 40 cm el deportista no es capaz de manifestar tiempos de contacto cortos, será necesario reducir la altura. Si un atleta no puede producir tiempos de contacto contra el suelo cortos cuando realiza saltos repetidos sobre vallas de 60 cm, se deberá utilizar unas más pequeñas. Si no se dispone de plataformas de fuerza, una estrategia para **determinar si el deportista utiliza tiempos de contacto largos, es observar si este no puede mantenerse sobre las puntas de los pies y sus talones golpean el suelo durante la acción del salto.** Fruto del entrenamiento pliométrico, se debe observar cómo los deportistas minimizan sus tiempos de contacto con el suelo permaneciendo sobre las puntas de los pies durante los saltos y usando una acción rígida de las extremidades inferiores con poca flexión de cadera y rodillas. Los autores de esta revisión señalan una manera de medir el RSI para determinar qué altura de caída sería la óptima para mejorar el CEA. Los jugadores realizan 3 DJ bipodales desde diferentes alturas (por ejemplo, desde 15, 30 y 45 cm) para calcular el RSI[ac] en cada una de ellas. Cuando el RSI se mantiene o mejora a medida que aumenta la altura de caída y el tiempo de contacto con el suelo, es indicativo de un CEA rápido y se supone que las capacidades de fuerza reactivas de un deportista son óptimas en esa altura. No obstante, si se da la situación contraria, vemos que a medida que aumenta la altura de caída y disminuye el RSI o el tiempo de contacto contra el suelo supera los establecidos para ser una CEA rápido (>250 ms), nos indicaría

---

[ac] En el apartado **8.6.7 Índice de fuerza reactiva (Reactive Strength Index)**, se muestran los métodos de evaluación del RSI.

que esta altura puede representar un mayor riesgo de lesión o proporcionar un estímulo de entrenamiento subóptimo.

A continuación, en la Figura 117 se muestra un conjunto de datos donde se compara a un deportista bien entrenado y otro desentrenado. En el deportista bien entrenado, a medida que la altura de caída aumenta de 10 a 40 cm, el rendimiento del RSI también lo hace. Esto puede ser debido a dos razones, en primer lugar, a medida que aumenta esta altura de caída, el nivel de preactivación sube; y, en segundo lugar, una mayor altura de caída da como resultado un mayor nivel de velocidad en la fase excéntrica y por ende mayor será el efecto de potenciación que se puede obtener. El umbral crítico se produce a una altura de caída de 50 cm y el deportista no es capaz de permanecer sobre las punteras de sus pies golpeando los talones el suelo cuando aterriza utilizando un tiempo de contacto contra el suelo mucho más largo. Los rangos recomendados en lo que respecta a alturas de caídas aparecen rodeados con un círculo en la Figura 117 [225].

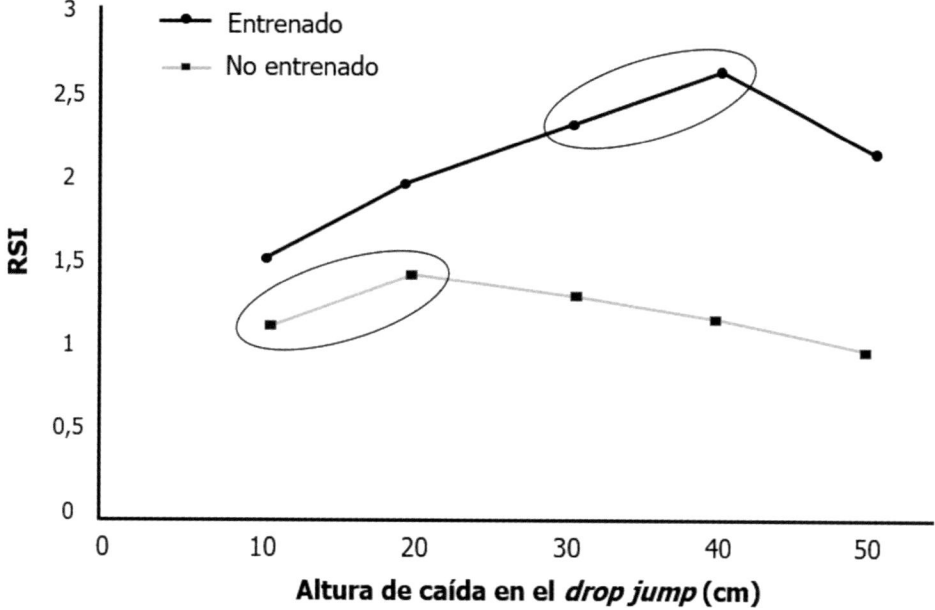

Figura 117. Conjunto de datos del RSI durante una prueba de *drop jump* donde se va incrementando progresivamente la altura de caída en un deportista bien entrenado y otro menos entrenado. El deportista no entrenado generalmente obtiene puntuaciones más bajas en todas las alturas y alcanza su umbral crítico, en el que el RSI disminuye, a una altura de caída más baja en comparación al deportista entrenado. Aparece rodeada con un círculo la zona la altura de caída óptima en la que se recomendaría que entrenase el deportista en función de su nivel. RSI: índice de fuerza reactiva; cm: centímetros. Adaptado de Flanagan y otros (2008) [225].

A continuación, los autores de esta revisión proponen una progresión de 4 etapas para aumentar el rendimiento utilizando tiempos de contacto cortos en tareas pliométricas (Tabla 63) [225]:

Fase 1: Salto excéntrico.	Fase 2: Pliometría rápida a baja intensidad.	Fase 3: Salto de vallas.	Fase 4: Saltos profundos.
• Centrarse en la mecánica de aterrizaje. • Aterrizajes silenciosos. • Flexión mínima en rodilla y caderas. • «Congélate» cuando aterrices.	• Saltos con dominancia de tobillos y *skipping*. • Énfasis en tiempos de contacto cortos (la altura de salto no es importante). • Piernas como «muelles rígidos». • «Mantente sobre las puntas de los pies».	• Altura de salto fija. • Énfasis en tiempos de contacto cortos y alcanzar cierto grado de altura. • Tiempos de contacto como herramienta de *feedback* a los deportistas. • La altura de la valla se puede aumentar cuando el tiempo de contacto es corto (<250 ms).	• Tiempos de contacto cortos maximizando la altura de salto. • «Salta alto y rápido». • RSI como herramienta de *feedback* al deportista. • RSI utilizado para optimizar la altura de caída y monitorizar el rendimiento pliométrico.

Tabla 63. RSI: índice de fuerza reactiva; ms: milisegundos. Adaptado de Flanagan y otros (2008) [225].

Las **indicaciones verbales** que se le dan a los deportistas para aumentar el rendimiento son clave. En este caso, indicar a los deportistas «**salta alto y un poco más rápido que antes» en lugar de «salta lo más alto posible**» supuso realizar saltos con **tiempos de contacto** contra el suelo significativamente **más cortos**. Así mismo, los autores de esta revisión sobre la base de su experiencia con jugadores de rugby de élite, con el fin de crear un proceso de aprendizaje más activo para fomentar la motivación a la hora del entrenamiento pliométrico, preguntaban a sus jugadores «¿Cuál fue el salto más rápido y por qué?» [225].

7.4.6. Calidad de movimiento

- Sobre la base de la información extraída del comentario clínico realizado por Buckthorpe y otros (2021) [226], es importante saber si un atleta es capaz de **realizar la tarea lo suficientemente bien y con seguridad antes de la prescripción del entrenamiento**. Además, es importante monitorear la calidad del movimiento durante la tarea. La **calidad del movimiento** después de una lesión del LCA, se ha definido como «**la capacidad de controlar las extremidades logrando un equilibrio y una alineación cinemática suficiente durante las actividades funcionales, sin mostrar asimetrías de movimiento o factores de riesgo vinculados a lesiones del LCA**»; esta definición no hace referencia a lo que es una pérdida de equilibrio aceptable o una desviación de la cinemática fuera de lo normal, o lo que es normal o ideal. De hecho, se cree que es probable que no exista una forma «ideal» o «perfecta» de moverse. De acuerdo con la **teoría de los sistemas dinámicos**, existen múltiples factores que pueden influir en la expresión de la calidad del movimiento, que deben tenerse en cuenta al entrenar y evaluar la calidad de este. Estos factores se pueden resumir como una interacción compleja entre el individuo (restricciones orgánicas), las limitaciones de la tarea y el medio ambiente o contexto en la que se realiza (restricciones ambientales).

- Se propone utilizar un método de análisis de movimiento cualitativo basado en criterios relativamente simples para respaldar la progresión a través de las tareas y las etapas de rehabilitación del LCA como parte de la rehabilitación. Esto puede proporcionar información sobre la calidad del movimiento durante las tareas en cuestión y poder proporcionar retroalimentación al deportista, para crear un entorno de aprendizaje continuo que permita resolver la tarea y progresar de manera óptima. Se sugiere **monitorear la capacidad del deportista para mantener el control del cuerpo** utilizando la enseñanza y el entrenamiento óptimo del **plano frontal** (pelvis, tronco y miembros inferiores, Figura 118A) y **el control del plano sagital** (Figura 118B). También se recomienda evaluar cualitativamente la calidad del movimiento (plano frontal y sagital) como parte del proceso de recuperación funcional del LCA durante las tareas de aterrizaje, pliométricas y específicas del deporte. Esto puede proporcionar una guía objetiva para respaldar la recuperación funcional del LCA basada en criterios [226].

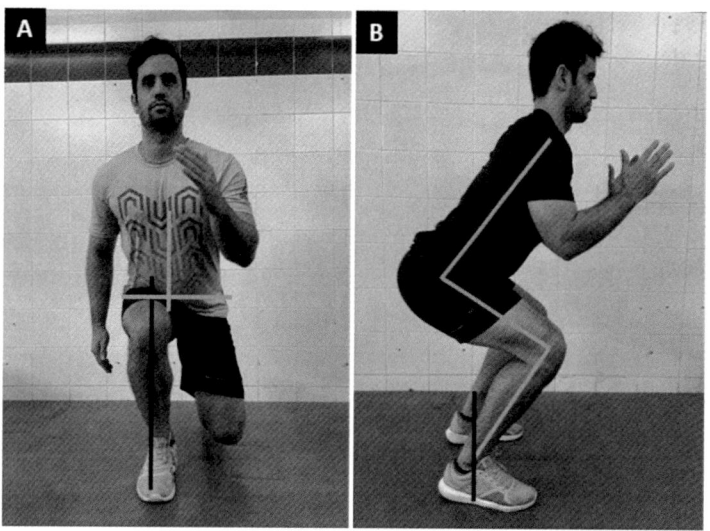

Figura 118. (A) Modelo de análisis de movimiento fácil de utilizar y enseñar basado en tres líneas sobre el plano frontal, donde evalúa la estabilidad/alineación del tronco, otra la estabilidad/alineación de la pelvis y otra la estabilidad/alineación de las extremidades inferiores. (B) Representación del plano sagital que depende de la tarea realizada, en la cual interaccionan la alineación en la articulación del tobillo, rodilla y cadera. Adaptado de Buckthorpe y otros (2021) [226].

7.4.7. Tolerancia a la carga en el entrenamiento pliométrico

- Siguiendo con el comentario clínico de Buckthorpe y otros (2021) [226], **cualquier progresión** tiene que estar en **consonancia** con la **curación biológica** y la **capacidad** de la articulación para **soportar las demandas de carga**. El dolor y la hinchazón se pueden usar para **determinar las progresiones basadas en el ejercicio**, ya que estos **factores** se relacionarán con el **estrés de carga experimentada por la rodilla**, como, por ejemplo, una puntuación 0-2 en la EVA o aumento de la hinchazón a través del *stroke test* en respuesta a tareas previas. El dolor y/o la respuesta de la hinchazón indicarían niveles de carga previos excesivos en la articulacion de la rodilla y reacciones adversas, que pueden limitar una adaptación al entrenamiento adecuada. Además, después de un ejercicio al que no se está acostumbrado, puede haber una reacción muscular inducida por el ejercicio, lo que resulta en un dolor muscular de aparición tardía (agujetas). El grado de reacción muscular depende de muchos factores, incluidos el tipo de ejercicio, la duración, la intensidad y la habituación al ejercicio. Tareas que son demasiado extenuantes darán como resultado una reacción muscular significativa, que puede tomar un tiempo considerable para que el deportista se recupere pudiendo limitar la capacidad de entrenar en los días siguientes. Monitorear **el dolor muscular puede proporcionar una indicación de la carga específica del músculo y el tiempo de recuperación requerido, que luego puede respaldar las modificaciones de entrenamiento posteriores.**

7.4.8. Progresión pliométrica de 4 etapas tras la rotura del ligamento cruzado anterior

- Sobre la base del comentario clínico realizado por Buckthorpe y otros (2021) [226], estos autores proponen un **programa pliométrico de cuatro etapas** alineado con el proceso de recuperación funcional del LCA. Dicho programa considera: (1) **tareas** pliométricas con **intensidad y complejidad** asociadas, (2) **calidad y fuerza de movimiento requerida** para realizar estas tareas, y (3) consideraciones de **monitoreo** (por ejemplo, puntuación en el dolor e hinchazón). A través del siguiente enlace, el lector puede ver un vídeo explicativo, en el cual se hace referencia a los ejercicios propuestos en las diferentes etapas con sus correspondientes progresiones: **https://www.youtube.com/watch?v=24vTemdHiqY&t=756s.** En general, el programa tiene algunas reglas que incluyen **progresiones en la intensidad y especificidad de los movimientos con aumentos progresivos en las velocidades** (altura y velocidad horizontal), una **reducción gradual en los tiempos de contacto**, progresión de **tareas bipodales a unipodales** y de tareas lineales (vertical, horizontal y lateral) a tareas **multiplanares.** Además, se recomienda utilizar diferentes superficies, comenzando con superficies más flexibles y avanzando hacia más rígidas (Figura 119) [226].

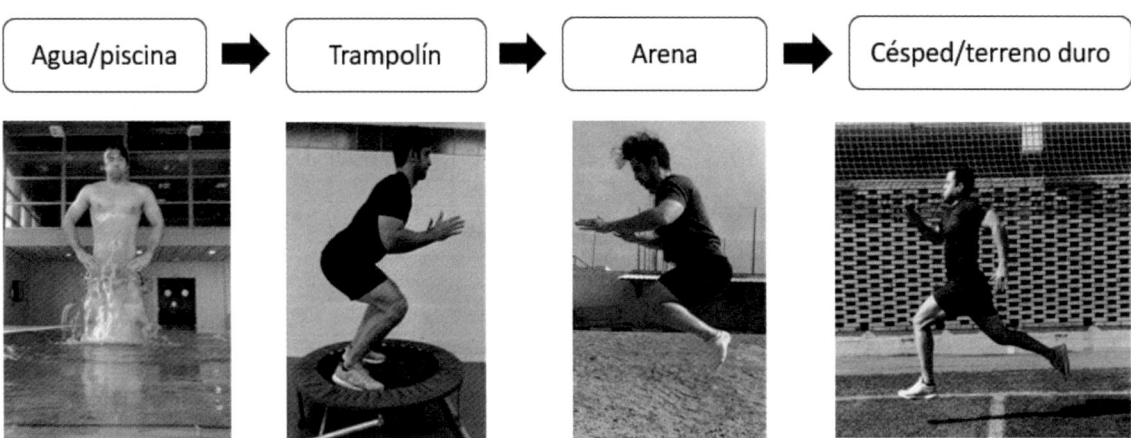

Figura 119. Posibles progresiones utilizando diferentes superficies para el entrenamiento de pliometría, en deportistas tras una reconstrucción del LCA, o para deportistas con una capacidad de carga limitada por otros problemas en la rodilla. LCA: ligamento cruzado anterior. Adaptado de Buckthorpe y otros (2021) [226].

Las **progresiones** a través de las etapas **se basan** en una **buena calidad de movimiento, idealmente sin dolor o con mínimo dolor** (<2/10 en una EVA) y/o **hinchazón** de la articulación con una **mejora continua en la fuerza de las extremidades inferiores.** Cada etapa debe completarse en secuencia y un **atleta no debe realizar ninguna tarea en la etapa sin cumplir con los criterios específicos de la misma.** En la Tabla 14, a la cual se puede acceder utilizando **el código QR proporcionado al inicio de este libro**, se muestra el programa pliométrico de 4 etapas alineado con un marco de recuperación funcional después de la reconstrucción del LCA.

Debido a que este programa pliométrico está alineado con el proceso de rehabilitación, se recomienda cumplir con los **criterios específicos** a la hora de **avanzar de etapa**. El programa pliométrico comienza en la fase intermedia de la rehabilitación, donde se iniciaría la etapa 1; con las etapas 2 y 3 alineadas con la fase final y la etapa 4 hacia la etapa de readaptación en campo [226].

Etapa 1

En esta etapa, se utiliza **pliometría de baja intensidad**, caracterizada por ejercicios **bilaterales simétricos** y **asimétricos**. El aumento de altura del centro de masas por encima de la posición neutra suele ser mínimo. Los tiempos de contacto deben ser **largos** (>1-2 segundos) y el **objetivo** principal es apoyar el **reentrenamiento del movimiento**, principalmente con un enfoque en la **reeducación de la marcha en cinta rodante**. Las GRF estimadas son < **de 2 veces el peso corporal por extremidad**. El programa se completa junto con la **reeducación del movimiento básico**, el **fortalecimiento** funcional (por ejemplo, sentadillas, peso muerto, progresiones de una sola pierna), tareas de **aterrizaje bilateral** y **entrenamiento de fuerza aislado**. El deportista tendrá **déficits significativos en la fuerza extensora** de la **rodilla**, la cual es una barrera importante para poder realizar tareas funcionales. Además, los déficits de fuerza significativos dan como resultado estrategias compensatorias. Esto puede incluir el uso compensatorio de los extensores de la cadera en lugar de los extensores de la rodilla durante las tareas unilaterales o la carga compensatoria hacia la extremidad no lesionada durante las tareas bilaterales. Incluso cuando se logra la cinemática óptima, por ejemplo, una flexión de la rodilla suficiente, todavía suele haber una inhibición del cuádriceps, lo que resulta en un menor reclutamiento neuromuscular, pudiendo resultar en un estímulo insuficiente para la adaptación. Como tal, los beneficios del entrenamiento pliométrico para el desarrollo de la fuerza probablemente sean mínimos en esta etapa. Es esencial asegurar una técnica óptima durante los movimientos idealmente usando *biofeedback* en **tiempo real**, para apoyar el aprendizaje motor adecuado. Una mala selección de tareas puede resultar en compensaciones de movimiento, lo que podría interferir con el rediseño motor óptimo. Por lo tanto, se recomienda la **calidad sobre la cantidad y la intensidad**. Es fundamental centrarse en técnicas de fortalecimiento aisladas para restaurar la fuerza normal del cuádriceps durante esta etapa. En cuanto a las tareas pliométricas recomendadas, se pueden ver en la Figura 120 [226]. En la **Tabla 14, a la cual se puede acceder utilizando el código QR proporcionado al inicio de este libro**, se desarrolla en profundidad las características de esta etapa.

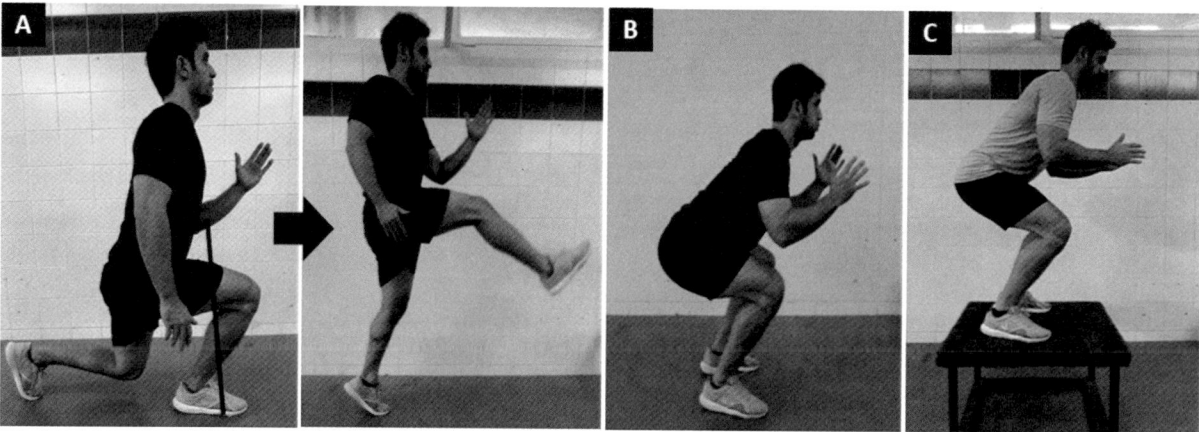

Figura 120. (A) Zancada con empuje hacia atrás. El deportista realiza una zancada hacia delante decelerando su cuerpo para acto seguido de manera potente empujarse hacia atrás para volver a la

posición inicial. (B) CMJ bipodal submáximo con un aterrizaje controlado observando los ángulos en las articulaciones del tobillo, rodilla y cadera. Realizando este salto en arena o en superficie similar, reducirá el pico de fuerza de reacción del suelo permitiendo disipar el impacto. (C) Ejemplo de la realización de un salto bipodal sobre un cajón, el cual, jugando con su altura, permitirá incrementar o disminuir el foco en el desarrollo de la potencia concéntrica y las fuerzas de impacto al aterrizar. CMJ: salto con contramovimiento. Adaptado de Buckthorpe y otros (2021) [226].

Etapa 2

Esta etapa comienza cuando el atleta es capaz de lograr los criterios descritos en la **Tabla 14, disponible a través del código QR proporcionado al inicio de este libro.** Esto significa que deben tener una **buena sentadilla unipodal** (definida como un buen control del movimiento sin presencia de valgo dinámico excesivo de la rodilla, una estrategia motora alterada o desviaciones del tronco y la pelvis), suficiente **fuerza en CCC** (un rendimiento unipodal >1,25 veces del peso corporal), un **IDS en los extensora de la rodilla** (>80 %, IDS) y **capacidad para correr en la cinta rodante demostrando una buena cinemática.** El escenario ahora permite ejercicios pliométricos bilaterales de máximo esfuerzo para la automatización del patrón motor, pero más específicamente para mejorar la cinética en tareas de movimiento explosivo. Sin embargo, es necesario tener en cuenta la altura de caída. **Los objetivos son:** (1) **desarrollar** el **control excéntrico a una sola extremidad** (deceleración y aterrizaje) junto con la **restauración** de la **potencia** y la **fuerza excéntrica máxima**, (2) lograr un **buen DJ bipodal** (cinética y cinemática) de 30 cm y, (3) generar un **control de aterrizaje/desaceleración con una sola pierna.** En las Figuras 121, 122, 123 y 124 se pueden ver las tareas a modo de ejemplo [226].

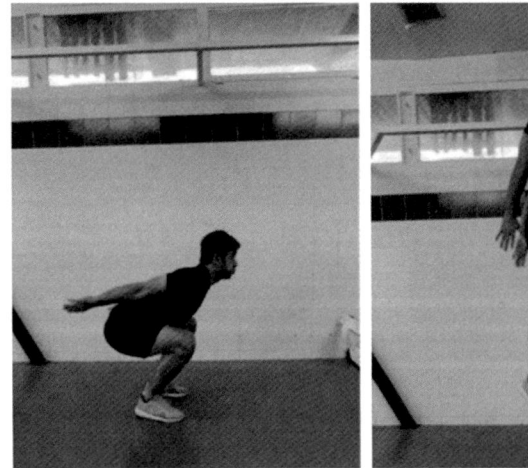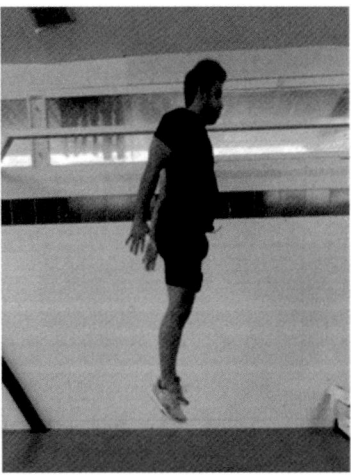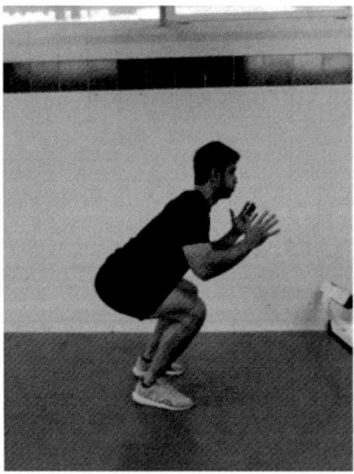

Figura 121. Imágenes de un CMJ a máxima altura. La eliminación del cajón da como resultado mayores fuerzas de aterrizaje debido a que este se produce desde una altura superior. CMJ: salto con contramovimiento. Adaptado de Buckthorpe y otros (2021) [226].

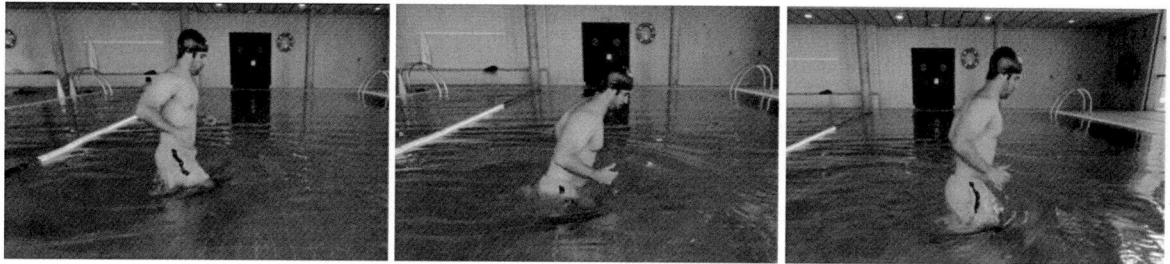

Figura 122. Saltos horizontales unipodales en la piscina utilizando una profundiad de 1 m. m: metros. Adaptado de Buckthorpe y otros (2021) [226].

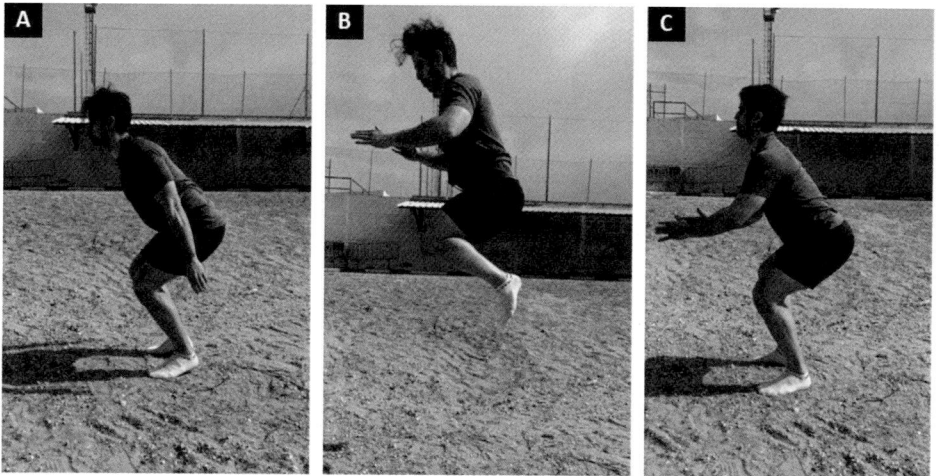

Figura 123. *Tuck jump* realizado en arena. (A) El deportista aterriza. (B) El deportista inmediatamente vuelve a saltar levantando las piernas con una altura y alineación simétrica antes de aterrizar. (C) El deportita repite la acción. Como el deportista aterriza desde una altura máxima tras el salto, la intensidad del aterrizaje suele ser mayor que la altura de un *drop jump*. Adaptado de Buckthorpe y otros (2021) [226].

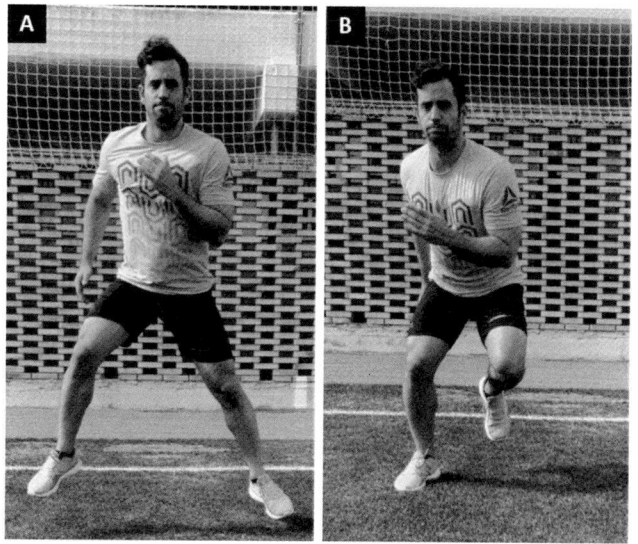

Figura 124. Salto lateral desde la extremidad inferior izquierda a la derecha. (A) Aterrizaje controlado. (B) Estabilización controlada. Adaptado de Buckthorpe y otros (2021) [226].

Etapa 3

A lo largo de esta etapa se hará un mayor uso de **ejercicios pliométricos unipodales** y se realizará junto con un programa de coordinación multidireccional en el campo (tareas de coordinación planificadas previamente). Así mismo, se implementa una transición de ejercicios pliométricos: unipodales frontales y verticales a tareas pliométricas unipodales laterales y luego multidireccionales. El **objetivo** clave al final de la etapa es: Tener una **buena cinemática durante los CDD a alta velocidad y un buen rendimiento en saltos con una sola pierna** de manera multiplanar. Idealmente, la calidad del movimiento pasará por un análisis cualitativo de la cinemática del plano frontal y sagital, utilizando sistemas de cámara de alta velocidad. Los aspectos clave de los ejercicios unipodales son apoyar el control motor mejorado con la reducción gradual de los tiempos de contacto con el suelo para imitar las tareas de tipo deportivo (progresando de 1-2 segundos a 0,25-0,4 segundos). A continuación, se exponen las tareas de ejemplo en las Figuras 125, 126, 127 y 128 además de las indicaciones presentes en la **Tabla 14, disponible a través del código QR proporcionado al inicio de este libro** [226].

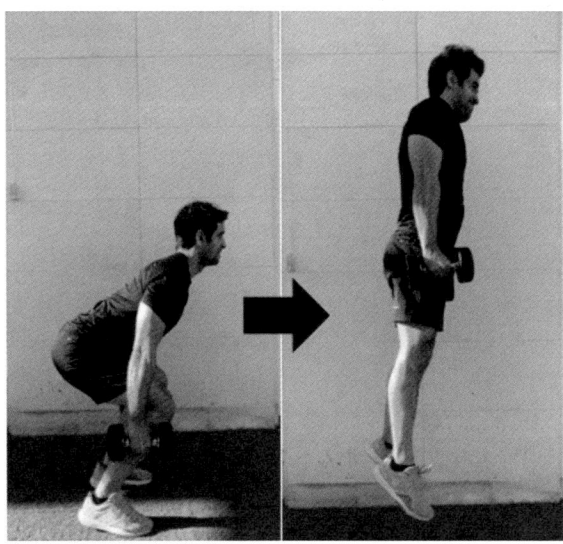

Figura 125. Salto con contramovimiento añadiendo carga externa. Adaptado de Buckthorpe y otros (2021) [226].

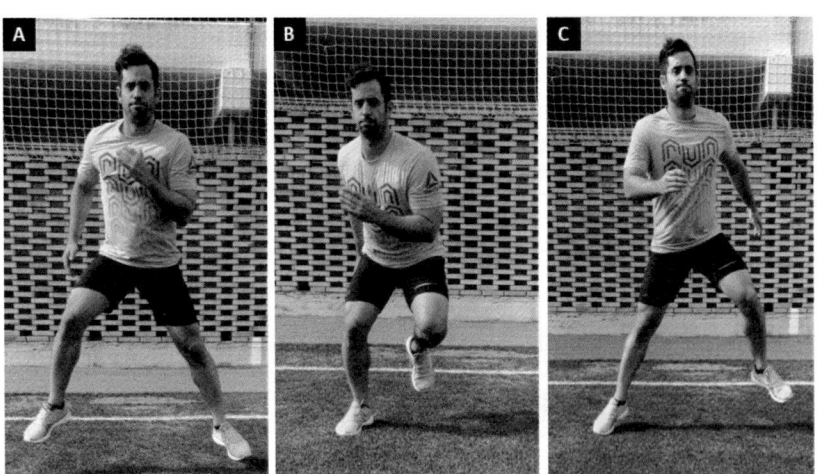

Figura 126. Salto lateral desde la extremidad inferior izquierda a la derecha. (A) Aterrizaje controlado. (B) Estabilización controlada. (C) Salto con regreso a la extremidad inferior derecha. A diferencia del simple aterrizaje que ocurre en la etapa 2. Adaptado de Buckthorpe y otros (2021) [226].

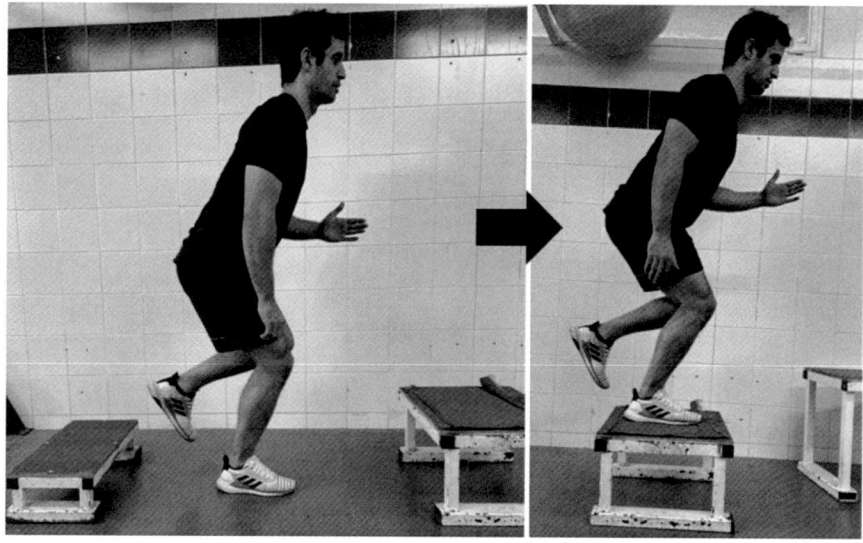

Figura 127. *Drop jump* unipodal utilizando otro cajón para desafiar el control y reducir el estrés en el aterrizaje final. Adaptado de Buckthorpe y otros (2021) [226].

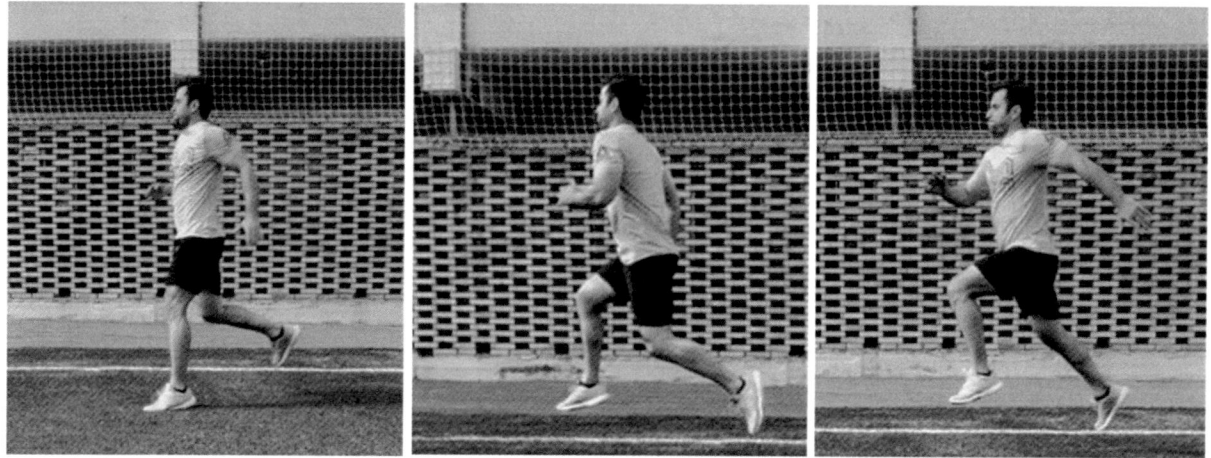

Figura 128. Utilización del terreno de juego para la realización de ejercicios de carrera y salto. Adaptado de Buckthorpe y otros (2021) [226].

Etapa 4

Esta etapa está basada en la **etapa 3** y se enfoca en el uso de **tareas pliométricas unipodales máximas** para la automatización del patrón motor, así como la **mejora en el rendimiento neuromuscular**. Los **objetivos** son: (1) **progresar hacia movimientos reactivos y prepararse para el entrenamiento específico del deporte** y se recomienda crear perturbaciones durante las tareas pliométricas para desafiar el control neuromuscular (Figura 129), y (2) **lograr un buen rendimiento de movimiento reactivo** en tareas de tipo deportivo para prepararse para la práctica de un deporte específico. Para el RTS, se recomienda poseer una **buena calidad de movimiento durante las tareas de tipo deportivo y en situaciones específicas del deporte**. Asimismo, conviene evaluar visualmente y utilizar grabaciones de vídeo de los movimientos específicos del deporte (CDD reactivos o un CDD con obstáculos) durante las sesiones en el campo y/o evaluaciones específicas basadas en el campo [226].

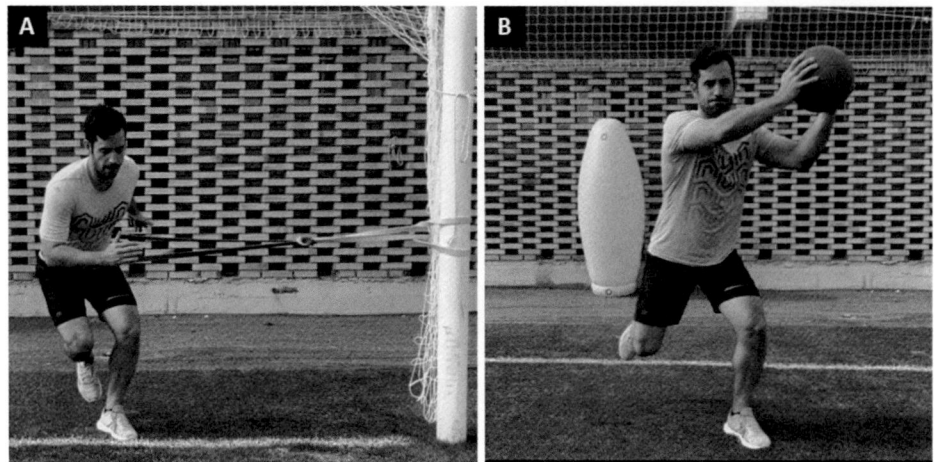

Figura 129. Salto lateral con retorno utilizando elementos de desestabilización. (A) Utilizando un elástico. (B) Utilizando un balón medicinal. Adaptado de Buckthorpe y otros (2021) [226].

7.5. Agilidad y el cambio de dirección

7.5.1. Generalidades

- Tal y como menciona Buckthorpe (2019) [113] en su revisión narrativa, los esfuerzos más decisivos que conducen a resultados/acciones importantes son de naturaleza anaeróbica y, a menudo, implican un CDD. Como tal, **restaurar la aceleración explosiva, la desaceleración y la capacidad de cambiar de dirección** parece un elemento esencial en el proceso del RTP.

- Morgan y otros 2022 [227] plantearon en su estudio observacional **analizar la frecuencia de los CDD en jóvenes futbolistas de élite (19 ± 1,9 años) durante partidos en periodos de 90,45, 15 y 5 minutos y establecer los tiempos de recuperación entre CDD.** Todos los jugadores que participaron en este estudio completaron más de 90 minutos del partido. Se analizaron 10 partidos en 24 jugadores los cuales completaron un total de 7399 CDD, con una media de 304,6 ± 50,3 CDD por partido y jugador. En la Tabla 64, se puede consultar la frecuencia absoluta y relativa en función de la demarcación. No hubo diferencias estadísticamente significativas en los CDD realizados entre la demarcación y la frecuencia total absoluta o relativa, pero en la primera mitad del partido, los centrocampistas realizaron significativamente más CDD que los extremos (p<0,05). Hubo una disminución significativa en la frecuencia absoluta y relativa de los CDD realizados de la primera mitad a la segunda mitad en el promedio de los 24 jugadores (p<0,001). Por demarcación, los centrocampistas centrales, defensas centrales, los laterales y los delanteros centros realizaron CDD absolutos y relativos significativamente menores en la segunda mitad (p<0,005).

Frecuencia absoluta y relativa de los cambios de dirección realizados, durante un partido completo, en la 1º mitad y 2º mitad, por jugadores de diferentes demarcaciones. Media ± DE						
Variables	Todos (n=24)	Defensas centrales (n=5)	Defensas laterales (n=5)	Centrocampistas centrales (n=5)	Extremos (n=5)	Delanteros centros (n=4)
Partido completo	304,6 ± 50,3	299 ± 56,8	304,6 ± 34,3	336 ± 55,2	249 ± 63,5	304 ± 34,2
1º mitad	169 ± 35,9	157 ± 27,4	186 ± 35,9	197 ± 24,3^	132 ± 43^	165 ± 23,2^
2º mitad	140 ± 23,7*	143 ± 29*	154 ± 15,1*	139 ± 31,7*	120 ± 22	140 ± 11,2*
Partido completo (CDD/min)	3,2 ± 0,6	3,1 ± 0,6	3,5 ± 0,5	3,5 ± 0,6	2,6 ± 0,6	3,2 ± 0,4
1 º mitad (CDD/min)	3,6 ± 0,8	3,3 ± 0,6	4 ± 0,8	4,1 ± 0,5	2,8 ± 0,9	3,6 ± 0,6
2º mitad (CDD/min)	2,8 ± 0,5*	2,9 ± 0,6*	3,1 ± 0,2*	2,8 ± 0,7*	2,4 ± 0,4	2,9 ± 0,3*

Tabla 64. CDD: cambio de dirección; DE: desviación estándar; min: minuto. * diferencias estadísticamente significativas entre mitades ($p < 0,05$) ^ diferencias estadísticamente significativas entre demarcaciones ($p < 0,05$). Adaptado de Morgan y otros (2022) [227].

Entre los 0-15 minutos iniciales, se produjeron CDD significativamente más frecuentes en comparación a los demás periodos de 15 minutos ($p < 0,05$). Los CDD ocurrieron significativamente menos en los últimos 15 minutos de los partidos, es decir, del minuto 75 al 90 en comparación con el resto de los periodos de 15 minutos de la primera mitad ($p < 0,05$). La frecuencia promedio de CDD en periodos de 15 minutos fue significativamente mayor ($p < 0,05$), tanto a nivel absoluto como relativo, en la primera mitad (53,9 ± 6,5; 3,6 ± 1, respectivamente) en comparación con la segunda mitad (44 ± 4,1 ± 2,9 ± 0,7, respectivamente). El tiempo promedio de recuperación entre CDD fue de 19,2 ± 3,9 segundos. Los tiempos de recuperación en la segunda mitad fueron significativamente más largos ($p < 0,001$) que en la primera mitad (21,3 ± 3,7 y 17,6 ± 5,1; respectivamente). No hubo diferencias significativas entre realizar CDD hacia el lado derecho e izquierdo. Tampoco hubo influencia de la demarcación en la dirección del CDD. Todos los jugadores realizaron significativamente más CDD ≤ 90º que >90-≤180º y >180º ($p < 0,001$) y significativamente menos CDD >180º que >90º-≤180º ($p < 0,001$). La frecuencia de los CDD fue significativamente menor en la segunda mitad para todos los tipos de ángulos de CDD ($p < 0,05$) [227].

En conclusión, los **jóvenes futbolistas de élite cambian de dirección 305 veces por partido, con un promedio de 19 segundos de recuperación entre CDD.** Se produjeron significativamente menos CDD en la segunda mitad del partido. Los CDD fueron independientes de la demarcación, extremidad inferior dominante y ocurrieron por igual hacia el lado derecho e izquierdo, y con un desplazamiento hacia delante y atrás, con **el 77 % de estos realizados en ángulos ≤ 90º.** Estos datos pueden orientar a los profesionales a la hora de seleccionar el tipo de pruebas de CDD a evaluar, como, por ejemplo, el *Zig-Zag test* o el *V-cut test* [227].

- El **éxito de realizar una maniobra de CDD** en la cual se consigue evadir o perseguir a un adversario, **no depende únicamente de una correcta mecánica.** Las **habilidades perceptivas y de toma de decisión menos desarrolladas,** pueden disminuir la capacidad de los deportistas para planificar un movimiento con anticipación. Sin este tiempo adecuado para planificar los movimientos, las subtareas de estrategias de frenado tendrían que superponerse en un solo paso. Además, si la musculatura de las extremidades inferiores no está preparada para contrarrestar el aumento de esta carga externa, las fuerzas elevadas podrían estresar las estructuras pasivas aumentando el riesgo de lesión [228].

Concepto de toma de decisión

- Tal y como Spiteri y otros (2018) [229] señalan en su revisión, que la toma de decisión es la **capacidad de identificar de forma rápida y precisa las señales relevantes de una tarea en una variedad de estímulos dentro del entorno, procesar la información entrante y seleccionar una respuesta adecuada.** También llamada como la capacidad de «leer el juego», la toma de decisiones implica la integración de *feedback* interno y externo entre el deportista, la tarea y el entorno, lo que ayuda a permitir que se produzca la adaptación del movimiento en respuesta a diversos estímulos. Dependiendo de la complejidad de la tarea y de las restricciones ambientales que actúan sobre el atleta, la demanda perceptivo-cognitiva variará. En esta misma línea, se incide en que la toma de decisiones junto con la fase de captación de información, como proceso perceptivo previo a la ejecución motriz, determinará la magnitud y la dirección de la fuerza aplicada durante el juego. Los procesos atencionales y perceptivos son elementos claramente diferenciadores entre atletas de élite y amateur. Los atletas de élite tienen una capacidad de anticipación superior, haciéndonos pensar que saben extraer información relevante en muy poco tiempo a la vez que descartan la irrelevante.

7.5.2. Cuando empezar

- De acuerdo a la revisión realizada por Badawey y otros (2022) [87], los autores recomiendan que el deportista tras una reconstrucción del LCA podría iniciar la realización de este tipo de tareas si se cumplen los siguientes criterios: (1) mantenimiento del **ROM completo sin derrame**, (2) **finalización de un programa de carrera en línea recta**, (3) IDS >85 % valorado con un dispositivo isocinético, (4) **puntuación compuesta del 100 % en la prueba YBT**, y (5) un **IDS** en las pruebas de salto **del 75 %.**

7.5.3. *Crossover cut y side step cut:* salida cruzada y salida abierta

- En el *crossover cut* o **salida cruzada**, el jugador corre y **cambia de dirección hacia el mismo lado de su pierna de empuje/apoyo**, es decir, si se empuja con la pierna derecha, el jugador cruza la pierna izquierda sobre la pierna de pivote (derecha), dando un paso hacia el lado derecho. En el *side step cut* o **salida abierta**, el jugador corre y **cambia de dirección hacia el lado opuesto de la pierna de empuje/apoyo**, es decir, si empuja la pierna izquierda, el jugador da un paso lateral hacia el lado derecho [230] [62]. A continuación vemos unos ejemplos del estudio de Potter y otros (2014) [231] donde en la Figura 130A se representa un CDD utilizando la estrategia de *crossover cut* o salida cerrada y en la Figura 130B, la estrategia de *side step cut* o salida abierta:

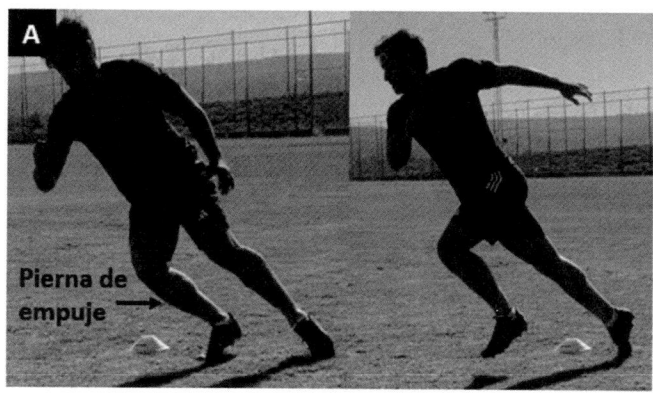 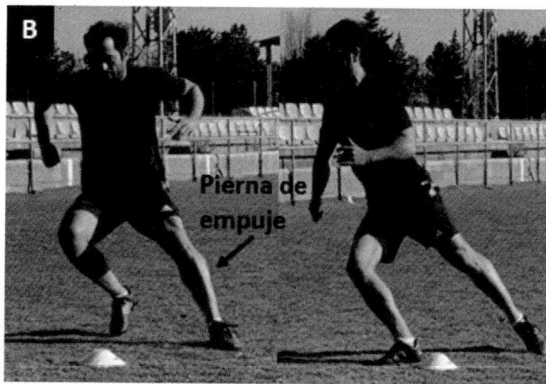

Figura 130. Tipos de cambio de dirección. (A) *Crossover cut* o salida cruzada, en donde el jugador empuja con su pierna derecha para cambiar de dirección hacia la derecha. (B) *Side step cut* o salida abierta, en donde el jugador empuja con su pierna izquierda para cambiar de dirección hacia la derecha. Adaptado de Potter y otros (2014) [231].

7.5.4. El cambio de dirección vs. agilidad

- El CDD es definido como **la habilidad de decelerar, invertir o cambiar la dirección del movimiento y acelerar de nuevo, sin incluir ningún componente de toma de decisión** [232], a diferencia de la **agilidad**, que como podemos ver en la Tabla 65, consiste en un **movimiento rápido de todo el cuerpo en el que aparece un CDD en respuesta a un estímulo** [233]. El CDD es considerado como una acción clave y determinante en el rendimiento en los deportes colectivos, en donde frecuentemente los ángulos de salida varían. En ángulos de salida más pequeños, la acción de frenado es distribuida de manera más uniforme entre los apoyos con un componente menor de estabilidad y afecta poco a la velocidad, sin embargo, con ángulos de salida más grandes, este compromiso de estabilidad es mucho más elevado [73]. La agilidad es uno de los principales determinantes del rendimiento en el fútbol; trabajándola y mejorando el equilibrio y la coordinación, los jugadores de fútbol podrán moverse y cambiar de dirección más rápido mientras mantienen el control [234]. En la Figura 131, podemos ver cuáles son los **determinantes del rendimiento en la agilidad**, como es la habilidad en el CDD, los factores perceptuales y de toma de decisión; **y de la velocidad en el CDD**, como es la fuerza, la técnica y la velocidad lineal [235].

Criterios para la clasificación de la agilidad	
Agilidad	**Otras habilidades físicas o cognitivas**
• Debe implicar la iniciación del movimiento del cuerpo, CDD y una rápida aceleración o deceleración.	• Habilidades completamente planificadas previamente, como el lanzamiento de peso.
• Debe involucrar el movimiento de todo el cuerpo.	• Correr realizando CDD clasificados como velocidad en el CDD en lugar de agilidad o rapidez.
• Involucra una incertidumbre considerable, ya sea espacial o temporal.	• Habilidades cerradas que pueden requerir una respuesta a un estímulo (por ejemplo el inicio
• Implica un componente físico y cognitivo, como el reconocimiento de un estímulo, una reacción o la ejecución de una respuesta motora.	de un *sprint* en respuesta al sonido de la pistola, ya que eso está planificado previamente y por lo tanto no sería clasificado como agilidad).

Tabla 65. CDD: cambio de dirección. Adaptado de Sheppard y otros (2006) [233].

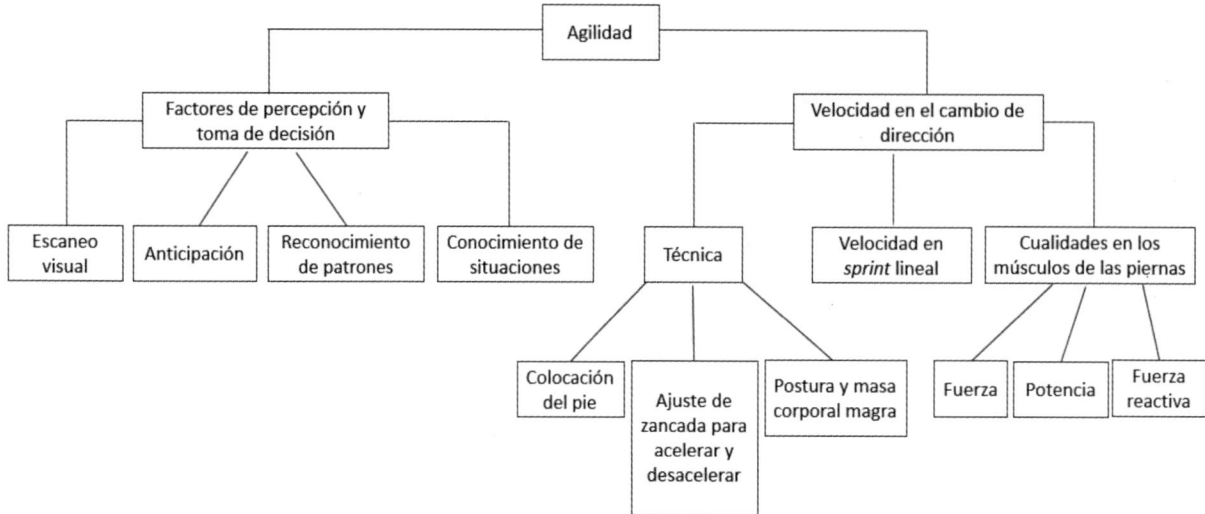

Figura 131. Modelo indicativo de los principales factores determinantes de la agilidad. Agilidad: Velocidad de carrera con al menos un cambio de dirección realizado en un juego competitivo. Esto puede incluir estar en posesión, por ejemplo, de una pelota; escaneo visual: capacidad de procesar información en un juego competitivo; anticipación: predicción de un evento en un juego que influye en los movimientos de un jugador; reconocimiento de patrones: capacidad de reconocer patrones del juego por parte de un equipo o jugador contrario; conocimiento de situaciones: conocimiento de los probables movimientos de otros jugadores, basado en la experiencia previa del juego. Adaptado de Young y otros (2002) [235].

- Más adelante, Spiteri y otros (2018) [229] exponen en su revisión, que **la agilidad al ocurrir en un entorno dinámico y rápido, existen varias restricciones/limitaciones orgánicas, ambientales y de la propia tarea**, las cuales tienen el potencial del influenciar el rendimiento de la agilidad en el deportista (Figura 132). Cabe destacar que Balagué y otros (2019) [236], en su revisión, definen el concepto de **restricción/limitación** (conocido en inglés como *constraint*) como aquel que **condiciona la autoorganización de los múltiples componentes del sistema**. Este concepto es utilizado en diferentes campos científicos y se refiere a las limitaciones o características de diseño que aplican restricciones a los grados de libertad de un sistema, indicando así las trayectorias que este puede exhibir. Siguiendo con la revisión de Spiteri y otros (2018) [229], las **restricciones orgánicas** se refieren a las **características individuales del atleta y como estas afectan a la producción del movimiento**. Las **cualidades físicas** hacen referencia a la **antropometría y habilidades motoras generales de un deportista**, que pueden influir en la ejecución de la agilidad. La agilidad está respaldada por múltiples componentes de la fuerza como resultado de las demandas únicas asociadas con la deceleración (fuerza excéntrica y la capacidad del CEA del músculo), la adopción de una correcta postura corporal durante la fase estática (fuerza isométrica) y la reaceleración hacia la nueva dirección (fuerza concéntrica y dinámica). Las cualidades técnicas se refieren a la capacidad de un atleta para secuenciar acciones musculares apropiadas, adoptar una posición corporal adecuada y coordinar sistemáticamente la fuerza y el impulso para producir un rendimiento ágil y rápido. Las **restricciones perceptivas** se refieren a la **capacidad de un atleta para controlar su mirada e identificar señales relevantes para la tarea dentro del entorno que lo rodea**, mientras que las **restricciones cognitivas** se refieren a la **habilidad de un atleta de usar su capacidad de percepción para identificar patrones familiares de juego y movimientos del oponente.**

Por lo tanto, las limitaciones cognitivas están influenciadas por el conocimiento previo del juego, el nivel de concentración y la experiencia del juego de un atleta. Las **restricciones de las tareas** varían en numerosos deportes debido al objetivo y las reglas del deporte. Estas restricciones incluyen el **número de jugadores, la velocidad del movimiento, la manipulación de objetos y la presentación del estímulo.** Se ha observado que cuando los atletas se acercan al estímulo a una velocidad más rápida, el estímulo se presenta más cerca del punto de ejecución del movimiento; o si hay un tiempo reducido para responder a estímulos sucesivos, se observa un tiempo de toma de decisión más lento. No replicar la velocidad de movimiento requerida y las limitaciones de tiempo, limitarán la transferencia exitosa a los entornos de juego, ya que es posible que los atletas no puedan ajustar adecuadamente las velocidades que el propio juego requiere. Las **restricciones ambientales** se refieren al **entorno en el que se practica el deporte;** específicamente como el tipo de estímulo, las distracciones externas y la superficie de juego, las cuales influyen en la producción del movimiento. **La especificidad y la presentación del estímulo son cruciales**, ya que la **destreza anticipatoria y perceptual** parecen **depender del tipo de estímulo utilizado.** Reaccionar a un estímulo requiere un procesamiento basado en la recuperación de información de la memoria almacenada; por tanto; una **mayor similitud entre el estímulo y el entorno deportivo debería disminuir el tiempo de respuesta.** Las distracciones externas, incluida la cantidad de jugadores y una gran multitud de espectadores, también pueden afectar a la capacidad de un atleta para identificar las señales relevantes durante el juego. Así mismo, un atleta perderá estímulos relevantes si experimenta un estado de excitación bajo o excesivo. Todo esto afectará negativamente la capacidad de un deportista para identificar estímulos relevantes, lo que resultará en un tiempo de toma de decisiones más lento. Es por ello por lo que manipular las restricciones medioambientales que reflejan las situaciones del juego, es fundamental para mejorar la producción del movimiento y la capacidad de identificar las señales relevantes de la tarea.

- Dicho esto, posteriormente, en la revisión de Balagué y otros (2019) [236], los autores afirman que las restricciones de las tareas, a diferencia de las otras dos fuentes de restricciones (medioambientales y orgánicas), son variables distribuidas y solo pueden definirse a nivel sistémico de organismo/ambiente. La ineparabilidad del sistema organismo-ambiente significa en sí misma que las tareas, y por tanto las restricciones de estas, no pueden definirse como una tercera entidad separada que meramente interactúa con las limitaciones ambientales y del organismo. Es por ello por lo que en la Figura 132, las restricciones de las tareas se representan como la intersección del sistema organismo-ambiente. El autor de este libro recomienda al lector que si desea profundizar en este tema, acuda a estas dos revisiones citadas anteriormente.

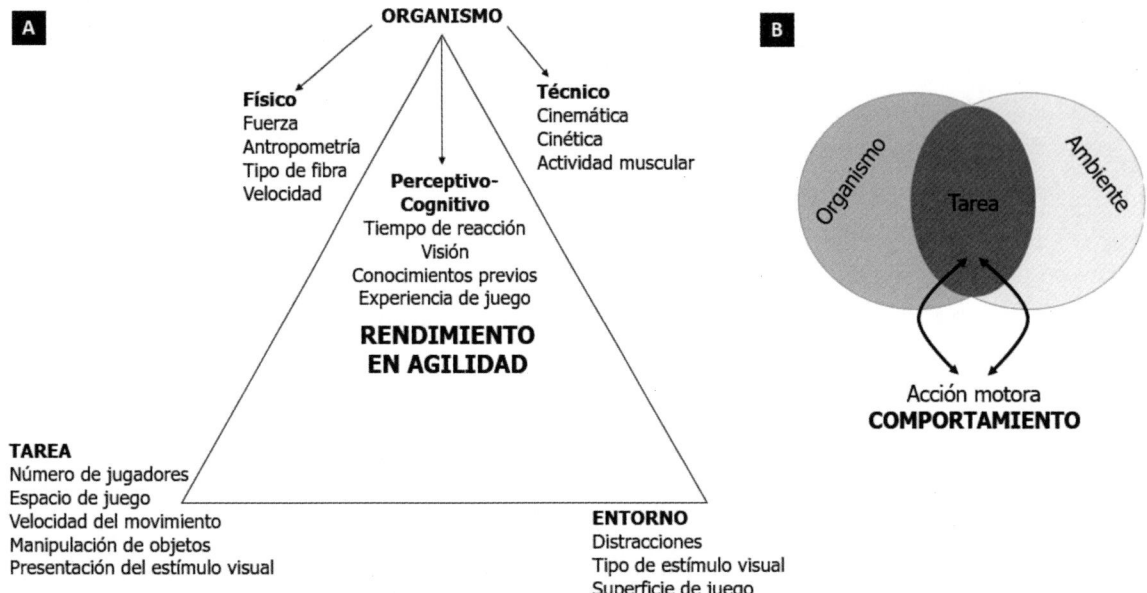

Figura 132. (A) Restricciones específicas del organismo, de la tarea y del entorno, que influyen en el rendimiento de agilidad en el deportista. (B) Restricciones orgánicas y ambientales como entidades interactuantes definidas independientemente, y restricciones de tareas como propiedades emergentes del sistema organismo-ambiente. Adaptado de Spiteri y otros (2018) [229] y de Balagué y otros (2019) [236].

Continuando con las ideas de la revisión de Spiteri y otros (2018) [229], cuando se realizan pruebas de rendimiento en tareas de agilidad, el hecho de combinar la percepción y la acción dentro de ella, la tarea no solo se vuelve más específica del deporte, sino que los deportistas tienen la capacidad de producir un movimiento más rápido. Los deportistas de élite en comparación a los novatos, tienen una capacidad mejorada para identificar señales relevantes para el desarrollo de una tarea de agilidad, produciendo una respuesta motora más rápida y precisa. En muchas ocasiones, **el entrenamiento actual se enfoca predominantemente en el desarrollo de las cualidades físicas, la técnica y la fuerza para superar las limitaciones en las cualidades perceptivo-cognitivas.** Sin embargo, **esto solo aborda la mitad de la ecuación a la hora de optimizar la agilidad de un deportista.** Es por ello por lo que existe la necesidad de establecer ejercicios de entrenamiento que integren efectivamente el acoplamiento perceción-acción para mejorar la toma de decisiones y el rendimiento de la agilidad [229].

Para producir verdaderas mejoras en el rendimiento de la agilidad, se debe desarrollar la capacidad del deportista para focalizar la atención adecuadamente, identificar estímulos relevantes y que aprendan a adaptar el movimiento en respuesta a diversas restricciones. **La mayor parte del entrenamiento de agilidad tiene lugar mediante el uso de ejercicios planificados previamente, lo que limita la exposición de los atletas para ajustar su estrategia de movimiento para alcanzar la meta deseada.** Esta falta de acoplamiento entre percepción y acción en los entornos de entrenamiento actuales es la razón por la que podría producirse lesiones durante la competición y puede explicar por qué los atletas no pueden replicar la misma cinemática de movimiento en la competición que en un entorno de entrenamiento cerrado. Esto destaca la necesidad de **crear entornos abiertos de entrenamiento que expongan a los atletas a estímulos específicos del contexto**, permitiéndoles explorar las múltiples combinaciones para una situación dada [229]. La agilidad es un movimiento específico del contexto en el que los atletas deben de encontrar la solución de movimiento más adecuada ante un escenario. Como resultado, **la ejecución del movimiento durante el juego puede no reflejar lo que la investigación ha descrito como técnica «óptima»** (posición del tronco, rodilla, cadera, pie durante CDD planificados, donde en el apartado **8.10.12 Biomecánica en el cambio de dirección**, se entrará en detalle). Por tanto, el entrenamiento no siempre debe centrarse en la perfección de movimiento, sino en la capacidad de un deportista en desacelerar, ajustar la posición de su cuerpo y volver a acelerar dentro de sus propias limitaciones físicas y técnicas y, en segundo lugar, la capacidad de controlar y coordinar con éxito sus respuestas de movimiento a tareas cambiantes y limitaciones ambientales [229].

El autor de este libro desarrolla y pone en común esta última idea con José Luis Arjol, en la cual el punto de partida sería que todas las ejecuciones tienen un grado de variabilidad determinado, incluso la repetición de una tarea cerrada en la que el ambiente es estable tendría un margen de variación, en este caso sería mínimo y podría encajar el concepto de «ejecución óptima». Sin embargo, en el caso de tareas abiertas, en las que el entorno es cambiante e inesperado, habría un margen de ejecución más amplio dentro del cual se debería tratar de que se mantenga la seguridad y eficiencia del movimiento. Por encima o por debajo de este margen de variación, la seguridad del movimiento estaría comprometida.

Para realizar una **sesión de entrenamiento con el objetivo de mejorar la agilidad**, es importante **manipular las condiciones de práctica para replicar una naturaleza siempre cambiante del deporte** (Ver **Tabla 15 disponible a través del código QR proporcionado al inicio de este libro**). Se puede exponer a los atletas a una variabilidad de movimiento implementando condiciones de práctica aleatoria, la cual se refiere a una secuencia práctica en la que se ejecutan habilidades o ejercicios individuales en un orden aleatorio durante la sesión. Por ejemplo, realizar un CDD de 180º seguido de un movimiento lateral, requiere que los deportistas modifiquen su biomecánica para ejecutar el movimiento de manera eficiente. La velocidad y la distancia disponibles para ejecutar un movimiento también pueden ser manipuladas para reflejar las restricciones del deporte. Esto alterará las demandas físicas y técnicas de cada CDD requiriendo que los deportistas ajusten y manipulen aún más la acción del movimiento. Para maximizar la **transferencia del entrenamiento de agilidad a un contexto específico** del deporte, los deportistas deben ser capaces de **reconocer estímulos relevantes en su** especialidad, evaluar la situación y formular una respuesta de movimiento controlado que sea flexible a un entorno cambiante. Progresar de un entorno de entrenamiento cerrado e introducir un estímulo inespecífico (luz o comandos verbales) crea un entorno «reactivo controlado» y entrena la capacidad del atleta para reconocer y reaccionar ante un estímulo. Esto proporciona a los atletas una estrategia de búsqueda dirigida por objetivos, que requiere un procesamiento de información básico para identificar el estímulo y reaccionar en consecuencia. Aunque se pueden implementar condiciones de práctica similares a las del entorno cerrado, la variabilidad dentro de la sesión de entrenamiento estará dirigida predominantemente por el **estímulo desencadenante de la acción**. Por ejemplo, asignar un CDD diferente a un color del cono y señalar verbalmente a qué cono debe moverse requiere que el deportista identifique visualmente el cono correcto y ejecute la respuesta de movimiento apropiada. Esto introduce el acoplamiento básico de percepción-acción que requiere que los atletas ejecuten un movimiento predeterminado en respuesta a un estímulo correcto. **La implementación de una restricción temporal**, por la cual los atletas deben reaccionar y responder con urgencia a la orden, a menudo un requisito durante la competición, **puede alterar aún más este ejercicio**. Se pueden lograr modificaciones adicionales al entorno de la práctica mediante la introducción de la variabilidad temporal y espacial. La **variabilidad temporal** se refiere a la **variación temporal de una señal**, mientras que la **variabilidad espacial** se refiere a las **diversas direcciones desde las que se puede originar el estímulo**. Por ejemplo, aumentar y disminuir el tiempo entre la indicación del estímulo y el cambio de ubicación de los conos de colores después de varias repeticiones cambia la ubicación temporal y espacial del estímulo, lo que garantiza que los atletas no se anticipen ni se vuelvan complacientes durante el ejercicio [229]. Se recomienda al lector acudir a la **Tabla 15, disponible a través del código QR proporcionado al inicio de este libro**, en la cual se desarrolla una progresión en el entrenamiento de agilidad planteando los objetivos, las condiciones de práctica, el *feedback* y pistas proporcionadas al deportista y ejemplos.

Permitir que los atletas exploren y ejecuten los movimientos ágiles más apropiados en respuesta a una determinada tarea o restricción ambiental durante el entrenamiento, refleja la interacción dinámica entre el movimiento, la percepción del atleta y el entorno. Esto permite a los atletas explorar los grados de libertad biomecánicos y perceptivos para un movimiento de agilidad particular basado en una variedad de entrenamiento cognitivo. Esto se puede lograr durante el entrenamiento mediante la **identificación de una habilidad de percepción cognitiva que se va a entrenar y la manipulación de una tarea y/o restricción ambiental para entrenar dicha habilidad**. Por ejemplo, a menudo se requiere que los atletas identifiquen señales cinemáticas relevantes de un oponente para determinar la dirección del movimiento posterior. El uso de un ejercicio hombre a hombre (Tabla 66) requiere que los atletas identifiquen las señales cinemáticas relevantes de un oponente defensivo (restricción de la tarea) y realicen múltiples CDD dentro de un espacio confinado (restricción ambiental) para evitar al adversario y llegar al objetivo propuesto. Implementar una restricción de tiempo requerida para llegar a la línea de meta, aumentar el número de oponentes defensivos o realizar CDD, agrega tareas adicionales y restricciones ambientales que aumentan la complejidad y la demanda cognitiva del ejercicio. Durante el entrenamiento, puede ser necesario usar instrucciones direccionales para ayudar a guiar la atención del atleta hacia la habilidad perceptivo-cognitiva y poner más restricciones en el ejercicio. Esto se puede lograr implementando lo siguiente [229]:

- **Regla «si sucede esto, entonces. . .»**. Ayuda a desarrollar el reconocimiento de patrones y la capacidad de un atleta para recordar y transferir soluciones de movimiento del entrenamiento a la competición. Por ejemplo, en un ejercicio de 1 vs 1, las reglas que incluyen «si el defensor se mueve hacia ti dando un paso adelante con su pierna derecha, luego cambia de dirección hacia tu izquierda», permite a los atletas identificar cuándo su oponente estará en desventaja y rápidamente ajustar su estrategia de movimiento cambiando de dirección hacia la izquierda. Esta regla enfatiza el acoplamiento básico de percepción-acción, instruyendo a los atletas a enfocarse en señales cinemáticas específicas de su oposición y brinda una solución de movimiento a un problema de movimiento percibido [229].
- **Generación de opciones.** Se refiere al desarrollo de diferentes elecciones cognitivas para una misma situación. Por ejemplo, en un ejercicio de 1 vs 1, en lugar de cambiar siempre de dirección hacia la izquierda cuando el oponente defensivo avanza con la pierna derecha, se indica a los atletas que realicen un CDD diferente para la misma situación. Esto permite a los atletas explorar la salida de movimiento más apropiada para una situación dada.

Inicialmente, el entrenador debe proporcionar instrucciones verbales de señales cinemáticas específicas en las que concentrarse, para reducir la cantidad de opciones generadas, lo que permite tomar decisiones más rápidas a lo largo del ejercicio [229].

Modelo práctico para desarrollar un entorno de entrenamiento efectivo para la agilidad y ayudar al desarrollo y exploración del movimiento en respuesta a tareas cambiantes y/o restricciones ambientales		
1. Nombrar una habilidad perceptivo-cognitiva que un atleta debe realizar en la competición.	2. Manipular una tarea y/o restricción ambiental dentro de un simulacro para entrenar esta habilidad.	3. Incorporar una instrucción direccional para guiar el foco atencional del deportista hacia la habilidad perceptivo-cognitiva.

Tabla 66. Adaptado de Spiteri y otros (2018) [229].

Las señales verbales, la instrucción y el *feedback* **son herramientas de entrenamiento esenciales implementadas antes, durante y después de la ejecución de una habilidad** para dirigir la atención del atleta a cierto componente del movimiento y así mejorar el rendimiento. El *feedback* se obtiene a lo largo del movimiento a través de 2 fuentes primarias, información sensorial intrínseca y extrínseca. El *feedback* **intrínseco,** describe la **información sensorial proveniente del interior y el exterior** (propiocepción, visión, audición y olfato) del cuerpo, mientras que el *feedback* extrínseco se refiere a la información **proporcionada al atleta a través de una fuente externa** (por ejemplo, el entrenador). El conocimiento de los resultados y el conocimiento del desempeño, son 2 formas de *feedback* extrínseco relacionados con el resultado y la calidad del movimiento, respectivamente [229].

Cuando el deportista se encuentra en la etapa inicial del desarrollo del movimiento para el desempeño de la agilidad, es mejor aumentar estas dos formas de *feedback* dirigiendo la atención del atleta hacia el error dentro del movimiento. **A medida que el atleta aprende a ajustar, coordinar y adaptar el movimiento, el** *feedback* **intrínseco se convierte en la fuente de información predominante.** Si bien el *feedback* extrínseco generalmente se reduce a medida que continúa el proceso de aprendizaje, aún es importante proporcionar señales perceptivas y de movimiento para guiar la atención del atleta a lo largo del movimiento. Se ha demostrado que el uso de **señales externas durante la agilidad como «acelerar alejándose del oponente lo más rápido posible» o «empujar el suelo lo más fuerte posible» aumenta el rendimiento de la agilidad al crear un foco externo de atención que permite que el comportamiento motor ocurra automáticamente.** Aunque actualmente se desconoce qué señales visuales específicas y qué estrategias de búsqueda usan los deportistas más rápidos cuando cambian de dirección, todavía se puede implementar un foco de atención externo para guiar la atención del atleta hacia las señales perceptuales-cognitivas relevantes. Los atletas que ponen el foco en señales cinemáticas proximales (tronco y caderas) producen un tiempo de toma de decisiones más rápido en comparación con aquellos que se enfocan en señales cinemáticas distales (brazos y piernas). Es por ello por lo que dirigiendo la atención de un atleta a una señal específica durante el ejercicio (es decir, caderas), lo que se puede lograr colocando un cinturón de color en el cuerpo del oponente o utilizando palabras clave breves como «caderas» antes o durante el ejercicio, se instruiría a los atletas en donde deberían fijarse en tareas de entrenamiento, estrechando su foco de atención [229]. Se recomienda al lector acudir de nuevo a la **Tabla 15, disponible a través del código QR proporcionado al inicio de este libro,** para un mejor entendimiento de lo desarrollado anteriormente.

- En línea con lo descrito anteriormente, Besier y otros (2001) [237] ya propusieron las posibles **estrategias de intervención** con el fin de **reducir la carga externa** que sufre la **rodilla y riesgo** potencial de **lesión** cuando se producen CDD de manera no anticipada: (1) **reducir la carga externa** aplicada a la articulación de la **rodilla** cambiando la técnica de los ajustes posturales, (2) **adecuar el tiempo de reacción que permitirá más tiempo para hacer los ajustes cinemáticos** apropiados durante las situaciones de juego, (3) una **mejor interpretación de las señales visuales** para aumentar el tiempo disponible para preplanificar un movimiento. Se deben desarrollar programas de entrenamiento para abordar estos problemas, como entrenamientos que incluyan movimientos imprevistos específicos del deporte en cuestión y ejercicios pliométricos. Así mismo y con el rol tan importante que juega la toma de decisión en los deportes colectivos junto con el acoplamiento entre percepción y acción, se propone la elaboración de una tarea con CDD y sus posibles variantes de acuerdo con la propuesta de Vizuete (2017) [73], en la cual delimitando un espacio de manera aleatoria o condicionada, se colocarán unas marcas (conos o picas). Este número de marcas dependerá de cuantos CDD se deseen realizar. El jugador iniciará la acción desde una zona para finalizar en otra. Las instrucciones que recibirá el deportista serán: entrar y salir por una determinada zona y en el recorrido, se deberá de pasar por un número determinado de conos, tantos como queramos. Estas dos indicaciones provocarán que cada repetición que realice el jugador sea diferente (Figura 133). Por otro lado, utilizar variantes en este ejercicio puede fomentar el desarrollo de la variabilidad, la percepción y la toma de decisiones, por ejemplo, podemos definir las zonas de entrada y de salida o condicionar la zona de salida en función de estímulos. Como propuesta, se podría aumentar el número de sujetos que participan. Esta variante permite plantear normas que impliquen un nivel de percepción y toma de decisión superiores. También, en lo que respecta a la exigencia, se puede plantear el salir por una zona diferente a la que el primer jugador elige como zona de salida (en el caso de haber dos jugadores) y/o iniciar el recorrido desde diferentes entradas y no permitir coincidir en ninguna zona del CDD. Incrementar el número de jugadores hasta un máximo de cuatro (si se decide realizar la tarea abajo en la Figura 133), aumentará la complejidad perceptiva, la toma de decisiones y la variabilidad cognitiva.

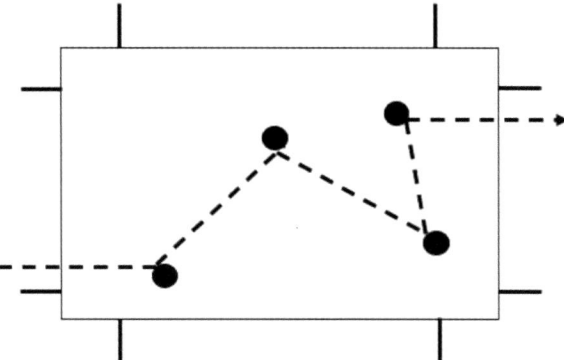

Figura 133. Tarea orientada a la emergencia de acciones con cambio de dirección descontextualizada del deporte. Adaptado de Seriru-lo (2017) [73].

7.5.5. Entrenamiento

Entrenamiento de fuerza

- Forster y otros (2022) [33] realizaron una revisión sistemática con el propósito de examinar los efectos que tienen los diferentes métodos de entrenamiento no específicos y específicos en el rendimiento de una prueba que evalúa la velocidad en el CDD, denominada: *Pro-Agility test*[ad]. Los autores encontraron que el entrenamiento del *sprint*, específicamente entrenar el *sprint* en superficies inclinadas, tuvo el ES más grande por sesión (1,08); siendo este tipo de entrenamiento efectivo para mejorar la capacidad de aceleración. También encontraron que el segundo método más efectivo fue el entrenamiento pliométrico, con un ES moderado (0,92), recalcando la importancia del CEA y la potencia generada en el tren inferior en el CDD debido a la naturaleza aceleradora y desaceleradora. El entrenamiento de fuerza de carácter unilateral, con un ES moderado (0,87) parece tener una buena transferencia hacia el rendimiento del CDD dadas las altas demandas de fuerza asociadas con el CDD 180º debido a su naturaleza de aplicar fuerza de manera unilateral. La utilización de estas modalidades de entrenamiento (*sprint*, pliometría y fuerza unilateral) al mismo tiempo y con el mismo énfasis, podría no proporcionar un estímulo amplio en comparación con centrarse en desarrollar una cualidad neuromuscular en mayor medida en comparación con otra. Programar un ciclo de entrenamiento de fuerza máxima antes de un ciclo pliométrico o centrado en *sprints*, podría ayudar a mejorar las capacidades de los tejidos contráctiles, permitiendo un mayor desarrollo el tejido elástico y, por tanto, un rendimiento superior en el CEA [33]. Por otro lado, tal y como se indica en la obra de Seriru-lo (2017) [73], la posibilidad de implementar el **entrenamiento complejo** (*complex training*), el cual consiste en **combinar ejercicios de fuerza/potencia con acciones propias del deporte, o la posibilidad de alternar cargas altas con ejercicios pliométricos**, ha demostrado ser un método efectivo para la mejora del CDD.

- En la revisión bibliográfica llevada a cabo por Chaabene y otros (2018) [238], los autores señalan, de acuerdo con los estudios seleccionados, que **elevados niveles de fuerza excéntrica son necesarios para decelerar el cuerpo una vez es sometido a altas velocidades y así permitir movimientos como el CDD**. Así mismo, se ha encontrado correlaciones altas (r=0,63; p<0,001) entre la fuerza excéntrica máxima de los flexores de rodilla y el rendimiento en el test de CDD 505 en estudiantes de Educación Física de 21 años, lo mismo fue estudiado en jugadores y en jugadoras profesionales de baloncesto encontrándose correlaciones aún más altas (r=-0,89; p<0,001). El entrenamiento con **dispositivos inerciales parece acentuar la acción excéntrica del movimiento**, mostrando **efectos positivos** en el rendimiento del CDD en jóvenes jugadores de fútbol. Es por ello por lo que se debe prestar más atención a los efectos potenciales que puede tener el entrenamiento excéntrico en la mejora del rendimiento en el CDD, debido a las magnitudes de las correlaciones que van de moderadas a altas, entre las medidas de fuerza excéntrica y el rendimiento del CDD. Tal y como señala Spiteri y otros (2018) [229] en su revisión, aquellos **deportistas con mayores niveles de fuerza en el tren inferior, tienen la capacidad de ejecutar CDD con una mayor flexión de rodilla y de columna, permitiéndoles adoptar una posición de la parte inferior del cuerpo para dirigir mejor la aplicación de fuerza, mejorando la capacidad de propulsión**. En línea con lo anteriormente mencionado, en el estudio transversal de Warathanagasame y

---

[ad] Esta prueba aparece descrita en el apartado 8.10.3 **Pro-Agility test** (5-10-5).

otros (2023) [67], encontraron alteraciones en la biomecánica de la cadera y rodilla tanto en la extremidad inferior operada como en la sana en jugadores profesionales de baloncesto (30,80 ± 5,61 años) después de una reconstrucción del LCA, especialmente en el plano sagital durante la fase de desaceleración en un *side step cut*, cuando fueron comparados con un grupo control sano. Los autores de este estudio señalan la **importancia del entrenamiento de fuerza en la articulación de la rodilla y de la cadera para normalizar una correcta cinemática y cinética en dichas articulaciones.**

- McBurnie y otros (2022) [239], en su revisión, comentan que, en comparación con los tipos de acción muscular concéntrica e isométrica, las acciones musculares excéntricas tienen el potencial de generar mayores fuerzas para una velocidad angular determinada. Además, las acciones musculares excéntricas son metabólicamente más eficientes y requieren de menos activación de unidades motoras y consumo de oxígeno para una fuerza muscular determinada. En la locomoción, es una suposición ampliamente aceptada que está eficiencia puede explicarse por el reciclaje de energía cinética en energía de retroceso elástica de los tendones a las fibras musculares durante el apoyo de las extremidades, lo que resulta en menos trabajo mecánico y energía requerida durante el movimiento. Así mismo, parece ser que el acoplamiento del alargamiento de la fibra muscular y la carga mecánica aumentada asociada con las acciones musculares excéntricas pueden crear condiciones únicas que sustentan los mecanismos moleculares que regulan las adaptaciones miogénicas observadas. Los mecanismos de remodelación estructural parecen ser específicos de la contracción, por lo que el entrenamiento de fuerza excéntrica solo da como resultado aumentos marcadamente mayores en las longitudes de los fascículos. La velocidad de ejecución, así como el tipo de contracción, pueden ser reguladores importantes en la remodelación del material contráctil colocado en serie. Estas **adaptaciones** pueden considerarse como un **mecanismo de «protección» después del daño muscular inducido por la contracción excéntrica al limitar el alargamiento del fascículo.** Potencialmente, esto aumenta las velocidades máximas de acortamiento de las fibras musculares, así como las fuerzas máximas producidas en longitudes musculares más largas.

- Tous-Fajardo y otros (2016) [221] plantearon examinar los **efectos del entrenamiento con sobrecarga excéntrica y estímulos vibratorios en la velocidad en el CDD y diferentes test de rendimiento utilizados en el mundo del fútbol.** En este estudio participaron 24 jugadores (17,0 ± 0,5 años) de fútbol pertenecientes a una cantera de un equipo profesional. Se dividió a los jugadores en dos grupos de 12 (G1 y G2), los cuales realizaron una vez por semana su sesión de entrenamiento correspondiente con una duración aproximada de 25 minutos. El G1 realizó ejercicios con sobrecarga excéntrica con estímulos vibratorios (Figura 134 y Tabla 67). El entrenamiento fue realizado a modo circuito, indicando a los jugadores que debían realizar la fase concéntrica del movimiento a máxima velocidad y la fase excéntrica debía de ser frenada/decelerada en el último tercio del movimiento. Entre ejercicios y series del circuito, se permitió un descanso pasivo de 1-2 minutos.

Programa de entrenamiento con sobrecarga excéntrica con estímulos vibratorios					
Ejercicios	**Semana 1-2 (familiarización)**	**Semana 3-5**	**Semana 6-8**	**Semana 9-11**	**Inercia total/ frecuencia y amplitud**
	Series x repeticiones				
Nordic Hamstrings	2 x 6-8	2 x 6	2 x 8	2 x 10	-
Plancha lateral	2 x 6-8	2 x 6	2 x 8	2 x 10	-
Abducción y aducciones con compañero	2 x 6-8	2 x 6	2 x 8	2 x 10	-
Zancadas posteriores	2 x 6-8	2 x 6	2 x 8	2 x 10	0,27 Kg/m²
Patada isquiosural	2 x 6-8	2 x 6	2 x 8	2 x 10	0,27 Kg/m²
Sentadilla unipodal lateral	2 x 6-8	2 x 6	2 x 8	2 x 10	0,11 Kg/m²
Sentadilla unipodal en plataforma vibratoria	2 x 6-8	2 x 6	2 x 8	2 x 10	30 Hz, 4mm de amplitud
Rotaciones diagonales de tronco	2 x 6-8	2 x 6	2 x 8	2 x 10	0,27 Kg/m²

Tabla 67. Hz: hercios; mm: milímetros; Kg: kilos; m²: metro cuadrado. Tous-Fajardo y otros (2016) [221]. Elaboración propia.

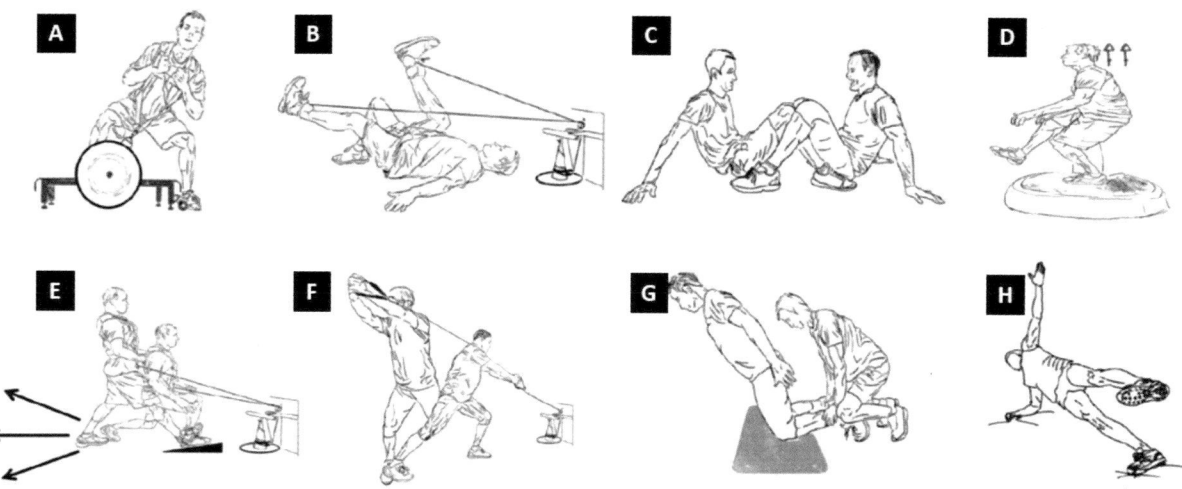

Figura 134. Programa de entrenamiento funcional vibratorio y con sobrecarga excéntrica. (A) sentadilla unipodal lateral, (B) patada isquiosural, (C) abducción y aducción con compañero, (D) sentadilla unipodal en plataforma vibratoria, (E) zancadas posteriores, (F) rotaciones diagonales de tronco, (G) *nordic hamstrings*, (H) plancha lateral. Adaptado de Tous-Fajardo y otros (2016) [221].

En G2 realizó ejercicios pliométricos, de velocidad lineal, ejercicios tradicionales de fuerza principalmente aplicando fuerza en el vector vertical. Se utilizaron ejercicios como las zancadas realizadas con el 50 % del peso corporal, *skipping* 10-m, *sprint* 10 m, media sentadilla utilizando el 100 % del peso corporal, CMJ, elevación de talones utilizando el 50 % del peso corporal y saltos pliométricos. Los resultados de este estudio indicaron una mejora en el test de CDD V-cut (ES: 1,42); *sprint* 10 (ES:1,42) y 30 m (ES: 0,98); y en la capacidad de repetir saltos (potencia media, ES: 0,69; altura de salto, ES: 0,69) en los jugadores que realizaron el entrenamiento con sobrecarga excéntrica con estímulos vibratorios (G1) en comparación al grupo que realizó entrenamiento de fuerza más tradicional (G2) [221].

Los autores de este estudio concluyen lo siguiente:

En un contexto competitivo, **un equipo de fútbol dispone de poco tiempo para realizar entrenamiento de fuerza** durante la temporada. La búsqueda de **estrategias eficientes que mejoren simultáneamente varias acciones específicas del juego mientras se busca minimizar el riesgo de lesión parece crucial.** Debido a la naturaleza altamente dinámica y estocástica de los movimientos presentes en el fútbol, existe la necesidad de introducir métodos de entrenamiento más desafiantes que permitan a los jugadores percibir la amplia gama de posibilidades de acción que pueden inducir comportamientos emergentes y así generar sinergias de movimiento óptimas. En el programa de entrenamiento que llevó a cabo el G1, no se modificó la resistencia externa (masas y volantes de inercia) ni en la carga vibratoria durante el periodo de entrenamiento de 11 semanas. Así mismo, los autores recomiendan **manipular constantemente las situaciones con cargas/estímulos inesperados, inestabilidades dinámicas y acciones no anticipadas, ya que con este enfoque los jugadores podrían aumentar su capacidad para anticipar y/o reaccionar ante un entorno cambiante.** Este tipo de entrenamiento con mejoras en la potencia excéntrica y la fuerza, parecen trasladarse al rendimiento en el CDD [221].

* De Hoyo y otros (2016) [62] realizaron un ensayo clínico aleatorizado con el **objetivo de analizar el efecto de 10 semanas de entrenamiento con sobrecarga excéntrica en diferentes métricas del CDD en jóvenes jugadores de fútbol** (17,0 ± 1,0 años) pertenecientes a una cantera de un equipo profesional de fútbol. Se dividió a la muestra en dos grupos de 17 jugadores. El grupo experimental (G1) realizó una sesión semanal durante las dos primeras semanas y dos sesiones por semana durante las 10 semanas restantes (Tabla 68); y el grupo control (G2), no realizó ningún tipo de entrenamiento. Para el entrenamiento, se utilizaron dispositivos inerciales, y los ejercicios seleccionados fueron la media sentadilla bipodal, en la cual los sujetos debían de descender hasta alcanzar 90º de flexión de rodilla durante la fase excéntrica, para posteriormente realizar la fase concéntrica a máxima velocidad; y el *leg curl* bipodal, en la cual se indicó a los sujetos aplicar la máxima intensidad en la fase concéntrica desde una posición de extensión máxima de rodilla hasta aproximadamente 130-140º de flexión para finalmente decelerar el movimiento extendiendo las rodillas (Figura 135). El número total de volantes de inercia, representó la inercia total. Debido a las propiedades (material, densidad, y diámetro y grosor) de los volantes, la inercia resultante de cada volante fue de 0,11 kg/m². Para determinar el volante de inercia a utilizar en los ejercicios, los jugadores fueron evaluados durante la semana de familiarización con 2 y 4 volantes de inercia (4 repeticiones con cada volante). El volante de inercia que permitió desarrollar la máxima potencia en cada sujeto, fue seleccionado para el uso durante el entrenamiento.

	Programa de entrenamiento con sobrecarga excéntrica en el grupo experimental					
Ejercicio	**Semana 1-3 (familiarización)**	**Semana 2-3**	**Semana 4-5**	**Semana 6-7**	**Semana 8-9**	**Semana 10-11**
	Series x repeticiones					
Media sentadilla	3 x 6	3 x 6	3 x 6	4 x 6	5 x 6	6 x 6
Leg curl	3 x 6	3 x 6	3 x 6	4 x 6	5 x 6	6 x 6

Tabla 68. De Hoyo y otros (2016) [62]. Elaboración propia.

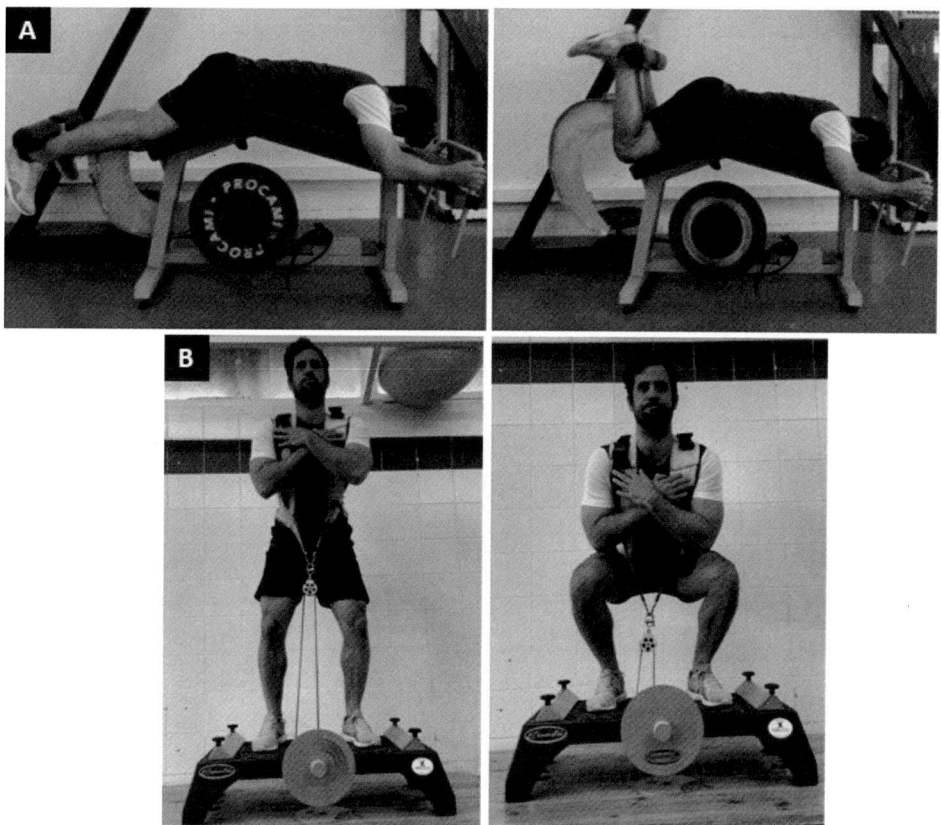

Figura 135. (A) Leg curl y (B) Sentadilla. Adaptado de De Hoyo y otros (2016) [62].

Los autores de este estudio concluyen que un **programa de 10 semanas utilizando dispositivos inerciales de entrenamiento**, los cuales provocaron la máxima producción de potencia en la fase concéntrica y a su vez sobrecargan la fase excéntrica, fue efectivo **para mejorar variables cinéticas durante las maniobras de** *side step cut* y *cross over cut* **en los CDD**. Por lo tanto, parece ser que la capacidad de un deportista para tolerar una mayor carga excéntrica, podría ser un atributo muscular requerido para producir efectos positivos en el rendimiento del CDD [62].

Déficit en el cambio de dirección y su entrenamiento

- Aquellos deportistas más fuertes, más potentes y rápidos en el *sprint* lineal, obtuvieron déficits en el cambio de dirección (DCDD)[ae] superiores, sugiriendo que una mala capacidad para tolerar velocidades de aproximación altas antes de un CDD (es decir, un DCDD más alto) se asocia con DCDD. Por tanto, parecer ser interesante incluir **estrategias que enfaticen la técnica de frenado**, así como el **entrenamiento excéntrico** y ejercicios de fuerza-potencia unilaterales que contienen ejercicios orientados a la técnica junto con tareas de aceleración-desaceleración bajo diferentes condiciones de carga, para intentar disminuir el DCDD [27] [240] [26].

- Carlos-Vivas y otros (2020) [28] realizaron un estudio experimental en jóvenes futbolistas (18,3 ± 2,1 años) con el objetivo de **comparar los efectos de diferentes modalidades de entrenamiento resistido después de 8 semanas de entrenamiento de** *sprint* **lineal y CDD**. Los programas de entrenamiento fueron llevados a cabo dos veces a la semana en días no consecutivos. Los sujetos fueron divididos en 4 grupos:

[ae] Este concepto aparece desarrollado en el apartado 8.10.11 **Déficit en el cambio de dirección**.

- G1. Utilizó un chaleco de peso con el objetivo de producir una carga vertical. El peso del chaleco fue del 20 % del peso corporal.
- G2. Utilizó un dispositivo portátil de resistencia con el objetivo de producir una resistencia horizontal conectada a través de un cinturón a la pelvis del deportista. La prescripción de la carga fue utilizando el dispositivo 2080 Sprint ™. Se utilizo un coeficiente de fricción de 0,35 para convertir las recomendaciones del dispositivo de resistencia horizontal (0,35 % peso corporal).
- G3. Utilizaron ambos tipos de resistencia presentes en el G1 y G2.
- G4. Este grupo realizó el mismo programa de entrenamiento sin resistencia.

En la **Tabla 16, disponible a través del código QR proporcionado al inicio de este libro,** aparece el protocolo de entrenamiento de *sprints* resistidos llevado a cabo.

Cuando se compararon los grupos, se obtuvieron mejoras a favor del grupo de entrenamiento que utilizó un chaleco lastrado (G1) en el tiempo y velocidad del CDD, mostrando tamaños del efecto de moderados a grandes. Así mismo, el G1 mostró tamaños del efecto de moderados a grandes en lo que respecta a un menor DCDD cuando se comparó con el grupo de resistencia horizontal (G2) y sin resistencia (G4) [28]. Los autores de este estudio concluyen que utilizar cargas que van del 10 % al 20 % del peso corporal con un chaleco lastrado, parecen ser la mejor opción para mejorar el *sprint* lineal y el rendimiento en el CDD (tiempo, velocidad y déficit). El chaleco lastrado podría aumentar el componente excéntrico, debido al incremento de carga externa al desacelerar un movimiento durante los CDD, situación que no ocurre cuando implementa resistencia externa con un trineo o resistencia horizontal [28].

Entrenamiento de errores técnicos

- En futbolistas, los CDD se deberían de realizar observándose una serie de principios básicos relativos a la postura corporal: (1) **centro de gravedad bajo**, (2) **inclinación hacia delante**, (3) **pie de apoyo cerca de la línea media del cuerpo**, (3) **alineación neutra del pie**, (4) **cuerpo erguido en la dirección del recorrido** y, (5) **mantener un mínimo ángulo de flexión de rodilla en la pierna de apoyo** [73]. Dos'Santos y otros (2021) [241], en su revisión, proponen una serie de recomendaciones para entrenar los errores técnicos que pueden aparecer durante la realización de los CDD. A continuación, en la Tabla 69 podemos ver los diferentes errores potenciales a cometer (criterio CMAS[af]) y las estrategias de entrenamiento:

[af]   *The Cutting Movement Assessment Score* (CMAS), es un método de evaluación de los aspectos cualitativos para tener en cuenta durante los cambios de dirección, el cual aparece posteriormente desarrollado en el apartado **8.10.12 Biomecánica en el cambio de dirección.**

Recomendaciones de entrenamiento en función de los défictis en las puntuaciones CMAS		
	Criterio CMAS	**Recomendaciones para el entrenamiento**
PRUEBA CMAS	Sin frenado claro en el penúltimo paso.	(1) Entrenamiento de la técnica en la estrategia de frenado utilizando señales con foco externo junto con *feedback* del entrenador/vídeo, y (2) entrenamiento de la fuerza excéntrica.
	Distancia amplia entre los apoyos de los pies.	(1) Entrenamiento de la modificación de la técnica utilizando señales con foco externo y *feedback* del entrenador/vídeo, (2) entrenamiento pliométrico con señales externas para mejorar la producción de fuerza en sentido medial cambiando el vector de aplicación de fuerza en el plano frontal.
	Cadera colocada inicialmente en una posición de rotación, posición inicial de valgo de rodilla.	(1) Entrenamiento multicomponente (entrenamiento de fuerza, entrenamiento de control neuromuscular, fortalecimiento de los rotadores externos de cadera), (2) entrenamiento pliométrico y de aterrizaje con salto (control de las extremidades inferiores) utilizando señales con foco externo junto con *feedback* del entrenador/vídeo, (3) entrenamiento de la modificación de la técnica con señales externas.
	Pie fuera de una posición neutra.	(1) Entrenamiento de la modificación de la técnica utilizando señales con foco externo junto con *feedback* del entrenador/vídeo con el fin de corregir la posición del pie.
	Flexión lateral/ rotación del tronco.	(1) Modificación de la técnica utilizando señales con foco externo y *feedback* del entrenador/vídeo (por ejemplo, inclinarse y mirar hacia la dirección de movimiento prevista), (2) entrenamiento multicomponente: entrenamiento del control intersegmentario y técnica del CDD, (3) control dinámico del tronco y entrenamiento de fuerza, (4) entrenamiento del tronco bajo condiciones de perturbación.
	Tronco erguido o inclinado hacia atrás.	(1) Entrenamiento de la estrategia de frenado utilizando señales de foco externo junto con *feedback* del entrenador/vídeo para promover un un penúltimo paso efectivo (es decir, dejar caer las caderas y absorber la fuerza), (2) entrenamiento multicomponente: control intersegmental y técnica en el CDD, (3) entrenamiento de fuerza excéntrico.
	Flexión limitada de la rodilla.	(1) Entrenamiento de la modificación de la técnica, enseñando a aterrizar suavemente (utilizando señales de foco externo junto con *feedback* del entrenador y vídeo), (2) entrenamiento de fuerza excéntrico, (3) entrenamiento pliométrico y de aterrizaje con salto (control de las extremidades inferiores) utilizando señales con foco externo y feedback del entrenador/vídeo.

Tabla 69. CMAS: *cutting movement assessment score*. CDD: cambio de dirección. Adaptado de Dos'Santos y otros (2021) [241].

- El **control del** *core* es definido como la **capacidad de limitar la magnitud de los desplazamientos del tronco, en combinación con un posicionamiento funcional de la pelvis durante movimientos atléticos.** Una de las propuestas para abordar el control de la zona media del cuerpo (*core*) aparece descrita en el apartado **10.1.1 Programas y tipos de entrenamiento**, donde se desarrolla el estudio llevado a cabo por Weltin y otros (2017) [200], en el cual observaron que el **entrenamiento de saltos laterales con perturbaciones en el aterrizaje, mejoró en el grupo experimental las variables asociadas con la rotación e inclinación del tronco cuando se evaluó a las deportistas durante CDD realizados de manera no anticipada.** Sasaki y otros (2011) [63] analizaron la posición del tronco durante el CDD de 180º en futbolistas. Los autores encontraron que el rendimiento en el CDD podría estar relacionado con pequeños desplazamientos angulares del tronco pudiendo haber ángulos de inclinación óptimos. Los preparadores físicos deberían de chequear la postura del cuerpo y el movimiento del tronco de los jugadores, puesto que ligeras mejoras de los aspectos cinemáticos durante las maniobras del CDD permitirán a los jugadores realizar este tipo de acciones más rápidas.

- En el estudio transversal realizado por Mornieux y otros (2014) [242], realizado en jugadores *amateur* de fútbol (24 ± 3 años) sin antecedentes de lesión de rodilla, plantearon como objetivo **determinar qué APA son los más relevantes durante las maniobras del CDD en el fútbol y cuáles de ellos fallan cuando el tiempo disponible para preparar un movimiento de estas características es limitado.** Para ello, se pidió a los jugadores que realizasen tres tareas diferentes en orden aleatorio las cuales incluían CDD con salida abierta (*side step cut*) a 45º; CDD con salida cerrada (*crossover cut*) a -20º; y una carrera en línea recta a una velocidad de aproximación de 5 ± 0,2 m/s (Figura 136). Estas acciones fueron realizadas sobre una plataforma de fuerzas seguidas de un *sprint* máximo de 4 m de distancia. La dirección del movimiento a la que los deportistas debían ir fue indicada a través de una luz que aparecía a diferentes momentos antes de que el pie derecho contactase con la plataforma. La primera condición fue anticipada, en la cual los jugadores conocían la dirección a la que ir antes de iniciar la carrera. Para esta condición, la luz se encendió 850 ms antes del contacto con el suelo. Las otras tres condiciones de CDD fueron realizadas sin que los jugadores supiesen ninguna información, mientras que la luz se encendió 850, 600 y 500 ms antes del contacto con el suelo. Estas pruebas fueron realizadas sobre césped artificial llevando los jugadores el mismo calzado que en los entrenamientos habituales. A los jugadores se les colocaron marcas reflectantes en la piel sobre la cabeza, tronco y piernas para posteriormente ser analizados los aspectos cinemáticos durante las maniobras estudiadas.

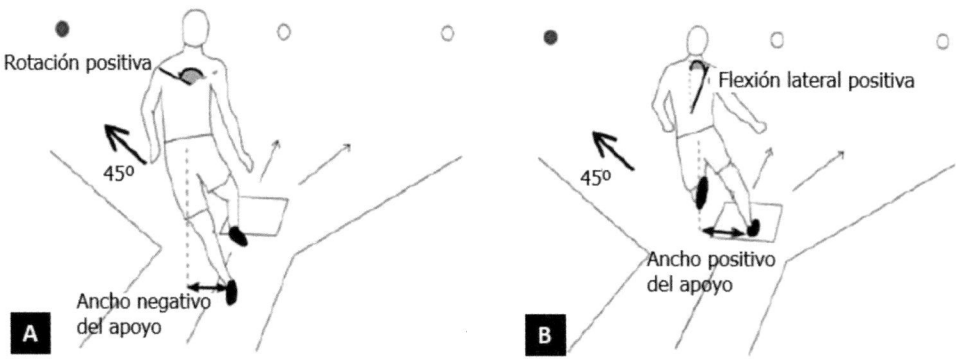

Figura 136. Representación esquemática de uno de los participantes realizando una maniobra de cambio de dirección de 45º hacia la izquierda en respuesta a la luz gris. (A) Representa el final del con-

tacto con el pie izquierdo, un paso antes del cambio de dirección. (B) Representa el momento de máxima abducción de la rodilla durante el contacto del pie derecho. Adaptado de Mornieux y otros (2014) [242].

En el momento en el que se alcanzó el pico máximo de abducción de rodilla en el último apoyo para la condición de CDD evaluadas a 600 ms, la cabeza estaba significativamente menos orientada hacia la izquierda en comparación con la condición anticipada y de 850 ms (p=0,032 y p=0,018). Las condiciones de CDD de 500 y 600 ms produjeron una mayor rotación de tronco hacia la derecha que la condición de 850 ms (p=0,036). En comparación con la condición anticipada y de 850 ms, la flexión lateral del tronco fue significativamente mayor para la condición de 600 ms (p<0,002) y de 500 ms (p<0,001). Además, la flexión lateral del tronco fue mayor en la condición de 500 ms que para la de 600 ms (p=0,015) [242].

Con base en todo lo anterior, el **aumento de la flexión lateral del tronco parece ser la estrategia más eficaz para realizar con éxito una maniobra de CDD cuando se dispone de menos tiempo para preparar el movimiento.** Esta situación también se asocia con un mayor riesgo de lesión en la rodilla. Los autores de este estudio señalan que teniendo en cuenta la gravedad de las lesiones de rodilla en el fútbol, **los programas de entrenamiento deberían mejorar los APA para reducir el riesgo de lesión y mejorar el rendimiento.** Reducir el uso excesivo de la flexión lateral del tronco probablemente tendría que ser compensado con otras estrategias posturales anticipatorias [242]. En deportistas en los que observemos esta situación de manera exagerada podrían aplicarse métodos específicos de entrenamiento como se han descrito anteriormente y que hacen referencia al estudio de Dos'Santos y otros (2021) [241]. Siguiendo con los resultados obtenidos en este estudio, Staynor y otros (2020) [243] investigaron la influencia que tiene la posición del tronco y la cadera en el plano frontal, así como el valgo de rodilla durante el *side step cut* de 45º no planificado en deportistas practicantes de fútbol australiano (22 ± 5 años), los autores encontraron que el posicionamiento preparatorio del tronco y de la cadera son componentes importantes en los mecanismos de riesgo en las lesiones del LCA sin contacto y es por ello por lo que destacan la importancia de enfocarse en movimientos preparatorios en los deportistas manteniendo el tronco erguido **minimizando la rotación del tronco durante el penúltimo apoyo para reducir el riesgo potencial de lesión duranta acciones no planificadas.**

7.6. Entrenamiento de la deceleración

7.6.1. Generalidades

- El objetivo de la revisión bibliográfica llevada a cabo por McBurnie y otros (2022) [239] fue resaltar la potencial **importancia de la deceleración horizontal para minimizar el riesgo de lesión y mejorar el rendimiento en deportes de equipo.** Los autores resaltan la importancia de otro **indicador de rendimiento** dentro del microciclo semanal: **Las deceleraciones de alta intensidad.** Aunque es un término genérico para describir un proceso realizado en muchas tareas atléticas, la **desaceleración** en el contexto de esta discusión se refiere a la **acción realizada durante escenarios deportivos que precede a una maniobra de CDD o una acción realizada inmediatamente después de un *sprint* para reducir el impulso (Figura 137).** Durante las deceleraciones, se requiere un alto grado de preactivación muscular para soportar de manera efectiva los grandes momentos externos que se generan en el contacto con el suelo. Aunque también depende de la longitud del músculo y la velocidad de acortamiento, los altos niveles de activación son necesarios para producir los altos momentos extensores internos de la rodilla que se requieren para controlar y atenuar de manera segura las fuerzas en los rangos de flexión de la articulación de la rodilla ejecutados a altas velocidades angulares. También se ha sugerido que las propiedades únicas de los tendones (es decir, el componente elástico en serie) dentro de la unidad musculotendinosa, los lleva a desempeñar un papel clave en la disipación de energía mecánica durante las acciones de desaceleración. Parece que los tendones pueden actuar como «amortiguadores mecánicos» al reducir la tasa de alargamiento de los fascículos musculares activos y las entradas de fuerza máxima (es decir, tensión mecánica) a los fascículos musculares. El tejido tendinoso todavía parece resistir la mayor parte de la carga de la unidad músculo tendinosa, mientras que el alargamiento global del fascículo permanece sin cambios. Sin embargo, esto puede depender del músculo en cuestión, ya que al parecer se produce una mayor demanda de alargamiento activo cuando se compara el músculo vasto lateral con el gastrocnemio medial. Por lo tanto, particularmente en la musculatura más proximal, el papel de la rápida preactivación y la contracción isométrica de los músculos en preparación para el contacto con el suelo también sigue siendo crucial, lo que permite un mayor potencial de engranaje debido a mayores ángulos de penación durante la aplicación de la fuerza. Además, se ha demostrado que **la activación muscular aumentada y rápida durante la desaceleración es fundamental para compensar la carga potencial de los ligamentos de la rodilla durante las tareas de CDD.** Como tal, las funciones combinadas de capacidad de **preactivación rápida** y tendones mecánicamente robustos que actúan como «amortiguadores elásticos en serie» juegan un papel fundamental en la regulación de las altas fuerzas excéntricas experimentadas dentro del sistema musculoesquelético durante las desaceleraciones de alta intensidad y en la **protección contra las lesiones** [239].

En CDD más cerrados, en lo que al ángulo de este se refiere, el **penúltimo contacto** del pie se ha considerado como un «**paso de frenado**» clave para **facilitar** un **rendimiento de velocidad de CDD más rápido** y reducir el riesgo potencial de lesión. Además, un **contacto mayor del antepenúltimo paso** se asocia con un **mejor rendimiento** en la prueba **de CDD 505**, la cual implica un CDD de 180º, y se sugiere que juega un papel aún más fundamental que el penúltimo contacto del pie. Esto es particularmente importante, puesto que los deportistas que realizan la **deceleración de manera ineficaz antes del CDD pueden experimentar una mayor carga mecánica** en la articulación de la rodilla durante el contacto final del pie durante el CDD (Figura 137) [239].

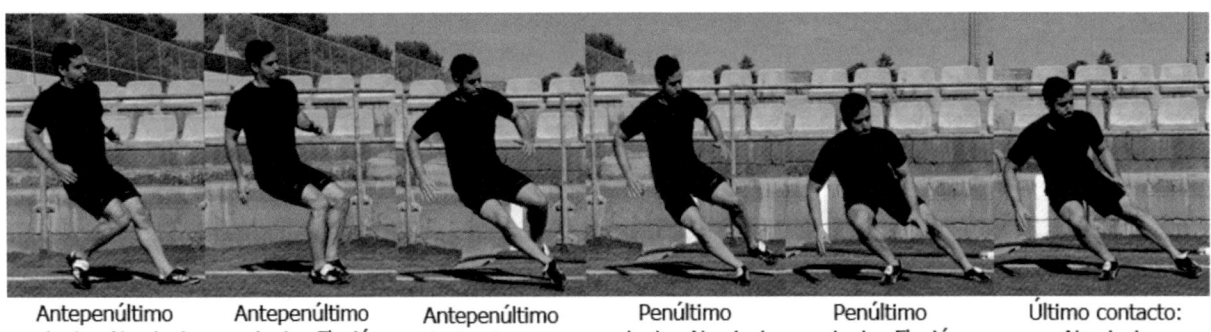

| Antepenúltimo contacto: Aterrizaje | Antepenúltimo contacto: Flexión máxima de la rodilla | Antepenúltimo contacto: Despegue del dedo | Penúltimo contacto: Aterrizaje | Penúltimo contacto: Flexión máxima de la rodilla | Último contacto: Aterrizaje |

Figura 137. Secuencia de fotografías de las características espaciotemporales clave durante una maniobra preplanificada de CDD. Los pasos que preceden al último apoyo desempeñan un papel clave en la desaceleración del centro de masas para su posterior propulsión en la nueva dirección prevista. Esto no

solo facilita el rendimiento eficaz del CDD, sino que también sirve para reducir la carga multiplanar de la articulación de la rodilla durante el último apoyo del pie. Además, durante los CDD imprevistos, el tiempo reducido para realizar los ajustes posturales preparatorios de todo el cuerpo puede contribuir potencialmente a una cinemática frontal y transversal deficiente, aumentando la carga en la articulación de la rodilla una vez la planta del pie apoya en el suelo. Adaptado de McBurnie y otros (2022) [239].

Las **desaceleraciones intensas** tienen el potencial de **inducir daño muscular**, como se observa a través de los elevados niveles de **creatina quinasa** (CK; un biomarcador indirecto de **daño muscular**) durante el período de 72 h después de la realización de *sprints* repetidos con desaceleraciones intensas. Los requisitos de fuerza de frenado excéntrica de las desaceleraciones pueden dañar las estructuras de los tejidos blandos a través de altas tensiones musculares que pueden alterar la integridad estructural de las fibras musculares y provocar la degeneración miofibrilar, que puede filtrar CK al plasma sanguíneo en el transcurso de una larga temporada competitiva, en la que se puede requerir que los jugadores de élite participen en partidos cada 3 días (por ejemplo, congestión de partidos), un atleta poco preparado puede encontrarse en un círculo vicioso de fatiga neuromuscular cada vez mayor y daño tisular, con la acumulación de microtrauma tisular que posteriormente conduce a niveles elevados crónicos de CK. Esto disminuirá aún más la capacidad de coordinación del movimiento, lo que provocará un mayor daño tisular y un mayor riesgo de lesiones que podrían afectar negativamente la capacidad de un individuo para disipar hábilmente las cargas de frenado. Dicho esto, se ha demostrado que la reducción de CK y los perjuicios asociados en el rendimiento neuromuscular pueden ser posibles cuando los jugadores se han acostumbrado a desaceleraciones intensas. De manera crucial, las adaptaciones protectoras de una sola sesión de ejercicio excéntrico pueden amortiguar significativamente los efectos dañinos de las sesiones excéntricas posteriores (es decir, el «efecto de sesión repetida» conocido en inglés como *repeat bout effect*). Esto se puede atribuir principalmente al desarrollo de sarcómeros en serie y una mejor distribución de la tensión entre los sarcómeros. Estos componentes pueden desarrollarse rápidamente y difieren entre sujetos entrenados y no entrenados. Las intervenciones de entrenamiento deben, por lo tanto, centrarse en estos aspectos clave para «vacunar» de manera efectiva al atleta contra los efectos inductores de daño muscular de las altas cargas excéntricas que ocurren en los deportes de equipo [239].

Cuando se realiza un **CDD que implica ángulos más cerrados**, la **carga mecánica** observada en la desaceleración horizontal suele ser **mayor** que la **que** se observa **durante la aceleración**. Esto también sucede cuando se realiza una desaceleración horizontal máxima precedida de un *sprint*. En ambos casos, **los pasos de frenado durante la desaceleración tienen un perfil único de GRF caracterizado por una fuerza máxima de alto impacto en un marco de tiempo más corto** (es decir, una curva de fuerza-tiempo «alta y delgada»). Este pico de alto impacto puede explicarse por las diferencias posturales observadas entre el golpe del talón asociado con la colocación anterior del pie durante la desaceleración en contraste con un contacto con el suelo más entre la parte media y la parte delantera del pie que se observa típicamente en la aceleración. Una característica única de realizar desaceleraciones horizontales es que, para reducir el impulso, quizás se considere necesario un énfasis en el alargamiento activo del músculo a través de la acción de frenado y la disipación de energía mecánica. La contracción muscular involucrada en este tipo de movimientos se clasifica comúnmente como excéntrica. Las lesiones relacionadas con la desaceleración pueden manifestarse a partir de una etiología a largo plazo en la que puede presentarse un desequilibrio crónico entre la degradación y la remodelación tisular como consecuencia de cargas mecánicas repetitivas y un exceso de acciones musculares excéntricas durante períodos de tiempo más prolongados en ausencia de una recuperación adecuada. Específicamente, los plazos tardíos de recuperación de las estructuras musculoesqueléticas pasivas (es decir, tendones, estructuras articulares y huesos), las cuales se someten a mayores demandas mecánicas durante las acciones de desaceleración. Debe cuestionarse si la naturaleza generalizada de los **métodos actualmente disponibles** (es decir, la acelerometría de cuerpo entero) para monitorear las cargas de **desaceleración son lo suficientemente sensibles para determinar tales relaciones**, y puede ser necesaria una mayor necesidad de **sistemas de monitoreo específicos del tejido**. De hecho, descubrir la carga óptima, es decir, ni demasiado, ni demasiado poco, para la homeostasis de los tejidos será clave, en particular, para respaldar el manejo de las consecuencias más crónicas de las desaceleraciones de alta intensidad [239].

- Harper y otros (2018) [244] señalan en su revisión que datos obtenidos de los sistemas de GPS y los acelerómetros triaxiales destacan dos distinciones fundamentales entre aceleraciones y desaceleraciones. Al examinar las frecuencias de manera comparativa, ocurren **más aceleraciones dentro de rangos de intensidad bajos a moderados que desaceleraciones de intensidad similar**. Más allá de los umbrales de alta intensidad, **las desaceleraciones ocurren evidentemente con más frecuencia** que las aceleraciones equivalentemente intensas. En el **fútbol**, por ejemplo, las **desaceleraciones de alta intensidad son hasta 2,9 veces más frecuentes que las aceleraciones de alta intensidad**. La fatiga y el microtrauma tisular acumulativo después de las actividades de desaceleración son mayores que los que siguen a aceleraciones igualmente intensas. En consecuencia, la carga por metro experimentada durante las desaceleraciones es hasta un 65 % mayor que cualquier otra actividad durante los partidos, y aproximadamente un 37 % más que cuando se acelera. Los estresores mecánicos, implícitos en las actividades de desaceleración, son mediadores críticos que actúan como potentes impulsores tanto de la fatiga neuromuscular como del daño tisular. El aumento de la fatiga y el microtrauma tisular acumulativo, posteriormente, actúan para disminuir aún más las capacidades de coordinación que sustentan la capacidad de disipar hábilmente las cargas de frenado. En consecuencia, el aumento del volumen o la intensidad de la actividad de desaceleración contribuye a un círculo vicioso de fatiga cada vez mayor, disminución de la capacidad de coordinación y el consiguiente riesgo de acumulación de daño tisular (Figura 138).

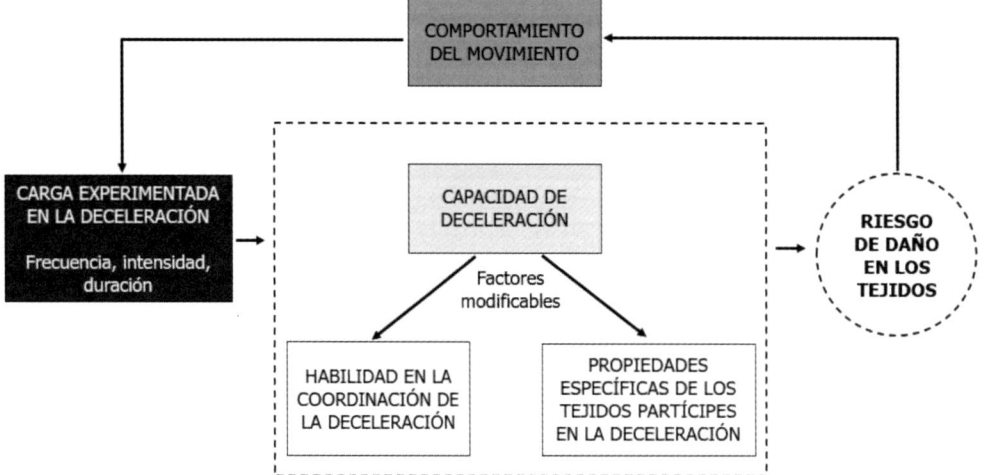

Figura 138. Capacidad de deceleración representada como mediador crítico que modera el riesgo de daño tisular. Adaptado de Harper y otros (2018) [244].

7.6.2. Evaluación de la deceleración horizontal

- Siguiendo con la revisión de McBurnie y otros (2022) [239], la **desaceleración** puede considerarse una **cualidad fundamental dentro del perfil de velocidad multidireccional de un atleta de deportes de equipo.** Para su monitorización, se suelen utilizar cámaras de alta velocidad, tecnología láser (fotocélulas) o de radar, sistemas de seguimiento por satélite. Si se desea evaluar el rendimiento de las deceleraciones planificadas en diferentes distancias (por ejemplo 5,15 y 20 m) se puede crear un gradiente de desaceleración para identificar a los atletas que muestran un rendimiento deficiente en algunas métricas, como, por ejemplo, la desaceleración pico/promedio y tiempo/distancia para detenerse. Algunos atletas pueden demostrar una capacidad de desaceleración reducida mientras poseen capacidades avanzadas de aceleración o velocidad máxima, por tanto, es probable que estos atletas no estén preparados para las demandas físicas de los deportes de equipo competitivos, debido a las demandas de carga aún mayores al realizar desaceleraciones no planificadas en los partidos, particularmente si son atletas «más rápidos»/«concéntrico-dominante» que se ven sometidos a situaciones de desaceleración a partir de velocidades de movimiento aumentadas. Por tanto, con esta información junto con la evaluación de la calidad de movimiento (posición del tronco, separación en los apoyos de los pies, flexión de rodilla, etc.) y la capacidad física (particularmente la fuerza excéntrica y reactiva), los profesionales pueden caracterizar más fácilmente los déficits biomecánicos o neuromusculares específicos dentro del perfil de velocidad multidireccional de un atleta y desarrollar entrenamiento individualizado en consecuencia.

- Volviendo con la revisión de Harper y otros (2018) [244], en lo que respecta a la **medición y gestión de las cargas de desaceleración,** los volúmenes y las intensidades de estas, por ejemplo, son **indicadores** sensibles de la **carga y la extensión del daño tisular con el riesgo de lesión subsiguiente.** Como tal, se debe prestar especial atención a la selección de variables cuantificables y procedimientos metodológicos a través de los cuales se pueden medir y gestionar las cargas de desaceleración. Por ejemplo, se pueden obtener conocimientos más informativos al cuantificar el impulso de desaceleración por pisada (masa × desaceleración).

7.6.3. Entrenamiento de la deceleración horizontal

- Volviendo a la revisión realizada por McBurnie y otros (2022) [239], debido a las **altas demandas** de contracción excéntrica de la **cadena anterior durante el frenado,** junto con el papel de las estructuras pasivas dentro de la unidad músculo tendón, se puede esperar la generación de **adaptaciones estructurales y neuromusculares positivas después del entrenamiento de la desaceleración horizontal.** Existe un deterioro de la fuerza isocinética excéntrica de los isquiosurales después de un período de desentrenamiento de 3 semanas, mientras que los tiempos en el *sprint* lineal (10 m) y de velocidad CDD (10 m de aproximación, 180° de pivote y 10 m de salida) se mantienen. Esto destaca un cambio potencial en las características de fuerza-velocidad que sustentan estos movimientos después de un período de interrupción del entrenamiento, lo que puede ser motivo de preocupación si se adoptan estrategias compensatorias. Si las adaptaciones producidas por el entrenamiento de la desaceleración brindan efecto con dosis mínimas, podrían ser estrategias de minimización del riesgo de lesión a largo plazo siendo vías para futuras investigaciones. Desde una perspectiva técnica, **en una correcta deceleración se debería:** (1) mantener un **centro de masas bajo** y una **colocación anterior del pie** para cambiar la base de apoyo en relación con el centro de masas y así aumentar la acción de frenado, (2) **frenar antes y con múltiples contactos** (pasos cortos) para distribuir las cargas, y (3) realizar una **exploración visual y conciencia situacional para mejorar la anticipación** y aumentar los tiempos de preparación para facilitar los ajustes posturales dando como resultado una moderación de las velocidades de aproximación. Tal y como concluyen los autores de esta revisión, **los deportistas pueden necesitar estar expuestos regularmente a desaceleraciones de alta intensidad dentro de un microciclo semanal** y el trabajo compensatorio podría recomendarse en la misma forma en la que se suplementa a los jugadores con las carreras de alta velocidad.

- En el ensayo clínico no aleatorizado realizado por Dos'Santos y otros (2019) [29] plantearon como objetivo **determinar los efectos de una intervención de entrenamiento modificando la técnica y la velocidad CDD durante seis semanas sobre el rendimiento en el CDD y la calidad del movimiento** en 26 jugadores profesionales de fútbol (17,3 ± 0,2 años), **utilizando la herramienta de puntuación CMAS.** La intervención se realizó durante la temporada competitiva y todos los sujetos participantes en el estudio no habían sufrido lesión del LCA anteriormente. Se realizó una medición pre y post intervención del Test de CDD por tiempo de 70º, *sprint* 10 m y DCDD; así mismo, se analizó la calidad del CDD utilizando la escala CMAS. El grupo intervención completó una media de 10,6 ± 1,2 sesiones y el grupo control 10,8 ± 1,3.

El grupo control realizó el calentamiento normal y el grupo intervención realizó una modificación de la técnica y la velocidad del CDD con una duración de seis semanas, dos veces por semana con una separación de 48 h (20 minutos por sesión aprovechando el calentamiento) entre sesiones. Se puede consultar el entrenamiento específico en el material suplementario de este estudio a través del siguiente enlace: **https://www.ncbi.nlm.nih. gov/pmc/articles/PMC6783855/,** pero a modo resumen, la intervención se centró en desaceleraciones y giros de baja intensidad planificados previamente (semanas 1 y 2), antes de progresar en la intensidad a través de la velocidad y el ángulo (semanas 3 y 4) e introducir un estímulo con mayor intensidad (semanas 3-6). Las sesiones de entrenamiento se desarrollaron en césped artificial. Los jugadores recibieron *feedback* **individual** con **respecto a su técnica y señales verbales externas de entrenamiento para promover una mecánica más segura,** promover un rendimiento más rápido y facilitar una mejor retención de tal manera que se les indicaba: (1) «**Pisa el freno y deja caer las caderas**» (para promover el frenado temprano aumentando la triple flexión del penúltimo paso y las fuerzas horizontales de frenado), (2) «**Amortigua y empuja/golpea el suelo**» (para mejorar la fuerza de propulsión medio-lateral, fomentar la flexión activa de la rodilla, y aumentar la actividad de las extremidades en el aterrizaje facilitando un tiempo de contacto más corto y una transición rápida del frenado a la propulsión) y (3) «**Mira hacia la dirección a la que quieres ir**» (para reducir la flexión lateral del tronco). Como se puede ver en la Tabla 70, los resultados de este estudio indican que hubo diferencias estadísticamente significativas ($p < 0,05$) en las mediciones pre y post de todas las variables menos en el *sprint* 10 m en el grupo intervención [29].

Cambios en el grupo intervención pre y post entrenamiento. Media ± DE			
Variable	Preentrenamieto	Postentrenamiento	Valor de p
CDD-D (s)	2,34 ± 0,17	2,06 ± 0,09	<0,001
CDD-I (s)	2,34 ± 0,13	2,12 ± 0,11	<0,001
DCDD-D (s)	0,46 ± 0,12	0,21 ± 0,06	0,001
DCDD-I (s)	0,46 ± 0,12	0,27 ± 0,09	0,012
Sprint 10 m (s)	1,87 ± 0,08	1,85 ± 0,09	0,328
CMAS-D	6,3 ± 1,8	4,8 ± 1,4	0,025
CMAS-I	6,3 ± 1,6	4,1 ± 1,2	0,018

Tabla 70. DE: desviación estándar, s: segundos; CDD: cambio de dirección; D: derecha; I: izquierda; m:-metros; DCDD: déficit en el cambio de dirección. CMAS: *cutting movement assessment score*. Adaptado de Dos'Santos y otros (2019) [29].

Los autores de este estudio concluyen que:
- El entrenamiento basado en la **modificación de la técnica y la velocidad del CDD** con una duración de seis semanas realizado durante la temporada utilizando *feedback* **verbal junto con un entrenamiento de fuerza**, dio como resultado **mejoras significativas en la reducción del tiempo de finalización del CDD y la calidad de este.** Estos cambios en el rendimiento fueron aproximadamente dos veces mayores que el grupo control y superaron la desviación estándar [29].
- El entrenamiento de modificación de la técnica y la velocidad de CDD resultó en puntuaciones CMAS más bajos y mejoró la calidad del movimiento del CDD, mientras que el grupo control no demostró cambios significativos en la puntuación CMAS. **Las mejoras en la calidad del movimiento en el CDD observadas para el grupo intervención se atribuyeron a mejoras técnicas** (reducciones en los DCDD), **como la flexión lateral del tronco, el valgo de la rodilla, el frenado, la rotación interna de la cadera y la calidad general del movimiento en el CDD** [29]. Estos hallazgos indican que se pueden lograr mejoras en el rendimiento en el CDD y la calidad del movimiento durante la temporada, en un entorno deportivo real.

Por todo ello, los autores de este estudio recomiendan que los preparadores físicos que trabajan con jugadores juveniles masculinos de fútbol deberían considerar implementar **dos sesiones de entrenamiento de modificación de la técnica y la velocidad CDD de 20 minutos a la semana**, además del entrenamiento normal de las habilidades motrices y de fuerza, para **mejorar la calidad y el rendimiento del movimiento en el CDD** [29].

- Similar al estudio anterior, en otro ensayo clínico no aleatorizado de Dos'Santos y otros (2021) [245] plantearon como objetivos: (1) **Examinar la eficacia de una intervención de modificación de la técnica y la velocidad de CDD durante 6 semanas, en el rendimiento del CDD en 180º, cinética y cinemática corporal y articular y, (2) establecer qué factores biomecánicos explican los cambios en el rendimiento.** Este estudio fue realizado durante la temporada competitiva. Los sujetos (edad 23,5 ± 5,2) fueron hombres practicantes de deportes, a nivel amateur y semiprofesional donde existen acciones de CDD, los cuales formaron el grupo intervención y el control. El grupo control realizó su entrenamiento normal mientras que el grupo intervención realizó el programa de entrenamiento durante 6 semanas.

Para la prueba de CDD 505 modificado (Figura 139), los sujetos realizaron 10 m de aproximación seguidos de 5 m hasta el punto del CDD donde giraron con la extremidad inferior derecha 180º para completar otros 5 m finales. Los sujetos adoptaron una posición inicial con doble apoyo de los pies a 0,5 m de la línea de salida/meta. El tiempo para completar el test fue evaluado a través de fotocélulas colocadas a la altura de la cadera. Se utilizaron dos plataformas de contacto, una para analizar las fuerzas del penúltimo contacto y la más lejana para analizar las fuerzas del último contacto. Así mismo, se colocaron cámaras para un análisis cinemático [245].

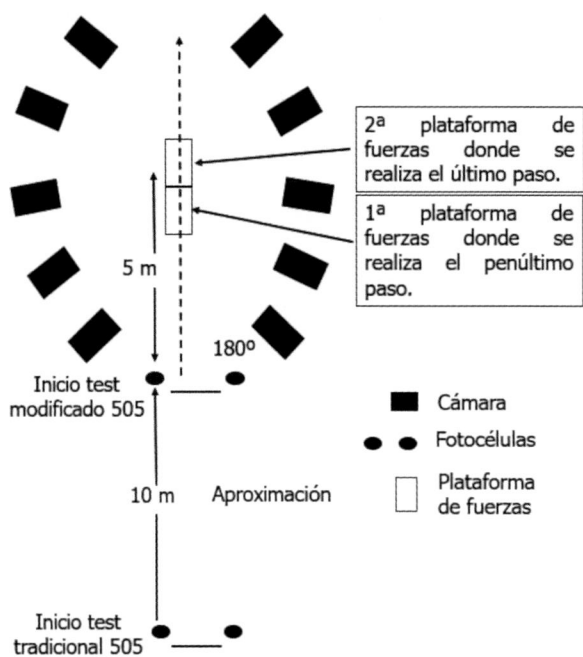

Figura 139. m: metros. Adaptado de Dos'Santos y otros (2020) [246].

A través del siguiente enlace, se puede consultar el entrenamiento realizado en el grupo experimental: **https://www.mdpi.com/article/10.3390/sports9060073/s1**. No obstante, el resumen de las características de este entrenamiento fue igual a las descritas en el estudio anterior [245].

Los autores de este estudio concluyen que:

* Los atletas que siguieron la intervención generalmente pudieron producir **mayores magnitudes de fuerza horizontal propulsiva en tiempos de contacto más cortos, aplicar y orientar la fuerza de frenado del penúltimo contacto y la fuerza de propulsión del último apoyo más horizontalmente**, mostrar una mayor rotación de la pelvis junto con un menor ROM de flexión de rodilla en el último apoyo y **mayor reducción del pico de velocidad en el penúltimo apoyo** [245].
* El entrenamiento de modificación de la técnica y la velocidad de CDD con una duración de 6 semanas con indicaciones verbales de entrenamiento dirigidas externamente (pisa el freno y dejar caer las caderas, amortiguar y empujar/golpear el suelo y mirar hacia la dirección de donde quieres ir) y una retroalimentación de la técnica, es una modalidad de entrenamiento eficaz que **puede mejorar el rendimiento de los giros** y que se puede incorporar de manera simple y sencilla en los programas de entrenamiento dentro del campo [245].

7.6.4. Monitorización de la deceleración horizontal

- McBurnie y otros (2022) [239], en su revisión, critican la aplicación de los mismos umbrales arbitrarios que el utilizado en el *sprint* para clasificar la actividad mecánica de «alta intensidad», como, por ejemplo, las aceleraciones >3 m/s²; y las desaceleraciones <3 m/s². En todas las demarcaciones durante un partido de fútbol, existen valores de desaceleración máxima más altos en comparación con los valores de aceleración (de 5,7 a 6,3 m/s² frente a 4,4 a 4,7 m/s²). Por lo tanto, se sugiere que se adopte un enfoque más individualizado en el que se caracterice el perfil de aceleración-desaceleración horizontal máxima de un individuo, a partir del cual se pueden aplicar y utilizar umbrales posteriores para monitorear las cargas de desaceleración en partidos y entrenamientos.

  Estas técnicas pueden identificar con mayor precisión la carga a nivel de los tejidos, diferenciar entre acciones de alta intensidad, identificar patrones de carga asimétricos entre las extremidades y señalar parámetros biomecánicos. Los avances tecnológicos y de seguimiento, como **la acelerometría segmentaria o la captura de movimiento sin marcadores**, podrían permitir la **identificación de cargas específicas** en las **estructuras musculotendinosas** a diferencia de los GPS. Estas técnicas pueden identificar con **mayor precisión la carga a nivel de los tejidos**, diferenciar entre acciones de alta intensidad, identificar patrones de carga asimétricos entre las extremidades y señalar parámetros biomecánicos y espaciotemporales indicativos de estrategias de movimiento compensatorias realizadas, especialmente bajo fatiga. Este **tipo de inteligencia** puede ser clave para **descubrir qué factores a corto y largo plazo están asociados con un mayor riesgo de lesiones al realizar acciones locomotoras de alta intensidad como las desaceleraciones**. Por lo tanto, las investigaciones futuras deben apuntar a evaluar la desaceleración y su asociación con la fatiga y el riesgo de lesiones teniendo en cuenta estas preguntas para comprender mejor los mecanismos que sustentan la fatiga y las lesiones y, por lo tanto, identificar puntos de referencia clave para evaluar y monitorear su desarrollo en los atletas. A continuación, se proporcionan algunas **recomendaciones resumidas para futuros desarrollos** y así mejorar la gestión de la deceleración horizontal en deportes de equipo [239]:
  - **La evaluación de la capacidad y la técnica de desaceleración debe incluirse en las baterías de pruebas de atletas de la misma manera que se emplean las pruebas de velocidad lineal y de saltos.** Esto permitirá la identificación de las capacidades de desaceleración máxima individuales, así como la individualización de las cargas de desaceleración a las que han estado expuestos los jugadores [239]. Harper y otros (2018) [244] señalan en su revisión que una **disminución** en la **fuerza excéntrica, evaluada** durante un simple **CMJ utilizando plataformas de fuerzas**, se ha propuesto como un **indicador de la fatiga inducida por la desaceleración**.
  - El desarrollo progresivo de la capacidad de desaceleración horizontal de un atleta, junto con el **entrenamiento de fuerza centrado en la desaceleración**, puede necesitar ser colocado como un **pilar clave en cualquier programa de desarrollo de velocidad multidireccional**. Esto debe ser realizado a través de una comprensión detallada de la mecánica necesaria para un desempeño exitoso y la reducción del riesgo relativo de lesiones [239].
  - **La exposición aguda y crónica de desaceleraciones de alta intensidad debe monitorearse y periodizarse** bajo una comprensión de las características fisiológicas y biomecánicas únicas que las separan de otros indicadores de rendimiento, como la aceleración y la carrera de alta velocidad. En particular, la medición de la carga específica de la estructura (es decir, músculos, tendones, articulaciones y huesos), que se sabe que tienen diferentes plazos de recuperación, se debe considerar en el desarrollo de sistemas de monitoreo avanzados [239].

7.7. Readaptación en el campo

- Tal y como se menciona en la obra de Serul·lo F (2017) [73], se debe preparar, o, mejor dicho, reentrenar para competir, al deportista lesionado. Para ello el enfoque que se propone es el establecido por Francisco Serul·lo, el entrenamiento estructurado (EE). Las estructuras que conforman el EE, y deben ser predominante las que se entrenen durante esta fase sin dejar de lado las restantes, son las estructuras cognitiva, coordinativa y condicional. En los deportes colectivos, como, por ejemplo, el fútbol, las alternativas que rodean el desarrollo del juego colectivo son infinitas, es por ello por lo que **el abordaje presente en las tareas de reentrenamiento del deportista lesionado** no puede seguir una visión lineal y monocausal, donde el jugador **tiene que competir en un marco de interacciones dinámicas, a veces inesperadas y siempre irreproducibles, plagadas de variabilidad, autoorganización y emergencia.**

  Este es el escenario en el que los jugadores deben de reentrenarse recreando propuestas prácticas para obtener una optimización del rendimiento **entrenando en contextos cada vez más próximos a la realidad competitiva.** El jugador lesionado debe ser el objeto central de entrenamiento, el cual se puede adaptar interactuando con el entorno competitivo y el entrenamiento de un determinado deporte colectivo. A modo de ejemplo, la intencionalidad del desplazamiento es habitualmente condicionada por la intervención de los adversarios, haciendo que lo inesperado deba ser resuelto y la creatividad deba estar presente sin resolverse de manera automatizada. Es por ello por lo que cuando el futbolista se introduce de nuevo en las tareas o situaciones de entrenamiento con el equipo, el foco de su atención debería pasar a ser definitivamente externo, es decir, dejar de estar centrado en la respuesta de las estructuras afectadas en la lesión y pasar a estar centrado en el objetivo de la tarea. La mayor parte de las tareas de entrenamiento colectivo en un equipo tienen objetivos táctico-técnicos, por lo que se debería evaluar el grado de alcance del/de los objetivos táctico-técnicos por parte del equipo y en concreto del jugador en proceso de reintegración al juego. Solo de esta manera el futbolista operará con pensamientos compatibles con sentirse útil y competente integrado en el juego con el resto de los compañeros. **Desde el punto de vista del juego, este sería realmente el inicio de su recuperación como futbolista competente, dejando atrás progresivamente el enfoque centrado en sí mismo y la recuperación de su lesión.** Para lograr estos objetivos, se debería pautar una asunción de responsabilidades en el juego progresiva, dosificando su reintegración al juego real y las responsabilidades que conlleva [73]. Para ello se puede progresar desde funciones de comodín externo al juego, comodín interno, jugador en tareas de elevado número de jugadores, tareas con pocos jugadores hasta el juego real, tal y como se especificará posteriormente en el apartado **7.7.3 Programa de cinco etapas de readaptación en el campo.**

  Cuando nuestro deportista se introduce de nuevo en entrenamientos parciales con el resto de los compañeros, intervenir sobre él con estímulos verbales positivos podría ser beneficioso. Esto se pone de manifiesto en el estudio experimental de Selmi y otros (2023) [215] realizado en jóvenes futbolistas, donde los estímulos verbales (por ejemplo «¡Bien hecho!», «¡Buen trabajo!», «¡Vamos!») especialmente los relacionados con el esfuerzo, pueden considerarse como un factor determinante en el rendimiento y el disfrute en las tareas de entrenamiento de fútbol propuestas como son los juegos en espacios reducidos/*small side games* (SSG, por sus siglas en inglés). Esto probablemente se deba al *feedback* positivo que genera un clima motivacional positivo. Es por ello por lo que los entrenadores deben de tener en cuenta su comportamiento, ya que este puede influir en el rendimiento de los jugadores cuando se desea un esfuerzo máximo y rendimiento técnico. En el grupo de futbolistas a los que se les aplicó estos estímulos, mostraron una mejor calidad de los pases, un mayor número de pases exitosos, menos balones perdidos y más compromiso durante la tarea asignada. *Si bien se debe tener en cuenta que estos jugadores a los que se les aplicó el feedback positivo, no eran futbolistas tras un periodo de lesión tan largo y que necesitaban reconstruir su percepción de autocompetencia o autoconfianza como futbolistas en su demarcación, por lo que se sugeriría que dicho feedback positivo incluya la información sobre la/s acciones táctico-técnicas bien realizadas y no solo un feedback generalista. Por ejemplo: «buen pase largo», «buena decisión de disparar a gol», «bien tapado al oponente», «buen movimiento de desmarque», etc.* En el estudio longitudinal de Waldén y otros (2016) [12], realizado en jugadores profesionales de fútbol sometidos a una reconstrucción de LCA, **volvieron a participar en los entrenamientos a los 6,6 meses de media y a jugar partidos de competición a los 7,4 meses de media**, tras la operación. Esto supone que los jugadores tuvieron menos de un mes para volver a presentar una aptitud física específica del deporte en cuestión. *De acuerdo con lo descrito anteriormente, el autor de este libro* señala que *este tiempo de entrenamiento y de vuelta a la competición tras la reconstrucción del LCA, probablemente sea insuficiente para regresar al deporte con un mínimo de garantías, y no solo desde un punto de vista condicional, sino si ese tiempo es suficiente para que el jugador reconstruya su «yo futbolista competente» de nuevo.*

7.7.1. Cuando empezar

- De nuevo haciendo referencia a los datos proporcionados de la revisión de Buckthorpe y otros (2019) [247], los autores proponen una serie de **criterios a superar** antes de comenzar un programa de readaptación en el campo (Tabla 71).

Criterios para superar antes de comenzar un programa de readaptación en el campo
• Ausencia de dolor o inflamación en la rodilla.
• Ausencia de sensación subjetiva de inestabilidad en la rodilla.
• Test de laxitud articular negativos.
• Un IDS de fuerza muscular en extensores y flexores de rodilla, evaluado con un dispositivo isocinético, como mínimo del 80 % (siendo del 100 % antes de dar como terminado el programa de readaptación en el campo). Brinlee y otros (2022) [167] señalan que los sujetos que han sido intervenidos del LCA **utilizando un injerto procedente de TC o de HTH, requieren en torno a unas 4 semanas adicionales para la obtención de un IDS >80 % en la musculatura cuadricipital.** Es por ello por lo que, en estos deportistas, se debería de retrasar el entrenamiento pliométrico en comparación con aquellos en los que se han utilizado otro tipo de injertos.
• Una adecuada calidad del movimiento, idealmente evaluada a través de análisis de vídeo.
• Habilidad para realizar carrera de «manera aeróbica», es decir, sin una acumulación excesiva de lactato en sangre, durante más de 10 min a 8 km/h con una mecánica de carrera normalizada (análisis cualitativo de vídeo).

Tabla 71. IDS: Índice de simetría; TC: tendón cuadricipital; min: minutos. Adaptado de Buckthorpe y otros (2019) [247].

- Della Villa y otros (2012) [189] describieron el proceso de recuperación de la reconstrucción del LCA en jugadores (23± 6 años) de fútbol amateur donde a la gran mayoría se le aplicó un autoinjerto procedente de TI. Los criterios que utilizaron para empezar un programa de readaptación en el campo aparecen a continuación en la Tabla 72.

Criterios para superar antes de comenzar un programa de readaptación en el campo
• Ausencia de inestabilidad en diferentes pruebas clínicas (*lachman*, desplazamiento anterior de la tibia, *pivot shift*).
• Mínimo dolor (EVA <3).
• Ausencia o mínimo derrame en la rodilla (grado 0 o 0/1+ en el *stroke test*).
• ADM completa o casi completa (la extensión tiene que estar completa mientras que la flexión se permite una diferencia del 10 % en relación con la extremidad inferior contralateral).
• Fuerza evaluada con un dispositivo isocinético: Una diferencia <20 % del torque pico entre extremidades.
• Deportista capaz de correr sobre una cinta rodante a 8 km/h durante más de 10 min.

Tabla 72. EVA: escala visual analógica; ADM: amplitud de movimiento; min: minutos. Adaptado de Della Villa y otros (2012) [189].

7.7.2. Cuatro pilares para una readaptación de alta calidad en el campo

• Buckthorpe y otros (2019) [212] realizaron una revisión con el objetivo de **analizar 4 pilares importantes de la readaptación en el terreno de juego** e ilustrar cómo se podrían aplicar en un **programa de entrenamiento de 5 etapas y así guiar al deportista en su transición para regresar al deporte después de una lesión de LCA.** Los autores señalan que estas consideraciones también son aplicables a todas las lesiones clasificadas como graves (más de 28 días de duración). La readaptación en el campo es un aspecto del proceso del RTP después de la reconstrucción del LCA que ha recibido una atención limitada. Este proceso representa un **periodo en el que el deportista se encuentra en transición desde la fase de fortalecimiento, hacia la de un entorno competitivo con el equipo.** Se requiere un enfoque cada vez más potente en el retorno al rendimiento durante el proceso de RTP para **preparar mejor al atleta de cara a las demandas de su deporte.** Es por ello por lo que los objetivos del RTP deben enfatizar este entrenamiento a lo largo de su recuperación a través de una transición de manera gradual dividida por fases (Figura 140): readaptación en el campo, reanudación segura de entrenamiento junto con el equipo y la reintroducción gradual a los partidos competitivos sin restricciones.

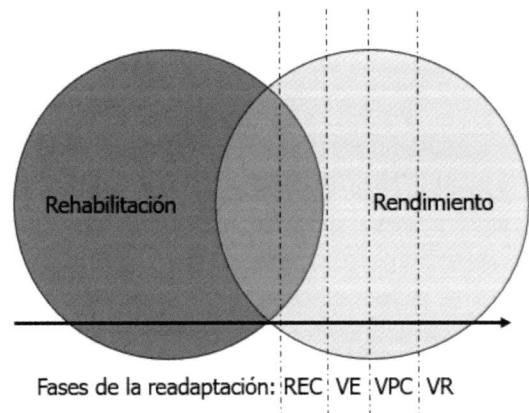

Figura 140. Proceso de vuelta al deporte incorporando una transición gradual desde la rehabilitación al rendimiento. REC: readaptación en el campo; VE: vuelta a los entrenamientos; VPC: vuelta a los partidos de competición; VR: vuelta al rendimiento. Adaptado de Buckthorpe y otros (2019) [212].

Completar un proceso de recuperación en el terreno de juego está asociado a una mayor fuerza muscular y función de la rodilla, traducido a mejores percepciones subjetivas de los propios deportistas, mejor rendimiento cardiovascular y una reducción del riesgo de volver a lesionarse. Estos 4 pilares están dirigidos a ayudar al deportista a regresar de manera segura al entrenamiento y al rendimiento en competición. La readaptación en el campo de alta calidad se logra con un doble enfoque en los factores de rehabilitación y los requisitos de rendimiento específicos del deporte. Es por ello por lo que se necesita tener una **compresión completa de los principios de recuperación en la fase final** (fuerza muscular y calidad de movimiento) **junto con las demandas que el deportista tendrá en los entrenamientos y partidos**. Tal y como aparece en la Figura 141, en este proceso se identifican **4 pilares** que sustentan la readaptación en el campo: **Restauración de la calidad de movimiento, el acondicionamiento físico, la restauración de las habilidades específicas del deporte y un desarrollo progresivo hacia una carga de entrenamiento crónica** [212].

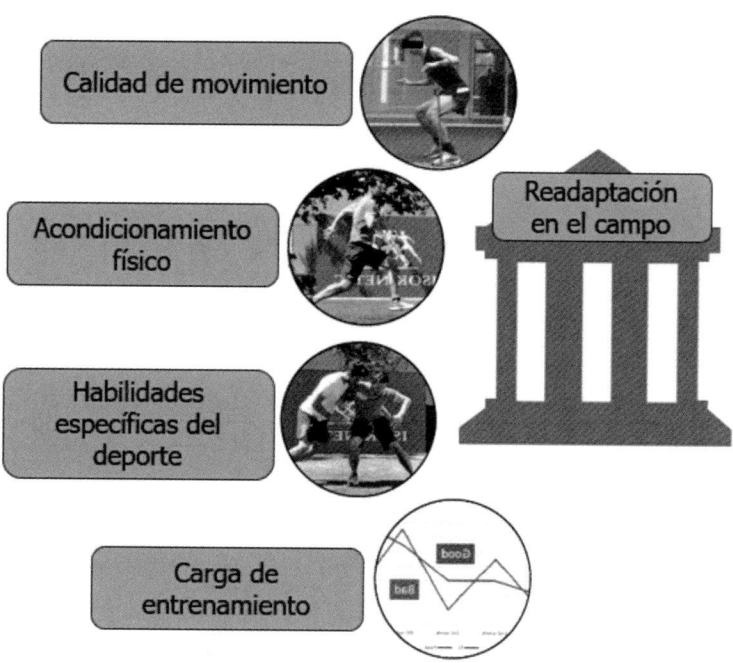

Figura 141. Los 4 pilares de la readaptación en el campo. Adaptado de Buckthorpe y otros (2019) [212].

En los casos de lesiones de larga duración como puede ser una reconstrucción del LCA, el jugador habrá pasado un tiempo lo suficientemente largo alejado del deporte, en este caso, se pone como ejemplo el fútbol, pudiendo afectar negativamente al rendimiento desde el punto de vista técnico-táctico. Las tareas de fútbol deben de practicarse antes del RTP para lograr una coordinación y rendimiento óptimos durante las tareas. Los componentes técnico-táctico en el fútbol lo forman 3 grupos diferentes [212]:

- **Habilidades técnicas individuales**, las cuales se pueden clasificar en técnica y habilidades. Estas se deben practicar antes del RTP para garantizar confianza y adquirir patrones de movimiento seguros durante las acciones específicas. La **técnica** es la realización de una tarea, como el pase o el disparo sin la presión de otros jugadores. Las **habilidades** son la ejecución de las técnicas dentro del contexto deportivo, es decir, bajo condiciones de presión por parte de un oponente a velocidades realistas del propio juego [212].
- **Juegos/tareas en pequeños grupos**, los cuales al igual que las tareas de equipo completo, solo pueden enfocarse cómo parte del regreso al entrenamiento y/o partidos del equipo [212].

Cabe destacar que la literatura habla de SSG, donde suelen existir entre 2 y 4 jugadores; juegos en espacios medios/*medium side games* (MSG por sus siglas en inglés), entre 5 y 7 jugadores; y juegos en espacios amplios/*large side games* (LSG), abarcando entre 8 y 11 jugadores [248].

- **Juegos o tareas de equipo completo** [212].

La readaptación en el campo debe exponer a los futbolistas a una serie de tareas cada vez más exigentes apoyando la recuperación técnica y el desarrollo de la confianza incluyendo las posibles variaciones en su perfil de rendimiento como consecuencia del proceso lesional. Por tanto, existe la necesidad de **reducir gradualmente las limitaciones de las tareas, aumentar el número de opciones/decisiones y reflejar los escenarios de entrenamiento específicos de fútbol de forma progresiva**. Es esencial tener una comprensión profunda de las demandas técnicas y de habilidades del fútbol y hacer una transición gradual del jugador desde escenarios muy simples (de baja complejidad) a escenarios más complejos y específicos del fútbol de una manera segura. Los autores de esta revisión recomiendan contar con un especialista específico de fútbol en el campo bien capacitado o involucrar a un entrenador de fútbol en el proceso de readaptación [212]. *Dicho esto, y poniendo en común lo anteriormente descrito con José Luis Arjol, consideramos que debería de ser el entrenador del equipo quien, junto con el propio jugador, diseñen este proceso de reincorporación al juego del equipo evaluando las posibles variaciones en sus prestaciones, consecuencia del rendimiento que tenía antes de la lesión y el que podrá dar el futbolista en el futuro, incluyendo el posible cambio de su demarcación o evolución en sus funciones para la misma demarcación. No se debería olvidar que un jugador que ha estado un periodo de tiempo tan largo sin competir, ha dejado de jugar entre 30-50 partidos. Si aceptamos el poder configurador de la competición, muy por encima de la propia experiencia de los entrenamientos, se desprende que hay que volver a crear/reconfigurar al futbolista en su versión competitiva actual.*

En este sentido cabe incluir una revisión del concepto de **entrenamiento específico** en el caso concreto de un futbolista. Si bien en la literatura en general se considera entrenamiento específico **aquel que incluye la mayor parte de los elementos presentes en la lógica interna del fútbol**, es decir, la presencia de espacio y tiempo de juego, compañeros, adversarios, gestión del balón, metas a alcanzar y reglas presentes. Desde la visión del modelo de entrenamiento que propone la periodización táctica [249] [250], solo se puede considerar entrenamiento específico aquel que incluye los grandes principios y subprincipios del modelo de juego del equipo en cuestión. En este modelo será el propio jugador quien aporte los sub-sub principios del juego, de acuerdo a sus características, de tal forma que, para una misma demarcación, dos futbolistas pueden resolver las diferentes situaciones de juego de manera diferente y siendo eficientes en ambos casos.

Hoy en día las evidencias sobre las diferentes exigencias (tácticas, técnicas, condicionales, psicológicas y otras) del juego en función de las demarcaciones, del sistema de juego incluso de las variables de la competición (jugar como local, dinámica del marcador, categoría del rival, etc.) no se discuten [251] [252] [253]. Si aceptamos el Enfoque estructurado de Francisco Se-irulo [73], el futbolista responderá a las diferentes exigencias de la competición a partir de la interrelación de todas sus estructuras (bioenergética, condicional, coordinativa, cognitiva, emotivo-volitiva, creativo-expresiva, mental y creativo-expresiva), de manera que, en función de las exigencias del juego, movilizará unas interrelaciones u otras en cada momento y no necesariamente del mismo modo en que lo hacía antes de la lesión. A modo de ejemplo, si la velocidad punta del futbolista antes de la lesión se ha visto reducida en cierta medida, ante una situación de uno contra uno en carrera, el futbolista en lugar de aceptar el desafío de un *sprint*, podría incorporar el engaño para resolver la situación o hacer una pared con el compañero.

7.7.3. Programa de cinco etapas de readaptación en el campo

- Siguiendo con la revisión de Buckthorpe y otros (2019) [247] y de Buckthorpe (2019) [113] los autores describen como estos **4 pilares descritos anteriormente contribuyen a un programa de readaptación en el campo de 5 etapas** para ayudar a los deportistas lesionados hacia una **transición a la práctica deportiva con el equipo y finalmente, a la competición.** Es importante entender dónde encaja el proceso de readaptación dentro del terreno de juego y dentro del proceso general de recuperación y si el deportista ha desarrollado lo suficiente una condición física para el RTP. Los autores proponen 5 etapas de readaptación en el campo seguidas de un regreso progresivo con el grupo y un regreso gradual a los partidos. Cada una de las 5 etapas combina: (1) una **readaptación en el campo**, con el fin de restaurar el acondicionamiento cardiovascular; (2) un **reentrenamiento de las habilitades del movimiento;** y (3) un **reacondicionamiento en el gimnasio con el fin de restaurar** por completo la fuerza máxima de manera aislada (extensión de rodilla), compuesta (prensa de piernas), y el rendimiento en la RFD. Se debe **progresar** en **volumen**, **carga**, **especificidad** e **intensidad** hacia el entrenamiento en equipo, cerrando así la brecha entre la rehabilitación y el reentrenamiento del rendimiento.

  La **progresión** debe basarse en los **criterios descritos en la Tabla 17, a la cual se puede acceder a través del código QR proporcionado al inicio de este libro.** Este entrenamiento dentro del terreno de juego debe completarse junto con el entrenamiento adicional de fuerza y acondicionamiento en el gimnasio y el reentrenamiento de los movimientos específicos del deporte. Una readaptación efectiva en el terreno de juego se caracteriza por tener un enfoque estructurado para poder planificar y gestionar los cambios en la carga de entrenamiento. Esta carga puede progresar manipulando las variables del entrenamiento como el volumen, la intensidad, la frecuencia y la complejidad. Los autores recomiendan el uso de los GPS, ya que pueden proporcionar una medida válida en la monitorización de la carga externa de trabajo. En jugadores de fútbol, **se propone monitorear 7 métricas que reflejan de manera fiable las exigencias del deporte** las cuales se basan en la capacidad de comprender si un jugador puede hacer frente a los diferentes tipos de actividad (Tabla 73) [247].

Ejemplo de un manejo progresivo de la carga durante las 5 etapas de readaptación en el campo en un jugador de fútbol profesional previo al RTP después de una reconstrucción del LCA					
	Etapa				
	1	**2**	**3**	**4**	**5**
Número de sesiones	3-5	3-5	3-5	4-6	4-6
Pico de velocidad (Km/h)	17-21	22-25	28+	30+	30+
Distancia total recorrida (m)	3000-4500	4000-5000	4000+	4500+	4500+
Distancia de carrera a alta velocidad (m)[†]	0-100	100+	200-400	500	400-800
Distancia realizada a *sprint* (m)[‡]	0	50	100	150+	100-300
Combinación de distancia en aceleraciones y deceleraciones (m)[§]	0-55	80+	100-200	>250	>300
Del 70 % al 85 % de la FC máxima (min)	0-10	10-20	30	20-30	20-30
>85 % de la FC máxima (min)	0	0-5	15	15-20	20+

Tabla 73. RTP: *return to play*; LCA: ligamento cruzado anterior; m: metros; FC: frecuencia cardiaca; min: minutos; Km/h: kilómetros por hora. † Definidas de 20 a 25 km/h; ‡ Definidas como velocidades

superiores a 25 km/h; § Definidas como mayores de ±3 m/s. La zona aeróbica representaría entre el 70-85 % de la FC máxima y la zona anaeróbica más del 85 % de la FC máxima. Adaptado de Buckthorpe y otros (2019) [247] y de Buckthorpe (2019) [113].

Los valores obtenidos mediante los GPS y las métricas de FC se utilizan para objetivar las transiciones de estas 5 etapas para que encajen con la rehabilitación y el regreso al entrenamiento con el equipo (Figura 142) [247].

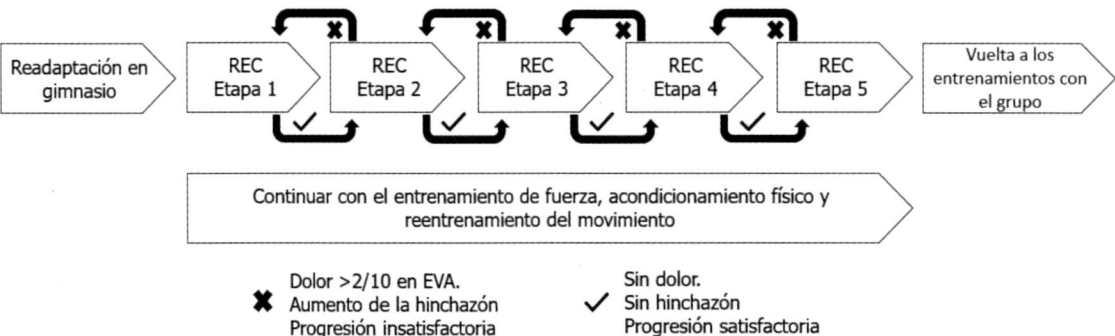

Figura 142. Línea de tiempo tras la reconstrucción del LCA. El proceso de readaptación en campo se sitúa entre la rehabilitación y la vuelta a los entrenamientos con el equipo y se subdivide en 5 etapas. Durante la readaptación en campo, se debe continuar con el entrenamiento en el gimnasio. Un dolor >2/10 en una EVA, un aumento de la hinchazón y/o una progresión insatisfactoria deberían desencadenar la regresión a la etapa anterior. EVA: escala visual analógica; REC: readaptación en campo. Adaptado de Buckthorpe y otros (2019) [247].

- Della Villa y otros (2012) [189] también plantearon en su estudio, realizado en futbolistas tras una reconstrucción del LCA, un modelo de **5 etapas de readaptación en el campo**. Cada sesión de entrenamiento tuvo una duración de 90 minutos, y estas eran realizadas de 2 a 5 días a la semana. Los deportistas progresaron a través de las fases cuando los ejercicios de cada una de ellas fueron cómodos, coordinados, tolerables y sin manifestar disminución de la ADM e hinchazón en la rodilla. Si ocurrían estas alteraciones, los futbolistas eran remitidos a los servicios médicos para comprobar el estado de la rodilla y decidir cómo progresar en la recuperación. Cabe destacar que este programa de entrenamiento **dio comienzo** a los 90 ± 26 días (**3 meses y medio** aproximadamente) **tras la reconstrucción del LCA y tuvo una duración de** 138 ± 33 días (**5 meses aproximadamente**). Los jugadores **volvieron a entrenar con el equipo** a los 148 ± 36 días (**5 meses y medio** aproximadamente) y la **vuelta a la competición** al mismo nivel previo a la lesión fue 185 ± 52 días (**7 meses aproximadamente**). Los autores no aportan datos sobre sí realizaron un seguimiento de estos deportistas una vez volvieron a competir, lo que no se sabe si existieron rerroturas de la plastia. *No obstante, viendo los datos previamente aportados en este libro acerca de la gran incidencia lesional en lo que respecta a las roturas de la plastia, puede ser, que volver a competir en torno a los 7 meses después de la reconstrucción del LCA suponga un riesgo elevado de relesión por cuestiones de maduración del injerto.*

  A continuación, y con base en la revisión realizada de Buckthorpe y otros (2019) [247], se van a detallar las tareas a realizar en función de cada etapa. Estos autores proporcionan material suplementario a través del siguiente enlace, **https://www.jospt.org/doi/suppl/10.2519/jospt.2019.8952**, en donde se pueden ver vídeos ejemplificando algunos de los ejercicios de acuerdo a cada etapa.

Etapa 1: Movimiento lineal

- El **objetivo** de esta etapa es llevar a cabo la **transición al terreno de juego, preparar física y mentalmente al deportista para las demandas específicas del deporte.** Se inicia con movimientos simples de manera lineal. Los movimientos multidireccionales ejecutados a altas velocidades implican una carga elevada en la rodilla y por tanto es importante aumentar gradualmente la velocidad y complejidad de los movimientos. Mantener sesiones de corta duración enfocándose en restaurar la calidad de movimiento es el punto de partida de esta etapa. Se minimizan las acciones específicas del fútbol (con el balón) para reducir la variabilidad del movimiento y la exposición de escenarios de riesgo (por ejemplo, reaccionar de manera imprevista ante un pase ejecutado en malas condiciones). Sin embargo, a los jugadores se les permite realizar ejercicios con balón, pero de una manera muy controlada (pases cortos, conducción sencilla, «toques», etc.). En el gimnasio es posible utilizar estrategias de entrenamiento cardiovascular que no impliquen impacto (como trabajo interválico en bicicleta) para limitar carga en la rodilla. Las tareas que se proponen en esta etapa deben incluir ejercicios de carrera hacia delante y lateral a velocidades autoseleccionadas controlando las fases de aceleración y desaceleración [247].
- En el estudio de Della Villa y otros (2012) [189] los autores plantearon que durante esta primera fase: (1) el jugador debe de realizar carrera en línea recta hacia delante y hacia atrás con ligeras variaciones de baja velocidad, (2) la intensidad del trabajo cardiovascular debe ser de carácter continuo, (3) no se realiza trabajo con balón, (4) y se realizan ejercicios propioceptivos avanzados.

Etapa 2: Movimiento multidireccional

- El **objetivo** de esta etapa es **ejecutar movimientos multidireccionales de manera previamente planificada a máxima velocidad o muy cerca de ella, con una correcta biomecánica.** Una vez que el deportista puede realizarlo, se puede comenzar la práctica específica del fútbol enfocándose en la coordinación y progresando a movimientos multidireccionales de manera preplanificada incrementando la velocidad y complejidad de estos. En esta etapa, se realizan los movimientos realizados en la etapa 1 velocidades más altas (carrera lineal a velocidad máxima, aceleraciones y desaceleraciones). Después, el jugador puede progresar incrementando la complejidad y la intensidad de las acciones del CDD, así como de las aceleraciones y deceleraciones (por ejemplo, progresar de 2m/s^2 a 3,5 m/s^2). Los datos obtenidos del GPS pueden confirmar si el jugador es capaz de completar las métricas establecidas en esta etapa a la intensidad requerida. También debe progresar la velocidad lineal (superar los 25 km/h), el acondicionamiento cardiovascular (solo realizado a través de carrera lineal) y tener en cuenta la densidad de trabajo (relación trabajo con periodos de descanso) para la utilización de las vías energéticas deseadas. Tareas de fútbol pueden ser practicadas de manera controlada (*dribbling* en línea recta, voleas controladas y acciones sencillas de pase-control). Las tareas lineales pueden ser realizadas añadiendo un objetivo final, por ejemplo, correr hacia delante y hacia atrás finalizando con un pase o volea de manera controlada [247].
- Della Villa y otros (2012) [189] plantean que durante esta segunda fase: (1) el jugador puede iniciar la actividad con balón, comenzando con golpeos suaves junto con pequeñas conducciones; (2) se debe mantener la misma intensidad del trabajo aeróbico que en la fase 1; (3) el

trabajo sin balón consta de ejercicios de coordinación, incremento de la dificultad y velocidad en los ejercicios propioceptivos y un aumento de la velocidad de carrera en línea recta con pequeñas aceleraciones y frenadas *stop and go*.

Etapa 3: Habilidades técnicas específicas del fútbol

- El **objetivo** de esta etapa es **completar un programa técnico y entrenar la agilidad.** Es decir, movimientos donde aparece la toma de decisión de manera reactiva. El entrenamiento técnico incluye la práctica de habilidades de fútbol preplaneadas (controlar un balón, pasar al compañero que está a la derecha, etc.) sin oposición de otros jugadores. Estos elementos técnicos pueden progresar añadiendo movimientos lineales o multidireccionales a las tareas realizadas en la etapa 2 para incluir especificidad (por ejemplo, la atención a un foco externo con demandas neurocognitivas mayores). Los movimientos reactivos incluyen tareas como cambiar de dirección reaccionando a un estímulo externo (por ejemplo, correr hacia delante y cambiar de dirección en el cono en dirección al lado que corresponda en función de las instrucciones que se acordasen previamente). Estas tareas reactivas someten a más estrés a la articulación de la rodilla, por tanto, deben ser implementadas cuando el jugador haya logrado una biomecánica correcta en tareas preplaneadas. Se deben entrenar los ejercicios técnicos y los movimientos reactivos por separado antes de pasar a realizar acciones específicas del deporte, en este caso, el fútbol. Estas acciones específicas incluyen acciones propias del fútbol con presión del oponente durante tareas abiertas (tareas donde existen varias opciones y estímulos ambientales) y por lo general requieren movimientos reactivos con una toma de decisión rápida. En esta etapa, se debe incrementar de manera progresiva la carga de entrenamiento y el acondicionamiento cardiovascular del deportista en el campo. También, se debe evitar la fatiga durante movimientos complejos. Los movimientos realizados en la etapa 2 pueden ser realizados a máxima velocidad para potenciar el rendimiento anaeróbico (como el entrenamiento de velocidad) [247].

Dentro de las diferentes clasificaciones que se han venido haciendo a lo largo del tiempo sobre el concepto de **habilidades motrices**, hay dos tipos de clasificaciones que son relevantes y que se deben tener en cuenta a la hora de diseñar la progresión de los ejercicios en el proceso de readaptación. Por un lado, la clasificación en función del **grado de influencia** del contexto en el que se llevan a cabo, siendo **cerradas** cuando el **contexto es estable con pocas alteraciones** y, por lo tanto, no influye apenas en la ejecución por parte del sujeto. El control propioceptivo juega un papel fundamental en la ejecución (por ejemplo, una voltereta en colchoneta). Se consideran **abiertas** cuando el **contexto es variable y exige focalizar la atención, percibir, evaluar y ejecutar anticipando el resultado.** La percepción, principalmente, la información visual, juega un papel fundamental. En el caso del fútbol la mayoría de las acciones serán de tipo abierto [254].

Por otro lado, según el **grado de regulación** que el sujeto puede llevar a cabo sobre la ejecución motriz, se considerarán de **regulación interna o autorregulación** cuando **el propio sujeto puede controlar el inicio, desarrollo y finalización de la ejecución.** Regulando el movimiento básicamente por el *feedback* interno (conocimiento de la ejecución). Suelen coincidir con tareas predominantemente habituales y cerradas. Se considerarán de **regulación externa,** cuando el sujeto debe **adaptarse a las condiciones externas de la ejecución.** Estas precisan de la constante participación perceptiva (*feedback* externo). Coinciden con las tareas predominantemente perceptivas y abiertas. En el caso del fútbol serán de regulación externa.

Estos tipos de habilidades motrices deberían entenderse como un continuum, de modo que se pueda regular su evolución progresivamente [255].

Teniendo en cuenta estas clasificaciones y a la hora de diseñar las etapas de un proceso de readaptación tras una lesión en fútbol, sería lógico que en las primeras etapas los ejercicios (habilidades motrices) fueran de tipo cerrado, con mínima o nula influencia del entorno, progresando hacia ejercicios cada vez más abiertos hasta llegar a propuestas similares a las del juego real. Igualmente, lo lógico sería iniciar con la ejecución de ejercicios de regulación interna en los que el control de la ejecución es del propio sujeto, progresando hacia otros de regulación más externa, en los que el grado de control sobre la ejecución se reduce.

- Della Villa y otros (2012) [189] plantean que durante esta tercera fase se debe realizar: (1) ejercicios con balón donde exista el golpeo asociado a movimientos laterales y saltos, así como la introducción de habilidades técnicas, como el regate; (2) ejercicios sin balón; (3) correr a diferentes velocidades con CDD a bajas velocidades junto con la adición de pequeñas deceleraciones; (4) saltos y tareas de aterrizaje asociadas a movimientos rotacionales; (5) mantenimiento de la misma intensidad del trabajo aeróbico que en la fase 1 y dar comienzo a ejercicios con intensidades de carácter anaeróbico que deben de suponer >30 % del tiempo total.

Etapa 4: Habilidades táctico-técnicas específicas del fútbol

- El **objetivo** de esta etapa es **avanzar progresivamente hacia las intensidades y exigencias que requerirá la práctica con el equipo.** Se incluyen ejercicios de 1 vs 1 en escenarios similares al juego real con roles defensivos y ofensivos modulados (por ejemplo, con finalización) y situaciones de contacto controlado (contactos ligeros para ir aumentando la confianza en situaciones de 1 vs 1). Entrenar el control neuromuscular no consciente en movimientos específicos del fútbol y durante sesiones de entrenamiento, ayudará al jugador a prepararse para una participación segura en el fútbol. Para hacer esto, se debe crear un programa de acciones progresivas para apoyar la transferencia de patrones de movimiento a escenarios específicos del deporte. Esto incluye una progresión gradual a tareas más desafiantes a velocidades más altas y con requisitos visomotores más exigentes (por ejemplo, una mayor cantidad de opciones), por lo que el jugador debe volverse progresivamente capaz de ejecutar ejercicios de movimiento multidireccional de alta velocidad mientras está fatigado alcanzando un grado de eficiencia suficiente. Las tareas específicas del deporte suponen un estímulo cognitivo desafiando los aspectos técnicos bajo condiciones de fatiga, lo que permite preparar al deportista para la vuelta a los entrenamientos sin restricciones. Se debe monitorear la carga de entrenamiento durante estas tareas a través de los GPS para asegurar que se están cumpliendo los valores de las métricas pertenecientes a esta fase, además de los criterios de éxito en la situación diseñada (por ejemplo, pases buenos, disparos al objetivo, balones robados, etc.) [247].
- Della Villa y otros (2012) [189] plantean que durante esta cuarta fase se debe de realizar: (1) ejercicios con balón donde debe existir el golpeo asociado a movimientos laterales y saltos, (2) habilidades técnicas como el regate, (3) CDD más rápidos corriendo con el balón, (4) entrenamiento anaeróbico introduciendo la carrera de alta velocidad, (5) pequeñas situaciones de 3 vs 3, 1 vs 1, lanzamientos de córner, faltas, etc., (5) ejercicios sin balón

como correr a mayores velocidades con CDD más intensos, (6) pequeñas deceleraciones, (7) saltos y tareas de aterrizaje asociadas a movimientos rotacionales, (8) deceleraciones de mayor intensidad, (9) entrenamiento aeróbico junto con entrenamiento del umbral anaeróbico en carrera durante 16 minutos, que debe suponer <50 % del tiempo total de la sesión.

- Tal y como se ha mencionado anteriormente, durante estas fases sería apropiado monitorear las demandas físicas de los jugadores. Este seguimiento debe de seguir existiendo en términos de carga externa, cuando el deportista comienza a participar en los SSG. De esta manera, los entrenadores, preparadores físicos y readaptadores podrían planificar una transición óptima y progresiva del trabajo individual al trabajo con el resto del grupo, ajustando los esfuerzos, sesiones y tareas iniciales [248]. En el estudio transversal de Lozano y otros (2020) [248] se plantearon dos objetivos: **analizar las demandas físicas durante el proceso del RTP en jugadores de fútbol perteneciente a una cantera de fútbol profesional** (15,7 ± 0,3 años) **desempeñando el rol de comodín durante diferentes formatos de SSG** (4 vs 4 + 2 y 8 vs 8 + 1), **y analizar las diferencias en las exigencias físicas entre jugadores que desempeñan el rol de comodín y el jugador regular entre diferentes formatos de SSG y los partidos oficiales.** El jugador que desempeña el rol de comodín es aquel que pertenece al equipo en posesión del balón durante el desarrollo de los SSG, permitiendo a los equipos una superioridad numérica y participando siempre en la fase ofensiva. El objetivo de estos juegos fue mantener la posesión del balón el máximo tiempo posible permitiendo un número de toques libres.

Los jugadores realizaron los dos formatos de juegos en espacios reducidos, uno de 4 vs 4 +2 comodines y otro de 8 vs 8 + 1 comodín. Estos, estuvieron compuestos por dos series con una duración de 6 minutos intercalados con 3 minutos de recuperación pasiva. También, se analizaron las demandas de los partidos oficiales que desempeñaban estos jugadores, los cuales estaban compuestos por dos partes de 40 minutos, y se tuvo solo en cuenta aquellos jugadores que disputaron el tiempo total de los mismos, es decir, los 80 minutos de partido. A continuación, en la Tabla 74 aparecen las especificaciones de forma más detallada en los diferentes formatos de los juegos y el partido. Las métricas de estudio, monitorizadas con sistema GPS, fueron las siguientes: (1) distancia total recorrida por minuto, (2) distancia recorrida a baja intensidad por minuto (<14,4 km/h), (3) distancia recorrida a moderada intensidad por minuto (>14,4 km/h), (4) distancia recorrida a alta intensidad por minuto (>21,0 km/h), (5) número de aceleraciones por minuto (>2 m/s^2), (6) número de deceleraciones por minuto (<2 m/s^2) y (7) velocidad pico [248].

Características de los juegos en espacios reducidos					
	Duración (min)	Jugadores (n)	Dimensiones (m)	Área de juego (m^2)	Área por jugador (m^2)
8 vs 8 + 1	6	17	30 x 25	750	44,1
4 vs 5 + 2	6	10	30 x 25	750	75,0
Partido 11 vs 11	80	22	100 x 60	6000	272,2

Tabla 74. min: minutos; m: metros; m^2: metros cuadrados. Adaptado de Lozano y otros (2020) [248].

Los resultados de este estudio demuestran que utilizar **jugadores con el rol de comodín disminuye las demandas físicas en estos, en comparación con las demandas que se**

encuentran los jugadores regulares durante ambos formatos de SSG propuestos. Los jugadores regulares en el formato grande de 8 vs 8+1 comodín, aumentaron sus exigencias físicas en comparación con los jugadores regulares del SSG 4 vs 4 + 2 comodines. Además, la distancia de carrera realizada a alta intensidad, la carrera de alta velocidad y el pico de velocidad en los comodines y jugadores regulares durante estas tareas es menor en comparación a los partidos. Las aceleraciones y las deceleraciones en los jugadores regulares fueron mayores durante las tareas reducidas en comparación a los partidos. Es por ello por lo que **el uso de comodines en la última fase del RTP parece ser una estrategia adecuada para la progresiva reincorporación al entrenamiento específico** [248]. Cabe destacar que en este estudio se compararon dos tipos de juegos con diferente número de jugadores, pero en la realidad el número de jugadores por equipo, así como el número de comodines, el área por jugador, las reglas y otras variables presentes, podrían no ajustarse a los resultados del estudio citado.

Aplicación práctica:

Sobre la base de los datos obtenidos de este estudio, teniendo en cuenta las métricas que estudian una carga articular como son las **aceleraciones y las deceleraciones por minuto**, para **establecer una progresión de menos a más** en lo que respecta al número de acciones realizadas (volumen) y el esfuerzo que ellas conllevan (intensidad) durante SSG, el orden a seguir sería el siguiente: (1) comodín exterior, (2) comodín en tareas de 4 vs 4, (3) comodín en tareas de 8 vs 8, (4) jugador regular en tareas de 4 vs 4, (5) jugadores regular en tareas de 8 vs 8 y (6) entrenamiento completo. De igual manera, si lo que se desea es establecer una **progresión de menos a más** en la carga de trabajo, pero **más enfocado a las estructuras musculares** teniendo en cuenta la **distancia total cubierta por minuto**, la progresión podría ser la siguiente: (1) comodín exterior, (2) comodín en tareas de 4 vs 4, (3) jugador regular en tareas de 4 vs 4, (4) comodín en tareas de 8 vs 8, (5) jugador regular en tareas de 8 vs 8 y (6) entrenamiento completo. De acuerdo con las características que presente cada una de las tareas de entrenamiento, consecuencia de la interrelación de los elementos propios de la lógica interna citados y los diferentes roles que puede presentar el jugador, algunos de ellos estarán especialmente indicados para el proceso de readaptación a la competición del futbolista lesionado. Del mismo modo, otras exigencias derivadas de las exigencias del juego en cuestión podrían estar especialmente desaconsejadas en determinadas fases de un proceso de RTP. Las dos variables principales para considerar serán el área de juego y el número de jugadores presentes por equipo, de aquí se puede extraer el área de juego por jugador (m^2 teóricos a cubrir por cada jugador). De una manera genérica, a modo de ejemplo, un área reducida por jugador hará que el jugador participe constantemente en el juego, defensiva y ofensivamente, con mayor número de acciones de aceleración y desaceleración y cambios de dirección, mientras que en un área amplia y mayor número de jugadores hará que su participación sea más intermitente y aparezcan desplazamientos de mayor distancia, dando lugar a carreras de alta intensidad incluidos los *sprints*. De acuerdo con la fase del RTP en la que se encuentre el futbolista, podría participar en los juegos más adecuados a sus capacidades y complementar el entrenamiento con otros ejercicios de manera más analítica que incluyan aquellos tipos de esfuerzos que no hubieran aparecido en la tarea jugada en cuestión [248].

Etapa 5: Simulación práctica

- El **objetivo** de esta etapa es **preparar al deportista para la vuelta con el equipo sin restricciones, creando un escenario que simule las demandas físicas, técnicas y psicológicas del deporte.** Así mismo, pretende cerrar la brecha existente entre la rehabilitación en campo y la práctica con el equipo. Durante esta etapa, el jugador puede participar con el equipo en tareas modificadas (sesiones de calentamiento y habilidades técnicas, disponer de esos jugadores para tareas de centro y remate, etc.). Se debe hacer hincapié en la realización de ejercicios técnicos y tácticos en grupos, incluidos ejercicios de posesión-recuperación de balón en situaciones de 1 vs 1 y 2 vs 2. Al igual que en el resto de las etapas, se debe supervisar la progresión de la carga (volumen e intensidad) a través del uso de los GPS u otro sistema que permita establecer un control. Las métricas establecidas en esta etapa deben alcanzarse durante la práctica específica del fútbol (escenarios de posesión, practicado habilidades, etc.) y no realizando trabajo suplementario (como podría ser realizar trabajo de carrera al final de la sesión). La excepción podría ser la realización del volumen establecido de *sprints*, que puede ser difícil de alcanzar durante sesiones de entrenamiento. El jugador debe haber realizado al menos el 90 % de la intensidad de práctica requerida y completar al menos el 90 % del volumen de entrenamiento previo a la lesión (o un valor normativo si no se disponen de esos datos). Así mismo, el deportista debería haber alcanzado al menos el 70 % de la carga de entrenamiento crónica anterior a la lesión (o en relación con valores normativos) en todas las métricas de carga de trabajo señaladas anteriormente en la Tabla 73 [247].
- Della Villa y otros (2012) [189] plantean que durante esta cuarta fase las tareas a realizar serían las siguientes: (1) ejercicios con balón de alta intensidad en situaciones jugadas, (2) juegos en espacios reducidos de 3 vs 3, 2 vs 2, 1 vs 1, (3) golpeos a máxima intensidad, (4) ejercicios sin balón, *sprints* y CDD, (5) pequeños obstáculos durante la realización de los ejercicios, (6) entrenamiento aeróbico junto con entrenamiento del umbral anaeróbico en carrera durante 20 minutos, que debe suponer >50 % del tiempo total de la sesión.

Consideraciones en función del injerto utilizado

- Brinlee y otros (2022) [167] nos muestra una guía de **progresión** sobre la base de la literatura analizada en su revisión (Tabla 75). Esta guía se aplica si para la reconstrucción **se utilizó un autoinjerto,** comenzando **desde noveno mes después de la operación y finalizando a los 12 meses**, donde el jugador ya podría volver a competir. Si se trata de un **aloinjerto, esta progresión se iniciaría a los 12 meses.** Este motivo viene argumentado por el tiempo necesario que necesitan los diferentes tipos de injertos en términos de ligamentización que aparecen desarrollados a lo largo de este libro, concretamente en el apartado 3.2.3 **Ligamentización y cicatrización del túnel óseo.**

Progresión para una vuelta a la competición (autoinjerto 9-12, aloinjerto 12+)
• Entrenamiento sin contacto.
• Juegos en espacios reducidos con contacto (1 vs 1, 2 vs 2, 3 vs 3).
• Entrenamiento total sin restricciones.
• Vuelta a la competición con restricciones en la carga de competición.
• Vuelta a la competición sin restricciones.
*Todas estas etapas deben de haberse completado **sin aprensión, inestabilidad, inflamación o compensaciones.**

Tabla 75. Adaptado de Brinlee y otros (2022) [167].

Ejemplo de una semana tipo de entrenamiento

- Siguiendo con la revisión narrativa de Buckthorpe (2019) [113], el autor muestra una **propuesta práctica teniendo en cuenta el programa de readaptación anteriormente descrito junto con las 7 métricas a estudiar, de cara a las semanas de entrenamiento previas a la inclusión con el resto del grupo** (Tabla 76). Este programa guarda equilibrio entre sesiones de entrenamiento en el campo con otras sesiones enfocadas a la calidad y cantidad de trabajo junto con un reacondicionamiento físico realizado en el gimnasio y sesiones de recuperación. Las **sesiones de calidad** se centran en el **rendimiento óptimo de las tareas en cuestión, con menos repeticiones y más descanso entre esfuerzos** (para minimizar la posible fatiga), también hay un mayor enfoque en el entrenamiento técnico y táctico específico del deporte durante estas sesiones y están diseñadas para introducir nuevas tareas o mejorar la calidad del trabajo (por ejemplo, movimiento o «técnica» deportiva). Las **sesiones de cantidad** implican una **mayor carga de trabajo, con más repeticiones, menos descanso entre repeticiones y a mayor intensidad**, también tienen como objetivo desarrollar la tolerancia a cargas de entrenamiento más altas.

Cabe señalar que muy pocos deportistas se encuentran en situación de poder realizar dobles sesiones de entrenamiento diarias por diversos motivos (laborales y familiares principalmente), siendo este sistema de doble sesión, accesible solo para aquellos deportistas de alto rendimiento que dediquen plena exclusividad a la práctica deportiva y, en consecuencia, a su recuperación. Es por ello por lo que el autor de este libro recomienda la individualización del entrenamiento semanal de acuerdo con las preferencias, recursos materiales y temporales del deportista.

- Ahora, el jugador ya estaría listo para participar en más tareas con el grupo. Para ello, Vizuete (2017) [73a] **propone una progresión basada en situaciones simplificadas del juego real, descontextualizadas del deporte, teniendo en cuenta el espacio, número de jugadores o reglamento.** En lo que respecta al espacio, se pueden modificar las medidas y la estructura de este incrementándolo o disminuyéndolo, o bien ensanchando o alargando el espacio. Estas modificaciones condicionarán el número de CDD, la distancia entre ellos y los ángulos de salida de estos. En función del número de jugadores por equipo y la presencia o no de comodines, se forzarán la cantidad de acciones de CDD con y sin posesión del balón. Con un número menor de jugadores, por ejemplo, situaciones de 2 vs 2 en comparación a 6 vs 6, existirá un mayor porcentaje de acciones de CDD en posesión de balón y mayor número de secuencias de CDD con golpeo o pase. Modificar el reglamento hará que se prioricen unas acciones u otras; por ejemplo, aumentar la puntuación en acciones de finalización priorizando la conducción al disparo, teniendo el jugador que sobrepasar una determinada zona. Las tareas estarán diseñadas y dirigidas a la consecución de un nivel óptimo de estrés, suscitando una vinculación y motivación. Además, el deportista en proceso de recuperación generará grandes cantidades de dopamina como neurotransmisor que apoye al rendimiento deportivo. Por el contrario, si la tarea tiene unos niveles excesivos de carga psicológica, se podrían generar altas cantidades de cortisol. Es por ello por lo que el jugador no debe estar expuesto durante mucho tiempo a altos niveles de estrés, ya que el rendimiento puede resentirse fruto de una elevada disfunción cognitiva entorpeciendo la capacidad de aprendizaje, de retención de información en la memoria a corto plazo, de reacción con creatividad, de concentración a voluntad y organización.

Semana típica de entrenamiento en un futbolista profesional al final de la etapa del RTP, inmediatamente antes de incorporarse con el equipo							
Momento del día	Lunes	Martes	Miércoles	Jueves	Viernes	Sábado	Domingo
Mañana	Readaptación en el campo: Entrenamiento de aspectos técnico/tácticos junto con el entrenamiento de la calidad en la mecánica del movimiento y la exposición a la alta velocidad.	Readaptación en el campo: Entrenamiento de aspectos cuantitativos (distancias, números de CDD, número de golpeos, etc.).	Gimnasio: Recuperación utilizando técnicas de masaje, trabajo aeróbico sin impacto. Fortalecimiento del tren superior. Ejercicios de ADM.	Readaptación en el campo: Entrenamiento de aspectos técnico/tácticos junto con el entrenamiento de la calidad en la mecánica del movimiento y la exposición a la alta velocidad.	Readaptación en el campo: Entrenamiento de aspectos cuantitativos (distancias, números de CDD, número de golpeos, etc.).	Gimnasio: Recuperación utilizando técnicas de masaje, trabajo aeróbico sin impacto. Fortalecimiento del tren superior. Ejercicios de ADM.	Descanso
Tarde	Gimnasio: Control neuromuscular/ patrón motor. Potencia del tren inferior.	Gimnasio: Fuerza del tren inferior y trabajo de core.	Descanso	Gimnasio: Control neuromuscular/ patrón motor. Potencia del tren inferior.	Gimnasio: Fuerza del tren inferior y trabajo de core.	Descanso	Descanso

Tabla 76. RTP: *return to play*; CDD: cambio de dirección; ADM: amplitud de movimiento. Adaptado de Buckthorpe y otros (2019) [113].

7.7.4. Entrenamiento con el equipo: cuando empezar

* Buckthorpe (2019) [113] establece las siguientes **recomendaciones sobre las baterías de pruebas a realizar para una vuelta al entrenamiento con el grupo** en jugadores de fútbol profesionales (Tabla 77).

Pruebas recomendadas a incluir al final de un programa específico de readaptación en el campo para apoyar la toma de decisiones en el proceso de preparación de los jugadores para volver al entrenamiento con el equipo	
Consideraciones adicionales para la vuelta al deporte	**Test y criterios sugeridos**
Rendimiento neuromuscular	• Recuperación de la fuerza muscular de manera aislada en el músculo cuádriceps e isquiosurales utilizando un dispositivo isocinético o isométrico con un IDS entre miembros del 100 %. Ratio flexores:extensores de rodilla >0,60. • Evaluación de la RFD en flexores y extensores de rodilla con un IDS >90 %. • Evaluación de la RFD a través del ejercicio de prensa de piernas/sentadilla con un IDS >90 % y un pico de fuerza con un IDS >95 %. • Rendimiento en el CMJ, DJ y/o saltos horizontales con una IDS>95 %.
Calidad de movimiento	• Evaluación de la calidad de movimiento durante acciones específicas del deporte en el plano frontal y sagital (saltos, CDD en situaciones planeadas y no planeadas) y LESS.
Condición física	• Recuperación completa del acondicionamiento aeróbico y anaeróbico empleando diferentes pruebas para su evaluación (prueba YYIRT, VAM, etc.). • Recuperación completa de la velocidad (test de aceleración de 30 m) capacidad en el CDD (test 505 o *T-Test*).
Reentrenamiento técnico y táctico	• Completar un programa de rehabilitación en campo, con mayor especificidad deportiva y complejidad en el reentrenamiento técnico-táctico.
Carga de entrenamiento	• Monitoreo a través de los GPS estableciendo una carga progresiva. • Ratio de carga aguda:crónica <1,5 en cada variable durante el entrenamiento en campo. • Se debe lograr una carga crónica suficiente para hacer frente a los entrenamientos con el equipo.

Tabla 77. IDS: Índice de simetría; CMJ: salto con contramovimiento; DJ: salto vertical precedido de una caída sobre una altura; LESS: *Landing Error Scoring System;* CDD: cambio de dirección; VAM: celocidad aeróbica máxima; GPS: global positioning system; YYIRT: *Yo-yo intermittent recovery test;* RFD: tasa de desarrollo de la fuerza. Adaptado de Buckthorpe y otros (2019) [113].

7.8. Dispositivos inerciales de entrenamiento

Dado que el autor de este libro dispone de tecnología inercial de entrenamiento y está familiarizado con el uso de esta, en este apartado se va a presentar cómo su utilización, bien sea con dispositivos cónicos o cilíndricos, puede suponer una herramienta de alto valor a la hora de aumentar los niveles de fuerza y potencia en los deportistas tras un proceso de lesión. Dentro de los beneficios que estos dispositivos nos otorgan, los cuales también pueden ser obtenidos a través de métodos tradicionales de entrenamiento, la principal ventaja de los dispositivos inerciales es que la resistencia se adapta a la fuerza que genera el propio deportista, suponiendo un estímulo entrenante autorregulado, es decir, sin necesidad de tener que añadir o quitar kilos como sucede en los métodos tradicionales. Naturalmente, para maximizar el aprovechamiento de estos beneficios, el sujeto debe estar familiarizado con su uso y ser capaz de ejecutar cada repetición al máximo, ya que su manejo no es tan sencillo como «empujar o tirar» lo más fuerte que se pueda. Por ello, se incluye a continuación una pequeña guía sobre su funcionamiento.

7.8.1. Generalidades

- De acuerdo a la revisiones de Beato y otros (2024) [256] y de Raya-González y otros (2022) [257], este tipo de dispositivos (conocidos en inglés como *flywheel*) produce una **resistencia ilimitada durante todo el rango de movimiento.** Cuando se inicia la **fase concéntrica** del movimiento, el sujeto debe de tirar o empujar de una cuerda conectada, inicialmente enrollada, a un eje fijo que sujeta el/los volantes de inercia. La fuerza que se aplica durante esta fase **desenrollará la cuerda produciendo una rotación de los volantes/discos almacenando energía.** Una vez se completa esta fase concéntrica, **la cuerda se vuelve a enrollar y el sujeto deberá resistir el tirón con una fuerza de frenado (fase excéntrica) absorbiendo la energía almacenada por el disco.** Sin considerar la fricción, que disipa el trabajo en forma de calor, el trabajo realizado durante la fase concéntrica y excéntrica es igual. Por lo tanto, esté método de entrenamiento se caracteriza por aumentar o disminuir la energía cinética almacenada en un volante o cono giratorio. Así mismo, retrasar la acción de frenado hasta el último tercio de la fase excéntrica, puede dar lugar a una mayor carga durante dicha fase que durante la concéntrica, conociendo este término como sobrecarga excéntrica, el cual se desarrollará posteriormente. Varios dispositivos siguen este método de funcionamiento, pero existen algunas diferencias mecánicas entre ellos. El primero fue el *YoYo Technology (Stockholm, Sweden)*, el cual se basa en el uso de volantes para regular el momento de inercia durante el entrenamiento. En segundo lugar, los dispositivos *Versapulley (VP, Costa Mesa, CA)* otorgan resistencia al aplicar pesos en el cono del volante donde se enrolla la cuerda. Finalmente, *The Inertial Training and Measurement System (ITMS)* queda compuesto por un marco de acero fijado al suelo envolviendo un volante inercial (de unos 506 mm de radio) en cuya circunferencia se enrolla una cuerda, en este caso para aumentar el momento de inercia, se deben de añadir pesos al dispositivo. La Figura 143 muestra los tipos de dispositivos inerciales que el autor de este libro utiliza frecuentemente durante el proceso de readaptación con sus deportistas en proceso de readaptación. Así mismo, el siguiente enlace muestra algunos de los ejercicios que pueden ser realizados **https://youtu. be/ifNTMmrFv94.** Tras la visualización, el lector podrá comprobar la infinidad de variantes y ejercicios que pueden ser ejecutados.

En los **dispositivos inerciales de eje cilíndrico** (Figura 143A, 143B y 143C), la resistencia viene determinada por la inercia de una masa giratoria (el volante de inercia), que a su vez depende de sus propiedades geométricas (diámetro y espesor) y físicas (densidad del material) [62]. En los **dispositivos inerciales de eje cónico** (Figura 143D y 143E), la carga viene determinada de igual manera que los dispositivos anteriores, pero se le debe sumar el radio de envoltura en donde se enrolla la cuerda, en donde, cuanto menor sea este, más revoluciones del volante serán necesarias para cualquier desplazamiento. Por estas razones, la resistencia a vencer no solo depende del momento de inercia de los volantes, sino también de las características de los dispositivos utilizados. También hay que añadir que, en los dispositivos inerciales de eje cónico, el radio de envoltura cambia a lo largo del rango de movimiento, cuando el deportista está ejecutando el ejercicio. Cabe señalar que, en la práctica, esto puede suceder también en los de eje cilíndrico, cuando la cuerda se enrolla sobre sí misma. Debido a estas variaciones a lo largo del ROM, parece ser que motorizar la potencia como principal variable cobra mayor exactitud [256]. La configuración de la resistencia inercial en estos dispositivos varía, puesto que las características de estos modifican la respuesta mecánica. Por ejemplo, **los momentos de inercia más bajos (0,025 kg/m²) producen valores de potencia máxima concéntrica mayores que los momentos de inercia más altos.** Así mismo, momentos de inercia medios-altos (0,050-0,100 kg/m²) permiten mayores demandas excéntricas y se utilizan para provocar sobrecargas excéntricas en deportistas de equipo. Se debe prestar especial atención a la configuración de estos dispositivos, puesto que los beneficios en lo que respecta a fuerza, potencia y velocidad, vienen dados por dicha configuración [257].

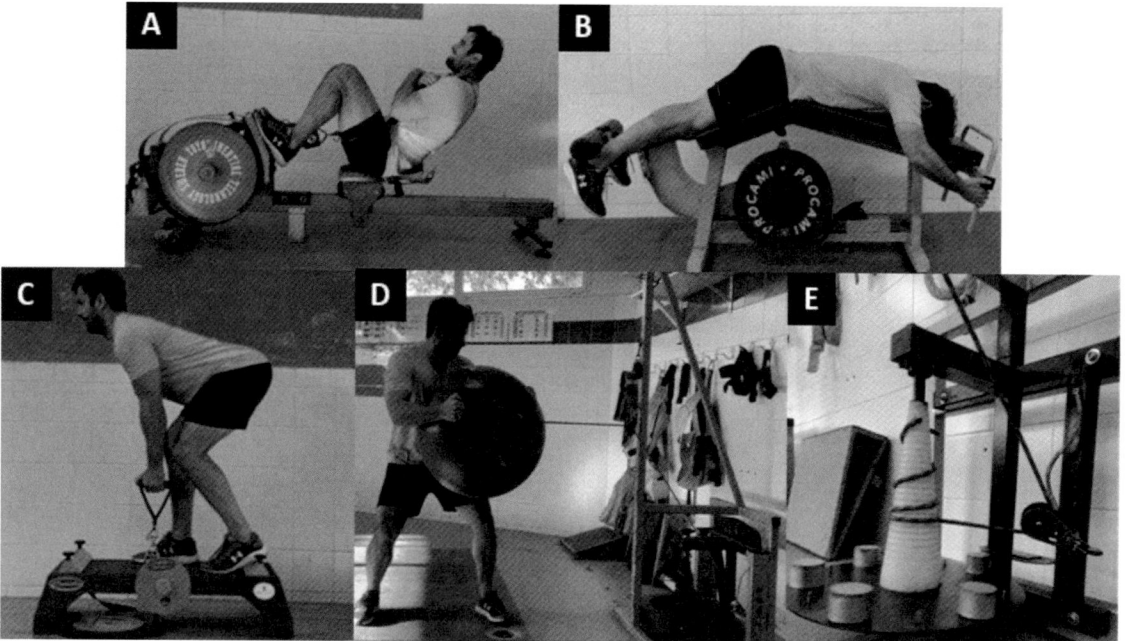

Figura 143. (A, B y C) Dispositivo inercial de eje cilíndrico, principalmente la «carga» puede verse modificada por las propiedades geométricas y físicas del volante de inercia. (D) Dispositivo inercial de eje cónico, principalmente la «carga» puede verse modificada por las propiedades geométricas y físicas de la estructura del cono, de los contrapesos (masas), de la ubicación de estos en relación con el eje central, y la altura desde donde sale la cuerda de la primera polea. (E) Ejemplo de dispositivo inercial de eje cónico.

7.8.2. ¿Sobrecarga excéntrica?

- Siguiendo con la revisión de Beato y otros (2024) [256], la **sobrecarga excéntrica** se define como una **mayor producción mecánica durante la fase excéntrica en comparación con la fase concéntrica**, y se considera una característica relevante del entrenamiento cuando se utiliza tecnología inercial. Este término ha sido utilizado frecuentemente por los investigadores y los profesionales de manera errónea, puesto que un dispositivo inercial por sí solo, no produce un aumento de la carga en la fase excéntrica. Es por ello por lo que este método de entrenamiento debería denominarse **ejercicio o entrenamiento de fuerza con volantes inerciales**. Tal y como se destaca en la revisión de Raya-González y otros (2022) [257], los beneficios de la utilización de estos dispositivos vienen respaldados por la capacidad de **provocar una carga excéntrica mayor** en comparación con los medios tradicionales de entrenamiento como el peso libre o las máquinas cuando se siguen **indicaciones específicas durante la ejecución**, como, por ejemplo, **retrasar la fase excéntrica al último tercio del recorrido**, obteniendo así, **una sobrecarga excéntrica real**. Así mismo, otra manera de producir esta sobrecarga es realizando la ejecución del ejercicio de manera bilateral en la fase concéntrica para posteriormente gestionar la fase excéntrica de manera unilateral, o, que un compañero asista con nosotros únicamente la fase concéntrica del movimiento para que finalmente uno mismo gestione la fase de frenado. A continuación, en el siguiente enlace **https://youtu.be/ifNTMmrFv94**, aparecen ejemplos prácticos ejecutando estas tres maneras de provocar una sobrecarga excéntrica. Las contracciones excéntricas, además de permitir una mayor eficiencia de trabajo (mayores aumentos de fuerza y menor gasto energético en comparación con las contracciones de tipo concéntrico e isométrico), también requieren de menos unidades motoras para generar la misma cantidad de fuerza durante un ejercicio submáximo. Si se desea objetivar la sobrecarga excéntrica, esta debe ser confirmada numéricamente (relación excéntrica: concéntrica >1) con los parámetros monitoreados (fuerza, potencia y velocidad) seleccionando los valores promedio o máximos [256].

7.8.3. Adaptaciones de fuerza y potencia

- Continuando con revisión de Raya-González y otros (2022) [257], el **término fuerza** es **utilizado de manera general por los profesionales del sector**, pero es más apropiado utilizar una terminología más precisa teniendo en cuenta sus múltiples características y manifestaciones de esta. Un ejemplo sería **referirse a determinadas zonas de las curvas fuerza-velocidad y fuerza-tiempo junto con el tipo de resistencia utilizada** (isocinética, isométrica, inercial, etc.). Cuando se implementan **programas de entrenamiento de fuerza con resistencia inercial en el tren superior**, se muestran efectivos realizándose durante 4-6 semanas, con una frecuencia de 2-3 sesiones por semana y un volumen que puede variar desde 4 series de 7 repeticiones, hasta tan solo 3 series con una duración de 15-20 segundos. Cabe destacar que la población a la que se dirigió este entrenamiento fue en jugadores de balonmano y nadadores, por tanto, se limitan en gran medida estas conclusiones. Cuando se implementan estos programas en el tren inferior en futbolistas y nadadores, 3 series de 15 segundos o 2-4 series de 7-10 repeticiones han demostrado ser programas de entrenamiento válidos para mejorar la fuerza isocinética. Se han documentado mejoras de la 1RM aplicando estos programas de entrenamiento, salvo en deportistas profesionales que no mostraron diferencias significativas. Es por ello por lo que los autores recomiendan que, si se trabaja con deportistas profesionales, se debe de personalizar más el entrenamiento para producir adaptaciones. La gran mayoría de los estudios propuestos en esta revisión, utilizan el ejercicio de media sentadilla y dos de ellos el *leg extension exercise* y la sentadilla completa. Los programas de entrenamiento duraron entre 6-8 semanas realizando 4 series de 7 repeticiones, a pesar de que un estudio utilizó un volumen de entrenamiento más bajo, de 2-4 series de 8 repeticiones. Los momentos de inercia variaron entre 0,050 y 0,11 kg/m². Los autores de esta revisión opinan que la selección del volumen y la intensidad depende del ejercicio seleccionado y el nivel de los atletas.

Otros estudios presentes en esta revisión han considerado la contracción isométrica voluntaria máxima como variable para evaluar los efectos del entrenamiento inercial, obteniendo mejoras entre el 11 a 38,9 % en las extremidades inferiores. Estos programas tuvieron una duración de 4-5 semanas y una frecuencia semanal de 2 a 3 sesiones, siendo el ejercicio *flywheel leg extension* el más utilizado, seleccionando momentos de inercia >0,090 km/m². Tal y como se ha mencionado anteriormente, una variable importante de monitoreo en los deportes de equipo es la producción de potencia, seleccionando para el análisis la potencia máxima o media. Aplicando programas de entrenamiento inercial en las extremidades inferiores, se han documentado mejoras de potencia del 8,3 al 37,9 %. Las directrices generales de entrenamiento fueron 4 series de 7 repeticiones durante 5-6 semanas con una frecuencia semanal de 2-3 sesiones por semana y los momentos de inercia utilizados oscilaron entre 0,050 y 0,110 kg/m². Cabe destacar que uno de los estudios analizados en esta revisión, aplicaron una única sesión de entrenamiento a la semana, pero durante un periodo más largo (24 semanas) obteniendo mejoras en la potencia [257].

7.8.4. Adaptaciones hipertróficas

- Siguiendo con la información extraída de la revisión de Raya-González y otros (2022) [257], debido a la **estrecha relación positiva entre la capacidad de los músculos de generar fuerza y su área de sección transversal**, la hipertrofia muscular debe ser considerada como un objetivo a alcanzar en deportistas profesionales y recreacionales. Tradicionalmente, estas adaptaciones se persiguen utilizando máquinas o peso libre centrándose en la fase concéntrica de los ejercicios. La exposición a fuerzas excéntricas elevadas podría ser efectiva para generar adaptaciones hipertróficas pudiendo ser una buena alternativa a los métodos tradicionales. La gran mayoría de los estudios presentes en esta revisión, se han enfocado en analizar esta respuesta en el tren inferior indicando mejoras en el área de sección transversal del 3 al 8 %. Estas mejoras son menores que las de fuerza y potencia, puesto que, para optimizar las ganancias en masa muscular, los programas deben de perdurar más en el tiempo, por lo menos 10 semanas. Los programas de entrenamiento con resistencia inercial se aplican durante 5-6 semanas, con una frecuencia de 2-3 sesiones por semana utilizando 4 series de 7 repeticiones usando momentos de inercia elevados (0,110 kg/m²). Los autores recomiendan utilizar volúmenes de entrenamiento superiores, puesto que se han observado aumentos del 3,5-67 % cuando se han realizado 4 series de 7 repeticiones o 5 series de 10 repeticiones utilizando momentos de inercia elevados (0,075-0,110 kg/m²).

7.8.5. Tabla resumen variables del entrenamiento

* A continuación, se muestra resumen que hace referencia a las variables de entrenamiento a implementar en función del objetivo: fuerza máxima, fuerza isométrica máxima, potencia e hipertrofia (Tabla 78) [257].

	INTENSIDAD (momento de inercia)	VOLUMEN	FRECUENCIA (días x semana)	DURACIÓN (semanas)
Fuerza dinámica máxima	≥0,050 kg/m²	2s x 8-10r/ 4s x 7r	2-3	6
Fuerza isométrica voluntaria máxima	>0,090 kg/m²	2s x 8-10r/ 4s x 7r	2-3	4-6
Potencia	0,050 - 0,100 kg/m²	2s x 8-10r/ 4s x 7r	2-3	>5
Hipertrofia	0,075 kg/ m²- 0,100 kg/ m²	≥ 4s	≥2	≥6

Tabla 78. s: series; r: repeticiones. Raya-González y otros (2022) [257]. Elaboración propia.

8

Return to play

A lo largo de este apartado se van a exponer las diferentes pruebas que sería aconsejable realizar a un deportista tras una reconstrucción del LCA, y así considerar si se encuentra apto para volver a practicar deporte, bien sea el mismo, el mismo, pero a diferente nivel, o uno diferente al de antes de la lesión. El objetivo principal es dotar al lector de valores normativos en todas las pruebas que serán descritas, para poder seleccionar aquellos datos que más se ajusten al tipo de pacientes/deportistas con los que se trabaje. De igual modo, muchas de las pruebas vendrán precedidas de contenido teórico que explicará y justificará su utilización. La sección en la que se desarrolla la evaluación de la doble tarea es especialmente interesante, ya que justifica el razonamiento de que una prueba ideal para el RTP, debería replicar las demandas específicas del deporte y evaluar la capacidad del deportista para completar una tarea. Es por ello por lo que aparecen descritas algunas tareas que combinan el rendimiento motor con el rendimiento cognitivo, donde se expondrán pruebas de evaluación alternativas sobre la base de estos principios las cuales han sido llevadas a cabo por el autor de este libro con jugadores de fútbol en proceso de readaptación. Finalmente, se facilita un listado a modo Checklist, el cual puede servirle al lector como guía rápida para comprobar si su deportista cumple los requisitos para la vuelta a la práctica deportiva.

- Existen varias definiciones sobre este término en la literatura. Si bien es verdad que muchas guardan relación entre ellas, otras no. Es por ello por lo que a continuación se especifican las definiciones encontradas en algunos de los estudios presentes en este libro. Debe especificarse, si el regreso a la práctica deportiva supone volver a realizar un deporte con o sin contacto, si es el mismo deporte al anterior de haber sufrido una lesión, o si a pesar de ser el mismo deporte, se tiene intención de volver, pero a un nivel de exigencia menor. Es por ello por lo que el término de RTP debe de ir acompañado de una descripción detallada del tipo y nivel de actividad que se pretende practicar [258]. El **RTP** es definido como el **momento en el que el jugador recibe el alta médica y está listo física y mentalmente para tener una máxima exposición en entrenamientos y partidos** [259] [260]. También puede ser denominado *Return to Sport*, que es definido como el **momento en el que un atleta reanuda la competición en cualquier deporte organizado** [261]. En la revisión de Creighton y otros (2010) [262], los autores definen el proceso de RTP como una autorización médica para que el deportista pueda practicar su deporte sin restricciones, pero más adelante, Waldron y otros (2022) [174] lo definen como: **lograr el nivel de participación deportiva anterior a la lesión con el mismo tipo, frecuencia, intensidad y calidad del rendimiento previo a la lesión.** En el contexto tras la reconstrucción del LCA, puede ser definido como el número de días desde la aparición de la lesión o reconstrucción hasta la vuelta a los entrenamientos completos con el equipo sin restricciones y hasta la primera aparición en partidos oficiales. Así mismo, el término RTP tras una lesión de LCA, también se ha definido como el porcentaje de jugadores sometidos a una reconstrucción del LCA que regresan a los entrenamientos y a los partidos [12].

- Un grupo internacional de expertos en el ámbito clínico y de investigación del LCA colaboró en la creación de un consenso acerca de este tema, definiendo el final del proceso del RTP como el **alcance del mismo nivel de participación deportiva anterior a la lesión.** Dicha participación en el deporte debe ser del mismo tipo, frecuencia, intensidad y calidad anterior a la lesión. Dicho proceso ocurre a lo largo de un continuo desde el regreso a la participación, que incluye entrenamiento sin restricciones seguido de una participación total, hasta el RTS y, en última instancia, el RTP (Figura 144). En este consenso se hace mención de que es hora de **abandonar** la toma de **decisiones en el RTP basada** puramente en el **tiempo** para ser **sustituida por una progresión basada en criterios** que involucren a un equipo multidisciplinar incluyendo al cirujano, médico deportivo, fisioterapeuta y un preparador físico especializado en la lesión. El deportista progresaría a través de un plan estructurado a medida que se alcanzan objetivos clínicos y funcionales específicos. La toma de **decisiones del RTS** debe incluir **datos objetivos en un examen físico, pruebas de RTS validadas** involucrando una valoración funcional y **preparación psicológica, considerando la curación biológica de los tejidos** junto con los factores contextuales y las **lesiones concomitantes** [263].

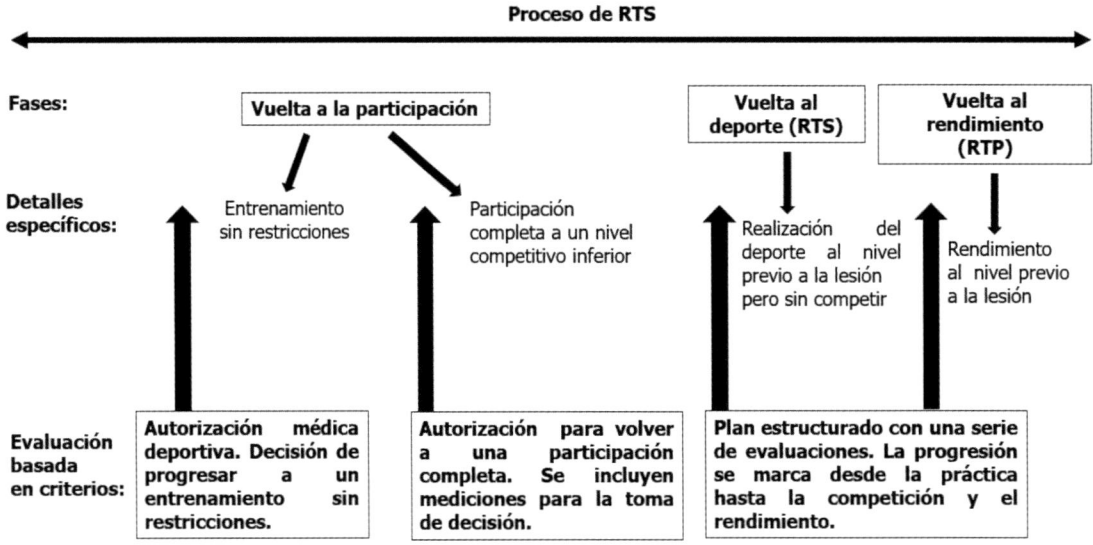

Figura 144. RTS: return to sport; RTP: return to performance. Adaptado de Meredith y otros (2020) [263].

- Debido a la discusión que presenta toda esta terminología, Matthew Buckthorpe y otros (2019) [264] proponen en su revisión un nuevo marco del proceso del RTS como un *continuum* dándole un **enfoque más hacia el rendimiento en lugar de la prevención después de una reconstrucción del LCA,** aunque señala que esto puede llevarse a cabo en cualquier lesión severa (>28 días). Este modelo es aplicable a cualquier tipo de deporte y la transición desde un ítem al siguiente está basada en criterios en lugar del tiempo transcurrido. Como se puede ver en la Figura 145, se incluyen cuatro etapas: (1) **readaptación en campo:** Periodo entre la rehabilitación clínica y el regreso a un entorno competitivo de equipo, (2) **vuelta a los entrenamientos**: pero con modificaciones y sin poder volver al deporte competitivo, (3) **vuelta a los partidos de competición**: Vuelta al mismo deporte competitivo, pero no necesariamente al nivel previo a la lesión, y (4) **vuelta al rendimiento**: Vuelta al mismo nivel deportivo previo a la lesión o a un nivel superior. Esto solo puede ser confirmado cuando el jugador ya ha vuelto a la competición.

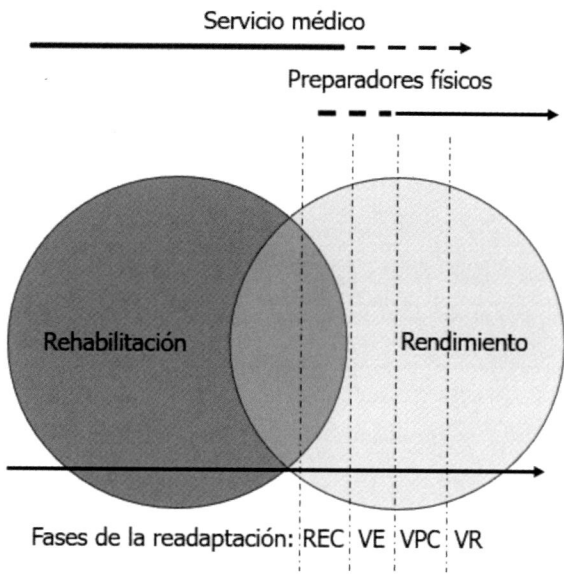

Figura 145. Modelo de recuperación funcional (*return to sport and performance*). Encima de la figura aparece el personal encargado en función de la etapa en la que se encuentre el deportista, implicando una estrecha relación de trabajo entre los equipos médicos y de preparadores físicos durante las etapas de rehabilitación en campo y en la vuelta al deporte competitivo. REC: readaptación en el campo; VE: vuelta a los entrenamientos; VPC: vuelta a los partidos de competición; VR: vuelta al rendimiento. Adaptado de Buckthorpe y otros (2019) [264].

- En la revisión narrativa de Buckthorpe (2019) [113] y en la revisión de Chaaban y otros (2022) [110] se señala que tras analizar varios aspectos sobre cómo reacondicionar físicamente a un jugador de fútbol profesional de cara al RTP, los cuales han aparecido descritos y explicados a los largo de este documento, actualmente **no hay consenso sobre cuándo un atleta está listo para RTS, o cual es el procedimiento óptimo de pruebas a realizar**. Aunque se considera **importante** contar con los **criterios de RTP** y optimizar el proceso de toma de decisiones, **los criterios actuales de RTP parecen no ser lo suficientemente específicos o sensibles para determinar cuándo un deportista está realmente listo para volver a competir**. Continuando con este tema, tanto en la guía de práctica clínica de Kotsifaki y otros (2023) [30] como en la revisión de Chaaban y otros (2022) [110], tras el análisis de varios estudios de metaanálisis y revisiones sistemáticas, encontraron que actualmente no está claro que el hecho de superar determinadas pruebas físicas este asociado con una reducción del riesgo de una segunda lesión del LCA, sin embargo, algunos de los estudios de metaanálisis revisados encontraron que **superar determinados test funcionales junto con una puntuación subjetiva de la función de la rodilla estaba asociada con un menor riesgo de presentar relesiones**. Otros, **no encontraron diferencias estadísticamente significativas entre superar las baterías de pruebas con el riesgo de presentar una segunda lesión del LCA**. Por todo ello, en la actualidad, no hay pruebas suficientemente sólidas que respalden que superar las baterías de pruebas actuales, incluso aquellas con criterios estandarizados, sean capaces de discriminar el riesgo de una segunda lesión del LCA. A pesar de ello, los autores de esta guía de práctica clínica mantienen que los objetivos clínicos y deportivos deben ser restaurar todas las alteraciones sufridas por la lesión y **devolver al deportista al estado previó (incluso mejor) de la lesión.**

8.1. Pruebas pasivas de estabilidad articular

Dentro de este apartado se van a describir las diferentes pruebas ortopédicas más frecuentemente utilizadas en un entorno clínico, a la hora de aproximarnos a un diagnóstico de rotura o afectación del LCA, indicando una descripción detallada de la realización en cada una de ellas y proporcionando enlaces a vídeos para una mejor compresión. También, el lector dispondrá de unas puntuaciones en cada una de las pruebas para clasificar el grado de afectación del LCA. Para mejorar y ampliar la comprensión de lo que se desarrollará a continuación, se recomienda acceder de nuevo al apartado 2.5 Diagnóstico.

- Partiendo de que uno de los signos que podría suponer una alta sospecha de rotura del LCA es una laxitud anterior de la tibia considerable, es importante conocer la precisión que nos otorgan los test ortopédicos a la hora de valorar el estado de laxitud articular en la rodilla. Es por ello por lo que surge el concepto de sensibilidad y especificidad. La **sensibilidad** de una prueba diagnóstica se calcula como el **número total de verdaderos positivos (atletas lesionados) dividido por el número total de sujetos**, y la **especificidad**, es calculada como el **número total de verdaderos negativos (atletas que no están lesionados) dividido por el número total de sujetos.** Dicho de otra manera, la sensibilidad nos muestra la proporción de deportistas correctamente clasificados como «lesionados», mientras que la especificidad nos muestra la proporción de deportistas clasificados correctamente como «no lesionados». El test de «cajón anterior» tiene una sensibilidad del 49 % (IC 95 %; 0,43-0,55) y una especificidad del 58 % (IC 95 %; 0,39-0,76) especialmente en condiciones agudas. El *pivot shift* test, tiene una sensibilidad del 32 % (IC 95 %; 0,25-0,38) y una especificidad del 98 % (IC 95 %; 0,96-0,99) y el *Lachman test*, tiene una sensibilidad del 85 % (IC 95 %; 0,83-0,87) y una especificidad del 94 % (IC 95 %; 0,92-0,95) [139]. Estas pruebas deben de ser realizadas por médicos o fisioterapeutas experimentados en medicina deportiva [94]. A continuación, se van a describir las pruebas que suelen ser utilizadas en un entorno clínico para evaluar el grado de laxitud articular de la rodilla.

8.1.1. *Pivot Shift test*

- Esta prueba tiene el objetivo de **evaluar la inestabilidad rotacional anterolateral de la rodilla** [265] [134] [154]. El procedimiento consiste en **aplicar una fuerza en dirección del valgo de la rodilla desde la parte proximal de la tibia mientras se realiza un movimiento pasivo de flexión partiendo desde una extensión completa, pero puede realizarse de manera inversa, con el fin de notar un resorte o subluxación.** Para ello, el examinador sostiene el talón con una mano y con la otra aplica el movimiento en valgo, comenzando con la tibia en una posición de rotación externa, lo que permitirá rotarla internamente a medida que se extiende o se flexiona la rodilla. Si existe una rotura del LCA, entre aproximadamente los 10 y 20º de flexión se puede percibir un salto. En la Figura 146, el autor de este libro ilustra la secuencia de realización de la maniobra en un deportista operado del LCA. De ser un test positivo, se puede proponer una puntuación de 0 a III, donde III representa un bloqueo con subluxación, un II un salto/sacudida, un I un deslizamiento sin un salto apreciado y un 0, ausencia de movimiento de deslizamiento. **La puntuación debe ser 0 para ser considerado un test negativo** [266] [94]. Otros estudios puntúan estos grados como: 0 (negativo), 1 (deslizamiento), 2 (ruido), y 3 (*gross*), recomendando evaluar la extremidad contralateral como referencia [265] [94] y otros establecen que un grado 0 o 1 es clasificado como «normal» o «prácticamente normal» [134]. Para un mejor entendimiento, se remite al lector a un vídeo demostrativo a través del siguiente enlace **https://youtu.be/u0l2rGKd95Q**

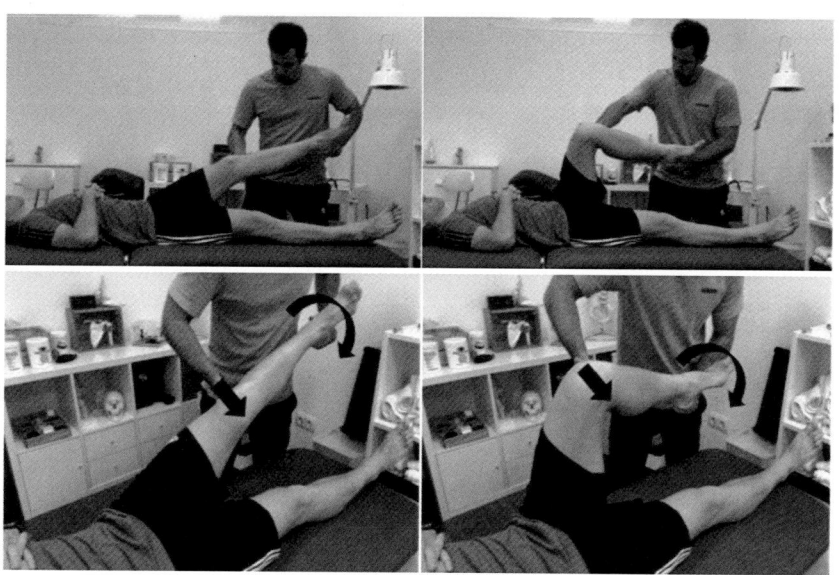

Figura 146. Secuencia de la realización del *Pivot Shift test* en un deportista tras una reconstrucción del ligamento cruzado anterior. Las flechas negras indican el movimiento en valgo y de rotación interna de la tibia a medida que se flexiona la rodilla. Elaboración propia.

8.1.2. *Lachman test*

- Esta prueba tiene el objetivo de **evaluar la estabilidad pasiva en sentido anterior de la tibia respecto al fémur** [134] [94] [154]. Además, esta prueba se suele realizar durante la intervención quirúrgica inmediatamente después de la fijación del injerto [167], a lo largo del periodo de recuperación (por ejemplo, a los 3 y 6 meses) [94] y a los dos años de seguimiento [154]. El procedimiento parte con la colocación del deportista en posición de decúbito supino con la rodilla en 20-30º de flexión. Tal y como se muestra en la Figura 147, con la mano externa (derecha) se estabiliza el tercio distal del fémur, y con la mano interna (izquierda) se abraza el tercio proximal de la tibia colocando pulgar en la cara anteromedial de la rodilla para traccionar firmemente en sentido anterior. Es importante sentir que los isquiosurales están relajados. A través del sentido de la vista y del tacto, se establece una clasificación (Tabla 79), pero de manera rápida podríamos concluir que, tanto un **grado ≥II (≥5 mm de desplazamiento) y/o una diferencia ≥ 2 mm entre rodillas está clasificado como una lesión en el LCA** [140]. También se ha utilizado la evaluación la sensación terminal para la clasificación, pudiendo ser esta: **firme, blanda y no concluyente**, donde también se recomienda evaluar la extremidad contralateral como referencia [265] [94] [88]. Para una mejor comprensión sobre la realización de la prueba, se remite al lector al siguiente enlace **https://youtu.be/0p20Rl1q36g**.

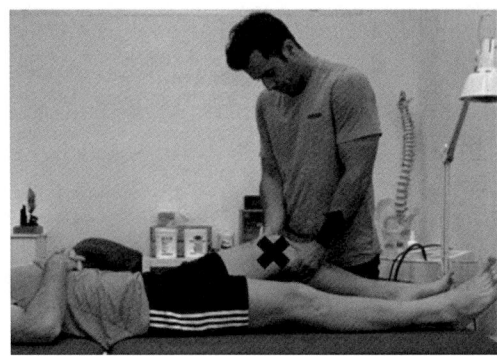

Figura 147. Realización del *Lachman test* en un deportista tras una reconstrucción del ligamento cruzado anterior. La flecha negra indica la dirección del desplazamiento de la tibia con relación al fémur, mientras que la x indica la fijación del fémur. Elaboración propia.

Criterios de calificación en la aplicación del test de *Lachman*	
Grado de traslación	**Definición**
I	< 5 mm de traslación. Desgarro de menos de 1/3 de las fibras del ligamento.
II	5-10 mm de traslación. Desgarro de entre 1/3 y 2/3 de las fibras del ligamento. Considerado como una rotura del LCA.
III	10 mm de traslación. Desgarro de más de 2/3 de las fibras del ligamento.
Grado en el punto final	**Definición**
A	Punto final firme en la traslación tibial anterior pasiva de la tibia en relación con el fémur.
B	Punto final ausente, mal definido en la traslación anterior pasiva de la tibia en relación con el fémur. Considerado como una rotura del LCA.

Tabla 79. LCA: ligamento cruzado anterior; mm: Milímetros. Adaptado de Mulligan y otros (2015) [140] [98].

8.1.3. Traslación/deslizamiento anterior de la tibia

* Este método tiene el objetivo de evaluar la estabilidad pasiva en sentido anterior de la tibia respecto al fémur [134] [86] [186] [154]. La medición se realiza a través de un artrómetro, que es un dispositivo para medir la traslación anteroposterior de la rodilla otorgando mayor objetividad con respecto a un simple examen clínico. La serie KT de artrómetros son los más estudiados y ampliamente utilizados en la práctica ortopédica, y se consideran en gran medida un estándar de oro para la laximetría. El paciente se coloca en decúbito supino con la rodilla flexionada entre los 20 y 30º [265] [86] [130] colocando el KT-1000 fijado a la pierna del paciente, como se muestra en la Figura 148. Las fuerzas se pueden aplicar a la tibia de forma manual o mediante el uso de un mango que cuantifica la fuerza aplicada contra la tibia. El examinador primero pone a cero la sonda en el desplazamiento posterior al máximo y luego aplica fuerza en sentido anterior a la tibia, registrando la traslación anterior máxima [137]. El método de interpretación comúnmente utilizado es la comparación con la rodilla no lesionada [143] [186] [130] [154]. La **variación normal entre rodillas** suele estar **en torno a los 2-3 mm** [137]. Rangger y otros (1993) [267] establecen que una **diferencia en el movimiento entre rodillas es considerado como normal si es <3 mm, y una diferencia ≥3 mm en el test es clasificado como una rodilla inestable**, dato que concuerda con otros estudios [140] [135] [265] [86] [84] [85]. Lindanger y otros (2021) [265] en su estudio, aplicaron una fuerza manual máxima de traslación anterior de la tibia en deportistas sometidos a una reconstrucción del LCA a los cuales se les aplicó un injerto de HTH, para clasificar la

integridad de la plastia como: injerto firme, cuando existía diferencia < 3 mm entre rodilla lesionada y la sana (grado a); injerto ligeramente suelto, donde la diferencia entre rodillas era de 3 a 5 mm (grado b); injerto suelto, cuando hubo una diferencia de >5 mm (grado C o D). Los autores definieron la rotura de la plastia cuando sucedía cualquiera de los siguientes hallazgos a los 24 meses del seguimiento: (1) >5 mm de diferencia entre rodillas medida con el artrómetro KT-100, y (2) Prueba de *Pivot-shift test* 2+ o 3+.

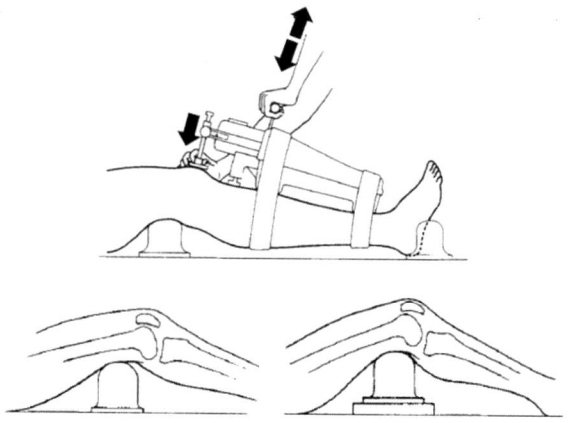

Figura 148. Prueba de artrometría. Adaptado de Rangger y otros (1993) [267].

8.1.4. Test de cajón anterior

- Para la realización de esta prueba, el deportista se sitúa en posición de decúbito supino con la cadera flexionada a 45º y con la rodilla a 90º de flexión. Posteriormente, el examinador estabiliza la pierna en una posición de rotación neutra fijando también el pie con su muslo para después colocar sus manos detrás del tercio proximal de la tibia reposando sus pulgares sobre la interlínea articular. El terapeuta aplica una fuerza en dirección anterior y establece la cantidad de deslizamiento anterior de la tibia respecto al fémur (Figura 149). Este test es considerado normal cuando existe un desplazamiento en sentido anterior de 0 a 2 mm, casi normal de 3 a 5 mm, patológico de 6 a 10 mm y altamente patológico >10 mm cuando se compara con la rodilla no lesionada. Un aumento del desplazamiento anterior de la tibia comparando ambos lados indicaría una rotura del LCA [139]. Para una mejor comprensión sobre la realización de la prueba, se remite al lector al siguiente enlace **https://youtu.be/TUU5mVB-Bpk**.

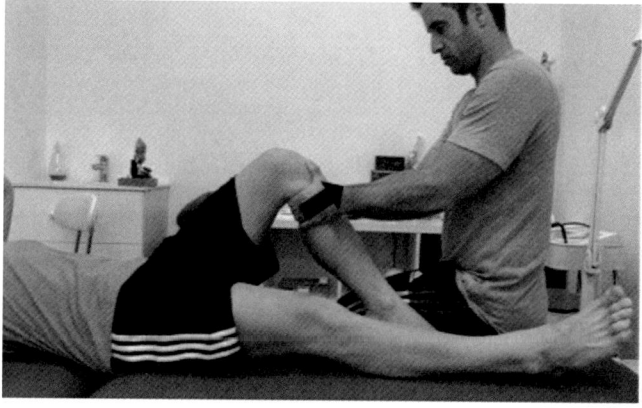

Figura 149. Realización del test de cajón anterior en un deportista tras una reconstrucción del ligamento cruzado anterior. La flecha negra indica la dirección del desplazamiento de la tibia con relación al fémur. Elaboración propia.

8.2. Tiempo desde la operación y seguimiento estructural de la plastia

- Kotsifaki y otros (2023) [30] realizaron una guía de práctica clínica en la cual señalan que **hasta principios de los años 90, el único criterio para considerar a los atletas aptos para volver a practicar deporte era el tiempo pasado tras la operación.** Cierto es que el tiempo cobra una especial importancia en esta lesión, ya que es necesaria una recuperación biológica de la plastia. Para una mejor comprensión de lo que vendrá desarrollado a continuación, se recomienda al lector acudir de nuevo al apartado 3.2.3. **Ligamentización y cicatrización del túnel óseo.**

- Probablemente **lo más importante** en la reconstrucción de LCA para que un deportista **vuelva a practicar deporte**, sea la **capacidad que tiene el injerto en tolerar las fuerzas necesarias.** La gran disparidad de datos en lo que respecta a las tasas de vuelta al deporte tras una reconstrucción del LCA, sugiere que los deportistas puedan estar volviendo al deporte antes de que la plastia puede tolerar las fuerzas necesarias. Idealmente, un deportista debería de **volver a practicar deporte una vez que el LCA reconstruido haya madurado por completo.** Es por ello por lo que son necesarios métodos para evaluar la madurez y cicatrización del injerto [158] como puede ser el estudio de las características histológicas y biomecánicas a través de RMN [124]. **Las baterías de saltos utilizadas, pruebas de estabilidad, pruebas de fuerza, cuestionaros subjetivos a los deportistas, etc., no son capaces de evaluar directamente la integridad estructural del LCA en proceso de curación/cicatrización espontánea, o del injerto.** Es por ello por lo que, para complementar las evaluaciones clínicas y funcionales, se han desarrollado métodos no invasivos de obtención de imágenes por RMN para evaluar la madurez del injerto y estimar las propiedades estructurales del LCA cuando es tratado quirúrgicamente [124] [158] o de manera conservadora [94] [134]. Cambios en la intensidad de la señal, del volumen y del área de sección transversal del ligamento o del injerto, se pueden utilizar para determinar la integridad de estas estructuras en proceso de curación o de ligamentización, ya que estos parámetros reflejan las propiedades biomecánicas e histológicas de dicho tejido. A pesar de esta evidencia prometedora en el uso de esta herramienta, aún no se ha generalizado [124].

- Grindem y otros (2016) [84] realizaron un estudio prospectivo con una duración de dos años en una cohorte de deportistas practicantes de deportes de nivel 1. Los resultados de este estudio indicaron que **aquellos deportistas que volvieron a practicar deportes clasificados de nivel 1, tuvieron un riesgo de relesión de 4,32 veces superior en relación con aquellos que no. Así mismo, las tasas de relesión se vieron reducidas en un 51 % por cada mes que se retrasó la vuelta a la competición hasta los 9 meses, sin que se mostrasen más reducciones en el riesgo después de ese punto.** También hubo un 40 % de relesiones en los jugadores que volvieron a competir antes de los 9 meses. Esto guarda relación con el estudio prospectivo de cohortes realizado por Beischer y otros (2020) [268], en donde los autores encontraron que los **atletas jóvenes que regresaron al deporte antes de los 9 meses están expuestos a un riesgo 7 veces mayor de volver a lesionarse** que los deportistas que retrasaron la vuelta a la competición, incluso cuando la fuerza del cuádriceps era simétrica al lado contralateral. Esto puede ser debido a una causa histológica de falta de maduración en la plastia. Siguiendo con esta idea, en la revisión de Badawey y otros (2022) [87], los autores señalan que generalmente **se recomiendan entre 9 y 12 meses de rehabilitación antes de la plena participación del deporte sin restricciones.** Además, King y otros (2021) [83], reportaron que aquellos deportistas que sufrieron **una relesión del LCA, ocurrió entre los 9,6±3,2**

meses tras la reconstrucción. Cabe señalar que los sujetos de este estudio fueron sometidos a una reconstrucción primaria del LCA utilizando autoinjertos de TI (grácil y semitendinoso) o procedente de HTH y eran deportistas varones practicantes de deportes colectivos como el fútbol y el rugby (entre otros) los cuales recibieron un protocolo de rehabilitación acelerado.

- En el estudio prospectivo de Laboute y otros (2010) [105] **estudiaron el tiempo previo al retorno a la competición en la tasa de relesión tras una cirugía del LCA.** En este seguimiento participaron 298 deportistas, principalmente practicantes de rugby y fútbol, de los cuales a 160 se les aplicó un injerto de TI y a 138, de HTH. La ratio en cada tipo de injerto utilizado fue similar (injerto de TI: 122 hombres y 38 mujeres e injerto de HTH: 112 hombres y 26 mujeres). A los deportistas se les envió un cuestionario durante el cuatro año tras la reconstrucción (media de 3,5 años). **Los deportistas que volvieron a competir dentro de los 7 meses posteriores a la cirugía tuvieron un mayor riesgo de relesión (15,3 %) que los que regresaron más tarde (5,2 %; p=0,014).** Esta diferencia también fue estadísticamente significativa en el grupo que fue intervenido con injerto de HTH, con una tasa de relesión del 13,9 % al volver a la competición en los primeros siete meses, mientras que este riesgo se redujo al 2,6 % a partir del séptimo mes (p=0,047). Por el contrario, la diferencia fue menos marcada para el grupo que fue intervenido con injerto de TI, con una tasa de relesión del 16,6 % al volver a competir dentro de los primeros siete meses y del 7,6 % después de ese tiempo.

- En la revisión de carácter retrospectivo realizada por Dekker y otros (2017) [261], plantearon como objetivo **describir las características del RTS después de una reconstrucción del LCA en una cohorte de población pediátrica (13,9±2,1 años) para identificar los factores de riesgo relacionados con la vuelta al deporte que se correlacionaban con una relesión.** De los 85 jóvenes que finalmente participaron en el estudio, a la gran mayoría se les realizó un seguimiento que duró aproximadamente un mínimo de 2 años. A pesar de que **existió una alta tasa de deportistas que volvieron a practicar deporte (91 %), hubo una prevalencia de relesión del LCA alta, del 32 %,** en la cual el 19 % de los jugadores sufrieron una rerrotura en la misma extremidad inferior y un 13 % en la extremidad inferior contralateral. El tiempo medio en el que los jóvenes deportistas volvieron a practicar sus respectivos deportes fue de 9,3±3,2 meses. Los resultados de este estudio indicaron que **periodos más largos de tiempo a la hora de volver al deporte fue un factor protector contra sufrir una relesión del LCA**, ya fuese en el lado ipsilateral o contralateral. En la misma línea, Bodkin y otros (2022) [269], en su estudio prospectivo de cohorte plantearon como objetivo identificar las medidas de la función del paciente a los 6 meses tras la reconstrucción del LCA que, mejor predijeron la vuelta al deporte y la relesión del LCA a los dos años después de la intervención. Este estudio no especificó la modalidad deportiva de los participantes. Los autores concluyeron que aquellos pacientes que regresaron a la actividad **después de los 8 meses, por cada mes que se retrasó la vuelta al deporte, se redujo la probabilidad de volver a lesionarse en un 28 %.**

Sobre la base de lo anteriormente mencionado y observando las altas tasas de rotura de la plastia antes de los 9 meses desde la operación, junto con los largos periodos de tiempo que necesitan los injertos para mostrar niveles de maduración completos, **si se desea volver a practicar deportes de nivel 1** (fútbol, balonmano, baloncesto, rugby, etc.), el autor de este libro recomienda alargar la vuelta a la competición una vez alcanzados como mínimo los **12 meses tras la reconstrucción, independientemente del injerto utilizado** [167] [166].

8.3. Área de sección transversal/perímetro del muslo

- En el estudio transversal de Laupattarakasem y otros (2012) [270], realizado en 30 pacientes diagnosticados con rotura de LCA, plantearon como objetivo determinar **cuál era el nivel más preciso para detectar las máximas diferencias en el perímetro del muslo**. Como podemos ver en la Tabla 80, tomar la medición del perímetro a 18-20 cm desde la interlínea articular medial de la rodilla o tomarla midiendo la distancia desde la EIAS hasta la tuberosidad anterior de la tibia y seleccionar el tercio proximal, fueron las más relevantes a la hora de detectar diferencias estadísticamente significativas ($p < 0.05$) entre miembros. Cabe destacar que el momento de la medición se realizó al menos tras 3 meses de la lesión.

Resultados del perímetro del muslo medido a diferentes niveles por encima de la interlínea articular de la rodilla en pacientes con lesión del LCA			
Nivel (cm)	Media ± DE (cm)		Valor de p
	Lado no lesionado	Lado lesionado	
12	46,39 ± 3,25	44,68 ± 2,63	0,028
14	48,39 ± 3,67	46,45 ± 3,01	0,028
16	50,54 ± 3,91	47,87 ± 3,28	0,005
18	52,04 ± 3,95	48,87 ±3,39	0,001
20	53,04 ± 3,60	49,96 ± 3,59	0,002
22	53,79 ± 3,36	52,66 ± 3,54	0,020
24	54,73 ± 3,22	52, 89 ± 3,40	0,036

Tabla 80. LCA: ligamento cruzado anterior; cm: centímetros, DE: desviación estándar. Adaptado de Laupattarakasem y otros (2012) [270].

- En la guía de práctica clínica realizada por Kotsifaki y otros (2023) [30], los autores proponen que la cuantificación de **la atrofia producida en el muslo debe ser cuantificada a 7,5 cm por encima de la rótula**. Mientras que Labanca y otros (2018) [79] cuantificaron el perímetro del muslo tomando como referencia el punto medio entre el polo superior de la rótula y la EIAS en sujetos con una reconstrucción del LCA en diferentes momentos temporales de la rehabilitación para monitorizar el estado de atrofia muscular. De acuerdo con la revisión de Hadley y otros (2022) [141], la diferencia debe ser **<1,5 cm entre perímetros de muslos** para considerar a los deportistas aptos de cara al RTP.

8.4. Puntuación en los cuestionarios subjetivos

- Brinlee y otros (2022) [167], tras revisar la literatura al respecto, señalan que durante la última década la preparación psicológica en relación con la toma de decisiones en el proceso de RTP en pacientes operados del LCA ha cobrado un mayor interés. Los rasgos psicológicos como **la confianza en uno mismo, el optimismo y la motivación, probablemente contribuyen a la preparación psicológica de un atleta y pueden predecir los resultados futuros como el dolor, la función de la rodilla y el RTP**. El ámbito de práctica de los especialistas a los que va dirigida el proceso de rehabilitación restringe el diagnóstico de un trastorno psicológico y diversas intervenciones; sin embargo, el reconocimiento de cuando un deportista puede estar limitado por un factor psicológico puede ayudar a la detección temprana y derivación a personal sanitario especializado. Es por ello por lo que se han desarrollado varias herramientas de detección para ayudar en este reconocimiento temprano, las cuales aparecerán desarrolladas a continuación.

En este punto, se van a desarrollar dos cuestionarios que evalúan la función subjetiva de la rodilla, el ACL-RSI y el IKDC. Cabe destacar que estos dos cuestionarios no son los únicos que pueden ser utilizados de cara a evaluar el estado subjetivo de la función de la rodilla en nuestros deportistas, habiendo otros como es el *Knee injury and Osteoarthritis Outcome Score* (KOOS), *The Tampa Scale for Kinesiophobia* (TSK) o el Lysholm score, pero debido a que la gran mayoría de los estudios presentes en este libro hacen referencia a los cuestionarios ACL-RSI y al IKDC, se ha optado por el desarrollo de estos.

8.4.1. ACL- *Return to Sport after Injury*

* Esta escala surge con el objetivo de **cuantificar los ítems desarrollados en la misma, que se centran en respuestas psicológicas identificadas y asociadas con la fase de vuelta al deporte: emociones, confianza para realizar la práctica deportiva y una valoración del riesgo tras una reconstrucción del LCA.** Los 5 primeros ítems se centran en la evaluación de las emociones, siendo el primero de ellos una medición del estado del nerviosismo asociado al regreso al deporte; el segundo, permite extraer información de los niveles de frustración; y el ítem 3, fue propuesto con el objetivo de cuantificar la tensión generada para volver al deporte. Después, se generaron otros ítems con el objetivo de representar el miedo ante una relesión, siendo estos el 4 y el 5. Los ítems comprendidos entre el 6 y el 8 (ambos incluidos) fueron generados para cubrir dos aspectos de la confianza: la confianza en la propia función de la rodilla y la habilidad de que esta se desenvolviese correctamente durante la práctica deportiva. Los ítems 9 y 10 cuantificaban la capacidad general para realizar bien el deporte. Finalmente, el ítem 11 investiga la percepción del propio deportista en si cree que puede volver a lesionarse realizando su deporte, y el ítem 12 intenta explorar más a fondo la evaluación de riesgos [271]. Para una mejor comprensión, el lector puede ver esta escala en la **Tabla 18, a la cual se puede acceder a través del código QR proporcionado al inicio de este libro.**
* Webster y otros (2008) [271] comprobaron que los **deportistas de 29,2 ± 9,7 años que habían abandonado el deporte obtuvieron puntuaciones significativamente más bajas en comparación con aquellos deportistas que planeaban volver a su deporte, los que retomaron los entrenamientos y aquellos que volvieron a competir** (p<0,001). No hubo diferencias entre los deportistas que planeaban volver al deporte y los que habían vuelto a entrenar. También **hubo diferencias significativas en los sujetos que sí volvieron a competir** (p<0,001). En la Figura 150, pueden observarse las diferentes puntuaciones alcanzadas en el cuestionario en varios momentos temporales en los diferentes grupos de deportistas. Cabe destacar que los cuatro grupos no difirieron en edad, sexo, cantidad de tiempo dedicado al deporte antes de la lesión o el tiempo entre la lesión y la reconstrucción del LCA.

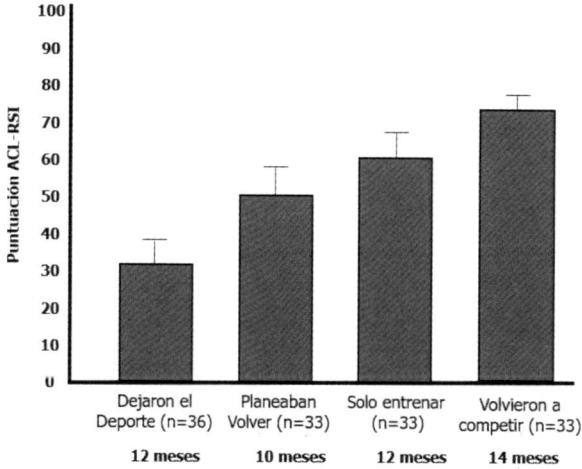

Figura 150. ACL-RSI: *ACL-Return to sport after injury*. Adaptado de Webster y otros (2008) [271].

- En el estudio prospectivo de Sadequi y otros (2018) [272] realizado en hombres y mujeres (30,2 ± 9,5 años) practicantes de varias disciplinas deportivas a nivel profesional (mayoritariamente fútbol, esquí, rugby, balonmano y baloncesto), los cuales habían sido intervenidos de una reconstrucción primaria del LCA utilizando en el 88 % un autoinjerto procedente de TI, analizaron la progresión en la puntuación del ACL-RSI antes de la operación y a los 4,6,12 y 24 meses tras la misma. Los valores medios de la puntuación del cuestionario incrementaron de manera significativa en todos los puntos temporales (Figura 151) (p<0,001), siendo de 41,3 ± 25,4 antes de la operación, de 55,1 ± 21,3 a los 4 meses, de 58,3 ± 22,3 a los 6 meses, de 64,7 ± 24,2 a los 12 meses y de 65,2 ± 25,3 a los dos años. **Tras un año** de la intervención, **aquellos jugadores que volvieron a practicar el mismo deporte obtuvieron un aumento significativo en la puntuación alcanzada** (p<0,001) tras 6, 12 y 24 meses de la operación, donde 74,1 ± 19,8 fue la puntuación alcanzada pasado un año, tiempo que suele ser recomendado para la vuelta a la competición (Tabla 81). Además, a los 2 años, aquellos jugadores que volvieron a practicar deporte al mismo o a un nivel superior, obtuvieron una puntuación de 81,6 ± 16,1, siendo significativamente superior en relación con aquellos deportistas que cambiaron de disciplina deportiva o dejaron de practicar deporte (p<0,001). Los autores concluyen **que un deportista que compite a alto nivel**, sometido a una reconstrucción primaria del LCA sin ninguna complicación durante el periodo postoperatorio y **mostrando una puntuación ≥60 puntos en el ACL-RSI, es significativamente más probable que vuelva a practicar su deporte a los 2 años tras la operación.** No obstante, Brinlee y otros (2022) [167], en su revisión, recomiendan que un deportista debe de **alcanzar una puntuación >80 % si se desea volver a practicar deporte.**

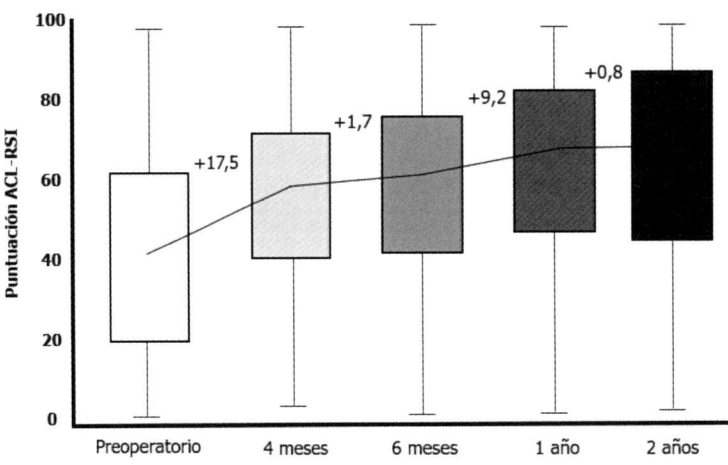

Figura 151. Progresión en la puntuación del ACL-RSI después de la reconstrucción (mediana y rango). ACL-RSI: *Anterior Cruciate Ligament-Return to Sport after injury.* Adaptado de Sadequi y otros (2018) [272].

Puntuaciones obtenidas en el cuestionario ACL-RSI y regreso al mismo deporte previo a la lesión en diferentes momentos temporales. Media ± DE			
	Vuelta al mismo deporte	**No regreso al mismo deporte**	**Valor de p**
6 meses	70,6 ± 19,4	55,3 ± 22,0	<0,001
1 año	74,1 ± 19,8	53,8 ± 24,3	<0,001
2 años	75,7 ± 19,3	50,6 ± 25,6	<0,001

Tabla 81. DE: desviación estándar; ACL-RSI: *Anterior cruciate ligament- Return to sport after injury.* Adaptado de Sadequi y otros (2018) [272].

- Welling y otros (2020) [211] realizaron un estudio en jugadores/as de balonmano, fútbol y baloncesto de nivel amateur, donde a la gran mayoría se les aplicó un autoinjerto procedente de TI siendo menos frecuentado el procedente del TC. La **puntuación** obtenida a los **10 meses postoperación fue de 71,5 ± 17,7 y de 78,7 ± 19,7 a los 25 meses en los deportistas** (25,5 ± 5,8 años) **que volvieron a practicar su deporte satisfactoriamente** (Tabla 82). Por otro lado, en el estudio prospectivo de McPherson y otros (2019) [273] realizado en mujeres y hombres de 25,3 ± 8,7 años, sometidos a una reconstrucción del LCA, de los cuales la gran mayoría recibió un autoinjerto procedente de TI, establecieron que **puntuaciones <77, indicaba que jóvenes deportistas (≤ 20 años) tienen un riesgo superior de presentar una segunda lesión de LCA**. No obstante, en el estudio de Welling y otros (2018) [202] plantearon que el criterio a superar en este cuestionario debía ser una **puntuación >56** para que los sujetos fuesen **considerados aptos** de cara al regreso a la práctica deportiva.

Puntuación cuestionario ACL-RSI, Media ± DE			
Test/prueba	Volvieron a jugar	No volvieron a jugar	Valor de p
ACL-RSI (10 Meses postoperación)	71,5 ± 17,7	69,5 ± 20,1	0,697
ACL-RSI (25 Meses postoperación)	78,7 ± 19,7	62,6 ± 24,4	0,008*

Tabla 82. DE: desviación estándar. ACL-RSI: *Anterior Cruciate Ligament-Return to Sport after injury*. ENL: Extremidad no lesionada; EN: Extremidad lesionada; *Diferencias estadísticamente significativas (p<0,05). Adaptado de Welling y otros (2020) [211].

- Liew y otros (2022) [274] se encargaron de analizar cuáles de los 12 ítems del cuestionario ACL-RSI describen un mejor estado de preparación de cara a la vuelta al deporte tras 12 meses de la cirugía. **El miedo a volver a lesionarse practicando el mismo deporte** (ítem N.º 7) y **el miedo a lesionarse la rodilla accidentalmente** (ítem N.º 9) fueron los más importantes y que más relación tuvieron con los deportistas que volvieron a su nivel competitivo previo a la lesión, hallazgo que también fue encontrado en el estudio de Alswat y otros (2020) [92]. Una revisión sistemática [275] reveló que el 65 % de los pacientes citaron una razón psicológica para no volver a hacer deporte, siendo el miedo de volver a lesionarse, la más común. En otras palabras, los deportistas con **puntuaciones más altas en los cuestionarios relacionados con la preparación psicológica para el RTS, aumentan las posibilidades de volver al nivel deportivo anterior a la lesión.**

8.4.2. *International Knee Documentation Committee*

- Este formulario de **percepción subjetiva de la rodilla** consiste en 18 preguntas relacionadas con el comportamiento de los síntomas, funcionamiento durante las actividades de la vida diaria, durante la práctica deportiva y sobre la función actual de la rodilla [276]. Para una mejor comprensión, el lector puede ver este formulario en la **Tabla 19, a la cual se puede acceder a través del código QR proporcionado al inicio de este libro.** Alswat y otros (2020) [92] realizaron una revisión retrospectiva con un diseño transversal en sujetos (35,24 ± 6,74 años) practicantes de diferentes deportes, siendo el fútbol el más practicado seguido de corredores y jugadores de *volleyball*. La puntuación obtenida en el cuestionario fue de 65 ± 16,6 en el momento en el que estos deportistas volvieron a practicar su deporte. En el estudio ya citado anteriormente de Welling y otros (2020) [211], a los **10 meses postoperación, la puntuación fue de 82,3 ± 7,2 y de 91,5± 7,6 a los 25 meses** (Tabla 83). Por otro lado, en el estudio de cohorte de Logerstedt y otros (2014) [135], realizado en deportistas practicantes de deportes donde existen acciones como el pivotaje, salto y CDD, los cuales fueron sometidos a una reconstrucción del LCA utilizando autoinjertos procedentes de TI (semitendinoso y grácil) en la mayoría de los casos seguido del autoinjerto de HTH, los autores proponen en la Tabla 84, **valores de referencia teniendo en cuenta la edad y el sexo.**

Puntuación cuestionario IKDC. Media ± DE			
Test/prueba	**Volvieron a jugar**	**No volvieron a jugar**	**Valor de p**
IKDC (10 Meses postoperación)	82,3 ± 7,2	85,6 ± 8,4	0,387
IKDC (25 Meses postoperación)	91,5 ± 7,6	89,6 ± 8,1	0,375

Tabla 83. IKDC: *International Knee Documentation Committee.* DE: Desviación estándar. Adaptado de Welling y otros (2020) [211].

Valores de referencia del cuestionario del IKDC								
	Hombres				**Mujeres**			
Rango de edad	**18-24**	**25-34**	**35-50**	**51-65**	**18-24**	**25-34**	**35-50**	**51-65**
Puntuación IKDC	89,7	86,2	85,1	74,7	83,9	82,8	78,5	69,0

Tabla 84. IKDC: *International Knee Documentation Committee.* Adaptado de Logerstedt y otros (2014) [135].

- A medida que la recuperación de un deportista avanza, lo razonable es que las puntuaciones obtenidas en este cuestionario progresen. Esto se pone de manifiesto en el estudio de Welling y otros (2019) [46], realizado en futbolistas (24,2 ± 4,7 años), los cuales fueron operados del LCA aplicándoles injertos procedentes de TI y del HTH, que tras realizar un programa progresivo de entrenamiento de fuerza, **las puntuaciones medias del IKDC fueron significativamente mayores a los 7 meses comparados con los 4 meses** (78,0 ± 8,6 vs 68,0 ± 6,0; p<0,001) y significativamente más altas a los 10 meses comparados con los 4 meses tras la intervención (86,5 ± 5,4 vs 78,0 ± 8,6; p<0,001). De manera similar, Almeida y otros (2018) [213] realizaron un estudio con futbolistas profesionales sanos de 20,5 años (rango 18-24) y con futbolistas lesionados del LCA de 21 años (rango 18-28), a los cuales se les reconstruyó el LCA con injertos de TI. Las mediciones del cuestionario IKDC se realizaron antes de la cirugía y seis meses después de la reconstrucción del LCA en el grupo de lesión del LCA y se compararon con sus valores preoperatorios, así como con un grupo control. **Las puntuaciones de la función de la rodilla mostraron una mejora significativa después de la cirugía al igual que a los 6 meses tras la operación cuando se comparó con el grupo control** (p<0,001) (Tabla 85). No obstante, King y otros (2021) [83], **no encontraron diferencias estadísticamente significativas entre las puntuaciones del cuestionario ACL-RSI y IKDC entre los deportistas que tuvieron una relesión, frente a los que no se volvieron a lesionar.**

Puntuaciones obtenidas en el cuestionario IKDC antes y después de la reconstrucción del LCA y en el grupo control. Media ± DE					
	LCA pre operación	**LCA 6 meses post**	**Control**	**LCApre vs LCA 6 meses**	**LCApre vs control**	**LCA 6 meses vs control**
IKDC	59,2 (26,4-90,8)	90,8 (63-100)	100 (86-100)	<0,001*	<0,001*	<0,001*

Tabla 85. DE: desviación estándar IKDC: *International Knee Documentation Commitee.* LCA: ligamento cruzado anterior. * diferencias estadísticamente significativas. Adaptado de Almeida y otros (2018) [213].

- Paterno y otros (2022) [277] realizaron un estudio de cohorte, el cual tuvo como objetivo **identificar las asociaciones entre, el estado de confianza de la rodilla, la capacidad de cumplir con los criterios del RTP y el riesgo futuro de una relesión del LCA** en jóvenes mujeres y hombres deportistas (17,2 ± 2,6) sometidos a una cirugía primaria de LCA, con expectativas en volver a sus respectivos deportes en los cuales existen acciones de pivotaje/ CDD. Los participantes realizaron las mediciones más comúnmente utilizadas para evaluar el RTS a los 8,4 ± 2,6 meses post operación: pruebas de salto, pruebas de fuerza isométrica en las extremidades inferiores y varios cuestionarios subjetivos, uno de ellos el IKDC. Después de las mediciones, a los participantes se les realizó un seguimiento con una duración de 24 meses (dos años) para determinar la incidencia de una rerrotura en el mismo lado o en lado contralateral. Los autores concluyen que:

  - Los **jóvenes deportistas** tienen un **riesgo de casi 10 veces más en sufrir una rerrotura** dentro de los **2 años postcirugía** a pesar de estar confiados para volver al deporte y pasar las pruebas del RTP (saltos y fuerza) (Figura 152, P=0,02). Los deportistas que informaron de una alta confianza sobre su rodilla en el momento del RTP tienen más probabilidades de demostrar una función física óptima según lo indica el cumplimiento de todos los criterios del RTP; sin embargo, también es más probable que sufran una segunda lesión del LCA dentro de los 24 meses posteriores a la operación. Dicho esto, **las medidas actuales de RTP pueden ser insuficientes** para identificar con precisión el riesgo de sufrir una segunda lesión del LCA [277].

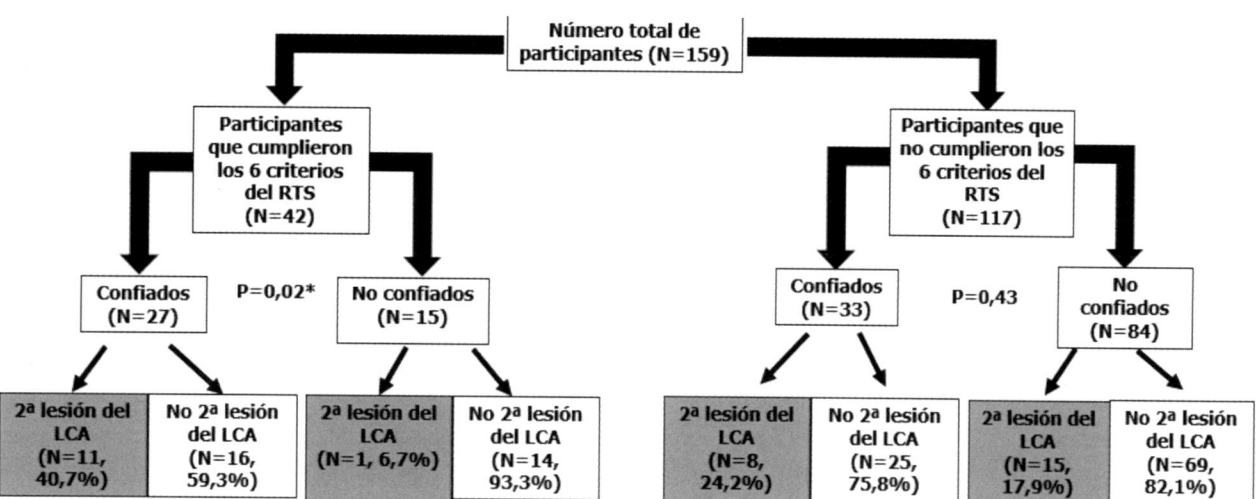

Figura 152. Distribución de segunda lesión del LCA al cumplir los criterios del RTP y de confianza en la rodilla. RTP: *Return to play*; LCA: ligamento cruzado anterior. Adaptado de Paterno y otros (2022) [277].

- En el estudio retrospectivo de Kim y otros (2022) [170] **se midió la fuerza isocinética de la musculatura cuadricipital e isquiosural antes y tras un año de la reconstrucción del LCA**, en hombres con edades entre los 24-40 años siendo la media de 31, los cuales, fueron intervenidos del LCA con la técnica de reconstrucción SB utilizando autoinjertos cuádruples de 11 (semitendinoso y tendón del músculo grácil). Se dividió a los participantes en 3 grupos en función del porcentaje de asimetría en la musculatura cuadricipital: Grupo 1: <25 %, Grupo 2: 25-45 % y Grupo 3: >45 %. En la Tabla 86, podemos ver en los diferentes grupos las puntuaciones alcanzadas en el cuestionario subjetivo IKDC antes y pasado un año de la operación. Los resultados de este estudio indicaron que **un déficit de fuerza en la musculatura**

cuadricipital con relación a la extremidad inferior sana, tuvo una asociación negativa con las puntuaciones en el IKDC al año de seguimiento (p=0,005). Así mismo, cuando se comparó la puntuación del IDKC después de un año de la operación, los tres grupos obtuvieron puntuaciones significativamente diferentes (p<0,001). El grupo 1 obtuvo una puntuación en el IKDC significativamente mayor que el grupo 3 pasado un año tras la reconstrucción. Estos datos, pueden servir de referencia en función de los grupos con diferente magnitud de asimetría teniendo en cuenta dos momentos temporales.

Puntuación IKDC en función de la magnitud de la asimetría. Valores medios			
	Grupo 1: IDA <25 % **(N=26)**	**Grupo 2: IDA 25-45 %** **(N=29)**	**Grupo 3: IDA >45 %** **N=20**	**Valor de p**
IKDC antes de la operación	78,3	72,5	59,8	<0,001
IKDC pasado 1 año de la operación	85,2	81,2	80,3*	0,009

Tabla 86. IDA: Índice de asimetría; IKDC: International *Knee docummentation committee*. Se presentan valores medios de las puntuaciones. *p<0,005 comparado con el grupo 1. Adaptado de Kim y otros (2022) [170].

Dada la gran disparidad de resultados en los tipos de cuestionarios subjetivos mostrados anteriormente (ACL-RSI y el IKDC), cuando se desea considerar el momento en el que el deportista obtendría una puntuación suficiente para volver a competir, el autor de este libro recomienda analizar específicamente el tipo de deporte, el sexo, el nivel al que se pretende regresar, el tipo de injerto utilizado para la reconstrucción, y el momento de la evaluación, para establecer comparativas de los resultados lo más similares posibles.

8.5. Batería de saltos

Esta sección abarca una batería de tipos de pruebas de salto más utilizados para cuantificar el rendimiento de las extremidades inferiores. Los datos de rendimiento alcanzado en estas pruebas, principalmente la longitud y la altura de salto, pueden servir de referencia en función de las características del deportista con el que nos encontremos, es decir, teniendo en cuenta la edad, sexo, deporte practicado, nivel competitivo, momento de la temporada y tipo de injerto utilizado para la reconstrucción, siempre y cuando esta información esté presente en los estudios seleccionados. Dado que los resultados de estas pruebas son dependientes de muchos factores, como, por ejemplo, el balanceo o no de las extremidades superiores, el número de intentos realizados, momento de la medición y requisitos para considerar un intento válido, se especificará en la medida de lo posible la metodología de medición utilizada en los diferentes estudios con el fin de que el lector pueda comparar los hallazgos con sus deportistas. Por otro lado, se destacarán aquellos valores de rendimiento obtenido, como la distancia o la altura, así como la diferencia recomendada entre extremidades para considerar apto al deportista de cara a la vuelta al deporte.

8.5.1. Saltos horizontales

- Las baterías de saltos son buenas **herramientas para cuantificar la potencia funcional**, entendida como el **producto de la fuerza y la velocidad** realizando un salto con las extremidades inferiores [55]. La fórmula más utilizada presente en la literatura para obtener el IDS es, $IDS = \left(\frac{\text{distancia alcanzada EI operada}}{\text{distancia alcanzada EI no operada}}\right) \times 100$ [176] [277] [269] [173] [83] [91] [278] [279] [280] [135] [224] [281] [282] [84], aunque en algunos casos, si se tiene en cuenta la extremidad dominante, la fórmula es $IDS = \left(\frac{\text{distancia alcanzada EI dominante}}{\text{distancia alcanzada EI no dominante}}\right) \times 100$ [57] [54]. Así mismo, otros autores también han utilizado la siguiente, $IDS = \left(\frac{\text{distancia alcanzada EI no dominante}}{\text{distancia alcanzada EI dominante}}\right) \times 100$ [55]. Se remite al lector al apartado **1.5 Asimetrías funcionales**, para una mejor comprensión sobre la utilización de estas fórmulas.

  Para el análisis de los datos existen varias opciones, realizar 2 intentos para posteriormente obtener la media [277] [91] [135] [186] [282], realizar 3 mediciones y sacar la media [269] [58] [68] [283] [55], realizar 3 intentos seleccionando el mejor dato [57] [279] y realizar 2 intentos quedándose con el mejor dato [284] [173] [281]. Munro y otros (2011) [54] estudiaron **el efecto en el aprendizaje que tenía realizar varios intentos en diferentes tipos de salto horizontal** concluyendo que se **deben permitir pruebas de práctica para lograr un resultado más confiable**, siendo 3 pruebas de práctica para el SHU, para el TSHU y 4 pruebas para el TSHUC, mientras que *el 6-m timed hop* requiere de 3 intentos para hombres y 4 para mujeres. Los saltos horizontales realizados de manera unipodal como el SHU, el TSHU, el TSHUC y el *6-m timed hop*, son pruebas que evalúan el rendimiento con amplias investigaciones respaldando su fiabilidad y/o validez [283]. A continuación, se muestra la descripción sobre la realización de estos saltos (Figura 153), y, se proporciona al lector un enlace con vídeos demostrativos de los mismos **https://youtu.be/1zIv3GPYN2Y**.

  - **SHU.** Al sujeto se le pide que se sitúe de pie sobre una pierna, que salte en dirección horizontal lo más lejos posible aterrizando con el mismo pie [132] [282] [285] [135] [286] [277] [269] [58] [184] [284] [91] [57] [280] [278] [279] [54] [224] [202] [173] [186] [281] [282] [56] [287] [84].

  - **TSHU.** Al sujeto se le pide que se sitúe de pie sobre una pierna, que salte en dirección horizontal tres veces de manera consecutiva lo más lejos posible aterrizando con el mismo pie [132] [282] [135] [277] [269] [58] [91] [57] [278] [54] [202] [281] [120] [282] [56] [84].

  - **TSHUC.** Al sujeto se le pide que se sitúe de pie sobre una pierna, que salte en dirección horizontal tres veces de manera consecutiva lo más lejos posible cruzando la cinta métrica en cada salto y aterrizando con el mismo pie [132] [282] [135] [277] [58] [54] [281] [282] [84].

  - **6-m timed hop unipodal.** Al sujeto se le pide que se sitúe de pie sobre una pierna y salte hacia delante lo más rápido posible para medir el tiempo que tarda en completar 6 metros de longitud saltando a una pierna [282] [135] [277] [269] [58] [54] [281] [84]. Para su medición se suelen utilizan fotocélulas [269] [54] situadas al inicio y al final del recorrido de 6 m y a una altura del suelo de 0,7 m con una separación de 3 m entre ellas [54], también esta prueba puede ser cronometrada con un reloj [135] [283] [281] [282].

Para la realización de los 4 saltos arriba mencionados, los sujetos deben situar sus manos en jarra o detras de la zona lumbar en todo momento [284] [135] [288] [289] [224] [286] [269] [58] [57] [280] [54] [173] [56]. Se mide la distancia en cm desde la puntera del pie hasta la puntera del mismo tras el aterrizaje [57], o desde la puntera del pie hasta el talón tras el aterrizaje exigiendo que se mantenga 2 segundos la posición final en apoyo unipodal para posteriormente tomar la medición [284] [135] [288] [289] [224] [286] [269] [58] [57] [280] [54] [173]. En otros estudios, se permite el balanceo de brazos [278] [284] [57] [280] [54] [186] [281] con la justificación de que el movimiento de las extremidades superiores es un componente habitual en el rendimiento del salto [283].

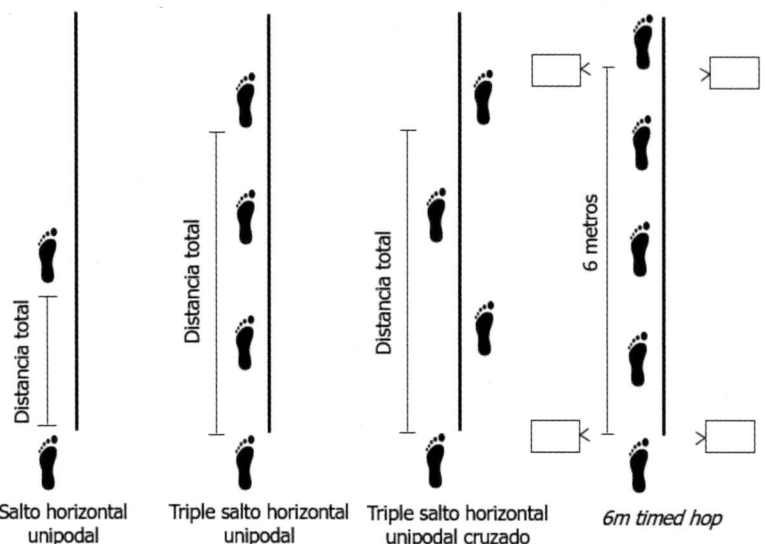

Figura 153. Adaptado de Munro y otros (2011) [54].

- En el estudio transversal de Dingenen y otros (2019) [57], estudiaron la **capacidad discriminativa para detectar asimetrías en las extremidades inferiores a través de diferentes pruebas de salto horizontal en 32 sujetos** (24,6 ± 4,6 años) **tras 6 meses de ser operados del LCA.** Se midió el SHU, el TSHU, el triple salto medial unipodal (TSMU) y el salto rotacional unipodal (SRU) (Figura 154). A continuación, se muestra la descripción sobre la realización de estos saltos, y se proporciona al lector un enlace con vídeos demostrativos de los mismos **https://youtu.be/1zIv3GPYN2Y.**
  - TSMU. Los sujetos se situaron en apoyo unipodal sobre la pierna a evaluar con el lado medial del pie perpendicular a la dirección del salto que permaneció en esta dirección durante los 3 saltos consecutivos [57].
  - SRU. Los participantes se situaron en apoyo unipodal sobre la pierna a evaluar con el lado medial del pie perpendicular a la dirección del salto para realizar un único salto girando 90o en dirección medial durante la fase vuelo, sin que el pie girase en dirección al salto antes de ser despegado del suelo. Si el aterrizaje tras el salto distaba más de 10 cm desde la cinta métrica, este era repetido [57].

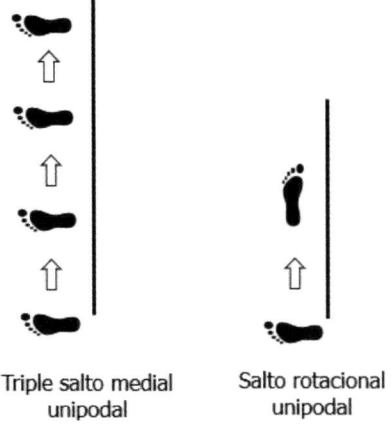

Figura 154. Adaptado de Dingenen y otros (2019) [57].

Las distancias de salto en la extremidad inferior operada fueron significativamente más bajas en comparación con la extremidad no operada para todas las pruebas en pacientes sometidos a una reconstrucción del LCA (P<0,001). No hubo diferencias significativas entre los índices de simetría en las diferentes pruebas de salto (p=0,137) (Tabla 87). En la Figura 155, se muestran las proporciones de participantes que pasaron diferentes niveles de corte en el IDS entre extremidades. El 62,5 % y el 59,4 % de los participantes con una reconstrucción del LCA pasaron el límite en el IDS del 90 % para el SHU y el TSHU, respectivamente, y solo el 40,6 % y el 46,9 % pasaron el mismo límite para el triple TSMU y para el SRU, respectivamente. Por tanto, **las pruebas de TSMU y SRU tienen más probabilidades de provocar mayores magnitudes de asimetrías entre las extremidades** en comparación con las demás pruebas de salto en sujetos operados del LCA y **deberían de formar parte de las pruebas a realizar de cara el RTP** [57].

Resultados de los diferentes saltos en el grupo intervenido de LCA. Media ± DE				
Prueba	**EI operada**	**EI no operada**	**IDS (%)**	**Valor de p**
SHU (cm)	178,5 ± 35,8	199,1 ± 27,1	89,4 ± 11,9	<0,001*
TSHU (cm)	499,4 ± 12,49	564 ± 75,4	87,8 ± 18,3	<0,001*
TSMU (cm)	368,4 ± 108,7	426,8 ± 65,1	85,2 ± 19,2	<0,001*
SRU (cm)	160,6 ± 36,6	184,0 ± 25,0	86,6 ± 13,6	<0,001*

Tabla 87. SHU: salto horizontal unipodal; TSHU: triple salto horizontal unipodal; TSMU: triple salto medial unipodal; SRU: salto rotacional unipodal; IDS: índice de simetría; EI: extremidad inferior; cm: centímetros; DE: desviación estándar. LCA: ligamento cruzado anterior. *Diferencias estadísticamente significativas entre EI operada y EI no operada. Adaptado de Dingenen y otros (2019) [57].

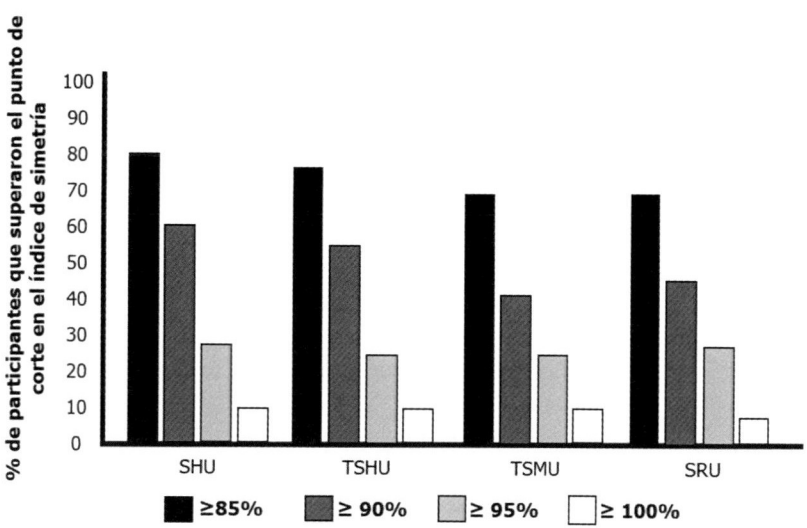

Figura 155. Proporción de participantes con una reconstrucción del ligamento cruzado anterior que superaron diferentes puntos de corte en el índice de simetría en diferentes pruebas. SHU: salto horizontal unipodal; TSHU: triple salto horizontal unipodal; TSMU: triple salto medial unipodal; SRU: Salto rotacional unipodal. Adaptado de Dingenen y otros (2019) [57].

- En el estudio de Welling y otros (2020) [211], compararon los **resultados obtenidos en diferentes pruebas de salto horizontal en deportistas de equipo** *amateur* (fútbol, baloncesto, balonmano y *vollleyball*) **que volvieron a practicar su deporte, con otros que no lo lograron.** Las mediciones de las siguientes pruebas **fueron realizadas a los 10,1 ± 0,9 meses tras la intervención.** Esta información puede servir **de referencia**, pero hay que tener en cuenta que el 30 % de los sujetos eran mujeres, la media de altura fue 180 cm y que los deportistas que no volvieron a jugar eran más mayores en relación con los que sí (33 vs 25 años). A continuación, en la Tabla 88 se muestran las diferencias principales en las siguientes pruebas.

Resultados obtenidos en diferentes pruebas de salto. Media ± DE			
Test/prueba	Volvieron a jugar	No volvieron a jugar	Valor de p
SHU (cm)	EL: 163 ± 27,4	EL: 142 ± 35,6	EL: 0,013*
	ENL: 168 ± 25,6	ENL: 149 ± 29,5	ENL: 0,011*
% simetría en el SHU	97,1 ± 8,4	95,0 ± 13,4	0,445
TSHU (cm)	EL: 524 ± 84,4	EL: 469 ± 91,5	EL: 0,024*
	ENL: 538 ± 81,2	ENL: 487 ± 75,2	ENL: 0,023*
% simetría en el TSHU	97,4 ± 6,4	96,1 ± 9,7	0,509

Tabla 88. ENL: extremidad no lesionada; EL: extremidad lesionada; DE: desviación estándar. SHU: salto horizontal unipodal; TSHU: triple salto horizontal unipodal; cm: centímetros. *Diferencias estadísticamente significativas (p<0,005). Adaptado de Welling y otros (2020) [211].

- En el estudio longitudinal de Gómez y otros (2020) [290] plantearon como objetivo **establecer valores de referencia en futbolistas** (23,3 ± 4,3 años) **semiprofesionales de fútbol en el SHU y en el TSHU**. En este estudio no especifican al detalle la ejecución de los test, solo hacen mención a otros estudios, como el de Noyes y otros (1991) [282], en el cual tampoco se detalla en profundidad la metodología utilizada, aunque para el SHU los sujetos saltaron hacia delante de manera unipodal lo más lejos posible, aterrizando con la misma pierna sin perder el control, y para el TSHU, se valoró la distancia alcanzada tras la realización de tres saltos consecutivos. A continuación, en la Tabla 89 se aportan los datos normativos desglosados por demarcación, en los cuales no se encontraron diferencias estadísticamente significativas. Tener en cuenta que en la metodología no se detalla al completo el procedimiento de medición, por tanto, se debe tener cuidado si se desea comparar estos datos con los de otros estudios (si había balanceo de brazos o no, número de intentos por prueba, etc.).

Datos normativos en función de la demarcación. Media ± DE						
Prueba	Porteros	Defensas	Centrocampistas	Extremos	Delanteros	Valor de p
SHUD (m)	2,11 ± 0,10	2,06 ± 0,13	1,99 ± 0,05	2,05 ± 0,12	2,13 ± 0,10	0,16
SHUI (m)	2,14 ± 0,12	2,06 ± 0,13	2,02 ± 0,05	2,04 ± 0,16	2,10 ±0,10	0,44
IDA-SHU (%)	3,28 ± 1,12	3,13 ±1,90	2,83 ± 1,56	2,94 ± 2,13	2,60 ± 1,24	0,91
TSHUD (m)	7,01 ± 0,15	6,75 ±0,34	6,75 ± 0,28	7 ± 0,29	6,90 ± 0,23	0,16
TSHUI (m)	6,98 ± 0,20	6,77 ± 0,36	6,77 ± 0,22	6,88 ± 0,40	6,78 ± 0,30	0,67
IDA-TSHU (%)	2,42 ± 1,30	2,40 ± 1,46	2,21 ± 0,65	2,73 ± 1,19	2,69 ± 1,92	0,86

Tabla 89. CMJ: salto con contramovimiento; m: metros; SHUD: Salto horizontal unipodal con lado derecho; SHUI: Salto horizontal unipodal lado izquierdo; m: metros; IDA-SHU: Índice de asimetría en el salto horizontal unipodal; TSHUD: Triple salto horizontal unipodal derecha; TSHUI: Triple salto horizontal unipodal izquierda; IDA-TSHU: Índice de asimetría en el triple salto horizontal unipodal. Adaptado de Gómez y otros (2020) [290].

- Myers y otros (2014) [283] plantearon como objetivo proporcionar **valores de referencia en diferentes pruebas de salto en jugadores sanos de fútbol y de baloncesto** (sin antecedentes de lesión de cadera, rodilla y tobillo), **en etapa universitaria y de educación secundaria.** Participaron un total de 372 deportistas, los cuales 200 y 172 eran jugadores y jugadoras de fútbol y baloncesto, respectivamente. El análisis de los datos reveló que los deportistas masculinos, independientemente del nivel (universitario y de escuela secundaria), obtuvieron un rendimiento mayor que las deportistas femeninas en todas las pruebas de salto, tanto en la extremidad inferior dominante como no dominante (p<0,005). Así mismo, los deportistas universitarios obtuvieron un rendimiento mayor que los deportistas de escuela secundaria tanto en la extremidad inferior dominante como en la no dominante (p<0,005) en todas las pruebas de salto, siendo así en toda la muestra y para ambos sexos. Los jugadores masculinos de baloncesto obtuvieron un rendimiento significativamente mayor que los jugadores masculinos de fútbol en todas las pruebas (p<0,001). En las jugadoras, no se encontraron diferencias estadísticamente significativas entre jugadoras de baloncesto y de fútbol en los 4 tipos de salto analizados. Respecto al nivel de competición de las deportistas femeninas, no se encontraron diferencias estadísticamente significativas entre ambos deportes ni en ningún tipo de salto. Sobre la base de estos resultados, **el rendimiento de estas pruebas de salto debería de ser evaluadas en función de los datos normativos que son específicos del sexo.** En la Tabla 90 que aparece a continuación, los autores de este estudio proponen datos de referencia para cada tipo de salto, los cuales fueron determinados combinando los datos de la extremidad inferior dominante y no dominante de cada grupo [283].

Valores de referencia en diferentes pruebas de salto horizontal en función del sexo y nivel competitivo. Media ± DE		
Prueba	**Jugadores universitarios** Edad: 15 (14,18)	**Jugadoras universitarias** Edad: 15 (14,18)
SHU (cm)	192 ± 20	149 ± 17
6 m timed hop (s)	1,74 ± 0,21	2,13 ± 0,20
TSHU (cm)	632 ± 72	470 ± 53
TSHUC (cm)	570 ± 75	406 ± 54
Prueba	**Jugadores de escuela secundaria** Edad: 19 (18,24)	**Jugadoras de escuela secundaria** Edad: 19 (18,22)
SHU (cm)	181 ± 20	129 ± 18
6 m timed hop (s)	1,91 ± 0,23	2,25 ± 0,24
TSHU (cm)	583 ± 72	428 ± 54
TSHUC (cm)	522 ± 77	375 ± 60

Tabla 90. La edad se muestra con valores medios con su rango. Los valores de salto están expresados con la media y la desviación estándar. SHU: Salto horizontal unipodal; TSHU: Triple salto horizontal unipodal; TSHUC: Triple salto horizontal unipodal cruzado. s: segundos; cm: centímetros; m: metros. Adaptado de Myers y otros (2014) [283].

- Munro y otros (2011) [54] estudiaron los **efectos del aprendizaje utilizando un diseño de medidas repetidas para un mismo grupo** en una batería de saltos horizontales: SHU, TSHU, TSHUC y el *6-m timed hop.* Los participantes del estudio fueron **deportistas universitarios sanos** (11 mujeres y 11 hombres de 22,3 ± 3,7 y 22,8 ± 3,1 años respectivamente) que realizaban actividad física 3 veces por semana, **incluyendo también a deportistas recreacionales y practicantes de deportes competitivos.** Los sujetos realizaron 6 intentos en cada tipo de salto, registrando los datos obtenidos en todos ellos normalizados por la longitud de la extremidad inferior (distancia comprendida entre la EIAS y el maléolo interno) a excepción del *6 m timed hop,* los cuales pueden ser utilizados como valores de referencia. Para el cálculo de estos datos, se dividió la distancia alcanzada (cm) entre la longitud (cm) de la extremidad inferior (Tabla 91). Los hombres mostraron niveles de rendimiento en el salto significativamente superiores a las mujeres ($p<0,05$). Los resultados mostraron que **los efectos del aprendizaje estaban presentes en todas las pruebas tanto en hombres como en mujeres**, donde las puntuaciones mejoraron en todas las pruebas a lo largo de los 6 intentos. Para el SHU las puntaciones de las pruebas se estabilizaron después de 3 intentos en todos los sujetos, mientras que las puntuaciones del TSHUC se estabilizaron después de 4 intentos para todos los sujetos. El *6-m timed hop* se estabilizó después de 4 ensayos en mujeres y después de 3 en hombres. Los autores concluyen que se deben permitir pruebas de práctica para lograr un resultado más confiable, siendo necesarias 3 pruebas de práctica para el SHU y para el TSHU; mientras que 4 pruebas serían necesarias para el TSHUC, además de que el *6-m timed hop* requiere de 3 intentos para hombres y 4 para mujeres [54].

Prueba	1	2	3	4	5	6
Valores obtenidos en 6 intentos correspondientes a 4 pruebas de salto normalizados por la longitud de la extremidad inferior. Media y ± DE						
			Número de intentos			
Mujeres (n=11)						
SHU (cm)	139,89 ± 18,08	142,28 ± 21,65	148,81 ± 17,98*	149,30 ± 19,38*	151,72 ± 22,01*	153,15 ± 18,97*†
TSHU (cm)	460,57 ± 51,75	473,57 ± 48,74	470,03 ± 44,82*	486,29 ± 40,14*	490,19 ± 44,92*	496,63 ± 42,60*†
TSHUC (cm)	436,54 ± 54,30	442,13 ± 60,59	444,83 ± 62,79	450,38 ± 52,24	463,20 ± 51,10*	463,20 ± 53,94*†§
6 m *timed hop* (s)	2,139 ± 0,156	2,141 ± 0,201	2,175 ± 0,256	2,124 ± 0,181	2,059 ± 0,168†	2,069 ± 0,183
Hombres (n=11)						
SHU	161,98 ± 27,58	171,50 ± 27,21*	176,64 ± 23,86*	179,11 ± 24,40*	181,86 ± 21,47*†	185,30 ± 18,98*†
TSHU	569,53 ± 66,86	573,80 ± 64,25	583,90 ± 68,91	577,62 ± 69,60	582,78 ± 68,44	580,79 ± 61,94
TSHUC	491,65 ± 78,76	520,20 ± 77,86*	510,70 ± 68,16	516,55 ± 69,60	531,41 ± 68,48*	543,82 ± 59,61*†§
6 m *timed hop*	1,838 ± 0,748	1,788 ± 0,175	1,746 ± 0,108	1,784 ± 0,140	1,798 ± 0,151	1,781 ± 0,128

Tabla 91. Los valores de salto están expresados con la media y la deviación estándar. SHU: salto horizontal unipodal; TSHU: triple salto horizontal unipodal; TSHUC: triple salto horizontal unipodal cruzado. s: segundos; cm: centímetros; m: metros. *Diferencias estadísticamente significativas con el 1 intento (p<0,005). †Diferencias estadísticamente significativas con el 2 intento (p<0,005). §Diferencias estadísticamente significativas con el 4 intento (p<0,005). Adaptado de Munro y otros (2011) [54].

- Haitz y otros (2014)[58] plantearon como **objetivo** de su estudio **establecer la validez y fiabilidad de una batería de pruebas de salto** en 49 atletas universitarios sanos practicantes de deportes de pista y de carrera (edad 20,4 ± 1,6). Algunas de las pruebas utilizadas en esta evaluación fueron: el SHU, TSHU y TSHUC, las cuales en la Tabla 92, aparecen recogidos los **valores** que pueden ser utilizados **de referencia**. Cabe destacar que, para la evaluación de los saltos se siguió la siguiente metodología: (1) tres intentos por cada tipo de salto seleccionando la media de todos ellos para el análisis de los datos, (2) las manos se colocaron en la cintura durante la realización de todos los saltos, (3) se exigió que al finalizar cada tipo de salto se mantuviese la posición durante 2 segundos.

Valores normativos de la batería de pruebas de salto en función del sexo y la dominancia de la extremidad inferior. Media ± DE				
Prueba	Hombres		Mujeres	
	EID	EIND	EID	EIND
SHU (cm)	184,5 ± 14,6	183,9 ± 16,5	144,1 ± 16,0	141,7 ± 16,3
TSHU (cm)	546,1 ± 58,1	542,4 ± 62,9	410,2 ± 45,2	397,9 ± 45,6
TSHUC (cm)	493,2 ± 64,9	493,2 ± 71,5	368,0 ± 49,0	367,3 ± 53,0

Tabla 92. DE: desviación estándar; EID: extremidad inferior dominante; EIND: extremidad inferior no dominante; SHU: salto horizontal unipodal; TSHU: triple salto horizontal unipodal cruzado; TSHUC: triple salto horizontal unipodal cruzado; cm: centímetros. Adaptado de Haitz y otros (2014)[58].

También se desarrolló en este estudio una encuesta de validez, enviándose las pruebas a fisioterapeutas deportivos, entrenadores y médicos de California. Respondieron 73 personas y se les pidió que evaluaran el nivel de importancia de estas pruebas como: «nada importante», «mínimamente importante», «algo importante», «importante» o «muy importante». Los participantes también informaron de la frecuencia de uso de cada prueba para evaluar a los atletas como 0 % a 10 %, 10 % a 25 %, 25 % a 40 %, 40 % a 55 %, 55 % a 70 %, 70 % a 85 %, o 85 % a 100 % del tiempo. Los autores de este estudio consideran de alta importancia las puntuaciones de «importante» o «muy importante» y el uso frecuente entre el 70 % y el 100 % del tiempo. Tal y como se ve en la Figura 156, las calificaciones de alta importancia de las pruebas fueron de 1,5 a 2 veces mayores que la frecuencia de uso. Esta discrepancia indica que dichas pruebas se consideran importantes pero subutilizadas por el personal de medicina deportiva. Parte de la razón por la que estas pruebas están infrautilizadas puede ser que no se han informado sobre la confiabilidad y los valores normativos de dichas pruebas. Por lo tanto, proporcionar datos de referencia y de confiabilidad para atletas sanos puede aumentar la frecuencia de uso de las pruebas para que coincidan mejor con su nivel de importancia percibida en la evaluación de la función de las extremidades inferiores[58].

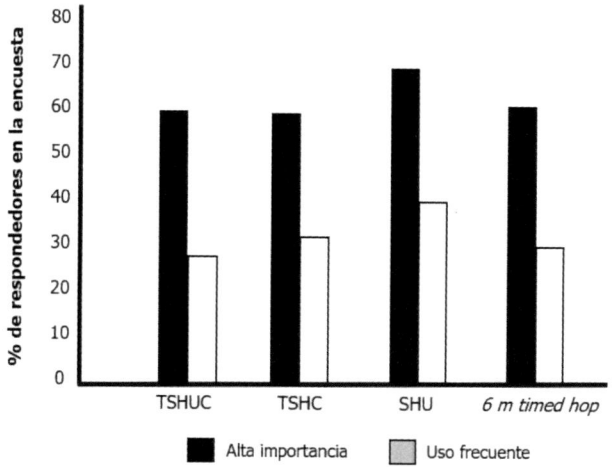

Figura 156. TSHU: triple salto horizontal unipodal; TSHUC: triple salto horizontal unipodal cruzado; SHU: salto horizontal unipodal; Adaptado de Haitz y otros (2014)[58].

Los autores de este estudio concluyen que los valores de fiabilidad test-retest y entre evaluadores de las pruebas son aceptables. Así mismo, la fiabilidad test-retest no se puede probar fácilmente en una población lesionada, ya que las mejoras en la función pueden ocurrir rápidamente debido al proceso de rehabilitación. Por otro lado, los **datos normativos** proporcionados en este estudio permiten **comparar** la **capacidad funcional** de un **atleta durante el proceso de rehabilitación con los valores de rendimiento esperados de atletas sanos y sin lesiones** [58].

- En el estudio de Kotsifaki y otros (2021) [288], los autores llegaron a la conclusión de que **una simetría en la distancia alcanzada durante el SHU puede enmascarar una asimetría en aspectos biomecánicos** (cinética y cinemática) en la fase propulsiva y de aterrizaje de la rodilla, comprobando que deportistas **después de haber sido sometidos a una intervención de LCA** (23,2 ± 3,4 años), ocurría lo siguiente (Figura 157): (1) **acentuaban el movimiento de flexión de cadera** durante el aterrizaje, aspecto que no sucede cuando se les compara con la extremidad inferior no operada o con el grupo control, (2) **reducían** el movimiento de **flexión** de la **rodilla** durante el aterrizaje, (3) **aumentaban** la **inclinación** del **tronco** en fase de aterrizaje, (3) **aterrizaban de antepié** con la extremidad lesionada para provocar menores demandas sobre la rodilla, y (4) **aumentaba la demanda biomecánica en la extremidad inferior no lesionada**, lo que podría explicar las tasas tan altas de relesiones en la rodilla sana. Los autores comentan que esto podría suceder por unas malas adaptaciones

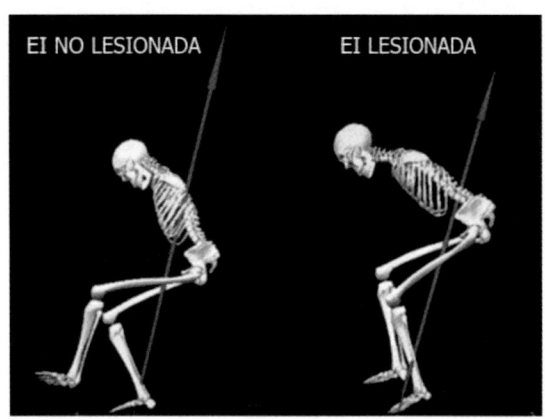

Figura 157. EI: extremidad inferior. Adaptado de Kotsifaki y otros (2021) [288].

producidas durante la fase de recuperación, en donde la extremidad inferior no afectada asumiría una mayor carga a través de mecanismos compensatorios, de ahí la importancia del trabajo unilateral. A continuación, en la Figura 158, se puede observar el trabajo realizado en la cadera, rodilla y tobillo durante la producción (fase concéntrica) y absorción (fase excéntrica) en la extremidad inferior afectada, la no afectada y el grupo control. De igual manera, se proporciona al lector un enlace para un mejor entendimiento de las estrategias utilizadas en la extremidad inferior operada vs no operada: **https://www.youtube.com/watch?v=sblifWoS1Ao.**

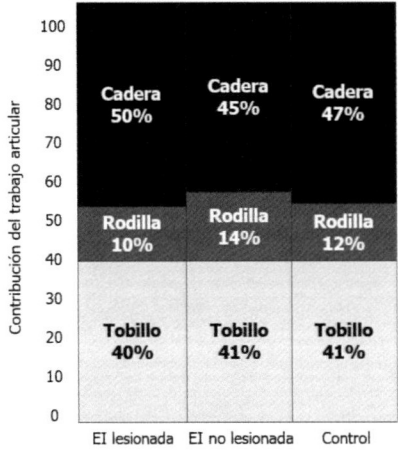
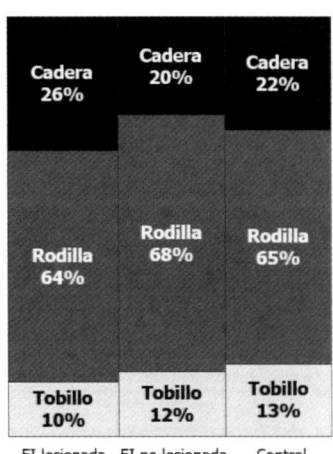

Figura 158. Adaptado de Kotsifaki y otros (2021) [288].

Estas compensaciones intramiembro descritas anteriormente no pueden ser detectadas por plataformas de fuerzas y requieren de un análisis biomecánico 3D. El problema en los entornos clínicos es que los aparatos para poder medir la cinemática de manera precisa no suelen estar presentes [48]. Es por ello por lo que el uso de algunas aplicaciones móviles ya permite analizar desde el plano sagital la contribución de la cadera, rodilla y tobillo, por lo menos pudiendo analizar el ROM empleado en cada articulación durante saltos y aterrizajes horizontales. Un ejemplo de ello se muestra en la Figura 159, en donde el autor de este libro cuantificó la contribución de la articulación de la rodilla y de la cadera de ambas extremidades en un jugador de fútbol, tras 9 meses de la reconstrucción del LCA en la rodilla derecha, utilizando la aplicación móvil gratuita *Angle Meter.* Para este análisis, se colocaron los marcadores en el trocánter mayor del fémur, en el epicóndilo lateral del fémur y en el maléolo externo, puntos de referencia que suelen ser utilizados en la literatura para el análisis cualitativo de este tipo de acciones [176].

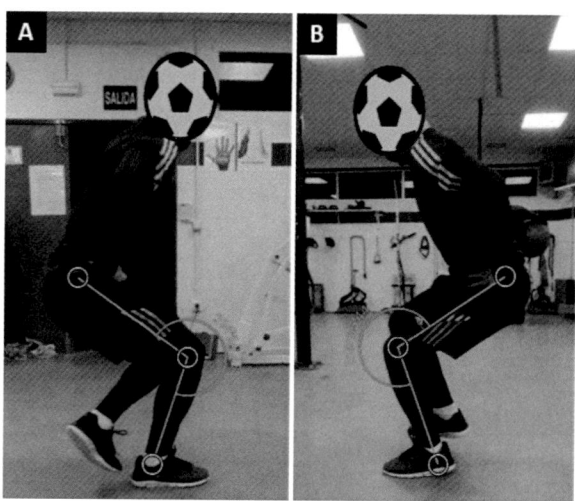

Figura 159. Prueba de SHU en un jugador de fútbol tras 9 meses de la reconstrucción del LCA en la rodilla derecha. (A) Aterrizaje con el pie derecho y (B), aterrizaje con el pie izquierdo. SHU: salto horizontal unipodal. Elaboración propia.

- Siguiendo con las discrepancias en la participación de las tres grandes articulaciones del miembro inferior, Kotsifaki y otros (2021) [287] analizaron las diferencias biomecánicas **cuando se comparó el SHU y el CMJ unipodal en sujetos adultos activos** (28,9±3,6) donde se concluye lo siguiente: (1) en el SHU, la rodilla contribuye poco en la fase propulsiva, siendo este tipo de salto un **indicativo de la función total de la extremidad inferior y no del rendimiento particular de una articulación** (rodilla, cadera o tobillo). Además, la distancia alcanzada supone un reflejo del rendimiento de la cadera y del tobillo principalmente. Y (2) en el **CMJ unipodal**, las tres grandes articulaciones contribuyen más o menos por igual en la fase propulsiva. Por tanto, utilizar este tipo de salto puede ser **más sensible a la hora de detectar asimetrías en la extremidad inferior que con el SHU.**
- Welling y otros (2018) [176] también realizaron un **análisis cualitativo del SHU en hombres y mujeres deportistas, comparando la extremidad inferior operada en relación con la no operada.** A la gran mayoría de los sujetos se les aplicó una plastia de TI. En análisis llevado a estudio fue entre los 6 y 8 meses tras la operación y todos tenían una lesión primaria de LCA sin afectación meniscal severa ni cartilaginosa. Para dicho análisis cualitativo, se colocaron marcadores en: trocánter mayor, epicóndilo lateral del fémur y el maléolo lateral y en el centro de la rótula (Figura 160) para analizar a través del vídeo las siguientes variables: (1) ángulo de

flexión de la rodilla: ángulo entre el trocánter mayor, epicóndilo lateral del fémur y el maléolo lateral de la extremidad a evaluar, (2) flexión de la rodilla en el contacto inicial: calculada en el momento del contacto del pie con el suelo, (3) pico de flexión de la rodilla alcanzado durante el aterrizaje: máximo ángulo de flexión durante el aterrizaje, y (4) valgo de la rodilla: movimiento del centro de la rótula entre, el valgo de la rodilla en el momento del contacto inicial y el máximo valgo de la rodilla alcanzado. El cálculo de ROM de la rodilla se obtuvo a través de la diferencia entre la flexión de rodilla en el contacto inicial y el pico de flexión de la rodilla utilizando la media de tres saltos para su análisis. Los resultados de este estudio indicaron que:

- Los sujetos masculinos obtuvieron menos flexión de rodilla durante el contacto inicial, pico de flexión de rodilla y ROM de flexión en la extremidad lesionada comparada con la no lesionada siendo todas estas variables estadísticamente significativas (p<0,05) [176].

- Los sujetos femeninos obtuvieron menos pico de flexión de la rodilla y ROM de flexión en la extremidad inferior lesionada en comparación con la no lesionada, siendo todas estas variables estadísticamente significativas (p<0,05) [176].

- De los **deportistas que obtuvieron un porcentaje de simetría >90 %** en la distancia alcanzada **en el SHU,** se observaron **alteraciones en el patrón de movimiento** (aspectos cualitativos) **en el 60 % de los participantes.** Por ese motivo, **no se deberían considerar únicamente los aspectos cuantitativos para el RTP** [176].

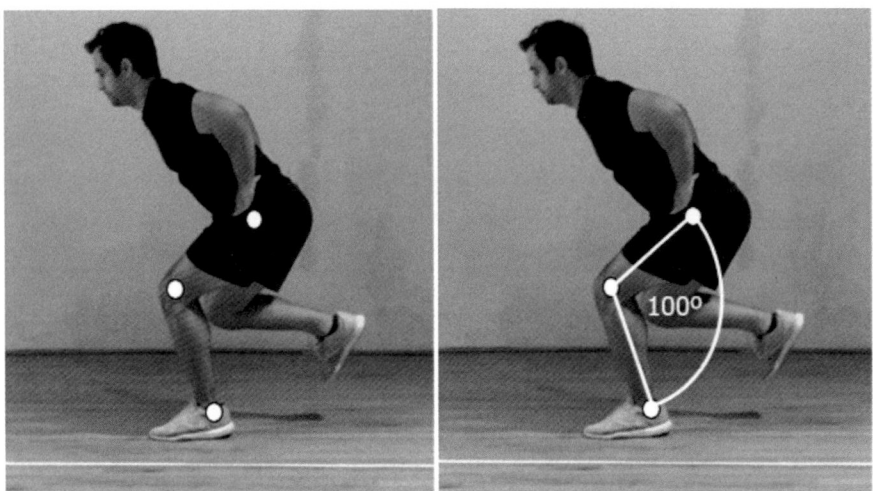

Figura 160. Ejemplo de un deportista realizando un salto horizontal unipodal donde se han utilizado marcadores para medir el ángulo de la flexión de la rodilla. Adaptado de Welling y otros (2018) [176].

- En otro estudio de Kotsifaki y otros (2021) [289], concluyeron **que la simetría alcanzada en un TSHU también podía enmascarar asimetrías en los aspectos biomecánicos,** principalmente en la fase propulsiva entre la extremidad inferior operada en comparación con la no operada y el grupo control. Se observaron las siguientes diferencias: (1) **mayor flexión de cadera, del tronco y báscula anterior de la pelvis durante el aterrizaje con la extremidad lesionada** en comparación con la otra extremidad y con el grupo control, (2) el **pico máximo de flexión de la rodilla** fue **menor** en la **extremidad operada** en relación con la no operada durante las 3 fases, (3) las **fuerzas de absorción en la rodilla fueron menores en la extremidad lesionada** que la lesionada en el segundo y el último aterrizaje, (4) la generación de **fuerza en la rodilla fue significativamente inferior en la extremidad lesionada** que en la no lesionada y que el grupo control y (5) en términos de simetría, **los atletas con una reconstrucción del LCA obtuvieron un 80 % de simetría** en lo que respecta a las fuerzas de absorción de la

rodilla durante el segundo y tercer aterrizaje. Sin embargo, en lo que respecta a la producción de fuerza, se obtuvo solo un 51 % y 66 % de simetría durante el primer y segundo salto respectivamente. A continuación, en la Figura 161, se puede observar el trabajo articular realizado y, en la Figura 162, el porcentaje del movimiento articular empleado.

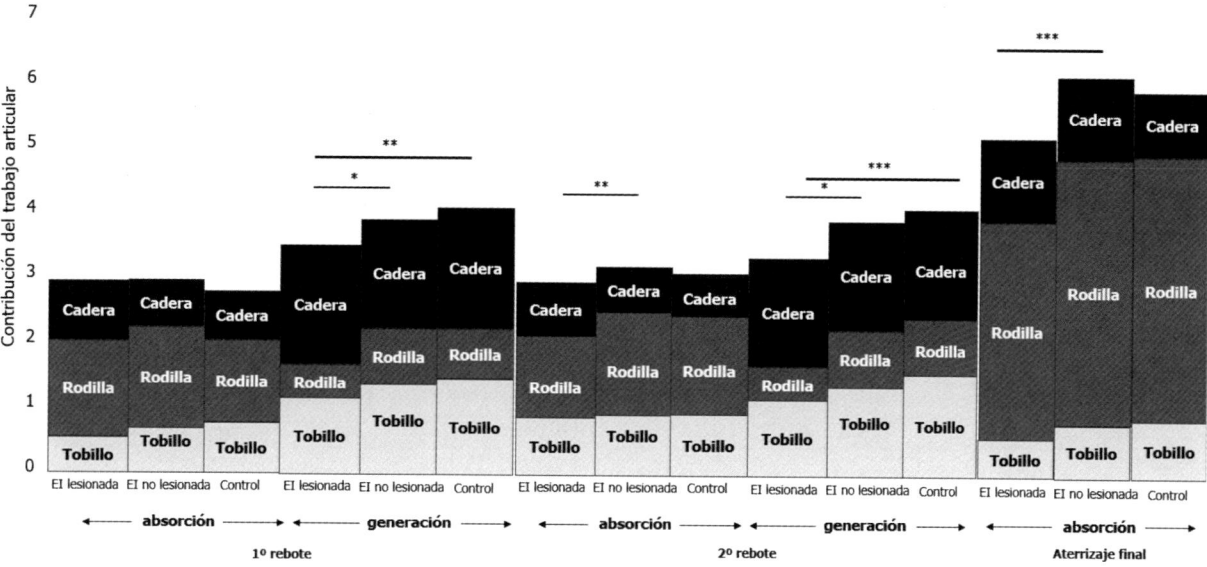

Figura 161. Trabajo realizado en cadera, rodilla y tobillo (absorción y producción de fuerza) durante las 3 fases del triple salto horizontal unipodal. *p<0.05; ** p<0,01; *** p<0,001. Adaptado de Kotsifaki y otros (2021) [289].

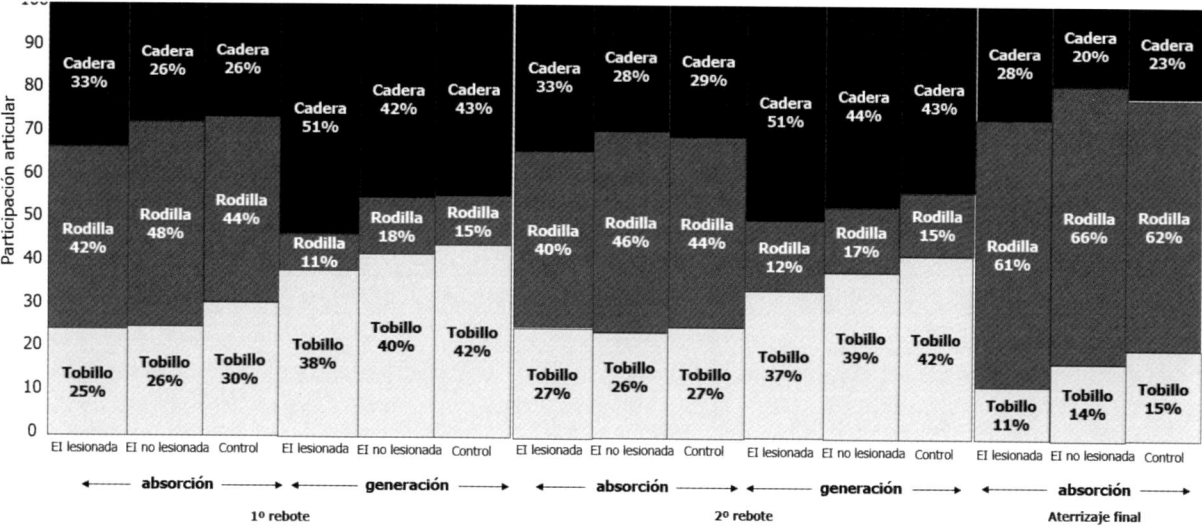

Figura 162. Participación articular en cadera, rodilla y tobillo durante las 3 fases del triple salto horizontal unipodal. Adaptado de Kotsifaki y otros (2021) [289].

Estos hallazgos guardan relación con las revisiones sistemáticas con metaanálisis de Kotsifaki y otros (2019) [291], y de Maestroni y otros (2021) [223], en la cual se concluye que **una simetría >90 % en el SHU, no indica una restauración de los aspectos biomecánicos (cinética y cinemática) puesto que existe una alta probabilidad de que aparezcan diversos mecanismos compensatorios.** Dicho de otra manera, si bien no lograr una distancia simétrica puede tener implicaciones para la rotura del injerto, **la distancia por sí sola, es insuficiente para comprender la carga que recibe la rodilla.** Las estrategias de movimiento utilizadas durante las pruebas de salto unipodales parecen ser en gran medida independientes del rendimiento, lo que sugiere que los deportistas son capaces de compensar con la extremidad involucrada para lograr una distancia de salto similar. Además, deportistas operados del LCA, tienden a defender su rodilla reconstruida provocando menos flexión de esta durante el aterrizaje, acentuando la flexión de la cadera y disminuyendo la flexión de la rodilla.

- En el estudio de Warming y otros (2021) [281], se establecen **valores de referencia en distancias alcanzadas y normalizadas por la altura** para las pruebas de: SHU, TSHU, TSHUC y el *6m time hop* (Tabla 93, 94 y 95). En el estudio participaron 521 **niños y niñas sanos** estudiantes de primaria, con edades comprendidas entre los **9 y 15 años**. Tras el análisis de los resultados los autores concluyen que, en **la prueba de SHU, los niños conforme avanzaban en edad, aumentaban sus valores normalizados por la altura**, esto quiere decir que se producen **adaptaciones neuromusculares debido a la maduración biológica.** Sin embargo, los datos del SHU en las niñas normalizados por la altura **indicaron que la altura del cuerpo iguala en gran medida el rendimiento del salto entre los grupos de edad**. Esto sugiere que un **aumento en las medidas antropométricas no necesariamente se traduce en adaptaciones neuromusculares.** Estos datos concuerdan en parte con el estudio de Holm y otros (2009) [292], en el cual se analizaron a niños y niñas de entre los 7 y 12 años donde vieron que no solo se aumentaba a nivel absoluto la distancia de salto a una pierna conforme la edad avanzaba, sino que normalizando la distancia de salto/la altura, también incrementaba.

Valores de referencia en el rendimiento del SHU a nivel absoluto y normalizados por la altura. Media ± DE						
		SHU valores absolutos (cm)			SHU valores normalizados (longitud del salto/altura)	
Edad (años)	N= 531	Mejor extremidad	Extremidad contralateral	N=453	Mejor extremidad	Extremidad contralateral
Niños						
9	30	93,6 ± 20,2	78,7 ± 21,8	30	0,67 ± 0,14	0,56 ± 0,15
10	44	99,9 ± 18,3	87,2 ± 22,5	44	0,69 ± 0,13	0,60 ± 0,16
11	36	99,4 ± 22,5	88,4 ± 20,1	36	0,65 ± 0,14	0,58 ± 0,13
12	63	117,5 ± 29,4	105,7 ± 29,1	43	0,70 ± 0,14	0,63 ± 0,14
13	25	120,8 ±22,8	111,8 ± 23,2	18	0,73 ± 0,13	0,68 ± 0,13
14	29	134,8 ± 26,1	114,5 ± 22,7	17	0,82 ± 0,15	0,70 ± 0,12
15	26	148,0 ±24,4	135,1 ± 22,3	26	0,83 ± 0,13	0,76 ± 0,13
Niñas						
9	46	89,4 ± 19,3	76,8 ± 19,5	46	0,64 ± 0,14	0,55 ± 0,14
10	35	101,1 ± 20,7	86,2 ± 21,5	35	0,70 ± 0,15	0,60 ± 0,15
11	46	92,9 ± 21,5	81,5 ± 20,0	46	0,61 ± 0,14	0,54 ± 0,14
12	65	108,6 ± 26,6	97,5 ± 26,1	48	0,63 ± 0,14	0,57 ± 0,14
13	47	109,2 ± 23,6	97,0 ± 23,7	31	0,61 ± 0,10	0,54 ± 0,12
14	24	113,5 ± 20,3	100,5 ± 19,6	18	0,72 ± 0,13	0,64 ± 0,11
15	15	109,6 ± 20,2	99,8± 18,5	15	0,66 ± 0,12	0,60 ± 0,11

Tabla 93. DE: desviación estándar; cm: centímetros; SHU: salto horizontal unipodal. Adaptado de Warming y otros (2021) [281].

Valores de referencia en el rendimiento del TSHU a nivel absoluto y normalizados por la altura. Media ± DE						
Edad (años)	N= 531	TSHU valores absolutos (cm)		N=453	TSHU valores normalizados (longitud del salto/altura)	
		Mejor extremidad	Extremidad contralateral		Mejor extremidad	Extremidad contralateral
Niños						
9	30	308,0 ± 60,6	278,0 ± 60,5	30	2,21 ± 0,41	1,99 ± 0,42
10	44	313,9 ± 50,2	289,7 ± 54,5	44	2,16 ± 0,36	2,00 ± 0,38
11	36	338,7 ± 61,1	309,6 ± 53,6	36	2,24 ± 0,41	2,04 ± 0,36
12	63	379,5 ± 84,5	351,4 ± 79,5	43	2,34 ± 0,48	2,15 ± 0,47
13	25	393,4 ± 70,4	359,7 ± 74,6	18	2,33 ± 0,42	2,10 ± 0,42
14	29	436,2 ± 74,0	391,8 ± 61,8	17	2,56 ± 0,44	2,30 ± 0,34
15	26	492,5 ± 60,9	467,5 ± 72,2	26	2,76 ± 0,37	2,62 ± 0,44
Niñas						
9	46	291,8 ± 47,0	258,2 ± 52,0	46	2,10 ± 0,34	1,85 ± 0,36
10	35	312,2 ± 64,7	288,1 ± 64,7	35	2,16 ± 0,45	1,99 ± 0,45
11	46	304,2 ± 54,6	272,8 ± 45,4	46	2,01 ± 0,36	1,80 ± 0,31
12	65	350,8 ± 73,5	317,1 ± 83,3	48	2,08 ± 0,41	1,87 ± 0,48
13	47	362,9 ± 66,2	331,0 ± 57,7	31	2,10 ± 0,38	1,91 ± 0,32
14	24	363,5 ± 50,0	332,2 ± 55,0	18	2,21 ± 0,27	2,06 ± 0,25
15	15	353,6 ± 62,5	334,5± 65,7	15	2,12 ± 0,37	2,00 ± 0,38

Tabla 94. DE: desviación estándar; cm: centímetros; TSHU: triple salto horizontal unipodal. Adaptado de Warming y otros (2021) [281].

Valores de referencia en el rendimiento del TSHUC a nivel absoluto y normalizados por la altura. Media ± DE						
Edad (años)	N= 531	TSHUC valores absolutos (cm)		N=453	TSHUC valores normalizados (longitud del salto/altura)	
		Mejor extremidad	Extremidad contralateral		Mejor extremidad	Extremidad contralateral
Niños						
9	30	248,1 ± 60,4	208,8 ± 53,9	30	1,78 ± 0,42	1,49 ± 0,36
10	44	259,6 ± 47,1	235,6 ± 51,5	44	1,79 ± 0,34	1,62 ± 0,36
11	36	273,8 ± 61,9	240,7 ± 56,0	36	1,80 ± 0,40	1,58 ± 0,36
12	63	322,4 ± 87,8	292,2 ± 99,1	43	1,97 ± 0,52	1,78 ± 0,53
13	25	345,9 ± 77,8	309,7 ± 78,8	18	2,00 ± 0,41	1,77 ± 0,38
14	29	366,8 ± 71,6	335,9 ± 60,9	17	2,12 ± 0,42	1,96 ± 0,38
15	26	427,9 ± 79,8	395,8 ± 78,9	26	2,40 ± 0,45	2,22 ± 0,44
Niñas						
9	46	228,9 ± 62,9	203,0 ± 54,1	46	1,64 ± 0,44	1,45 ± 0,38
10	35	256,3 ± 55,6	230,9 ± 55,2	35	1,77 ± 0,38	1,59 ± 0,39
11	46	251,6 ± 56,5	216,3 ± 47,3	46	1,66 ± 0,38	1,43 ± 0,32
12	65	285,4 ± 75,0	257,3 ± 73,8	48	1,72 ± 0,43	1,53 ± 0,43
13	47	298,5 ± 67,3	276,3 ± 69,8	31	1,74 ± 0,33	1,60 ± 0,38
14	24	292,5 ± 58,3	271,5 ± 50,2	18	1,81 ± 0,29	1,71 ± 0,25
15	15	277,9 ± 62,7	261,3± 62,7	15	1,67 ± 0,36	1,56 ± 0,35

Tabla 95. DE: desviación estándar; cm: centímetros; TSHUC: triple salto horizontal unipodal cruzado. Adaptado de Warming y otros (2021) [281].

- En el estudio transversal de Ohji y otros (2021) [284] investigaron la **relación entre el SHU normalizado por la altura y el IDS con el estado del RTP después de la reconstrucción del LCA**. En este estudio participaron deportistas con una media de edad de 21 años, teniendo una puntuación en la escala *Tegner* modificada de 7,8 ± 1,2. Las mediciones se realizaron tras una media de 13,5 meses desde la operación. El estado para considerar apto o no apto a los deportistas a la hora del RTP se estableció mediante una serie de preguntas, mediante las que los sujetos fueron clasificados en *Yes return to sport* (YRTS) y *No return to sport* (NRTS). Las mayores diferencias entre los grupos YRTS y NRTS se evidenciaron cuando se comparó el número de sujetos que habían alcanzado una distancia en el SHU equivalente o superior al 70 % de la altura corporal (p=0,004). En diferentes modelos de regresión logística se evidenció que un SHU por debajo del 70 % de la altura corporal se asoció a un mayor riesgo de NRTS (OR: 4,0-9,6; p=0,001). Por lo tanto, los autores concluyen que una distancia de SHU <70 % en relación con la altura del sujeto en el lado operado, se asoció negativamente con el estado del RTP. Estos resultados sugieren que incluso después de la mejora en el IDS en esta prueba de salto, puede ser importante la planificación del entrenamiento con el **objetivo de lograr una distancia del 70 % de la altura corporal para favorecer la RTS después de la reconstrucción del LCA**.

- En el estudio caso control de Kotsifaki y otros (2021) [288], **normalizaron la distancia alcanzada en la prueba de SHU con la longitud de la extremidad inferior** (distancia entre EIAS hasta el maléolo externo) en deportistas sometidos a una reconstrucción de LCA, siendo de 1,76 ± 0,14, 1,82 ± 0,16 y 1,79 ± 0,16 para la extremidad lesionada, extremidad no lesionada y grupo control, respectivamente. En otro estudio encabezado por la misma autora, se realizó lo mismo, pero con la prueba del TSHU normalizando también la distancia en deportistas sometidos a una reconstrucción de LCA, siendo de 5,1 ± 0,4, 5,2 ± 0,4 y 5,2 ± 0,5 para la extremidad lesionada, extremidad no lesionada y grupo control, respectivamente [289]. Estos saltos fueron evaluados situando las manos en la cintura y manteniendo 2 segundos la posición tras el aterrizaje en el SHU y tras el último aterrizaje en el TSHU. **Los datos anteriormente proporcionados**, relacionando la altura del sujeto con el rendimiento alcanzado en dichas pruebas, **pueden servir de referencia**, así como para establecer comparativas en el rendimiento relativo entre sujetos de acuerdo con sus características antropométricas.

A continuación, en la Tabla 96 se observa un ejemplo de la evolución del rendimiento obtenido en dos pruebas de salto horizontal en un deportista operado del LCA en la rodilla izquierda, al que se aplicó un injerto procedente de TI. Como podemos ver, a medida que pasaban las semanas de entrenamiento, tanto en el SHU como en el TSHU, el deportista mejoró sus valores en ambas extremidades a nivel absoluto y relativo (teniendo en cuenta su altura, 175 cm).

Valoración de la distancia alcanzada en dos tipos de saltos horizontales								
	SHU					TSHU		
Fecha	Izquierda cm	Derecha cm	% asimetría	Relación altura/distancia Izq. (%)	Relación altura/distancia dcha. (%)	Izquierda cm	Derecha cm	% asimetría
30/11/2023	152	163	6,75	86,8	93,14	501	519	3,47
02/11/2023	158	171	7,60	90,29	97,71	486	521	6,72
08/11/2023	164	168	2,38	93,71	96	496	534	7,12
29/11/2023	172	183	6,01	98,29	104,57	528	546	3,30
15/12/2023	169	176	3,98	96,57	100,57	555	541	2,52
13/03/2024	180	174	3,33	102,86	99,43	574	574	0,00
25/03/2024	182	178	2,03	104	101	578	574	0,69

Tabla 96. SHU: Salto horizontal unipodal; TSHU: Triple salto horizontal unipodal; izq: izquierda; dcha.: derecha. El color verde refleja un porcentaje de asimetría por debajo o igual del 10 %. Elaboración propia.

8.5.2. Saltos verticales

- A la hora de manejar e interpretar los datos obtenidos a través de los saltos, es importante tener en cuenta que las **variables cuantitativas a analizar en un CMJ pueden verse significativamente afectadas por la velocidad y profundidad del contramovimiento** [293], implicando una alteración del recorrido articular en las tres grandes articulaciones del miembro inferior (cadera, rodilla y tobillo). Esto también ha sido observado cuando se han evaluado saltos horizontales, en donde se suele observar una mayor contribución del tronco en detrimento del de la rodilla [288] [110]. Cuando se realiza un CMJ de manera rápida, variables como la fuerza media y máxima, velocidad medida, potencia media y RSI, muestran un rendimiento superior en comparación a realizarlo con una profundidad autoseleccionada. Respecto al efecto en la profundidad del contramovimiento, un CMJ más corto proporciona un rendimiento más alto en la fuerza media y máxima, la potencia media y máxima y el RSI mientras que otras variables como como la velocidad máxima y la altura del salto son mayores cuando se realiza un CMJ más amplio y con una profundidad autoseleccionada [293]. Se deben de tener en cuenta todos estos factores citados anteriormente para estandarizar y refinar la evaluación de rutina del entrenamiento y evaluación del CMJ [293] [294]. El uso del RSI para cuantificar el cambio del rendimiento en un deportista, debe usarse con precaución debido a que la variación en la profundidad del contramovimiento es un factor de confusión. Es por ello por lo que se recomienza realizar un CMJ con una profundidad autoseleccionada para evaluar el rendimiento de salto más alto de un deportista, pero **el RSI solo debe utilizarse para propuestas comparativas cuando la profundidad del contramovimiento es consistente en el mismo individuo y entre individuos** [294]. Por otro lado, el **efecto que tiene la fatiga** neuromuscular también ha sido estudiado cuando se han realizado test de saltos verticales repetidos, en donde se han observado alteraciones en la técnica de ejecución a medida que los sujetos se iban fatigando, los cuales **minimizaron la participación de las extremidades inferiores favoreciendo una mayor contribución del tronco** [295].

> *Con base en todo lo comentado anteriormente, se pone en duda el potencial que pueda tener el monitoreo de las variables obtenidas durante la evaluación de los saltos verticales, ya que estas pueden verse significativamente alteradas por el estado de fatiga y la ejecución. El autor de este libro recomienda el uso que test isométricos en los principales grupos musculares a lo largo del tiempo, puesto que la complejidad a la hora de ejecutar una acción de características isométricas no produce prácticamente alteraciones cinemáticas. El uso de saltos puede llegar a ser interesante siempre y cuando se estandarice lo máximo posible la técnica (profundidad de bajada, parada isométrica entre fase excéntrica y concéntrica, tránsito concéntrico y excéntrico más o menos pronunciado, etc.) y se lleven a cabo estas mediciones de manera rutinaria, como, por ejemplo, una o dos veces por semana. Lo que otorgará de información más fiable sobre el progreso del deportista.*

- La fórmula empleada más utilizada presente en la literatura para obtener el IDS es, $IDS = \left(\frac{\text{altura alcanzada EI operada}}{\text{altura alcanzada EI no operada}}\right) \times 100$ [285] [224] [279] [50] [48] aunque otros estudios han utilizado las siguientes, $IDS = \left(\frac{\text{máximo valor} - \text{mínimo valor}}{\text{máximo valor}}\right) \times 100$ [68], $IDS = \left(\frac{\text{altura EI izquierda} - \text{altura EI derecha}}{\text{EI derecha} + \text{EI izquierda}}\right) \times 100$ [15] o $IDS = \left(\frac{\text{altura EI no dominante}}{\text{altura EI dominante}}\right) \times 100$ [55]. Se remite al lector al apartado 1.5 **Asimetrías funcionales**, para una mejor comprensión sobre la utilización de estas fórmulas.

- Para el análisis de los datos, algunos estudios registran tres intentos obteniendo el valor medio para su posterior análisis [15] [68] [43] [55] [214] [48], otros registran el promedio de cuatro [287], y de cinco [207] intentos; mientras que en otros, utilizan el mejor dato de tres [285] [279] [219] [50] [221] [296], de dos [28] o de cinco intentos [27] [240] [26]. Así mismo, la gran mayoría de los estudios utilizan para su evaluación **plataformas de contacto** [55] [297] [27] [240] [26], las cuales, permiten extraer numerosas métricas de interés mucho más allá de la altura de salto y son **consideradas con el *Gold standard* en este tipo de mediciones**. No obstante, para la cuantificación de la altura del salto, también puede ser utilizada la aplicación móvil *My jump 2*, la cual ha sido validada científicamente proporcionando métricas interesantes además de la altura del salto, como, por ejemplo, el RSI y el tiempo de contacto [297], las cuales han mostrado ser de interés en el estudio de los déficits de fuerza tras una lesión grave de rodilla [210] [298]. A continuación, se muestra la descripción sobre la realización de estos saltos, y, se proporciona al lector un enlace con vídeos demostrativos de los mismos **https://youtu.be/1zIv3GPYN2Y**.

  - **CMJ bipodal y unipodal.** Esta prueba se tiene en cuenta a la hora de monitorizar el progreso del rendimiento neuromuscular tras una reconstrucción del LCA [30] permitiendo estimar la potencia desarrollada en el tren inferior [218]. Esta evalúa el rendimiento de un deportista, puesto que se beneficia del CEA. Los movimientos como correr y saltar, involucran acciones musculares en las que el movimiento deseado es precedido por un movimiento en la dirección opuesta. Un estiramiento previo a la realización de una acción mejora la producción de fuerza de los músculos en el movimiento posterior. Es por ello por lo que esta prueba requiere de un esfuerzo sinérgico y coordinativo de todas las articulaciones de la extremidad inferior, siendo una excelente medida del rendimiento total del mismo [43] [55]. Para la realización del CMJ bipodal, el sujeto se coloca encima de la plataforma de fuerzas de pie con los dos pies apoyados y con las manos en las caderas para limitar el balanceo de brazos y así evitar la posibilidad de que las variaciones en la coordinación confundan los resultados. Tras permanecer quieto 1-3 segundos sobre la plataforma, se indica al sujeto que descienda a una profundidad autoseleccionada para saltar lo más alto posible, dando lugar a una triple extensión en el tobillo, rodilla y cadera con el objetivo de lograr una máxima aceleración vertical y desplazamiento del centro de masas sin permitir doblar las rodillas en la fase aérea. Así mismo, se debe indicar al deportista que en el momento del aterrizaje, el tobillo deba de estar también extendido, ya que es frecuente observar a algunos deportistas aterrizar con la planta del pie [290] [68] [224] [279] [43] [55] [214] [27] [240] [26] [221] [28] [218] [48]. También se ha evaluado esta prueba permitiéndose el balanceo libre de los brazos [299]. Para la realización del CMJ unipodal, el procedimiento es igual que para el bipodal, pero comenzando de pie sobre una sola pierna teniendo el sujeto que aguantar por lo menos 2 segundos la posición final [285] [287] [298], con el matiz, de que en algunos estudios no permiten el balanceo de la pierna libre indicando que este se sitúe aproximadamente a unos 60º de flexión [68] [48].

- **Squat jump bipodal.** El deportista comienza de pie con los dos pies sobre el suelo y con las manos sobre las caderas, posteriormente se le indica que descienda a una posición aproximada de 120º de flexión de la rodilla, manteniéndola durante 4 segundos, para posteriormente indicar al sujeto que salte lo más alto posible. Es importante que el sujeto no realice ningún hundimiento adicional antes de saltar. Las rodillas y los tobillos deben de estar en extensión cuando el deportista abandone el suelo, y al igual que en el CMJ, los deportistas deben de tener el tobillo en extensión en el momento del aterrizaje [55] [56] [214]. También se ha propuesto iniciar la prueba desde una posición de 90º de flexión de rodillas, mantenida durante 2 segundos antes de saltar [27] [240] [26]. Loturco y otros (2019) [27] y Freitas y otros (2019) [240] evaluaron la potencia máxima del tren inferior a través del *Squat jump* bipodal con una carga externa utilizando una máquina *Smith* en jugadores profesionales de fútbol y rugby. Para ello, los jugadores realizaron tres repeticiones a máxima velocidad con diferentes cargas externas, comenzando por el 40 % del peso corporal. Los deportistas partieron desde un ángulo de flexión de la rodilla en el que el muslo estaba situado paralelo al suelo y cuando se les indicó, saltaron lo más alto y rápido posible sin que la barra se despegase de los hombros. Poco a poco se fue incrementando la carga en un 10 % del peso corporal hasta observar un claro descenso de la potencia media generada, calculada durante toda la fase concéntrica de cada repetición; de la potencia media propulsiva, calculada durante la fase propulsiva y definida como la porción de la fase concéntrica durante la cual la aceleración es mayor que la aceleración debida a la gravedad; y el pico de potencia, valor de potencia más alto en un instante particular (1 ms). Estas variables fueron extraídas con un transductor lineal conectado a la barra. Se permitió a los sujetos 5 minutos de descanso entre series.

- **DJ bipodal y unipodal.** Esta prueba también ha sido utilizada para monitorizar el proceso de recuperación tras una reconstrucción del LCA [30] [210] [110]. Para su realización, el deportista parte desde una posición vertical de pie con los dos pies apoyados y sobre una altura de 15 cm y con las manos sobre las caderas. Se solicita al sujeto que se deje caer (no saltar desde la plataforma elevada) y que, tras golpear el suelo con los dos pies, salte lo más alto y rápido que pueda intentando permanecer el menor tiempo posible sobre el suelo/plataforma de fuerzas [798] [56] [210]. Para la realización de la prueba de manera unipodal, el sujeto golpea el suelo y salta con una sola pierna. También se puede realizar la misma prueba partiendo desde una altura de 30 [48] o de 45 cm [26]. Se recomienda al lector acceder de nuevo al apartado **7.4.5 Intensidad y complejidad de las tareas pliométricas**, en donde se determina que altura de caída es la óptima para maximizar el rendimiento de un deportista en esta prueba.

- Estos diferentes tipos de saltos verticales pretenden evaluar cualidades diferentes de la fuerza. El *Squat jump*, tiene como objetivo evaluar la explosividad del tren inferior bajo condiciones puramente concéntricas; el CMJ, evalúa la potencia de las extremidades inferiores a través de un CEA lento, mientras que el DJ, es una medida la cual mide el comportamiento rápido de CEA. El aumento de la función de los músculos durante una contracción de tipo concéntrica a partir de un estiramiento previo se suele atribuir a: (1) un almacenamiento y reutilización de la energía elástica almacenada en el componente elástico en serie presente en la unidad músculo tendón, y (2) reflejos espinales que aumentan la estimulación muscular permitiendo una máxima activación antes del inicio de la contracción muscular. Tener **una batería de pruebas que no solo proporcione información global de la función, sino que también tenga la capacidad de discernir entre funciones puramente concéntricas y otras que evalúen el efecto del CEA, son de mayor valor pronóstico y diagnóstico para monitorizar el progreso**, permitiendo ajustar las intervenciones del entrenamiento en función de las necesidades del deportista. Esto se puede observar en el estudio transversal de Maulder y otros (2005) [55], en el cual observaron un aumento del rendimiento en la altura del salto en el DJ cuando se comparó con el CMJ unipodal, produciéndose un aumento del 12,1 % (2,3 ± 1,8 cm). La influencia del CEA, puede ser evaluada a través de la siguiente fórmula para obtener un **porcentaje de fuerza reactiva (PFR)** [55] : $\text{PFR} = \left(\frac{CMJ-SJ}{CMJ}\right) \times 100$ [55].

- En la revisión de Bishop y otros (2022) [44], los autores proporcionan un esquema con **algunas de las métricas** que la evidencia respalda para su monitoreo en lo que respecta al **rendimiento, al monitoreo de la fatiga neuromuscular y la evaluación en la recuperación de lesiones**. Así mismo, es necesario de vez en cuando evaluar estas métricas del CMJ en relación con el peso corporal, siendo este recurso utilizado en algunos estudios para permitir la comparación entre grupos [224]. La persona encargada de monitorizar las diferentes variables en sus deportistas debe ser **consistente en cómo evalúa sus datos** (de manera absoluta o relativa), **para establecer diferencias apropiadas entre diferentes cohortes de deportistas y cambios en el rendimiento a lo largo del tiempo**. En lo que respecta a las métricas estudiadas tras una lesión, variables cinéticas como el impulso excéntrico y concéntrico y la máxima fuerza de aterrizaje, las cuales aparecen abajo en la Tabla 97, ya han sido estudiadas recientemente para observar diferencias entre deportistas operados del LCA y deportistas sanos [48].

Esquema de las posibles métricas que los profesionales podrían considerar en función de lo que se desee evaluar					
Perfil de rendimiento		Fatiga neuromuscular		Regreso de una lesión	
Propósito: Evaluar asociaciones con otras medidas de rendimiento deportivo.		Propósito: Detectar cuando la fatiga neuromuscular está presente.		Propósito: Evaluar el progreso posterior a la lesión y la preparación para el regreso al deporte.	
Métrica	Qué se evalúa	Métrica	Qué se evalúa	Métrica	Qué se evalúa
Altura de salto (cm)	Desplazamiento vertical del centro de masas.	RSI modificado.	Ratio entre la altura de salto y el tiempo de contracción.	Pico de fuerza propulsiva (N)	Mayor cantidad de fuerza producida durante el ascenso.
Potencia máxima (W)	Tasa más alta de potencia registrada durante el salto.	Tiempo para despegar (s).	Duración total desde el inicio del movimiento hasta el despegue.	Fuerza máxima de aterrizaje (N)	Mayor cantidad de fuerza producida al aterrizar desde un salto.
Fuerza media propulsiva (N)	Fuerza media producida durante el ascenso.	Duración de la fase propulsiva (s).	Tiempo empleado durante el ascenso (antes del despegue).	Impulso de aterrizaje (Ns)	Producto de la fuerza y el tiempo durante el aterrizaje de un salto
Impulso propulsivo (Ns)	Producto de la fuerza y el tiempo durante el ascenso.	Tiempo hasta el pico de potencia (s).	Cantidad de tiempo hasta producir la mayor cantidad de potencia.	Asimetría (%)	Diferencias en los resultados de las métricas entre extremidades.
Las métricas de rendimiento, incluidas las anteriores, se corresponden con capacidades físicas que benefician el rendimiento deportivo, incluida la fuerza, la velocidad lineal y la capacidad para cambiar de dirección.		Las métricas basadas en el tiempo, incluidas las métricas anteriores, se corresponden con la fatiga neuromuscular aguda (inducida por la actividad física intensa).		Las métricas de desaceleración, aterrizaje y asimetría entre extremidades pueden diferenciar entre atletas con y sin lesiones.	

Tabla 97. cm: centímetros; W: vatios; N: newtons; RSI: Índice de fuerza reactiva; s: segundos. Adaptado de Bishop y otros (2022) [44].

- En el estudio longitudinal de Datson y otros (2022) [218], plantearon como objetivo **desarrollar percentiles de referencia relacionados con la edad en el CMJ bipodal en jugadoras profesionales de fútbol**. A continuación, en la Tabla 98, podemos ver **percentiles de referencia** para esta prueba en función de la edad cronológica:

Percentiles de referencia previstos en el CMJ bipodal por edad cronológica									
Edad	0,4	2	9	25	50	75	91	98	99,6
13	18,3	20,1	22,4	24,8	27,3	29,9	32,7	35,9	38,7
15	19.3	21,2	23,7	26,1	28,7	31,4	34,2	37,4	40,3
17	20,0	22,0	24,5	27,0	29,7	32,4	35,3	38,4	41,2
19	21,2	23,2	25,8	28,2	30,9	33,6	36,3	39,4	42,0
21	22,9	24,9	27,4	29,8	32,3	34,9	37,5	40,4	42,9
23	24,7	26,7	29,2	31,6	34,1	36,6	39,2	42,0	44,4
25	25,7	27,8	30,4	32,8	35,3	37,9	40,5	43,3	45,7
27	25,0	27,1	29,7	32,2	34,7	37,3	39,9	42,7	45,2
29	23,6	25,7	28,4	30,8	33,4	36,0	38,7	41,5	43,9

Tabla 98. Adaptado de Datson y otros (2022) [218].

Con el fin de proporcionar un mejor entendimiento de cara al lector, vemos que el percentil 25 es igual a 28,2 cm en jugadoras de 19 años. Eso quiere decir que el 25 % de las jugadoras de 19 años tiene un rendimiento por debajo de los 28,2 cm en la prueba. Dicho de otra manera, el 75 % de las jugadoras de 19 años tiene un rendimiento superior de 25,8 cm en la prueba. Siguiendo con otro ejemplo, vemos que el percentil 98 es igual a 43,3 cm en jugadoras de 25 años. Eso quiere decir que el 98 % de las jugadoras de 25 años tiene un rendimiento por debajo de 43,3 cm en la prueba, o, dicho de otra manera, el 2 % de las jugadoras de 25 años, tiene un rendimiento superior de 43,3 m en la prueba [218].

- Kotsifaki y otros (2023) [48] estudiaron **qué métricas analizadas en el CMJ unipodal con una plataforma de fuerzas eran capaces de identificar diferencias entre individuos sometidos a una reconstrucción del LCA (24 ± 6 años) y sujetos sanos**. En ambos grupos, los participantes eran deportistas profesionales y recreacionales. Para la reconstrucción del LCA, se aplicaron autoinjertos de HTH y de TI, siendo este último el más utilizado. Las pruebas de salto vertical analizadas, las cuales fueron realizadas dos semanas después del RTP, fueron: CMJ y DJ, ambos de manera bipodal y unipodal. Se indicó a los participantes que para la realización del CMJ debían de situar las manos en sus respectivas caderas. La altura utilizada para el DJ fue de 30 cm. Los resultados de este estudio indicaron que en la prueba de CMJ bipodal, hubo diferencias estadísticamente significativas en la simetría entre extremidades durante la fase concéntrica (p<0,001) y el pico de fuerza excéntrica (p<0,001) entre ambos grupos. En la prueba de CMJ unipodal, también hubo diferencias estadísticamente significativas en la simetría entre extremidades durante la fase concéntrica (p<0,001) pero no en el pico de fuerza excéntrica, cuando se compararon ambos grupos. En la prueba de DJ bipodal, hubo diferencias estadísticamente significativas en la simetría entre extremidades en el impulso concéntrico (p<0,001) y en el pico fuerza excéntrica (0,023) cuando se compararon los grupos. En términos de rendimiento, también hubo diferencias significativas en el RSI entre sujetos con lesión del LCA y el grupo control y no en la altura de salto. En la prueba de DJ unipodal, hubo diferencias estadísticamente significativas en la simetría entre miembros cuando se analizó el impulso excéntrico y concéntrico entre grupos. En lo que respecta al RSI de esta prueba y la altura de salto, hubo diferencias entre grupos. Los autores de este estudio señalan la importancia tan valiosa que proporcionan las métricas analizadas durante el salto vertical sobre el estado del deportista en el momento del RTP tras una reconstrucción del LCA. Además de restaurar las simetrías en las métricas que se mostraron alteradas, **los deportistas deben de restaurar las métricas de rendimiento absolutas como la altura de salto, el RSI y el tiempo de contacto** [48]. A continuación, en la Tabla 99, se muestran métricas obtenidas en ambos grupos que pueden ser utilizadas de referencia:

Métricas de rendimiento en función del nivel en deportistas sanos en el momento del RTP. Media ± DE				
CMJ bipodal	**Deportistas recreacionales (con lesión LCA)**	**Deportistas profesionales (con lesión LCA)**	**Deportistas profesionales**	
Altura de salto (cm)	28,3 ± 6,0	33,3 ± 5,0	36,3 ± 5,4	
CMJ unipodal	**Deportistas recreacionales (EIO)**	**Deportistas recreacionales (EINO)**	**Deportistas profesionales (EIO)**	**Deportistas profesionales (EINO)**
Altura salto (cm)	10,5± 3,6	12,7± 3,4	14,2± 3,4	16,5± 3,3
DJ bipodal	**Deportistas recreacionales (con lesión LCA)**	**Deportistas profesionales (con lesión LCA)**	**Deportistas profesionales**	
Altura de salto (cm)	27,3 ± 56,7	35,9 ± 5,9	36,1 ± 5,2	
Tiempo de contacto (s)	0,37 ± 0,09	0,39 ± 0,12	0,34 ± 0,13	
RSI	0,9 ± 0,3	1,09 ± 0,3	1,38 ± 0,5	
DJ unipodal	**Deportistas recreacionales (EIO)**	**Deportistas recreacionales (EINO)**	**Deportistas profesionales (EIO)**	**Deportistas profesionales (EINO)**
Altura de salto (cm)	11,3 ± 3,9	13,7 ± 4,1	14,6 ± 3,5	17,1 ± 3,6
Tiempo de contacto (s)	0,41 ± 0,06	0,38 ± 0,02	0,41 ± 0,10	0,38 ± 0,09
RSI	0,29 ± 0,12	0,37 ± 0,14	0,38 ± 0,12	0,47 ± 0,14

Tabla 99. DE: desviación estándar. RTP: *return to play*; LCA: ligamento cruzado anterior; DJ: *drop jump*; CMJ: salto con contramovimiento; cm: centímetros; s: segundos; RSI: índice de fuerza reactiva; EIO: extremidad inferior operada; EINO: extremidad inferior no operada. Adaptado de Kotsifaki y otros (2023) [48].

- Con el fin de seguir proporcionando valores de referencia en estas pruebas, Tous-Fajardo y otros (2016) [221] analizaron el **CMJ bipodal** en 24 jugadores (17,0 ± 0,5 años) de **fútbol** pertenecientes a una **cantera profesional**. Los jugadores saltaron **35 ± 4,55 cm**. Así mismo, Carlos-Vivas y otros (2020) [28], también analizaron la altura de salto en futbolistas (18,3 ± 2,1 años), obteniendo una altura de salto de **36,15 ± 5,2 cm**. En ambos estudios, los sujetos descendieron a una profundidad autoseleccionada previa al salto y realizaron dos intentos máximos seleccionado en mejor valor. Gómez y otros (2020) [290] plantearon como objetivo **establecer valores de referencia en futbolistas** (23,3 ± 4,3 años) **semiprofesionales sin encontrar diferencias estadísticamente significativas en función de su demarcación** (Tabla 100). Se debe tener en cuenta que en la metodología no se detalla al completo el procedimiento de medición, por tanto, se debe tener cuidado si se desea comparar estos datos con los de otros estudios (si había balanceo de brazos o no, número de intentos por prueba, etc.).

Datos normativos en función de la demarcación. Media ± DE						
Prueba	Porteros	Defensas	Centrocampistas	Extremos	Delanteros	Valor de p
CMJ (cm)	43,16 ±3,24	39,31 ±4,30	38,41 ± 4,09	40,61 ± 3,42	41 ±4,93	0,24

Tabla 100. DE: desviación estándar; CMJ: salto con contramovimiento; cm: centímetros. Adaptado de Gómez y otros (2020) [290].

- Freitas y otros (2019) [240] analizaron el rendimiento del *squat jump bipodal*, del *squat jump* con carga externa y el *CMJ bipodal* en futbolistas (23,5 ± 3,8 años) y jugadores de rugby (25,4 ± 3,6 años) profesionales sanos. Dichas pruebas fueron realizadas durante la temporada competitiva. Para el CMJ bipodal, los sujetos situaron sus manos sobre las caderas, descendieron hasta una profundidad autoseleccionada y saltaron rápidamente. Para el *squat jump* bipodal, los sujetos situaron sus manos sobre las caderas y descendieron hasta una posición de 90º de flexión de rodillas mantenida durante 2 segundos antes de saltar. En ambos tipos de salto, se realizaron 5 intentos seleccionando el mejor de ellos para su análisis. Cabe señalar que, para la realización del *squat jump* con carga, se utilizó la metodología descrita anteriormente, al inicio del apartado 8.5.2 **Saltos verticales**, y el mejor valor de potencia pico alcanzada fue seleccionado para su análisis. Los datos que aparecen a continuación en la Tabla 101, pueden ser utilizados de referencia.

Rendimiento obtenido en los diferentes tipos de salto. Media y DE	
Squat jump bipodal (cm)	42,8 ± 4,2
CMJ bipodal (cm)	43,5 ± 4,5
Potencia pico en el *squat jump* con carga (W/kg)	23,2 ± 3,2

Tabla 101. DE: desviación estándar; cm: centímetros; CMJ: salto con contramovimiento; w: vatios; kg: kilos. Adaptado de Freitas y otros (2019) [240].

- Roso-Moliner y otros (2023) [296] evaluaron el salto con el CMJ bipodal y unipodal en jugadoras profesionales sanas de fútbol (23,24 ± 4 años). Se dividió la muestra en dos grupos, donde uno de ellos, el experimental, realizó un entrenamiento neuromuscular, el cual consistió en ejercicios de estiramientos dinámicos, saltos laterales, ejercicios de equilibrio, ejercicios de fuerza como las sentadillas y las zancadas, trabajo de core y CDD. El grupo control, siguió con su rutina habitual de entrenamientos. A continuación, en la Tabla 102, se presentan los datos obtenidos de ambos grupos, previos y posteriores a la intervención.

Rendimiento alcanzado en la prueba de CMJ en ambos grupos. Media ± DE				
	Grupo control		Grupo experimental	
Variables (cm)	Pre intervención	Post intervención	Pre intervención	Post intervención
CMJ	28,23 ± 2,09	28,25 ± 2,16	27,19 ± 10,34	27,73 ± 10,34
CMJ D	13,86 ± 1,63	13,82 ± 1,66	13,17 ± 10,34	13,67 ± 10,12
CMJ I	13,85 ± 1,21	13,81 ± 1,20	13,15 ± 10,34	4,48 ± 10,34
% ASI	5,61 ± 4,97	5,50 ± 4,98	5,22 ± 10,34	5,09 ± 10,34

Tabla 102. cm: centímetros; CMJ: salto con contramovimiento; D: derecha; I: izquierda. DE: desviación estándar. Adaptado de Moliner Roso y otros (2023) [296].

- En el estudio transversal de Ceroni y otros (2012) [43], los autores plantearon como objetivo **cuantificar las diferencias en el rendimiento entre extremidades en adolescentes sanos durante la prueba de CMJ unipodal y estudiar cualquier diferencia en función del sexo.** Participaron 106 hombres y 117 mujeres adolescentes con 13,68 ± 1,87 y 13,33 ± 1,93 años respectivamente, los cuales eran practicantes de deportes recreativos y no entrenaban >10 h semanales. Esta restricción se consideró importante, puesto que cualquier actividad deportiva regular que requiere de un dominio lateral, puede promover una asimetría en el rendimiento de las extremidades inferiores. En lo que respecta a la metodología de medición, los autores no indican si, tras el aterrizaje, el sujeto debía de permanecer en apoyo unipodal de manera estable, consideración que puede alterar el resultado final. Las manos permanecieron en la cintura durante la realización de la prueba. En la Tabla 103 se puede observar, como **no hubo diferencias estadísticamente significativas entre la extremidad inferior dominante y la no dominante en las chicas en las variables pico de fuerza vertical y en la máxima potencia muscular, cosa que sí que ocurrió en los chicos** (p<0,05). Utilizando la extremidad inferior dominante como predictor del rendimiento en el CMJ unipodal, ocurrió en un 51,9 % de las chicas y solo en un 35,9 % en los chicos. Sin embargo, cuando se estableció la extremidad inferior eficiente, como aquella que produjo un rendimiento superior, y la extremidad inferior menos eficiente, como aquella que produjo un rendimiento inferior, los resultados entre extremidades mostraron una diferencia significativa en ambas variables tanto en las chicas como en los chicos (p<0,005). Se recomienda al lector acudir de nuevo al apartado **1.5 Asimetrías funcionales** si necesita recordar algunos conceptos citados anteriormente.

Rendimiento en el CMJ unipodal en niños y niñas adolescentes Media ± DE		
	Variables	
Niñas adolescentes	**PFV (N/kg)**	**MPM (W/kg)**
EID	10,04 ± 2,05	9,68 ± 2,32
EIND	10,02 ± 2,20	9,49 ± 2,54
Valor p	0,797	0,1758
Diferencia (%)	0,2	0,2
EIE	10,50 ± 2,14	9,96 ± 2,50
EIME	9,56 ± 2,01	9,49 ± 2,54
Valor de p	<0,001*	<0,001*
Diferencia (%)	8,85	7,6
Niños adolescentes	**PFV (N/kg)**	**MPM (W/kg)**
EID	9,12 ± 2,04	10,44 ± 2,56
EIND	9,48 ± 2,01	10,96 ± 2,67
Valor p	0,003*	0,003*
Diferencia (%)	3,8	4,7
EIE	9,73 ± 2,11	11,17 ± 2,72
EIME	8,87 ± 1,95	10,22 ± 2,44
Valor de p	<0,001*	<0,001*
Diferencia (%)	8,8	8,5

Tabla 103. DE: desviación estándar. CMJ: salto con contramovimiento; EID: extremidad inferior dominante; EIND: extremidad inferior no dominante; EIE: extremidad inferior eficiente; EIME: extremidad inferior menos eficiente. PFV: pico de fuerza vertical; N: newtons, Kg: kilogramos; MPM: máxima

potencia muscular; W: potencia. *Diferencias estadísticamente significativas (p<0,005). Adaptado de Ceroni y otros (2012) [43].

A continuación, en la Tabla 104, se muestra el **nivel de rendimiento alcanzado en la prueba de CMJ unipodal entre sexos.** Las niñas mostraron una producción de fuerza relativa significativamente superior en ambas extremidades en comparación a los niños, sin embargo, estos lo hicieron en la variable de potencia relativa (p<0,005). Estos datos pueden ser utilizados como **valores de referencia** en este tipo de población a la hora de monitorizar el proceso de RTP [43]. Cabe señalar que estos datos deben de tomarse con cautela, puesto que en el estudio no hacen referencia a si se tuvo en cuenta el pico de maduración en la etapa adolescente, criterio que podría alterar significativamente el resultado del rendimiento obtenido en salto.

Comparación del rendimiento en la prueba de CMJ unipodal entre niños y niñas. Media ± DE			
Variable	Niños adolescentes	Niñas adolescentes	Valor p
PFV (N/kg)	9,73 ± 2,11	10,05 ± 2,14	0,0092*
MPM (W/kg)	11,17 ± 2,72	9,96 ± 2,50	0,004*

Tabla 104. DE: desviación estándar. PFV: pico de fuerza vertical; N: newtons, Kg: kilogramos; MPM: máxima potencia muscular; W: potencia. *Diferencias estadísticamente significativas (p<0,005). Adaptado de Ceroni y otros (2012) [43].

- En el estudio transversal de Šarabon y otros (2020) [68] realizado en 268 jóvenes varones deportistas sanos practicantes de baloncesto (n=101, 16,8 ± 1,2 años), fútbol 8 (n= 113, 16,7 ± 1,2 años) y tenis (n= 54, 16,2 ± 2,8 años), se aportan datos del **CMJ bipodal y unipodal, evaluados con una plataforma de fuerzas.** Se realizaron 3 intentos de manera bilateral y otros 3 con cada extremidad permitiendo 30 segundos de descanso entre intentos, utilizando la media de los 3 para el análisis. A continuación, en la Tabla 105 aparecen los **datos** que pueden ser tomados de **referencia:**

Resultados obtenidos en función del deporte. Media ± DE				
Prueba	Variable estudiada	Baloncesto	Fútbol	Tenis
CMJ-B	FI-EID (Ns/kg)	1,21 ± 011	1,24 ±0,11	1,20 ± 0,13
	FI-EIND (Ns/kg)	1,22 ± 0,12	1,21 ±0,11	1,21 ± 0,16
CMJ-U	Altura EID (cm)	16,08 ± 3,31	16,77 ± 3,38	15,90 ± 3,91
	Altura EIND (cm)	15,61 ± 2,84	16,74 ± 3,65	15,51 ± 3,71
	Potencia EID (W/kg)	16,12 ± 2,43	16,60 ± 2,21	16,02 ± 2,81
	Potencia EIND (W/kg)	16,02 ± 2,37	16,47 ± 2,42	16,19 ± 2,84
	FI-EID (Ns/kg)	1,68 ± 25,0	1,74 ± 0,19	1,68 ± 0,25
	FI-EIND (Ns/kg)	1,69 ± 0,18	1,71 ±0,20	1,71 ± 0,27

Tabla 105. DE: Desviación estándar; CMJ-B: salto con contramovimiento bipodal; CMJ-U: salto con contramovimiento unipodal; FI-EID: Fuerza de impulso en la extremidad inferior dominante; FI-EIND: Fuerza de impulso en la extremidad inferior no dominante. Ns: Newtons por segundo; kg: kilogramos; cm: centímetros; EID: Extremidad inferior dominante; EIND: Extremidad inferior no dominante; W: vatios. Adaptado de Šarabon y otros (2020) [68].

- Pauole y otros (2000) [299] realizaron un estudio en mujeres (22,4 ± 3,9 años) y hombres (22,3 ± 4,0 años) deportistas en edad universitaria, en el cual establecieron **datos de referencia en el CMJ bipodal en función del nivel de práctica deportiva**, la cual fue clasificada en los siguientes grupos: (G1) nivel de baja participación: realización de ejercicio menos de 3 días la semana, menos de 30 minutos por día y sin competir en deportes organizados; (G2) deporte recreacional: realización de ejercicio al menos 3 días por semana con una duración de 30 minutos o más; y (G3) atletas universitarios: realización de entrenamientos al menos 5 días a la semana con una duración de 1 hora o más por sesión y compitiendo en eventos deportivos. Cabe destacar que durante la realización de dicha prueba se permitió el balanceo libre de brazos. Las puntuaciones alcanzadas por los hombres fueron significativamente más altas (p<0,005) y el G3 obtuvo la mejor puntuación (Tabla 106).

Puntuaciones del CMJ bipodal. Media ± DE		
Grupo	Número de sujetos	CMJ bipodal (cm)
Mujeres deportistas		
Nivel bajo (G1)	44	35,90 ± 9,24
Deporte recreacional (G2)	52	39,00 ± 7,83
Atletas universitarios (G3)	56	46,30 ± 8,74*†
Hombres deportistas		
Nivel bajo (G1)	47	52,74 ± 12,75
Deporte recreacional (G2)	58	62,07 ± 11,82
Atletas universitarios (G3)	47	63,34 ± 11,17*†

Tabla 106. CMJ: Salto con contramovimiento. DE: Desviación estándar. G: Grupo; cm: centímetros. *Diferencias estadísticamente significativas del G2 y del G3 con el G1 (p<0,05). † G2 y G3 son significativamente diferentes entre sí (p<0,05). Adaptado de Pauole y otros (2000) [299].

- En el estudio experimental de Buccheit y otros (2008) [219], realizado en **jugadores adolescentes de balonmano** (15,6 ± 0,8 años) **sanos bien entrenados**, evaluaron el CMJ bipodal realizando tres intentos y seleccionado el mejor dato para su análisis. La altura de salto alcanzada previa a un protocolo de entrenamiento de *sprints* repetidos fue de **46,5 ± 4,2, y de 49 ± 3** al finalizar el mismo, habiendo diferencias estadísticamente significativas (p<0,05). Por otro lado, Ferrari-bravo y otros (2008) [214] analizaron el CMJ y el SJ en **jugadores de fútbol** (17,3 ± 0,6 años) pertenecientes a una cantera de fútbol profesional, antes y después de un protocolo de entrenamiento de *sprints* repetidos. Se seleccionó la media de tres intentos para el análisis de los datos. A continuación, los datos de la Tabla 107, pueden ser utilizados de referencia.

Variables del CMJ y SJ bipodal, analizadas antes y después de un protocolo de entrenamiento de *sprints* repetidos. Media ± DE		
Prueba	Antes	Después
CMJ bipodal (cm)	47,3 ± 3,65	47,1 ± 3,4
CMJ bipodal potencia pico (W/kg)	54,2 ± 4,8	54,7 ± 4,8
SJ bipodal (cm)	41,3 ± 4,75	41,7 ± 3,3
SJ bipodal potencia pico (W/kg)	52,5 ± 5,2	53,5 ± 4,3

Tabla 107. DE: desviación estándar; W: potencia; kg: kilos; cm: centímetros. Adaptado de Ferrari-Bravo y otros (2008) [214].

- En el estudio transversal de Hart y otros (2019) [15] plantearon como objetivo **comparar el rendimiento del CMJ bilateral y las asimetrías entre miembros de las GRF verticales en jugadores profesionales de fútbol (19 ± 2,3 años) con y sin lesión previa.** En los jugadores que habían sufrido lesiones en las extremidades inferiores en los 12 meses anteriores del inicio del estudio, se documentaron aquellas en las que el jugador volvió a entrenar y a competir tras un periodo de inactividad >28 días (lesiones severas). Cabe destacar que, para el análisis de las asimetrías, en este estudio se optó por la siguiente fórmula para poder comparar los datos con otros estudios y hacer más significativa la interpretación: $IDS = \left(\frac{EI\ izquierda - EI\ derecha}{EI\ izquierda + EI\ derecha}\right) \times 100$. Las **áreas** donde se registraron **más lesiones fueron en la rodilla y en el tobillo**, siendo los **esguinces** y problemas **cartilaginosos los principales tipos de lesión.** Tal y como se muestra en la Tabla 108, los **jugadores previamente lesionados, mostraron una asimetría significativamente mayor en todas las variables de las fases concéntricas y excéntricas** (p<0,05) con la excepción del impulso decelerativo en la fase excéntrica (p>0,05), **en comparación con los jugadores que no se habían lesionado. No hubo diferencias estadísticamente significativas en el rendimiento de salto** entre los dos grupos (p>0,05) cuando se analizaron variables de rendimiento como: la altura del salto, tiempo de contracción, potencia pico, ratio de fuerza excéntrica: concéntrica. **Los datos de los sujetos que no se lesionaron, pueden ser utilizados de referencia** (Tabla 109).

Variables de asimetría en el CMJ bipodal estudiadas. Media ± DE			
Variable	Estado	Asimetría (%)	ES
IC a 100 ms	Previamente lesionado	10,85 ± 5,85*	0,99
	No lesionado	5,73 ± 4,33	
IC	Previamente lesionado	7,34 ± 3,62*	1,01
	No lesionado	4,06 ± 2,82	
PFC	Previamente lesionado	8,23 ± 4,80*	1,35
	No lesionado	3,17 ± 2,28	
RF EXC:CON	Previamente lesionado	10,91 ± 6,86*	0,87
	No lesionado	5,45 ± 5,62	
RFD en la DC	Previamente lesionado	20,52 ± 10,64*	1,05
	No lesionado	10,52 ± 8,24	
IEC	Previamente lesionado	12,60 ± 8,59	0,33
	No lesionado	9,66 ±6,24	
PFE	Previamente lesionado	11,98 ± 7,51*	0,73
	No lesionado	7,38 ± 4,81	
FV0	Previamente lesionado	11,93 ±7,45*	0,73
	No lesionado	7,34 ±4,89	

Tabla 108. DE: desviación estándar; IC: impulso concéntrico; ms: milisegundos; PFC: pico de fuerza concéntrica; RFEXC:CON: ratio de fuerza excéntrica:concéntrica; RFD: tasa de desarrollo de la fuerza; DC: deceleración excéntrica; IEC: impulso excéntrico decelererativo; PFE: pico de fuerza excéntrico; FV0: fuerza a velocidad cero; ES: tamaño del efecto. *Diferencias estadísticamente significativas entre grupos (p<0,05). Adaptado de Hart y otros (2019) [15].

Variables del CMJ bipodal estudiadas. Media ± DE		
Variable de rendimiento	Estado	Asimetría (%)
Altura de salto (cm)	Previamente lesionado	33,9 ± 4,7
	No lesionado	34,9 ± 3,6
PP/PC	Previamente lesionado	50,5 ± 6,1
	No lesionado	51,7 ± 5,2
RF EXC:CON	Previamente lesionado	51,1 ± 3,7
	No lesionado	50,2 ± 3,3
Tiempo para despegar (s)	Previamente lesionado	0,63 ± 0,08
	No lesionado	0,67 ± 0,09

Tabla 109. DE: desviación estándar; PP: potencia pico; PC: peso corporal; cm: centímetros; s: segundos; RF EXC:CON: ratio de fuerza excéntrica: concéntrica. Adaptado de Hart y otros (2019) [15].

Los autores señalan que, **a pesar de que todos los deportistas volvieron a jugar al fútbol de manera satisfactoria sin mostrar asimetrías en las variables comúnmente utilizadas para medir el rendimiento deportivo,** como son la altura de salto y el pico de potencia, **los jugadores lesionados sí que mostraron asimetrías en variables de la fase concéntrica y excéntrica del CMJ bipodal.** Esto guarda relación con el estudio de Ceroni y otros (2012) [43], donde los autores encontraron diferencias en el porcentaje de asimetría cuando se evaluaron diferentes métricas durante la prueba de CMJ unipodal, una relacionada con la fuerza y otra con la potencia en niños y niñas adolescentes sanos. Se registró un porcentaje de simetría <85 % en la variable pico de fuerza vertical en un 25,5 % y un 21,4 % en niñas y niños, respectivamente. Mientras que, en la variable de potencia máxima, en un 32,7 % y un 21,4 % en niñas y niños respectivamente. Es por ello por lo que, si existe la posibilidad de monitorizar más variables además de la altura de salto, deberían de registrarse para detectar aquellos jugadores con asimetrías [15].

- El *Landing Error Scoring System (LESS)* es un test que consiste en realizar un DJ seguido de un CMJ con la ayuda de la participación de los brazos. El jugador parte de una posición de pie sobre un cajón de 30 cm de altura, donde el punto de aterrizaje del sujeto, marcado por una línea en el suelo está colocado a una distancia que corresponde a la mitad de la altura del este. Se pide al deportista que salte hacia delante para que ambas extremidades despeguen simultáneamente del cajón y aterricen justo pasada la línea marcada, para posteriormente saltar de manera vertical todo lo alto que puedan (Figura 163). Esta prueba se practica hasta que el sujeto se siente cómodo y puede realizarla correctamente, normalmente tras dos intentos de familiarización. Se graba el movimiento, pudiendo utilizar cámaras situadas a 3 m del sujeto y que permitan incorporar ángulos a través de alguna aplicación, desde un plano frontal y lateral. Posteriormente, se establece un sistema de puntuación, presente en la **Tabla 20, a la cual se puede acceder a través del código QR proporcionado al inicio de este libro.** Este sistema de puntuación consta de 17 ítems con cero (sin «error») o un punto («error»), excepto los dos últimos ítems que pueden puntuarse de cero a dos puntos, sumando una puntuación total máxima de 19. Estos ítems se dividen en cuatro categorías: (1) posicionamiento de las extremidades inferiores y del tronco en el momento del contacto inicial con el suelo (ítems 1 a 6); (2) posicionamiento de los pies en el contacto inicial con el suelo (ítem 11), en el momento en que todo el pie está en contacto con el suelo (ítems 7 y 8), y entre el momento del contacto inicial y la flexión máxima de la rodilla (ítems 9 y 10); (3) movimientos de los miembros inferiores y del tronco entre el contacto inicial con el suelo y el momento de máxima flexión de rodilla (ítems 12 a 14) o el momento de máxima flexión de rodilla (ítem 15); y (4) el movimiento general en el plano sagital junto con la percepción general del evaluador en la calidad del aterrizaje (ítems 16 y 7) [285] [300].

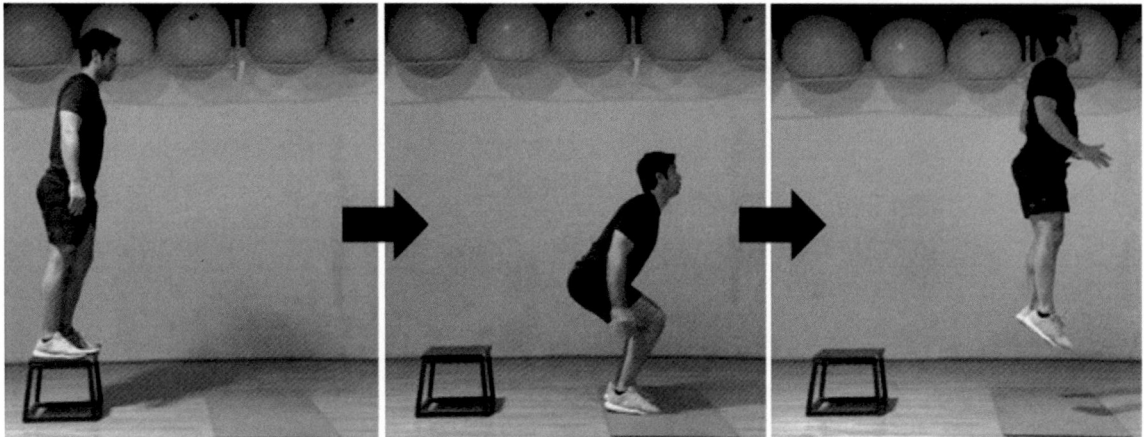

Figura 163. Adaptado de Padua y otros (2015) [301].

- Marques y otros (2023) [300] realizaron un estudio transversal cuyo objetivo fue **comparar el rendimiento obtenido entre jugadores** (19,8 ± 1,35 años) **y jugadoras** (20,77 ± 1,64 años) **profesionales de fútbol en la prueba LESS.** No se observaron diferencias estadísticamente significativas entre **hombres y mujeres**, obteniendo **puntuaciones** de 2,56 ± 1,25 y de 2,81 ± 1,64, respectivamente. Cabe destacar que las mujeres mostraron un aumento del valgo de rodilla, así como una flexión de tronco más pronunciada en comparación a los hombres. Por otro lado, Padua y otros (2015) [301], en su estudio prospectivo evaluaron a jugadores y jugadoras de fútbol pertenecientes a canteras profesionales con edades comprendidas entre los 13-15 años, con el propósito de examinar la validez de este test e identificar aquellos sujetos en riesgo de lesión. Los autores concluyen que los **deportistas con una puntuación ≥5 se sitúan en riesgo mayor de sufrir lesión del LCA que aquellos que tenían una puntuación** <5, dato que también se tiene en cuenta en otros estudios [285] [202] [211].

- Welling y otros (2020) [211], compararon los **resultados obtenidos en la prueba LESS en deportistas** *amateur* **de varios deportes de equipo** (fútbol, baloncesto, balonmano y *vollleyball*) **que volvieron a practicar su deporte con otros que no lo lograron, siendo las puntuaciones de 3,1 ± 1,4 y de 4,4 ± 2,5 respectivamente**, habiendo diferencias estadísticamente significativas (p=0,010). Las mediciones de las siguientes pruebas **fueron realizadas a los 10,1 ± 0,9 meses tras la intervención.** Esta información puede servir para tener **datos de referencia**, pero hay que tener en cuenta que el 30 % de los sujetos eran mujeres, la media de altura fue 180 cm y que los deportistas que no volvieron a jugar eran más mayores (33 vs 25 años) en relación con los que sí.

- O'Malley y otros (2018) [50] realizaron un estudio transversal, en el cual plantearon como objetivo **evaluar que medidas pueden diferenciar mejor a los deportistas intervenidos quirúrgicamente del LCA frente a controles sanos.** Así mismo, los autores también ofrecen **valores normativos para ser utilizados como criterios de regreso al RTP.** Se comparó a deportistas practicantes de deportes de pivotaje y de CDD, unos intervenidos del LCA (23,6 ± 5,8 años), en los cuales el **tiempo medio desde la operación fue de 6,6 ± 1,0 meses**, y un grupo control sano (24,1 ± 3,6 años). Se evaluó la altura de salto y la potencia total generada durante la fase propulsiva, la cual fue normalizada por el peso corporal de los participantes, a través del CMJ unipodal. La potencia generada en la cadera, rodilla y tobillo en el plano sagital fue representada como un porcentaje total del pico de potencia (suma de las 3 articulaciones). Se realizaron 3 intentos por cada extremidad y el mejor dato fue utilizado para el análisis. Para la comparación entre los sujetos intervenidos del LCA y el grupo control, se comparó el rendimiento entre la extremidad inferior operada y la extremidad inferior dominante del grupo control. Las dos ecuaciones utilizadas para el cálculo del IDS fueron las siguientes: y $IDS = \left(\frac{EI\,operada}{EI\,no\,operada}\right) x\,100$ y $IDS_{modificado} = \sqrt{(100 - IDS)}$.

Los resultados de este estudio indicaron que, cuando se comparó el rendimiento entre extremidades en el grupo que fue sometido a una reconstrucción del LCA, la altura de salto y la potencia total generada fueron significativamente superiores en la extremidad no operada (p<0,05); mientras que la potencia generada en la cadera fue significativamente superior en la extremidad inferior operada (p<0,05). Cuando se comparó el rendimiento entre grupos, hubo un aumento estadísticamente significativo (p<0,05) en el grupo control en, la altura de salto alcanzada, la potencia pico total generada, en la producción de potencia generada en la cadera y en los índices de simetría de altura de salto (p<0,05). La combinación de pruebas de fuerza isocinética en el sentido de la extensión de rodilla y de rendimiento en salto a una sola pierna, fueron capaces de diferenciar a sujetos intervenidos de LCA y controles sanos con una precisión del 89 %. De una manera genérica se podría afirmar que **después de una reconstrucción del LCA, hombres jóvenes deportistas deben aspirar a conseguir una altura de salto en el CMJ unipodal >17 ± 4 cm junto con un IDS entre extremidades >90 % antes del RTP** [50]. A continuación, en la Tabla 110, se aportan los valores de referencia:

Valores de referencia en la prueba de CMJ unipodal. Media ± DE		
Altura de salto	**EI dominante**	**EI no dominante**
cm	17,0 ± 4,1	17,1 ± 4,1
IDS	99,9 ± 11,5	
IDS modificado	7,8 ± 8,3	
Potencia total generada		
W/kg	3828,5 ± 659,3	4007,9 ± 715,8
IDS	96,0 ± 7,4	
IDS modificado	6,8 ± 5,0	
Proporción de potencia (%)		
Cadera	19,3 ± 4,8	20,0 ± 4,8
Rodilla	33,5 ± 9,8	33,8 ± 7,3
Tobillo	47,2 ± 8,4	46,2 ± 5,8

Tabla 110. EI: extremidad inferior; CMJ: Salto con contramovimiento; DE: desviación estándar; IDS: índice de simetría; w: vatios; Kg: kilos Adaptado de O'Malley y otros (2018) [50].

- Read y otros (2022) [210] realizaron un estudio de medidas repetidas con el propósito de examinar el **rendimiento obtenido en la prueba de DJ unipodal junto con las GRF verticales, para identificar si las diferencias entre extremidades** (lesionada vs. no lesionada) **y entre grupos** (sujetos operados de LCA en comparación a un grupo control sano) **están presentes en las últimas etapas de rehabilitación tras una reconstrucción del LCA.** El estudio se realizó en jugadores de fútbol (22,5 ± 4 años) durante la pretemporada, a los que se les aplicó una reconstrucción del LCA con injertos procedentes de HTH y de TI en un 72 vs. 28 %, respectivamente. A los sujetos se les realizaron las mediciones en dos momentos durante su rehabilitación (32 ± 7 y 42 ± 11 meses después de la reconstrucción). La altura de caída utilizada fue de 15 cm realizando tres intentos y seleccionando el mejor dato. A continuación, en la Tabla 111 se muestran las variables estudiadas en un primer momento (32 meses tras la operación), las cuales mostraron ser significativamente inferiores ($p<0,001$) en la extremidad inferior lesionada en comparación con la no lesionada y el grupo control.

Variables estudiadas en la prueba de *drop jump* unipodal en la extremidad inferior operada, no operada y el grupo control. Media ± DE			
Variable	EI operada	EI no operada	Control
Atura de salto (m)	0,13 ± 0,03	0,16 ± 0,02	0,17 ± 0,02
Tiempo de contacto (s)	0,40 ± 0,06	0,37 ± 0,07	0,31 ± 0,03
RSI	0,34 ± 0,08	0,44 ± 0,08	0,57 ± 0,10

Tabla 111. DE: desviación estándar; m: metros; s: segundos; RSI: *reactive strength index*; EI: extremidad inferior; m: metros. Adaptado de Read y otros (2022) [210].

A continuación, en la Tabla 112, se muestran las mejoras obtenidas en las variables estudiadas de DJ desde la valoración inicial a la final. El RSI fue la única variable que mostró un cambio significativo entre la valoración inicial (32 meses tras la operación) y la final (42 meses tras la operación) en la extremidad inferior operada ($p<0,05$) [210].

Cambios en las variables estudiadas en la prueba de *drop jump* unipodal en la valoración inicial y final en la extremidad inferior operada y no operada en los jugadores operados del LCA. Media ± DE				
	EI operada		EI no operada	
Variable	Valoración inicial	Valoración final	Valoración inicial	Valoración final
Atura de salto (m)	0,13 ± 0,03	0,14 ± 0,02	0,16 ± 0,02	0,16 ± 0,03
Tiempo de contacto (s)	0,40 ± 0,06	0,38 ± 0,06	0,37 ± 0,07	0,36 ± 0,07
RSI	0,34 ± 0,08	0,37 ± 0,08	0,44 ± 0,08	0,46 ± 0,10

Tabla 112. DE: desviación estándar; m: metros; s: segundos; RSI: *reactive strength index*; EI: extremidad inferior. Adaptado de Read y otros (2022) [210].

De acuerdo con estos resultados, los autores de este estudio señalan la importancia de examinar las partes constituyentes de cualquier métrica junto con los beneficios de incluir el análisis cinético (estudio de las fuerzas), además de los resultados del rendimiento obtenido en saltos, como la altura y el RSI, para identificar déficits residuales en las capacidades de atenuación y reutilización de la fuerza después de una reconstrucción del LCA. Así mismo, la magnitud de estas diferencias no solo aumentó cuando se comparó la extremidad inferior operada vs. no operada, sino que todavía fue mayor cuando se comparó con un grupo control sano, sugiriendo una reducción del rendimiento de la extremidad inferior no operada. Esto destaca las **limitaciones en el uso de la extremidad no afectada con el fin de realizar evaluaciones comparativas y así determinar una preparación para el RTP sobreestimando el rendimiento.** La evaluación de las variables de las GRF podría considerarse como un componente importante de los futuros criterios de regreso al juego, no solo teniendo en cuenta el RSI [210].

En el estudio transversal de Kotsifaki y otros (2022) [298], los autores encontraron que **sujetos intervenidos del LCA (23,2 ± 3,4 años) tenían un rendimiento menor en el CMJ unipodal y en el RSI evaluado a través de un DJ unipodal desde una altura de 15 cm, cuando se compararon con la extremidad inferior no lesionada y un grupo control** (Figura 164). A continuación, se describen las siguientes diferencias a nivel biomecánico (Figura 165):

- Cinemática. En el plano sagital, se observaron diferencias durante la propulsión y el aterrizaje en el CMJ unipodal y en el DJ unipodal, con mayor pico de flexión de cadera, flexión plantar de tobillo, flexión de tronco y báscula anterior de la pelvis en la extremidad operada que en la no operada [298].

- Momento de fuerza en la rodilla (cinética). Menor momento de fuerza en el sentido de la flexión de la rodilla en la extremidad inferior operada comparada con la no operada durante la propulsión y el aterrizaje en los dos tipos de salto evaluados [298].

- El trabajo articular en la rodilla, el tobillo y en la cadera fue menor en la extremidad operada comparado con la no operada y en el grupo control, en la fase propulsiva y de aterrizaje en los dos tipos de salto [298]. Esto coincide con el estudio de O'Malley y otros (2018) [50], en el cual el porcentaje de potencia total de la cadera fue mayor en la extremidad inferior operada durante la fase de propulsión, sugiriendo una redistribución del esfuerzo de la rodilla hacia la cadera.

- En los dos tipos de salto, el ROM en el grupo intervenido de LCA acentuó la flexión de la cadera, la inclinación del tronco y la báscula anterior de la pelvis, sin embargo, la flexión de la rodilla se redujo [298].

- En la activación muscular, se observó una reducción en el trabajo del músculo sóleo durante las fases de aterrizaje y de propulsión. Los autores recomiendan **mejorar la fuerza de este grupo muscular para reducir las demandas del LCA** [298].

En conclusión, **el trabajo total de la extremidad inferior lesionada fue menor en comparación con la extremidad inferior no operada durante la fase propulsiva y de aterrizaje en las pruebas de salto vertical**, hallazgo que concuerda con otro trabajo, en el cual se evaluó lo mismo [287]. Además, los resultados de este estudio indicaron que el porcentaje de simetría en el test de CMJ unipodal en el grupo de operado del LCA, fue de 83 % y de un 77 % en el DJ unipodal. Los autores concluyen que pruebas como el **salto vertical y medir el RSI pueden ser más sensibles a la hora de identificar diferencias entre miembros** en comparación con lo que se ha venido utilizando anteriormente, la distancia alcanzada en los saltos horizontales. Sobre la base de estos hallazgos, la utilización de aplicaciones móviles para estimar altura de salto y el RSI puede ser de gran utilidad para la práctica del día a día [298].

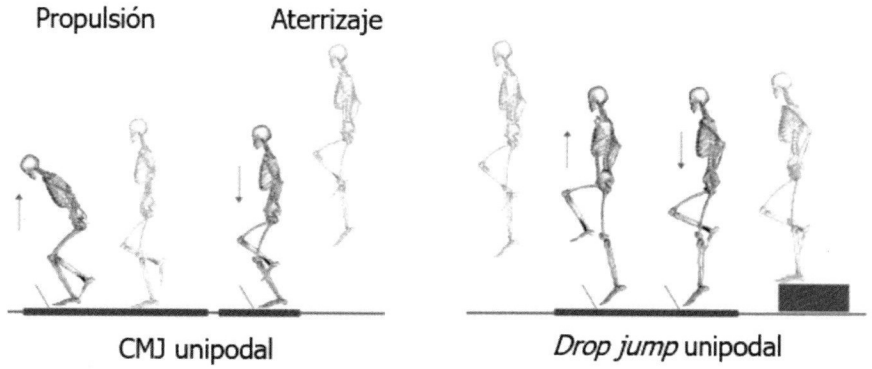

Figura 164. Representación visual de los tipos de salto analizados. Adaptado de Kotsifaki y otros (2022) [298].

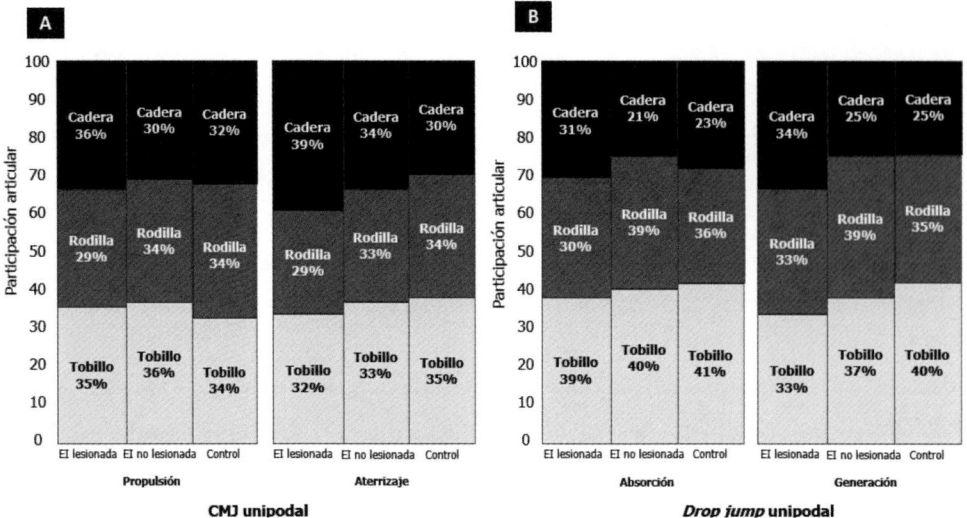

Figura 165. (A) Porcentaje medio del trabajo articular realizado en la cadera, rodilla y tobillo durante la fase propulsiva y de aterrizaje en la prueba CMJ unipodal. (B) Porcentaje medio de trabajo articular realizado en la cadera, rodilla y tobillo durante la fase de absorción y generación en el primer aterrizaje en la prueba de *Drop jump* unipodal. Adaptado de Kotsifaki y otros (2022) [298].

Para extraer toda esta información objetiva de un análisis cinético (fuerzas), se necesitan recursos tecnológicos (EMG, plataforma de fuerzas), los cuales en la mayoría de los casos son inaccesibles por su elevado coste económico. Pero para el análisis cinemático (movimiento), podemos grabar el aterrizaje del SHU desde el plano sagital y tomar como referencia los datos que aparecen en los diferentes estudios, donde establecen que el pico máximo de flexión de la rodilla en la extremidad no operada al final del aterrizaje fue de 72,2±7,4º, mientras que en la extremidad operada fue de 65,9±9,8º, habiendo diferencias estadísticamente significativas (p=0,002) [288]. Además, para el TSHU (último aterrizaje) el pico máximo de flexión de rodilla fue de 74,0 ± 6,5º en la extremidad inferior no operada, y en la extremidad inferior operada de 66,6±8,7º, habiendo diferencias estadísticamente significativas (p<0,001) [289]. En el CMJ unipodal, el pico máximo de flexión de la rodilla durante la fase propulsiva en la extremidad inferior operada fue de 61,1±11,2º y de 64,8±10,3º en la no operada, habiendo diferencias estadísticamente significativas (p=0,001) [298]. Si realmente queremos **ver el estado de la producción y absorción de fuerza** específicamente en la articulación de la **rodilla**, deberíamos de evaluar el **CMJ unipodal** [287].

8.5.3. Saltos laterales

- La fórmula más utilizada presente en la literatura para obtener el IDS es, $IDS = \left(\dfrac{\text{puntuación EI operada}}{\text{puntuación EI no operada}}\right) \times 100$ [211] [285] [278] [279].
- SLU (*side hop*): Consiste en realizar el máximo número de SLU con la misma extremidad durante 30 segundos entre dos líneas separadas por 40 cm. Las manos permanecen situadas por detrás de las caderas o en la cintura. Se cuantifican los saltos válidos, que son aquellos en los que se pisa por fuera de las líneas marcadas [285] [278] [279]. Se debe de tener en cuenta dos aspectos: (1) El IDS debe ser >90 % [285] [68] [279] para que un deportista supere la prueba para ser considerado apto para el RTP, y (2) comparar el número de saltos obtenidos entre jugadores de la misma demarcación. Se proporciona al lector un enlace con la demostración de esta prueba **https://youtu.be/1zIv3GPYN2Y**.

- Gustavsson y otros (2006) [279] realizaron la prueba de SLU con la misma extremidad en hombres y mujeres deportistas sanos alcanzando 55 ± 6 y 41 ± 16 saltos respectivamente. Mientras que Welling y otros (2020) [211], compararon los **resultados obtenidos en deportistas *amateur* de varios deportes de equipo** (fútbol, baloncesto, balonmano y *vollleyball*) **que volvieron a practicar su deporte, con otros que no lo lograron**. Las mediciones de las siguientes pruebas **fueron realizadas a los 10,1 ± 0,9 meses tras la intervención**. Esta información puede servir para tener **datos de referencia**, pero hay que tener en cuenta que el 30 % de los sujetos eran mujeres, la media de altura fue 180 cm y que los deportistas que no volvieron a jugar eran más mayores (33 vs. 25 años) en relación con los que sí. A continuación, en la Tabla 113, se muestran las diferencias principales en las siguientes pruebas.

Puntuación en los saltos laterales. Media ± DE			
Prueba	Volvieron a jugar	No volvieron a jugar	Valor de p
SLU	EL: 53 ± 13,1	EL: 43 ± 17,1	EL: 0,021*
	ENL: 54 ± 11,6	ENL: 47 ± 14,0	ENL: 0,032*
% simetría en SLU	98,0 ± 14,1	91,3 ± 17,1	0,116

Tabla 113. DE: desviación estándar; ENL: extremidad no lesionada; EN: extremidad lesionada; SLU: saltos laterales unipodales. *Diferencias estadísticamente significativas. Adaptado de Welling y otros (2020) [211].

- Haitz y otros (2014) [58] evaluaron una serie de saltos en 49 atletas universitarios sanos practicantes de deportes de pista y de carrera (edad 20,4 ± 1,6). En la Tabla 114, se pueden consultar los **datos** obtenidos en los cuales pueden ser **utilizados de referencia**. A continuación, se describen los tipos de salto empleados con su denominación:
  - *Timed leap and catch*. Esta prueba consiste en realizar saltos unipodales continuos alternando pierna izquierda y derecha, sobre líneas establecidas a una distancia del 60 % de la altura corporal. La puntuación se basa en el **número de líneas cruzadas durante 60 segundos**, utilizando un metrónomo para mantener un ritmo de 40 bpm (beats por minuto) (cada clic indica 1 salto). Durante cada aterrizaje, el peso corporal tiene que transferirse a la extremidad logrando una **mecánica de aterrizaje adecuada** (por ejemplo, sin caída pélvica o valgo en la rodilla). Se documenta el **número de veces que una línea no se cruza por completo** y se **permiten hasta 3 errores por maniobras defectuosas**, como valgo de rodilla, caída pélvica o pérdida significativa de equilibrio. Si un sujeto comete 3 **errores, la prueba** se da por **terminada** (Figura 166) [58].

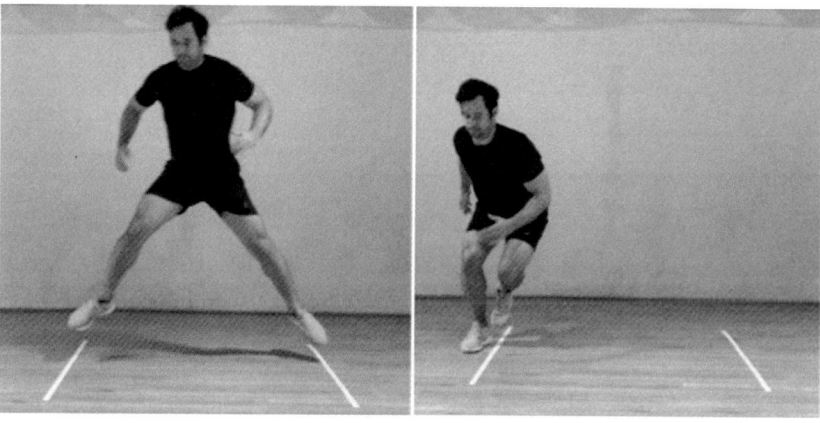

Figura 166. *Timed leap and catch*. Elaboración propia.

- *Square hop test.* Esta prueba consiste en realizar **saltos unipodales en el sentido de las agujas del reloj durante 30 segundos** dentro y fuera de un cuadrado de 40 × 40 cm dibujado en el suelo. Durante la prueba, el sujeto dice en voz alta el número de cada vuelta y el evaluador marca el número de veces que el pie del participante pisa una línea. La prueba finaliza después de 30 segundos y la **puntuación final** se obtiene **restando el número de líneas cruzadas menos el número de líneas pisadas.** No se permite tocar el suelo con el pie contralateral durante la prueba (Figura 167) [58]. Para un mejor entendimiento, se remite al lector al siguiente enlace: **https://www.youtube.com/watch?v=WU6Ewz_2jaM.**

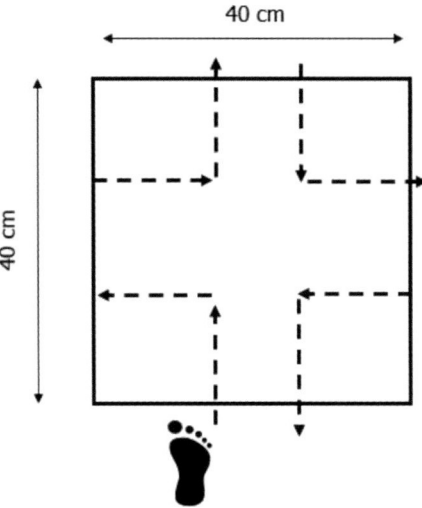

Figura 167. *Square hop test.* Adaptado de Haitz y otros (2014) [58].

Valores normativos de la batería de pruebas en función del sexo y la dominancia de la extremidad inferior. Media ± DE				
Prueba	**Hombres**		**Mujeres**	
	EID	**EIND**	**EID**	**EIND**
Leap and catch (líneas no cruzadas)	2 ± 2		1 ± 2	
Square hop (líneas cruzadas)	73 ± 13	72 ± 11	64 ± 15	62 ± 15

Tabla 114. DE: desviación estándar. EID: extremidad inferior dominante; EIND: extremidad inferior no dominante; Adaptado de Haitz y otros (2014) [58].

8.5.4. Criterios para el *return to play*

- Una batería de tres saltos compuesta por el **CMJ unipodal, el SHU y el SLU,** muestra una **alta capacidad para discriminar el rendimiento de salto entre la extremidad inferior lesionada y la contralateral** en jugadores con lesión de LCA y con una reconstrucción del LCA, en comparación con solo analizar uno de los tres saltos de manera individual [279]. Es importante valorar la calidad del movimiento en este tipo de pruebas, puesto que patrones técnicos correctos, tanto en el salto como en el aterrizaje, dan como resultado una mayor probabilidad de volver al deporte [211] [30]. En las pruebas de SHU, TSHU, TSHUC, *6 m timed hop* unipodal y CMJ unipodal, la literatura ha considerado que es normal que exista un **IDA entre extremidades del 10 %, pero, por encima,** el deportista tras una reconstrucción del LCA, **no estaría preparado para la vuelta al deporte** [126] [279] [132] [54] [135] [224] [202] [184] [284] [281] [56] [50] [84] [167] [48]. No obstante, otros estudios establecen que este **IDS tiene que ser** ≥ 85 % para que la diferencia del rendimiento entre extremidades sea considerado como **normal** [91] [282]. Así mismo, Thommeé y otros (2011) [258] presentan unas recomendaciones sobre la base de su revisión en lo que respecta al rendimiento de las pruebas de salto anteriormente mencionadas, señalando que, para **deportes con y sin contacto, el IDS entre miembros debe ser del 90 % para volver al deporte después de una reconstrucción del LCA.** Warming y otros (2021) [281] analizaron el IDS en 531 niñas y niños sanos a través de una batería de saltos compuesta por el SHU, el TSHU, el TSHUC y el *6 m timed hop* unipodal, encontrando que **entre el 70 y el 83 % de los niños tenían un IDS ≥85 %, mientras que entre el 50 y el 65 % de los niños tenían un IDS de ≥90 %.** Kotsifaki y otros (2023) [30] proponen un IDS >90 % para la altura de salto alcanzada y del impulso concéntrico y excéntrico en el CMJ unipodal cuando se desea volver a competir en deportes de pivotaje altamente demandantes. En los que respecta al **RSI** (altura/tiempo), los autores proponen que debe ser >1,3 **en pruebas bipodales y de 0,5 en unipodales.**

- En la actualización de la práctica clínica basada en la evidencia, realizada por Van Melick y otros (2016) [302], se establece en una de sus recomendaciones que, para **deportes donde existe contacto o pivotaje como es el fútbol, el IDS para las pruebas que se muestran en la Figura 168, tiene que ser ≥100 %.** Este criterio es similar al establecido por Mcgrath y otros (2016) [303] donde en su revisión sistemática con metaanálisis concluyen que el **criterio de simetría debería de ser como mínimo >94 %,** ya que recopilaron datos de asimetrías en deportistas sanos cuando realizaron las mismas pruebas.

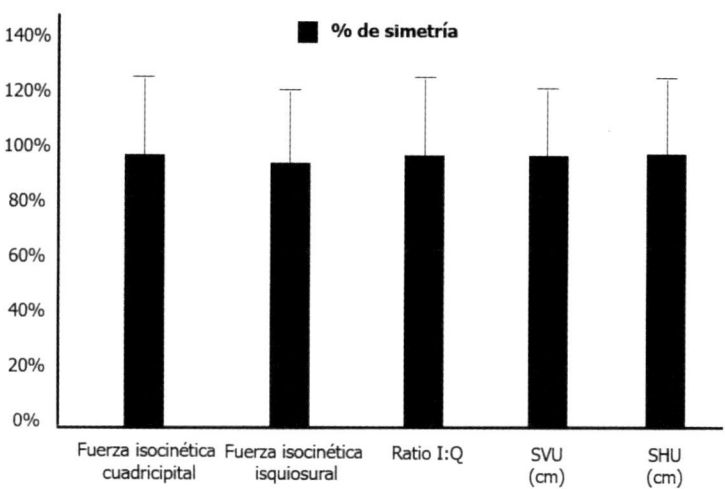

Figura 168. I: isquiosurales; Q: cuádriceps; SVU: salto vertical unipodal; SHU: salto horizontal unipodal; cm: centímetros. Adaptado de Mcgrath y otros (2015) [303].

- Wellsandt y otros (2017) [205] comprobaron que **el IDS sobrestimaba la función de la rodilla después de una reconstrucción del LCA y estaba relacionado con el riesgo de presentar una relesión,** en deportistas con edades comprendidas entre los 15 y 55 años practicantes de deportes que incluían CDD. Los autores **analizaron** el **rendimiento de la extremidad no lesionada** a través de la fuerza cuadricipital con un test isométrico y saltos unipodales (SHU, TSHU, TSHUC y el *6 m timed hop*) inmediatamente después de la lesión, para posteriormente tras 6 meses, comparar el rendimiento entre extremidades y también comparar el rendimiento entre la extremidad no lesionada con la extremidad lesionada (Figura 169). A pesar de que el 34 % de los jugadores analizados tenían un IDS del 90 % a los 6 meses de la operación, no alcanzaron el nivel de rendimiento de la extremidad no lesionada evaluada antes de la operación. Aunque estos datos son a los 6 meses de la operación, no sabemos si pasado más tiempo se hubiese alcanzado el rendimiento con ambas extremidades teniendo como referencia la extremidad no lesionada, pero este argumento tiene relación con la importancia de **alcanzar niveles de rendimiento prelesión o de la extremidad inferior no lesionada, para saber mejor que datos utilizar con lo que realizar comparativas.**

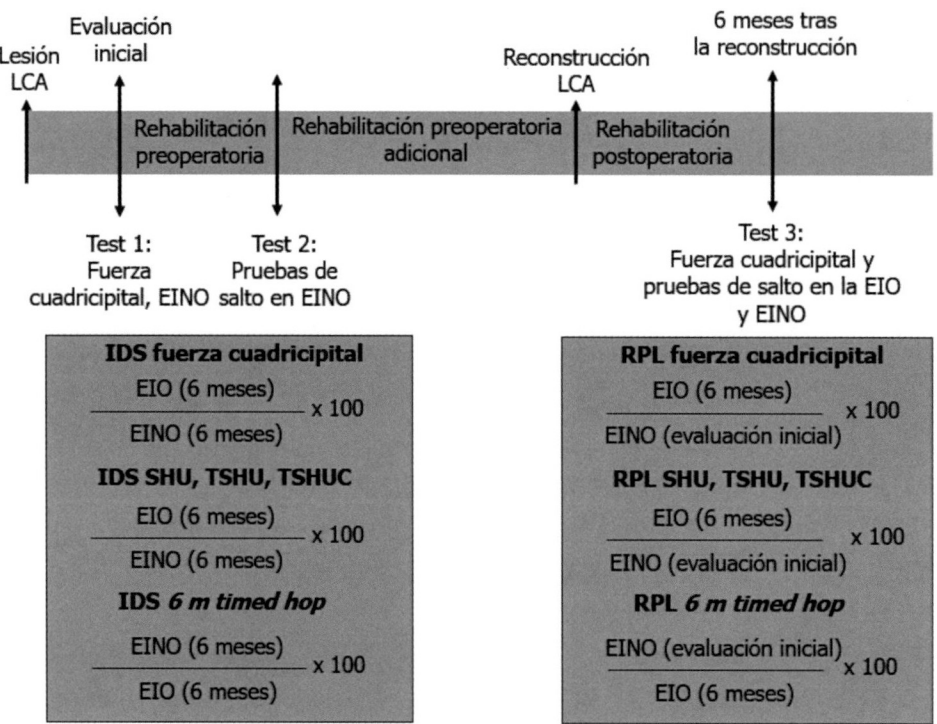

Figura 169. LCA: ligamento cruzado anterior. EINO: extremidad inferior no operada; EIO: extremidad inferior operada; IDS: índice de simetría; RPL: rendimiento prelesión. Adaptado de Wellsandt y otros (2017) [205].

- Hilando con el estudio anterior, Larsen y otros (2015) [224] comprobaron que **no solo la extremidad lesionada era significativamente más débil en pruebas de salto** (entre otras mediciones de fuerza), **sino que la extremidad no lesionada de los hombres y mujeres sometidos a una reconstrucción, era más débil que el grupo control a los 9-12 meses postcirugía.** En la revisión de Matsuzaki y otros (2022) [89], los autores comentan que el **uso de la extremidad no lesionada como estándar de referencia para la simetría presenta un problema,** puesto que **no refleja los niveles previos a la lesión y puede sobrestimar la función de la rodilla,** debido al desentrenamiento de la pierna contralateral. Los autores recomiendan evaluar la extremidad no lesionada antes de la cirugía para obtener un punto de referencia más preciso. Así mismo, Maestroni y otros (2021) [223] en su revisión señala que esto ha de ser reforzado con una **comparativa de valores normativos representativos del nivel al que el deportista desee volver, teniendo en cuenta las características únicas y demandas de la población.** Esto ya había sido estudiado por Gokeler y otros (2017) [278], en el cual realizaron una batería de saltos compuesta por el SHU, el TSHU y el SLU en jugadores/as de fútbol y baloncesto intervenidos de LCA y en un grupo control. Compararon estos datos con otros estudios con el objetivo de obtener valores de referencia de distancias alcanzadas con sus diferencias, siendo estas estadísticamente significativas entre grupos (Tabla 115). Por tanto, los autores concluyen que los atletas sometidos a una reconstrucción del LCA **muestran** déficits bilaterales en las pruebas de salto en comparación con datos normativos **de controles sanos emparejados por edad y sexo.** El uso del **IDS puede subestimar el rendimiento** y, por lo tanto, debe utilizarse con cautela como criterio para RTS después de la reconstrucción, ya que como se ha observado en otros estudios donde se evaluó la fuerza isométrica [136] y la isocinética [169], hubo niveles significativamente más bajos de fuerza en la extremidad inferior lesionada en comparación a la no lesionada y entre la extremidad inferior no lesionada y la extremidad inferior dominante de un grupo control.

Datos normativos en tres tipos de salto. Media ± DE				
Test	**Estudio**	**Sujetos (n)**	**Referencia**	**Rango cm/saltos**
SHU (cm)	Myers y otros (2014)	172	Hombres: 192 ± 20,0; mujeres 149,0 ± 17,0	4,6-7,9
TSHU (cm)			Hombres: 632,0 ± 72,0; mujeres 149,0 ± 17,0	15,4-23,2
SLU (nº)	Gustavsson y otros (2006)	15	Hombres: 55,0 ± 6,0; mujeres 41,0 ± 16,0	NA

Tabla 115. DE: desviación estándar; nº: número de saltos; SHU: salto horizontal unipodal; TSHU: triple salto horizontal unipodal; SLU: salto lateral unipodal; cm: centímetros; NA: no aparece. Adaptado de Gokeler y otros (2017) [278].

- En el estudio transversal de Alanazi y otros (2020) [304] se encargaron de analizar la biomecánica del aterrizaje a dos piernas entre sujetos operados de LCA y un grupo control comparando dos situaciones de aterrizaje, una preplaneada y otra no preplaneada. El ROM en la rodilla y en la cadera, fue significativamente menor en el grupo que fue intervenido del LCA durante las acciones no preplaneadas en relación con el grupo control, mostrando también una reducción de la activación de los músculos gastrocnemios. Este hallazgo vuelve a sostener que **jugadores operados de LCA utilizan estrategias compensatorias durante los aterrizajes.**
- Por otro lado, en el trabajo de Nagai y otros (2020) [305] realizado en 26 sujetos con una media de edad de 22,1 ± 9,1 intervenidos de una cirugía primaria de LCA (media de 8,3 ± 2,6 meses tras la operación), se midió el IDS en jugadores operados de LCA a través del SHU, el TSHU, dinamometría isocinética y *leg press* con un dispositivo neumático (marca *Keiser*) (Tabla 116). Los autores comprobaron que también había que interpretar con cautela la correcta simetría entre extremidades cuando se evaluaron los saltos, puesto que los sujetos que alcanzaron una **correcta simetría en ellos presentaban mayores asimetrías en las pruebas isocinéticas y de *leg press*.** Esto refuerza la idea de que la simetría en pruebas de saltos puede enmascarar una asimetría real, por tanto, realizar otras **valoraciones de fuerza de manera unilateral como la *leg press* puede proporcionar un valor real de asimetría.** En relación con estas conclusiones, Correa y otros (2023) [306] encontraron que, a pesar de no existir diferencias significativas en el IDS en la prueba de TSHU, entre aquellos futbolistas operados de LCA que obtuvieron peores y mejores puntuaciones en los cuestionarios subjetivos de la rodilla, sí que hubo diferencias significativas ($p < 0,005$) en las pruebas de CDD y las que evaluaron el valgo dinámico de la rodilla.

Índice de simetría en las diferentes pruebas realizadas. Media ± DE				
Prueba	EI operada	EI no operada	Valor de p	IDS
ISO 60 (Nm/kg)	1,6 ± 0,4	2,2 ± 0,5	<0,001	72,8 ± 13,9 %
ISO 180 (Nm/kg)	1,1 ± 0,3	1,4 ± 0,5	0,001	84,4 ± 15,8 %
ISO 300 (Nm/kg)	0,8 ± 0,2	0,9 ± 0,3	<0,001	84,0 ± 16,6 %
SHU (cm)	150,8 ± 35,9	162,4 ± 35,9	0,003	92,7 ± 8,8 %
TSHU (cm)	427,5 ± 130,6	454,1 ± 137,8	0,008	94,0 ± 8,1 %
Potencia pico (W/kg)	8,8 ± 3,3	10,6 ± 4,0	<0,001	85,6 ± 13,5 %

Tabla 116. DE: desviación estándar; EI: extremidad inferior; IDS: índice de simetría; N: newtons; m: metro; kg: kilos; SHU: salto horizontal unipodal; TSHU: triple salto horizontal unipodal; ISO: prueba isocinética; W: vatios; cm: centímetros. Adaptado de Nagai y otros (2020) [305].

- Davies y otros (2017) [307] en su revisión señalan que, **si no disponemos de datos previos a la lesión**, podemos **estimar qué distancia debería de alcanzar un jugador/a en relación con su altura** (Tabla 117) a través de una escala alométrica. Normalizar la distancia alcanzada en los saltos en función de la altura, ha sido utilizado en algunos estudios descritos anteriormente para poder comparar diferentes poblaciones en función de la edad y el sexo [292] [281] [284].

Escala alométrica y datos normativos de saltos verticales y horizontales		
Prueba	Hombres	Mujeres
Saltos verticales bipodales.	90-100 %/altura	80-90 %/altura
SHU EINL.	80-90 %/altura	70-80 %/altura
SHU EIL.	80-90 %/altura	70-80 %/altura

Tabla 117. SHU: salto horizontal unipodal; EINL: extremidad inferior no lesionada; EIL: extremidad inferior lesionada. Adaptado de Davies y otros (2017) [307].

- Normalmente, estas baterías de saltos mencionadas anteriormente se realizan en condiciones no fatigantes. En el estudio de Augguston y otros (2006) [280], realizado en hombres jóvenes físicamente activos (31±6 años), comprobaron que **realizar la prueba de SHU en condiciones de fatiga**, conseguida a través de repeticiones ejecutadas hasta el fallo muscular en la máquina *leg extensión*, reducía significativamente la potencia excéntrica del cuádriceps en el aterrizaje. Esto tuvo repercusión no solo en la distancia alcanzada, que fue menor, sino también en una peor calidad de movimiento durante el aterrizaje. Estos hallazgos son defendidos en la revisión de Buckthorpe y otros (2019) [212], señalando que una **fatiga inducida en condiciones de laboratorio da como resultado en una calidad de movimiento alterada aumentando el riesgo de lesión.**

De acuerdo con la experiencia profesional del autor de este libro en una cantera de fútbol profesional, las pruebas de salto realizadas para evaluar el estado del deportista durante el proceso de readaptación son, el SHU, el TSHU, el TSHC, el CMJ bipodal y unipodal, el DJ bipodal y unipodal y el SLU. En las pruebas horizontales, se cuantifica la distancia alcanzada en centímetros utilizando una cinta métrica (aspecto cuantitativo), junto con la cinemática de despegue y aterrizaje desde el plano frontal y sagital (aspectos cualitativos) utilizando una cámara con la ayuda de la aplicación móvil gratuita, Angle Meter. En las pruebas verticales, se cuantifica la altura de salto, el tiempo de contacto con el suelo y el RSI (aspectos cuantitativos) utilizando la aplicación móvil My jump 2, analizando también la cinemática de despegue y aterrizaje de igual manera que se hace con los saltos horizontales. En las pruebas de SLU, se evalúa el número de saltos realizados por cada lado.

8.6. Fuerza muscular

A lo largo de este apartado se van a proponer diversas maneras de medir la fuerza muscular y otras métricas relacionadas con esta capacidad, teniendo en cuenta el tipo de contracción (isométrica, isotónica o excéntrica) y dispositivos utilizados para su cuantificación, en función de los recursos materiales y tecnológicos de los que se disponga. Los datos de fuerza propuestos pueden servir de referencia en función de las características del deportista con el que nos encontremos, es decir, teniendo en cuenta la edad, sexo, deporte practicado, nivel competitivo, momento de la temporada y tipo de injerto utilizado para la reconstrucción, siempre y cuando esta información esté presente en los estudios seleccionados. Dado que los resultados de las pruebas de fuerza son dependientes de muchos factores, como, por ejemplo, del punto del rango articular seleccionado, la posición del deportista, del tiempo de contracción y del número de intentos realizados, se especificará en la medida de lo posible, la metodología de medición utilizada en los diferentes estudios y así el lector pueda comparar los hallazgos con sus deportistas. Por otro lado, se destacarán aquellos valores de fuerza a alcanzar tanto en magnitud, como en la diferencia entre extremidades y la diferencia entre grupos musculares (ratio) de una misma extremidad, para considerar apto al deportista de cara a la vuelta al deporte.

- La importancia del fortalecimiento muscular después de una reconstrucción del LCA es irrefutable; sin embargo, desafortunadamente, en la mayoría de los entornos de rehabilitación no se emplean métodos precisos para evaluar objetivamente dicha capacidad [167]. En la guía de práctica clínica sobre el manejo del proceso de recuperación tras una reconstrucción del LCA a fecha de 2023 realizada por Kotsifaki y otros (2023) [30], a la hora de establecer los criterios de inclusión referente a la selección de estudios, los autores descartaron aquellos en los que la **valoración de la fuerza muscular** se llevó a cabo a través de **procedimientos manuales por no ser un método válido para la cuantificación del estado neuromuscular**. Es por ello por lo que la medición de la fuerza debe ser cuantificada de manera objetiva.

- Las **pruebas unilaterales**, es decir, aquellas que implican la **realización de un ejercicio donde la participación es exclusiva de una extremidad sin ayuda de la contraria**, ofrecen la oportunidad de evaluar el rendimiento de cada extremidad de forma aislada, pudiendo establecerse comparativas entre extremidades, así como con datos normativos de referencia. Así mismo, las pruebas bilaterales también proporcionan información sobre el estado de rendimiento físico en nuestros deportistas [48]. Para todos los tipos de contracción que aparecen descritos a continuación, la fuerza, debe ser cuantificada a través de **test que involucren una sola articulación para así eliminar las posibles compensaciones de otros grupos musculares**, ya que es frecuente observar estrategias de compensación entre extremidades inferiores [171] [167], aunque también puede ser cuantificada de manera bilateral cuando se dispone de plataformas de fuerzas, las cuales son capaces de diferenciar métricas relacionadas con la fuerza entre extremidades [120]. El torque o momento de fuerza es calculado teniendo en cuenta la distancia comprendida entre el eje de la articulación, en este caso, podría ser la rodilla, y el punto de aplicación de la resistencia, donde, por ejemplo, estaría colocado un dinamómetro. **Torque= fuerza (N) x distancia (m)** [191] [171] [66] [308] [309]. Después, este torque se normaliza con el peso corporal del sujeto para permitir comparaciones con el resto de las poblaciones (Nm/kg), sobre todo cuando se cuantifica la fuerza isométrica [171] [224] [66]. Esto no quiere decir que no puedan ser utilizados otros ejercicios de carácter bipodal o bilateral para la evaluación de la fuerza dinámica máxima, como puede ser la realización de una sentadilla o una prensa de piernas [120] [5] [26] [240], puesto que, como se observó en el estudio retrospectivo de Case y otros (2020) [5], aquellos deportistas masculinos y femeninos con niveles más bajos de fuerza relativa (obtenida dividiendo la carga levantada entre el peso corporal del sujeto [207]) en el ejercicio de sentadilla trasera con barra, tuvieron más lesiones a lo largo de la temporada. Es por ello por lo que los autores de este estudio comentan que, si se dispone de **datos previos a una lesión, tener en cuenta la fuerza relativa de este ejercicio puede formar parte del proceso de decisión de cara al RTP.**

- En la revisión sistemática con metaanálisis de Maestroni y otros (2021) [223] y en la guía de práctica clínica realizada por Kotsifaki y otros (2023) [30], destacan la necesidad de conocer cuál es el **nivel del sujeto que se desea evaluar, puesto que no solo va a ser necesario cuantificar la asimetría entre extremidades, sino los valores absolutos y relativos de fuerza que tenía previo a la lesión,** junto con una comparativa del rendimiento alcanzado sobre la base de valores normativos y representativos que tengan en cuenta características únicas y demandas funcionales de la población estudiada. La gran mayoría de los estudios utilizan un dinamómetro isocinético para evaluar la fuerza cuadricipital e isquiosural a diferentes velocidades angulares (60°/s, 120°/s, 180°/s y 300°/s) y en menor medida, se utilizan dinamómetros de mano, habiendo mostrado tener una alta fiabilidad intra e inter evaluadores para evaluar la fuerza en la cadera, o galgas de fuerza para extraer la fuerza isométrica máxima [310] [311]. **Los dinamómetros isocinéticos** han sido considerados el *Gold Standard* para cuantificar la **fuerza muscular**, sin embargo, son caros y menos disponibles fuera de un entorno de laboratorio [167].

8.6.1. Fuerza isométrica

- La fórmula para calcular el IDS entre miembros suele ser, $IDS = \left(\frac{\text{fuerza EI operada}}{\text{fuerza EI no operada}}\right) \times 100$ [285] [312] [313] [79] [277], aunque Šarabon y otros (2020) [68] utilizaron para su estudio una similar, $IDS = \left(\frac{\text{valor máximo} - \text{valor mínimo}}{\text{valor máximo}}\right) \times 100$. En todos los test isométricos, el IDS entre extremidades debe ser >90 % [285] [56] [167] [48], lo que consideraría al **deportista apto** para regresar a la **práctica deportiva.** También se ha establecido que una **puntación <100 % indica**

una debilidad en la extremidad lesionada [277]. Así mismo, Thommeé y otros (2011) [258] presentan unas recomendaciones sobre la base de su revisión, señalando que, para **deportes donde existe el contacto y acciones de pivotaje, el IDS entre miembros debe ser del 100 %** para volver a practicar deporte después de una reconstrucción del LCA, mientras que, **si las características del deporte no suponen contacto ni acciones de pivotaje, el IDS puede ser del 90 %**.

- Suchomel y otros (2016) [23] señalan en su revisión que las pruebas isométricas no proporcionan información sobre una carga máxima levantada, pero sí que se han **demostrado relaciones notables entre las pruebas de fuerza isométrica y el rendimiento en la fuerza dinámica.** Implementar pruebas isométricas nos permite ser eficientes en el tiempo, particularmente con grupos musculares grandes y podrían proporcionar una medida más real de la fuerza «máxima» en comparación con las pruebas de fuerza dinámicas en las que la carga final que se intenta levantar podría sobreestimarse.

- En el estudio transversal de Kuenze y otros (2015) [47], los autores plantearon como objetivo establecer **valores de referencia de fuerza isométrica máxima en deportistas recreacionales sometidos a una reconstrucción del LCA.** Los sujetos sanos que participaron en este estudio estaban compuestos por hombres y mujeres con media de edad de 21,7 ± 3,6, teniendo 22,5 ± 5,0 años los sujetos que fueron intervenidos de LCA. Para la medición de la fuerza, los sujetos se colocaron en posición de sedestación con la rodilla flexionada a 90°. Tras un calentamiento que consistió en intentos submáximos de contracciones isométricas, los sujetos realizaron dos contracciones máximas. Se normalizó el torque pico obtenido por el peso corporal (Nm/kg). Los autores concluyen que los deportistas sometidos a una reconstrucción del LCA deberían de **superar la fuerza isométrica del cuádriceps de 3,00 Nm/kg.** Además, Larsen y otros (2016) [224] comprobaron que hombres y mujeres intervenidos del LCA, exhibieron datos en la RFD evaluada de manera isométrica en diferentes momentos (30,50,100 y 200 ms), significativamente menores que el grupo control (p<0,05), una vez superados los 9-12 meses, tiempo que se suele recomendar para la vuelta a la práctica deportiva.

- A continuación, se describe la metodología utilizada para las mediciones de la fuerza isométrica máxima en el sentido de la flexión, extensión de rodilla y la abducción de cadera, dándole al lector un gran abanico de posibilidades en la elección de esta para su práctica diaria:

  - **Flexión de la rodilla.** El deportista está situado en posición de decúbito prono con la rodilla flexionada a 60° [285] o a 90° [154], el dinamómetro se coloca a 2 cm proximal a los maléolos en su cara posterior solicitando al sujeto la máxima contracción isométrica voluntaria durante 3 segundos (Figura 170A). Se aplican tres intentos por extremidad y se selecciona el mejor dato para su análisis [285], o bien, se realizan dos intentos por extremidad utilizando la media para su posterior análisis [154]. También se puede evaluar con el deportista en sedestación colocando la articulación de la rodilla en flexión de 90° [191] [79] o de 45° [65]. El autor de este libro recomienda la valoración de la fuerza isométrica máxima utilizando, si se dispone de ella, la máquina de *leg curl* (Figura 170B), en la cual, bloqueando el brazo móvil con el máximo peso, se coloca el dinamómetro entre la almohadilla de empuje y el tercio distal de la pierna del deportista. Esta opción permitirá asegurarnos que la contracción sea realmente isométrica pudiendo ajustar los diferentes puntos del rango articular a evaluar, puesto que, si se utilizan opciones parecidas a las de la Figura 170A donde existe una oposición manual, es fácil que existan pequeños cambios en el ROM de la rodilla durante la evaluación.

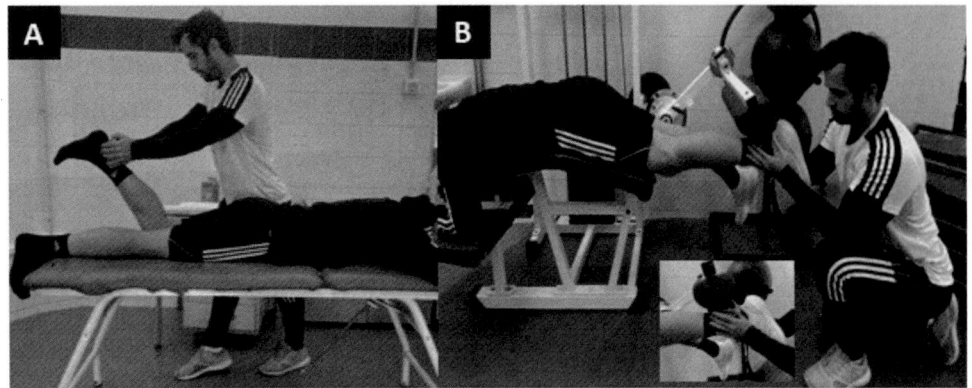

Figura 170. (A) Valoración de la flexión de la rodilla a 60º de flexión. (B) Valoración de la flexión de la rodilla utilizando la máquina *leg curl*. Adaptado de Van Melick y otros (2020) [285].

- **Extensión de la rodilla.** El deportista está colocado en sedestación con la cadera flexionada a 90º y flexión de la rodilla a 60º [285] [277] [135] [65], 65º [31], o a 90º [191] [79] [154] (Figura 171A). El dinamómetro de mano está situado inmediatamente proximal a la interlínea articular del tobillo sobre su cara anterior, solicitando al sujeto que durante tres intentos realice una contracción isométrica máxima de 3 segundos seleccionando el mejor dato para su análisis [285] [180]. También existe la posibilidad de realizar 3 intentos máximos de 5 segundos, seleccionando la media para el análisis [277] [135], seleccionando el mejor dato [136], o de extraer la media de dos intentos máximos con una duración aproximada de 2 segundos por intento [178] [187] [154]. Otros estudios [277] [135] [31] [136] utilizan un dinamómetro isocinético para la cuantificación de la fuerza isométrica. Así mismo, aplicar dos intentos de 5 segundos de contracción isométrica máxima y luego extraer la media del pico de fuerza alcanzado para el análisis desde una posición de 70º de flexión de rodilla, es otra opción estudiada en sujetos intervenidos del LCA [185]. Otras metodologías de medición colocan a los participantes en una posición de flexión de la cadera y de la rodilla a 85º y 90º, respectivamente, colocando el dinamómetro 3 cm proximal a la interlínea articular de la rodilla [178] [187]. Al igual que los flexores de la rodilla, el autor de este libro recomienda la evaluación de la fuerza isométrica máxima utilizando la máquina *leg extension*, bloqueando el brazo móvil y así asegurarnos de que se produce una contracción isométrica (Figura 171B).

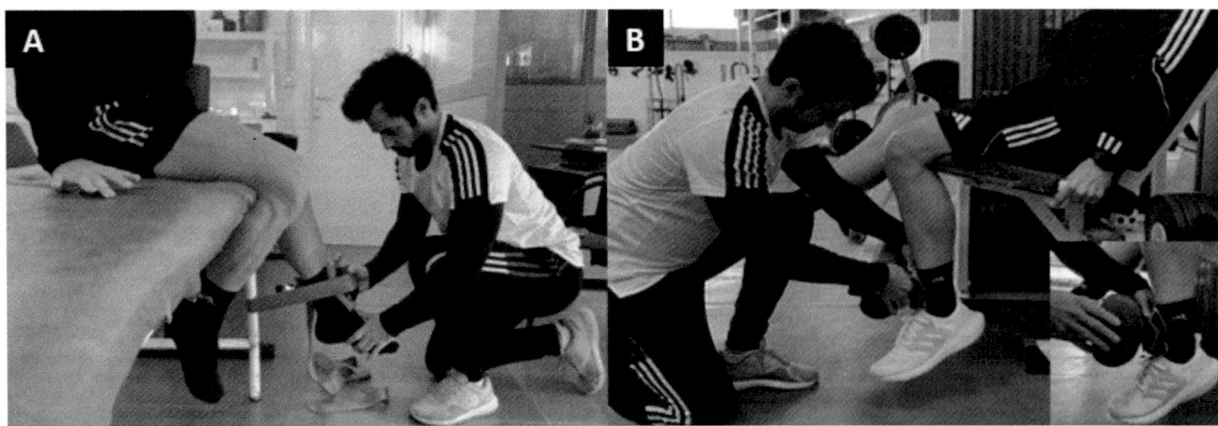

Figura 171. (A) Valoración de la extensión de la rodilla a 60º de flexión. (B) Valoración de la extensión de la rodilla utilizando la máquina *leg extension*. Adaptado de Van Melick y otros (2020) [285].

- **Abducción y aducción de cadera.** Para evaluar la abducción de la cadera, el deportista se coloca en posición de decúbito contralateral con aproximadamente 10º abducción de la cadera. Se solicita al deportista una contracción isométrica máxima de 3 segundos, pudiendo realizar tres intentos por extremidad seleccionando el mejor dato para su análisis [285], o realizando dos intentos y seleccionando la media [154]. El dinamómetro se coloca inmediatamente proximal a la articulación de la rodilla en su cara externa [285] [154] (Figura 172A), aunque también se puede colocar en el tercio distal de la pierna, a la altura del maléolo externo (Figura 172B) [314]. También se puede evaluar la fuerza isométrica de los aductores y abductores de cadera en posición de decúbito supino y en decúbito contralateral. En la posición de decúbito supino, se pide al deportista que se estabilicen con las manos en la camilla para posteriormente aplicar 5 segundos de fuerza isométrica máxima contra el dinamómetro, el cual está situado a 5 cm proximal al maléolo interno para el movimiento de aducción y, en el maléolo externo, para el movimiento de abducción (Figura 172D y 172E). En la posición de decúbito contralateral, el deportista se coloca en la camilla tumbado sobre el lado no evaluado para el movimiento de abducción (Figura 172B), y del mismo lado, para el movimiento de aducción (Figura 172C), en donde la extremidad inferior no evaluada se coloca a 90º de flexión de cadera y de rodilla, situando el dinamómetro a 8 cm del maléolo interno para el movimiento de aducción y en el maléolo externo para el movimiento de abducción. Se realizan 4 mediciones consecutivas con una duración de 5 segundos y 30 segundos de descanso entre ellas, pudiendo seleccionar el valor más alto o la media de los tres valores más altos [311] [66].

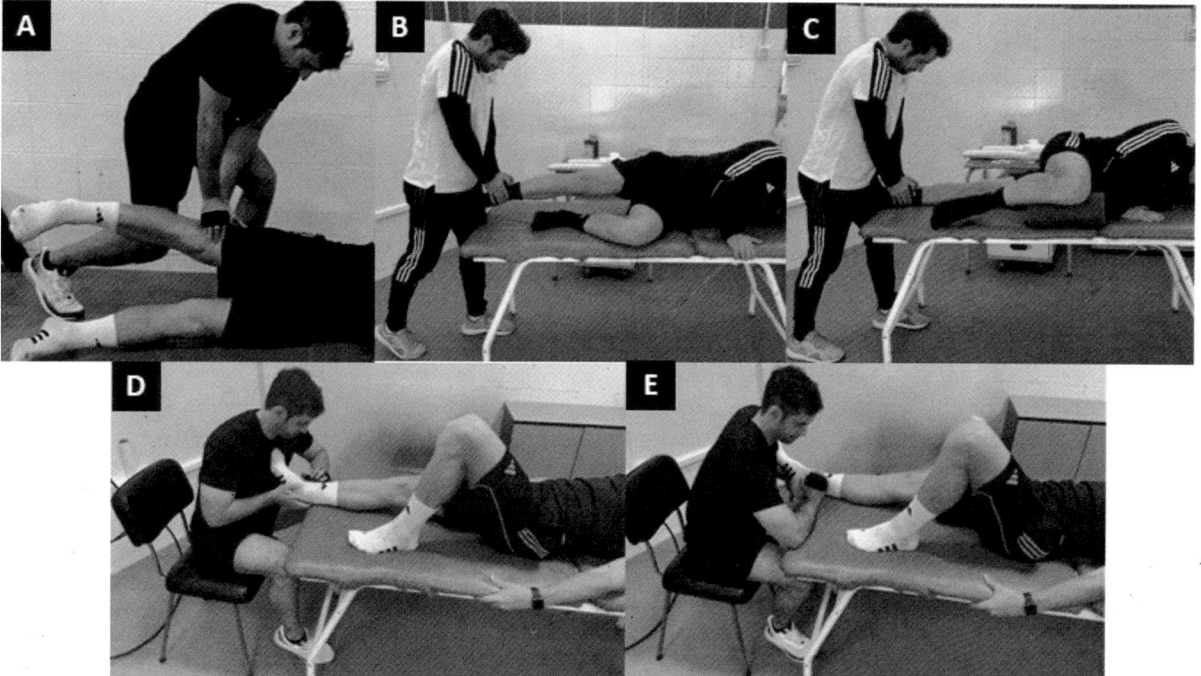

Figura 172. (A) Evaluación de la abducción de la cadera en posición de decúbito contralateral situando el dinamómetro en la cara externa de la rodilla. (B) Evaluación de la abducción de la cadera en posición de decúbito contralateral situando el dinamómetro a la altura del maleolo externo. (C) Evaluación de la aducción de la cadera en posición de decúbito homolateral situando el dinamómetro a la altura del maléolo interno. (D) Evaluación de la abducción de la cadera en posición de decúbito supino. (E) Evaluación de la aducción de la cadera en posición de decúbito supino. Adaptado de Thorborg y otros (2010) [311], de Serner y otros (2020) [314] y de Van Melick y otros (2020) [285].

- En el estudio transversal de Mosler y otros (2017) [66] establecieron **valores normativos de fuerza isométrica máxima de aducción de la cadera a través del** *Squeeze test* (Figura 173) **en 394 futbolistas profesionales asintomáticos.** El rango de edad fue de 18-40 y se utilizó

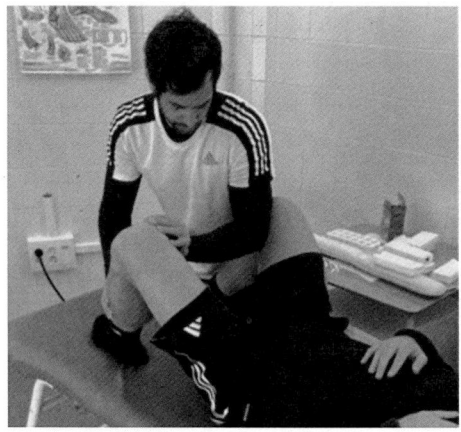

un dinamómetro de mano. Los futbolistas se colocaron en posición de decúbito supino con una flexión de cadera de 45º y 90º de flexión de rodilla, situando el dinamómetro entre las rodillas, para finalmente solicitar una contracción isométrica máxima de 5 segundos. Los datos de fuerza fueron normalizados por peso corporal (N/kg), y para el análisis de estos, se realizaron 4 mediciones consecutivas con un descanso de 30 segundos entre ellas, para posteriormente seleccionar el valor más alto. El valor **medio obtenido fue de 3,6 ± 0,8 N/kg**, no obstante, los autores también establecieron un rango normal de 2,8-4,4 N/kg, bajo de 1,9-2,8 N/kg y alto 4,4-5,3 N/kg.

Figura 173. Elaboración propia.

- El estudio transversal de Thorborg y otros (2011) [308] tuvo como objetivo comparar la **fuerza isométrica máxima de los aductores y abductores de la cadera en la extremidad dominante y no dominante en futbolistas profesionales sanos** (24 ± 4 años). Los jugadores fueron evaluados a mitad de temporada y se colocaron en posición de decúbito supino, estabilizándose ellos mismos agarrándose a la camilla. El punto donde se aplicó la resistencia con el dinamómetro fue a 5 cm del maléolo interno/externo y el tiempo de contracción fue de 5 segundos. El dato más alto de los 4 intentos fue utilizado para el análisis, permitiéndose 30 segundos de descanso entre intentos. La longitud de la extremidad inferior fue calculada midiendo la distancia entre la EIAS y hasta 5 cm proximal al maléolo externo. Esta longitud fue utilizada para calcular el torque (Nm) y todos los valores de fuerza fueron normalizados por peso corporal (Nm/kg). Los datos presentes en la Tabla 118, puede servir de referencia.

Valores de fuerza isométrica máxima de aductores y abductores de cadera en la extremidad inferior dominante y no dominante. Media ± DE				
Prueba	EID (Nm/kg)	EIND (Nm/kg)	Valor p	% Diferencia
ADD ISO	2,45 ± 0,54	2,37 ± 0,48	0,02	3
ABD ISO	2,35 ± 0,33	2,25 ± 0,31	0,001*	4
RATIO ADD/ABD ISO	1,04 ± 0,18	1,06 ± 0,17	0,40	

Tabla 118. DE: desviación estándar; EID: extremidad inferior dominante; EIND: extremidad inferior no dominante; N: newtons; m: metro; kg: kilos; ADD: aducción; ABD: abducción; ISO: isométrica. *Diferencias estadísticamente significativas. Datos extraídos de Thorborg y otros (2011) [308]. Elaboración propia.

- En el estudio transversal de Šarabon y otros (2020) [68], realizado en 268 jóvenes deportistas sanos varones practicantes de baloncesto (n=101, 16,8 ± 1,2 años), fútbol 8 (n= 113, 16,7 ± 1,2 años) y tenis (n= 54, 16,2 ± 2,8 años), **evaluaron la flexión y extensión de la rodilla a través de una contracción isométrica máxima.** Los sujetos se colocaron en posición de sedestación con el ángulo de la rodilla fijado a 60º de flexión y el de las caderas, a 90º de flexión. El eje de la rodilla estaba alineado con el eje del dinamómetro isométrico y el punto de aplicación de la resistencia se colocó a 3-5 cm del maléolo tibial. Se registraron 3 intentos máximos con una duración de 3 segundos en la extremidad inferior dominante y no dominante, y para el análisis, se obtuvo la media de los 3 intentos. A continuación, en la Tabla 119 aparecen los datos que puede ser tomados como referencia:

Variables analizadas en función del tipo de deporte. Media ± DE				
Prueba	**Variable analizada**	**Baloncesto**	**Fútbol**	**Tenis**
Extensión de la rodilla	TMAX-EID (Nm/kg)	2,51 ± 0,53	2,72 ±0,61	3,50 ± 0,79
	TMAX-EIND (Nm/kg)	2,41 ± 0,53	2,78 ±0,66	3,45 ± 0,79
	RFD-EID (Nm/kg*s)	11,88 ± 4,21	15,34 ± 4,56	17,60 ± 5,20
	RFD-EIND (Nm/kg*s)	11,48 ± 4,10	17,57 ± 5,30	17,71 ± 5,53
Flexión de la rodilla	TMAX-EID (Nm/kg)	1,59 ± 0,30	1,68 ± 0,31	1,74 ± 0,37
	TMAX-EIND (Nm/kg)	1,58 ± 0,33	1,62 ± 0,35	1,72 ± 0,47
	RFD-EID (Nm/kg*s)	14,37 ± 3,52	18,63 ± 5,91	15,35 ± 6,50
	RFD-EIND (Nm/kg*s)	14,94 ± 4,10	17,98 ±7,65	16,72 ± 8,28

Tabla 119. DE: desviación estándar; TMAX-EID: torque máximo de la extremidad inferior dominante; TMAX-EIND: torque máximo de la extremidad inferior no dominante; N: Newtons; kg: kilogramos; m: metros; RFD: *Rate of force development;* s: segundos. Adaptado de Šarabon y otros (2020) [68].

- En el estudio observacional prospectivo de Moreno-Pérez y otros (2022) [315] plantearon como objetivo examinar el **efecto del entrenamiento regular de fútbol y de los partidos durante una temporada completa, sobre la fuerza de los músculos isquiosurales y el ROM de cadera y tobillo en jugadores semiprofesionales de fútbol bien entrenados.** Los **jugadores** estaban **sanos** en el momento de la medición y la edad fue de 20,1 ± 1,9 años. Se realizaron las mediciones a principio, mitad y final de temporada. Cabe destacar que los participantes siguieron con sus rutinas habituales de entrenamiento de fuerza pautadas por sus respectivos clubes. Se realizaron 3 intentos de una contracción voluntaria máxima en cada extremidad, con un período de descanso de 30 segundos entre repeticiones. Durante el procedimiento, el ángulo de la articulación de la cadera fue de 0º, mientras que el ángulo de la articulación de la rodilla fue de 15º. El dinamómetro se fijó a 5 cm proximal al maléolo lateral usando una correa rígida (Figura 174). Cada contracción máxima se mantuvo durante 5 segundos, y se identificó el valor más alto (N) en cada prueba. Se proporcionó un fuerte estímulo verbal durante todas las pruebas y se seleccionó el mejor valor para su posterior análisis.

En la Tabla 120, se puede ver como la fuerza isométrica isquiosural incrementó significativamente desde la pretemporada hasta mitad de la temporada en la extremidad inferior dominante (p=0,002) en un 11,1 %, y en la no dominante (p=0,014), en un 10,5 %. Sin embargo, se observó un descenso estadísticamente significativo de la fuerza isométrica isquiosural desde mitad de temporada hasta final de esta en la extremidad inferior dominante (p=0,034), en un -9,3 %. No hubo diferencias estadísticamente significativas de fuerza isométrica isquiosural en ninguna de las extremidades desde la pretemporada hasta final de temporada [315].

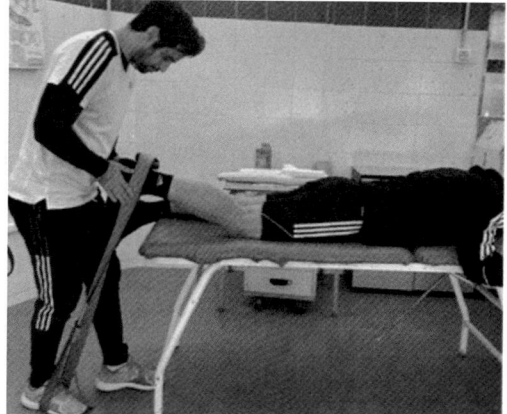

Figura 174. Adaptado del estudio de Van der Made y otros (2021) [316], donde se utilizó una metodología de medición similar.

Fuerza muscular isquiosural evaluada en pretemporada, mitad de temporada y a final de temporada. Media ± DE					
Fuerza muscular isquiosural	**Pretemporada**	**Mitad de temporada**	**Final de temporada**	**Pre vs Mitad de temporada. Valor de p**	**Pre vs Final de temporada. Valor de p**	**Mitad vs Final de temporada. Valor de p**
EID (N)	361,5 ± 14,3	406,6 ± 16,7	368,7 ± 15,4	0,002*	1,000	0,034*
EIND (N)	342,2 ± 14,4	382,3 ± 16,1	355,7 ± 15,3	0,014*	1,000	0,108

Tabla 120. DE: desviación estándar; EID: extremidad inferior dominante; EIND: extremidad inferior no dominante; N: newtons. * Diferencias estadísticamente significativas (p<0,05). Adaptado de Moreno-Pérez y otros (2022) [315].

Los autores concluyen que **la fuerza isométrica de los músculos isquiosurales fluctúa sustancialmente en jugadores semiprofesionales a lo largo de la temporada de fútbol.** En general, el entrenamiento de fútbol produjo mejoras en la fuerza de los músculos isquiosurales durante la mitad de la temporada, mientras que los períodos de pretemporada y final de temporada pueden representar períodos con un mayor riesgo de lesión en los músculos isquiosurales debido a los bajos niveles de fuerza muscular en los mismos [315].

- En el estudio de cohortes con carácter retrospectivo de Schwery y otros (2022) [313], **describieron la fuerza cuadricipital después de la reconstrucción del LCA en función del tipo de autoinjerto utilizado** (autoinjerto isquiosural, de HTH y TC) **estado meniscal y sexo.** El 85 % de los participantes, mayoritariamente mujeres de 18±5 años, eran practicantes de deportes con componente de saltabilidad, CDD, pivotaje y movimiento lateral. Las mediciones se realizaron a los 3, 6 y 9 meses postoperación utilizando un dispositivo isocinético, y para su realización, los deportistas se colocaron en posición de sedestación con una flexión de la rodilla a 90º alineando el epicóndilo lateral del fémur con el eje de rotación de la máquina. La cintura y el muslo fueron estabilizados con cinchas. Se colocó el punto de aplicación de la resistencia inmediatamente superior al maléolo lateral de la tibia. Se llevaron a cabo 3 contracciones máximas con una duración de 3 segundos cada una y un descanso de 30 segundos entre intentos. La media de los 3 intentos fue calculada para el posterior análisis y los datos se calcularon en Nm para ser normalizados por el peso corporal. También se calculó el IDS utilizando la siguiente fórmula: $\text{IDS} = \left(\dfrac{\text{fuerza media pico EI operada}}{\text{fuerza media pico EI no operada}} \right) \times 100$ [313].

   Los autores de este estudio concluyen que (Tabla 121): (1) estos datos pueden servir de referencia a la hora de monitorizar la fuerza isométrica del cuádriceps en diferentes momentos temporales, (2) el IDS fue significativamente mayor en los sujetos a los que se les aplicó un injerto de TI, en comparación con los tipos de injerto de HTH y TC, en los tres puntos temporales (p=0,001), (3) el torque máximo ajustado por peso corporal para el injerto del TC, fue significativamente más bajo que el injerto isquiosural a los 3 meses (p=0,35), (4) en todos los momentos temporales, los hombres presentaron un torque máximo ajustado por peso corporal significativamente mayor que las mujeres (p=0,001), pero el sexo no tuvo un impacto significativo en el IDS, y (5) recibir un procedimiento quirúrgico meniscal concomitante en el momento de la reconstrucción del LCA, no tuvo un impacto estadístico en el torque máximo ajustado por peso corporal o en el IDS.

	N	3 meses			6 meses			9 meses		
		EINO CTP (Nm/kg)	EIO CTP (Nm/kg)	C-IDS (%)	EINO CTP (Nm/kg)	EIO CTP (Nm/kg)	C-IDS (%)	EINO CTP (Nm/kg)	EIO CTP (Nm/kg)	C-IDS (%)
HTH	87	2,75 ± 0,60	1,64 ± 0,50	60 % ± 0,13	2,88 ± 0,68	2,12 ± 0,59	74 % ± 0,13	2,93 ± 0,67	2,46 ± 0,66	84 % ± 0,14
TI	21	2,41 ± 0,42	1,83 ± 0,42	76 % ± 0,12	2,45 ± 0,46	2,25 ± 0,54	92 % ± 0,13	2,74 ± 0,54	2,61 ± 0,59	96 % ± 0,16
TC	17	2,63 ± 0,69	1,39 ± 0,67	52 % ± 0,17	2,79 ± 0,61	1,87 ± 0,70	67 % ± 0,20	2,85 ± 0,44	2,24 ± 0,78	77 % ± 0,19
Valor p		p=0,59	p= 0,35[†]	p<0,01[†§]	p=0,25*	p=0,146	p<0,01[†§]	p=0,443	p=0,237	p<0,001[†§]
Menisco	45	2,77 ± 0,57	1,72 ± 0,40	63 % ± 0,13	2,85 ± 0,63	2,16 ± 0,49	76 % ± 0,14	2,94 ± 0,56	2,49 ± 0,60	85 % ± 0,15
No menisco	80	2,62 ± 0,59	1,59 ± 0,58	60 % ± 0,60	2,76 ± 0,67	2,09 ± 0,68	76 % ± 0,17	2,86 ± 0,64	2,44 ± 0,73	85 % ± 0,17
Valor p		p=0,170	p=0,185	p=0,285	p=0,463	p=0,545	p=0,99	p=0,485	p=0,697	p=0,999
Hombre	51	2,94 ± 0,61	1,88 ± 0,58	64 % ± 0,15	3,15 ± 0,70	2,42 ± 0,69	77 % ± 0,16	3,18 ± 0,61	2,78 ± 0,74	87 % ± 0,16
Mujer	74	2,49 ± 0,50	1,47 ± 0,41	60 % ± 0,14	2,55 ± 0,50	1,09 ± 0,45	75 % ± 0,16	2,68 ± 0,52	2,23 ± 0,54	84 % ± 0,16
Valor p		p<0,001	p<0,001	p=0,130	p<0,001	p<0,001	p=0,494	p<0,001	p<0,001	p=0,305

Tabla 121. DE: desviación estándar; EINO: extremidad inferior no operada; CTP: cuádriceps torque pico; C-IDS: índice de simetría del cuádriceps; n: newtos; m: metro; HTH: Hueso-tendón-hueso; TI: tendón isquiosural; TC: tendón cuadricipital; *diferencias estadísticamente significativas entre BPTB y HT (p<0,05); † diferencias estadísticamente significativas entre HT y QI (p<0,05); §: diferencias estadísticamente significativas entre BPTB y HT (p<0,001). Adaptado de Schwery y otros (2022). [313].

411

- De acuerdo con la revisión de Van Melick y otros (2022) [201], se aportan datos de mediciones de fuerza isométrica máxima realizadas a los 4 y 6 meses tras la operación, en **deportistas** masculinos **lesionados de LCA practicantes de deportes donde existe el pivotaje** (Tabla 122). Los autores comentan que es posible alcanzar valores de fuerza suficientes para establecer **comparativas con deportistas sanos pertenecientes a la misma disciplina deportiva después de los 7 meses de la operación.**

Valores de fuerza isométrica en la musculatura cuadricipital e isquiosural en deportes de pivotaje durante el proceso de rehabilitación del LCA. Media ± DE			
Punto temporal	**Sexo/Nivel**	**Población, tipo de injerto**	**45º flexión rodilla**
4 meses	Masculino, élite	N=20 jóvenes adultos, 24,2 ± 5,1 años, HTH	**Cuádriceps:** EIO: 142 ± 48 N. EINO: 213 ± 55 N. IDS[a]: 67 %. **Isquiosurales:** EIO: 107 ± 21 N. EINO: 105 ± 26 N. IDS[a]: 10 %.
6 meses	Masculino, élite	N=20 jóvenes adultos, 24,2 ± 5,1 años, HTH	**Cuádriceps:** EIO: 165 ± 40 N. EINO: 225 ± 50 N. IDS[a]: 73 %. **Isquiosurales:** EIO: 111 ± 21 N. EINO: 110 ± 22 N. IDS[a]: 101 %.

Tabla 122. DE: desviación estándar; HTH: hueso-tendón-hueso; EIO: extremidad inferior operada; EINO: extremidad inferior no operada; N: newtons; m:metro; [a]calculado [(EI operada)/(EI no operada) x 100]. Adaptado de Van Melick, y otros (2022) [201].

A continuación, en la Tabla 123, se presentan **valores de referencia** de fuerza isométrica máxima en **jugadores sanos profesionales de fútbol y de otras modalidades** deportivas, a 70º y 90º de flexión de rodilla [201]:

Valores de fuerza isométrica máxima en musculatura cuadricipital e isquiosural en deportistas sanos. Media ± DE				
**Jugadores de fútbol**				
Nivel	**Sexo**	**Población**	**70º**	**90º**
Élite	Masculino	N=58 adolescentes, 17,1 ± 0,8 años.		**Cuádriceps:** 409 ± 78 N. **Isquiosurales:** 173 ± 38 N.
**Otros deportes***				
Nivel	**Sexo**	**Población**	**70º**	**90º**
Élite	Masculino	N=1361 jóvenes adultos, 22,5 ± 1,2 años.	**Cuádriceps:** 417 ± 56 N/kg. **Isquiosurales:** 186 ± 24 N/kg. **Ratio:** C/I[b] 45 %.	

Tabla 123. DE: desviación estándar; N: newtons; m:metro; Kg: kilos; [a]calculado [(EID)/(EIND) x 100].*voleyball, hockey, fútbol americano, fútbol sala, judo, ballet, sky alpino. CI[b] representa la relación entre

la fuerza concéntrica de la musculatura isquiosural y la fuerza concéntrica cuadricipital. Adaptado de Van Melick y otros (2022) [201].

- Šarabon y otros (2021) [317] revisaron todos los estudios que reportasen **datos de fuerza isométrica máxima para el movimiento de flexión y extensión de la rodilla.** Los autores limitaron la revisión a **población sana** incluyendo **niños** (<12 años), **adolescentes** (12-18 años), **adultos** (18-65 años), **adultos mayores** (>65 años) de **ambos sexos.** También se incluyó población deportista, pero las **comparaciones entre modalidades deportivas no pudieron evaluarse de forma fiable.** Debido a la pequeña cantidad de estudios realizados en atletas, se fusionaron atletas recreativos y profesionales en un grupo para el análisis principal. Es decir, el análisis preliminar mostró valores muy similares para los dos grupos y ninguna tendencia sistemática en la que un grupo exhibiera una mayor fuerza. Para facilitar la comparación de los estudios y subgrupos de estudio, los autores normalizaron los valores de torque por masa corporal a través del uso de estimaciones apropiadas y utilizando fórmulas que aparecen dentro del estudio. Los autores señalan que estos datos pueden servir de referencia para monitorizar el proceso de rehabilitación tras lesiones musculoesqueléticas en la extremidad inferior.

   El ángulo de cadera se estableció en los 90° de flexión, puesto que todos los estudios revisados lo indicaban entre los 75 y 110°. En la articulación de la rodilla sí que se observó más variabilidad en los ángulos, por eso los autores decidieron agrupar los datos según el ángulo en 3 categorías: (1) extensión (10-45° de flexión de rodilla), (2) rango medio (50-70° de flexión de rodilla), y (3) flexión (80-110° de flexión de rodilla). El número de repeticiones/intentos por grupo muscular más utilizado fueron 3 (237 estudios) y 2 (125 estudios). La duración de la contracción más utilizada fue de 5 segundos (187 estudios) y 3 segundos (90 estudios). Los tiempos de descanso entre intentos más utilizados fueron de 60 segundos (118 estudios), 180 segundos (72 estudios), 30 segundos (70 estudios). A través de código **QR facilitado al inicio de este libro, el lector puede acceder a las tablas que serán descritas a continuación.** En la Tabla 21, podemos ver **los datos agrupados en función del sexo, punto del rango** (extensión, medio y flexión), **edad o nivel y tipo de movimiento** (flexión y extensión). Además, en la Tabla 22 podemos ver los mismos datos que la tabla anterior pero **incluyendo a población deportista** (dividida en deportistas recreacionales y profesionales) y se aportan también datos de sexos conjunto [317].

A continuación, en la Tabla 124, se observa un ejemplo de la evolución de la fuerza isométrica máxima de los flexores y extensores de la rodilla en un deportista operado del LCA en la rodilla izquierda, al que se aplicó un injerto procedente de TI. Como podemos ver, la fuerza fue aumentando a lo largo del tiempo; y en lo que respecta a la asimetría, los cuádriceps enseguida mostraron valores por debajo del 10 %, cosa que no sucedió en la musculatura isquiosural. Por otro lado, en la Figura 175, puede apreciarse a nivel gráfico la evolución de la fuerza en estos grupos musculares, en donde a pesar de las fluctuaciones manifestadas a lo largo del tiempo, las líneas de tendencia indican un progreso, siendo la menos evidente la línea de tendencia que representa la musculatura isquiosural del lado izquierdo (operada). Se recomienda al lector acceder de nuevo al apartado 3.2.2 Secuelas: déficit de fuerza y cambios morfológicos en el tendón, en el cual se explica el impacto que tiene la extracción de un injerto procedente de la musculatura isquiosural en la producción de fuerza durante el proceso de recuperación.

	Valores de fuerza isométrica máxima en la musculatura cuadricipital e isquiosural							
	Rodilla izquierda			Rodilla derecha			% Asimetría isquiosural	% Asimetría cuadricipital
Fecha	Isquiosural (N)	Cuádriceps (N)	Ratio Isq /cua	Isquiosural (N)	Cuádriceps (N)	Ratio Isq/Cua		
30/10/2023	250	328	0,8	201	433	0,5	20 %	24 %
09/11/2023	234	393	0,6	314	438	0,7	25 %	10 %
28/12/2023	238	400	0,6	353	426	0,8	33 %	6 %
05/02/2024	265	403	0,7	382	423	0,9	31 %	5 %
26/02/2024	249	506	0,5	359	502	0,7	31 %	1 %
20/03/2024	305	413	0,7	401	440	0,9	24 %	6 %

Tabla 124. El color rojo destaca un porcentaje de asimetría superior o igual al 15 %, el amarillo al 10 % y el verde por debajo o igual del 10 %. N: newtons; Isq: isquiosural; cua: cuádriceps. Elaboración propia.

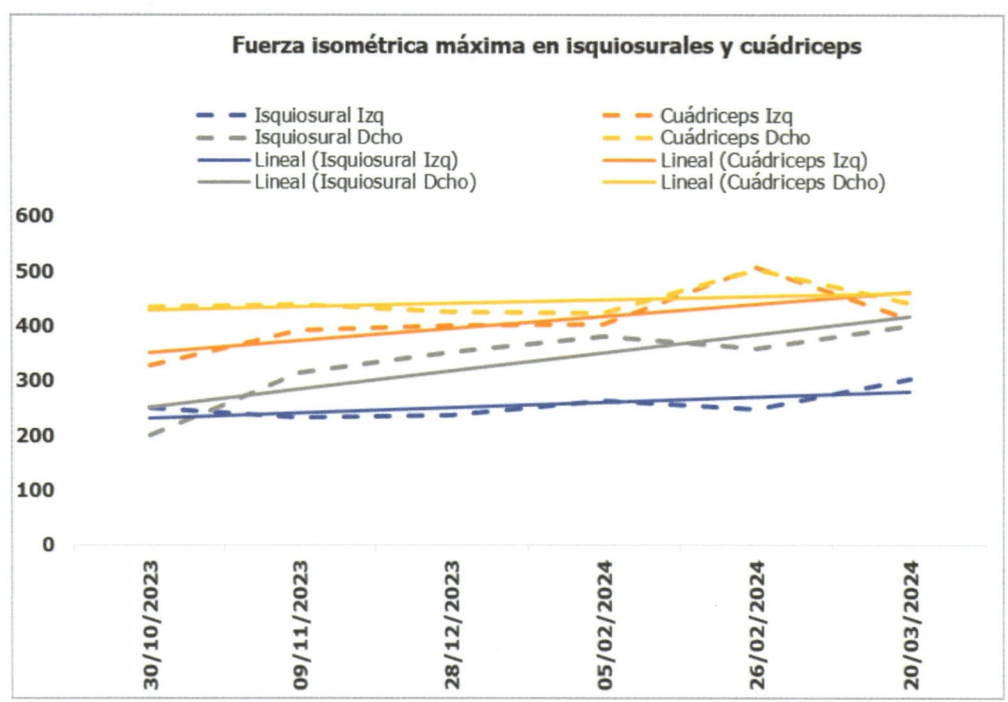

Figura 175. Evolución de la fuerza isométrica máxima en los flexores y extensores de la rodilla representada de manera gráfica, incluyendo las líneas de tendencia para cada grupo muscular en ambas extremidades. Elaboración propia.

8.6.2. Fuerza excéntrica

- La fórmula utilizada para calcular el IDS suele ser: $IDS = \left(\frac{\text{fuerza EI no dominante}}{\text{fuerza EI dominante}}\right) \times 100$ [285], considerándose un porcentaje de asimetría >10 % como **insuficiente** a la hora de considerar **apto** a un **deportista** para el RTP. Para la evaluación de la fuerza excéntrica utilizando un dinamómetro de mano, se suele utilizar el *break test*. Este procedimiento consiste en realizar **fuerza isométrica máxima contra el dinamómetro entre 3-5 segundos, para seguidamente aplicar tanta fuerza manual contra el dinamómetro de tal manera que se rompe la contracción, y en ese momento, se registra la fuerza aplicada del sujeto** [318]. Para la evaluación de los **flexores de la rodilla** a través de dicho método, el deportista está situado en posición de decúbito prono con la rodilla flexionada a 60º, el dinamómetro se coloca 2 cm proximal a los maléolos y se solicita una contracción isométrica máxima. Después, el terapeuta debe vencer la contracción provocando una extensión de la rodilla durante 5 segundos y dirigiendo la fuerza con una trayectoria lo más perpendicular posible a la pierna del sujeto (Figura 176). Se realizan tres intentos por extremidad y se seleccionó el mejor dato para su análisis [285].

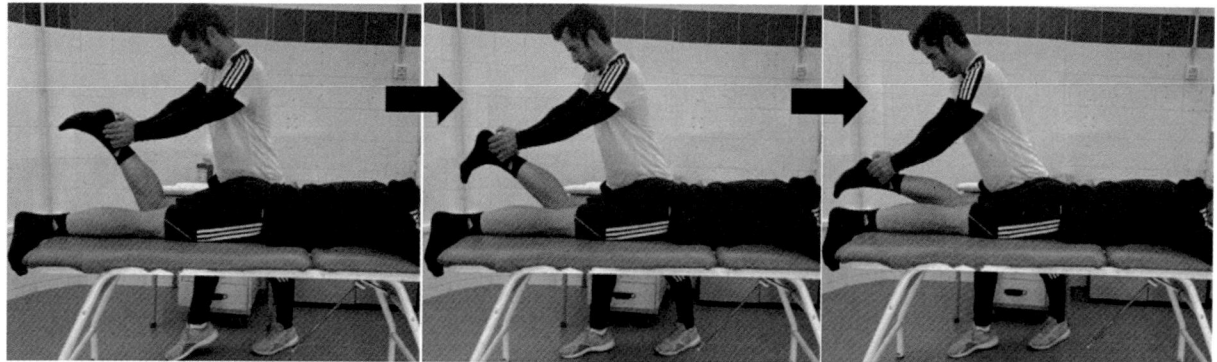

Figura 176. Secuencia de realización del *break test*. Adaptado de Van Melick y otros (2020) [285].

- En el estudio de cohortes de Hannon y otros (2017) [169], examinaron la **fuerza de la extremidad inferior no lesionada en jóvenes deportistas después de una lesión primaria del LCA comparándola con la fuerza de la extremidad inferior dominante en un grupo control.** Todos los participantes realizaban deportes de nivel 1, como el fútbol y el baloncesto. 31 deportistas pertenecían al grupo de lesión del LCA (media de edad 15,6 ±1,4 años) y 33 al grupo control (media de edad 14,9 ± 1,9 años). El momento de la valoración de la fuerza fue a los 23 días de media tras la lesión y todos los sujetos lesionados participaron en un programa preoperatorio. En todos los test se realizaron 3 intentos por cada extremidad con un descanso de 30 segundos entre intentos, seleccionando la media de los 3 para el análisis. Previo a que el examinador rompiese la contracción, los sujetos realizaron contracciones isométricas con una duración de entre 3 y 5 segundos. Los datos fueron normalizados por peso corporal.

Para la medición de la fuerza excéntrica máxima, utilizando el *break test*, en el sentido de la **abducción de cadera** (Figura 177A), el deportista se situó en posición de decúbito contralateral con un cinturón que estabilizaba la pelvis contra la camilla. La extremidad inferior más próxima a la camilla se colocó a 30º de flexión de cadera y a 90º de flexión de rodilla. La extremidad inferior evaluada se colocó en una posición neutra (abducción/aducción neutra) con ligera extensión de cadera situando el dinamómetro inmediatamente proximal a la interlínea articular de la rodilla. Para la medición de la fuerza excéntrica máxima de los **extensores de cadera** (Figura 177B), el deportista se situó en posición de decúbito prono con un cinturón estabilizando la pelvis contra la camilla. La extremidad inferior evaluada se colocó a 90º de flexión de la rodilla situando el dinamómetro lo más distal posible al muslo. Para la medición de la fuerza excéntrica máxima de los **rotadores externos de cadera** (Figura 177C), el deportista se colocó en posición de decúbito prono con un cinturón estabilizando la pelvis contra la camilla. La extremidad inferior evaluada se colocó a 90º de flexión de la rodilla y el terapeuta se colocó en el lado contralateral a la extremidad inferior a evaluar, situando el dinamómetro sobre el maléolo medial [169].

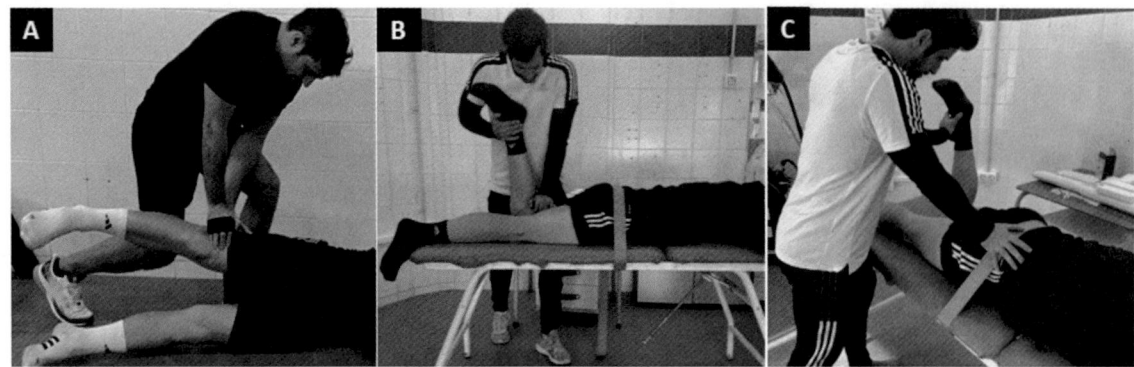

Figura 177. (A) Valoración de la fuerza isométrica en los abductores de la cadera. (B) Valoración de la fuerza isométrica en los extensores de la cadera. (C) Valoración de la fuerza isométrica en los rotadores externos de la cadera. Adaptado de Hannon y otros (2017) [169].

A continuación, en la Tabla 125, aparecen los **datos** obtenidos de fuerza excéntrica que pueden ser utilizados de **referencia**. Así mismo, **no se observaron diferencias estadísticamente significativas** (p<0,05) en la fuerza excéntrica [169].

Valores de fuerza en cada grupo. Media ±DE			
Prueba	**Grupo lesión LCA**	**Grupo control**	**Valor p**
ABD cadera (kg/PC)	0,183 ± 0,05	0,199 ± 0,04	0,158
Ext cadera (kg/PC)	0,205 ± 0,05	0,213 ± 0,04	0,582
RE cadera (kg/PC)	0,152 ± 0,04	0,158 ± 0,03	0,521

Tabla 125. DE: desviación estándar; PC: peso corporal; ABD: abducción; Ext: extensión; RE: rotación externa; kg: kilos; LCA: ligamento cruzado anterior. Adaptado de Hannon y otros (2017) [169].

8.6.3. Fuerza y potencia dinámica máxima

- Las pruebas de fuerza dinámica máxima pueden verse como las más relevantes para la monitorización de las habilidades de un deportista debido a sus similitudes con los movimientos realizados durante la práctica deportiva [23]. En el comentario clínico de Gokeler y otros (2022) [319] establecen que para **deportes recreacionales y aquellos que no presentan pivotaje**, un IDS >90 % es necesario para **considerar al deportista apto de cara al RTP**; sin embargo para **deportes** donde existe el **contacto y pivotaje, es recomendable una simetría >100 %**. Estas recomendaciones coinciden con las pautadas anteriormente en la revisión de Thommeé y otros (2011) [258]. Por otro lado, **también** se ha considerado que **el IDS** entre extremidades debe ser ≥ 85 % [126] **y** >90 % [48] para **considerar al deportista apto de cara al RTP**. Por otro lado, en la revisión narrativa de Buckthorpe (2019) [113], los autores marcan el objetivo de **lograr un 100 % en el IDS en CCA de los extensores y flexores de la rodilla, así como la fuerza máxima en CCC**, como, por ejemplo, el rendimiento obtenido en el ejercicio de **prensa de piernas que ha de ser de 2 veces el peso corporal para 8 repeticiones máximas**.
- Existen maneras sencillas de valorar la musculatura afectada tras una lesión del LCA, como son los isquiosurales, cuádriceps, abductores, aductores y gemelos, que no requieren de aparatología muy sofisticada, como lo son los dispositivos isocinéticos. Estos métodos pueden ser **test ejecutados con repeticiones hasta el fallo muscular**, como, por ejemplo, el puente

glúteo a una pierna, elevaciones de talón, etc. A la hora de manejar esta información, hay que tener en cuenta que no se está evaluando la fuerza máxima, pero sí otras características como la fuerza-resistencia [171]. No obstante, **valorar la 1RM en los extensores de la rodilla desde 90º a 45º o desde 90º a 0º utilizando el ejercicio de** *Leg extension*, **es un método preciso para la estimación de la fuerza cuadricipital** [167]. En el comentario clínico de Gokeler y otros (2022) [319], se hace mención a estudios que evalúan la fuerza a través de dinamometría isocinética para la musculatura cuadricipital e isquiosural, pero estos dispositivos son de elevado coste económico y se proponen como alternativa la dinamometría de mano o máquinas como la *leg extension* y la prensa de piernas.

- Case y otros (2020) [5] realizaron un estudio retrospectivo en jugadores de fútbol americano y en jugadoras de voleibol y *softbol* de 21 ± 1 años. Los autores establecieron que una fuerza relativa en la 1RM en el ejercicio de **sentadilla tradicional con barra trasera de 2,2 y 1,6 respectivamente para hombres y mujeres**, estuvo asociada a una menor tasa de lesiones en las extremidades inferiores a lo largo de una temporada competitiva. En relación a esto, Suchomel y otros (2016) [23] en su revisión, señalan que deportistas con **niveles de fuerza relativa en el ejercicio de sentadilla de al menos 2 veces su peso corporal** son capaces de producir una **potencia superior en el salto vertical, correr más rápido y saltar más alto** en comparación con aquellos atletas con niveles inferiores de fuerza relativa. Freitas y otros (2019) [240] analizaron el rendimiento de fuerza relativa de la 1RM **en la media sentadilla, realizada en una máquina Smith** en futbolistas (23,5 ± 3,8 años) y jugadores de rugby (25,4 ± 3,6 años) profesionales sanos. Dichas pruebas fueron realizadas durante la temporada competitiva, obteniendo una fuerza relativa de 1,95 ± 0,63. Además, Freitas y otros (2021) [26] analizaron el rendimiento de fuerza relativa de la 1RM, pero en la sentadilla tradicional en jugadores y jugadoras (24,6 ± 2,8 y 22,6 ± 4,6 años respectivamente) profesionales de rugby, siendo de **1,78 y de 1,50 en hombres y mujeres**, respectivamente. Estos valores pueden ser tomados como referencia.

- Neeter y otros (2006) [78] evaluaron la capacidad de una **batería de pruebas de fuerza en CCA y CCC realizadas en las extremidades inferiores, para establecer diferencias en el desarrollo de la potencia del tren inferior entre pacientes con una lesión del LCA y otros sometidos a una reconstrucción del LCA.** El estudio dividió a tres grupos, pacientes sanos, pacientes con lesión del LCA y pacientes intervenidos quirúrgicamente del LCA. Todos los grupos realizaron las siguientes pruebas para evaluar la fuerza:

  - *Leg extension power test* (**Figura 178A**). Test realizado de manera unilateral. Los sujetos parten desde una posición de sedestación y se les indica que extiendan la rodilla lo más rápido posible desde una posición aproximada de 110º de flexión de la rodilla hasta la extensión completa (0º de flexión). La distancia que recorre el peso levantado y el tiempo que tarde la rodilla para extenderse del todo, se miden a través de un encoder lineal conectado al peso de la máquina. Se realizaron 5 intentos con 5 cargas diferentes, las cuales fueron incrementando progresivamente en 5 kg conforme pasaban los intentos, estableciéndose un descanso de 30 segundos entre ellos. Para el análisis de los datos, se calculó la media de la potencia máxima generada en todos los intentos [78].

  - *Leg flexion power test* (**Figura 178B**). Se utilizó el mismo procedimiento de medición que para la prueba anterior. Este test se realizó desde una posición de extensión máxima de la rodilla (0º de flexión) hasta aproximadamente 110 de flexión [78].

  - *Leg press power test* (**Figura 178C**). Se utilizó el mismo procedimiento que los test anteriores, pero el peso se incrementó de 10 en 10 kg entre cada intento. La posición inicial fue medida con un goniómetro fijando el ángulo lo más próximo a los 90º de flexión de rodilla y cadera. La posición final corresponde a una extensión máxima de rodilla con una flexión de cadera de 30º [78].

La fórmula para extraer el IDS fue: $\textbf{IDA} = \left(\dfrac{\text{potencia EI lesionada}}{\text{potencia EI no lesionada}} \right) \textbf{x 100}$, estableciendo un IDA ≤ 10 % como normal [78].

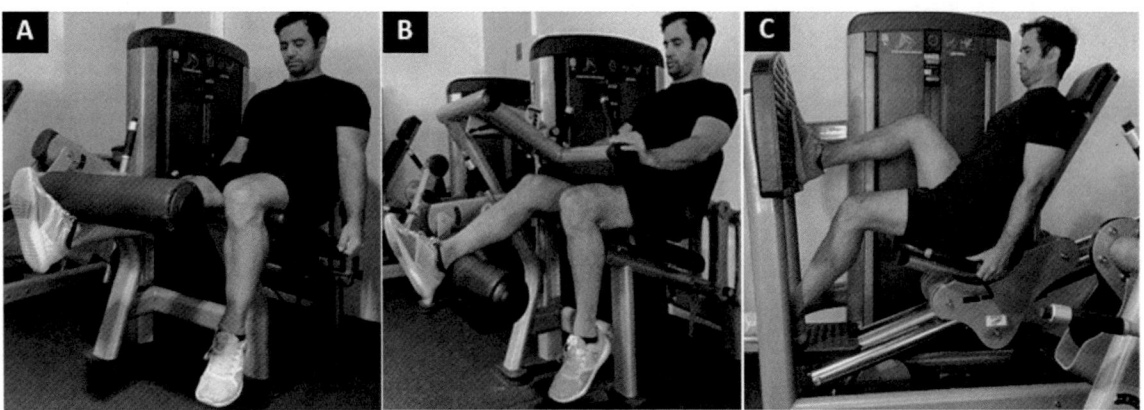

Figura 178. (A) Máquina de musculación para los extensores de rodilla utilizada en la batería de pruebas para la medición de la potencia muscular. (B) Máquina de musculación para los flexores de rodilla. (C) Entrenamiento del tren inferior utilizando la prensa de piernas. En todas las máquinas, se conectó un encoder lineal a las placas de peso para obtener mediciones de potencia. Adaptado de Neeter y otros (2006) [78].

En el *Leg extension power test* se encontró que el 53 % de los deportistas 6 meses después de una lesión del LCA y el 86 % de los pacientes 6 meses después de la reconstrucción del LCA, tenían un IDS anormal (es decir, una diferencia >10 %). En el *Leg flexion power test*, los resultados correspondientes fueron 13 y 42 % y para la prueba de *Leg press power test*, 41 y 61 %, respectivamente. Luego, los 3 test se combinaron para generar una batería de pruebas, lo que significaba que los pacientes debían tener un IDS ≥ 90 % en las tres pruebas de fuerza para ser clasificados como normales. El 60 % de los pacientes 6 meses después de una lesión del LCA y el 95 % de los pacientes 6 meses después de la reconstrucción del LCA obtuvieron un IDS entre miembros alterado. Un mayor número de pacientes que habían sido operados con un injerto procedente de HTH, mostraron valores alterados en el prueba de *Leg extension* en comparación con aquellos que habían sido operados con un injerto de TI. Se observaron resultados opuestos en la prueba de *Leg flexion power test*. Los autores concluyen que, a través de esta batería de pruebas, **se tuvo una alta capacidad para determinar los déficits en la fuerza muscular 6 meses después de la lesión y de la reconstrucción del LCA.** Solo una minoría de los pacientes había restaurado la fuerza muscular entre extremidades [78]. En el estudio de Nagai y otros (2020) [305], realizado en 26 sujetos con una media de edad de 22,1 ± 9,1 intervenidos de una cirugía primaria de LCA (media de 8,3 ± 2,6 meses tras la operación), se realizó algo similar, pero con una máquina *leg press* de aire a presión. A los sujetos se les calculó la 1RM a través de un test de cargas progresivas y se realizó la prueba con el 70 % de la 1RM. Un total de 5 repeticiones fueron ejecutadas a máxima velocidad con ambas extremidades y se obtuvo la media para el análisis de la asimetría, esto fue posible, puesto que había dos pedales independientes con salidas de fuerza/potencia. Se recomienda al lector acceder de nuevo al apartado 8.5.4 **Criterios para el** *return to play*, en donde aparece detallado este último estudio.

- En el estudio transversal de Ohji y otros (2021) [184], los autores plantearon como objetivos: (1) determinar la **relación entre la fuerza isocinética de la rodilla y el peso corporal y, entre la fuerza isocinética de la rodilla y el volumen muscular, en pacientes tras una cirugía del LCA**; (2) determinar **las diferencias de lado a lado en la fuerza de la rodilla normalizadas con el peso corporal y el volumen muscular**, en pacientes con media de edad 21 ± 6,3 años, evaluados tras 11,6 ± 2,3 meses postoperación. Todos los sujetos participaban en deportes en donde su puntuación, en la escala de actividad modificada de Tegner, fue de 7,9 ± 1,5 antes de la operación. La medición de la composición corporal fue realizada con una TANITA y se registró la fuerza concéntrica de los extensores y flexores de rodilla a través de un dinamómetro isocinético. Los autores concluyeron que, la fuerza de extensión y de flexión de rodilla, se correlacionaron más fuertemente con el volumen muscular total que con el peso corporal (r=0,53-0,67 para el peso corporal vs. r=0,80-0,87 para el volumen muscular, por estar más próximo a 1). La fuerza de la rodilla, expresada como el porcentaje del volumen muscular total, tuvo un CV más pequeño y una variabilidad de datos más baja que la expresada como porcentaje del peso corporal. Por lo tanto, **la fuerza de la rodilla expresada como el porcentaje del volumen muscular total, puede ser más precisa para detectar diferencias de lado a lado para evaluar la fuerza de la rodilla que la fuerza expresada como porcentaje del peso corporal** en pacientes tras una reconstrucción del LCA (Tabla 126).

Diferencias de fuerza normalizadas por el peso corporal y por el volumen muscular entre extremidades. Media ± DE					
% del peso corporal					
	EI operada		EI no operada		Valor p
	Fuerza en la rodilla	CV	Fuerza en la rodilla	CV	
Ext 60º/s	239,7 ± 59,6	25 %	254,8 ± 43,2	17 %	0,140
Ext 180 º/s	163,0 ± 40,9	25 %	177,3 ± 28,3	16 %	0,012
Flex 60 º/s	116,5 ± 26,2	22 %	124,9 ± 25,8	21 %	0,018
Flex 180 º/s	91,9 ± 26,4	29 %	102,1 ± 22,5	22 %	<0,001
% del volumen muscular					
	EI operada		EI no operada		Valor p
	Fuerza en la rodilla	CV	Fuerza en la rodilla	CV	
Ext 60 º/s	316,3 ± 69,5	22 %	336,6 ± 40,7	12 %	0,134
Ext 180 º/s	215,0 ± 46,7	22 %	234,8 ± 29,7	15 %	0,011
Flex 60 º/s	153,7 ± 27,0	18 %	164,6 ± 25,5	16 %	0,022
Flex 180 º/s	120,6 ± 26,4	23 %	134,8 ± 24,2	18 %	0,001

Tabla 126. DE: desviación estándar; Ext: extensión; Flex: flexión; EI: extremidad inferior; CV: coeficiente de variación. Ohji y otros (2021) [184].

- En el estudio transversal de Sinacore y otros (2017) [312], determinaron si las **pruebas de fuerza isométricas evaluadas con un dinamómetro y las pruebas de la 1RM**, podrían ser una **sustitución válida de las pruebas isométricas utilizando un dinamómetro electromecánico**, considerado como el *Gold Standard*, para identificar diferencias de fuerza cuadricipital en sujetos con déficits de fuerza en la articulación de la rodilla. Se recomienda al lector acceder a la fuente original para que pueda visualizar el dinamómetro electromecánico. Para investigar la validez de la fuerza muscular se utilizaron los siguientes test:

- Para la **evaluación de la fuerza isométrica máxima cuadricpital** se utilizó un dinamómetro de mano. Se realizaron 3 contracciones máximas con una duración de 5 segundos con periodos de 60 segundos de descanso entre intentos. El dinamómetro se colocó inmediatamente proximal a la articulación del tobillo, fijado con una correa rígida para asegurar que la contracción fuese isométrica (Figura 179) [312].

- Para la evaluación de la **1RM en el ejercicio de** *leg extension* en un **ROM de 90º a 0º** de flexión de la rodilla, se indicó a los sujetos que extendieran la rodilla contra la resistencia de manera lenta y controlada. La prueba tuvo éxito cuando el sujeto logró el ángulo objetivo de extensión de la rodilla y lo mantuvo durante 2 segundos. La resistencia se incrementó de 2,27 a 13,61 kg tras cada prueba exitosa tantas veces como fuese necesario hasta dar con una carga que no pudiesen mover al punto del rango articular establecido. Los descansos entre intentos fueron de 60 segundos (Figura 180A y 180B) [312].

- Para la evaluación de la **1RM en el ejercicio de** *leg extension* en un **ROM desde 90º a 45º de flexión de rodilla**. Se determinó la 1RM igual que en el punto anterior, pero en el ROM establecido (Figura 180C) [312].

- La **1RM en el ejercicio de** *leg press* **en máquina** se determinó igual que para el ejercicio de *leg extension* en un ROM de 90º a 0º de flexión, comenzando con la cadera y la rodilla a 90º de flexión y finalizando el movimiento con una extensión máxima de la rodilla (Figura 180D) [312].

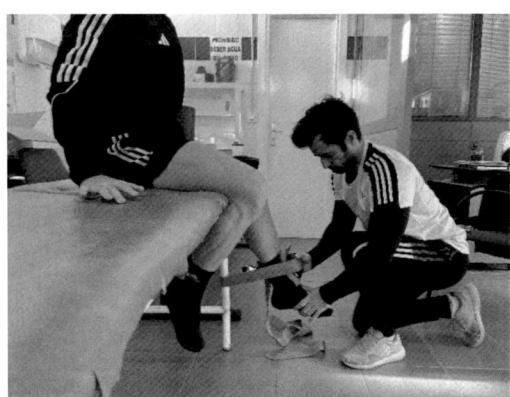

Figura 179. Medición de la fuerza isométrica máxima. Se ajusta la longitud de la correa para realizar la prueba entre los 85º y 90º de flexión de la rodilla, indicando al sujeto que se estabilice con sus manos contactando con la camilla. Adaptado de Sinacore y otros (2017) [312].

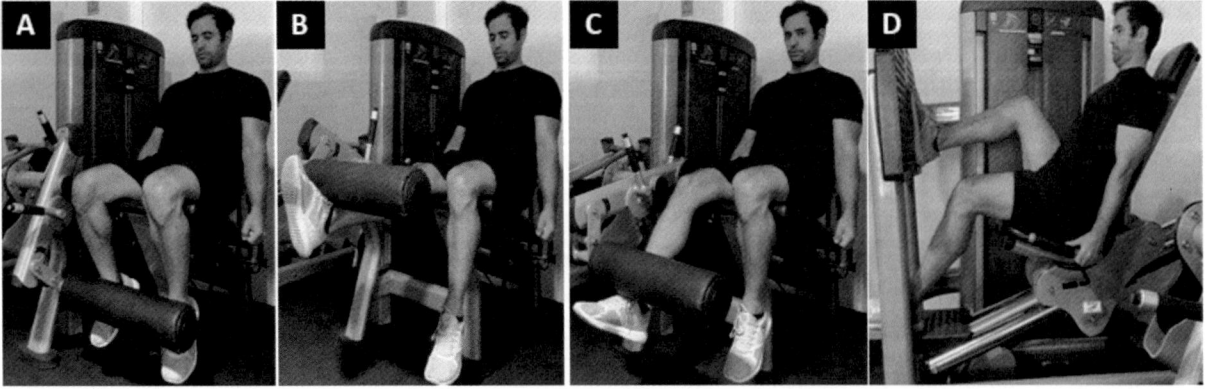

Figura 180. Procedimiento de medición de la 1RM en la máquina de *leg extension* y de prensa de piernas. (A) El sujeto está sentado en la máquina *leg extension* con la cadera y la rodilla flexionadas a

90º, aplicando la resistencia a vencer justo por encima de la articulación del tobillo. (B) Fijación del recorrido articular de 90º a 0º de flexión de la rodilla en el ejercicio de *leg extension*. (C) Fijación del recorrido articular de 90º a 45º de flexión de la rodilla con un «tope» mecánico presente en la máquina. (D) El sujeto está sentado en la máquina de *leg press* con el respaldo reclinado y con la rodilla y la cadera situadas a 90º de flexión. RM: repetición máxima. Adaptado de Sinacore y otros (2017) [312].

Estos test fueron comparados con el considerado *Gold Standard* de fuerza isométrica, donde el sujeto se colocó con la rodilla a 60º de flexión y las caderas a 80-90º de flexión. La almohadilla de empuje del brazo del dinamómetro estaba colocado inmediatamente proximal a la articulación del tobillo y el tronco del sujeto permaneció fijado con cinchas al respaldo de la silla. Se realizaron 3 intentos máximos seguidos de 60 segundos de descanso entre intentos. Se utilizó el torque máximo de los 3 intentos en cada extremidad para el análisis de los datos. Los autores concluyen que **ninguna de estas 4 formas de evaluación de la fuerza, puede sustituir el método que utiliza un dinamómetro isométrico electromecánico.** No obstante, utilizar la prueba de *leg extension* de 90º a 45º y la **prueba de extensión isométrica de la rodilla a 90º de flexión medida con un dinamómetro de mano**, parecen ser las mejores **alternativas** [312].

- En el estudio experimental de Ascenzi y otros (2022) [49] investigaron **la relación de la magnitud y la dirección de las asimetrías** entre miembros, evaluadas con **diferentes métodos de cuantificación de la fuerza en futbolistas juveniles de élite sanos** (edad 18,5 ± 0,6 años). Cabe señalar que no se incluyeron aquellos jugadores con lesiones previas de rodilla. Las pruebas de fuerza que se realizaron fueron: *Split squat* en máquina *smith*, extensión y flexión de rodilla con un dispositivo isocinético. Se recomienda al lector acceder a la fuente original en donde se muestran imágenes de la realización de los ejercicios de valoración. Dichas pruebas se realizaron, en diferentes condiciones de carga externa, y la fórmula para establecer el IDA fue la siguiente: **IDA: (100/ EI dominante) x (EI no dominante) x − 1 + 100.** También, se hizo un estudio de composición corporal a través de un DEXA, con el fin de calcular la masa libre de grasa de los participantes para posteriormente obtener los valores individuales del 25 % y del 50 % de la masa libre de grasa y así definir las cargas externas a utilizar en el ejercicio de *split squat*, teniendo en cuenta el peso de la barra.

  Para el *Split squat* se realizaron 3 repeticiones a una velocidad máxima siendo la resistencia externa únicamente la barra (7,3 kg). Después se realizaron dos series más de 3 repeticiones, una añadiendo el 25 % del peso corporal y otra, el 50 %. Entre cargas, descansaron entre 5-10 minutos. Con un goniómetro, establecieron el ROM a 90º de flexión de rodilla como punto de partida para iniciar el movimiento concéntrico. Se registró el mejor dato de las 3 repeticiones y con un encoder lineal se obtuvieron los datos de potencia. Para el ejercicio de **flexión y extensión de rodilla con dispositivo isocinético**, se realizaron 3 repeticiones máximas con la extremidad inferior dominante y no dominante, extrayendo: el torque pico en los flexores de rodilla a velocidades angulares de 30º/s y 60º/s en la acción concéntrica y a 90º/s en la acción excéntrica; y el torque pico en los extensores de la rodilla a velocidades angulares de 60º/s en la acción concéntrica y excéntrica. El rango de recorrido fue establecido de 0º-90º, definiendo los 0º como la máxima extensión de rodilla. El mejor valor de los tres intentos fue seleccionado para cada velocidad angular (Nm), para posteriormente normalizar el dato teniendo en cuenta la masa libre de grasa (Nm/kg). En la Tabla 127, podemos ver los valores de fuerza obtenidos en función de la prueba y de la extremidad [49].

Valores de fuerza obtenidos en función de la prueba realizada. Media ± DE				
Prueba	EID	EIND	Valor p	Asimetría (%)
Split Squat Potencia media (W)				
PC	682,5 ± 77,9	714,7 ± 78,6	0,02	6,6 ± 3,7
PC 25 %	737,1 ± 85,1	744,1 ± 84,8	0,59	4,8 ± 3,1
PC 50 %	731,4 ± 88,2	729,3 ± 89,7	0,33	5,2 ± 3
Fuerza isocinética Flex Torque pico (N/kg)				
Concéntrico 30º/s	131,5 ± 20,4	125,4 ± 18,2	0,32	12,8 ± 7,3
Concéntrico 60º/s	130,3 ± 19,6	129,9 ± 17,2	0,05	4,5 ± 4,3
Excéntrico 90º/s	150,4 ± 29,5	145,4 ± 29,5	0,37	7,1 ± 13,2
Fuerza isocinética Ext Torque pico (N/kg)				
Concéntrico 60º/s	190,7 ± 27	196,6 ± 32,3	0,38	6,7 ± 5,6
Excéntrico 60º/s	251,6 ± 62,5	238,1 ± 72,7	0,31	11,8 ± 10,3

Tabla 127. DE: desviación estándar; PC: peso corporal; EID: extremidad inferior dominante; EINO: extremidad inferior no dominante; Flex: flexión; Ext: extensión. W: vatios, N: newtons; Kg: kilos; Adaptado de Ascenzi y otros (2022) [49].

Los autores concluyen que ninguna investigación anterior examinó la magnitud y la dirección de la asimetría entre las extremidades usando la misma prueba con diferentes cargas. El **grado de desequilibrio** de fuerza dentro de las extremidades bajo diferentes condiciones de carga puede **depender del modo de evaluación elegido.** Es poco probable que la adopción a priori de **una sola evaluación identifique la presencia de una asimetría entre miembros** que sea generalizable desde un punto de vista práctico. En consecuencia, se requiere la consideración de **diferentes métodos de evaluación relevantes para la determinación de una posible** asimetría entre las extremidades para obtener información fiable en el desarrollo de la fuerza y los programas de acondicionamiento para el jugador, puesto que la magnitud y dirección de las asimetrías entre miembros fueron inconsistentes, y la detección de asimetrías presentó grandes variaciones en el mismo jugador dependiendo de la carga impuesta en la prueba de fuerza empleada [49].

8.6.4. Dispositivos isocinéticos

* Se ha considerado que un IDS entre extremidades debe ser ≥85 % [184] [284] o >90 % [48] [56] para considerar al **deportista preparado para la vuelta al deporte.** Welling y otros (2018) [202] y O'Malley y otros (2018) [50] señalan que el IDS entre extremidades tiene que ser >90º, en la variable **torque pico del cuádriceps e isquiosural** a diferentes velocidades angulares 60º/s, 180º/s y 300º/s, para que el **deportista** sea considerado **apto** para la **práctica deportiva;** mientras que Kotsifaki y otros (2023) [30] establecen que este porcentaje de **simetría**, evaluado a 60º/s, debe ser de un **100 %** para las variables de fuerza y músculos anteriormente mencionados si desea volver a practicar deportes de pivotaje altamente demandantes. También, se ha propuesto **una ratio isquiosural: cuadricipital >62,5 % en hombres, para la extremidad inferior lesionada evaluada a 300º/s** [202]. Brinlee y otros (2022) [167] y Grindem y otros (2016) [84] establecen que, si un deportista desea volver a practi-

car deportes de nivel 1, debe haber logrado una **simetría >90 % en la fuerza cuadricipital e isquiosural**. Sobre la base de la revisión de Thommeé y otros (2011) [258], se presentan unas recomendaciones en lo que respecta al rendimiento de las pruebas de fuerza, señalando que, para **deportes donde existe el contacto y acciones de pivotaje, el IDS** entre miembros inferiores debe ser del **100 % para volver al deporte después de una reconstrucción del LCA**, mientras que, si las características del **deporte no suponen contacto ni acciones de pivotaje, el IDS puede ser del 90 %**. No obstante, en la revisión de McGrath y otros (2015) [303], se concluye que un **IDS >94 %** debería de ser alcanzado en pruebas isocinéticas para establecer el RTP de un jugador.

- Los dinamómetros isocinéticos permiten evaluar el torque pico a determinadas velocidades angulares, siendo 60°/s y 180°/s las seleccionadas normalmente. Para la evaluación, los sujetos se sitúan sentados, y tras un periodo de calentamiento, se procede a la evaluación del grupo extensor (cuádriceps) y flexor de rodilla (isquiosurales). Por ejemplo, para el grupo extensor, se selecciona la velocidad angular de 60°/s y luego la de 180°/s, con un descanso de 2 minutos entre ellas. Se indica al sujeto extender la rodilla de 90° a 5° de flexión contra la almohadilla de resistencia situada sobre la tibia que conecta con el brazo del dinamómetro isocinético, siendo esta la fase concéntrica. Después para la fase excéntrica, el sujeto debe resistir la fuerza del dinamómetro mientras empuja en dirección opuesta desde 5° a 90° de flexión de rodilla. Para el grupo flexor de rodilla, se instruye al sujeto en flexionar la rodilla desde los 5° hasta 90° de flexión, siendo esta la fase concéntrica. Después para la fase excéntrica, se resiste la fuerza del dinamómetro desde 90° a 5° de flexión de rodilla [130]. La fórmula para establecer el porcentaje de simetría con estos dispositivos suele ser $\text{IDS} = \left(\frac{\text{fuerza EI operada}}{\text{fuerza EI no operada}} \right) \times 100$ [173] [83] [269] [46] [84], no obstante en el estudio retrospectivo de Kim y otros (2022) [170], utilizaron la siguiente fórmula: $\text{IDS} = \left(\frac{\text{fuerza EI no operada} - \text{fuerza EI operada}}{\text{fuerza EI no operada}} \right) \times 100$.

- En la revisión sistemática con metaanálisis de Tsai y otros (2022) [320], comprobaron que conforme más tiempo pasa hasta la operación, más debilidad del cuádriceps se producía y que **los autoinjertos de HTH demostraron producir una mayor asimetría cuadricipital entre las extremidades**. Dentro de los dispositivos isocinéticos, velocidades angulares más lentas proporcionan una evaluación más sensible de los déficits de fuerza cuadricipital después de la intervención quirúrgica. Por otro lado, Larsen y otros (2016) [224] comprobaron que hombres y mujeres intervenidos del LCA exhibieron datos de fuerza cuadricipital isocinética significativamente menores que el grupo control (p<0,05), una vez superados los 9-12 meses, tiempo que se suele recomendar para la vuelta a la práctica deportiva.

- Welling y otros (2019) [46] realizaron un estudio en jugadores de fútbol *amateur* (24,2 ± 4,7 años) sometidos a una reconstrucción del LCA. **Los jugadores a los que se les reconstruyó el LCA con el injerto HTH mostraron un pico de fuerza mayor en la musculatura isquiosural** tras 4 meses (149,9 ± 22,5 vs 127 ± 26,9 Nm; p=0,007), 7 meses (156,5 ± 23,6 vs 136,3 ± 25,8 Nm; p=0,010) y 10 meses de la operación (160,6 ± 30,1 vs 139,3 ± 25,7; Nm; p=0,010), cuando se les comparó con los sujetos que fueron reconstruidos con injerto de TI. Sin embargo, no hubo diferencias significativas en el pico de fuerza del cuádriceps entre sujetos reconstruidos con injerto de HTH e injerto de TI. Así mismo, se encontraron **valores significativamente mayores en el IDS de la musculatura cuadricipital en los sujetos a los que se le aplicó el injerto de TI en comparación a los del HTH a los 7 meses** (90,3 ± 12,4 % en injerto isquiosural vs 75,1 ± 12,2 % con injerto de HTH; p=0,001) **y a los 10 meses** (98,3,3 ± 8,4 % en injerto isquiosural vs 87,1 ± 12,5 % con injerto de HTH; p=0,002), tras la reconstrucción.

- A continuación, se va hacer mención a unas tablas adaptadas procedentes de la revisión sistemática de Van Melick y otros (2022) [201], a las que el lector **puede acceder utilizando el código QR que aparece al inicio de este libro.** En la Tabla 23, se aportan datos de mediciones realizadas a los 3, 4, 6, 7, 9 y 10 meses tras la operación, en **deportistas lesionados del LCA practicantes de deportes donde existe el pivotaje.** Estas mediciones fueron realizadas con dispositivos isocinéticos a diferentes velocidades angulares y divididos por sexo, nivel competitivo y edad. Por otro lado, en las Tablas 24,25,26,27 se muestran **datos de fuerza isocinética en la musculatura cuadricipital e isquiosural,** clasificados por **velocidades angulares, edad, sexo y nivel competitivo,** en jugadores sanos de fútbol, baloncesto, balonmano y en deportistas practicantes de otros deportes de características similares a estos, respectivamente. Los autores de esta revisión señalan que, **entre las mediciones de fuerza son necesarios esperar 2 meses tras la operación para observar cambios.**

Sin embargo, de acuerdo con la experiencia del autor de este libro, es posible observar cambios en la magnitud de la fuerza en periodos más cortos de tiempo, incluso de semana a semana. Es por ello por lo que, mientras la persona encargada de llevar el proceso de readaptación, le indica al deportista las series de trabajo de fuerza a realizar, sería recomendable cuantificar el rendimiento en los ejercicios pautados, como, por ejemplo, la potencia desarrollada con una extremidad en el ejercicio de prensa de piernas. De esta manera, se puede conseguir una mayor adherencia al proceso de recuperación por parte del deportista, ya que semana a semana puede ir observando cómo evolucionan sus niveles de fuerza.

Si los valores previos a la lesión no están disponibles para los atletas lesionados o los valores de la temporada anterior no están disponibles para los atletas sanos, se podría optar por utilizar las tablas de referencia de esta revisión, como guía para los valores de fuerza esperados en la musculatura cuadricipital e isquiosural. Así mismo, **es importante normalizar** los **valores de fuerza obtenidos por el peso corporal del sujeto a la hora de comparar deportistas** [201].

- O´Malley y otros (2018) [50] realizaron un estudio transversal, en el cual plantearon como objetivo evaluar que **medidas pueden diferenciar mejor a los deportistas intervenidos quirúrgicamente del LCA frente a sujetos control.** Así mismo, los autores también ofrecen **valores normativos** para ser utilizados como **criterios de regreso al RTP.** Se comparó a deportistas practicantes de deportes multidireccionales, unos intervenidos del LCA (23,6 ± 5,8 años), en los cuales el **tiempo medio desde la operación fue de 6,6 ± 1,0 meses** y un grupo control sano (24,1 ± 3,6 años). Se evaluó el torque pico concéntrico en los flexores y extensores de la rodilla a una velocidad angular de 60º/s utilizando un dinamómetro isocinético. Después de un calentamiento que consistió en la realización del mismo ejercicio de fuerza, pero a niveles de intensidad más bajos, se realizaron 2 series de 5 repeticiones máximas de flexión y extensión en ambas extremidades inferiores. Los datos obtenidos se normalizaron teniendo en cuenta el peso corporal de los sujetos (Nm/kg), también se estudió el IDS. Para la comparación entre grupos, se comparó el rendimiento de la extremidad inferior operada con la extremidad inferior dominante del grupo control. Las dos ecuaciones utilizadas para el cálculo del IDS fueron las siguientes: $IDS = \left(\frac{EI\ operada}{EI\ no\ operada}\right) \times 100$ y $IDS_{modificado} = \sqrt{(100 - IDS)}$.

Los resultados de este estudio indicaron que, cuando se comparó el rendimiento entre extremidades en el grupo que fue sometido a una reconstrucción del LCA, el torque pico concéntrico para extensores y flexores de rodilla fue significativamente superior en la extremidad inferior no operada (p<0,05). Cuando se comparó el rendimiento entre grupos, hubo un aumento estadísticamente significativo (p<0,05) en el grupo control en, el torque pico concéntrico de los extensores de rodilla y en los índices de simetría, ambas variables superiores en la extremidad inferior dominante. Esta medida fue la más sensible a la hora de establecer diferencias entre los sujetos sometidos a una reconstrucción del LCA y el grupo control. Este hallazgo confirma la importancia de examinar la **fuerza extensora de rodilla como medida para guiar el proceso de rehabilitación** tras una reconstrucción del LCA. Después de una reconstrucción del LCA, los hombres deportistas jóvenes deben aspirar a **lograr un torque pico del 260 ± 40 % en relación con su peso corporal y alcanzar un IDS >90 % entre extremidades.** A continuación, en la Tabla 128 se aportan los valores de referencia [50].

Valores de referencia en el torque pico concéntrico en extensores y flexores de rodilla. Media ± DE		
Variable estudiada	EI dominante	EI no dominante
Torque pico extensión de rodilla		
% PC	260,8 ± 37,2	253,3 ± 39,7
IDS	103,6 ± 9,1	
IDS modificado	6,9 ± 6,9	
Torque pico flexión de rodilla		
% PC	155,9 ± 24,3	154,9 ± 22,6
IDS	101,0 ± 10,2	
IDS modificado	8,2 ± 6,0	

Tabla 128. DE: desviación estándar; IDS: índice de simetría; % PC: porcentaje del peso corporal (por ejemplo, variable/peso corporal. Adaptado de O'Malley y otros (2018) [50].

- En el estudio retrospectivo de Kim y otros (2022) [170] se midió la **fuerza isocinética de la musculatura cuadricipital e isquiosural** a hombres con edades comprendidas entre los 24-40 años siendo la media de 31. Estos pacientes fueron intervenidos del LCA y la técnica de reconstrucción seleccionada fue a través de SB con autoinjertos cuádruples de TI (semitendinoso y tendón del músculo grácil). Se dividió a los pacientes en 3 grupos en función del porcentaje de asimetría en la musculatura cuadricipital: (1) Grupo 1: <25 %, (2) Grupo 2: 25-45 %, y (3) Grupo 3: >45 %. En cuanto a la metodología de medición, la articulación de la rodilla **se valoró en un ROM de 0° a 90° de flexión a una velocidad angular de 60°/s para medir la fuerza isocinética, realizando cuatro repeticiones máximas de flexión y extensión de la rodilla,** permitiéndose un período de descanso de 1 minuto entre pruebas y registrando el torque máximo del cuádriceps y de los isquiosurales. Este valor corresponde al punto más alto de la curva y representa la fuerza muscular máxima producida por la contracción muscular. Se calculó la media de las cuatro repeticiones para cada movimiento y se comparó con el del lado no operado para calcular el porcentaje de asimetría.

  Hubo diferencias estadísticamente significativas en los valores de fuerza de los extensores y flexores de rodilla (p<0,001) cuando se compararon los 3 grupos antes de la operación. El grupo 1 tuvo valores de fuerza significativamente mejores que el grupo 3 una vez pasado un año de la reconstrucción (Tabla 129). Estos **datos** absolutos de fuerza pueden ser utilizados de **referencia en sujetos con diferente magnitud de asimetría evaluada en dos momentos temporales** [170].

Función de la rodilla 1 año después de la reconstrucción. Media			
	Grupo 1: IDA <25 % **(N=26)**	**Grupo 2: IDA 25-45 %** **(N=29)**	**Grupo 3: IDA >45 %** **(N=20)**	**Valor de p**
Fuerza isocinética (Nm a 60º/s) antes de la operación			
Cuádriceps	96,5	82,0	58,5	<0,001
Isquiosurales	69,0	59,0	45,5	<0,001
Fuerza isocinética (Nm a 60º/s) 1 año después de la operación			
Cuádriceps	105,0	93,0	91,5*	0,047
Isquiosurales	68,5	69,0	60,0*	0,020
IDA entre miembros (%) antes de la operación			
Cuádriceps	20,9	33,9	48,6	<0,001
Isquiosurales	13,5	22,8	31,8	<0,001
IDA entre miembros (%) 1 año después de la operación			
Cuádriceps	15,3	21,9	21,7	0,002
Isquiosurales	9,5	9,9	16,1	0,196

Tabla 129. IDA: índice de asimetría; N: newtons; m: metro. Se presentan valores medios. * p<0,05 cuando se compara con el grupo 1. Adaptado de Kim y otros (2022) [170].

- En el estudio de cohortes de Hannon y otros (2017) [169], los autores examinaron la **fuerza de la extremidad inferior no lesionada en jóvenes deportistas después de una lesión primaria del LCA, comparándola con la fuerza de la extremidad inferior dominante en un grupo control**. Todos los participantes realizaban deportes de nivel 1, fútbol y baloncesto principalmente. 31 deportistas pertenecían al grupo de lesión del LCA (media de edad 15,6 ±1,4 años) y 33 al grupo control (media de edad 14,9 ± 1,9 años). El momento de medición de la fuerza fue a los 23 días de media tras la lesión y todos los sujetos lesionados participaron en un programa preoperatorio con sus respectivos entrenadores. En cuanto a la metodología de medición, los deportistas se colocaron en posición de sedestación estabilizándoles la pelvis, el torso y el muslo con cinchas de fijación, con el objetivo de minimizar movimientos compensatorios. El eje mecánico de rotación se alineó con el eje biomecánico de la rodilla, para posteriormente realizar 5 repeticiones submáximas en el sentido de la flexión y extensión y así los deportistas se familiarizasen con el test. Los participantes realizaron 5 repeticiones consecutivas de contracciones concéntricas en el sentido de la flexión y extensión de la rodilla a 60º/s. Se **analizó la extremidad inferior no lesionada en el grupo de lesión del LCA y la extremidad inferior dominante en el grupo control**. La media de las 5 repeticiones fue normalizada por el peso corporal para ser utilizada en el análisis. A continuación en la Tabla 130, aparecen los **datos** obtenidos de fuerza concéntrica que pueden ser utilizados **de referencia**. Así mismo, se observaron **diferencias estadísticamente significativas** (p<0,05) en los extensores de rodilla entre el grupo control y el lesionado.

Valores de fuerza en cada grupo. Media ±DE			
Medida de fuerza	**Grupo lesión LCA**	**Grupo control**	**Valor p**
Ext rodilla (torque pico/PC)	1,46 ± 0,51	1,96 ± 0,51	<0,01*
Flex rodilla (torque pico/PC)	0,955 ± 0,31	1,01 ± 0,25	0,414

Tabla 130. DE: desviación estándar; PC: peso corporal; ABD: abducción; Ext: extensión; Flex: flexión; kg: kilos; LCA: ligamento cruzado anterior. * Diferencias estadísticamente significativas. Adaptado de Hannon y otros (2017) [169].

Los autores concluyen que hubo una **disminución en la fuerza del músculo cuádriceps de la extremidad no afectada después de una lesión del LCA, en comparación con los controles sanos.** Estos resultados coinciden con los del estudio de Qiu y otros (2022) [136], en donde la fuerza isométrica del cuádriceps junto con la RFD fue significativamente inferior en la extremidad inferior lesionada frente a la no lesionada, y también entre la extremidad inferior no lesionada en comparación al grupo control, dentro de los 3 meses previos a la reconstrucción [169].

- En el estudio de Welling y otros (2019) [46], realizado en jugadores de fútbol amateur (24,2 ± 4,7 años), compararon los **resultados de un protocolo de entrenamiento de fuerza en futbolistas después de la reconstrucción del LCA con controles sanos,** e investigaron los **efectos de dicho protocolo sobre la fuerza máxima de los cuádriceps y los músculos isquiosurales junto con la función subjetiva de la rodilla durante rehabilitación después de la operación.** También, analizaron las **diferencias entre los futbolistas después de una reconstrucción utilizando injertos de TI y de HTH, en la fuerza máxima de cuádriceps e isquiosural durante el proceso de habilitación después de reconstrucción del LCA.** El pico de fuerza muscular de los cuádriceps e isquiosurales, fue medido a través de un dispositivo isocinético a lo largo de todo el proceso de rehabilitación: a los 4, 7 y 10 meses tras la misma. En cuanto a la metodología de medición, los sujetos estaban situados en posición de sedestación con el tronco erguido utilizando correas de fijación para estabilizar pelvis, muslo y maléolos. El ROM, fue fijado desde los 100° de flexión a 0° de extensión, alienando el eje de rotación del dinamómetro isocinético con el epicóndilo lateral del fémur. Se realizaron cinco contracciones concéntricas en el sentido de la flexión y la extensión de rodilla a una velocidad angular de 60°/s. Primero se analizó la extremidad inferior no lesionada dejando 1 min de descanso entre extremidades. Se recomienda al lector acceder a la fuente original de este estudio para visualizar el dispositivo isocinético. Las variables analizadas fueron las siguientes: torque pico (Nm), el torque pico del cuádriceps normalizado por peso corporal, dato que se obtuvo dividiendo el torque pico entre el peso corporal (Nm/kg), y el IDS para la musculatura cuadricipital e isquiosural a través de la siguiente fórmula para los sujetos sanos, $\text{IDS} = \left(\frac{\text{fuerza EI dominante}}{\text{fuerza EI no dominante}}\right) \times 100$, aunque en muchas ocasiones, la extremidad dominante no siempre es la más fuerte, por tanto, se optó por la siguiente fórmula: $\text{IDS} = \left(\frac{\text{fuerza EI débil}}{\text{fuerza EI fuerte}}\right) \times 100$; y para los sujetos lesionados, $\text{IDS} = \left(\frac{\text{fuerza EI lesionada}}{\text{fuerza EI no lesionada}}\right) \times 100$.

Tal y como se muestra en la Tabla 131, los futbolistas después de haber sido intervenidos del LCA mostraron una debilidad significativa en el torque pico del cuádriceps en la extremidad inferior operada a los 4 meses, comparado con la extremidad inferior dominante del grupo control (188 ± 51,6 vs 231,7 ± 27,0 Nm; p<0,001). Sin embargo, pasados los 7 meses, no hubo diferencias significativas en el torque pico de los músculos cuádriceps e isquiosurales en la extremidad inferior lesionada en comparación a la extremidad inferior dominante del grupo control (torque pico del cuádriceps: 223,4 ± 51,1 vs 231,7 ± 27,0 Nm; p=0,052, torque pico isquiosurales: 143,8 ± 29,9 vs 136 ± 21,1 Nm; p=0,250). A los 10 meses, los jugadores que habían sido intervenidos, obtuvieron un mayor torque pico en la musculatura isquiosural en la extremidad inferior lesionada en comparación con la extremidad inferior dominante del grupo control (149,5 ± 31,2 vs 136 ± 21,1 Nm; p=0,007). En la Tabla 132, podemos ver la evolución de la fuerza relativa a lo largo del tiempo, en la cual, tras completar el programa de entrenamiento, **el 71,1 % de los jugadores superaron el criterio de fuerza en función del peso corporal de >3,0 Nm/kg en la extremidad inferior lesionada**, el cual se había recomendando previamente en el estudio de Kuenze y otros (2015) [47] y es tenida en cuenta como punto de corte en otros estudios [202] [178].

Estos hallazgos, resaltan el potencial del **entrenamiento de fuerza progresivo en la rehabilitación después de la reconstrucción del LCA**, ya que puede mitigar los déficits de fuerza. Los fisioterapeutas deben centrarse en mejorar la calidad de la rehabilitación después de la reconstrucción, implementando un entrenamiento de fuerza más progresivo [46].

Datos de fuerza de los futbolistas después de la recontrucción del LCA y del grupo control. Media ± DE							
Variable	Grupo	EI	Tiempo	Fuerza	IDS	Valor p entre EI	Valor p a lo largo del tiempo
Fuerza pico cuadricipital (N/m).	LCA	Operada	3,9 meses	188,6 ± 51,6	72,0 ± 12,4	<0,001*	NA
	LCA	No operada	3,9 meses	262,0 ± 57,6	NA	NA	NA
	LCA	Operada	6,6 meses	223,4 ± 51,1	87,7 ± 12,5	<0,001*	<0,001*
	LCA	No operada	6,6 meses	267,3 ± 57,5	NA	NA	0,163
	LCA	Operada	9,7 meses	256,7 ± 51,0	94,1 ± 14,6	<0,001*	<0,001*
	LCA	No operada	9,7 meses	269,5 ± 61,0	NA	NA	0,677
	CTRL	Dom	NA	231,7 ± 27,0	92,3 ± 6,7	<0,001*	NA
	CTRL	No dom	NA	217,0 ± 32,2	NA	NA	NA
Fuerza pico isquiosural (N/m).	LCA	Operada	3,9 meses	128,0 ± 31,2	89,3 ± 14,4	<0,001*	NA
	LCA	No operada	3,9 meses	143,3 ± 30,6	NA	NA	NA
	LCA	Operada	6,6 meses	143,8 ± 29,9	96,6 ± 9,3	<0,047*	<0,001*
	LCA	No operada	6,6 meses	148,8 ± 34,2	NA	NA	0,038*
	LCA	Operada	9,7 meses	149,5 ± 31,2	97,9 ± 7,5	0,521	<0,019*
	LCA	No operada	9,7 meses	152,7 ± 34,3	NA	NA	0,433
	CTRL	Dom	NA	136,7 ± 21,1	94,7 ± 4,4	0,505	NA
	CTRL	No dom	NA	135,1 ± 20,6	NA	NA	NA

Tabla 131. DE: desviación estándar; LCA: ligamento cruzado anterior; N: newtons; m: metros; NA: no aplicable; EI: extremidad inferior; IDS: índice de simetría: Dom: dominante; CTRL: grupo control. *Diferencias estadísticamente significativas (p<0,05). Adaptado de Welling y otros (2019) [46].

Datos de fuerza de los futbolistas después de la recontrucción del LCA y del grupo control normalizados por peso corporal. Se incluye el % de sujetos que alcanzaron el criterio de >3,0 Nm/kg. Media ± DE					
	Grupo	EI	Tiempo	Fuerza	>3,0 Nm/kg
Torque pico del cuádriceps normalizado por PC (Nm/kg)	LCA	Operada	3,9 meses	2,4 ± 0,5	7,9 %
	LCA	No operada	3,9 meses	3,3 ± 0,5	65,8 %
	LCA	Operada	6,6 meses	2,9 ± 0,5	61,5 %
	LCA	No operada	6,6 meses	3,3 ± 0,5	84,2 %
	LCA	Operada	9,7 meses	3,2 ± 0,6	71,1 %
	LCA	No operada	9,7 meses	3,4 ± 0,5	89,5 %
	CTRL	Dom	NA	3,2 ± 0,3	70,0 %
	CTRL	No dom	NA	3,0 ± 0,4	50,0 %

Tabla 132. DE: desviación estándar; LCA: ligamento cruzado anterior; N: newtons; m: metros; NA: no aparece; EI: extremidad inferior; Dom: dominante; CTRL: grupo control. Adaptado de Welling y otros (2019) [46].

- Almeida y otros (2018) [213] **evaluaron la fuerza isocinética en futbolistas profesionales sanos (18-24 años)** y en **futbolistas lesionados del LCA (18-28 años), antes y después de 6 meses de la reconstrucción**, a los cuales se utilizó para la reconstrucción injertos de TI (semitendinoso y grácil). La prueba fue realizada utilizando un dinamómetro isocinético y consistió en realizar 5 repeticiones máximas en el sentido de la flexión y extensión de la rodilla a una velocidad angular constante de 60º/s y, 20 repeticiones máximas en el sentido de la flexión y extensión de rodilla a una velocidad angular constante de 240º/s. El torque pico de los extensores y flexores de rodilla fueron normalizados por el peso corporal. A continuación, en la Tabla 133 aparecen datos que pueden ser utilizados de referencia.

Fuerza isocinética de los extensores y flexores de rodilla a 60º/s. Media ± DE						
Variable	LCA preoperación	LCA 6 meses postoperación	Control	LCApre vs LCA 6 meses	LCApre vs control	LCA 6 meses vs control
Extensión (Nm/kg)	252,2 ± 60,6	291,3 ± 45,5	358 ± 44,2	0,008	<0,001*	<0,001*
Flexión (Nm/kg)	151,2 ± 34,3	166,1 ± 30,9	190,5 ± 18,5	0,023	<0,001*	0,005

Tabla 133. DE: desviación estándar. N: newtons; m: metro; LCA: ligamento cruzado anterior. * Diferencias estadísticamente significativas. Adaptado de Almeida y otro (2018) [213].

8.6.5. Ratios de fuerza

- De acuerdo con la revisión de Coombs y otros (2002) [321], la ratio de fuerza isocinética más frecuentemente estudiada en la musculatura de la rodilla ha sido la denominada «**ratio convencional concéntrico entre isquiosurales y cuádriceps**» (Icon/Ccon). Ya en 1955, se propuso una recomendación general, en la cual, el torque pico de los extensores de la rodilla debía superar al torque pico de los flexores en una magnitud de 3:2, o, dicho de otra manera, una **ratio Icon/Ccon de 0,60**. Cabe señalar que este dato puede variar en función de la velocidad angular utilizada en la evaluación. Esta ratio tiene una serie de limitaciones, puesto que evaluar la acción concéntrica en estos grupos musculares no se asemeja a los movimientos funcionales. Además, la coactivación (activación simultánea de la musculatura agonista y antagonista durante una contracción voluntaria en una articulación determinada) [59] [121] excéntrica de la musculatura antagonista y los elementos elásticos, resisten la acción concéntrica de un movimiento. Así mismo, estas ratios se han estudiado independientemente del ángulo articular, lo que ignora la relación longitud-tensión, que es la menor o mayor capacidad que tiene un músculo de generar fuerza en función del punto del rango articular en el que se encuentre. Todas estas limitaciones podrían llevar al examinador a sacar conclusiones erróneas en lo que respecta a establecer una relación entre extensores y flexores de rodilla.

  En la Figura 181 podemos ver los diferentes momentos de fuerza o torque (Nm) de la musculatura cuadricipital, evaluada concéntricamente, y de la musculatura isquiosural, evaluada concéntrica y excéntricamente a lo largo del recorrido articular (0 a 90º de flexión) a 60º/s en el ejercicio de *leg extensión* y *leg curl* utilizando un dispositivo isocinético. Por ejemplo, a 70º de flexión de la rodilla, el cuádriceps es capaz de generar mucha más fuerza que a 10º o a 90º de flexión. Los isquiosurales son capaces de generar mucha fuerza entre los 35º y 50º de flexión de la rodilla, y muy poca en torno a los 10-20º. Esto nos está indicando que la relación longitud tensión de un músculo es determinante en la manifestación de la fuerza, donde este es capaz de generar más fuerza cuando se encuentra en una longitud media (ni muy estirado ni muy acortado) y poca cuando se encuentra muy estirado o acortado [321].

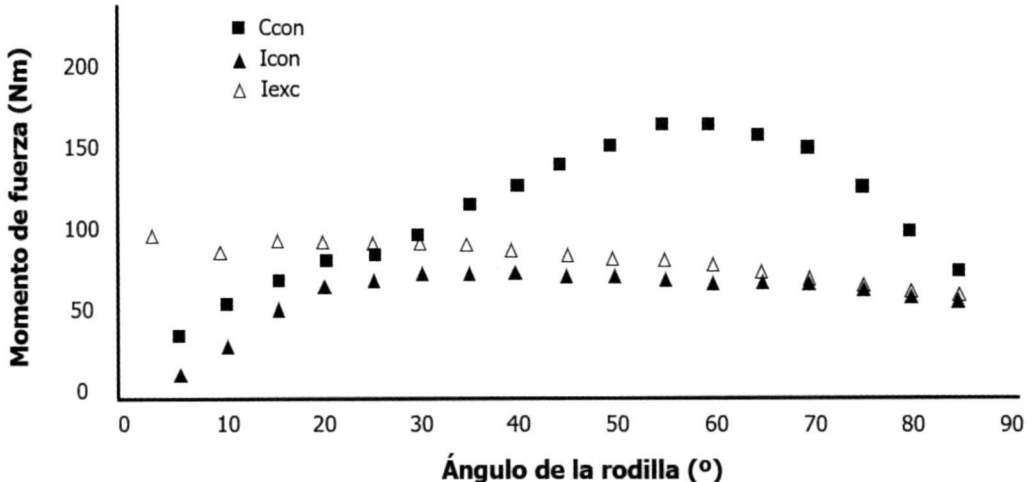

Figura 181. Ccon: cuádriceps concéntrico; Iexc: isquiosurales excéntrico; Icon: isquiosurales concéntrico; Nm: newtons por metro. Adaptado de Coombs y otros (2002) [321].

Durante acciones que suponen una extensión de la rodilla, el cuádriceps se contrae concéntricamente (Ccon), mientras que los isquiosurales lo hacen de manera excéntrica (Iexc). Al contrario ocurre durante la flexión de la rodilla, donde la musculatura isquiosural se contrae concéntricamente (Icon) y el cuádriceps lo hace excéntricamente (Cexc). Dada la coactivación de la musculatura cuadricipital e isquiosural durante los movimientos de flexión y extensión de rodilla, parece ser más interesante evaluar la relación de estos músculos a través de una **ratio funcional Iexc/Ccon, representando la extensión de la rodilla, o a través de una ratio funcional Icon/Cexc, representando la flexión de la rodilla.** Calculando las ratios de esta manera, también son susceptibles a mostrar variaciones en función de la velocidad angular utilizada para su evaluación. Por ejemplo, a medida que aumenta la velocidad angular, la ratio funcional Iexc/Ccon es >1, por el contrario, la ratio funcional Icon/Cexc es de 0,60 a 0,28 a medida que la velocidad aumenta. Una ratio funcional Iexc/Ccon de 1, indica que la acción excéntrica de los isquiosurales es capaz de igualar a la acción concéntrica de los cuádriceps. Esto ayudaría a reducir la traslación anterior de la tibia respecto al fémur restando tensión al LCA [321].

Estudiar la ratio funcional Iexc/Ccon a lo largo del ROM de extensión de la rodilla puede proporcionar una herramienta necesaria para analizar el equilibrio muscular entre cuádriceps e isquiosurales. En la Figura 182, podemos ver como la ratio funcional Iexc/Ccon aumenta progresivamente a medida que se extiende la rodilla en comparación con la ratio funcional Icon/Ccon, la cual permanece relativamente constante a lo largo del ROM. Estudiar las ratios funcionales, puede proporcionar información más precisa de cara a evaluar la función muscular de los deportistas, así como monitorizar un proceso de vuelta a la participación deportiva [321].

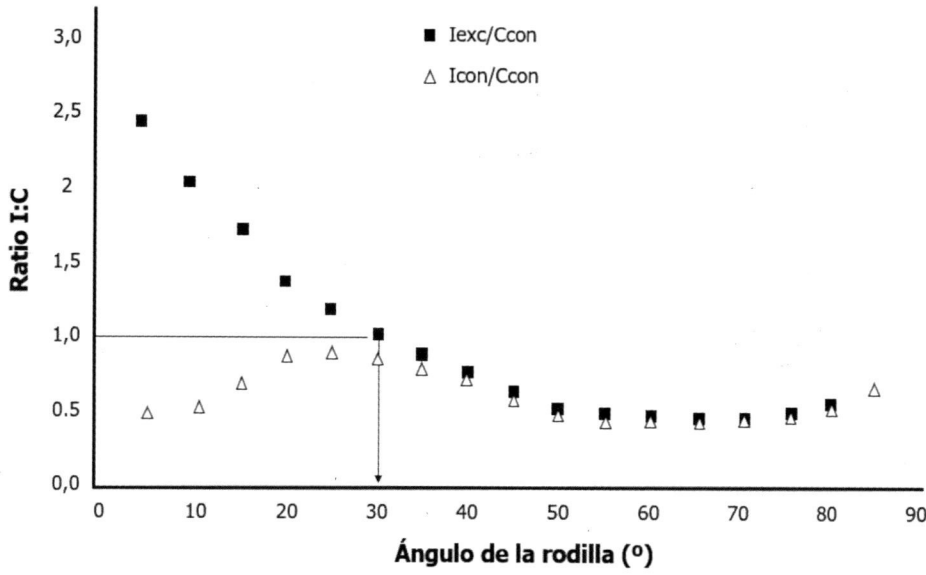

Figura 182. I: isquiosurales; C: cuádriceps; Ccon: cuádriceps concéntrico; Iexc: isquiosurales excéntrico; Icon: isquiosurales concéntrico. Adaptado de Coombs y otros (2002) [321].

- En el estudio observacional de Wright y otros (2010) [59], estudiaron el **efecto de la fatiga sobre** dos tipos de ratio: **ratio convencional concéntrica entre isquiosurales y cuádriceps (Icon/Ccon) y la ratio dinámico funcional entre la acción excéntrica de los isquiosurales y la acción concéntrica de los cuádriceps (Iexc/Ccon)**. En este estudio, participaron 8 jugadores recreacionales de fútbol (22 ± 2,3 años) sin antecedentes de lesión en la rodilla. En cuanto a la metodología de medición, se evaluó el torque pico de fuerza concéntrica y excéntrica en la musculatura cuadricipital e isquiosural a 120º/s a través de un dinamómetro isocinético. El epicóndilo lateral del fémur se alineó con el eje mecánico del dinamómetro y la almohadilla que contactaba con la pierna del sujeto se ajustó 1 cm por encima del maléolo medial para asegurar un ROM completo. El ROM se fijó entre los 10 y 90º de flexión. El ángulo de inclinación del asiento se situó a 80º respecto a la línea horizontal y se utilizaron cinchas de fijación sobre el muslo y el tren superior. Se ordenó a los participantes que cruzasen sus manos sobre su región pectoral para minimizar la participación del tren inferior. Cada jugador realizó 5 repeticiones máximas concéntricas y excéntricas del cuádriceps (Ccon/Cexc) a 120º/s con 2 segundos de descanso entre movimientos. Después de 10 segundos de descanso, los jugadores realizaron el mismo procedimiento, pero para la musculatura isquiosural (Icon/Iexc). Tras un minuto de descanso, los jugadores realizaron el protocolo de fatiga, el cual consistió en la realización de 50 repeticiones máximas concéntricas para la musculatura cuadricipital e isquiosural (Ccon/Icon). La media del torque pico de cada una de las 5 repeticiones máximas antes y después del protocolo de fatiga se utilizaron para calcular la ratio dinámico funcional (Iexc/Ccon).

   Tal y como se muestra en la Figura 183, este protocolo tuvo éxito en provocar una fatiga en la musculatura cuadricipital e isquiosural, la cual condicionó el resultado de ambas ratios estudiadas, produciéndose un aumento significativo en la ratio funcional y convencional (p=0,024 y p=0,003, respectivamente). La ratio funcional Iexc/Ccon varió entre 0,78-1,00 y entre 0,95-1,23, antes y después del protocolo de fatiga, respectivamente. Mientras que la ratio convencional Icon/Ccon varió entre 0,62-0,90 y 0,85-1,23 antes y después del protocolo de fatiga. **Estos datos pueden ser utilizados de referencia** [59].

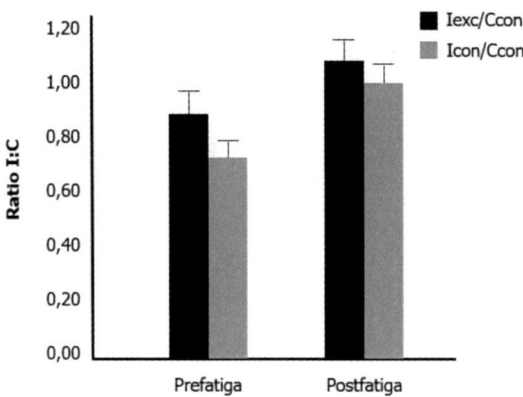

Figura 183. I: isquiosurales; C: cuádriceps; Ccon: cuádriceps concéntrico; Iexc: isquiosurales excéntrico; Icon: isquiosurales concéntrico Adaptado de Wright y otros (2010) [59].

8.6.6. *Rate of Force Development*

- En el comentario clínico de Larson y otros (2022) [171], al igual que en otros estudios [224] [223] [136], exponen que la **fuerza explosiva** es la **capacidad** de **producir fuerza rápidamente después del inicio de una contracción muscular concéntrica en los primeros 30-250 ms**, y que generalmente **se evalúa** a través de la **RFD** durante **acciones isométricas** aplicando la máxima fuerza durante un período de tiempo. La RFD, está **representada** por la pendiente de la **curva fuerza-tiempo** (por ejemplo, la pendiente de la curva fuerza-tiempo entre 0-250 ms). La RFD se evalúa normalmente con **dinamómetros isocinéticos para un movimiento monoarticular**, o con **plataformas de fuerzas a través del ejercicio de *mid-thigh pull*** [171] [136]. La fuerza máxima debe percibirse como un «vehículo» que impulsa la mejora de variables clave en el rendimiento deportivo, en particular la RFD y la potencia. Debido a que el marco de tiempo necesario para expresar la fuerza máxima (por ejemplo, >300 ms) normalmente excede lo habitual en la mayoría de las habilidades deportivas (carrera de alta velocidad, saltos, CDD, etc.), la capacidad de expresar **una alta RFD y potencia**, a menudo se considera como la **cualidad central para el éxito deportivo cobrando una gran importancia** [172] [223]. La RFD puede obtenerse en distintos periodos de tiempo desde el inicio de la contracción, pudiendo dividirse en una fase temprana (≤50 ms) y una fase tardía (≥100 ms), ya que la RFD temprana está estrechamente relacionada con la reestabilización, mientras que la RFD tardía lo está más con el rendimiento deportivo (Figura 184) [136].

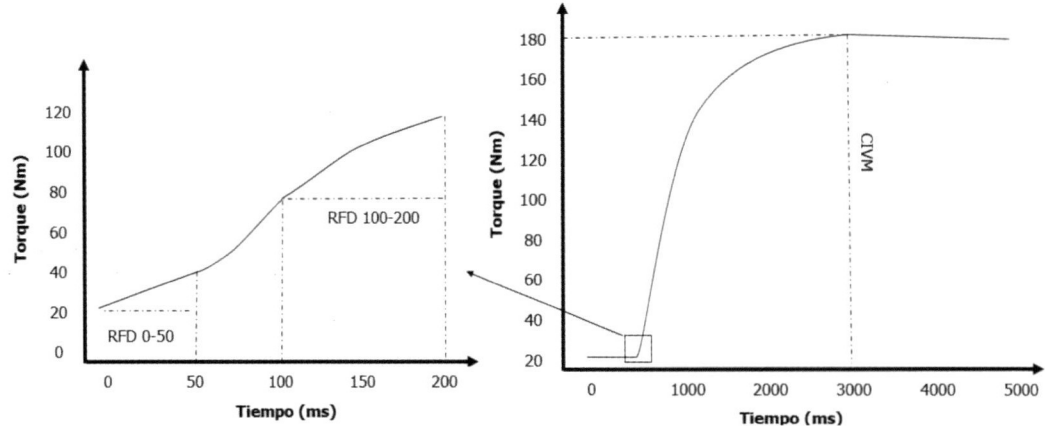

Figura 184. Ilustración del cálculo de la tasa de desarrollo de la fuerza. RFD: Tasa de desarrollo de la fuerza; CIVM: contracción isométrica voluntaria máxima. Adaptado de Qiu y otros (2022) [136].

- En el estudio de Castanharo y otros (2011) [322], comprobaron que las diferencias en la altura alcanzada en el CMJ bipodal utilizando una carga del 20 % del peso corporal, entre sujetos operados del LCA y un grupo control a los 2 años de la operación, no había diferencias significativas. Sin embargo, en variables como el pico de potencia, la rodilla operada generó un 13 % menos de potencia que la no operada. Por tanto, los **deportistas operados de LCA presentaron una disminución de la capacidad de aplicar fuerza en el tiempo** parcialmente sustituida por la potencia de la cadera, puesto que la ratio de potencia cadera/rodilla en el lado intervenido fue en un 31 % mayor que en el lado no operado. **La simetría en la altura del salto**, alcanzada entre el grupo control y el operado, **enmascara una asimetría entre lado operado y lado sano** del grupo que fue sometido a intervención de LCA, en lo que respecta en la capacidad de generar fuerza.

8.6.7. Índice de fuerza reactiva (*Reactive Strength Index*)

- Tal y como se señala en la revisión realizada por Suchomel y otros (2016) [23], la fuerza reactiva se define como la **habilidad que tiene un atleta para cambiar rápidamente de una contracción muscular excéntrica a una concéntrica.** Larson y otros (2022), [171] en su comentario clínico y en la revisión de Flanagan y otros (2008) [225] exponen que la fuerza reactiva puede ser evaluada para **determinar la habilidad y el rendimiento del deportista a la hora de utilizar el CEA.** Este índice podría expresar la capacidad de un individuo para cambiar rápidamente de una contracción excéntrica a una concéntrica considerándose como una medida de «explosividad». Este término dentro del mundo del entrenamiento describe la capacidad de un atleta para desarrollar fuerzas elevadas en el mínimo tiempo [225]. El **RSI** puede ser **evaluado a través del DJ** [171] [23] y calculado de dos maneras: (1) dividiendo el tiempo de vuelo entre el tiempo de contacto, propuesta también utilizada en otros estudios [113] [298], $RSI = \left(\frac{\text{tiempo de vuelo (s)}}{\text{tiempo de contacto (s)}}\right)$, teniendo en cuenta que el RSI **variará en función de la altura de caída utilizada;** y (2), dividiendo la altura de salto (m) entre el tiempo de contacto (s) [235] [298] [225] [30] [48] [23] [210]: $RSI = \left(\frac{\text{altura de salto (m)}}{\text{tiempo de contacto (s)}}\right)$. Los SLU repetidos que se utilizan como parte de la batería de test, se pueden utilizar como **medida sustituta de la fuerza reactiva**, aunque los aspectos cualitativos deben de ser evaluados en este tipo de saltos. [235]. Por otro lado, la evaluación del **RSI modificado**, puede ser a través del CMJ bipodal o unipodal [171] [23] calculando dicho índice a través de la siguiente fórmula: $RSI\text{modificado} = \left(\frac{\text{altura de salto (m)}}{\text{tiempo empleado hasta el despegue (s)}}\right)$ [44] [23].
- En la revisión de Bishop y otros (2022) [44] y de Suchomel y otros (2016) [23], los autores proponen la evaluación de diferentes métricas para la **monitorización** de la **fatiga** en un deportista. Una es el **RSI modificado** a través del CMJ. Este índice, o en su defecto el RSI tradicional, puede ser igualmente utilizado para monitorizar a **deportistas que se encuentran en proceso de readaptación.**
- Tal y como se muestra en el estudio transversal de Ferrer-Roca y otros (2013) [42], si se dispone de plataformas de fuerzas, se puede analizar la **producción de fuerza en la fase excéntrica y concéntrica del DJ bipodal y obtener sus respectivas asimetrías**, o tal y como lo llaman los autores, déficit funcional entre extremidades. Las dos fórmulas propuestas en dicho estudio fueron las siguientes: (1) $IDS = \left(\frac{\text{El dominante} - \text{El no dominante}}{\text{El más fuerte}}\right) x100$, y (2) $IDS = \left(\frac{\text{El fuerte} - \text{El menos fuerte}}{\text{El fuerte}}\right) x100$. Si se selecciona la primera ecuación, el valor positivo del déficit funcional indicará que la extremidad inferior dominante es la que presenta un mayor valor de fuerza. Sin embargo, si el signo es negativo nos indicará que la extremidad inferior con valores superiores será la no dominante.

8.7. Rango de movimiento

De manera similar al apartado anterior, se van a proponer algunas maneras de medir el ROM en la articulación de la rodilla, de la cadera y del tobillo, proporcionando al lector alternativas de medición en función de sus recursos materiales y tecnológicos. Los datos propuestos pueden servir de referencia en función de las características del deportista con el que nos encontremos, es decir, teniendo en cuenta la edad, sexo, deporte practicado, momento de la temporada, nivel competitivo, o sin son deportistas sin antecedentes de lesión, siempre y cuando esta información esté presente en los estudios seleccionados. Dado que los resultados de las pruebas destinadas a la evaluación de esta capacidad son dependientes de muchos factores, como, por ejemplo, de la posición del deportista, de si son músculos que cruzan una o varias articulaciones, del número de intentos realizados, y de cuando se detiene la medición, se especificará en la medida de lo posible, la metodología de medición utilizada en los diferentes estudios y así el lector pueda comparar los hallazgos con sus deportistas.

8.7.1. Extensión de la rodilla

- De acuerdo con la anatomía normal de la rodilla, la ADM debe quedar **restituida por completo** tras una lesión grave [91] [150]. Sobre la base del comentario clínico de Larson y otros (2022) [171], **la extensión máxima de rodilla** debería de conseguirse también de manera **activa por el deportista**, siendo capaz de elevar el talón en posición de decúbito supino mientras mantiene el hueco poplíteo en contacto con la camilla, de lo contrario, se podría **dar lugar a una IMA del cuádriceps**. La **sensación terminal**[ag] **normal** hacia la extensión de la rodilla debe ser **indolora y firme**, la cual se caracteriza por una puesta en tensión de la cápsula articular y/o ligamentos [323]. Esta valoración de la calidad de movimiento debe ser realizada por fisioterapeutas especialistas en terapia manual. Se recomienda a los lectores interesados, en profundizar en este tema, acceder a la obra de Kaltenborn: *Movilización manual de las articulaciones* [323], en la cual se abordan los procedimientos adecuados para detectar restricciones de movimiento y cómo trabajarlos. *Dicha obra citada ha cobrado especial importancia en el proceso de aprendizaje del autor de este libro, a la hora del manejo de las restricciones articulares y cómo abordarlas, puesto que una de las complicaciones más frecuentes tras un proceso de inmovilización de cualquier articulación, existiendo o no intervención quirúrgica, es la rigidez.*
- En línea con lo anteriormente mencionado, Sachs y otros (1998) [324] examinaron las principales **complicaciones tras una intervención de LCA, comprobando que la más frecuente era no alcanzar la extensión máxima** provocando una irritación del tendón rotuliano. Para la medición de la extensión de rodilla, el deportista se sitúa en posición de decúbito prono con las piernas por fuera de la camilla (Figura 185A). Desde una visión posterior, se debe observar la diferencia de altura de los talones y cuantificarla en cm. El sujeto debe dejar toda la pierna (rótula incluida para evitar molestias) por fuera de la camilla. Un centímetro de diferencia más o menos equivale a 1º. Este método registra el déficit de extensión compa-

---

[ag] Sensación transmitida a las manos del fisioterapeuta en el límite del rango disponible de movimiento. Esta puede ser clasificada en **blanda**; caracterizada por la puesta en tensión de los tejidos blandos (músculos) o por la aproximación de masa musculares, como ocurre durante la flexión máxima de rodilla donde la musculatura isquiosural choca con los gastrocnemios, **firme**; caracterizada por una puesta en tensión capsular y/o ligamentosa y **dura**; que se produce cuando el hueso o el cartílago contactan.

rándolo con la hiperextensión normal del miembro contralateral, como ya ha sido utilizado antes [143]. En la Figura 185B, podemos ver una asimetría marcada en el sentido la extensión de la rodilla tras una reconstrucción del LCA, en la cual colocando al deportista como se ha descrito anteriormente, podemos trazar una línea que una ambos talones para posteriormente marcar con otra, la distancia entre la primera línea y el talón de la extremidad que mayor ROM tiene, en este caso la izquierda.

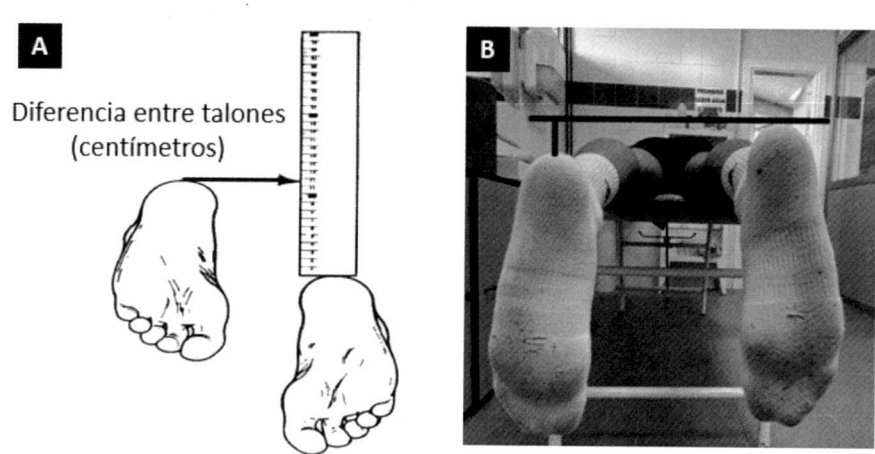

Figura 185. (A) *Prone hang test*. (B) Jugador de fútbol con una diferencia en el rango de movimiento en el sentido de la extensión de la rodilla. Adaptado de Sachs y otros (1998) [324].

8.7.2. Flexión de la rodilla

• La **sensación terminal normal** hacia este movimiento debe ser **indolora y blanda**, la cual se caracteriza por la aproximación de los tejidos blandos, en este caso, ocasionada por un choque entre la masa muscular de la musculatura isquiosural y de los gastrocnemios [323]. Frecuentemente, tras periodos de inmovilización prolongada como puede ser tras la cirugía del LCA, esta sensación terminal puede pasar a ser patológica, en este caso firme, la cual se caracteriza por un estiramiento capsular o ligamentoso. De acuerdo con el comentario clínico de Larson y otros (2022) [171], no alcanzar los grados máximos de flexión de rodilla puede dar lugar a un **patrón alterado durante la carrera de alta velocidad, ya que la máxima flexión de rodilla se consigue durante la fase del balanceo o** *swing*. Normalmente, la ADM pasiva en el sentido de la flexión de la rodilla es evaluada con el deportista situado en decúbito supino o en decúbito lateral utilizando un goniómetro de dos ramas [163] [143], en donde el centro del goniómetro se encuentra sobre el epicóndilo lateral del fémur, la rama móvil paralela a la diáfisis del peroné, y la rama fija sobre la diáfisis femoral (Figura 186A). En la Figura 186B, se puede observar una sencilla prueba para tener una referencia sobre el estado de rigidez de la rodilla en el sentido de la flexión. El sujeto se coloca tumbado bocarriba abrazando la parte posterior de sus muslos con las manos sin que estas limiten el grado de flexión de la rodilla, posteriormente, se pide que se relajen las extremidades inferiores para tomar una foto alineando la dirección de la cámara con las rodillas de deportista. Es importante que el grado de abducción y aducción de cadera, así como la de los tobillos, sea igual entre lados. Si se ha utilizado la cámara de un dispositivo móvil o Tablet, con el propio dispositivo se puede trazar una línea horizontal que cruce la puntera del pie más elevada para posteriormente trazar otra que una dicha línea con el punto más alto del otro pie.

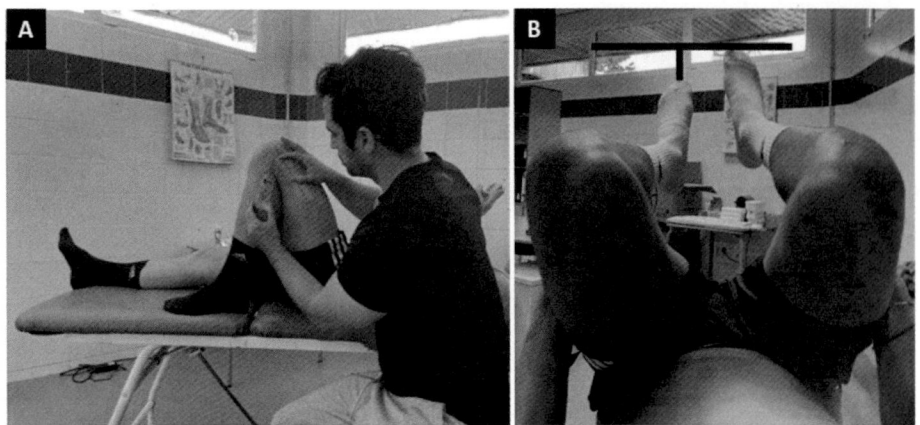

Figura 186. Opciones de valoración del ROM de la flexión de la rodilla en un jugador de fútbol tras una reconstrucción del ligamento cruzado anterior. (A) Valoración del rango de movimiento utilizando un goniómetro de dos ramas. (B) Valoración del ROM de la flexión de la rodilla utilizando la cámara de un dispositivo móvil y trazando líneas de referencia. LCA: Ligamento cruzado anterior; ROM: rango de movimiento. Elaboración propia.

8.7.3. Flexión dorsal del tobillo

* Wahlstedt y otros (2015) [325] investigaron en su estudio observacional **si el grado de flexión dorsal de tobillo en sujetos** (24,8 ± 6,5 años) **con lesión del LCA era diferente al de un grupo control no lesionado.** Una proporción igual de hombres y mujeres formaron ambos grupos. Para medir la flexión dorsal de tobillo, se utilizó un goniómetro de dos ramas, donde desde una posición de zancada anterior con el pie a medir adelantado, se instruyó a los sujetos para que movieran activamente la rodilla hacia delante sobre el pie y en dirección hacia una marca en la pared para evitar la desviación de la rodilla. El brazo móvil se alineó con el peroné y el brazo fijo estuvo alineado con el suelo (Figura 187). Un examinador se aseguró de que el talón permaneciese en contacto con el suelo en todo momento. Se obtuvo la media del ROM obtenido en ambos tobillos.

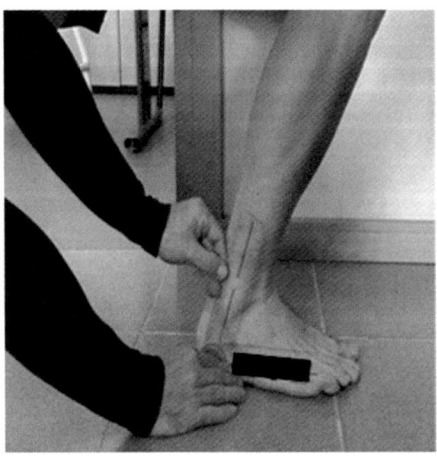

Figura 187. Adaptado de Wahlstedt y otros (2015) [325].

Los datos de flexión dorsal en **sujetos lesionados del LCA fue de 41,1 ± 5, 7º** y en el **grupo control de 46,6 ± 5, 3º**, habiendo **diferencias estadísticamente significativas** entre grupos (p<0,001). No hubo diferencias significativas entre los hombres y mujeres que tuvieron una lesión de LCA. Los hallazgos de este estudio sugieren **un menor grado de flexión dorsal de tobillo en sujetos con una lesión de LCA que en los controles no lesionados.** Esta prueba para medir el ROM de tobillo puede ser una forma de identificar a las personas con más riesgo de lesión del LCA, es decir, con menor ROM. No obstante, estos datos al igual que otros, no deben de ser analizados de manera aislada para sacar conclusiones, pero la suma de muchas pruebas nos puede proporcionar información muy valiosa sobre el perfil de riesgo en un deportista [325].

- Balsalobre-Fernández y otros (2019) [326] analizaron **la validez y fiabilidad de una aplicación móvil, diseñada específicamente para medir la flexión dorsal de tobillo y la asimetría entre piernas a través del** *lunge test,* **en comparación con un dinamómetro digital profesional.** Al sujeto se le indicó que se moviese hasta una posición de zancada máxima cargando el peso sobre la extremidad a evaluar para posteriormente colocar la pantalla del teléfono móvil justo debajo de la tuberosidad anterior de la tibia y así la aplicación registrase el ROM (Figura 188).

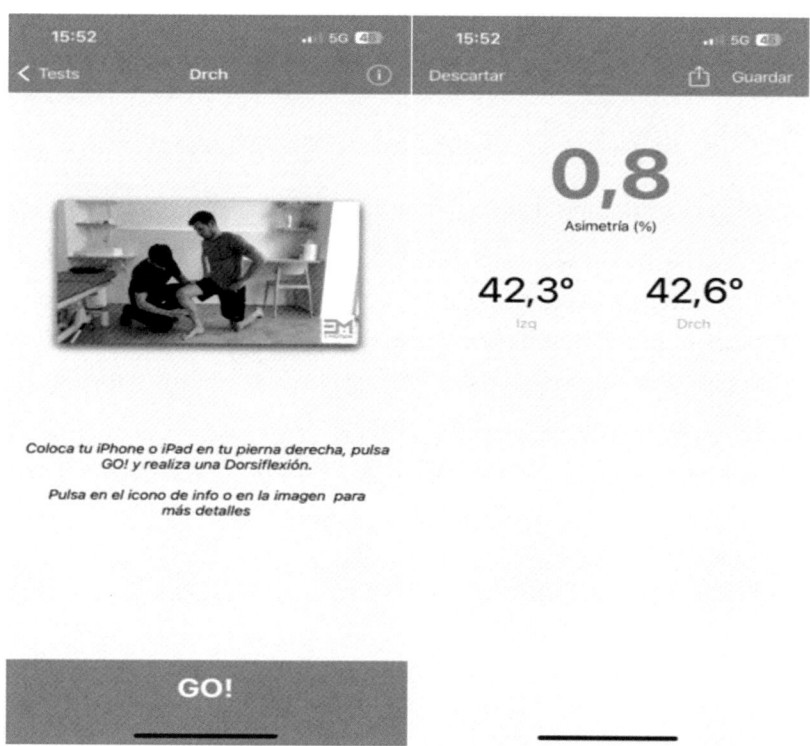

Figura 188. Imagen extraída de la aplicación móvil *My Rom.* Balsalobre-Fernández y otros (2019) [326].

Los resultados indicaron una **correlación muy alta entre la aplicación** *My Rom* **y el inclinómetro digital** para la medición del ángulo de dorsiflexión (r = 0,989, IC del 95 % = 0,986–0,993). El coeficiente de correlación intraclase (ICC) mostró una concordancia muy alta entre los ángulos de dorsiflexión registrados por la aplicación *Dorsiflex* en comparación con el inclinómetro digital (ICC = 0,976, 95 % IC = 0,966–0,983) [326].

- Williams y otros (2013) [327] compararon la **fiabilidad intra e interevaluador y la validez simultánea de la aplicación** *Tiltmeter* **en un teléfono móvil, en comparación con un inclinómetro digital.** Desde una posición de bipedestación, se indicó al sujeto que colocara las manos apoyadas contra la pared y retrasase lo máximo posible una extremidad inferior situándola paralela a la otra para quedar en una posición de zancada, pero el talón de la pierna más retrasada no debía de separarse del suelo ni generar una caída del arco interno del pie. La rodilla de la extremidad inferior evaluada debía de estar en línea con el segundo dedo del pie. Se realizaron mediciones con la rodilla estirada y doblada. Para medir el ROM, se colocó el ancho del móvil sobre la parte posterior del tendón de Aquiles, aunque se han adaptado las imágenes originales situando el teléfono móvil debajo de la tuberosidad anterior de la tibia (Figura 189).

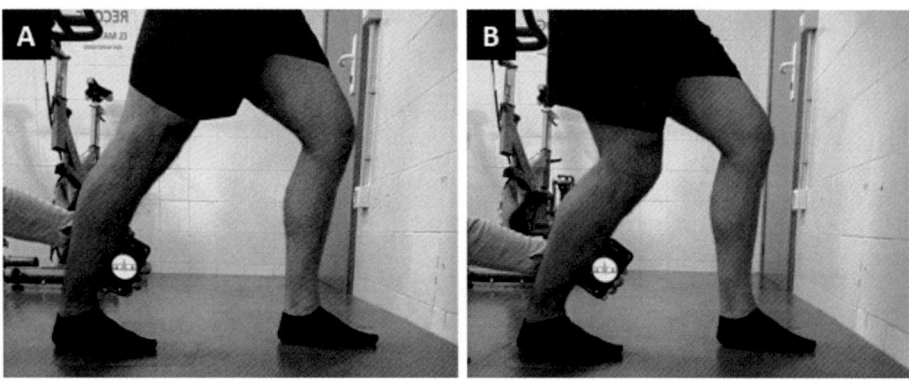

Figura 189. (A) Posición de *lunge* o zancada con la rodilla en extensión y (B), posición de *lunge* o zancada con la rodilla en flexión, utilizando una aplicación móvil *Clinometer*. Adaptado de Williams y otros (2013) [327].

La fiabilidad intraevaluador de ambos dispositivos estuvo dentro de un rango bueno a excelente 0,65-0,85. La fiabilidad interevaluador entre el inclinómetro digital la aplicación *TiltMeter* fue excelente. Dicha aplicación es una herramienta fiable para medir el ROM de tobillo en adultos sanos. Por tanto, los fisioterapeutas/readaptadores pueden utilizar la tecnología presente en los móviles para monitorizar el movimiento de la articulación del tobillo [327].

- En el estudio observacional de Hanzlíková y otros (2021) [328] realizaron **mediciones del ROM en el sentido de la flexión dorsal de tobillo utilizando un inclinómetro digital colocado a 15 cm de la tuberosidad anterior de la tibia** (Figura 190) en mujeres y hombres practicantes de deportes de equipo. En la extremidad inferior dominante, la media del ROM fue de 51,3 ± 6,5, y en la no dominante, de 50,2 ± 7,0. Estos datos pueden servir de referencia.

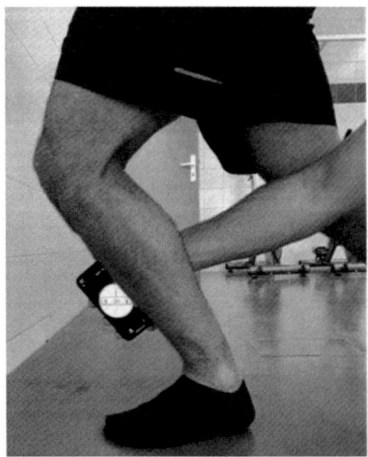

Figura 190. *Lunge test.* Colocación del inclinómetro digital a 15 cm de la tuberosidad anterior de la tibia. Adaptado de Hanzlíková y otros (2021) [328].

- En el estudio prospectivo observacional de Moreno-Pérez y otros (2020) [329] investigaron la **respuesta aguda del ROM en el sentido de la flexión dorsal de tobillo inmediatamente después de un partido y 48 horas después.** Además, **examinaron las adaptaciones crónicas en el ROM a lo largo de toda la temporada.** Este estudio fue realizado en 40 futbolistas profesionales sanos (edad 24,5 ± 5,3 años). Para estudiar los efectos agudos del ROM, se tomaron 3 mediciones: antes del partido (dos horas antes), inmediatamente después del mismo y 48 horas después. Para estudiar los efectos crónicos de adaptación del ROM, se tomaron 3 mediciones a lo largo de la temporada competitiva: pretemporada, mitad de temporada y final de temporada.

Para la medición se utilizó el sistema *leg motion*, y el procedimiento consistió en situar a los jugadores de pie con el pie del tobillo a evaluar sobre la escala de medición y con las manos situadas en las caderas. El pie contralateral se colocó fuera de la plataforma con los dedos en el borde de esta. Cada participante realizó la prueba con el pie asignado en el medio de la línea longitudinal de la escala de medición, y justo detrás de la línea transversal que indica la posición «cero». Después, los participantes fueron instruidos para flexionar la rodilla hacia adelante con el objetivo de hacer contacto con un palo de metal de 70 cm de altura, que se movió en la escala de medición hasta que los participantes ya no pudieron mantener el talón en el suelo. Se midió y registró la distancia obtenida desde la posición «cero» hasta el palo de metal. Se realizaron un total de tres repeticiones en cada miembro con 10 segundos de recuperación pasiva entre intentos. Se seleccionó la mejor puntuación entre estas mediciones para su posterior análisis. Se recomienda al lector acceder a la fuente original para visualizar el sistema de medición [329].

En la Tabla 134, se pueden ver los efectos crónicos a lo largo de la temporada. Hubo diferencias estadísticamente significativas en el descenso de la ADM desde la pretemporada hasta mitad de temporada en la extremidad inferior dominante (p<0,001) en un 8,1 %, y en la extremidad inferior no dominante (p<0,001) en un 9,6 %. También las hubo cuando se compararon valores de pretemporada con las de final de temporada en la extremidad inferior dominante (p<0,001) en un 13,8 % y no dominante (p<0,001) en un 12,5 %. Cuando se compararon los datos de mitad de temporada con los de final de temporada, hubo un descenso en el ROM, pero sin diferencias estadísticamente significativas [329].

Cambios del rango de movimiento en el sentido de la flexión dorsal de tobillo en jugadores de fútbol comparando la pretemporada, mitad y final de temporada. Media y ± DE					
Prueba	Pretemporada	Mitad de temporada	Final de temporada	Pre vs mitad de temporada	Pre vs final de temporada	Mitad vs final de temporada
ROM (cm)	Media ± DE	Media ± DE	Media ± DE	Valor p	Valor p	Valor p
FXD-EID	7,78 ± 2,51	7,15 ± 2,72	6,7 ± 2,77	0,001*	0,001*	0,39
FXD-EIND	7,49 ± 2,78	6,77 ± 2,79	6,55 ± 2,94	0,001*	0,001*	0,328

Tabla 134. DE: desviación estándar; cm: centímetros, FXD: flexión dorsal; EID: extremidad inferior dominante; EIND: extremidad inferior no dominante; ROM: rango de movimiento. *diferencias estadísticamente significativas. Adaptado de Moreno-Pérez y otros (2020) [329].

En la Tabla 135 se pueden ver los efectos agudos en el ROM. El ROM aumentó desde la medición realizada antes de partido hasta después del partido en un 5,8 %, habiendo diferencias estadísticamente significativas en la extremidad inferior dominante (p=0,002) y se redujo un 2,65 % cuando se comparó el ROM 48 horas después del partido con la medición inmediatamente de después del mismo en la extremidad inferior no dominante y en la dominante, habiendo diferencias estadísticamente significativas (p=0,04 y p=0,001, respectivamente). No hubo diferencias estadísticamente significativas en el resto de las variables [329].

Cambios del rango de movimiento en el sentido de la flexión dorsal de tobillo en jugadores de fútbol antes, después y tras 48 h del partido. Media ± DE						
Prueba	Antes del partido	Después del partido	48 h después	Antes vs después del partido	Antes vs 48 h después del partido	Después vs 48 h después del partido
ROM (cm)	Media ± DE	Media ± DE	Media ± DE	Valor p	Valor p	Valor p
FXD-EID	7,93 ± 2,95	8,42 ± 3,34	7,71 ± 3,09	0,002*	0,133	0,001*
FXD-EIND	7,92 ± 3,13	8,2 ± 2,99	7,61 ± 3,02	0,66	0,182	0,004*

Tabla 135. DE: desviación estándar; cm: centímetros, FXD: flexión dorsal; EID: extremidad inferior dominante; EIND: extremidad inferior no dominante; ROM: rango de movimiento; h: horas. *diferencias estadísticamente significativas Adaptado de Moreno-Pérez y otros (2020) [329].

Los autores concluyen que se mostraron **reducciones** significativas en el **ROM** de dorsiflexión del tobillo **durante el año competitivo y 48 horas después del partido en ambas extremidades, en comparación con los valores posteriores al partido.** Por esta razón, parece necesario **restaurar el ROM de dorsiflexión del tobillo al nivel de referencia del jugador** antes de participar en el próximo partido a lo largo de la temporada. Esto se puede lograr educando a los jugadores en el uso de ejercicios excéntricos específicos, rutinas de estiramiento, movilización articular y otras estrategias de recuperación, como la autoliberación miofascial con un rodillo de espuma, para evitar lesiones y mantener los niveles de rendimiento [329].

- En otro estudio observacional prospectivo de Moreno-Pérez y otros (2022) [315] examinaron **el efecto del entrenamiento regular de fútbol y de los partidos, durante una temporada completa, sobre el ROM de la cadera y del tobillo en jugadores de fútbol bien entrenados.** Los jugadores (20,1 ± 1,9 años) estaban sanos en el momento de la medición y se realizaron las mediciones a principio, mitad y final de temporada. La flexión dorsal pasiva de tobillo fue evaluada con el sistema *leg motion* y la metodología de medición fue la misma que la del estudio citado anteriormente. En lo que respecta al ROM de tobillo, **no se observaron diferencias estadísticamente significativas a lo largo de la temporada** (Tabla 136).

Cambios del rango de movimiento en el sentido de la flexión dorsal de tobillo en jugadores de fútbol comparando la pretemporada, mitad y final de temporada. Media y ± DE						
Prueba	Pretemporada	Mitad de temporada	Final de temporada	Pre vs mitad de temporada	Pre vs mitad de temporada	Pre vs mitad de temporada
ROM (cm)	Media ± DE	Media ± DE	Media ± DE	Valor p	Valor p	Valor p
FXD-EID	11,0 ± 0,3	109,9 ± 0,3	10,4 ± 0,3	1,000	0,406	0,541
FXD-EIND	10,8 ± 0,4	11,4 ± 0,3	11,0 ± 0,4	0,515	1,000	0,733

Tabla 136. DE: desviación estándar; cm: centímetros, FXD: flexión dorsal; EID: extremidad inferior dominante; EIND: extremidad inferior no dominante; ROM: rango de movimiento Adaptado de Moreno-Pérez y otros (2022) [315].

- Cejudo y otros (2019) [330] realizaron un estudio observacional en **futbolistas entre los 9 y 19 años pertenecientes a academias.** Se analizó el movimiento pasivo de **flexión dorsal de tobillo** a través del *lunge test,* situando la rodilla en flexión y en extensión, utilizando un **inclinómetro digital. El ROM fue de 35,6 ± 4, 3º.** Estas mediciones fueron realizadas al finalizar la pretemporada. En la Tabla 137, aparecen datos desglosados por edades (U10-U19). Esta prueba era detenida cuando el jugador sintió un estiramiento fuerte pero tolerable, poco antes de la aparición del dolor.

Valores descriptivos del rango de movimiento en diferentes articulaciones en función de la categoría. Media ± DE						
ROM (º)	U10 (n=16)	U12 (n=15)	U14 (n=13)	U16 (n=15)	U19 (n=13)	Total (n=72)
FXD-RE	32,3 ± 4,1	29,7 ± 3,8	31,3 ± 3,3	31,6 ± 5,1	30,6 ± 3,9	31,1 ± 4,1
FXD-RF	36,4 ± 4,0	34,8 ± 4,1	36,5 ± 4,6	35,8 ± 4,8	34,6 ± 4,2	35,6 ± 4,3

Tabla 137. DE: desviación estándar; FXD-RE: flexión dorsal de tobillo con rodilla en extension; FXD-RF: flexión dorsal de tobillo con rodilla en flexión. Adaptado de Cejudo y otros (2019) [330].

- Domínguez-Díez y otros (2021) [331] evaluaron la movilidad de tobillo en **futbolistas** (15,55 ± 1,5 años) y **jugadores de baloncesto** (15,7 ± 1,66 años) **sanos** pertenecientes a **academias profesionales.** Se establecieron **valores normativos de ADM pasiva en los movimientos de flexión dorsal de tobillo con la rodilla extendida y flexionada, a través del** *lunge test.* Se utilizó un goniómetro digital y el criterio que determinó el punto final de la prueba fue que el participante sintiese un estiramiento fuerte pero tolerable, un poco antes de la aparición del dolor. Para el análisis de los datos, cada prueba se realizó dos veces en cada extremidad, obteniendo la media. En la Tabla 138 que aparece a continuación, se pueden consultar los datos obtenidos.

Comparaciones de valores del rango de movimiento en el sentido de la flexión dorsal de tobillo entre jugadores de fútbol y baloncesto. Media ± DE					
ROM (º)		Fútbol	Baloncesto	Diferencia media (%)	Valor p
FXD-RF	EID	36,29 ± 4,64	35,59 ± 6,25	-1,93	0,624
	EIND	35,44 ± 4,57	34,63 ± 7,60	-2,29	0,623
	Ratio	1,03 ± 0,11	1,05 ± 0,15	1,94	0,98
FXD-RE	EID	36,59 ± 5,70	38,11 ± 7,21	4,15	0,339
	EIND	38,4 ± 5,31	37,37 ± 6,87	7,39	0,089
	Ratio	1,06 ± 0,14	1,02 ± 0,08	-3,77	0,175

Tabla 138. DE: desviación estándar; FXD: flexión dorsal; RF: rodilla en extensión; RE: rodilla en flexión; EID: extremidad inferior dominante; EIND: extremidad inferior no dominante. Adaptado de Domínguez-Díez y otros (2021) [331].

8.7.4. Otros movimientos

- En el estudio observacional de Cejudo y otros (2019) [330] realizaron **test pasivos de ADM de: Flexión de la cadera con rodilla en extensión, flexión de la cadera con rodilla en flexión, rotación interna y externa de la cadera, abducción y aducción de la cadera.** Se recomienda al lector acceder a la fuente original para visualizar las pruebas de valoración.

En la Tabla 139, se pueden consultar los resultados obtenidos en función de la edad. Estas **mediciones** fueron realizadas **al finalizar la pretemporada cuantificando los grados de movimiento con un inclinómetro digital.** Uno o ambos de los siguientes criterios determinaron el punto final de cada prueba: (1) palpación o apreciación de algún movimiento compensatorio, el cual inició la rotación pélvica, y/o (2) el jugador sintió un estiramiento fuerte pero tolerable, poco antes de la aparición del dolor.

Valores descriptivos del rango de movimiento en diferentes articulaciones en función de la categoría. Media ± DE						
ROM (°)	**U10** (n=16)	**U12** (n=15)	**U14** (n=13)	**U16** (n=15)	**U19** (n=13)	**Total** (n=72)
EC	16,8 ± 8,1	17,7± 6,2	12,4 ± 4,9	12,3 ± 8,1	11,4 ± 6,0	14,3 ± 7,2
ADDC-FC90°	39,6 ± 4,1	38,1 ± 4,1	38,4 ± 3,2	34,9 ± 5,4	36,2 ± 4,8	37,5 ± 4,6
ABDC	34,5 ± 3,7	35,6 ± 3,0	29,6 ± 4,9	31,5 ± 4,5	34,4 ± 2,9	33,2 ± 4,4
RIC	55,7 ± 8,5	60,8 ± 4,7	55,4 ± 7,7	49,5 ± 8,1	49,6 ± 8,4	54,3 ± 8,5
REC	63,5 ± 5,6	50,1 ± 4,8	55,7 ± 12,7	61,2 ± 5,6	50,4 ± 11,1	56,4 ± 9,8
ABDC-FXC90°	61,4 ± 7,5	62,8 ± 4,8	55,3 ± 5,4	53,9 ± 6,1	53,3 ± 6,8	58,1 ±7,6
FXC-ER	70,0 ± 9,8	69,7 ± 7,8	70,3 ± 8,5	73,4 ± 9,9	74,4 ± 8,2	71,5 ±8,9
FXR	130,8 ± 15,1	133,8 ± 7,1	127,0 ± 9,1	124,8 ± 10,6	120,4 ± 16,4	127,6 ± 12,7
FXC-FXR	136,8 ± 9,1	135,2 ± 5,6	136,3 ± 3,7	131,4 ± 6,8	136,9 ± 7,3	135,3 ±7,0

Tabla 139. DE: desviación estándar; EC: extensión de cadera; ADDC-FXC90°: aducción de cadera con flexión cadera a 90°; ABDC: abducción de cadera; RIC: rotación interna de cadera; REC: rotación externa de cadera; ABDC-FC90°: abducción de cadera con flexión de cadera a 90°; FXC-ER: flexión de cadera con extensión de rodilla; FXR: flexión de rodilla; FXC-FXR: flexión de cadera con flexión de rodilla. Adaptado de Cejudo y otros (2019) [330].

- En el estudio de Domínguez-Díez y otros (2021) [331] establecen **valores normativos en futbolistas** (15,55 ± 1,5 años) y en **jugadores de baloncesto sanos** (15,7 ± 1,66 años) **pertenecientes a academias**, para una serie test pasivos de ADM (Tabla 140). Se utilizó un goniómetro digital y uno o ambos de los siguientes criterios determinaron el punto final para cada prueba: (1) inicio palpable de rotación pélvica, y/o (2) el participante sintió un estiramiento fuerte pero tolerable, un poco antes de la aparición del dolor. Para el análisis de los datos, cada prueba se realizó dos veces en cada extremidad, obteniendo la media. Se recomienda al lector acceder a la fuente original para visualizar las pruebas de valoración.

Comparaciones del rango de movimiento entre jugadores de fútbol y baloncesto. Media ± DE					
Prueba		**Fútbol**	**Baloncesto**	**Diferencia media (%)**	**Valor p**
FXC-FXR	EID	142,43 ± 7,74	148,63 ± 8,10	4,35	0,002**
	EIND	144,38 ± 8,36	148,63 ± 6,45	2,94	0,029*
	Ratio	0,99 ± 0,04	1,00 ± 0,05	1,01	0,189
FXC-ER	EID	75,79 ± 7,89	75,63 ± 10,89	-0,08	0,98
	EIND	74,28 ± 7,08	78,22 ± 9,87	5,36	0,059
	Ratio	1,02 ± 0,08	0,97 ± 0,11	-4,90	0,028*

Comparaciones del rango de movimiento entre jugadores de fútbol y baloncesto. Media ± DE					
Prueba		Fútbol	Baloncesto	Diferencia media (%)	Valor p
FXR	EID	112,24 ± 11,64	112,48 ± 12,84	0,21	0,936
	EIND	112,99 ± 13,31	110,81 ± 15,13	-1,93	0,537
	Ratio	1,00 ± 0,07	1,02 ± 0,09	2,00	0,244
FXD-EXR	EID	36,29 ± 4,64	35,59 ± 6,25	-1,91	0,624
	EIND	35,44 ± 4,57	34,63 ± 7,60	-2,29	0,623
	Ratio	1,03 ± 0,11	1,05 ± 0,15	1,94	0,98
FXD-FXR	EID	36,59 ± 5,70	38,11 ± 7,21	4,15	0,339
	EIND	34,8 ± 5,31	37,37 ± 6,87	-2,29	0,623
	Ratio	1,06 ± 0,14	1,02 ± 0,08	-3,77	0,175

Tabla 140. DE: desviación estándar; FXC-FXR: flexión de cadera con flexión de rodilla; FXC-ER: flexión de cadera con extensión de rodilla; FXR: flexión de rodilla; FXD-EXR: flexión dorsal de tobillo con extensión de rodilla; FXD-FXR: flexión dorsal de tobillo con flexión de rodilla. Adaptado de Domínguez-Díez y otros (2021) [331].

- En el estudio observacional prospectivo de Moreno-Pérez y otros (2022) [315], examinaron el **efecto del entrenamiento regular de fútbol y de los partidos**, durante una temporada completa, **sobre el ROM de la cadera en jugadores de fútbol bien entrenados.** Los jugadores (20,1 ± 1,9 años) estaban sanos en el momento de la medición y se realizaron las mediciones a principio, mitad y final de temporada. En lo que respecta al ROM pasivo en el sentido de la extensión de la cadera, hubo un descenso estadísticamente significativo en la extremidad inferior dominante (p=0,007) de un -31,7 %, y en la no dominante (p=0,007) de un -44,1 %, desde la pretemporada hasta mitad de temporada. También hubo un descenso al final de temporada pero no fue estadísticamente significativo. En lo que respecta al ROM pasivo en el sentido de la rotación externa de cadera, hubo un descenso estadísticamente significativo de un -3 % desde mitad de temporada hasta el final de la misma (p=0,022). En general, se observaron valores más altos de ROM desde la pretemporada hasta mitad de temporada en el sentido de la rotación interna de la cadera en la extremidad inferior no dominante (p=0,028), de un 8,7 % [315]. Los autores concluyen que, este estudio encontró una **reducción gradual en el ROM de extensión de la cadera durante la temporada competitiva**, lo que apunta hacia un **aumento progresivo de la rigidez de los flexores de la cadera** como resultado del volumen acumulado de entrenamiento y partidos.
- En el estudio transversal de Roach y otros (2013) [332] investigaron la **validez de las mediciones del ROM pasivo en la extensión y en la rotación interna y externa de la cadera, utilizando un inclinómetro y un goniómetro digital** en hombres y mujeres sanos sin historia previa de lesión en las caderas, columna o rodillas (edad 30,0 ± 13,1).

Para la medición de las rotaciones, los sujetos estaban colocados en posición de decúbito prono y el examinador flexionó la rodilla de la extremidad a evaluar a 90º, estando las dos caderas en abducción neutra. Posteriormente, se imprimió una rotación interna y externa hasta alcanzar la sensación final pasiva. El eje de rotación del goniómetro se colocó en la tuberosidad tibial, el brazo móvil se alineó con el eje de la tibia y se midió la rotación con respecto al eje vertical, que era el brazo fijo. La burbuja se usó para asegurar que el brazo fijo permaneciera perpendicular al suelo cuando se tomó la medida. Las mediciones con el inclinómetro se tomaron con el dispositivo colocado en la línea media de la diáfisis medial de la tibia entre el maléolo medial y el cóndilo tibial medial. Cada medición se realizó tres veces registrando el promedio. Para la medición de la extensión de la cadera, se utilizó el test de *Thomas* modificado, en donde los sujetos partieron apoyados en el borde de la camilla. La cadera que no era evaluada estaba fijada pasivamente con la cadera y la rodilla flexionadas contra el pecho, y la extremidad inferior contraria se dejó caer por fuera de la camilla. Además, los sujetos recibieron comentarios tanto verbales como táctiles, para mantener la parte baja de la espalda plana contra la camilla y así evitar la extensión lumbar y la inclinación de la pelvis durante la evaluación. A cada sujeto se le colocó una pegatina circular sobre el cóndilo femoral lateral para ayudar con la alineación visual adecuada. El eje de rotación del goniómetro se colocó sobre el trocánter mayor, quedando el brazo móvil o distal alineado con la diáfisis del fémur mientras que el brazo fijo o proximal, quedaba alineado con el tronco (plano horizontal). El nivel de la burbuja se utilizó para determinar que el brazo proximal estaba paralelo al suelo. La medición con el inclinómetro en el test de *Thomas* modificado, se tomó desde la cara anterior del fémur (punto medio entre el trocánter mayor y el cóndilo femoral lateral). Las mediciones se anotaron como negativas si el fémur quedaba por encima del plano horizontal (más flexionadas que en la posición neutra) y positivas si caían por debajo de la posición horizontal (más extendidas que en la posición neutra). Los datos de la Tabla 141 pueden utilizarse a modo de referencia en población sana, pero no deportista, sin antecedentes de lesión en cadera, columna o rodilla utilizando dos dispositivos de medida, un goniómetro y un inclinómetro digital [332].

Mediciones del rango de movimiento pasivo en la articulación de la cadera. Media ± DE						
	Cadera derecha (º)			Cadera izquierda (º)		
Dispositivo	Extensión	Rotación interna	Rotación externa	Extensión	Rotación interna	Rotación externa
Goniómetro	4,0 ± 1,3	37,7 ± 2,1	49,5 ± 1,9	3,4 ± 1,5	37,2 ± 2,2	51,6 ± 1,5
Inclinómetro	6,8 ± 1,3	33,6 ± 2,1	52,1 ± 2,2	6,8 ± 1,3	32,8 ± 2,2	56,6 ± 1,7

Tabla 141. DE: desviación estándar. Adaptado de Roach y otros (2013) [332].

Los autores concluyen que se encontraron **diferencias significativas entre los valores de medición de cadera obtenidos con un goniómetro estándar y un inclinómetro digital** en todos los movimientos de cadera medidos, con excepción de la extensión de la cadera derecha. Estas diferencias estaban entre 3 y 5 grados para todos los planos medidos con el inclinómetro digital, mostrando mayores valores durante la extensión y la rotación externa. Aunque **ambos dispositivos muestran validez para medir el ROM de cadera**, los resultados actuales indican que **los dos dispositivos no son simultáneamente válidos en las mediciones** de extensión, rotación interna y externa de cadera. Estos hallazgos sugieren que se debe tener precaución si los dispositivos se van a usar indistintamente para cuantificar el ROM pasivo de la cadera [332].

8.8. Estabilidad y equilibrio unipodal

Un buen control unipodal dinámico y estático de las extremidades inferiores es necesario como paso previo a realizar otras tareas que requieren una complejidad superior. Este apartado propone al lector una serie de pruebas detallando su ejecución y estableciendo un sistema de puntuación con valores de referencia en función del sexo, la edad, deporte practicado, y nivel deportivo, siempre y cuando esta información esté presente en los estudios seleccionados.

8.8.1. Valgo dinámico de la rodilla

- En la revisión de Wilczyński y otros (2020) [121] se señala que el **estándar de oro para la evaluación cinemática del valgo dinámico de la rodilla es a través de métodos de análisis tridimensionales** (3-D), aunque, debido a la falta de equipo especializado, un método de evaluación sustituto puede ser el análisis bidimensional (2-D) desde el plano frontal. El test más realizado para su la evaluación es el **DJ bipodal**, aunque también se puede analizar los aterrizajes a una sola pierna con el **DJ unipodal**, siendo un movimiento mucho más exigente, lo que facilita la identificación del valgo dinámico de la rodilla para así establecer asociaciones con la carga que recibiría el LCA.

- Bisciotti y otros (2016) [120] se encargaron de **analizar el valgo dinámico de rodilla durante el TSHU y la maniobra de CDD** *side step cut* **en jugadores de fútbol** (24,43 ± 6,05 años) **operados de LCA.** Para la medición del valgo dinámico de la rodilla se realizaron 3 marcas. La primera que conectaba el punto entre la EIAS con el centro de la rótula se colocó a 20 cm por encima de la rótula, la segunda en el centro de la rótula y la tercera, al nivel de la tuberosidad anterior de la tibia (Figura 191). Se registró el máximo ángulo producido durante el aterrizaje. La prueba de salto fue ejecutada con las manos en la cintura y el *side step cut*, consistió en realizar una aceleración hasta un cono situado a 5 m, tocarlo (teniendo este cono una altura de 50 cm), después cambiar de dirección 90º rápidamente hasta otro cono situado a otros 5 m. Los autores señalan que, en ambas pruebas, **el ángulo formado durante el aterrizaje no debe exceder de un 20 % del mismo ángulo medido de manera estática en la extremidad inferior lesionada.**

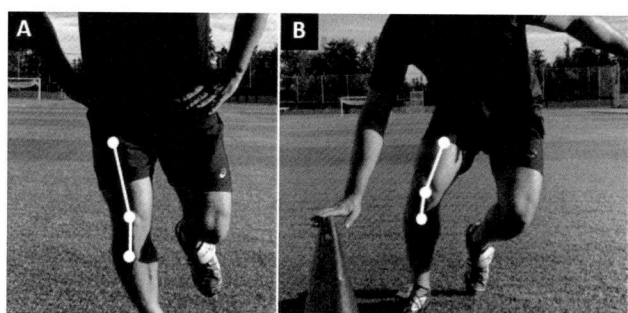

Figura 191. (A) Marcadores del valgo dinámico de la rodilla durante el aterrizaje en el triple salto horizontal unipodal y (B), durante el *side step cut*. Adaptado de Bisciotti y otros (2016) [120].

- En estudio transversal de Ferrer-Roca y otros (2014) [42] realizado en futbolistas profesionales (24,3 ± 3,8 años) **en pretemporada tras el periodo vacacional**, plantearon como **objetivo detectar el valgo dinámico de la rodilla y IDS entre extremidades en la prueba de DJ bipodal con un sistema integrado de análisis del movimiento.** La prueba constó de 3 DJ, seleccionando para el análisis el que mejor representaba la capacidad de salto. Los jugadores debían de dejarse caer desde un banco situado a una altura de 40 cm desde el suelo y sujetando una barra de plástico sobre sus hombros (Figura 192). Solo se informó a los jugadores que lo importante era alcanzar la máxima altura de salto permaneciendo el mínimo tiempo posible en el suelo. El primer apoyo tras la caída fue el analizado para el estudio. El **valgo funcional de la rodilla** se obtuvo calculando el ángulo máximo de la rodilla proyectado en el plano frontal, que normalmente coincide al final de la fase excéntrica. Se estableció un ángulo de rodillas neutro, cuando el ángulo de la rodilla en el plano frontal estaba comprendido entre -1º y 1º; si el ángulo fue < -1º, se entendió que las rodillas estaban en varo, mientras que ángulos >+1º, en valgo.

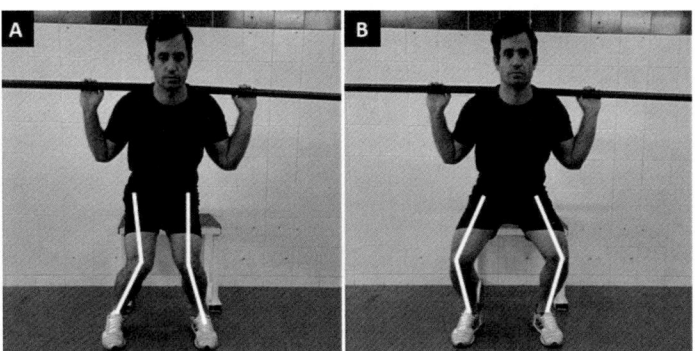

Figura 192. Ejemplo de dos tipos de ejecución al final de la fase excéntrica durante la ejecución del *drop jump* bipodal. (A) Rodillas en posición de valgo. (B) Rodillas en posición de varo. Adaptado de Ferrer-Roca y otros (2014) [42].

Los autores concluyen que **la metodología propuesta en este estudio demostró ser fiable y sensible para detectar la falta de control neuromuscular de las extremidades inferiores durante acciones explosivo-balísticas.** Así mismo, la identificación de jugadores que presentan alteraciones en este control neuromuscular después del periodo vacacional, puede ayudar a la toma de decisiones en el diseño y el control de medidas preventivas a implementar durante la temporada [42]. Tal y como se muestra en el apartado 2.4.3 **Rotura primaria**, un pobre control neuromuscular en el plano frontal de rodilla (valgo), sagital (flexión) y una estabilidad postural deficientes detectadas con este test, son predictores de una segunda lesión del LCA.

8.8.2. Prueba de equilibrio unipodal

- Una manera de estudiar el equilibrio entre extremidades es la propuesta en el estudio de Hernández-Belmonte y otros (2023) [207], en donde los sujetos comienzan la prueba situados en apoyo bipodal con una separación de piernas a lo ancho de los hombros y con 0º de rotación en las caderas. Durante el apoyo unipodal, solo una pierna proporciona apoyo en el centro de la plataforma de fuerzas mientras que la otra tiene que mantenerse paralela al tronco en un ángulo de flexión de rodilla de 90º. Una vez se realiza la prueba con cada extremidad, denominada como «condición estable», se procede a repetir el proceso, pero sobre una almohadilla de espuma ubicada entre el pie del sujeto y la plataforma de fuerzas, denominada como «condición inestable». Durante ambas condiciones, los sujetos deben de estar descalzos, mantener los ojos abiertos, colocar las manos sobre las caderas y permanecer lo más quietos posible durante 20 segundos. La velocidad media de balanceo (grados/segundos) calculada como balanceo total (sumatorio del desplazamiento angular del centro de masas) dividido por la duración de la prueba, se utiliza para examinar los cambios en la capacidad de balanceo.

- En el estudio prospectivo de Springer y otros (2007) [60], en el cual participaron 567 sujetos sanos, desarrollaron **valores de referencia en el test de equilibrio unipodal realizado con ojos abiertos y cerrados, divididos por edad y sexo, para que sirviesen como un estándar de referencia aceptable.** Para la realización del test, se pidió a los sujetos que se situasen descalzos sobre una de sus extremidades inferiores, con la otra extremidad levantada de modo que el pie estuviera cerca, pero sin tocar el tobillo de la extremidad que estaba apoyada en el suelo. Durante la prueba de ojos abiertos, se indicó a cada sujeto que se enfocase en un punto de la pared situado a la altura de los ojos frente a él. Antes de levantar del suelo una de sus extremidades, los sujetos debían de tener los brazos cruzados sobre el pecho. Se utilizó un cronómetro para medir el tiempo que el sujeto podía mantenerse sobre una extremidad. El tiempo comenzó cuando el sujeto levantó el pie del suelo y terminó cuando sucedió alguna de las siguientes situaciones: (1) utilizó sus brazos (es decir, los brazos ya no permanecían cruzados), (2) utilizó el pie levantado o este tocó el suelo, (3) movió/giró el pie de apoyo en el suelo para mantener la posición, (4) el sujeto logró superar 45 segundos, (5) abrió los ojos cuando se realizaba el test con ojos cerrados. Se realizaron 3 intentos con ojos cerrados y abiertos, seleccionando el mejor registro en cada condición. A continuación, en la Tabla 142, se especifican los tiempos obtenidos en el test de estabilidad unipodal realizado con ojos abiertos y cerrados divididos por edad y sexo.

Tiempo en el test de estabilidad unipodal realizado con ojos abiertos y cerrados divididos por edad y sexo. Media ± DE				
Edad y sexo	**Mejor de los 3 intentos (s) con ojos abiertos**	**Media de los 3 intentos (s) con ojos abiertos**	**Mejor de los 3 intentos (s) con ojos cerrados**	**Media de los 3 intentos (s) con ojos cerrados**
18-39				
Mujeres (n=44)	45,1 ± 0,1	43,5 ± 3,8	13,1 ± 12,3	8,5 ± 9,1
Hombres (n=54)	44,4 ± 4,1	43,2 ± 6,0	16,9 ± 13,9	10,2 ± 9,6
Total (n=98)	44,7 ± 3,1	43,3 ± 5,1	15,2 ± 13,3	9,4 ± 9,4
40-49				
Mujeres (n=47)	42,1 ± 9,5	40,4 ± 10,1	13,5 ± 12,4	7,4 ± 6,7
Hombres (n=51)	41,6 ± 10,2	40,1 ± 11,5	16,9 ± 13,5	7,3 ± 7,4
Total (n=98)	41,9 ± 9,9	40,3 ± 10,8	12,7 ± 12,9	7,3 ± 7,0
50-59				
Mujeres (n=50)	40,9 ± 10,0	36,0 ± 12,8	7,9 ± 8,0	5,0 ± 5,6
Hombres (n=48)	41,5 ± 10,5	38,1 ± 12,4	8,6 ± 8,8	4,5 ± 3,8
Total (n=98)	41,2 ± 10,2	37,0 ± 12,6	8,3 ± 8,4	4,8 ± 4,8
60-69				
Mujeres (n=50)	30,4 ± 16,4	25,1 ± 16,5	3,6 ± 2,0	2,5 ± 1,5
Hombres (n=51)	33,8 ± 16,0	28,7 ± 16,7	5,1 ± 6,8	3,1 ± 2,7
Total (n=101)	32,1 ± 16,2	26,9 ± 16,6	4,4 ± 5,1	2,8 ± 2,2

Tabla 142. DE: desviación estándar; s: segundos. Adaptado de Springer y otros (2007) [60].

8.8.3. Sentadilla unipodal

- En el estudio de cohortes de Crossley y otros (2011) [61], los autores realizaron un panel de consenso compuesto por 5 expertos, con el fin de desarrollar **criterios en la calificación de la sentadilla unipodal** (Tabla 143). Este estudio identificó que la evaluación clínica de la ejecución de la sentadilla a una pierna es una herramienta fiable que puede usarse para identificar a las personas con disfunción muscular en la cadera. Para la realización de la prueba, los sujetos se situaron sobre una altura de 20 cm con los brazos cruzados sobre el pecho para realizar sentadillas unipodales descendiendo lo máximo posible durante 5 veces consecutivas de manera lenta y controlada, manteniendo el equilibrio y a una velocidad de aproximadamente 1 sentadilla cada 2 segundos (Figura 193).

Criterios de calificación clínica determinados por el panel de consenso	
Criterios	**Para ser clasificado como «buena calificación»**
Impresión general	
Habilidad de mantener el equilibrio	El sujeto no pierde el equilibrio
Perturbación de la persona	El movimiento es realizado suavemente
Profundidad de la sentadilla	La sentadilla es realizada al menos hasta 60º de flexión de la rodilla
Velocidad de ejecución de la sentadilla	1 sentadilla cada 2 segundos
Postura del tronco	
Desviación lateral del tronco	Sin desviación lateral del tronco
Rotación del tronco	Sin rotación del tronco
Flexión lateral de tronco	Sin flexión lateral del tronco
Flexión anterior del tronco	Sin flexión anterior del tronco
Posición de la pelvis	
Desviación lateral de la pelvis	Sin desviación lateral de la pelvis
Rotación de la pelvis	Sin rotación de la pelvis
Inclinación de la pelvis	Sin inclinación de la pelvis
Articulación de la cadera	
Aducción de la cadera	Sin aducción de la cadera
Rotación interna de la cadera	Sin rotación interna de la cadera
Articulación de la rodilla	
Valgo de la rodilla aparente	Sin valgo de la rodilla aparente
Posición de la rodilla relativa a la del pie	Centro de la rodilla situado encima del centro del pie

Tabla 143. s: segundos. Adaptado de Crossley y otros (2011) [61].

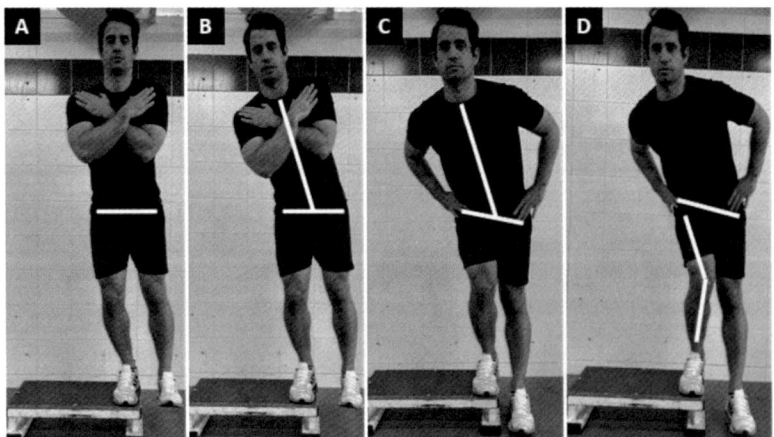

Figura 193. Ejemplos de la ejecución de la sentadilla unipodal. (A) El deportista demuestra una técnica correcta. (B) El deportista demuestra un control deficiente del tronco. (C) El deportista demuestra un control deficiente en la pelvis y en la cadera. (D) El participante demuestra un control deficiente en la cadera y en la rodilla. Adaptado de Crossley y otros (2011) [61].

8.8.4. *Step down test*

- En el estudio transversal de Marques y otros (2023) [300] se comparó el **rendimiento entre jugadores** (19,8 ± 1,35 años) **y jugadoras** (20,77 ± 1,64 años) **profesionales de fútbol, en la prueba de** *Step Down*. Dicha prueba fue realizada durante la pretemporada y, para su realización, se ajustó la altura del escalón (colocando bloques de madera al lado de este) para que cada sujeto lograse 60º de flexión de rodilla durante su realización. Se marcó la tuberosidad anterior de la tibia con un bolígrafo para facilitar su visualización durante el análisis de vídeo. El deportista inició la prueba desde parado sobre el escalón con el pie de la extremidad a evaluar cerca del borde, colocando la extremidad no evaluada frente al escalón con la rodilla extendida y el tobillo en dorsiflexión. Se pidió a los/las deportistas que mantuviesen el tronco recto, las manos en la cintura y que doblasen la rodilla de la extremidad a evaluar hasta que el talón de la extremidad no evaluada tocase el suelo, indicando que no se aplicara nada de peso sobre la extremidad no evaluada una vez que esta llegase al suelo, puesto que inmediatamente se debe volver a extender la rodilla de la extremidad evaluada para volver a la posición inicial. Después de 5 pruebas de familiarización, los/las deportistas realizaron 5 intentos válidos con cada extremidad. Se colocó una cámara a 3 metros enfrente de los sujetos para analizar el movimiento. La puntuación es simplemente un recuento de «errores» técnicos: (1) compensación con los brazos: utilizar las extremidades superiores para recuperar el equilibrio supone otorgar 1 punto, (2) movimiento del tronco: inclinar el tronco hacia cualquier lado se interpreta como recuperar el equilibrio y supone otorgar 1 punto, (3) plano transversal de la pelvis: una caída de la pelvis en el plano transversal *pelvic drop* supone otorgar 1 punto, (4) posición de la rodilla: si la rodilla de la extremidad evaluada se desplaza medialmente en el plano frontal y la tuberosidad anterior de la tibia cruza la línea vertical colocada directamente sobre el segundo dedo del pie evaluado, supone otorgar 1 punto; además, si la rodilla se mueve medialmente y la tuberosidad anterior de la tibia cruza una línea vertical colocada directamente sobre el borde medial del pie evaluado, se otorgan 2 puntos y (5) mantenimiento de una postura unipodal estable: si el/la deportista soporta el peso corporal en la extremidad inferior no evaluada, o si el pie de la extremidad evaluada se mueve durante la prueba, se otorgará 1 punto [300].

  Por tanto, 6 puntos es la puntuación máxima en esta prueba. Una **puntuación de 0 o 1** generalmente se clasifica como **buena**, de **2 o 3 como moderada**, y una puntuación de **4 o más**, como una **mala calidad de movimiento**. No se apreciaron diferencias estadísticamente significativas en **hombres y mujeres**, obteniendo puntuaciones de **2,61 ± 1,02 y de 2,97 ± 0,95**, respectivamente [300].

- Una variante de este ejercicio es el *Timed lateral Step Down test* (Figura 194), el cual **evalúa el equilibrio y la resistencia de la extremidad inferior lesionada** [191]. Esta prueba ha sido extraída de una batería de pruebas realizada en el estudio de Haitz y otros (2014) [58], realizado en 49 atletas universitarios sanos practicantes de deportes de pista y de carrera (edad 20,4 ± 1,6). Para su realización, se cronometran el máximo número de sentadillas unipodales estando el deportista sobre un escalón con las manos en las caderas. Entre cada repetición, los sujetos golpean suavemente el talón contra el suelo con la punta del pie apuntando hacia arriba. La altura del escalón se ajustó de manera para lograr un ángulo de flexión en la rodilla de 60° a 70° cuando el talón tocara el suelo. Se utiliza un metrónomo para mantener un ritmo de 80 bpm, en donde cada clic indicaba al sujeto que flexione o extienda la rodilla. Los sujetos deben mantener la alineación neutral de las extremidades durante la prueba, que continúa hasta que: (1) se realizan 3 repeticiones con un patrón de movimiento defectuoso,

449

como son la presencia de valgo de rodilla, pérdida de equilibrio, pérdida de ritmo o las manos dejan de contactar con las caderas; (2) decisión del sujeto de detenerse por dolor o incapacidad para continuar; y (3) se completan 180 segundos.

La medida registrada fue el tiempo total (segundos) antes de cometer 3 repeticiones defectuosas, usando un cronómetro. El **valgo de la rodilla** se definió **como el movimiento del centro de la rótula en dirección medial al primer dedo del pie.** Los **hombres** obtuvieron una puntuación de **114 ± 50 y de 126 ± 48 segundos** en la extremidad dominante y no dominante, respectivamente. Mientras que las **mujeres** obtuvieron una puntuación de **131 ± 39 y de 122 ± 50 segundos** en la extremidad dominante y no dominante, respectivamente. Estos **datos pueden** ser tomados como **referencia** [58]. Así mismo, se han sugerido algunas modificaciones sobre la metodología descrita anteriormente como son, una utilización de un step situado a 20 cm del suelo y completar el máximo número de repeticiones durante 60 segundos [191].

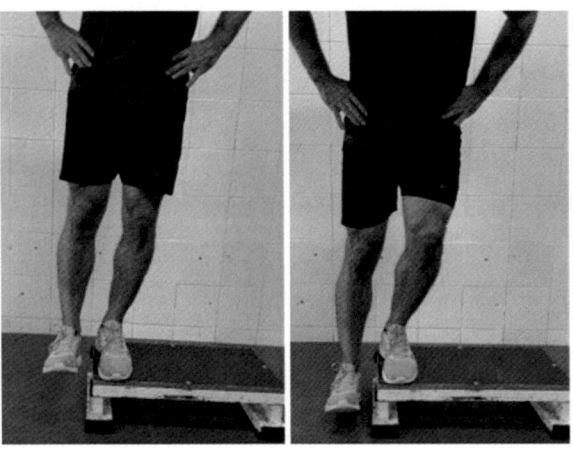

Figura 194. *Timed lateral Step Down test.* Adaptado de Haitz y otros (2014) [58].

8.8.5. *Drop navicular test*

- Esta prueba es utilizada como medida clínica de la pronación del pie [209]. El **paciente** está **sentado** con ambos **pies apoyados en el suelo** y se hace una **marca** en la **tuberosidad del hueso escafoides.** La posición neutra de la articulación subastragalina se determina palpando el astrágalo y el escafoides con el pulgar y el índice, respectivamente. Luego, se hace una inversión y eversión pasiva hasta determinar que el borde medial y lateral del astrágalo, quedan igual de prominentes en ambos lados. Después, se pide al sujeto que mantenga esta posición mientras se sostiene una ficha en contacto con el suelo y su pie, para dibujar un punto en ella correspondiente a la tuberosidad del hueso escafoides. Con la ficha sostenida en esta posición, el sujeto se pone de pie con su peso distribuido equitativamente en ambos pies, para posteriormente realizar un segundo punto en la ficha correspondiente a la nueva posición del escafoides en la posición de carga. La distancia entre los dos puntos, denominada caída navicular, se mide en mm con una regla [333] [209]. En el estudio caso control de Loudon y otros (1996) [209] realizado en mujeres deportistas, clasifican a los sujetos con lesión de LCA en 3 grupos: **diferencia de 6 mm,** considerada como **normal; ≥ 9,** considerada como **alta y; < de 6 mm,** considerada **baja.** Los resultados de este estudio indicaron que, una excesiva **caída del arco interno del pie o una excesiva caída del hueso navicular junto con una excesiva pronación de la articulación subastragalina, fueron predictores a la hora de clasificar a los sujetos como** en riesgo de presentar lesión de LCA. A continuación, en el siguiente enlace, se muestra la realización del procedimiento: **https://www.youtube.com/watch?v=BejuNMmD7-Y**.

8.8.6. *Y-Balance test*

• Esta prueba permite evaluar el **equilibrio dinámico** en las extremidades inferiores [191]. En el estudio transversal de Falcés y otros (2019) [334], realizado 173 **jugadores de fútbol masculino** agrupados en diferentes categorías (cadetes 14,18 ± 2,02, juveniles 18,02 ± 2,4, 3ª división 25,42 ± 4,52, y 1ª división, 32,91 ± 3,04 años), **se proponen distancias alcanzadas por cada categoría y demarcación.** Durante la realización de la prueba, los jugadores se colocaron descalzos para eliminar la posible variabilidad de los resultados por causa del calzado. Para trazar la Y en el suelo, se pueden utilizar 3 cintas métricas formando un ángulo de 90º para las medidas en sentido PL y PM, y de 135º en relación con estas, para la medida en sentido anterior (ANT) (Figura 195). El 2º dedo del pie se coloca en el centro del eje de valoración, coincidiendo la dirección del talón con la medida del sentido ANT. El pie que no es evaluado se sitúa paralelo al que se va a evaluar y las manos se colocan en la cintura, siendo esta considerada la posición de inicio, aunque también el test puede ser realizado con los brazos cruzados sobre los hombros [286]. Después, se solicita al deportista que extienda lo máximo posible la pierna libre hacia los tres sentidos de movimiento (ANT, PL y PM). Un intento no se considera válido y se repite si: el jugador suelta las manos de la cintura, mueve o levanta el pie de apoyo en algún momento de la prueba, apoya el pie libre en el suelo, pierde el equilibrio desde que abandona la posición de inicio hasta que la volvía a retomar, y/o no es capaz de mantener la posición de inicio al menos un segundo después de retornar a la misma. En caso de un intento fallido, se repite. Las distancias fueron **normalizadas por la longitud de la extremidad inferior** (distancia entre EIAS y el maléolo interno), **que se obtuvo dividiendo la distancia alcanzada entre la longitud de la extremidad inferior y luego multiplicada por 100** [334], referencias que también han sido utilizadas en otros estudios [54] [335], aunque también existe la posibilidad de normalizar la distancia alcanzada por la altura del sujeto [191]. Se realizaron 3 mediciones en cada sentido y se obtuvo la media para el análisis de los datos [334] [191]. **En las Tablas 28, 29, 30 y 31 a las cuales se accede a través del código QR proporcionado al inicio del este libro**, el lector puede consultar la distancia alcanzada en función de la categoría y la demarcación.

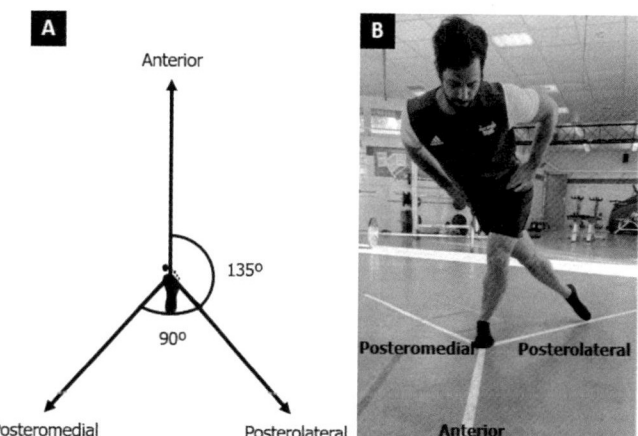

Figura 195. (A) Representación del *Y-Balance test* con la extremidad inferior derecha. (B) Realización del *Y-Balance test* con la extremidad inferior izquierda. Adaptado de Plisky y otros (2006) [335] y de Gómez y otros (2020) [290].

- En el estudio de Plisky y otros (2006) [335] realizado en jugadores y jugadoras de baloncesto, utilizaron la misma metodología de medición descrita anteriormente salvo que para el análisis de los datos, seleccionaron el mejor de los 3 intentos. La **distancia de alcance compuesta** se obtuvo a través de la suma de las 3 direcciones, dividida por 3 veces la longitud de la extremidad inferior y luego multiplicada por 100. De esta manera, se pudo realizar un análisis del **rendimiento general de la prueba**, procedimiento que también se realiza en otros estudios [191]. Así mismo, para expresar la distancia alcanzada como un porcentaje de la longitud de la extremidad inferior, el valor normalizado se calculó como la distancia de alcance dividida por la longitud de la extremidad y luego multiplicada por 100 [335]. La longitud media de las extremidades, las distancias alcanzadas, las distancias alcanzadas normalizadas por la longitud de la extremidad inferior para las tres direcciones y la distancia de alcance compuesta se presentan a continuación en la Tabla 144.

Distancia en centímetros alcanzada en la prueba *Y-balance test* en jugadores y jugadoras de baloncesto. Media ± DE			
	Total	**Chicas**	**Chicos**
Distancia alcanzada*			
Anterior	78,2 ± 8,2	73,1 ± 5,8	82,3 ±7,6
Posteromedial	107,0 ± 11,7	98,9 ± 9,3	113,6 ± 8,9
Posterolateral	100,4 ± 12,0	93,0 ± 9,7	106,4 ± 10,3
Sumatorio	285,6 ± 30,0	265 ± 22,8	303,2 ± 24,3
Longitud de la extremidad*	94,3 ± 6,1	89,9 ± 3,9	97,9 ± 5,1
Distancia normalizada por la longitud de la extremidad inferior			
Anterior	83,9 ± 7,1	81,4 ± 6,2	84,1 ± 7,6
Posteromedial	113,4 ± 9,7	110,1 ± 10,0	116,1 ± 8,5
Posterolateral	106, 4 ± 10,8	103,6 ± 10,7	108,7 ± 10,3
Distancia de alcance compuesta	100,9 ± 8,4	98,4 ± 8,2	103,0 ± 8,0

Tabla 144. DE: desviación estándar. * Media de ambas extremidades. Adaptado de Plisky y otros (2006) [335].

Los resultados de este estudio indicaron que, para los chicos, una **diferencia ≥ de 4 cm** en el sentido **anterior** estuvo significativamente **asociada** (p<0,05) con presentar **lesiones** en la extremidad inferior. Así mismo, los jugadores/as con **una mayor diferencia entre extremidades** en la distancia alcanzada en sentido anterior, tenían 2,5 **veces más probabilidades de sufrir una lesión** en las extremidades inferiores. En **chicas, la disminución en la distancia de alcance compuesta estuvo asociada a una probabilidad 6,5 veces mayor de sufrir una lesión** en las extremidades inferiores [335].

- En el estudio longitudinal de Gómez y otros (2020) [290], realizado en futbolistas sanos semiprofesionales (23,3 ± 4,3 años), plantearon como objetivo establecer **valores de referencia en esta prueba**. A continuación, en la Tabla 145, se aportan los datos desglosados por **demarcación**. Cabe destacar que solo se registraron las direcciones PL y PM. Hay que tener en cuenta que, en la metodología de este estudio, no se detalla al completo el procedimiento de medición, por tanto, es difícilmente comparable (si las manos estaban en jarra o no, número de intentos por prueba, que parte del pie estaba en el centro, etc.).

Distancia alcanzada en la prueba *Y-balance test* normalizada. Media y DE					
Dirección	**Porteros**	**Defensas**	**Centrocampistas**	**Extremos**	**Delanteros**
PLD (cm)	91,61 ±3,15	90,75 ±5,34	87,39 ± 5,01	86,96 ± 4,80	91,86 ± 3,67
PMD (cm)	88,16 ± 2,43	86,55 ± 5,54	84,54 ± 4,85	84,10 ± 6,64	87,27 ± 3,79
DIFDCHA (cm)	5,44 ± 1,76	4,41 ± 1,98	3,47 ± 1,84	3,19 ± 2,28	4,69 ± 1,55
ASI-DCHA (%)	5,72 ± 1,76	4,86 ± 2,16	4,02 ± 1,93	3,76 ± 2,84	5,08 ± 1,68
PLI (cm)	95,27 ± 4,13	90,55 ± 4,29	87,66 ± 4,71	85,76 ± 4,33	90,80 ± 3,67
PMI (cm)	91,38 ± 5,44	88,25 ± 5,83	85,41 ± 4,45	83,94 ± 5,62	88,16 ± 4,18
DIFIZ (cm)	4,44 ± 3,16	3,64 ± 1,45	3 ± 1,95	3,48 ± 2,47	2,97 ± 1,25
ASI-IZQ (%)	4,66 ± 3,38	4,06 ± 1,71	3,39 ± 2,15	4,04 ± 2,85	3,38 ± 1,55

Tabla 145. cm: centímetros; DE: desviación estándar; PLD: postero lateral derecha; PMD: postero medial derecha; DIFDCHA: diferencia en el lado derecho; ASI-DCHA: asimetría lado derecho; PLI: postero lateral izquierda; PMI: postero medial izquierda. DIFIZ: diferencia izquierda; ASI-IZQ: Asimetría izquierda. Adaptado de Gómez y otros (2020) [290].

8.9. Pruebas de *sprint* lineal

Las acciones de sprint aparecen con gran frecuencia en los deportes colectivos, como, por ejemplo, en el fútbol, rugby, balonmano y baloncesto. Es por ello por lo que su análisis y cuantificación del rendimiento cobra especial importancia durante el proceso de recuperación. En este apartado se expone al lector la metodología de medición de los sprints que más suelen ser utilizados, en los cuales los deportistas pueden cubrir diferentes distancias. Así mismo, se indicarán valores de referencia en función de las características del deportista con el que nos encontremos, es decir, teniendo en cuenta la edad, sexo, deporte practicado, nivel competitivo, momento de la temporada y tipo de injerto utilizado para la reconstrucción, siempre y cuando esta información esté presente en los estudios seleccionados.

- La acción de *sprint* se limita a la realización de desplazamientos breves a la máxima velocidad del sujeto, generalmente con una duración ≤10 segundos, donde el rendimiento de este (potencia y velocidad) puede mantenerse hasta prácticamente el final del desplazamiento [220]. Una **distancia comúnmente utilizada** para la evaluación del *sprint* es la de **20 m**, en la cual los deportistas comienzan desde parados y de pie, colocando el pie preferido adelantado y a una distancia de 30,50 o 100 cm de la línea de salida, mientras que el otro, se sitúa alineado con el talón del pie adelantado. El inicio de la prueba suele ser determinado por el propio deportista y para la cuantificación del tiempo, se emplean fotocélulas colocadas al inicio y al final de recorrido a realizar [55] [4] [219] [214] [69] [27] [240] [26] [28] [218] [207] [296], las cuales pueden estar colocadas a 1,2 m de altura y 1,5 m de distancia entre ellas [69] o a 0,87 m de altura y a 2 m de distancia entre ellas [218]. También pueden ser utilizadas **distancias de 5, 10** [4] [219] [214] [27] [221] [29] [218], **30** [69] [221] [28] [218] **y 40 m** [26] [296] **para analizar el rendimiento en el *sprint* en deportes de equipo. El rendimiento en el *sprint* de 30 m, tomando tiempos a los 10 y 30 m, representan la capacidad de aceleración y la máxima velocidad, respectivamente** [69]. Para el análisis de los datos, se pueden realizar tres intentos y seleccionar el mejor de ellos [214] [221] [218], realizar dos intentos y seleccionar el mejor [27] [240] [28] [207], o bien obtener la media de tres intentos [69] [29]. Algunas métricas que pueden ser analizadas además del tiempo que el deportista tarda en cubrir una distancia determinada en *sprint* son: la velocidad, calculada como la distancia recorrida durante un intervalo de tiempo; la capacidad de aceleración, calculada como la tasa de cambio de velocidad respecto al tiempo; y el *Sprint momentum*, el cual se obtiene multiplicando la masa corporal del deportista por la velocidad obtenida en una distancia dada (5,10 o 20 m) [27] [240] [26].

* En el estudio longitudinal de Datson y otros (2022) [218], desarrollaron **percentiles de referencia relacionados con la edad en la prueba de *sprint* de 5 y 30 m, en jugadoras profesionales de fútbol**. Los autores recopilaron datos de 479 jugadoras de fútbol cubriendo el espectro de juvenil a senior (rango de edad: 12,7 a 36 años). A continuación, en la Tabla 146, podemos ver dichos percentiles en función de la edad cronológica:

Percentiles de referencia previstos en el sprint 5 m por edad cronológica									
Edad	0,4	2	9	25	50	75	91	98	99,6
13	0,91	0,95	0,99	1,03	1,07	1,12	1,17	1,23	1,28
15	0,94	0,97	1,01	1,04	1,08	1,12	1,16	1,21	1,25
17	0,95	0,97	1,00	1,03	1,06	1,10	1,13	1,18	1,21
19	0,94	0,96	0,99	1,02	1,05	1,09	1,12	1,16	1,20
21	0,93	0,95	0,99	1,02	1,05	1,09	1,13	1,18	1,22
23	0,93	0,95	0,98	1,02	1,05	1,09	1,13	1,18	1,23
25	0,93	0,95	0,98	1,01	1,05	1,08	1,12	1,17	1,21
27	0,94	0,96	0,99	1,02	1,05	1,08	1,12	1,16	1,21
29	0,95	0,98	1,00	1,03	1,06	1,10	1,13	1,18	1,21
Percentiles de referencia previstos en el sprint 30 m por edad cronológica									
Edad	0,4	2	9	25	50	75	91	98	99,6
13	4,28	4,41	4,56	4,70	4,85	5,00	5,16	5,34	5,51
15	4,19	4,31	4,45	4,57	4,71	4,85	4,99	5,16	5,32
17	4,11	4,22	4,34	4,46	4,58	4,71	4,84	5,00	5,15
19	4,10	4,20	4,32	4,42	4,53	4,65	4,77	4,92	5,06
21	4,13	4,23	4,33	4,43	4,53	4,64	4,76	4,90	5,04
23	4,12	4,21	4,32	4,41	4,50	4,60	4,70	4,84	4,99
25	4,09	4,18	4,28	4,36	4,45	4,54	4,64	4,77	4,93
27	4,10	4,20	4,30	4,38	4,46	4,54	4,64	4,78	4,97
29	4,17	4,30	4,42	4,50	4,47	4,65	4,75	4,92	5,19

Tabla 146. Adaptado de Datson y otros (2022) [218].

Por ejemplo, en la prueba de *sprint* de 30 metros, observamos que el percentil 25 corresponde a 4,42 segundos para jugadoras de 19 años. Esto indica que es previsible que el 25 % de las jugadoras de 19 años presente un rendimiento por debajo de los 4,42 segundos en esta prueba. En otras palabras, es previsible que el 75 % de las jugadoras de 19 años muestre un rendimiento menos veloz, con un tiempo superior a los 4,42 segundos en la misma prueba. Tomando otro ejemplo, el percentil 98 es igual a 4,77 segundos para jugadoras de 25 años. Esto significa que es previsible que el 98 % de las jugadoras de 25 años presente un rendimiento por debajo de los 4,77 segundos en la prueba; o, dicho de otra manera, que solamente el 2 % de las jugadoras de 25 años presentará un rendimiento en la prueba por encima de los 4,77 segundos [218].

* Con el fin de seguir proporcionando datos de referencia, Buchheit y otros (2008) [219] **evaluaron la velocidad** utilizando el test de **10 m** en **jugadores jóvenes de balonmano bien**

entrenados (15,6 ± 0,8 años), midiendo el tiempo con fotocélulas y siendo los propios deportistas los que determinaron el inicio de la prueba. El tiempo que tardaron en completar la prueba previo a un protocolo de entrenamiento de *sprints* repetidos fue de **1,89 ± 0,1 segundos, y de 1,86 ± 0,1 segundos**, al finalizar el mismo. Ferrari-bravo y otros (2008) [214] evaluaron el rendimiento del *sprint* **lineal de 10 m** en **jugadores de fútbol** (17,3 ± 0,6 años) pertenecientes a una **cantera de fútbol profesional**. Se utilizaron fotocélulas y se seleccionó la media de tres intentos para el análisis de los datos. El tiempo que tardaron en completar la prueba previo a un protocolo de entrenamiento de *sprints* repetidos fue de **1,77 ± 0,06 segundos, y de 1,76 ± 0,06 segundos** al finalizar el mismo. Freitas y otros (2019) [240] analizaron el rendimiento del *sprint* en distancias de **5, 10 y 20 m** en **futbolistas** (23,5 ± 3,8 años) y **jugadores de rugby** (25,4 ± 3,6 años) **profesionales** sanos. Dichas pruebas fueron realizadas durante la temporada competitiva y sobre terreno cubierto para evitar las posibles influencias meteorológicas. Se realizaron dos intentos máximos seleccionando el mejor de ellos. Los deportistas comenzaron la prueba de pie a una distancia de 30 cm detrás de la línea de salida. La **velocidad obtenida fue de 4,93 ± 0,37 m/s, de 5,85 ± 0,25 m/s, y de 6,76 ± 0,33 m/s, para las distancias de 5,10 y 20 m, respectivamente**. Siguiendo la misma metodología de medición, Carlos-Vivas y otros (2020) [28] analizaron las mismas variables anteriormente mencionadas en futbolistas (18,3 ± 2,1 años), alcanzando un **tiempo en el *sprint* de 0-10 m de 2,10 ± 0,05 segundos, en 10-20 m de 1,27 ± 0,04 segundos, en 20-30 m de 1,19 ± 0,04 segundos, y de 4,57 ± 0,13 segundos en la prueba de 0-30 m**.

- Tous-Fajardo y otros (2016) [221] analizaron el rendimiento del *sprint* de 10 y 30 m en 24 **futbolistas** (17,0 ± 0,5 años) pertenecientes a una **cantera profesional**. Se obtuvieron **tiempos de 1,85 ± 0,08 segundos y de 4,54 ± 0,28 segundos en las pruebas de 10 y 30 m, respectivamente**, las cuales fueron realizadas sobre césped artificial. Moviéndonos en datos de futbolistas profesionales, Dos'Santos y otros (2019) [29] analizaron el **rendimiento del *sprint* de 10 m en 26 jugadores** (17,3 ± 0,2 años). Estos realizaron tres intentos, seleccionando el tiempo medio para su análisis, el cual fue de **1,08 ± 0,06 segundos**.

- Roso-Moliner y otros (2023) [296] evaluaron el **rendimiento del *sprint*, tomando tiempos cada 10 m a lo largo de 40 m, en jugadoras de fútbol profesionales sanas**. Se dividió la muestra en dos grupos, donde uno de ellos, el experimental (23, 24 ± 4 años), realizó un entrenamiento neuromuscular, el cual consistió en ejercicios de estiramientos dinámicos, saltos laterales, ejercicios de equilibrio, ejercicios de fuerza como las sentadillas y las zancadas, trabajo de core y CDD. El grupo control (24,61 ± 4,30 años) siguió con su rutina habitual de entrenamientos. A continuación, se presentan los datos obtenidos de ambos grupos, previos y posteriores a la intervención (Tabla 147).

Datos de las diferentes distancias de *sprint*. Media ± DE				
Variables (s)	**Grupo control**		**Grupo experimental**	
	Preintervención	Postintervención	Preintervención	Postintervención
10 m	1,98 ± 0,24	2,01 ± 0,13	1,87 ± 0,10	1,83 ± 0,09
20 m	3,49 ± 0,17	3,52 ± 0,19	3,22 ± 0,16	3,19 ± 0,12
30 m	4,91 ± 0,21	4,93 ± 0,26	4,50 ± 0,22	4,48 ± 0,18
40 m	6,36 ± 0,26	6,40 ± 0,31	5,87 ± 0,30	5,69 ± 0,28

Tabla 147. s: segundos; m: metros; DE: desviación estándar. Adaptado de Moliner-Roso y otros (2023) [296].

- La acción del *sprint*, ha sido clasificada como el principal mecanismo de lesión en la musculatura isquiosural en jugadores profesionales de fútbol. Esto se debe a las altas demandas que se producen en los músculos de la parte posterior del muslo cuando se lleva a cabo esta acción en condiciones máximas [102]. Además, si para la reconstrucción del LCA se ha empleado un injerto procedente de TI, es más que importante reacondicionar la acción del *sprint* de acuerdo con las distancias en las que se alcanzaría una velocidad máxima. Con base en esto, Buccheit y otros (2012) [336] analizaron en **qué tramo de 10 m se producían las mayores velocidades** cuando evaluaron el *sprint* de 0 a 40 m. En este estudio, participaron 223 **jóvenes futbolistas** de diferentes edades (U12-U18) pertenecientes a **canteras profesionales**. Para la medición de la velocidad se utilizaron fotocélulas, las cuales registraron el tiempo a los 10, 20, 30 y 40 m. Los jugadores comenzaron la prueba desde una posición de pie y colocando el pie preferido delante, a 50 cm detrás de la primera puerta de cronometraje. Para eliminar la posible interferencia del tiempo de reacción, los jugadores decidieron cuándo comenzar la prueba. Se realizaron dos intentos, seleccionando el mejor de ellos para el análisis de los datos.

  A continuación, en la Figura 196, podemos ver como la distancia para alcanzar la máxima velocidad, una vez iniciado un *sprint* de 40 m, se ve influenciada por la edad, en donde **el mayor porcentaje de los jugadores más mayores, alcanzaron su máxima velocidad en el tramo de 30 a 40 m**, mientras que **los más jóvenes**, en el tramo **de 20 a 30 m**. Así mismo, **cuanto más rápidos son los jugadores, más lejos alcanzan su velocidad máxima**; y aquellos jugadores con una **mayor aceleración** (definido como el tiempo empleado en cubrir los primeros 10 m), alcanzaron su **velocidad máxima más tarde** en el *sprint* de 40 m en comparación con los jugadores con una menor aceleración. Esto sugiere que la mejor aceleración en los jugadores más mayores, no les permitió alcanzar la velocidad máxima de *sprint* después de una distancia de carrera más corta que sus homólogos más jóvenes (y más lentos) [336].

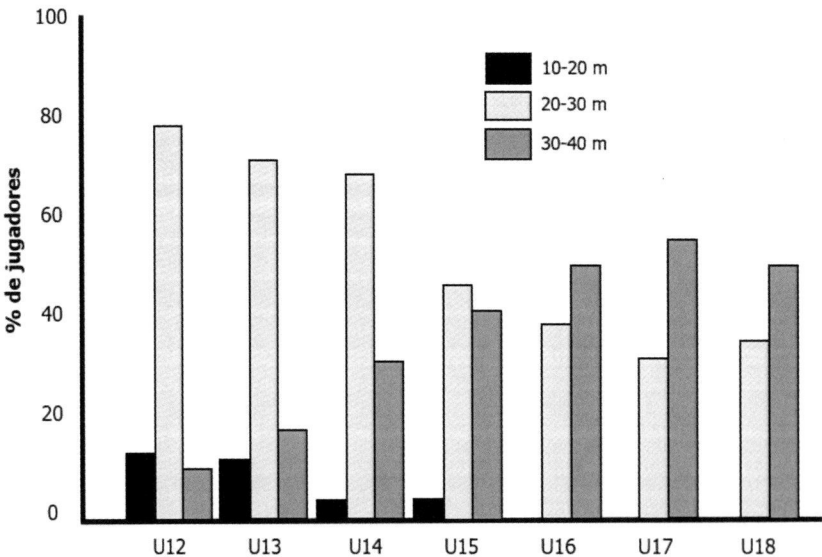

Figura 196. m: metros Adaptado de Buccheit y otros (2012) [336].

Teniendo en cuenta toda esta información, cabría diseñar una prueba lo más específica posible de acuerdo con la edad (entre otros factores) para evaluar a nuestro jugador lesionado. Como regla general, a los jugadores más mayores sería interesante proponerles distancias de sprint hasta los 40 m como máximo, mientras que, a los más jóvenes, hasta los 20-30 m. Hay que tener en cuenta que aquellas ejecuciones realizadas de manera individual pueden no exigir el máximo del sujeto, mientras que aquellas que tienen lugar en un entorno competitivo con un compañero, es más probable que solicitasen la máxima capacidad de sprint. A modo de ejemplo, proponer un reto al jugador en el que compita contra otro realizando un sprint, en el cual, uno de ellos con rol defensivo deba evitar el gol y el otro, con rol atacante, llegar a marcar, nos aseguraría que esta acción sea realmente máxima.

8.10. Pruebas de cambio de dirección

Al igual que los sprints, otra acción que aparece frecuentemente en los deportes colectivos, como, por ejemplo, el fútbol, rugby, balonmano y baloncesto, es el CDD, siendo un mecanismo frecuente de lesión del LCA. Es por ello por lo que a continuación se van a describir una serie de pruebas que evalúan esta acción. Los datos de rendimiento que se proporcionan en esta sección, principalmente velocidad alcanzada o tiempo empleado en cubrir una distancia, pueden servir de referencia en función de las características del deportista con el que nos encontremos, teniendo en cuenta el ángulo, en el cual se realizará el CDD, el nivel deportivo, deporte practicado, edad y sexo, siempre y cuando esta información esté presente en los estudios seleccionados.

- La **selección de una prueba** de campo apropiada para un deporte u otra actividad física debe centrarse en el **principio de especificidad y las demandas del deporte** o actividad que se va a evaluar. A menudo, este tipo de pruebas son realizadas en interiores, lo que provoca un problema en la validez de estas, ya que los deportistas no suelen llevar ni el calzado (importancia de la calidad del agarre de la suela sobre la superficie en pabellones cubiertos) ni la ropa con la que desempeñan su práctica deportiva. Además, la GRF es diferente cuando las pruebas son realizadas en un tipo de terreno u otro (césped artificial, natural, pista, etc.) [299].

- Tal y como se indica en la revisión narrativa llevada a cabo por Buckthorpe (2019) [113] **practicar movimientos bajo fatiga** y confirmar una correcta calidad del movimiento mientras se está fatigado, son elementos adicionales **importantes del programa de reentrenamiento del movimiento**. Cuando los **atletas se mueven de manera óptima «en el campo» en condiciones realistas específicas del deporte, se puede considerar que están listos para RTP**. Es por ello por lo que todas las pruebas descritas en este documento que tengan intención de evaluar aspectos técnicos durante acciones específicas del fútbol deberían de llegar a realizarse bajo condiciones de fatiga. Los autores de dicha revisión plantean la posibilidad de la **evaluación de la fuerza y calidad del movimiento al final de una dura sesión de entrenamiento**. Aunque, en otra revisión de Buckthorpe y otros (2019) [212], los autores señalan que **movimientos específicos del deporte** podrían contribuir a una biomecánica alterada si son realizadas bajo **condiciones fatigantes**, pudiendo desencadenar en un aumento del **riesgo de lesión**.

8.10.1. Test de cambio de dirección 505

- Para la realización de esta prueba, los sujetos comienzan de pie eligiendo libremente qué extremidad inferior parte en posición adelantada, colocando el pie a 30 cm detrás de la línea de salida. El deportista debe recorrer a máxima velocidad una distancia de 15 m (sobrepasando la primera puerta de cronometraje situada a 10 m), cambiar de dirección 180º apoyando el pie indicado previamente o autoseleccionado en la línea marcada, y esprintar 5 m hasta la puerta de cronometraje marcada por las fotocélulas (Figura 197) [69] [337] [296]. Para la medición de la prueba, se suelen utilizar fotocélulas pudiendo realizar 3 intentos obteniendo la media para el análisis de los datos [69] [337] o bien realizar dos intentos seleccionando el mejor de ellos [296].

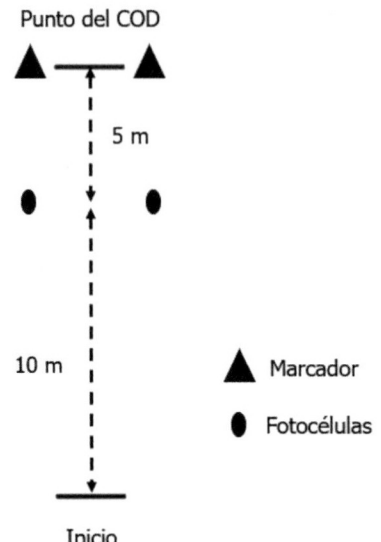

Figura 197. CDD: cambio de dirección; m: metros. Adaptado de Nimphius y otros (2016) [69].

- Stewart y otros (2014) [337] analizaron el **rendimiento de esta prueba en 44 estudiantes de educación física** (24 hombres; 20 mujeres; 16,7 ± 0,6 años) con un mínimo de 2 años de práctica en deportes de equipo, siendo el rugby y el fútbol los más practicados. Se solicitó a los sujetos que llevasen la ropa deportiva habitual con la que realizaban los entrenamientos, llevándose a cabo la prueba al final de la temporada competitiva. Se realizaron 3 intentos con un descanso de 3 minutos entre ellos, y los jugadores realizaron los CDD con su extremidad inferior preferida (aquella con la que se realizó el último apoyo a la hora de cambiar de dirección) una vez llegaron al punto de CDD indicado. Las fotocélulas se colocaron a en la línea de salida/llegada, a una altura de 0,8 m del suelo, y la distancia entre el emisor y el receptor fue de 1,3 m. **El mejor tiempo de los tres intentos fue de 2,38 ± 0,15 segundos en hombres y de 2,66 ± 0,13 segundos en mujeres.** Los autores de este estudio señalan que, para el análisis del rendimiento de esta prueba, deben de ir precedidos de intentos máximos para reducir el efecto de aprendizaje motor.

- En el estudio de Roso-Moliner y otros (2023) [296] ya citado anteriormente en el apartado de *sprint* lineal, evaluaron el tiempo en el **test 505 en jugadoras profesionales sanas de fútbol**. A continuación, se presentan los datos obtenidos de ambos grupos previos (Tabla 148).

Datos de las diferentes distancias de *sprint*. Media ± DE				
Variables (s)	**Grupo control**		**Grupo experimental**	
	Preintervención	**Postintervención**	**Preintervención**	**Postintervención**
CDD D	2,61 ± 0,19	2,62 ± 0,19	2,66 ± 0,18	2,58 ± 0,15
CDD I	2,58 ± 0,16	2,61 ± 0,19	2,65 ± 0,20	2,55 ± 0,17
IDA	3,77 ± 3,06	4,60 ± 5,07	2,82 ± 2,43	2,75 ± 2,05

Tabla 148. s: segundos; CDD-D: cambio de dirección con la pierna derecha; CDD-I: cambio de dirección con la pierna izquierda. DE: desviación estándar; IDA: índice de asimetría. Adaptado de Roso Moliner-y otros (2023) [296].

- Similar a la prueba anterior, Sasaki y otros (2011) [63] analizaron el rendimiento utilizando el *Shuttle Run test* (test 505 modificado en el que no se incluye el tramo inicial de 10 m de carrera) en **jugadores universitarios de fútbol** (21,3 ± 1,0 años). Para la realización de esta prueba, los jugadores utilizaron la vestimenta habitual de entrenamiento y comenzaron de pie desde parados detrás de la línea de salida donde se encontraban las fotocélulas de medición, para seguidamente correr hacia delante durante 5 m, plantar el pie detrás de la línea, cambiar de dirección 180º y volver al punto inicial (Figura 198). Se realizaron varios intentos a modo de prueba hasta finalmente completar tres intentos válidos. La extremidad inferior dominante de todos los jugadores fue la derecha y se les indicó que realizasen la maniobra del CDD solo con la extremidad inferior izquierda. El tiempo que tardaron en completar esta prueba fue de **2,62 ± 0,6 segundos**. Cabe señalar que los autores de este estudio no mencionan qué pierna adelantaron en la posición de partida ni a qué distancia se encontraban los jugadores de las fotocélulas en el inicio de la prueba.

- En el estudio longitudinal de Gómez y otros (2020) [290], **realizado en jugadores semiprofesionales sanos de fútbol** (edad 23,3 ± 4,3 años), establecieron **valores de referencia en dos pruebas de CDD. Una de ellas fue el** *Shuttle Run Test*, el cual consistió en realizar un recorrido de ida y vuelta sobre una distancia de 8 x 5 m, el cual implicaba CDD de 180º (Figura 198A). Buchheit y otros (2008) [219] evaluaron la **velocidad en jóvenes jugadores de balonmano bien entrenados** (15,6 ± 0,8 años) utilizando este test, pero con un formato **de 4 x 5 m** midiendo el tiempo con fotocélulas, siendo los propios deportistas los que determinaron el inicio de la prueba. El tiempo que tardaron en completar la prueba previo a un protocolo de entrenamiento de *sprints* repetidos fue de **5,45 ± 0,3, y de 5,3 ± 0,3**, al finalizar el mismo. La otra prueba fue el *Barrow Zig zag Run test*, en la cual se utilizó un cronómetro para cuantificar el tiempo y se colocaron 5 conos dispuestos en un cuadrado de 5 m x 5 m con un cono central que servían para señalizar el recorrido a realizar (Figura 198B) [290].

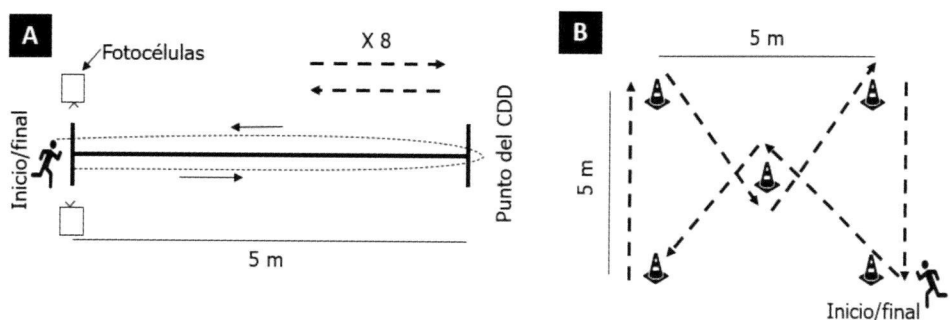

Figura 198. (A) *Shuttle Run Test* 8 x 5 m. (B) Test de *Barrow*. CDD: cambio de dirección. Adaptado de Gómez y otros (2020) [290].

A continuación, en la Tabla 149, se aportan los **datos normativos en futbolistas sanos** en función de la **demarcación**. Hay que tener en cuenta que en la metodología no se detalla al completo el procedimiento de medición, por tanto, es difícilmente comparable (número de intentos por prueba, etc.). En ambas pruebas, los extremos presentaron un rendimiento superior a los defensas habiendo diferencias estadísticamente significativas ($p < 0,05$) [290].

Valores obtenidos en función de la demarcación. Media ± DE					
Prueba	**Porteros**	**Defensas**	**Centrocampistas**	**Extremos**	**Delanteros**
Test de *Barrow* (s)	7,79 ± 0,37	7,53 ± 0,21	7,45 ± 0,18	7,29 ± 0,23	7,31 ± 0,18
SRST (s)	11,23 ± 0,50	7,53 ± 0,21	10,88 ± 0,33	10,63 ± 0,31	10,75 ± 0,36

Tabla 149. DE: desviación estándar; SRST: *shuttle run sprint test*; s: segundos. Adaptado de Gómez y otros (2020) [290].

8.10.2. *Zig-Zag test*

- Esta prueba, en la cual se suelen emplear fotocélulas, ha sido realizada para **evaluar el rendimiento del CDD** en deportistas profesionales de fútbol y rugby, la cual puede ser llevada a cabo sobre terreno cubierto y así evitar las posibles influencias meteorológicas (aunque se aumenta la posible influencia del agarre sobre la superficie del pabellón: humedad, polvo en el suelo, calzado, etc.). Su simplicidad permite minimizar el efecto de aprendizaje. El recorrido consta de cuatro secciones de 5 m (un total de 20 m equivalente a un *sprint* lineal) marcados con conos colocados en ángulos de 100º (Figura 199). Los deportistas deben desacelerar y acelerar lo más rápido posible alrededor de cada cono. Se realizan dos intentos máximos con un descanso de 5 minutos entre intentos seleccionando para el análisis el mejor de ellos. Los deportistas comienzan desde una posición de pie con el pie adelantado colocado a 30 cm detrás de la primera puerta de cronometraje (línea de salida) [27] [26] [28] [207].

- Freitas y otros (2019) [240] analizaron el rendimiento de velocidad y de DCDD en esta prueba, utilizando la misma metodología descrita anteriormente, en **futbolistas** (23,5 ± 3,8 años) y jugadores de **rugby** (25,4 ± 3,6 años) **profesionales** sanos. La **velocidad alcanzada** fue de **3,60 ± 0,17 m/s, y un DCDD de 3,16 m/s.** Carlos-Vivas y otros (2020) [28] analizaron las mismas variables anteriormente mencionadas en futbolistas (18,3 ± 2,1 años), alcanzando una **velocidad de 4,06 ± 0,19 m/s, un tiempo de 4,93 ± 0,24 segundos, y un DCDD de 1,86 ± 0,22 m/s.**

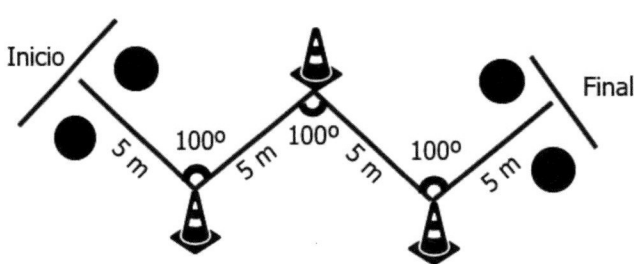

Figura 199. Adaptado de Loturco y otros (2019) [27].

8.10.3. *Pro-Agility test* (5-10-5)

- Para la realización de esta prueba, los sujetos comienzan desde una postura neutra de pie, en la que los pies están colocados a ambos lados de la línea de salida y mirando a una de las fotocélulas. Cuando se da la orden de inicio de la prueba, se indica a los sujetos que giren 90º, para que corran hacia la derecha 4,55 m y toquen el cono con la mano derecha. Luego, deben cambiar de dirección 180º hacia la izquierda para correr 9,10 m hasta el cono más lejano tocándolo con la mano izquierda, para finalmente cambiar de dirección 180º hacia la derecha y correr 4,55 m a la línea de meta (Figura 200A) [337] [26]. Esta prueba también puede realizarse de manera simétrica hacia ambos lados, ejecutando 2 intentos comenzando hacia el lado derecho y otros 2 hacia el lado izquierdo, seleccionando el mejor de los 4 para el análisis de los datos [26]. La distancia recorrida también puede ser de 5 y 10 m en lugar de 4,55 y 9,10, lo cual suma un recorrido total de 20 m (Figura 200B) [26].

- Stewart y otros (2014) [337] analizaron el **rendimiento del** *pro-agility test* **en 44 estudiantes de Educación Física** (24 hombres; 20 mujeres; 16,7 ± 0,6 años) con un mínimo de 2 años de práctica en deportes de equipo, siendo el rugby y el fútbol los deportes más practicados. Se indicó a los sujetos que llevasen la ropa deportiva habitual con la que realizaban los entrenamientos, realizándose la prueba al final de la temporada competitiva. Se realizaron 3 intentos con un descanso de 3 minutos entre ellos, colocando las fotocélulas en la línea de salida/llegadas perpendiculares al recorrido, a una altura de 0,35 m del suelo y a una distancia entre emisor y receptor de 1,3 m enfrentadas entre sí. Esta configuración se adoptó para permitir a los sujetos comenzar desde una postura neutra de pie, con los pies a ambos lados de la línea de salida. **El mejor tiempo de los tres intentos fue de 4,67 ± 0,21 segundos en hombres y de 5,23 ± 0,25 segundos en mujeres.** Los autores de este estudio señalan que, para el análisis del rendimiento de este test, deben de ir precedidos de intentos máximos para reducir el efecto de aprendizaje motor.

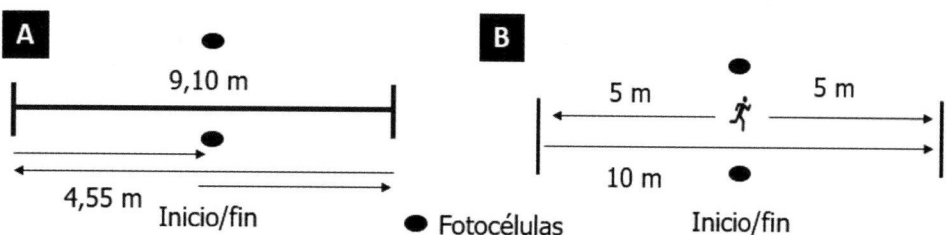

Figura 200. (A) Representación esquemática del *pro-agility test* cubriendo una distancia de 9,10 m. (B) Representación esquemática del *pro-agility test* cubriendo una distancia de 10 m. Los círculos negros representan las fotocélulas. m: metros. Adaptado de Stewart y otros (2014) [337] y de Freitas y otros (2021) [26].

8.10.4. *V-Cut test*

- Esta prueba se puede llevar a cabo sobre césped artificial y consiste en completar 25 m de *sprint* realizando, de acuerdo con la trayectoria de carrera, CDD de 135º cada 5 m (un total de 4 CDD a completar, dos hacia la izquierda y dos hacia la derecha de manera alterna) (Figura 201), en donde los jugadores deben apoyar el pie por fuera de la línea delimitada entre cada par de conos separados por 70 cm. Se pide a los sujetos que pasen la línea con todo el pie en cada CDD, indicada sobre la superficie del césped. Se pueden realizar tres intentos máximos, seleccionando el mejor dato para su análisis y utilizando fotocélulas para la medición de la velocidad [221]. Tous-Fajardo y otros (2016) [221] analizaron el rendimiento del test V-cut en 24 futbolistas (17,0 ± 0,5 años) pertenecientes a una cantera profesional, obteniendo **tiempos de 7,01 ± 0,2 segundos.** Dicha prueba fue realizada sobre césped artificial. Cabe destacar que sobre la base de la experiencia del autor de este libro, se aconseja poner un cono de referencia, más allá de la puerta de salida, con el objetivo de que el ejecutante no disminuya su velocidad antes de tiempo.

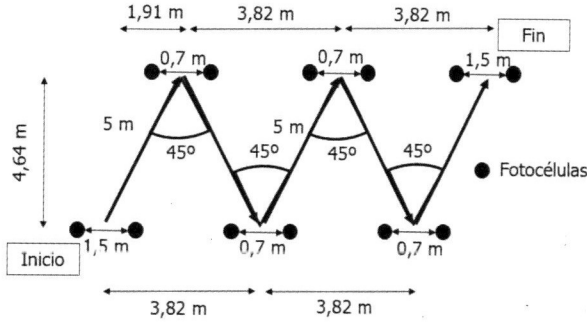

Figura 201. *V-Cut Test.* Los ángulos que forman los tramos son de 45º, pero el cambio de dirección que exige al ejecutante es de 135º. m: metros. Adaptado de Tous-Fajardo y otros (2016) [221].

8.10.5. T-test

- Esta prueba debe ser realizada a máxima velocidad siguiendo las indicaciones que se muestran abajo en la Figura 202. Se colocan 3 conos (B, C, D) para monitorear la consistencia y precisión de la ejecución de la prueba. El deportista comienza con ambos pies detrás del punto de inicio (A) y en el momento que desee, corre hacia delante 9,14 m hasta el punto B, toca el cono con la mano derecha, luego corre hacia la izquierda una distancia de 4,57 m realizando carrera lateral para tocar el cono C con la mano izquierda y luego corre 9,14 m de carrera lateral hacia la derecha para tocar el cono D con la mano derecha, seguidos de 4,57 m de carrera lateral hacia la izquierda para regresar de nuevo al cono B, y terminando con 10 m de carrera hacia atrás hasta el cono A [299] [54] [234] [337] (Figura 202A). También se ha realizado esta prueba utilizando diferentes distancias, 10 y 5 m en lugar de 9,14 y 4,57 m [132] (Figura 202B).

- En el estudio de Kyritis y otros (2016) [132] realizado en 158 **futbolistas profesionales** (edad 22 ± 5) **que fueron sometidos a una reconstrucción de LCA** realizaron dicha prueba completando distancias de 10 y 5 m. Se estableció que esta prueba debía **ser completada en <11 segundos para superarla con éxito**. Se propone realizar 3 intentos y extraer el tiempo medio (con precisión de centésimas de segundo) para el análisis de los datos [132] [234] o seleccionar el mejor dato [299]. La herramienta para la medición del tiempo son fotocélulas colocadas a 0,75 m desde el suelo y a 3 metros de distancia una enfrente de la otra a cada lado de la línea de salida [299] [54] [234].

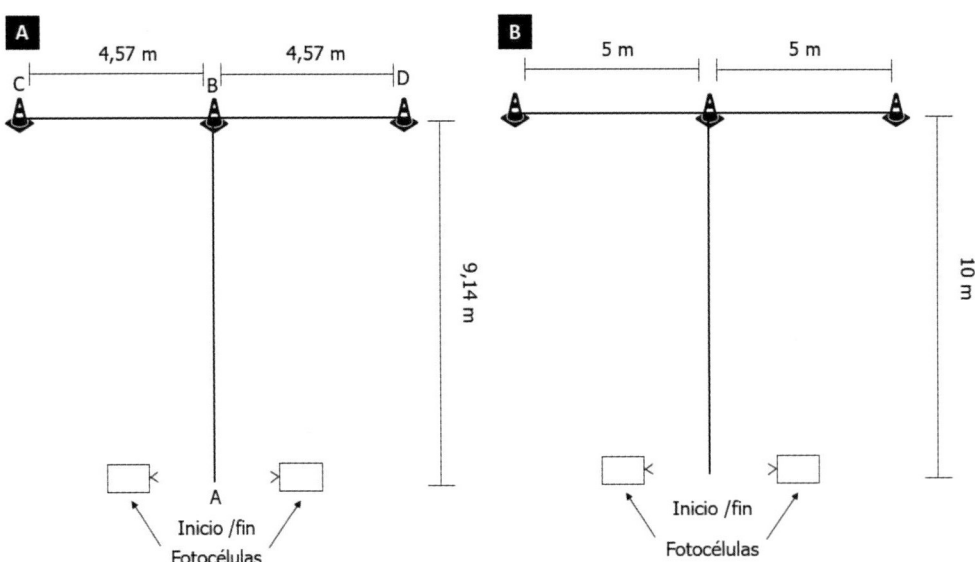

Figura 202. (A) T-test con distancias de 9,14 y de 4,57 m. (B) T-test con distancias de 10 y de 5 m. m: metros. Adaptado de Kyritsis y otros (2016) [132], de Pauole y otros (2000) [299] y de Munro y otros (2011) [54].

- En el estudio de Pauole y otros (2000) [299], realizado en mujeres (22,4 ± 3,9 años) y hombres (22,3 ± 4,0 años) **deportistas en edad universitaria que practicaban deporte**, establecen **datos de referencia** (Tabla 150) **en función del nivel de práctica deportiva** la cual fue clasificada en los siguientes grupos: (1) Baja participación (G1): Realización de ejercicio menos de 3 días la semana, menos de 30 minutos por día y sin competir en deportes organizados, (2) Deporte recreacional: Realización de ejercicio al menos 3 días por semana de 30 minutos o más, (3) Atletas universitarios: realización de entrenamientos al menos 5 días a la semana con una duración de 1 hora o más por sesión y compitiendo en eventos deportivos. Cabe destacar que dicha prueba comprendía distancias de 9,14 m, 4,57 y 4,57. Las puntuaciones alcanzadas por los hombres fueron significativamente mejores (p<0,05). Para los hombres y mujeres pertenecientes a cada grupo, las puntuaciones fueron significativamente diferentes entre sí (p<0,005), siendo el G3 el que obtuvo las mejores puntuaciones. Los autores de este estudio señalan que esta prueba puede discriminar entre niveles bajos y altos de participación deportiva, pudiendo incorporar esta prueba de campo para evaluar las habilidades de movimiento en las extremidades inferiores en deportistas practicantes de fútbol, baloncesto, fútbol americano y *volleyball*. Así mismo, **esta prueba** también puede ser valiosa **para evaluar la mejora del estado físico tras un programa de entrenamiento.**

Puntuaciones en el *T-test*. Media ± DE		
Grupo	Número de sujetos	Prueba T-test (s)
Mujeres deportistas		
Baja participación (G1)	44	13,55 ± 1,33
Deporte recreacional (G2)	52	12,52 ± 0,90*
Atletas universitarios (G3)	56	10,94 ± 0,60*†
Hombres deportistas		
Nivel bajo (G1)	47	11,20 ± 0,80
Deporte recreacional (G2)	58	10,49 ± 0,89*
Atletas universitarios (G3)	47	9,94 ± 0,50*†

Tabla 150. DE: Desviación estándar. G: Grupo; s: segundos. *Diferencias estadísticamente significativas del G2 y del G3 con el G1 (p<0,05). † G2 y G3 son significativamente diferentes entre sí (p<0,05). Adaptado de Pauole y otros (2000) [299].

- Munro y otros (2011) [54] estudiaron los **efectos del aprendizaje** utilizando un diseño de medidas repetidas para un mismo grupo en el *T-test* (distancias 9,14 y 4,57 m). Los participantes fueron **deportistas** universitarios **sanos** (11 mujeres y 11 hombres de 22,3 ± 3,7 y 22,8 ± 3,1 años, respectivamente) que realizaban actividad física 3 veces por semana incluyendo también a deportistas recreacionales y practicantes de deportes competitivos. Se realizaron 6 intentos, y los resultados mostraron que los **efectos del aprendizaje estuvieron presentes en todas las pruebas** tanto en hombres como en mujeres, mejorando las puntuaciones en todas ellas. Un único intento fue adecuado para el T-test, puesto que solo se necesitó una prueba antes de que se estabilizasen las puntuaciones en todos los sujetos. Los datos de la Tabla 151 pueden servir de referencia. Este hallazgo también estuvo presente en el estudio de Sporis y otros (2010) [234], donde analizaron esta misma prueba tres veces sin encontrar grandes cambios en el resultado, obteniendo un CV del 3,3 %, en 150 **futbolistas de élite** (19,1 ± 0,6 años) y llevada a cabo sobre un terreno de césped natural, recomendando los autores que **esta prueba** debe ir siempre **precedida de otra realizada a máxima intensidad** para reducir el efecto de aprendizaje motor. Los jugadores completaron esta prueba en **8,12 ± 0,27 segundos**, y cuando se **compararon resultados en función de la demarcación**, los **defensores** obtuvieron puntuaciones significativamente **mejores**, siendo de 8,06 ± 0,27 **segundos en comparación a los centrocampistas y los atacantes**, los cuales completaron la prueba en **8,35 ± 0,26 y 8,38 ± 0,28 segundos**, respectivamente (p<0,01), por tanto, el *T-test* puede ser la **prueba más apropiada para estimar el rendimiento del CDD en defensas.**

	Valores obtenidos en la prueba T-test. Media y ± DE					
Test	Número de intentos					
	1	2	3	4	5	6
Mujeres (n=11)						
T-test (s)	13,363 ± 0,925	12,924 ± 0,758*	13,0,58 ± 0,882	12,945 ± 0,826*	‡	‡
Hombres (n=11)						
T-test (s)	11,285 ± 0,748	11,010 ± 0,367	10,895 ± 0,582*	10,926 ± 0,434	‡	‡

Tabla 151. s: segundos; *Diferencias estadísticamente significativas con el 1 intento (p<0,005), ‡Diferencias estadísticamente significativas con el 3 intento (p<0,005). Adaptado de Munro y otros (2011) [54].

- Stewart y otros (2014) [337] analizaron el **rendimiento en el** *T-test* **en 44 estudiantes de educación física** (24 hombres; 20 mujeres; 16,7 ± 0,6 años) con un mínimo de 2 años de práctica en deportes de equipo, siendo **el rugby y el fútbol los más practicados**. Se indicó a los sujetos que llevasen la ropa deportiva habitual con la que realizaban los entrenamientos, y la prueba fue realizada al final de la temporada competitiva. Se realizaron 3 intentos con un descanso de 3 minutos entre ellos, donde los sujetos cubrieron distancias de 9,10 y 4,55 m. Las fotocélulas se colocaron en la línea de salida/llegada a una altura de 0,8 m del suelo y a una distancia entre emisor y receptor de 1,3 m enfrentadas entre sí. **El mejor tiempo medio de los tres intentos fue de 10,31 ± 0,46 segundos en hombres, y de 11,70 ± 0,67 segundos en mujeres.** Los autores de este estudio señalan que al igual que el estudio anterior, para el análisis del rendimiento en este test deben de ir precedidos intentos máximos para reducir el efecto de aprendizaje motor, ya que hubo diferencias significativas (P<0,05) entre todas tres pruebas.

8.10.6. *Sprints* adelante y atrás con cambio de dirección 180°

- Esta prueba consiste en que, tras la señal de inicio, el deportista corra 9 m desde la línea de salida A, hasta la línea B (líneas grises de 3 m de largo y 5 cm de ancho). Una vez se toca la línea B con un pie, se realiza un CDD de 180° hacia la izquierda o la derecha, teniendo el jugador que realizar todos los CDD siguientes girando hacia el mismo lado. Después, el deportista corre 3 m hacia la línea C, donde realiza otro giro de 180° para correr 6 m hacia la línea D donde realizará otro giro de 180° hasta la línea B en la cual se realizará el último giro para correr hasta la línea E (Figura 203). La prueba se lleva a cabo 3 veces con un descanso de 3 minutos entre intentos [234]. En el estudio de Sporis y otros (2010) [234], los jugadores de fútbol completaron esta prueba en **7,44 ± 0,38 segundos**, y cuando se **compararon resultados en función de la demarcación**, los **centrocampistas** obtuvieron **puntuaciones significativamente mejores**, siendo de **7,30 ± 0,36 segundos en comparación con los atacantes, 7,66 ± 0,38 segundos** (p<0,01). Una variante de esta prueba sería realizar carreras hacia atrás (de espaldas), de tal manera que una vez el deportista toca la línea B con un pie, corre 3 m hacia atrás hasta la línea C para luego correr 6 m hacia delante de nuevo hasta la línea D, desde donde se vuelve a correr hacia atrás 3 m hasta la línea B y cuando se llega a ella, corre hacia delante hasta llegar a la línea E. Los jugadores completaron esta prueba modificada en **7,81 ± 0,44 segundos**, y cuando se **compararon resultados en función de la demarcación**, los **centrocampistas** también obtuvieron **puntuaciones significativamente mejores**, siendo de **7,78 ± 0,41 segundos en comparación a los atacantes, 7,94 ± 0,43** (p<0,01), por tanto, esta prueba junto con su versión anterior de carreras hacia delante, pueden ser las más apropiadas para estimar el rendimiento en centrocampistas. Cabe destacar que estos datos fueron analizados en 150 futbolistas de élite

(19,1 ± 0,6 años) y dicha prueba, fue llevada a cabo sobre un terreno de césped natural obteniendo la puntuación a través de fotocélulas. *Dicho esto, es importante añadir que todas las pruebas de velocidad realizadas sobre césped natural proporcionarán unas marcas dudosas, ya que las pisadas repetidas sobre el terreno (con solo 2-3 veces que tengan lugar) van a dañar el césped produciendo un cambio importante en la tracción para el CDD.*

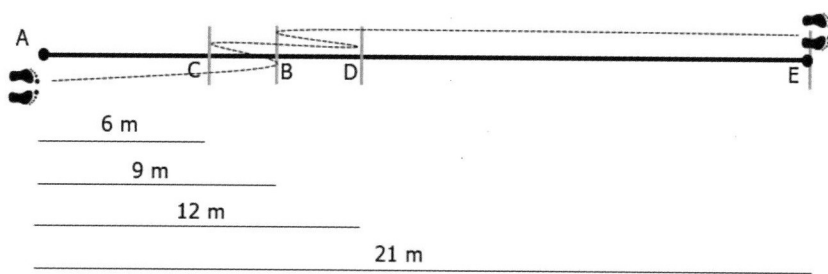

Figura 203. Adaptado de Sporis y otros (2010) [234]

8.10.7. Cambio de dirección 90° y 180°

- En el estudio transversal de Šarabon y otros (2020) [68], realizado en **268 jóvenes deportistas sanos practicantes de baloncesto** (n=101, 16,8 ± 1,2 años), **fútbol** 8 (n= 113, 16,7 ± 1,2 años) y **tenis** (n= 54, 16,2 ± 2,8 años), **analizaron 3 intentos máximos** en estas dos pruebas de CDD (giro de 90° y 180°), en la extremidad inferior preferida y no preferida (determinando la preferencia tras preguntarles qué pierna utilizarían para saltar a una pierna), con períodos de descanso de 1 y 3 minutos entre intentos (12 pruebas en total). Para el análisis de los datos, se obtuvo la media de los tres intentos. Ambos CDD fueron evaluados con fotocélulas situadas a la altura de la cadera. La línea de salida se encontraba a 0,5 m detrás a la primera puerta de cronometraje y la superficie de evaluación fue sobre suelo tipo tartán. **Para el CDD 90°,** se indicó a los sujetos en colocar a elección el pie preferido o el no preferido en el centro de la línea de salida, para acto seguido, correr a máxima velocidad hacia el primer cono realizando un giro de 90° hacia uno de los lados y finalmente correr hasta la línea de meta. La distancia desde la primera puerta de cronometraje hasta el cono (punto de CDD), y desde este cono hasta la segunda puerta de cronometraje fue de 5 m, lo que comprendía una distancia total de 10 m (Figura 204A). **Para el CDD 180°,** los sujetos comenzaron igual que en la prueba anterior, para acto seguido correr a máxima velocidad 5 metros, realizar un CDD de 180° en la zona señalada y regresar a la línea de salida, donde estaba la puerta de cronometraje (10 m en total) (Figura 204B). A continuación, en Tabla 152 aparecen los **datos** que pueden ser tomados como **referencia.**

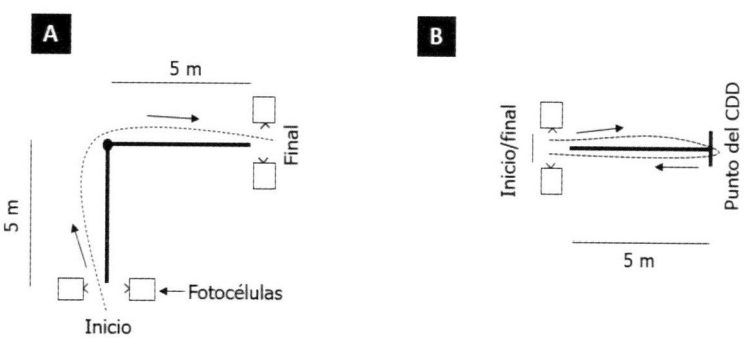

Figura 204. (A) Cambio de dirección de 90° hacia la derecha. (B) Cambio de dirección de 180°. CDD: cambio de dirección. Elaboración propia.

Valores obtenidos en las pruebas de cambio de dirección en función del tipo de deporte y lado preferido. Media ± DE			
Test	Baloncesto	Fútbol	Tenis
CDD 90º-LP (s)	2,48 ± 0,14	2,41 ±0,27	2,52 ± 0,16
CDD 90º-LNP (s)	2,48 ± 0,12	2,41 ±0,26	2,54 ± 0,17
CDD 180º-LP (s)	2,96 ± 0,15	2,91 ± 0,30	3,05 ± 0,17
CDD 180º-LNP (s)	2,96 ± 0,15	2,91 ± 0,29	3,03 ± 0,17

Tabla 152. DE: desviación estándar; s: segundos; LP: lado preferido; LNP: lado no preferido. CDD: cambio de dirección. Adaptado de Šarabon y otros (2020) [68].

8.10.8. Test de *sprints* 4 x 5 m con cambios de dirección de 90 y 180°

- Para la realización de esta prueba, el deportista parte desde el punto A, comenzando después de la señal de sonido. Seguidamente, corre 5 m hasta el punto B, en donde realiza un giro de 90º hacia la derecha para posteriormente realizar 5 m de carrera hasta el punto C, donde en el, se realiza otro giro de 90º hacia la izquierda para correr otros 5 m hasta el punto D. En el punto D se realiza un giro de 180º para finalmente superar el punto E, la línea de meta (Figura 205). La prueba se lleva a cabo 3 veces con un descanso de 3 minutos entre intentos [234]. En el estudio de Sporis y otros (2010) [234], los jugadores completaron esta prueba en 5,96 ± 0,26 **segundos** sin haber diferencias estadísticamente significativas por demarcación. Cabe destacar que estos datos fueron analizados en 150 **futbolistas de élite** (19,1 ± 0,6 años) y dicha prueba, fue llevada a cabo sobre un terreno de césped natural obteniendo la puntuación a través de fotocélulas. Sobre la base de la descripción gráfica presente en la Figura 205, esta prueba solo se realizó hacia uno de los lados y no de manera simétrica hacia ambos lados, es por ello por lo que el autor de este libro recomienda la realización de esta prueba de manera simétrica.

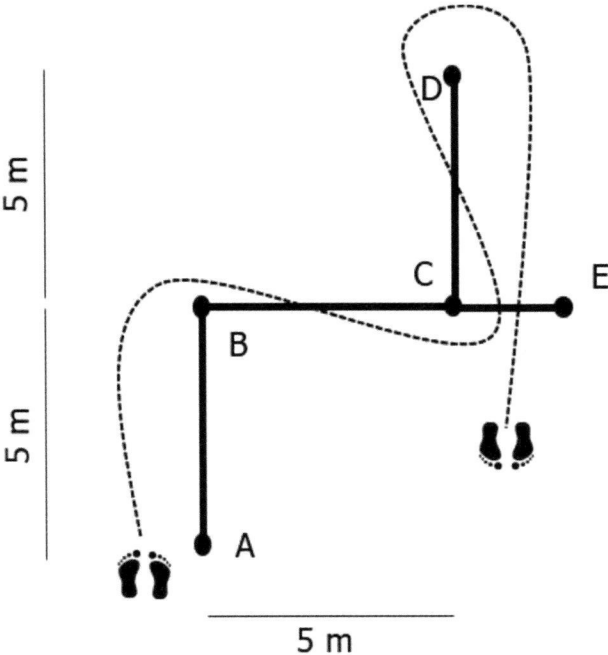

Figura 205. Adaptado de Sporis y otros (2010) [234].

8.10.9. *Illinois Agility test*

• Para la realización de esta prueba, se indica a los sujetos que se tumben boca abajo en el suelo situando la cabeza justo por detrás de la línea de salida con las manos a la altura de los hombros. Se indica a los jugadores el inicio de la prueba, donde, acto seguido, se levantarán rápidamente para realizar el recorrido que aparece en la Figura 206. Los sujetos deben de tocar y rodear los conos opuestos a la línea de inicio/final y realizar un slalom en los conos situados a mitad de recorrido [337] [120]. Bisciotti y otros (2016) [120] evaluaron a 80 (24,43 ± 6,05 años) **futbolistas** *amateurs* **y profesionales operados de LCA, estableciendo datos de referencia de esta prueba ejecutándola con y sin conducción del balón** (Tabla 153). El inicio fue determinado libremente por el deportista y se cronometró el tiempo empleado en completar la prueba, la cual fue realizada a máxima velocidad.

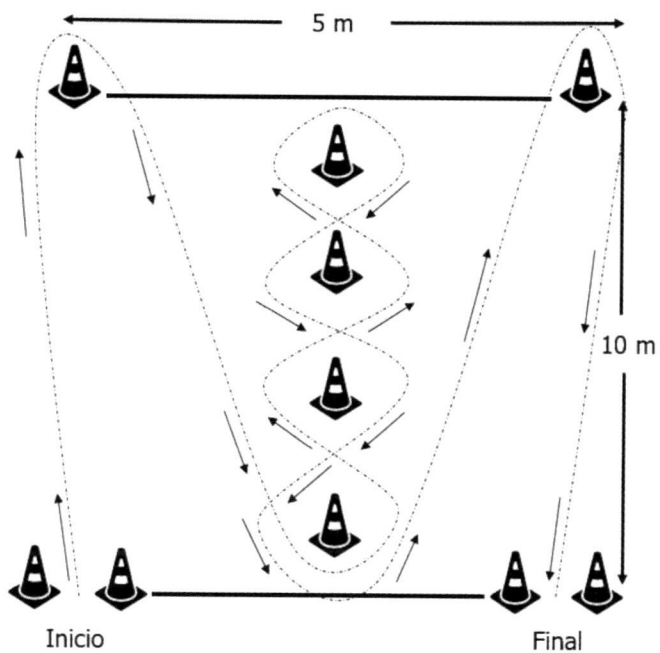

Figura 206. m: metros. Adaptado de Bisciotti y otros (2016) [120].

Puntuaciones de referencia en el Illinois test y en el Illinois test modificado			
Illinois test		*Illinois test* modificado (con balón)	
Puntuación	Resultado (s)	Puntuación	Resultado (s)
Excelente	< 15,2	Excelente	< 16,2
Bien	16,1- 15,2	Bien	17,1- 16,2
Nivel medio	18,1- 16,2	Nive medio	19,1- 17,2
Insuficiente	18,3- 18,2	Insuficiente	19,3- 19,2
Muy insuficiente	>18,3	Muy insuficiente	>19,3

Tabla 153. s: segundos. Adaptado de Bisciotti y otros (2016) [120].

• Stewart y otros (2014) [337] analizaron el rendimiento del *Illinois Agility test* en **44 estudiantes de Educación Física** (24 hombres; 20 mujeres; 16,7 ± 0,6 años) con un mínimo de 2 años de práctica en deportes de equipo, siendo el rugby y el fútbol los más practicados. La prueba se llevó a cabo al final de la temporada competitiva, y se solicitó a los sujetos que llevasen la ropa deportiva habitual con la que realizaban los entrenamientos. Se realizaron 3 intentos con un descanso de 3 minutos entre ellos. Para la cuantificación del tiempo, se utilizaron fotocélulas, las cuales se colocaron a una altura de 0,8 m del suelo y a una distancia entre emisor y receptor de 1,3 m enfrentadas entre sí, en la línea de inicio y final. **El mejor tiempo de los tres intentos fue de 15,74 ± 0,84 segundos en hombres, y de 17,33 ± 0,73 segundos en mujeres.** Los autores de este estudio señalan que, para el análisis del rendimiento de este test, deben de ir precedidos de intentos máximos para reducir el efecto de aprendizaje motor.

8.10.10. *Side step cut 70°*

- Dos'Santos y otros (2019) [29] **analizaron el rendimiento del CDD con un ángulo de 70º en 26 jugadores profesionales de fútbol** (17,3 ± 0,2). Dicha prueba consta de 5 metros de aproximación, CDD y otros 5 metros para la finalización. Los participantes comenzaron a 50 cm detrás de la primera puerta de cronometraje para evitar cualquier activación prematura, y las fotocélulas fueron colocadas a la altura de la cadera para asegurarse de que todos los participantes cortasen el haz de luz con una parte del cuerpo, evitando así la posible contribución de las manos sobre el haz de luz. Se indicó a los jugadores que corrieran, cambiaran de dirección y reaceleraran tan rápido como fuera posible. Si el pie de los participantes no tocaba la línea de corte (es decir, cambiaban de dirección prematuramente), resbalaba, giraba con el pie incorrecto o no realizaba un CDD con salida abierta/*side step*, se desestimó la prueba y se realizó otra. Se utilizó la media de tres intentos en cada extremidad (la que realizó el último paso en el CDD) para un análisis posterior. Se ubicaron dos cámaras de vídeo con trípodes a 3,5 m del punto del CDD y a una altura de 60 cm, colocadas en el plano frontal y sagital respecto al sujeto y otra adicional a 45º en relación con el punto de CDD (Figura 207). **El tiempo obtenido en realizar la prueba de CDD con el extremidad derecha e izquierda fue de 2,34 ± 0,17, y de 2,33 ± 0,13 segundos, respectivamente.** El DCDD calculado fue de 0,46 ± 0,12 segundos, tanto para el lado derecho como izquierdo.

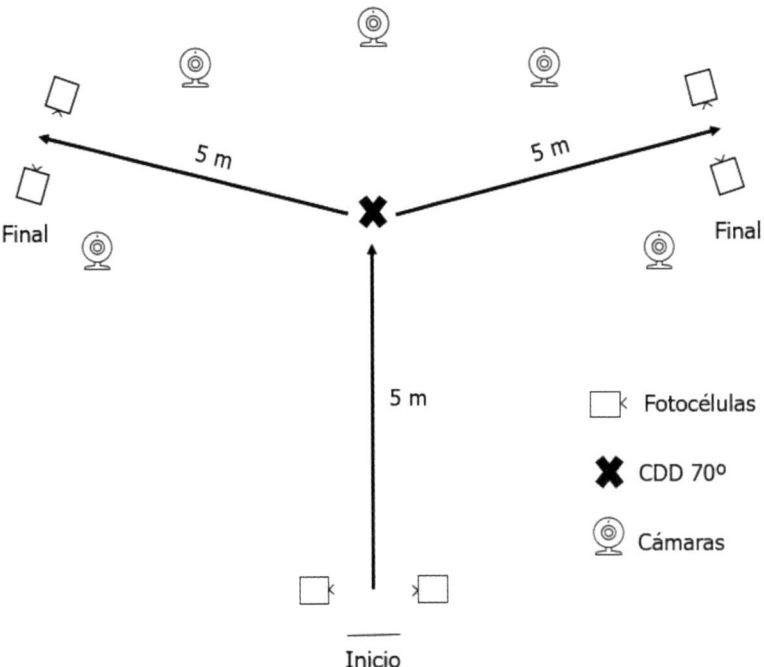

Figura 207. CDD: cambio de dirección. Adaptado de Dos'Santos y otros (2019) [29].

8.10.11. Déficit en el cambio de dirección

- El DCDD es el **tiempo adicional que se requiere para realizar un CDD en compara-ción con el tiempo necesario para cubrir la misma distancia en un** *sprint* **lineal.** Por ejemplo, para el test 505 en cada extremidad inferior, la fórmula para su cálculo es: CDD déficit = Tiempo medio en completar el test 505 − tiempo medio en completar 10 m sprint, puesto que la distancia total recorrida es de 10 m en ambos casos. El tiempo medio hace referencia a la media de los intentos correspondientes que se utilizan para el análisis [69]. Lo mismo ocurre si el test, en lugar de tener un CDD de 180º como en el 505, lo tiene de 70º, donde la fórmula sería: tiempo medio del test de CDD 70º− tiempo medio en 10 m, en donde en este test a pesar de tener un ángulo diferente, la distancia total recorrida es de 10 m también [29]. Las pruebas de CDD descritas anteriormente, como el *Zigzag test* y el *pro-agility test*, el DCDD es calculado restando la velocidad obtenida en el test de *sprint* de 20 m y la velocidad obtenida en la prueba, puesto que ambas cubren una distancia total de 20 m [26] [27]. Cuando evaluamos a un deportista en el **test de CDD 505, el deportista realiza un** *sprint* **de 15 m antes del CDD para después completar 5 m adicionales.** En esta prueba, **el tiempo** que pasa **esprintando** supone el **69 % del total,** mientras que el **tiempo** que pasa **cambiando de dirección** solo es del **31 %, por lo cual, el estudio del DCDD parece ser una herramienta para evaluar el CDD** [69]. Es por ello por lo que un deportista que tenga una capacidad muy buena de realizar *sprints* lineales, puede compensar una menor capacidad a la hora de realizar un CDD si consigue recuperar el tiempo durante la fase del *sprint.* Por otro lado, un deportista con un valor de DCDD inferior significaría que tendría una mayor eficiencia para cambiar de dirección, ya que su diferencia en el *sprint* y en el CDD es más pequeña. **Utilizar el DCDD para evaluar la capacidad de CDD podría permitir identificar de manera más efectiva si un atleta carece de la capacidad de CDD independientemente de su necesidad de simplemente mejorar la capacidad de** *sprint* [338]. Dicho de otra manera, parece ser que proporciona una medida de la capacidad de cambiar de dirección independientemente de la velocidad lineal.

- En el estudio transversal de Loturco y otros (2019) [27], realizado en 49 **futbolistas profesiona-les** (24,3 ± 4,2 años), **evaluaron el rendimiento del CDD, DCDD,** *sprint,* **pruebas de salto vertical** (con y sin carga) y el *sprint momentum.* Los autores dividieron la muestra en dos grupos, aquellos con una mejor o peor capacidad de aceleración. Los resultados mostraron que aquellos jugadores con una mayor capacidad de aceleración obtenían una mayor veloci-dad de *sprint* en 5, 10 y 20 m (ES de: 2,39; 2,00 y 1,40, respectivamente). Así mismo, cuando se consideró solo la velocidad en la prueba de CDD, aquellos jugadores con una mayor capa-cidad de aceleración obtuvieron un rendimiento superior (ES: 0,77). Sin embargo, cuando se calculó el DCDD, se observó que el grupo con mayor aceleración presentó un mayor DCDD, es decir, una menor eficiencia para cambiar de dirección (ES: 0,55). Los jugadores que eran capaces de saltar más alto (con y sin carga) fueron aquellos que obtuvieron una capacidad de aceleración superior (ES de 0,75 en la variable potencia media; de 0,81 en la potencia media propulsiva; y de 0,75 en la potencia pico) [27].

  Los autores concluyen que futbolistas profesionales con **índices de aceleración máxima más altos tienden a tener un rendimiento superior en las pruebas de salto vertical** (con y sin carga) **y ser más rápidos en pruebas de velocidad lineal y de CDD.** Por otro lado, **estos mismos deportistas presentan mayores DCDD.** En términos prácticos, estos depor-tistas «pasan más tiempo» cambiando de dirección en comparación con aquellos futbolistas con menores índices de aceleración. Surgen hipótesis sin confirmar que podrían explicar estos hallazgos. Por un lado, las consecuencias mecánicas de ser más rápidos generan una mayor inercia; y por otro, los problemas técnicos a la hora de realizar los CDD, posiblemente causados por la sobreutilización de *sprints* y la poca utilización de ejercicios sobrecargados excéntricamente junto con la pliometría, las aceleraciones y las deceleraciones [27].

- Algo similar ocurrió en el estudio transversal de Freitas y otros (2019) [240], en el cual **analizaron el rendimiento de *sprint*, CDD, DCDD, la 1RM en media sentadilla y pruebas de salto vertical con y sin carga, en futbolistas** (23,5 ± 3,8 años) **y jugadores de rugby** (25,4 ± 3,6 años) **profesionales sanos.** Aquellos deportistas, con valores superiores de fuerza relativa en la media sentadilla y aquellos con picos de potencia superiores en el test de sentadilla con salto, obtuvieron mejores resultados en los test de velocidad, pero también un mayor DCDD. Al igual que en el estudio anterior, los autores concluyen que los **atletas más fuertes y potentes, parece ser que son menos eficientes a la hora de cambiar de dirección, sin embargo, son propensos a correr más rápido que sus compañeros menos fuertes.**

- Freitas y otros (2021) [26] realizaron un estudio transversal en **jugadores y jugadoras profesionales de rugby** (24,5 ± 2,8 y 22,6 ± 4,6 años respectivamente) con el propósito de **cuantificar el rendimiento en diferentes pruebas de CDD y distancias de *sprint*.** Los resultados de este estudio indicaron que los hombres, presentaron un mayor *sprint momentum*, el cual estaba asociado a un mayor DCDD en las pruebas de CDD cuando se comparó con las mujeres. Esto se puede deber principalmente a que, si un atleta es más rápido y tiene más masa, va a tener un *sprint momentum* superior, esto supone que entrará en el CDD con una mayor inercia, lo cual podría provocar una menor eficiencia al realizarlo si no tiene la capacidad de absorber está energía y reutilizarla en la dirección opuesta. Al hilo de las conclusiones destacadas en los estudios anteriores, los **mayores DCDD** obtenidos por los **jugadores masculinos más rápidos y fuertes** sugieren que estos deportistas tienen una **capacidad inferior para cambiar de dirección de manera eficiente, y hacer frente a velocidades de entrada más rápidas en las maniobras de CDD.**

8.10.12. Biomecánica en el cambio de dirección

- Kotsifaki y otros (2023) [30] realizaron una guía de práctica clínica en la cual, dentro de las pruebas para el RTP, recomiendan que **el IDS debe ser > al 90 %** en la mecánica de carrera cuando se analizan las **GRF verticales,** junto con una biomecánica adecuada de la rodilla durante la fase de apoyo **en la carrera de alta velocidad y en los CDD.**

- Por otro lado, Dos'Santos y otros (2021) [241] en su revisión proponen un método de evaluación de los **aspectos cualitativos** para tener en cuenta durante los CDD, denominado: *The Cutting Movement Assessment Score* (CMAS). Esta **escala cualitativa** está **validada** para **identificar** a los atletas que muestran **posturas de alto riesgo, asociadas con un mayor riesgo de lesión del LCA sin contacto durante**

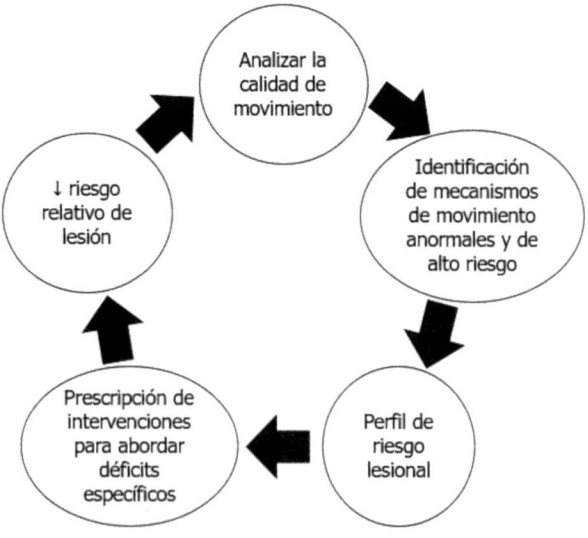

Figura 208. Adaptado de Dos'Santos y otros (2021) [241].

el CDD. En la Figura 208, podemos ver el proceso de selección que generalmente se adopta para examinar la calidad de movimiento o la cinética articular de los atletas. Para finalmente crear un «perfil de riesgo de lesiones» que será utilizado para minimizar el riesgo de lesión.

El CMAS consiste en **grabar** a los deportistas **durante el CDD** utilizando cámaras situadas a la altura de la cadera tanto en el plano sagital como en el frontal y, si es posible, otra a unos 20-45º en relación con el punto del CDD. Posteriormente, se **analizan** estos **vídeos** para **establecer una puntuación**, donde los elementos se relacionan con la estrategia de **frenado del penúltimo contacto con el pie, las posturas y movimientos del tronco, de la cadera, la rodilla y el pie durante el último apoyo**. En la Tabla 154, se pueden ver los ítems, donde **puntuaciones** más **altas** suelen ser indicativos de una **técnica deficiente**. Esta herramienta es **aplicable en CDD entre los 30-90º**, habiendo literatura al respecto en CDD entre los 60-90º. La prueba CMAS debería de ser realizada en la misma superficie donde el atleta realiza su deporte y, con el mismo calzado para aumentar la validez ecológica. Así mismo, si el deporte requiere algún implemento como una pelota o raqueta, los evaluadores deberían de considerar incluirlo. Puntuaciones en el **CMAS altos** (~7) han demostrado una adopción de **posturas durante el CDD de mayor riesgo de LCA, en comparación con deportistas obteniendo puntuaciones CMAS más bajas** (~3) [241].

Cutting Movement Assessment Score			
Posición de la cámara	**Variable analizada**	**Observaciones**	**Puntuación**
Penúltimo contacto			
De lado/ 20-45º	Clara estrategia de frenado	SI/NO	SI=0/NO=1
Contacto final			
De frente/20-45º	Distancia entre apoyos (en el contacto inicial)	Amplia/ moderada/ estrecha	Amplia= 2, Moderada= 1, Estrecha= 0
De frente/20-45º	Cadera inicialmente rotada (en el contacto inicial)	SI/NO	SI=1/NO=0
De frente/20-45º	Rodilla en una posición inicial de valgo (en el contacto inicial)	SI/NO	SI=1/NO=0
Todas	Pie fuera de la posición neutra (en el contacto inicial)	SI/NO	SI=1/NO=0
De frente/20-45º	Posición del tronco en el plano transversal/ frontal en relación con la dirección de desplazamiento prevista (en el contacto inicial y en la absorción del peso corporal)	L: lateral, RT: rotación tronco, TR: tronco recto, M: Medial.	L/RT=2, TR= 1,M= 0
De lado 20/45º	Tronco erguido o inclinado hacia atrás durante el contacto (en el contacto inicial y en la absorción del peso corporal)	SI/NO	SI=1/NO=0
De lado 20/45º	Flexión de rodilla limitada (≤ 30º) durante el contacto final (en la absorción de peso corporal)	SI/NO	SI=1/NO=0
De frente/20-45º	Excesivo valgo dinámico de la rodilla durante la absorción del peso corporal	SI/NO	SI=1/NO=0
CMAS bajo ≤ 3	**CMAS moderado 4-6**	CMAS alto ≥ 7	/11

Tabla 154. Adaptado de Dos'Santos y otros (2021) [241].

En la Figura 209, se muestra una representación esquemática del CMAS para CDD de 45,70 y 90º. Los autores recomiendan utilizar 2 cámaras de alta velocidad colocadas sobre trípodes a una altura aproximada de la cadera, y a 3 y 5 m, en el plano frontal y sagital, respectivamente, en relación con el punto de CDD. Sin embargo, al haber deportistas que rotan su cuerpo previamente durante los CDD, los autores también recomiendan colocar una cámara adicional a 20-45º en relación con el punto del CDD, y así realizar en estos una evaluación cualitativa más precisa [(241)].

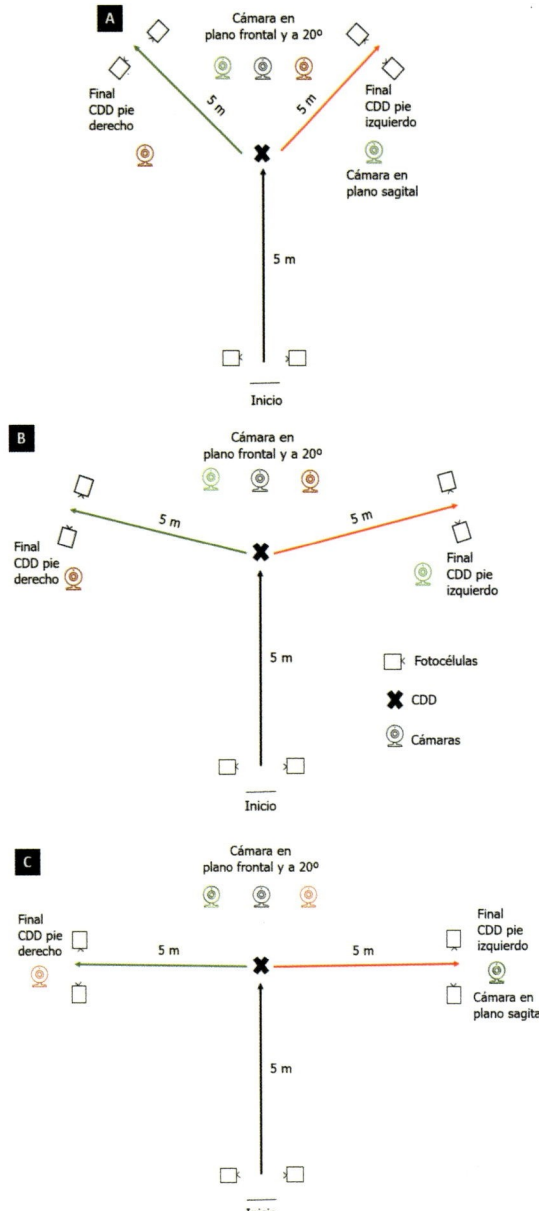

Figura 209. Representación esquemática del protocolo CMAS. (A) CDD 45º. (B) CDD 70º. (C) CDD 90º. Las cámaras de color verde indican la ubicación para los CDD con el pie derecho, las de color rojo indican la ubicación para los CDD con el pie izquierdo y las cámaras grises para ambos. CMAS: *Cutting Movement Assessment Score*; CDD: cambios de dirección. Adaptado de Dos'Santos y otros (2021) [(241)].

A continuación, se van a desarrollar los 9 ítems del CMAS presentes anteriormente en la Tabla 154. No obstante, para un mayor entendimiento, se recomienda encarecidamente al lector **acceder a la fuente original de este estudio**, en el cual los autores muestran las **diferentes es-**

trategias de posicionamiento corporal durante la ejecución de los CDD, **mostrando imágenes** a modo ejemplo que representan las diferentes puntuaciones de esta escala cualitativa.

1. **Estrategia de frenado en el penúltimo apoyo.** Considerado como el «paso preparatorio» donde el deportista debe mostrar una clara estrategia de frenado la cual enfatiza un apoyo anterior y amplio del pie (con el contacto del talón) en relación con el centro de masas y mostrando una inclinación hacia atrás del tronco (relativa a una línea recta vertical) en relación con el pie adelantado para obtener una puntuación de 0. Reducir la mayor parte del impulso durante el penúltimo apoyo, reducirá los requisitos de frenado en el apoyo final, lo que puede resultar en una menor carga en la articulación de la rodilla y una protección contra las lesiones sin contacto. En este penúltimo apoyo, se experimenta una mayor flexión de rodilla en comparación con el último apoyo [241].

2. **Distancia amplia entre apoyos.** Una distancia amplia entre apoyos da como resultado una posición de todo el cuerpo más alejada respecto al pie que realiza el último contacto, creando una GRF que actúa lateralmente por fuera de la rodilla. También se crea una posición de mayor abducción de cadera que es una característica común observada durante las lesiones del LCA sin contacto [241].

3. **Cadera inicialmente rotada.** La rotación interna de cadera es un factor contribuyente a valgo dinámico de rodilla produciendo una posición más medial de la rodilla en relación con el vector de GRF [241].

4. **Rodilla en una posición inicial de valgo.** Un aumento del ángulo de abducción de rodilla en el contacto inicial da como resultado colocar la rodilla más medial al vector de las GRF. Además, esta postura es comúnmente observada durante lesión del LCA sin contacto [241].

5. **Pie fuera de una posición natural.** Las posiciones neutras del pie se consideran estrategias más seguras. Las posiciones del pie en rotación interna durante el apoyo pueden dar como resultado que la rodilla se sitúe en una posición más medial (valgo) en relación con el vector de GRF. Lo más probable es que una posición neutral del pie resulte en la atenuación de las fuerzas en el plano sagital utilizando la musculatura extensora grande de la rodilla y de la cadera, lo que es potencialmente una estrategia más segura [241].

6. **Posición del tronco en el plano transverso/frontal.** El tronco contiene aproximadamente la mitad de la masa del cuerpo y durante el CDD, la masa corporal debe ser equilibrada y apoyada en una sola extremidad, por tanto, la posición del tronco es un factor crítico que influye en la carga de la rodilla. La flexión lateral del tronco o la rotación de este hacia la pierna de apoyo desplaza el peso lateralmente, creando un vector en relación con las GRF más lateralizado. Estos hallazgos, sugieren que las técnicas de CDD que fomentan la inclinación del tronco y la rotación hacia la dirección de desplazamiento pueden reducir potencialmente la carga de la articulación de la rodilla y el riesgo posterior de lesión [241].

7. **Tronco erguido durante el contacto del pie con el suelo.** Una flexión limitada del tronco puede aumentar la carga total en la articulación de la rodilla como consecuencia de un aumento de la distancia del centro de masas hasta la base de apoyo. Cierta flexión del tronco permite la producción de momentos de fuerza en la cadera y así disminuir las GRF durante el apoyo descargando así la articulación de la rodilla [241].

8. **Flexión limitada de la rodilla.** Las posturas con la rodilla extendida provocan un gran cizallamiento tibial anterior pudiendo aumentar la tensión del LCA siendo esta una característica observada en la lesión del LCA sin contacto [104]. Los aterrizajes más «rígidos» que implican mayor extensión de rodilla pueden aumentar las GRF [241].

9. **Excesivo valgo de rodilla durante la absorción del peso corporal** [241].

10. **Consideraciones en el tipo de contacto con el suelo (retropié, mediopié y antepié).** Aunque no es considerado un criterio específico de la herramienta cualitativa CMAS, puede ser de ayuda detectar la posición del contacto inicial del pie con el suelo. Las posiciones de retropié pueden provocar posiciones de rodilla de mayor extensión y abducción desencadenando GRF mayores, dando lugar a una mayor carga en la articulación de la rodilla. A pesar de esto, se requiere de una colocación anterior del pie en relación con el centro de masas para decelerar correctamente, siendo esta posición típicamente realizada con técnicas de retropié para facilitar el frenado. Los autores de este estudio comentan que, según su experiencia, los golpes de talón durante el último apoyo, parecen ser consecuencia de un penúltimo apoyo deficiente, dando como resultado una colocación excesivamente anteriorizada del pie en relación con el centro de masas. Por otro lado, debe destacarse que una estrategia de antepié aumenta el momento flexor plantar del tobillo y la actividad del gastrocnemio, que actúa como un antagonista del LCA y puede contribuir a la tensión del LCA (mecanismo de cizallamiento tibial) [241].

A continuación, en la Figura 210, se muestra un jugador de fútbol realizando diferentes pruebas de CDD tras 12 meses de la reconstrucción del LCA en la rodilla derecha. En dicha Figura, se observan algunos de los aspectos comentados anteriormente que pueden servir de feedback al jugador. Por ejemplo, en la Figura 210E y 209F, puede apreciarse una distancia superior entre apoyos que la observada en la Figura 210C y 210D, debido a que dicha prueba de CDD fue realizada de manera no preplaneada. No obstante, y teniendo en cuenta que solo se colocó una cámara frontal para analizar estos CDD, los ítems que se pudieron analizar (posición del tronco en el plano transversal, distancia entre apoyos y valgo de rodilla) obtuvieron una puntuación baja en el CMAS, lo que, de acuerdo con el sistema de puntuación descrito anteriormente, corresponde a un perfil de riesgo bajo.

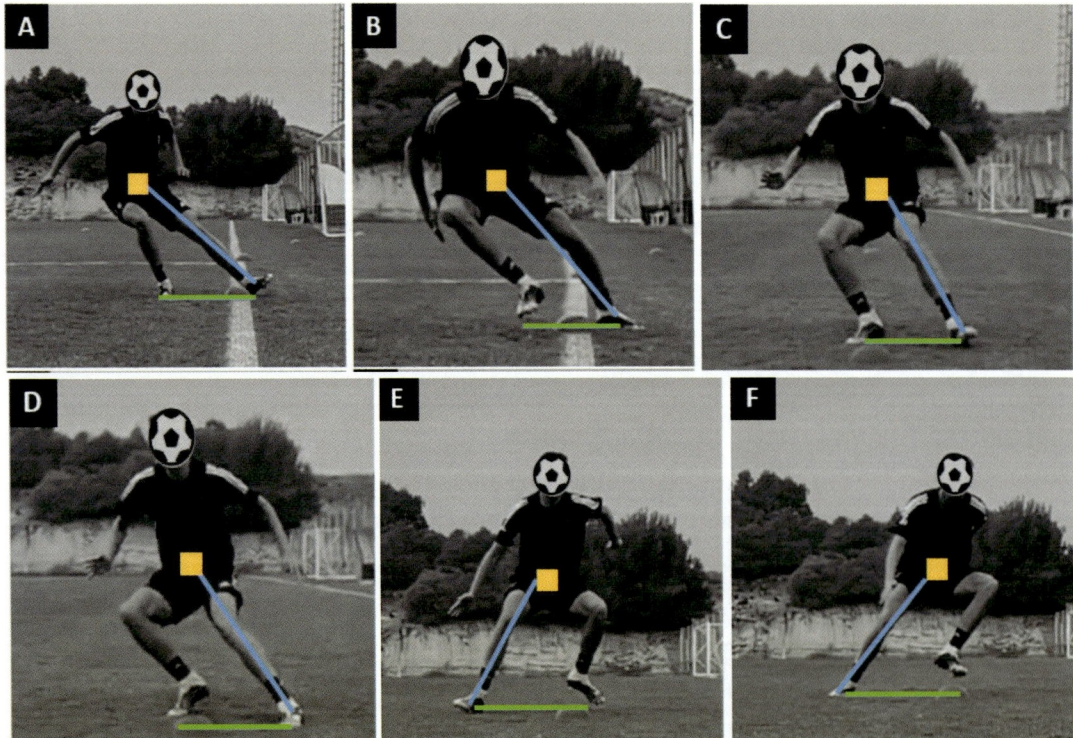

Figura 210. Jugador de fútbol realizando diferentes pruebas de cambios de dirección tras 12 meses de la reconstrucción del LCA. El cuadrado amarillo, la línea verde y la línea azul, representan el centro

de masas, la distancia entre apoyos y la alineación de las articulaciones de la extremidad inferior, respectivamente. (A) Contacto inicial del último paso en el CDD de 45º hacia la derecha realizado de manera preplaneada. (B) Máxima absorción de fuerza del último paso en el CDD de 45º hacia la derecha realizado de manera preplaneada. (C) Contacto inicial del último paso en el CDD de 90º hacia la derecha realizado de manera preplaneada. (D) Máxima absorción de fuerza del último paso en el CDD de 90º hacia la derecha realizado de manera preplaneada. (E) Contacto inicial del último paso en el CDD de 90º hacia la izquierda realizado de manera no preplaneada. (F) Máxima absorción de fuerza del último paso en el CDD de 90º hacia la izquierda realizado de manera no preplaneada. LCA: Ligamento cruzado anterior; CDD: Cambio de dirección. Elaboración propia.

- En el estudio de Hanzlíková y otros (2022) [328], realizado en hombres y mujeres practicantes de deportes de equipo, analizaron **cómo influía el ROM del tobillo en sentido de la flexión dorsal durante el CDD *side step* no anticipado entre 60-90º, en atletas practicantes de deportes donde existe el pivotaje**. Durante el CDD con el lado dominante, la reducción de la flexión del tronco estuvo significativamente asociada con un aumento del grado de dorsiflexión del tobillo. Una flexión de tronco reducida en el contacto inicial, junto con una inclinación hacia el lado homolateral de la pierna de apoyo, podría estar relacionada con el mecanismo de lesión del LCA. Esto guarda relación con el estudio de Dos santos y otros (2021) [241], donde en su puntuación CMAS, establece como ítem «mal ejecutado» el mantener el tronco demasiado erguido o hacia atrás.
- En el estudio transversal de Condello y otros (2013) [339], realizado en jóvenes jugadores de rugby con un rango de edad entre los 8-19 años, analizaron las **diferentes estrategias empleadas durante el CDD de 60º en función de la edad**. Tal y como se muestra en la Tabla 155, los sujetos más jóvenes, aplicaban estrategias más «redondeadas» durante el CDD, y movimientos más bruscos a medida que avanzaba la edad.

Estrategias en el cambio de dirección en función de la edad		
Categoría	Redondeado	Cortante
U9	24	1
U11	18	6
U13	42	13
U15	16	10
U17	3	10
U19	3	11
Total	106	51

Tabla 155. Adaptado de Condello y otros (2013) [339].

- En el estudio de cohorte de King y otros (2021) [83], la muestra estuvo compuesta por **deportistas intervenidos del LCA** que practicaban diferentes modalidades deportivas, las cuales implicaban contacto y CDD. Se les aplicó una batería de pruebas, el DJ bipodal y CDD (entre otros) a los 9 meses postoperación para posteriormente realizar un seguimiento al año y a los 2 años de la intervención. A los **dos años** de seguimiento, se observaron **diferencias a nivel biomecánico entre los deportistas que tuvieron una relesión** del LCA frente a aquellos que no se volvieron a lesionar:
  - En el **DJ bipodal**, el grupo que tuvo una relesión, mostró tiempos de contacto superiores, con más flexión de rodilla, y un centro de masas más bajo (Figura 211A) [83].

- En los **CDD preplaneados**, el centro de masas estaba situado menos posteriorizado en relación con a la rodilla en el grupo que se relesionó. En los **CDD no preplaneados** hubo una menor báscula anterior de la pelvis en el grupo de relesión. La flexión lateral del tronco, fue más asimétrica en la fase final del apoyo a una pierna en el grupo de relesión. Así mismo, en este grupo, se detectó una mayor asimetría en la caída de la pelvis durante la fase inicial del apoyo (Figura 211B) [83].

Los autores comprobaron que, en el grupo que tuvo una relesión, no hubo diferencias estadísticamente significativas en los cuestionarios subjetivos de IKDC, ACL-RSI y en las pruebas isocinéticas de fuerza, en comparación con el grupo que no se volvió a lesionar. Sin embargo, sí que se observaron **diferencias estadísticamente significativas en los aspectos biomecánicos durante el CDD entre ambos grupos** [83].

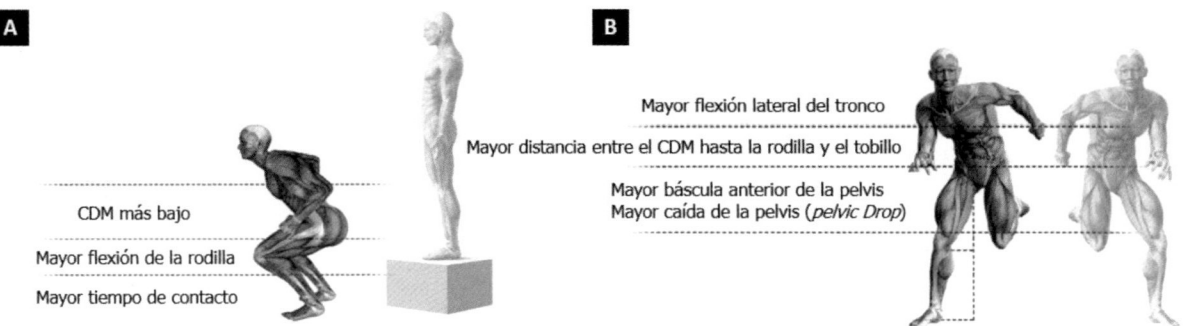

Figura 211. (A) Diferencias biomecánicas en la extremidad inferior operada durante el *Drop Jump* bipodal en el grupo que se volvió a lesionar, en comparación con el grupo que no sufrió otra lesión. (B) Diferencias biomecánicas en la extremidad inferior lesionada durante el cambio de dirección no preplaneado en el grupo que se volvió a lesionar, en comparación con el grupo que no sufrió otra lesión. CDM: centro de masas. Adaptado de King y otros (2021) [83].

- Miles y otros (2022) [340] analizaron **aspectos cinéticos y cinemáticos durante una prueba de CDD de 90º en condición no preplaneada, en atletas de deportes de equipo**, practicantes de fútbol y baloncesto principalmente, a los cuales se les había aplicado una reconstrucción de LCA con autoinjerto procedente de HTH y de los TI. Una vez los deportistas sobrepasaron la puerta de activación durante el *sprint* lineal inicial, la puerta de salida izquierda o derecha destellaba automáticamente indicando al deportista en qué dirección girar utilizando su pierna exterior, es decir, apoyando la pierna derecha para girar a la izquierda y viceversa. Se indicó a los deportistas que realizasen la maniobra de CDD lo más rápido posible sin desacelerar antes del final del recorrido una vez realizado el CDD (Figura 212).

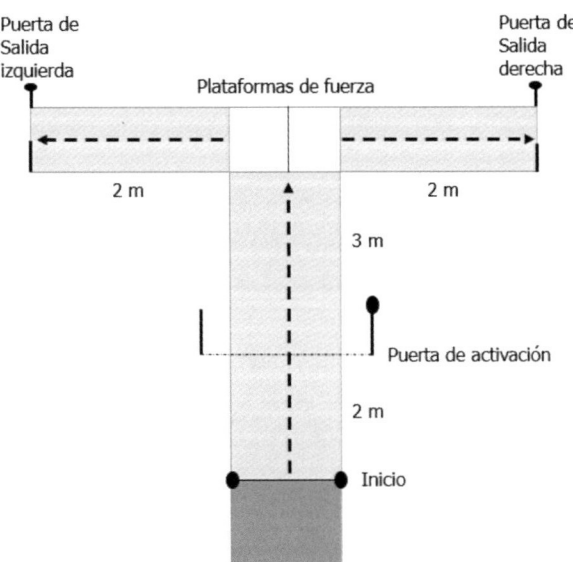

Figura 212. Dimensiones para la maniobra de cambio de dirección no preplaneada. Adaptado de Miles y otros (2022) [340].

Los momentos de fuerza en los extensores de la rodilla fueron significativamente superiores en la extremidad inferior no operada (p<0,05), independientemente del tipo de injerto utilizado. Así mismo, los sujetos a los que se les aplicó un **injerto procedente de TI** mostraron momentos de **fuerza** en el aparato **extensor** significativamente **mayores** (p<0,001). Los deportistas sometidos a una reconstrucción con injerto de HTH, mostraron mayores asimetrías entre inferior extremidad operada vs. sana, en todos los ángulos de rodilla estudiados (abducción, aducción, rotación y extensión de la rodilla), siendo estas estadísticamente significativas (p<0,001). A pesar de que no se encontraron diferencias en el rendimiento durante el CDD entre grupos en función de su tipo de injerto, es probable que los **deportistas sometidos a una reconstrucción con injerto de HTH requieran más énfasis en aumentar la fuerza cuadricipital de la extremidad inferior lesionada para desacelerar correctamente.** Este estudio examinó las diferencias en la mecánica de la rodilla entre atletas con autoinjertos de HTH y de TI durante una acción más válida desde el punto de vista ecológico, asociada con una tarea de alto riesgo de lesión del LCA (CDD no planificado) en el momento del RTP [340].

- Besier y otros (2001) [237] estudiaron como la realización de **un CDD realizado de manera no preplaneada afectaba a las cargas externas en la articulación de la rodilla y el riesgo potencial de lesión ligamentosa.** Los sujetos realizaron CDD con salida abierta o *sidestep cut* de 30º y 60º y CDD con salida cerrada o *crossover cut* de 60º, ambos de manera planeada y no preplaneada. Se utlizaron fotocélulas para registrar la velocidad de aproximación de carrera, delimitada a ~10 km/h. Para la condición preplaneada, una luz se encendió al comienzo de la carrera de aproximación hacia el punto de CDD, mientras que para la condición no preplaneada, la luz se encendió inmediatamente antes de que el sujeto llegase a la plataforma de fuerzas, la cual se encargó de extraer los datos para en análisis cinético.

  En general, los **CDD realizados de manera no anticipada** se ejecutaron **más lentos que los anticipados** (P< 0,05). Por otro lado, los **movimientos** de **varo y valgo así como los de rotación interna y externa en la rodilla** durante las maniobras de **CDD de manera no anticipada** fueron de **hasta el doble de la magnitud de los experimentados en condiciones controladas/planeadas.** Esto puede aumentar sustancialmente la carga de los ligamentos presentes en la rodilla, particularmente si los músculos no se activan para contrarrestar el aumento de la carga externa que se ejerce sobre la articulación. Es por ello por lo que los autores de este estudio, plantean la hipótesis de que los ajustes posturales inadecuados son responsables del aumento de la carga articular cuando hay poco tiempo para prepararse para la tarea [237].

8.11. Evaluación de la doble tarea

- Tal y como Davies y otros (2017) [307] comentan en su revisión, dado que la mayor parte del tiempo en la que se desarrolla la práctica deportiva del fútbol es un en entorno donde hay una respuesta reactiva a un oponente, es difícil replicarla en un entorno más clínico. Por tanto, las **pruebas específicas del deporte real, a menudo deben de realizarse cuando el deportista está haciendo la transición de regreso al deporte a través de los entrenamientos.** En esta línea Chaaban y otros (2022) [110] exponen en su revisión, que tras analizar la literatura sobre las pruebas de rendimiento funcional utilizadas en la actualidad, incluyendo DJ bipodal, el SHU y las maniobras de CDD se puede concluir lo siguiente:

  - En lo que respecta a la predicción de lesiones, cuando se utilizan evaluaciones biomecánicas en laboratorio, algunas tareas tienen una capacidad modesta para predecir el riesgo de lesión, así como identificar diferencias entre miembros inferiores tras una reconstrucción del LCA. No obstante, de estar presentes estas diferencias, suelen ser de pequeña magnitud y requieren de evaluaciones en laboratorio para ser captadas. Así mismo, **estas tareas no replican plenamente las exigencias del deporte**. Es por ello por lo que **modificar estas tareas para representar mejor una demanda específica de un deporte, podría mejorar su capacidad predictiva de lesiones** [110].

- En lo que respecta al rendimiento motor vs. biomecánica, las evaluaciones clínicas actuales de rendimiento, como la velocidad o la distancia, tienen relaciones muy limitadas con la biomecánica o las lesiones. Por tanto, evaluar únicamente el rendimiento físico podría significar perder información importante de la prueba, ya que, estas pruebas guardan relación con la biomecánica lesional [110].

- Las evaluaciones clínicas de la biomecánica y la calidad de movimiento siguen siendo el estándar de oro. Estas evaluaciones, como, por ejemplo, la prueba LESS, califican a los individuos según la presencia o la ausencia de una biomecánica defectuosa asociada con el riesgo de lesiones en fotogramas claves de vídeo [110].

Por todo ello, estos autores sugieren que una **prueba funcional ideal de RTP debería, replicar las demandas específicas del deporte y evaluar la capacidad del deportista para completar la tarea de manera segura y eficiente.** *Así mismo, el autor de este libro destaca que cabría incluir además del deporte, la demarcación del sujeto y las funciones propias de esta para realizar una prueba funcional más completa.* El concepto de «segura» se refiere a limitar los patrones biomecánicos de alto riesgo que pueden forzar al LCA hasta provocar su rotura. La calidad de movimiento se puede aproximar utilizando la prueba LESS. El concepto «eficiente» se refiere al rendimiento físico, incluidas métricas como la velocidad y la distancia, según corresponda. La eficiencia es relevante para la capacidad de un atleta en competir a un alto nivel deportivo. Así mismo, las direcciones futuras, incluyen la **integración de la estimulación cognitiva durante las tareas motoras.** En la Figura 213, se presentan elementos combinados de rendimiento cognitivo, calidad de movimiento y rendimiento motor que se sugiere para las pruebas de RTP [110].

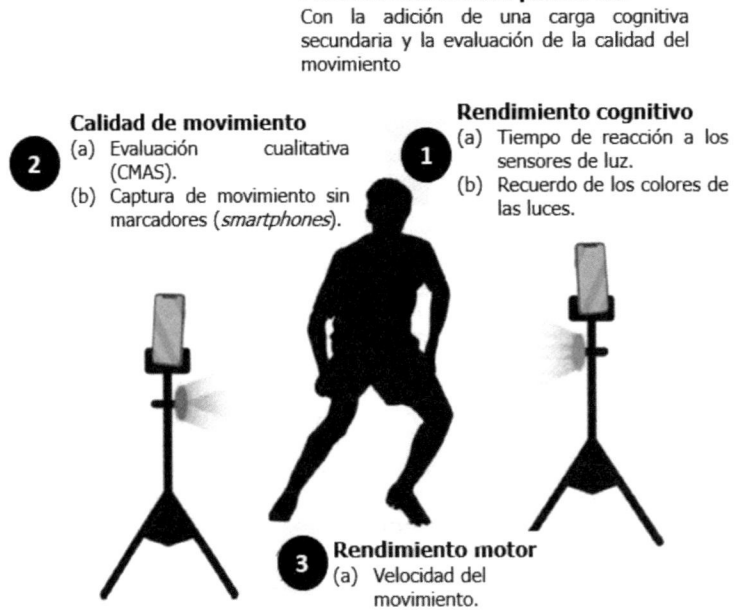

Figura 213. Prueba funcional para el RTP, incluyendo medidas de rendimiento cognitivo, calidad de movimiento y rendimiento motor. RTP: *Return to play*; CMAS: *Cutting movement assesment score*. Adaptado de Chaaban y otros (2022) [110].

Aquellos **deportistas** con un **peor rendimiento cognitivo** han demostrado una **biomecánica de mayor riesgo**. A menudo, durante las **situaciones de juego**, se requiere que un deportista realice una **doble tarea**, por ejemplo, cambiar de dirección mientras está cognitivamente centrado en un objetivo (evitar a un defensor o atender a un balón). La **adición de una doble tarea también conduce a una biomecánica de mayor riesgo**, suponiendo un escenario de lesión común en los deportes. Los deportistas que regresan a su práctica deportiva deben de demostrar una restauración tanto de la función deportiva específica de su parte lesionada, en este caso un correcto funcionamiento de la rodilla, como de las habilidades específicas del deporte. Por todo ello se deduce que estos tipos de escenarios donde aparece la doble tarea, deben incorporarse a las pruebas de RTP. A la hora de **añadir una tarea cognitiva en algunas de las pruebas realizadas para el RTP**, se deben tener en cuenta algunos aspectos. En primer lugar, la tarea cognitiva debe ser factible de realizar mientras se completa una tarea motora. En segundo lugar, la tarea debe tener una evaluación cuantificable del rendimiento deportivo cognitivo, como la precisión o el tiempo de reacción. En tercer lugar, la tarea cognitiva, aún debería permitir resultados confiables en el rendimiento motor, la calidad de movimiento y el rendimiento cognitivo. Dado que los deportes a menudo dependen del procesamiento de estímulos visuales, procesar y responder a estos estímulos, puede ser ideal para replicar la naturaleza del deporte (se recomienda al lector revisar de nuevo el apartado **7.5 Agilidad y el cambio de dirección**). En la Tabla 156, se muestran formas de incorporar tareas cognitivas mientras se realizan las pruebas de RTP. A modo de ejemplo, en la Figura 214, se muestran tarjetas que podrían presentarse al deportista mientras completa una tarea motora [110].

Categoría	Tarea	Recursos requeridos	Evaluación
Memoria de trabajo/recuerdo de series.	Se muestra al deportista una serie de **letras** para ver durante la tarea, y se pide que las recuerde después. Se muestra al deportista una serie de **colores** para ver durante la tarea, y se pide que las recuerde después. Se muestra al deportista una serie de **números** para ver durante la tarea, y se pide que las recuerde después. Se muestra al deportista una serie de **palabras** para ver durante la tarea, y se pide que las recuerde después.	Estímulo: visualización de series: 1. Tarjetas impresas. 2. Presentación cronometrada (por ejemplo, PowerPoint) en una Tablet u ordenador. 3. Aplicaciones móviles (*SwitchedOn*) 4. Sensores de luz programados. 5. Realidad virtual o aumentada.	Precisión, número de errores.

Categoría	Tarea	Recursos requeridos	Evaluación
Memoria de trabajo/ recuerdo de imágenes.	Al deportista se le presenta una imagen con diferentes estímulos con texto y colores contradictorios (por ejemplo, varios colores de fondo, texto, objetos, ver Figura 214) y se le pide que recuerde un componente específico (la palabra, el color de la palabra, el color de la huella o la ubicación de la huella). Al deportista se le presenta **una imagen** de un escenario deportivo específico y se le pide que recuerde algo de la imagen (número de deportistas en la imagen y otros detalles).	Estímulo: Visualización de la imagen. 1. Imagen impresa. 2. Imagen en ordenador o Tablet. 3. Imagen proyectada en una pared. 4. Realidad virtual o aumentada.	Precisión, número de errores.
Anticipación e inhibición de la respuesta.	Ir-no ir: Al deportista se le presentan **estímulos visuales** que indican que debe esperar o iniciar el movimiento.	Estímulo: Tarjetas o presentación en ordenador. Evaluación: Fotocélulas o similar.	Tiempo de reacción, precisión del inicio del movimiento.

Tabla 156. Tareas cognitivas sugeridas que pueden ser medidas y pueden agregarse a las pruebas tradicionales del *return to play*. Adaptado de Chaaban y otros (2022) [110].

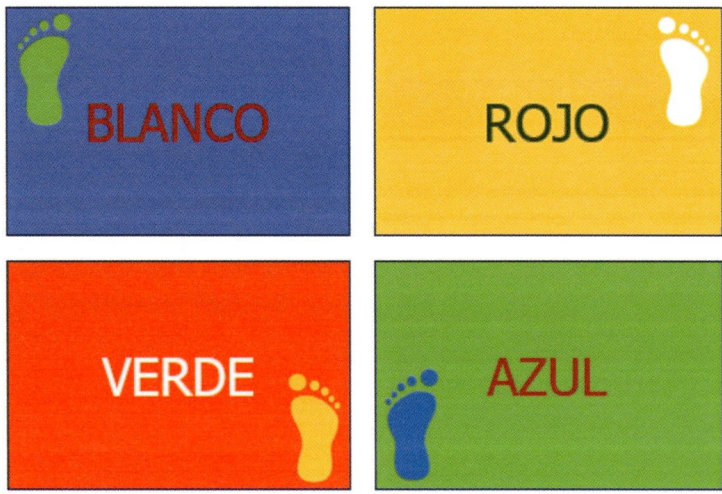

Figura 214. Tarjetas de ejemplo que podrían mostrarse al deportista durante una tarea para agregar una carga cognitiva. Se podría pedir al deportista que recuerde la palabra, el color de la palabra, el color de fondo, el color de la huella o la ubicación de la huella. Adaptado de Chaaban y otros (2022) [110].

En cuanto a la **evaluación del rendimiento cognitivo**, esta suele ser una evaluación de la **precisión en la respuesta al estímulo**. Es fundamental incluir una evaluación de la **calidad del movimiento** durante un escenario de doble tarea, ya que ni **el rendimiento motor ni el rendimiento cognitivo por sí solos, son suficientes para comprender la posición y la carga recibida en la rodilla**. A la vez que se realizan dichas tareas, se evalúa la calidad de movimiento con cámaras para establecer una puntuación (prueba LESS, registro de longitud alcanzada en el SHU, y prueba CMAS). Si se desea obtener detalles adicionales sobre la cinemática, se pueden utilizar aplicaciones gratuitas como *OpenCap*, la cual permite sincronizar dos dispositivos para grabar un vídeo calculando tridimensionalmente la cinemática [110].

Tal y como se ha mencionado en el apartado **2.3.1 Neurocognición**, la adición de una tarea cognitiva puede afectar a la habilidad motora y/o a la habilidad cognitiva, surgiendo así el concepto de cálculo del coste de la doble tarea, que es la diferencia del rendimiento alcanzado con y sin la adición de la doble tarea. En la Tabla 157, se ilustra un cálculo del coste de la doble tarea donde se pone un ejemplo de la distancia horizontal alcanzada saltando con una pierna realizada con y sin desafío cognitivo. Para su cálculo, se resta la puntuación obtenida en la condición cognitiva de la puntuación en la condición normal. Sin embargo, cuando se desea calcular este coste en tareas que evalúan la calidad del movimiento funciona a la inversa, ya que una puntuación más alta en la prueba LESS indicaría más errores. En este caso, se resta la puntuación obtenida en la condición normal de la obtenida en la condición cognitiva. En ambos casos, para normalizar la puntuación, se dividirá la diferencia por la condición normal y se multiplicará por 100. Actualmente, no existen estándares establecidos para considerar un rendimiento aceptable. Sin embargo, los autores de esta revisión sugieren que, si un individuo tiene puntuaciones deficientes de rendimiento motor y/o calidad de movimiento sin la adición de una tarea cognitiva, es probable que necesite entrenamiento adicional sobre las deficiencias relacionadas con estas puntuaciones. No obstante, si las puntuaciones sin la adición de una tarea cognitiva son aceptables, pero el individuo tiene un alto coste de la doble tarea con cambios considerable en el rendimiento motor y/o calidad del movimiento con la adición de una carga cognitiva, este podría beneficiarse de un entrenamiento adicional en condiciones de doble tarea [110].

Tarea	Rendimiento motor	Calidad de movimiento	Rendimiento cognitivo
SHU	Distancia en condición normal (100 cm)	Puntuación LESS en condición normal (4 errores)	
SHU + tarea de memoria de trabajo (recordando el orden de 3 colores)	Distancia cognitiva (80 cm)	Puntuación LESS cognitiva (6 errores)	Precisión del recuerdo (2/3 correctas)
Coste de doble tarea	Distancia alcanzada en condición normal– distancia alcanzada cognitiva [(100 cm– 80 cm) /100 cm × 100 = 20 %]	Puntuación LESS cognitiva– puntuación LESS en condición normal [(6 Errores– 4 errores) /4 errores × 100 = 50 %]	

Tabla 157. Ejemplo del cálculo del coste de la doble tarea en el rendimiento motor y la calidad del movimiento. SHU: salto horizontal unipodal, cm: centímetros; LESS *Landing Error Scoring System:*: Adaptado de Chaaban y otros (2022) [110].

Actualmente se **desconoce si los deportistas con un mayor coste en la doble tarea tienen más probabilidades de sufrir lesiones.** Los autores recomiendan precaución con aquellos deportistas que tienen grandes costes de doble tarea, ya que esto sugiere una disminución significativa en el rendimiento cuando participan en un escenario más específico del deporte. En la Figura 215, se muestran opciones de evaluación de tareas motoras que incluyen la prueba LESS, pruebas de salto horizontal y CDD. En cada una de estas opciones, es cuantificable el rendimiento motor junto con la calidad de movimiento, por ejemplo, registrar la distancia alcanzada en un SHU junto con la calidad de movimiento en el aterrizaje. Los iconos que aparecen en la parte superior derecha de cada cuadro, indican los recursos necesarios. Las tareas cognitivas se muestran a la derecha de la figura, incluidas las opciones de baja y alta tecnología [110].

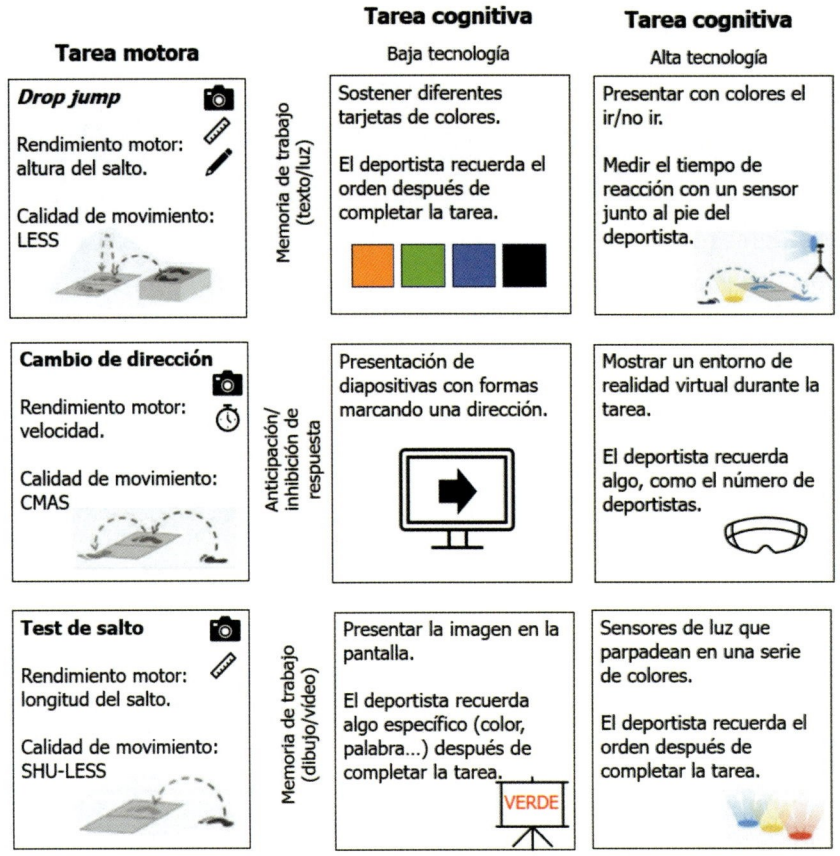

Figura 215. Propuestas sobre la implementación de tareas motoras y tareas cognitivas. LESS *Landing Error Scoring System*: SHU: salto horizontal unipodal, CMAS: *cutting movement assessment score.* Adaptado de Chaaban y otros (2022) [110].

- Tal y como se ha desarrollado en el apartado **7.5.4 El cambio de dirección vs. agilidad**, la **especificidad** en la **presentación de los tipos de estímulos que desencadenarán una acción son cruciales** para mejorar el **rendimiento de agilidad**, puesto que la destreza anticipatoria y perceptual parecen depender del tipo de estímulo utilizado [229] [341]. Siguiendo como hasta ahora, poniendo el ejemplo del fútbol, un jugador reacciona en base a las acciones llevadas a cabo por sus compañeros, adversarios y/o movimientos del balón, y no en base al color de una luz u otros elementos que muestren colores. En la gran mayoría de los estudios, se analizan los aspectos cinéticos y cinemáticos de la rodilla durante los CDD no preplaneados, cuando los sujetos responden a un estímulo que no es específico de la modalidad deportiva [200] [340]. Es por ello por lo que se debería diseñar una prueba que se acerque lo máximo posible a la especificidad de estos estímulos. En línea con esta idea, Correa y otros (2023) [306] investigaron el **rendimiento** en diferentes **pruebas de CDD, tanto de manera planificada como no planificada** (es decir, reactiva) junto con el valgo dinámico de la rodilla, en **futbolistas** (23 ± 5,89 años) tras 7,40 ± 1,43 meses de la reconstrucción del LCA, en la cual se emplearon autoinjertos procedentes de TI. Los autores dividieron la muestra en dos grupos, en aquellos que se percibieron a sí mismos como psicológicamente preparados, o no, para volver a participar el mismo deporte y al mismo nivel. Los cuestionarios de percepción subjetiva de la rodilla que se utilizaron fueron el IKDC, el ACL-RSI y TSK.

Los futbolistas realizaron las pruebas con su calzado deportivo habitual y sobre césped natural. La prueba de CDD en condición preplanificada fue el *Illinois Agility test*, ya descrito anteriormente en el **apartado 8.10.9.** Para la prueba en condición no planificada, los deportistas comenzaron desde una posición de pie, estando el examinador a 5 m enfrente del jugador. Las fotocélulas se coloraron 5 m a la izquierda y derecha y a 2 m delante de la línea de salida, a una altura de 0,7 m del suelo. En cada prueba, el examinador realizó un movimiento hacia delante (paso de 50 cm aproximadamente), el cual marcó el inicio del tiempo, y los deportistas debían de reaccionar lo más rápido posible con un *sprint* hacia delante. Después, cambiaron la dirección del *sprint* hasta llegar a la puerta de cronometraje final, en respuesta a un segundo movimiento del examinador, el cual dio un paso hacia la izquierda o hacia la derecha. El examinador mostró una de cuatro condiciones posibles: (1) paso hacia adelante con el pie derecho y moverse hacia la izquierda, (2) paso hacia adelante con el pie izquierdo y moverse hacia la derecha, (3) paso hacia adelante con el pie derecho, luego con el izquierdo y moverse hacia la derecha y (4), paso hacia adelante con el pie izquierdo, luego con el derecho y avanzar hacia la izquierda. Se indicó a los jugadores que aceleraran después de percibir los movimientos del examinador. Por cada una de las condiciones, se ejecutaron dos pruebas, cuatro por lado (Figura 216). El tiempo en completar la prueba, se definió como el intervalo de tiempo desde el inicio del movimiento por parte del examinador, el cual estaba situado sobre una plataforma que permitió el cronometraje del tiempo una vez este dejó de estar sobre ella, hasta que el participante activó la puerta de cronometraje en el punto final. Para el análisis de los datos, se consideró el tiempo promedio entre los 8 intentos [306].

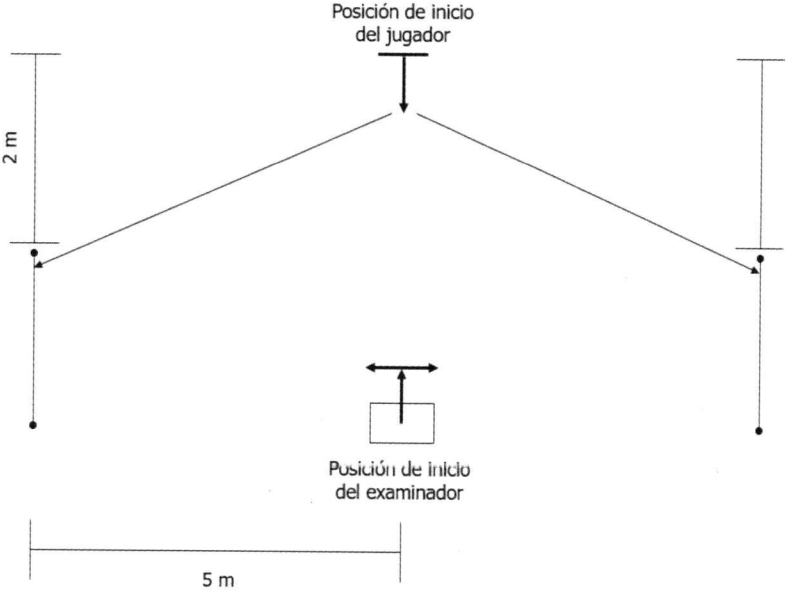

Figura 216. m: metros. Adaptado de Correa y otros (2023) [306].

Los **jugadores** a los cuales se les clasificó como **no preparados para regresar al deporte**, obtuvieron un tiempo significativamente mayor (**peor rendimiento**) en las pruebas de CDD planificadas y no planificadas (p<0,005) y un **aumento en el valgo dinámico de la rodilla**, el cual fue evaluado a través de la sentadilla unipodal (p<0,005). Los autores de este estudio indican que este tipo de pruebas, podrían incluirse en la evaluación del futbolista después de una reconstrucción del LCA [306].

El autor de este libro no recomienda tener en cuenta las puntuaciones de tiempo obtenidas, debido a la alta variabilidad de estrategias en el CDD que los sujetos pudieron adoptar al reaccionar a un estímulo no planificado, las cuales pudieron alterar significativamente el tiempo empleado en completar la prueba (dobles apoyos, giros más o menos pronunciados, mayor o menor tiempo decelerando y reacelerando, etc.). No obstante, sí que sería interesante cuantificar la calidad de movimiento ante este tipo de estímulos utilizando la escala cualitativa CMAS, colocando cámaras de igual modo que se ha descrito en el apartado 8.10.12 Biomecánica en el cambio de dirección. Así mismo, se propone como alternativa iniciar este mismo test, incluso variando distancias de aproximación y ángulos de CDD, añadiendo un balón como elemento desencadenante de la acción, de tal manera que el jugador podría reaccionar esprintando y posteriormente girando hacia el mismo lado donde se desplaza el balón, el cual ha sido recepcionado y posteriormente desplazado hacia una dirección a libre elección por parte del evaluador. Esta alternativa, ha sido llevaba a cabo por el autor de este libro con jugadores de fútbol en etapas formativas.

- Siguiendo con esta idea, anteriormente Serpell y otros (2010) [341] ya desarrollaron una prueba específica para **evaluar la agilidad reactiva entre jugadores profesionales y semiprofesionales de rugby con el fin de identificar las diferencias en las habilidades perceptuales y/o la capacidad de reacción**. Para dicha prueba, se les asignó a los jugadores un rol defensor, los cuales debían visualizar una pantalla para atender a los movimientos específicos del deporte ejecutados por un jugador con rol atacante, para cambiar de dirección tal y como lo harían en una situación típica de competición. Cuando los jugadores comenzaron el *sprint*, se activaron las fotocélulas y se inició la reproducción del vídeo en la pantalla. Posteriormente, los jugadores realizaron el mismo recorrido de manera preplaneada. Los resultados de este estudio indicaron que **no hubo diferencias entre grupos en la prueba preplanedada**, pero sí se atribuyeron diferencias estadísticamente significativas (p<0,05) **en la condición no preplaneada, en la cual, los jugadores profesionales mostraron un mejor rendimiento** (menos tiempo en completar la prueba) **relacionado con una mejor habilidad en la percepción y/o capacidad de reacción, en comparación con los jugadores semiprofesionales.**

8.12. Número de entrenamientos suficientes

- Buckthorpe (2019) [113] indica en su revisión que los atletas tienen un mayor riesgo de lesión cuando las cargas agudas a las que se exponen (típicamente 7 días de carga de entrenamiento) están por encima de sus cargas de entrenamiento crónicas (típicamente 28 días de carga de entrenamiento). En el contexto de la rehabilitación en etapas finales y RTP, el hecho de **no desarrollar suficientes cargas de entrenamiento crónicas antes de que los atletas** regresen al deporte probablemente aumentaría su riesgo de lesión, aunque hay evidencia limitada dentro del contexto de RTS. La distancia total recorrida por los futbolistas de élite masculinos durante un partido es de 10 a 13 km. Durante el mismo, los jugadores realizan de 150 a 250 acciones breves e intensas con alrededor de 70 segundos de recuperación entre esfuerzos, y de 200 a 400 m de carrera de velocidad (distancia recorrida superior a 7 m/s que equivaldría a unos 25 km/h). También realizan numerosas aceleraciones y desaceleraciones de alta intensidad que, aunque no dan como resultado velocidades asociadas con carreras de alta intensidad, siguen siendo metabólicamente exigentes.

- En el estudio de cohorte de Webster y otros (2016) [150], realizado en **jóvenes deportistas masculinos y femeninos con media de edad de 17,2 años (11-19)**, los autores proponen que los deportistas debían de haber **completado 4 semanas de entrenamiento sin restricciones antes del RTP**. De acuerdo con la propuesta de Purdam y otros (2015) [39], descrita anteriormente en el apartado **1.4.3 Desentrenamiento y riesgo de lesión** acerca del periodo de tiempo necesario para volver a los entrenamientos sin restricciones, se considera que es un **tiempo más que insuficiente** antes de volver a competir cuando se trata de lesiones de larga duración. No fue así en el estudio de Della Villa y otros (2012) [189], donde describieron el proceso de recuperación de la reconstrucción del LCA en jugadores (23± 6 años) de fútbol *amateur* donde a la gran mayoría se le aplicó un autoinjerto procedente de TI. Una vez concluyó el programa de rehabilitación en el campo, **los jugadores volvieron a entrenar con el equipo** a los 148 ± 36 días (5 meses y medio aproximadamente) tras la operación y, la **vuelta a la competición** al mismo nivel previo a la lesión fue a los 185 ± 52 días (**7 meses aproximadamente**). Eso deja un margen aproximado de 2 meses o más, entrenando con el equipo sin restricciones.

Teniendo en cuenta lo citado anteriormente, el autor de este libro considera que este es un tema de enorme complejidad, porque, por un lado, estaría el nivel de rendimiento del futbolista, y en qué medida el riesgo de relesión está más o menos presente, y por otro, habría que diferenciar claramente el fútbol base o el fútbol aficionado de lo que sería el fútbol profesional. Sobre la base de la trayectoria profesional de José Luis Arjol como preparador físico en equipos de fútbol de élite, cabría mencionar que: (1) en ningún caso, el futbolista volverá a ser el de antes tras la lesión, (2) en consecuencia, deberá, en cierta medida, reconfigurarse como futbolista (nueva demarcación, desarrollar otras habilidades, resolver las situaciones de otra manera, incorporar otros recursos tácticos, etc.), (3) desde este punto de vista, si es joven sería más sencillo, pero si es mayor, ya estaría fuertemente configurado en su rendimiento en competición y por lo tanto cabría esperar mayores dificultades para «reconfigurarse» como futbolista.

8.13. Checklist

- Kotsifaki y otros (2023) [30] realizaron una guía de práctica clínica en la cual proponen una serie de **criterios mínimos que un deportista profesional debería de superar** en un entorno más clínico y, en caso de superarlos, este comience a entrenar con el equipo para después volver gradualmente a la participación plena (Tabla 158).

Criterios para poder comenzar a entrenar con el equipo y volver gradualmente a una participación sin restricciones
Ausencia total de dolor/hinchazón.
Extensión completa de la rodilla.
Estabilidad de la rodilla (prueba *pivot shift*, *Lachman* y evaluación instrumental de la laxitud).
Función subjetiva de la rodilla normalizada junto con la preparación psicológica (los cuestionarios más utilizados son el IKDC, ACL-RSI y la TSK).
El torque pico del cuádriceps e isquiosurales evaluado a 60º/s, debería de proporcionar un 100 % de simetría si se desea volver a deportes altamente demandantes donde existe el pivotaje. También, se debe alcanzar como mínimo los valores absolutos preoperatorios si se disponen de ellos, y valores normativos en función de la modalidad y nivel deportivo.
El CMJ y el DJ deben de presentar un porcentaje de simetría >90 % en las variables altura de salto e impulso concéntrico y excéntrico. En deportistas de equipo, el RSI (altura/tiempo) debe ser >1,3 cuando se realiza una prueba bipodal y de 0,5 cuando se realiza una prueba unipodal.

Tabla 158. CMJ: salto con contramovimiento; DJ: *drop jump*; IKDC: *International Knee Documentation Committee*; ACL-RSI: *Anterior Cruciate Ligament- Return to Sport injury;* RSI: Índice de fuerza reactiva; TSK: *Tampa Scale for Kinesiophobia*. Adaptado de Kotsifaki y otros (2023) [30].

- Brinlee y otros (2022) [167] realizaron una revisión de la literatura dando las siguientes recomendaciones a la hora de considerar apto a un deportista antes del RTP (Tabla 159).

Recomendaciones previas antes del *Return to play*
Un mínimo de 9 meses tras la operación, aunque preferiblemente alargarlo hasta los 12 meses.
IDS de fuerza isométrica/isocinética cuadricipital ≥ 90 %.
IDS en las baterías de saltos (SHU, TSHU, TSHUC, 6 m *timed hop*) ≥ 90 %.
Ausencia total de aprehensión e hinchazón y/o dolor en la rodilla.
Puntuación en el cuestionario ACL-RSI ≥ 80 %.
Confirmación de que la preparación física específica del deporte se ha conseguido hasta casi el nivel previo a la lesión.

Tabla 159. IDS: Índice de simetría; ACL-RSI: *Anterior Cruciate Ligament- Return to Sport injury*. SHU: salto horizontal unipodal; TSHU: triple salto horizontal unipodal; TSHUC: triple salto horizontal unipodal cruzado. Adaptado de Brinlee y otros (2022) [167].

Así mismo, estos autores señalan unos hitos clínicos a cumplir en función de las semanas transcurridas tras la operación, el tipo de injerto seleccionado y de si existe reparación meniscal o no. Esto podría servir de orientación general sobre cuándo se deberían de alcanzar dichos hitos, puesto que son datos promedios (Tabla 160) [167].

Validación de los hitos clínicos				
	RLCA		RLCA + R	
Hinchazón	Semana 13		Semana 13	
Extensión activa de la rodilla	Semana 2		Semana 1	
Extensión pasiva de la rodilla	Semana 1		Semana 2	
	HTH	Autoinjerto de TI/aloinjerto	HTH	Autoinjerto de TI/aloinjerto
IDSC> 80 %	Semana 12-14	Semana 9	Semana 16-20	Semana 12
IDSC>90 %	Semana 30	Semana 15	Semana 26-35	Semana 13

Tabla 160. RLCA: reconstrucción del ligamento cruzado anterior, RLCA + R: reconstrucción del ligamento cruzado anterior con reparación meniscal; HTH: Hueso-tendón-hueso; TI: tendones isquiosurales; IDSC: índice de simetría cuadricipital. Adaptado de Brinlee y otros (2022) [167].

- En el estudio prospectivo de Kyritsis y otros (2016) [132], realizado en 158 futbolistas profesionales (21 ± 5 años) sometidos a una intervención del LCA, encontraron que aquellos **jugadores que no cumplieron estos 6 criterios** (Tabla 161) antes de volver a la práctica deportiva, estuvo asociado con un **riesgo de relesión hasta de 4 veces superior**. Es por ello por lo que jugadores de fútbol deben de haber superado estas pruebas antes del RTP.

Batería de pruebas y criterios utilizados durante el periodo de estudio	
Pruebas para el RTP	Puntuación permitida
Prueba isocinética a 60, 180 y 300º/s	Simetría del 10 % en el cuádriceps a 60º/s
SHU	IDS >90 %
TSHU	IDS >90 %
TSHUC	IDS >90 %
Rehabilitación específica en campo	Completado
T-test	<11 s

Tabla 161. RTP: *return to play*, s: segundos; IDS: Índice de simetría. SHU: salto horizontal unipodal; TSHU: triple salto horizontal unipodal; TSHUC: triple salto horizontal unipodal cruzado. Adaptado de Kyritsis y otros (2016) [132].

- Hadley y otros (2022) [141] realizaron una revisión en la que crearon un *checklist* (Tabla 162) de los test más comúnmente utilizados de cara al RTP. El 16,4 % de los deportistas que superaron con éxito todas las pruebas, se volvieron a lesionar en alguna de sus rodillas, siendo la afectación más común una rerrotura de la misma rodilla; mientras que un 26,3 % de los deportistas que no pasaron las pruebas se lesionaron. Los autores concluyen que, esta lista de verificación demostró que **los deportistas que la aprobaron con éxito antes de volver a jugar, experimentaron una tasa de lesión más baja**, en particular una reducción significativa en la lesión del LCA ipsilateral, en comparación con los pacientes que no la superaron.

Criterios para el *Return to play*	
Nada o mínimo derrame, ROM completo, no inestabilidad articular.	IDS ≥ 90 % en los 4 tipos de salto (SHU, TSHU, TSHUC, 6M-*timed hop*).
Perímetro de muslo < 1,5 cm de diferencia entre miembros.	IDS ≥ 80 % en pruebas de evaluación del movimiento.
IKDC ≥ 90 %.	IDS ≥ 90 % en pruebas de CDD.
FMS ≥14.	

Tabla 162. ROM: rango de movimiento; cm: centímetros; IKDC: *international knee documentation committee*; FMS: *functional movement screen*; IDS: índice de simetría; SHU: salto horizontal unipodal;

TSHU: triple salto horizontal unipodal; TSHUC: Triple salto horizontal unipodal cruzado; 6M-*timed hop*: máximo número de saltos posibles a una pierna en una distancia de 6 metros. CDD: cambio de dirección. Adaptado de Hadley y otros (2022) [141].

- Welling y otros (2017) [202] también elaboraron un conjunto de criterios para el RTP. Aunque el propósito de este estudio prospectivo fue evaluar los cambios a lo largo del tiempo en hombres y mujeres (24,2 ± 6,2 años) operados de LCA a los 6 y 9 meses con la batería de test (Tabla 163), los autores nos muestran una serie de **pruebas con sus respectivos criterios** que los deportistas deben de superar para ser considerados como aptos para regresar a la práctica deportiva. Cabe señalar que los sujetos de estudio eran practicantes de las siguientes modalidades deportivas: fútbol (siendo el deporte más frecuentado) baloncesto, balonmano, rugby y *voleyball*. El tipo de plastia más utilizada fue la procedente de autoinjerto isquiosural y, en segundo lugar, autoinjerto de TC.

Criterios para el *return to play* y porcentaje de pacientes que los superaron en dos momentos temporales		
Criterios	**6 meses**	**9 meses**
IDS >90 % en el torque pico del cuádriceps evaluado con un dispositivo isocinético a 60º/s.	33,9	53,2
IDS >90 % en el torque pico de los isquiosurales evaluado con un dispositivo isocinético a 60º/s.	67,7	74,2
IDS >90 % en el torque pico del cuádriceps evaluado con un dispositivo isocinético a 180º/s.	43,5	56,5
IDS >90 % en el torque pico de los isquiosurales evaluado con un dispositivo isocinético a 300º/s.	75,8	72,6
IDS >90 % en el torque pico del cuádriceps evaluado con un dispositivo isocinético a 300º/s.	38,7	59,7
IDS >90 % en el torque pico de los isquiosurales evaluado con un dispositivo isocinético a 300º/s.	80,6	80,5
Torque pico >3 Nm/kg en la extremidad inferior lesionada evaluado con un dispositivo isocinético a 60º/s.	27,4	40,3
Ratio I/C > 55 % en mujeres y >62,5 % en hombres en la extremidad inferior lesionada evaluado con un dispositivo isocinético a 300º/s.	90,3	91,9
IDS >90 % en el SHU.	74,2	96,8
IDS >90 % en el TSHU.	75,8	93,5
IDS >90 % en el SLU.	45,2	83,9
LESS <5	51,6	80,6
Percentil número 15 en el IKDC en deportistas no lesionados	58,1	62,9
ACL-RSI >56	59,7	72,6

Tabla 163. IDS: índice de simetría; N: newtons; m: metro; kg: kilogramos; LESS: *Landing error score system*; IKDC: *international knee documentation committee*; ACL-RSI: *anterior cruciate ligament- return to sport after injury*; SHU: salto horizontal unipodal; TSHU: triple salto horizontal unipodal; I: isquiosurales; C: cuádriceps. Adaptado de Welling y otros (2017) [202].

- En el estudio de Gómez-Piqueras y otros (2018) [342], se seleccionaron preparadores físicos expertos en el mundo del fútbol con gran trayectoria profesional en 1ª y 2ª división. De dicho trabajo, se propusieron diferentes test de rendimiento que evaluaban diferentes capacidades físicas para finalmente proponer un **listado de pruebas más realizadas por capacidad en el proceso final de vuelta al deporte tras lesión**: (1) **Fuerza**: CMJ, SHU, TSHU, TSHUC; (2) **Resistencia**: *Yo-Yo intermitent recovery test;* (3) **Velocidad/agilidad**: *Barrow test, Shuttle run 8 x 5 m,* (4) **Estabilidad/control postural**: *Y- balance test, Star excursión balance test.*
- En el estudio observacional prospectivo de Van Melick y otros (2020) [285] establecen una serie de **criterios cuantitativos y cualitativos** (Tabla 164) para que el deportista supere antes del RTP. Como se puede observar, los objetivos establecidos a alcanzar que en su gran mayoría es obtener en todas las pruebas una simetría >90 % [285].

Criterios para el *return to play* según la guía práctica de la reconstrucción del ligamento cruzado anterior	
Test cuantitativos	**RTP permitido cuando**
Fuerza isométrica en extensores de rodilla.	IDS > 90 %
Fuerza isométrica en flexores de rodilla.	IDS > 90 %
Fuerza excéntrica en flexores de rodilla.	IDS > 90 %
Fuerza isométrica en abducción de cadera.	IDS > 90 %
CMJ unipodal.	IDS > 90 %
SHU.	IDS > 90 %
SLU.	IDS > 90 %
Test cualitativos	**RTP permitido cuando**
SHU manteniendo posición final	Puntuación: «Sí»
LESS	Puntuación ≤ 5

Tabla 164. LESS: *landing error scoring system;* RTP: *return top play;* SHU: salto horizontal unipodal; SLU: saltos laterales unipodales; CMJ: salto con contramovimiento. Adaptado de Van Melick y otros (2020) [285].

9

Jóvenes deportistas: niños y niñas

En este apartado se abordarán las consideraciones específicas para tener en cuenta en jóvenes deportistas tras una rotura del LCA, en donde muchas de ellas guardan relación con deportistas adultos. Sin embargo, las técnicas quirúrgicas pueden diferir en la gran mayoría de los casos debido al proceso de maduración esquelética que presenta el ser humano, las cuales aparecerán desarrolladas. No obstante, se mencionarán algunos criterios sobre la elección de operar o no operar. Si se opta por la elección de operar, el lector podrá acceder a diferentes apartados donde se mencionan las indicaciones de dicha elección, los tipos de injertos comúnmente utilizados, las fases de rehabilitación, las consideraciones en niños prepúberes, los riesgos asociados con la reconstrucción, el manejo de las lesiones asociadas y qué herramientas son las utilizadas para medir los resultados. En niños/jóvenes y de acuerdo a la severidad de la lesión, habría que valorar la posibilidad de reconducir su orientación deportiva hacia especialidades menos peligrosas en las que pueda desarrollarse y pueda tener un grado razonable de éxito.

9.1. Objetivos y consideraciones generales en la rehabilitación

- Ardern y otros (2018) [153] proporcionaron un resumen de las ideas establecidas en el tratamiento tras una lesión del LCA en niños y niñas durante el Comité Olímpico Internacional de 2018, en el que se llevó a cabo un consenso que reunió a diferentes especialistas en el ámbito de la fisioterapia y cirugía ortopédica. Los autores señalan que los principales **objetivos del tratamiento** en estas poblaciones son: (1) restaurar una **rodilla estable** y que permita un **estilo de vida saludable y activo** a lo largo de la vida, (2) **reducción** del impacto de **patologías meniscales** existentes y del riesgo de que se produzcan cambios articulares degenerativos para evitar una futura intervención quirúrgica, y (3) **minimizar el riesgo** en una **alteración** del **crecimiento** y **deformidad** en la tibia y el fémur. La recuperación tras una lesión del LCA en este tipo de población, tiene que ser en **colaboración cercana con los padres/tutores**. Los ejercicios y los objetivos tienen que ser modificados respecto a los de los adultos. Esto se debe a que los niños no son adultos pequeños y no podemos esperar de ellos la realización de ejercicios sin supervisión.

  El **control neuromuscular durante acciones dinámicas** es el principal **objetivo** en la rehabilitación del LCA en niños. Para deportistas más jóvenes (con fisis marcadamente abiertas, que suele ser <12 años) el énfasis en que desarrollen hipertrofia y fuerza muscular es menor.

Durante la maduración, y a lo largo del inicio de la pubertad, son apropiadas estrategias de rehabilitación que se asemejan más a las utilizadas con pacientes adultos, debido al aumento de las hormonas androgénicas. Estas estrategias deben incluir un entrenamiento de fuerza más pesado con resistencias externas. La rehabilitación debe ser exhaustiva e individualizada según la madurez fisiológica y psicológica del niño para lograr resultados exitosos. Se debe hacer hincapié en los ejercicios que facilitan la alineación dinámica de las extremidades inferiores y en los patrones de movimiento biomecánicamente correctos. Aunque esto se ha implementado con éxito en los programas de rehabilitación en adolescentes y adultos, aún no se ha documentado tan extensamente en niños. Los niños que son sometidos a una reconstrucción del LCA, normalmente se les **aconseja llevar una rodillera antes de la intervención quirúrgica.** Después de la misma, se sigue recomendando su uso durante la fase 1 (normalmente de 2 a 6 semanas después de la operación). Sin embargo, los efectos de este tipo de aparatos en niños son desconocidos. Para no generar ninguna alteración en el crecimiento, los extremos de fijación de la plastia a modo de tapones óseos no deben de cruzar la fisis [153].

9.2. Elección de operar y no operar

- Siguiendo con el estudio de Ardern y otros (2018) [153], cuando existen **lesiones adicionales reparables en el momento del diagnóstico de lesión del LCA** (por ejemplo, lesión meniscal en asa de cubo) **debe de realizarse una reconstrucción temprana del LCA y del menisco.** En aquellos casos sin lesiones adicionales que justifiquen la cirugía, existen opiniones contradictorias, desde enfoques hacia la reconstrucción temprana, hasta el tratamiento no quirúrgico a través de una rehabilitación de alta calidad. Existe también la opción de una reconstrucción tardía del LCA si el niño/a tiene problemas recurrentes de inestabilidad a pesar de un buen tratamiento conservador. **Una rehabilitación de alta calidad no servirá de nada si el tratamiento quirúrgico es defectuoso, como, por ejemplo, una mala posición del injerto.** El número de episodios de inestabilidad antes de la cirugía parece ser un factor más importante que el tiempo transcurrido entre la lesión y la cirugía, siendo esta consideración, la base para las decisiones de cirugía temprana. **El tratamiento no quirúrgico es una opción viable y segura en pacientes esqueléticamente inmaduros que no tienen lesiones asociadas o problemas importantes de inestabilidad.** El tratamiento no quirúrgico, puede ser una opción de tratamiento permanente para aquellos que no desarrollan inestabilidad funcional, o una opción a corto plazo para retrasar la reconstrucción del LCA hasta que el niño haya alcanzado la madurez esquelética.

9.3. Evaluación de la edad esquelética

- Siguiendo con el estudio Ardern y otros (2018) [153], es necesario **evaluar y documentar la edad esquelética y cronológica del niño,** para individualizar el tratamiento y poder definir el crecimiento restante de la rodilla. Estas estimaciones, guiarán la elección del tratamiento, el momento de la cirugía y el método quirúrgico. Las fisis abiertas en el niño son vulnerables durante la cirugía, y ninguno de los tratamientos quirúrgicos recomendados actualmente para el niño con una lesión del LCA puede garantizar que proteja la fisis y evite la complicación potencial de detención del crecimiento o deformidad. Se pueden considerar radiografías de piernas largas (desde la cadera hasta los tobillos) después de la lesión para establecer una línea de base para evaluar el desarrollo potencial de deformidad angular y discrepancia en la longitud de las piernas. La evaluación de la edad esquelética también es relevante en la investigación y puede ser beneficiosa por razones medicolegales. Si se produce un crecimiento excesivo, una detención del crecimiento o una deformidad, puede ser importante la documentación prequirúrgica de la edad del esqueleto. A continuación, se establecen las siguientes consideraciones para la evaluación de la edad esquelética: (1) comprender la diferencia entre la edad esquelética y edad cronológica, (2) las imágenes de la rodilla deben servir para determinar si las fisis femoral y tibial y la apófisis de la tuberosidad tibial están abiertas, dicho esto, **si las áreas de crecimiento están cerradas, entonces, independientemente de la edad cronológica, el niño puede ser tratado como un adulto**, (3) ninguno de los métodos específicos para la determinación de la edad esquelética por sí solo es suficiente para determinar con precisión la edad esquelética, y (4) el método más común de evaluación de la edad esquelética es a través de radiografías anterior-posteriores de la muñeca y la mano izquierda. Esto se puede comparar con un atlas esquelético o con una aplicación de teléfono inteligente (por ejemplo, la aplicación *Bone Age* para *iPhone*).

9.4. Reconstrucción

9.4.1. Indicaciones

- Tal y como se indica en el estudio de Ardern y otros (2018) [153], las indicaciones para una reconstrucción del LCA serían las siguientes: (1) existencia de lesiones asociadas que requieran cirugía (rotura meniscal en asa de cubo, defecto osteocondral, etc.), (2) tras una rehabilitación adecuada, el niño/a sigue teniendo síntomas de inestabilidad en la rodilla y (3) el niño/a experimenta un nivel de participación inaceptable como estrategia de evitación para que la rodilla ceda.

9.4.2. Técnicas quirúrgicas empleadas

Técnica transfisaria

Siguiendo con la revisión de Ardern y otros (2018) [153], la técnica más comúnmente realizada en niños es la reconstrucción transfisaria del LCA aplicando la técnica de SB con la utilización de un injerto procedente de TI cuádruple (Figura 217). Los diámetros de los túneles óseos deben de ser lo más pequeños posibles (<9 mm) para acomodar un injerto de tamaño adecuado. Para minimizar el daño fisario, hay que orientar el túnel tibial lo más vertical y centrado posible mientras se mantiene la posición anatómica del injerto. En el lado femoral, el cirujano debe tener cuidado, evitando el anillo pericondral y considerar una orientación un poco más vertical que la que podría usarse para una reconstrucción del LCA en un paciente adulto.

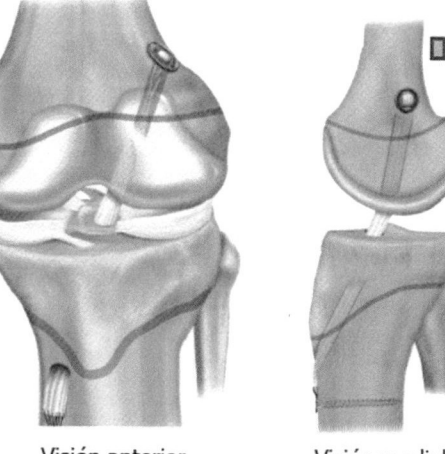

Visión anterior   Visión medial

Figura 217. Reconstrucción transfisaria del ligamento cruzado anterior. Adaptado de Ardern y otros (2018) [153].

Técnica con conservación fisaria

Esta técnica evita lesiones fisarias en niños con fisis marcadamente abiertas. Se incluye la técnica *over-the-top* con una tira procedente de la cintilla iliotibial (Figura 218A) y un procedimiento totalmente epifisario (Figura 218B) [153].

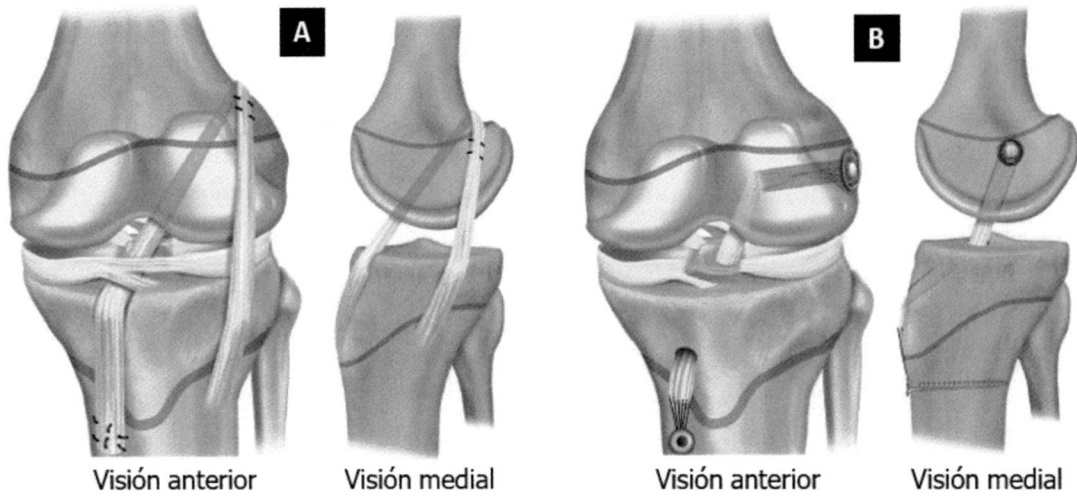

Visión anterior   Visión medial   Visión anterior   Visión medial

Figura 218. (A) Técnica de reconstrucción del LCA con conservación fisaria utilizando la técnica *over-the-top* con una tira procedente de la cintilla iliotibial. (B) Técnica de reconstrucción del LCA con conservación fisaria utilizando un procedimiento totalmente epifisario. LCA: ligamento cruzado anterior. Adaptado de Ardern y otros (2018) [153].

Técnica de reconstrucción parcial transfisaria

Esta técnica combina un túnel tibial transfisario con una técnica de preservación fisaria en el lado femoral (Figura 219).

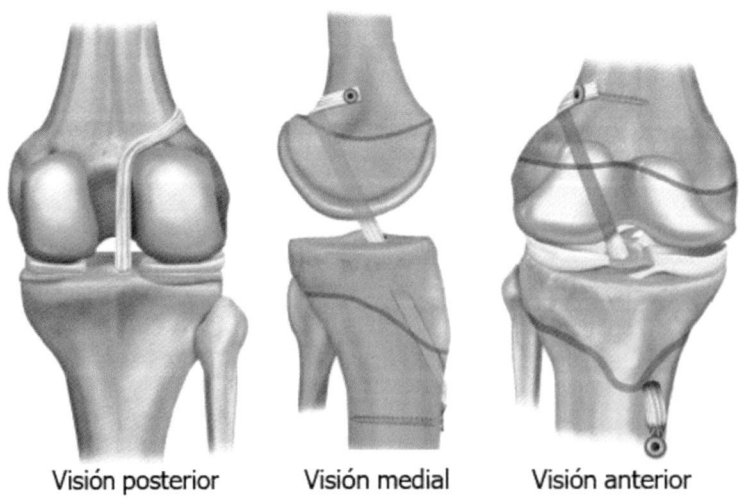

Visión posterior   Visión medial   Visión anterior

Figura 219. Reconstrucción parcial transfisaria del ligamento cruzado anterior. Adaptado de Ardern y otros (2018) [153].

9.4.3. Tipos de injertos y su remodelación

- Siguiendo con el estudio de Ardern y otros (2018) [153], se deben utilizar **solo injertos de tejido blando y no aloinjertos en pacientes pediátricos con fisis abiertas**, siendo el **injerto de TI** cuadriplicado el **más común**. Se puede utilizar un injerto de TC en pacientes con cartílagos de crecimiento abiertos para evitar dañar la apófisis de la tuberosidad tibial. Los aloinjertos no están indicados en pacientes pediátricos en la mayoría de los casos, debido a los malos resultados clínicos. Aunque actualmente existe poca evidencia al respecto, los tejidos blandos en niños tienen un mayor potencial de crecimiento biológico en comparación a los adultos. El injerto debe adaptarse a medida que el niño crece, pudiendo aumentar de longitud a medida que crece el hueso, sin embargo, no aumenta en diámetro. Por otro lado, los túneles óseos pueden reducir su tamaño relativo. Con el **crecimiento** óseo a **nivel longitudinal después de la reconstrucción transfisaria**, el **injerto** podría adquirir una **orientación** más **vertical**. Otros cambios por el crecimiento puede ser el estrechamiento de la escotadura intercondílea y la migración distal de la tibia y/o la migración proximal de las fijaciones extracorticales femorales. Sin embargo, la importancia clínica a largo plazo de estos cambios no está clara.

9.4.4. Fases de la rehabilitación

- Siguiendo con las ideas del consenso de Ardern y otros (2018) [153], la **fuerza muscular** debe ser **evaluada** con un **dispositivo isocinético o con un dinamómetro de mano**, y el tipo de prueba realizada junto con la experiencia del evaluador influirá altamente en los resultados. Si no se dispone del equipamiento necesario para realizar las evaluaciones de fuerza, se deberá remitir al deportista a otro profesional que pueda realizar estas valoraciones. Se ha organizado el programa de **rehabilitación en 4 fases**, descritas a continuación en la Tabla 165, con una fase adicional de prerehabilitación para aquellos que cursen con una reconstrucción del LCA, ya que se plantean dos opciones de tratamiento, uno conservador y otro quirúrgico. Los ejercicios avanzan gradualmente a través de las fases 2 y 3 del protocolo de rehabilitación como parte de una recuperación específica del deporte. Deben de cumplirse los **objetivos clínicos y funcionales para pasar de una fase a otra**. A lo largo de las **dos primeras fases**, se debe **evitar** que el niño/a realice acciones de **CDD o giros** en el colegio, durante el juego libre y en clase de Educación Física.

  Los criterios de progresión son similares en ambos tipos de tratamiento, conservador y quirúrgico. Sin embargo, existen diferentes expectativas de progresión y tiempo para volver a la participación completa en el deporte. Para todos los pacientes independientemente del tipo de tratamiento seleccionado, se deben haber alcanzado los criterios funcionales y clínicos descritos anteriormente en la Tabla 165. **El tratamiento no quirúrgico** debe de **durar al menos de 3-6 meses. La rehabilitación postoperatoria debe de durar un mínimo de 9 meses** antes de volver a la plena participación deportiva [153]. Debido al **alto riesgo de sufrir una rerrotura dentro del primer año postoperatorio** [261], se recomienda aconsejar a los niños/as que no vuelvan a practicar deportes que impliquen pivotaje y giros hasta al menos **12 meses después de la reconstrucción**. Una vez el jugador regresa al deporte, un programa preventivo enfocado a una alineación biomecánicamente correcta durante aterrizajes y CDD debería de formar parte de su entrenamiento rutinario [153].

Test funcionales recomendados y criterios para el RTS en adolescentes y niños deportistas tras una lesión del LCA
Deportistas que optan por una reconstrucción del LCA
Preoperatorio:
• Extensión completa de rodilla y por lo menos 120º de flexión activa de rodilla.
• Poco o nada de derrame.
• Habilidad de mantener la extensión máxima de la rodilla estando de pie sobre una pierna.
• En adolescentes: 90 % de simetría entre extremidades en los test de fuerza muscular.
En deportistas que optan por una reconstrucción del LCA o por un tratamiento conservador
De fase 1 a fase 2:
• Extensión completa de rodilla y 120º de flexión activa de la rodilla.
• Poco o nada de derrame.
• Habilidad de mantener la extensión máxima de la rodilla estando de pie sobre una pierna.
• Ejercicios durante la fase 1: bicicleta estática, extensión activa de rodilla (sin carga externa), variante de sentadillas con y sin apoyo, posiciones de pie sobre una sola pierna (control de la extensión máxima de rodilla), ejercicios de control de la cadera y de la pelvis.
De fase 2 a fase 3:
• ROM completo.
• 80 % de simetría entre extremidades en los test de salto, con una adecuada estrategia de aterrizaje.
• Habilidad de correr correctamente durante 10 minutos sin mostrar hinchazón posterior.
• En adolescentes: 80 % de simetría entre extremidades en los test de fuerza muscular.
• Ejercicios durante la fase 2: Posiciones de pie sobre una sola pierna (control de la extensión máxima de rodilla), sentadilla unipodal, puente glúteo e isquiosural, sentadillas en BOSU, subidas al step (frontal y lateral), zancadas sobre BOSU.
De fase 3 a fase 4: Participación deportiva (criterios para el RTS), y continuación en la prevención de lesiones:
• IDS en los saltos unipodales >90 % en relación con la extremidad contraria, mostrando una estrategia de aterrizaje correcta.
• Incrementar gradualmente la participación en los entrenamientos específicos del deporte sin mostrar dolor y/o hinchazón en la rodilla.
• Percepción subjetiva positiva de la rodilla.
• Conocimiento de las posiciones de alto riesgo en la rodilla durante las acciones específicas del deporte y habilidad de corregirlas.
• Mentalmente preparado para volver al deporte.
• En adolescentes: 80 % de simetría entre extremidades en los test de fuerza muscular.
• Ejercicios durante la fase 3: Sentadilla búlgara (progresar añadiendo carga), saltos en escaleras (bipodal y unipodal), *Split squats jumps* sobre BOSU, saltos y aterrizajes con énfasis en la absorción del impacto y evitando el valgo dinámico de la rodilla, ejercicios de CDD (progresar desde giros amplios a giros más cerrados), prensa de piernas, fortalecimiento de los cuádriceps utilizando el ejercicio de *leg extension*.
• Ejercicios durante la fase 4: *Fifa 11 + kids*.

Tabla 165. ROM: rango de movimiento; IDS: Índice de simetría; RTS: *return to sport*; LCA: ligamento cruzado anterior. Adaptado de Ardern y otros (2018) [153].

9.4.5. Consideraciones en niños prepúberes

• Siguiendo con la información de Ardern y otros (2018) [153], los niños que están cerca de la maduración ósea completa tienen que seguir las mismas guías de recuperación que un adulto, pero existen 5 consideraciones importantes a tener en cuenta: (1) Considerar un **programa** para realizarlo en su propio **domicilio** con énfasis en ejercicios lúdicos y variaciones (Figura 220), (2) los **test de salto y las pruebas de fuerza** con dispositivos isocinéticos tienen **mayores errores de medición** en este tipo de población, por lo que habría que tomar con cautela los datos, (3) establecer el **foco** en la **calidad del movimiento durante los test de salto más que en el IDS**, (4) existen test y criterios validados para medir la calidad de movimiento, por tanto es **responsabilidad del fisioterapeuta/readaptador el tener conocimiento de ello y experiencia en esta área**, y (5) los **criterios para el RTP** se han diseñado y probado científicamente para el deportista esqueléticamente maduro y se **recomiendan para niños cerca de la madurez completa**. Sin embargo, se desconoce la validez de estos criterios en el niño prepuberal.

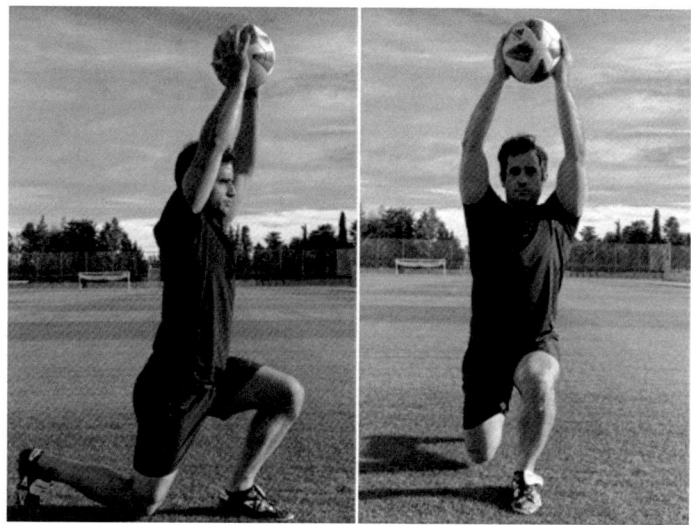

Figura 220. Ejemplo de un ejercicio que podría ser incorporado a un programa de rehabilitación en casa. Adaptado de Ardern y otros (2018) [153].

9.4.6. Riesgos asociados con la reconstrucción

A continuación, Ardern y otros (2018) [153] nos presentan los posibles riesgos y complicaciones que podrían surgir tras una reconstrucción del LCA.

• Alteración del crecimiento

Este riesgo **no es frecuente** (alrededor de un 2 %), pero es **realmente grave si ocurre**. Estas alteraciones en el crecimiento pueden ser resultado de tapones óseos en la fisis o de una tenodesis extraarticular. La mayor parte del crecimiento de las extremidades inferiores del niño se produce a partir de la fisis distal del fémur y la fisis proximal de la tibia. Cualquier **procedimiento quirúrgico en el que se perforan túneles a través o cerca de la fisis, está asociado con un riesgo de detención del crecimiento y deformidad angular asociada y/o discrepancia en la longitud de las piernas**. Las técnicas transfisarias tienen una tasa más alta de rotura del injerto y una tasa más baja de deformidad o desviación del eje del miembro inferior. Las técnicas de conservación fisaria tienen una tasa más baja de rotura del injerto y una tasa más alta de deformidad de las extremidades inferiores o desviación del eje. Las técnicas de fijación metafisaria pueden suponer un mayor riesgo de angulación y rotación femoral en relación con otras técnicas. Las técnicas epifisarias pueden aumentar el riesgo de deformidad rotacional y disminuir el riesgo de deformidad angular [153].

La mayoría de los niños que requieren tratamiento quirúrgico se acercan a la madurez esquelética y no les queda un crecimiento sustancial, por tanto, **puede ser razonable realizar procedimientos transfisarios cuando al niño le queda un crecimiento mínimo.** El **seguimiento clínico y radiológico** dentro de los **primeros 12 meses posteriores a la operación** puede ayudar al cirujano a detectar evidencia clínica y radiográfica temprana de discrepancia en la longitud de las piernas, deformidad angular o lesión fisaria. Para el niño con fisis marcadamente abiertas, la evaluación adecuada del seguimiento de la diferencia en la longitud de las piernas, podría incluir una evaluación clínica anual y radiografías de la rodilla, con el objetivo de estudiar la alineación de las piernas hasta la madurez esquelética y el cierre de la fisis. Se debe monitorear la talla y si el crecimiento supera los 6 cm en 6 meses, o si los hallazgos clínicos lo justifican, se debe adelantar la evaluación anual [153].

- **Recaídas**

Una **menor edad**, el regreso a **deportes** donde existen acciones de **pivotaje** y la reconstrucción con **aloinjerto**, son **predictores** importantes de una nueva **lesión del LCA** después de la reconstrucción. Se puede esperar que **uno de cada cuatro pacientes menores de 25 años que vuelven a practicar deportes de pivotaje después de la reconstrucción del LCA, sufra una nueva lesión del LCA.** La mejor evidencia disponible sugiere una tasa de rotura del injerto en niños y adolescentes (rango de edad de 6 a 19 años) del 13 % y una tasa de lesión del LCA contralateral del 14 % [153].

- **Salud de la rodilla a largo plazo**

La meniscectomía se asocia con un mayor riesgo de osteoartritis. Por lo tanto, siempre que sea posible, el tratamiento de las lesiones del LCA debe enfatizar la preservación del menisco [153].

- **Rigidez de la rodilla**

Puede deberse al grado de lesión del LCA, rigidez en la cápsula articular y la lesión de estructuras anexas al LCA. También, puede estar relacionada con intervenciones quirúrgicas o una rehabilitación inadecuada. La rigidez de la rodilla es rara en niños de 13 años o menos, y menos frecuente en los hombres. Los pacientes que tienen rigidez en la rodilla después de una lesión del LCA deben aspirar a un ROM completo de extensión activa de la rodilla antes de someterse a una reconstrucción del LCA. **Si el déficit de extensión de la rodilla persiste más allá de los 3 meses posteriores a la operación, se puede justificar una RMN para evaluar el pinzamiento anterior** (lesión cíclope) y la artroscopia posterior (si el déficit continúa sin resolverse a pesar de la rehabilitación) [153].

- **Infecciones**

Estos datos son extrapolados de la literatura que combina población adulta y pediátrica. Las tasas de infección en pacientes adultos son generalmente bajas, siendo de un 0,19 % cuando se utilizan autoinjertos para la reconstrucción de LCA [153].

9.4.7. Manejo de lesiones asociadas: lesión meniscal y cartilaginosa

- Siguiendo con el estudio de Ardern y otros (2018) [153], el grado de **aporte vascular en los meniscos disminuye con la edad entre el 10 y el 30 %.** La distribución vascular más robusta en los meniscos en niños se refleja en el aumento de la intensidad de la señal intrameniscal a través de una RMN. La señal globular e intrameniscal se puede observar en niños y puede parecer un desgarro meniscal. Sin embargo, estos hallazgos son benignos y suelen reflejar la abundante vascularización de los meniscos pediátricos (Figura 221). Es prioritario **conservar la mayor cantidad posible de tejido meniscal y la reparación debe ser realizada por especialistas.**

Las lesiones del cartílago articular en combinación con la lesión del LCA son menos frecuentes que los desgarros meniscales. Sin embargo, se debe de tener un mayor grado de sospecha de afectación del cartílago articular en pacientes con lesiones combinadas de menisco y de LCA. Además, el cóndilo femoral interno puede ser más vulnerable. Los **factores que pueden estar asociados con lesiones condrales más graves son los episodios recurrentes de inestabilidad y el aumento del tiempo entre la lesión del LCA y la reconstrucción** [153].

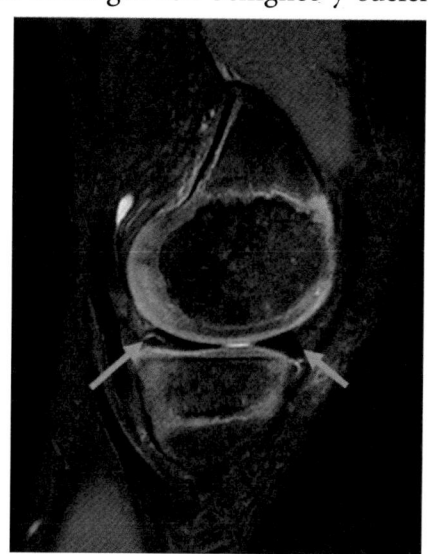

Figura 221. Aspecto de un menisco altamente vascularizado (flechas grises) a través de una resonancia magnética en un niño de 10 años. Adaptado de Ardern y otros (2018) [153].

9.4.8. Medición de los resultados

- Ardern y otros (2018) [153] nos proporcionan respuesta a cómo se pueden medir los resultados tras una lesión del LCA en niños que no pueden ser evaluados con pruebas clínicas o con imágenes. La evaluación de los resultados informados por los niños suele ser válida en niños mayores y adolescentes (10 años). En niños más pequeños, <10 años, la evaluación de los resultados informada por los padres suele ser más apropiada. A continuación, en la Tabla 166 aparecen diferentes cuestionarios para medir el resultado. Sin embargo, actualmente no se disponen de cuestionarios específicos para pacientes <10 años. Los cuestionarios *Pedi-IKDC* y el *KOOS- Child*, se han adaptado para evaluar la función de la rodilla en esta población.

Resumen de diferentes cuestionarios para medir el resultado en pacientes pediátricos con una lesión del LCA	
Tipo de instrumento	**Escala/cuestionario utilizado**
Calidad de vida relacionada con la salud	*Child health questionnaire* *PedsQl* *Pediatric PROMS*
Condición o región específica	*Pedi-IKDC* *KOOS-Child*
Evaluación del nivel de actividad	*Pediatric Functional Activity* *Brief Scale*

Tabla 166. LCA: ligamento cruzado anterior; *PedsQl: Pediatric Quality of Life Inventory; PROMS Paediatric Patient-reported Outcome Measures.* IKDC: *International Knee Documentation Committee;* KOOS: *Injury and Osteoarthritis Outcome Score.* Adaptado de Ardern y otros (2018) [153].

10

Prevención de lesiones

Sin duda, uno de los mayores esfuerzos que se debería de realizar dentro del ámbito profesional de la fisioterapia, de la medicina deportiva y de la preparación física, es en tratar de evitar en la medida de lo posible, que una lesión de semejante gravedad ocurra. Es necesario resaltar que existen unos deportes más lesivos que otros, que obligan a un mayor grado de prevención, como puede ser el fútbol. La persona o personas encargadas de llevar a cabo la recuperación tras una lesión del LCA, tienen la responsabilidad de proporcionar al deportista su mejor praxis, y es por ello por lo que este libro aporta un conocimiento ordenado y actualizado. Dicho esto, las medidas de control en los deportistas, y las estrategias de minimización del riesgo de lesión (denominadas aquí como prevención) a través del entrenamiento que aparecen en este apartado junto con otros que ya han sido explicados a lo largo de este libro, son fundamentales para intentar reducir la tasa de lesiones graves de rodilla. Este apartado, define los términos de prevención primaria y secundaria, desarrolla aquellos programas de entrenamiento que han sido llevados a análisis para comprobar su efectividad en la reducción de la tasa de lesiones de LCA, y proporciona un análisis y reflexión de cómo tras la experiencia del autor de este libro en relación con lo que marca la literatura, se podría preparar al deportista para reducir el riesgo de lesión.

10.1. Prevención primaria

- La **prevención primaria** tiene como objetivo **prevenir una lesión específica mediante la eliminación o reducción de sus causas potenciales.** La evaluación de los jugadores durante la pretemporada tiene como objetivo detectar déficits en la ADM y en la fuerza muscular, entre otras capacidades. Por poner un ejemplo, realizar valoraciones de fuerza en la musculatura isquiosural a través del ejercicio *nordic hamstrigns* seguido de un programa de fortalecimiento excéntrico para aquellos deportistas que presenten menores niveles de fuerza sería un ejemplo de prevención primaria [343]. Tal y como se indica en la obra de Seirul-Lo (2017) [73], **la minimización del riesgo de lesión es multifactorial** y no puede ser atajada con éxito solamente con la realización de ciertas intervenciones de manera aislada (mejorar la fuerza, la ADM, control neuromuscular, etc.). Cuidar los detalles en cada una de las sesiones de entrenamiento para atender a las necesidades individuales de cada deportista, contando con su propia percepción de seguridad o inseguridad/vulnerabilidad en cada paso del proceso, será la mejor y seguramente la única manera de disminuir este riesgo lesional.

10.1.1. Programas y tipos de entrenamiento

- *The Academy of Orthopaedic Physical Therapy* y *The American Academy of Sports Physical Therapy* llevaron a cabo una guía de práctica clínica enfocada a la prevención de lesiones de rodilla basada en el ejercicio. La **prevención basada en el ejercicio** se ha definido como una **intervención que requiere que el participante esté activo y mueva su cuerpo.** Esto puede incluir actividad física; fortalecimiento muscular, estiramientos, ejercicios propioceptivos, de agilidad o pliométricos; y otras modalidades de entrenamiento, quedando excluidas las intervenciones pasivas como los aparatos ortopédicos y los programas que incluyen solo educación del paciente. Las instituciones arriba mencionadas nombraron a expertos sobre este contenido con experiencia en fisioterapia, medicina y cirugía como desarrolladores y autores de esta guía. A continuación, se exponen algunas recomendaciones ya descritas en la anterior versión de esta guía del año 2018 y otras actualizadas a fecha 2023, donde se hace especial hincapié en la **prevención primaria de lesión del LCA** [11]:
  - Grado de recomendación A. Los entrenadores, personal sanitario, familiares y los propios deportistas, deberían recomendar el uso de **programas de prevención basados en el ejercicio antes de las sesiones de partidos y entrenamientos,** especialmente en deportistas mujeres < 18 años y no solo en aquellos deportistas identificados, a través de pruebas de detección, como de alto riesgo de lesión LCA. La **duración** de estos programas podría estar en torno a los **20 minutos** realizados varias veces por semana durante toda la temporada. Algunos de estos programas pueden ser: *FIFA 11, FIFA 11+, HarmoKnee y Knäkontroll* [11].
  - Grado de recomendación A. Para una mayor reducción en los costes médicos futuros y la prevención de lesiones de LCA, osteoartritis y reemplazos totales de rodilla, los médicos, entrenadores, padres y atletas deben alentar la **implementación de programas de prevención de lesiones de LCA basados en ejercicios en atletas de 12 a 25 años que están involucrados en deportes con alto riesgo de lesión del LCA** [11].
  - Grado de recomendación A. Los futbolistas, especialmente **mujeres,** deberían de utilizar **programas de prevención basados en el ejercicio con el objetivo de reducir el riesgo de lesiones severas de rodilla** y de LCA. Los programas potencialmente beneficiosos podrían ser: *Prevent Injury and Enhance Performance (PEP), HarmoKnee y Knäkontroll.* Los programas destinados a las mujeres deberían incorporar componentes múltiples, ejercicios de control motor y una combinación de ejercicios pliométricos y de fuerza [11].
  - Grado de recomendación B. Jugadores y jugadoras de balonmano, particularmente aquellos entre los 15 y 17 años de edad, deberían implementar programas de prevención basados en el ejercicio con el objetivo de reducir el riesgo de lesiones severas de rodilla [11].
- En el estudio prospectivo realizado por Murray y otros (2017) [344], comprobaron **si el entrenamiento neuromuscular guardaba relación con las lesiones del LCA en deportistas universitarios.** Este estudio abarcó un total de 611 equipos y 27335 estudiantes de fútbol americano, voleibol y chicos y chicas futbolistas. Más de dos tercios de estos deportistas recibieron una variedad de entrenamiento neuromuscular en la pretemporada y a lo largo de la temporada, que sirvió como complemento al entrenamiento de su deporte específico y aproximadamente la mitad entrenó bajo la supervisión de un entrenador titulado. Los resultados de este estudio indicaron que, para los chicos practicantes de fútbol americano, el entrenamiento de fuerza estuvo asociado significa-

tivamente con menos lesiones del LCA (RR: 0,088; 95 % IC 0,013-0,608; p<0,05). Por otro lado, un menor número de lesiones del LCA entre los equipos de futbolistas masculinos estuvo asociado con: tener un entrenador titulado trabajando en el equipo (RR: 0,683; 95 % IC 0,535-0,873; p<0,05) y el uso de ejercicios pliométricos (RR: 0,574; 95 % IC 0,369-0,893; p<0,05), aunque estos fuesen realizados de manera aislada durante la temporada (RR: 0,668; 95 % IC 0,489-0,912; p<0,05). Sin embargo, esto no sucedió en las jugadoras de fútbol, puesto que ninguna de las actividades realizadas en los entrenamientos se relacionó estadísticamente con el número de lesiones del LCA. Para los equipos de voleibol, el entrenamiento neuromuscular de pretemporada se asoció con una mayor cantidad de lesiones en el LCA.

Los autores de este estudio concluyen que los **futbolistas varones demostraron un mayor beneficio con el uso del entrenamiento neuromuscular, el cual se reflejó en una tasa más baja de lesiones del LCA en relación con los otros deportes**. Tener personal titulado encargado de la supervisión de estos ejercicios mejora sustancialmente la implementación de estos. Por el contrario, en las chicas no se encontró una asociación positiva entre realizar este tipo de trabajo y las lesiones del LCA. De igual modo, los autores lanzan las siguientes **recomendaciones** con el fin de **minimizar** la **incidencia** lesional del LCA: (1) El **fortalecimiento** de la región media (**core**) y del **tren inferior** utilizando ejercicios como las sentadillas o las zancadas, tienen beneficio a la hora de contrarrestar la inestabilidad dinámica del valgo de la rodilla. El fortalecimiento de los isquiosurales es especialmente importante para contrarrestar el posible desequilibrio entre la musculatura cuadricipital e isquiosural; (2) el **entrenamiento pliométrico** aumenta la potencia muscular y minimiza el desequilibrio de fuerza entre miembros inferiores; (3) un **técnico especialista**, puede **reconocer patrones de movimiento alterados** y enseñar la mecánica corporal adecuada; (4) la combinación de **ejercicios de equilibrio** con el **entrenamiento de fuerza y ejercicios pliométricos**, parece reducir aún más el riesgo lesional; (5) para que se produzcan adaptaciones neuromusculares, los entrenamientos de fuerza deben durar al menos **20 minutos y no menos de dos veces por semana durante al menos 6 semanas** [344].

- Krutsch y otros (2020) [6] realizaron un estudio prospectivo que tuvo como objetivo **cuantificar la incidencia de lesiones severas de rodilla en el fútbol de élite durante una temporada completa, comparando la incidencia lesional con la implementación de diferentes programas de entrenamiento estándar para la minimización del riesgo de lesión en la rodilla**. Se estableció como lesiones severas aquellas que resultaron en una rotura de algunos de los siguientes ligamentos; LCA, LCP, LLI, LLE; o lesiones en cartílago y meniscos, fracturas en la articulación de la rodilla y luxaciones de rótula. La cohorte estuvo compuesta por hombres futbolistas de élite alemanes que competían desde la 4° hasta la 7° liga. Este nivel «élite» representa un nivel semiprofesional que se encuentra por debajo de las tres ligas profesionales de fútbol del país. Los equipos fueron divididos en dos grupos: grupo intervención, compuesto por un total de 26 equipos abarcando a 529 jugadores (22,7 ± 4,3 años) y grupo control, compuesto por un total de 36 equipos abarcando a 601 jugadores (21,9 ± 4,1 años).

El grupo intervención realizó programas de entrenamiento no solo basados en las preferencias del *staff* técnico de los respectivos equipos, sino en función de la evidencia científica relacionada con la prevención de lesiones y programas de calentamiento en fútbol. El tiempo del que se dispuso para llevar a cabo estos programas preventivos fue de 12 minutos en cada sesión de entrenamiento. El programa consistió en 5 módulos seleccionados, los cuales fueron utilizados dos veces por semana durante toda la temporada. Cada módulo constaba de un ejercicio principal y varios ejercicios alternativos con variaciones específicas en el movimiento, pero con un objetivo general similar. Adaptado a los principales factores de riesgo de lesiones graves de rodilla en el fútbol, este programa incluía los siguientes cinco módulos con los principios fundamentales de la prevención de lesiones: movilidad, estabilidad del core, estabilidad y alineación de la pierna, ejercicios de salto, aterrizaje y agilidad (Figura 222) [6].

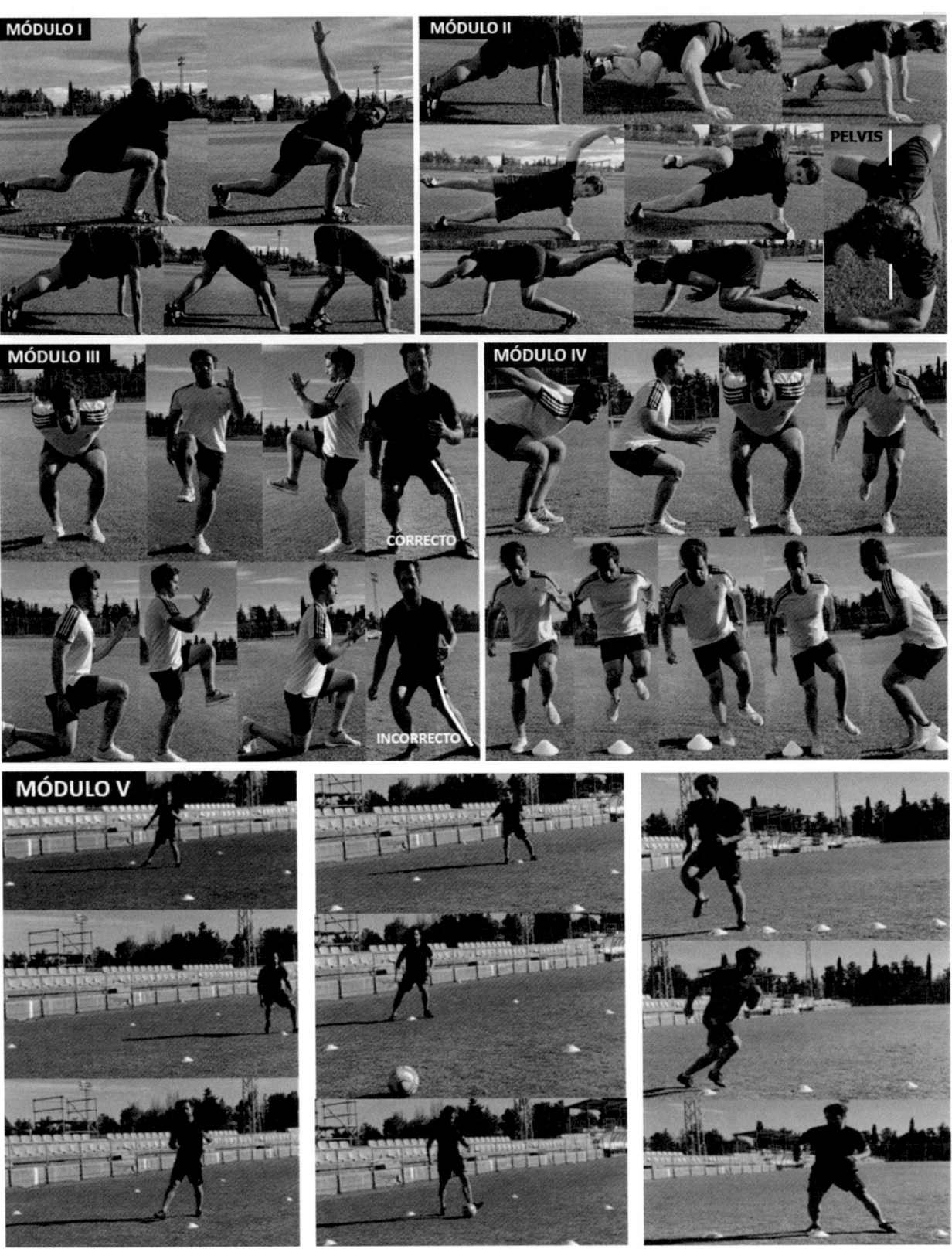

Figura 222. Módulo I (movilización): arriba: zancada con rotación de columna. Posible variación: caminar con las manos. Módulo II (core): arriba: flexiones tocando antebrazo; medio: plancha lateral

con coordinación pierna-brazo; abajo: variación. Módulo III (estabilidad y alineación pierna): arriba: sentadilla con especial atención en el eje de la pierna; abajo: zancada cambiando piernas; derecha: demostración correcta de alineación del eje longitudinal de la pierna mientras se realizan los ejercicios. Módulo IV (saltos y aterrizajes): salto con contramovimiento aterrizando a dos o a una pierna. Abajo derecha 1-3: salto lateral; abajo derecha 4-5: variación del salto lateral con giro 90º. Módulo V (agilidad): izquierda: carrera en forma de estrella con especial atención al eje longitudinal de la pierna cuando se cambia de dirección. Medio: *Go-stop-Go* con balón. Derecha: carrera lateral. Adaptado de Krutsch y otros (2020) [6].

Los resultados de este estudio indicaron que las lesiones severas de rodilla fueron significativamente más bajas en el grupo intervención en comparación al control (0,38 vs 0,68/1000 h; $p < 0,05$ con una prevalencia 9,8 % y del 18 % respectivamente). Los autores de este estudio señalan la importancia de **implementar entrenamiento con fines preventivos en el fútbol para reducir la tasa de lesiones severas de rodilla** [6].

- En el estudio prospectivo de Silvers-Granelli y otros (2017) [345], se examinó si el **programa preventivo *FIFA 11* + podría reducir la cantidad total de lesiones del LCA en futbolistas varones en edad universitaria**, y si cualquier reducción en la tasa de lesiones de LCA difería entre partidos y entrenamientos, demarcación, nivel de juego (1ª o 2ª división) o superficie de juego. Se encontró una disminución general de más de 4 veces en la tasa de lesiones del LCA en esta población en comparación con el grupo control (RR: 0,24, 95 % IC 0,07-0,81). Al examinar la tasa de lesiones del LCA en partidos frente a entrenamientos, por demarcación en el campo, en la superficie de juego, o solo entre los jugadores que competían en 1ª división, no hubo diferencias entre los grupos intervención y control. Sin embargo, sí que hubo una reducción de más de 8 veces en la tasa de lesiones del LCA entre el grupo intervención y los grupos control al analizar solo a los jugadores de 2ª división (RR: 0,12, 95 % IC 0,02-0,93). Los autores concluyeron que se ha demostrado la **capacidad del *FIFA 11*+ para disminuir la incidencia lesional del LCA en futbolistas universitarios masculinos en un 77 %.**
- Al Attar y otros (2022) [346] realizaron una revisión sistemática de ensayos clínicos aleatorizados, con el objetivo de dar respuesta a la pregunta de si los **programas preventivos de lesiones que incluyen ejercicios pliométricos reducen la incidencia lesional del LCA.** En general, los resultados mostraron una **reducción mayor del 60 % en las lesiones de LCA** por cada 1000 horas de exposición (partidos y entrenamientos) entre los deportistas que recibieron programas preventivos de lesiones que incluían ejercicios pliométricos en comparación al grupo control (IRR 0,40, IC del 95 %: 0,26 a 0,63). Lo mismo ocurrió en los estudios en los que se agruparon datos de lesiones por contacto o sin contacto, mostrando una reducción de lesiones del 59 % por cada 1000 h de exposición (IRR 0,41; IC del 95 %: 0,24 a 0,70). En los estudios en los que solo se analizaron las lesiones del LCA por contacto, hubo una reducción del 41 % (IRR 0,59; IC del 95 %: 0,15 a 2,30) y en los estudios en los que solo se examinaron las lesiones sin contacto, hubo una reducción de lesiones del 66 % (IRR 0,34; IC del 95 %: 0,18 a 0,65). De igual manera, en los estudios que proporcionaron datos en hombres, causaron una reducción del 79 % (IRR 0,21, IC del 95 %: 0,07 a 0,62), mientras que, en los estudios en mujeres, del 50 % (IRR 0,51, IC 95 % 0,30 a 0,87).
- La justificación para incluir **ejercicios pliométricos** se basa en la evidencia de que el **ciclo de estiramiento-acortamiento** activa los componentes neurales, musculares y elásticos

y, por lo tanto, debería **mejorar la estabilidad articular** (rigidez dinámica). De hecho, el entrenamiento **pliométrico combinado** con **otros ejercicios** provoca una **disminución de las fuerzas de aterrizaje**, los **momentos de varo/valgo y aumenta la activación muscular** [117]. Una combinación de entrenamiento pliométrico y perturbación, podría ser un diseño adecuado enfocado a mejorar el control del core y, por lo tanto, mejorar el control del tronco durante movimientos dinámicos. Es por ello por lo que Weltin y otros (2017) [200] realizaron un ensayo clínico con el objetivo de, **determinar los efectos de un entrenamiento pliométrico combinado con perturbación en el control del core y la biomecánica de las extremidades inferiores durante saltos laterales**. En este estudio participaron 24 mujeres (21 ± 3 años) deportistas de diferentes niveles y deportes (fútbol, baloncesto y balonmano) sin historial de lesiones en la rodilla. Un grupo realizó un entrenamiento pliométrico combinado con perturbación y el otro, que sirvió de grupo control, realizó un entrenamiento pliométrico estándar. Para ambos grupos, el entrenamiento tuvo una duración de 4 semanas.

Los saltos laterales con perturbación que realizó el grupo intervención se definieron como saltos con una pierna desde una posición erguida hasta una distancia predefinida antes de impulsarse con la otra pierna para volver a la posición inicial. Mientras saltaban sobre esta plataforma, los participantes podían experimentar diferentes condiciones de aterrizaje en el contacto inicial, es decir, (1) la plataforma de aterrizaje se alejó (deslizamiento); (2) la plataforma de aterrizaje se movió hacia el participante; o (3) la plataforma de aterrizaje no se movió (permaneció estable). Además, se podía introducir incertidumbre al informar, o no, a los participantes sobre la próxima condición de aterrizaje antes de la ejecución del movimiento. A lo largo del entrenamiento, la magnitud de la perturbación se incrementó progresivamente y se introdujo la incertidumbre sobre la tarea. En el siguiente enlace, **https://onlinelibrary.wiley.com/doi/10.1111/sms.12657**, se puede ver el ejercicio planteado junto con los programas de entrenamiento que realizaron ambos grupos. Para la evaluación de la cinética y cinemática de la rodilla, se realizaron maniobras de CDD inesperadas [200].

Los resultados de este estudio indicaron que **el grupo que entrenó la pliometría con saltos laterales aplicando la perturbación en la fase de aterrizaje, redujo significativamente la rotación del tronco alejándolo de la nueva dirección de desplazamiento y aumentó la rotación de la pelvis hacia la nueva dirección de desplazamiento**. Ambos tipos de entrenamiento mejoraron la distribución de cargas sobre la rodilla. Durante los CDD no previstos, el ancho en los apoyos de los pies disminuyó en el grupo que entrenó con perturbaciones. Estas modificaciones biomecánicas, pueden reducir el riesgo de lesiones en el LCA. Los autores de este estudio comentan que los deportistas podrían utilizar los principios de entrenamiento pliométrico con perturbaciones utilizando el material disponible en el gimnasio. Por ejemplo, las bandas elásticas podrían crear resistencia mientras se realizan saltos laterales, y las superficies inestables, como la almohadilla de espuma (*foam pads*), podrían crear condiciones de aterrizaje inestables [200].

- Faude y otros (2017) [32] realizaron una revisión sistemática con metaanálisis con el objetivo de **cuantificar los tamaños del efecto en las adaptaciones del rendimiento ante programas de prevención de lesiones multimodales que incluían ejercicios de equilibrio estático, equilibrio dinámico, pliometría, fuerza y potencia en el tren inferior**, en deportistas practicantes de *fútbol, baloncesto, hockey, Gaelic football y hurling*, donde el rango de edad fue de 10 a 19 años. Los autores observaron efectos moderados en el equilibrio (ES=0,64, IC del 95 %: 0,21 a 1,07); efectos pequeños potencia en el tren inferior (ES=0,34, IC del 95 %: 0,01 a

0,66); y un efecto grande en las habilidades del *sprint* (ES=0,86, IC del 95 %: 0,47 a 1,24) y en pruebas específicas del deporte (ES=1,18 IC del 95 %: 0,34 a 2,02). En los chicos, hubo efectos moderados en la fuerza isocinética del tren inferior (ES=0,54, IC del 95 %: 0,32 a 0,75) en comparación con las chicas. La implementación de estos programas, conducen a una serie de adaptaciones neuromusculares que podrían explicar parcialmente un menor riesgo de lesiones. Utilizar **15-20 minutos dentro del calentamiento** para implementar estos programas, tiene **beneficios significativos en jóvenes deportistas durante las etapas críticas de su desarrollo.**

10.1.2. Consideraciones en el trabajo preventivo semanal

- En el estudio prospectivo de Waldén y otros (2015) [104], realizado en futbolistas profesionales masculinos, describieron **los mecanismos de lesión del LCA durante la situación de juego, el comportamiento jugador-adversario y la biomecánica lesional, basándose en análisis sistemáticos de vídeo.** Tras comprobar que los mecanismos de lesión más frecuentes fueron, los CDD, los aterrizajes a una pierna tras golpear un balón y aterrizar a una pierna tras cabecear un balón, los autores proponen las siguientes consideraciones: (1) entrenamiento del control postural y neuromuscular del core y de las extremidades inferiores; (2) trabajo del control y fuerza del pie junto con la técnica de carrera durante los CDD en acciones defensivas, imitando situaciones de presión; (3) mantenimiento de la estabilidad durante el golpeo, pases y dominio del balón y; (4) técnica de salto y aterrizaje durante duelos aéreos.
- Nassis y otros (2019) [35] señalan que, dado el exigente calendario de partidos de fútbol a lo largo de una temporada, es difícil **decidir en qué momento de la semana para plantear un trabajo de carácter preventivo,** puesto que el entrenamiento excéntrico, suele dejar dolor o pesadez en las piernas. Por tanto, se plantean una serie de recomendaciones:
  - El **dolor muscular** tras el ejercicio excéntrico en la musculatura isquiosural suele alcanzar su **punto máximo** entre las **48 y 72 h** después del entrenamiento, por tanto, parece ser que incluir ejercicios de estas características (como el *Nordic Hamstrings*) el día después del partido tiene menos efectos adversos que el mismo entrenamiento realizado 3 días después del partido [35]. *Dicho esto, es importante señalar que el entrenamiento excéntrico también se puede modular en intensidad, o que un sujeto adaptado a este trabajo probablemente tendría menor dolor muscular posterior.*
  - Los programas de prevención de lesiones que incluyeron el **ejercicio de *Nordic Hamstrings*** realizado **durante el calentamiento, redujeron el riesgo de lesiones en los isquiosurales** en jugadores de fútbol. Así mismo, parece ser que los ejercicios de fuerza excéntricos realizados después del entrenamiento, pueden reducir la influencia negativa de la fatiga en la fuerza de los isquiosurales y posiblemente mitigar el riesgo de lesiones en los mismos. De hecho, los jugadores que realizaron un entrenamiento excéntrico en estado de fatiga, en comparación con los que no estaban fatigados, mostraron un mejor mantenimiento de la fuerza excéntrica en los isquiosurales durante un partido simulado [35].
  - El **entrenamiento de fuerza o neuromuscular y/o ejercicios de propiocepción,** pueden realizarse **antes o al final del entrenamiento** dependiendo del enfoque de estos [35].
  - Programas de ejercicios preestablecidos como el *FIFA 11+* que incorpora ejercicios de equilibrio, propiocepción, etc., podrían forman **parte del calentamiento** [35].

10.1.3. Juegos en espacios reducidos

- Los SSG, MSG y los LSG se han utilizado en el fútbol como metodología de entrenamiento, ya que permiten a los jugadores replicar comportamientos específicos durante el desarrollo del juego asemejándose a las exigencias físicas, técnicas y tácticas que ocurren durante los partidos. Esto es debido a que en este tipo de tareas aparecen en mayor o menor medida todos los componentes de la lógica interna del fútbol como son: compañeros, adversarios, espacio, tiempo, balón, metas y reglas. Así mismo aparecerán los respectivos roles sociomotrices presentes, correspondientes a las fases de ataque y de defensa. De acuerdo con la manera en la que estén presentes estos elementos, el juego tendrá unas exigencias u otras provocando la emergencia de diferentes comportamientos (tácticos, técnicos, condicionales, psicológicos, etc.) en el equipo y en cada jugador a nivel individual. Estos juegos enfrentan a dos equipos en un contexto de colaboración-oposición en un espacio y participación simultáneos. **Teniendo en cuenta los formatos de estos juegos como, por ejemplo, la modificación de las reglas del juego, utilización de diferentes espacios, así como el número de jugadores, es adecuado tenerlos en cuenta de cara al proceso de RTP,** ya que permitirá a los deportistas prepararse de manera progresiva y específica para hacer frente a la competición de acuerdo con el principio de especificidad del entrenamiento [248].

- En el estudio de Nassis y otros (2019) [35], los autores señalan que la mayor parte del tiempo de los entrenamientos de fútbol, se dedica a la realización de los juegos en espacios reducidos. Aunque **los SSG mejoran los aspectos tácticos del juego, pueden disminuir algunos atributos físicos esenciales** (como, por ejemplo, la capacidad de realizar *sprints*) **que protegen contra las lesiones.** Esto puede deberse al limitado espacio disponible, impidiendo a los jugadores cubrir la distancia suficiente a altas velocidades. Es por ello por lo que **los jugadores no obtengan suficiente protección para las lesiones en la región isquiosural.** Si bien es cierto, se reconoce la importancia de la realización de los SSG para minimizar otros factores de riesgo, como, por ejemplo, la adquisición de una carga mecánica suficiente. Parece ser que algunos tipos de juegos (SSG, MSG y LSG) podrían no preparar a los deportistas para hacer frente a las demandas reales del juego (Figura 223). Es por ello por lo que se plantea como solución **personalizar el entrenamiento de tal manera que se simulen las demandas de carrera a alta velocidad presentes en la competición, así como carreras intermitentes de alta intensidad que impliquen CDD.**

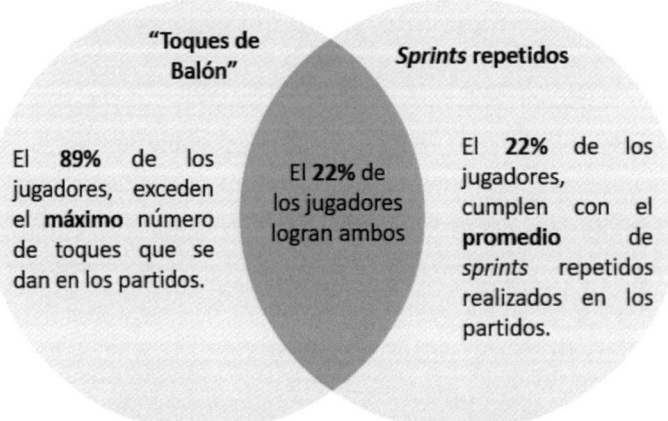

Figura 223. Eficacia de los SSG para desarrollar la capacidad de repetir *sprints* en futbolistas de élite. Solo el 22 % de los jugadores cumplieron con la frecuencia promedio de estas acciones, destacando la

necesidad de complementar los SSG con entrenamiento de intervalos de alta intensidad y así simular las demandas reales de los partidos. SSG: *Small Side Games*. Adaptado de Nassis y otros (2019) [35].

10.1.4. Análisis y reflexión

- Tal y como se ha comentado en el apartado 6.3.2 **Feedforward, ajustes posturales anticipatorios y compensatorios**, el cual el autor de este libro recomienda al lector repasar dado su relación con la minimización del riesgo de lesión, estudios de análisis de vídeo han encontrado que **el tiempo transcurrido entre el contacto inicial y el momento de la lesión del LCA es de 40-48 ms** [106] [95], lo que sugiere una **ventana de tiempo muy pequeña entre el contacto inicial con el suelo y la rotura del ligamento**, en la que los deportistas no tendrían tiempo suficiente para implementar una estrategia de movimiento segura durante la realización de acciones de alta intensidad como son los CDD o los saltos, y aún más, cuando se le suma una tarea cognitiva (concepto de doble tarea descrito en el apartado 8.11 **Evaluación de la doble tarea**) [110]. Es por ello por lo que el deportista deberá recurrir a los mecanismos de APA, puesto que estos son capaces de responder entre los 0-150 ms previos al impacto o perturbación [195]. Podríamos pensar que, realizando un entrenamiento pliométrico, los tiempos de contacto mejorarían hasta tal punto que estos se acercarían a los tiempos en los que se da una rotura del LCA y así el deportista reaccionase con margen retirando el pie del suelo. No obstante, esto no parece ser así. Revisando los análisis cinéticos de algunos estudios presentes en este libro, vemos que lo tiempos medios de contacto con el suelo en el DJ unipodal utilizados en deportistas profesionales que no tienen un historial de lesiones de rodilla, son de 330 ms [48], siendo también de 330 ms en el primer y segundo rebote durante la realización del TSHU [289]. De igual modo, y dado que una acción frecuente en la que se produce la lesión del LCA es el CDD, se han observado tiempos de contacto medios de 472 ms durante CDD preplaneados en el test 505, el cual implica un giro de 180º [246] y de 220 ms cuando el CDD se produce a 45º en una situación no preplaneada [242]. Dicho esto, parece ser que la única opción que le quedaría al deportista sería anticipar la situación de peligro, ya que como hemos visto, si comparamos la diferencia en tiempo desde que se produce la rotura hasta que se retira el pie del suelo en un CDD no preplaneado, es hasta 5 veces inferior.

- Tal y como se indica en el trabajo de Serpell y otros (2010) [341], se podría argumentar que los deportistas se vuelven más «hábiles» al participar en ejercicios que impliquen la aparición de agilidad reactiva y que, como resultado, disminuya su susceptibilidad a las lesiones. Los deportistas pueden aprender a identificar señales específicas del deporte cuando participan en tareas con características reactivas, las cuales, implican una toma de decisión teniendo que reaccionar rápido a los estímulos. Al hilo con esto, Grooms y otros (2015) [194] exponen en su comentario clínico, que existe una disminución de las capacidades de procesamiento visual en individuos antes de la lesión del LCA. Pruebas neurocognitivas, revelan una **disminución en la velocidad de procesamiento visual y el tiempo de reacción que preceden una lesión posterior del LCA**. Un mecanismo teórico para la función visual que influye en el riesgo de lesiones, es la **capacidad de preparar el sistema neuromuscular para anticiparse a situaciones y maniobras de alto riesgo. Si los recursos de procesamiento visual se utilizan para mantener la entrada aferente para el control motor de la rodilla, esto puede disminuir la capacidad de compensar los estímulos ambientales y atenuar las maniobras no anticipadas**, como cambiar de dirección o aterrizar, que dependen del procesamiento visual rápido. Esta información puede ser ampliada en el apartado 6.3 **Aprendizaje motor y neuroplasticidad en la rehabilitación del ligamento cruzado anterior.**

> *El autor de este libro ha puesto este tema en común en diversas ocasiones con José Luis Arjol, el cual, como responsable del área de metodología de enseñanza en una cantera de fútbol profesional, propone que desde edades tempranas se deberían de implementar juegos y tareas en las cuales exista permanentemente el engaño junto con múltiples opciones de movimiento, con y sin contacto, puesto que estas podrían ser estrategias que minimicen el riesgo de lesiones de este tipo, ya que el deportista adquiría un gran abanico de posibilidades de movimiento para hacer frente a situaciones de peligro.*

10.2. Prevención secundaria

* La prevención secundaria tiene como objetivo **detectar la lesión en un momento suficientemente temprano de su desarrollo, donde la intervención puede prevenir su progresión o empeoramiento.** Esto implicaría una detección temprana (por ejemplo, factores de riesgo) junto con una intervención o tratamiento temprano (por ejemplo, ajuste de cargas de trabajo) [343]. Brinlee y otros (2022) [167] destacan los buenos resultados que tuvieron los estudios analizados en su revisión de acuerdo con la reducción del riesgo de volver a sufrir una lesión del LCA, y es por ello por lo que los autores recomiendan que los **deportistas deben de continuar con un programa de prevención secundaria al menos dos veces por semana durante toda su carrera deportiva** (Tabla 167). Dichos programas pueden ser el *FIFA 11+* o similares, además de un entrenamiento progresivo de fuerza en las extremidades inferiores. Se recomienda al lector revisar de nuevo el apartado 6.3 **Aprendizaje motor y neuroplasticidad en la rehabilitación del ligamento cruzado anterior**, donde se indica que el entrenamiento en la fase de prevención secundaria, se debería enfatizar en la actividad motora y en factores de control como la anticipación.

Prevención secundaria de lesión del LCA
• Mínimo dos sesiones de entrenamiento específico a la semana.
• Mantenimiento de la fuerza cuadricipital y evaluar periódicamente la fuerza máxima de la rodilla (1RM) a través de la prueba de extensión de rodilla (pre/postemporada).
• Consultar pautas de prácticas clínicas para la prevención de lesiones de rodilla y obtener ejemplos en vídeo.
• Considerar la implementación a largo plazo de las planchas laterales tipo Copenhague y los *nordic hamstrings* para las estrategias de reducción de lesiones en las extremidades inferiores.
Si se utiliza algún dispositivo ortopédico como una rodillera, se puede dejar de usar pasado 1 año.

Tabla 167. Adaptado de Brinlee y otros (2022) [167].

10.2.1. Niños y niñas

- Petushek y otros (2019) [347] realizaron una revisión sistemática con metaanálisis para evaluar la **inclusión de programas de entrenamiento neuromuscular en la prevención de la lesión del LCA** en jóvenes mujeres deportistas. Tras la síntesis de 18 estudios, encontraron que el riesgo de presentar lesión en el LCA se redujo casi en un 50 % (OR: 0,51; 95 % IC 0,37-0,69) en aquellos programas de entrenamiento en los que se incluyó un entrenamiento neuromuscular. Cabe destacar que esta reducción del riesgo de lesión en el LCA fue superior en deportistas en edad colegial, entre 13-19 años, (OR: 0,38; 95 % IC 0,24-0,60) en comparación con deportistas universitarias y profesionales, entre 19-24 años (OR: 0,65; 95 % IC 0,48-0,89). Los autores destacan que los programas que incluyeron más **ejercicios de estabilización tras los aterrizajes** (por ejemplo, *landings* desde alturas o saltos seguidos de aterrizajes), **fuerza** en la musculatura **isquiosural** (por ejemplo, *nordic hamstrings*), zancadas y elevaciones de talones, redujeron el riesgo de presentar lesión del LCA en mayor medida que aquellos programas que no incluyeron estos ejercicios. Es por ello por lo que señalan la importancia de implementar este tipo de ejercicios durante la temporada regular.
- Volviendo al estudio de consenso de Ardern y otros (2018) [153], los programas de prevención de lesiones se enfocan en la **mejora de patrones de movimiento a través del entrenamiento de fuerza, pliometría y entrenamiento de agilidad específica del propio deporte**. También, es fundamental la **educación** de los deportistas en **tareas de aterrizajes y CDD**. Estos programas son sencillos de implementar, puesto que requieren de poco o ningún material y forman parte de la propia estructura de entrenamiento regular del equipo 2 o 3 veces por semana. Los programas bien diseñados, tienen tasas de lesiones y unas pérdidas de tiempo por lesión más bajas. Pero **el efecto de un programa preventivo está fuertemente relacionado con la frecuencia de realización**, por tanto, la adherencia a estos suele ser uno de los mayores desafíos para el profesional que lo lleva a cabo.

Programa de calentamiento: Knäkontroll

- Waldén y otros (2012) [7] realizaron un ensayo clínico aleatorizado con el objetivo de **evaluar la eficacia de un programa de calentamiento neuromuscular para reducir la tasa de lesiones agudas de rodilla, en particular la del LCA, en jugadoras adolescentes de fútbol** (entre los 12 y 17 años). Esta intervención se desarrolló a lo largo de una temporada competitiva completa. El grupo experimental, el cual realizó el programa de calentamiento *Knäkontroll*, sumó un total de 2479 jugadoras, mientras que el grupo control, el cual siguió con su entrenamiento regular sin ninguna modificación, sumó un total de 2085 jugadoras. El programa *Knäkontroll* consta de seis ejercicios: sentadilla unipodal, puente glúteo, sentadilla bipodal, planchas, zancadas y técnica de salto y aterrizaje. Cada ejercicio está subdividido en 4 niveles progresivos en dificultad y un nivel realizado por parejas. Este programa aparece **detallado en la Tabla 32, a la cual el lector puede acceder utilizando el código QR proporcionado al inicio de este libro**. Así mismo, en el siguiente enlace, se pueden consultar los vídeos de los ejercicios divididos por niveles: **https://utbildning.sisuforlag.se/fotboll/tranare/spelarutbildning/knakontroll/**. Los ejercicios fueron precedidos por 5 minutos de carrera a baja intensidad y tardaron unos 15 minutos en completarse después de la familiarización. Los clubes que formaron el grupo experimental realizaron este calentamiento dos veces por semana durante el calentamiento durante toda la temporada. Todos los jugadores comenzaron por el primer nivel de dificultad y pasaron al siguiente cuando los ejercicios se realizaron con un buen control.

Los resultados de este estudio mostraron que se produjeron un total de 21 lesiones del LCA, las cuales 7, fueron en el grupo intervención y 14 en el grupo control. Se registraron un total de 57 lesiones severas, 26 en el grupo intervención y 31 en el control. El tratamiento estadístico mostró una **reducción significativa del 64 % en la tasa de lesiones del LCA en el grupo intervención** (RR: 0,36, 95 % IC 0,15-0,85; p=0,02). Este programa de calentamiento neuromuscular redujo significativamente la tasa de lesiones del LCA en jugadoras adolescentes de fútbol [7].

Programa de entrenamiento: *HarmoKnee*

- El objetivo de este programa es **aumentar la conciencia general sobre el riesgo de lesiones, proporcionando un programa de calentamiento estructurado y ejercicios de fortalecimiento destinados a lograr un patrón de movimiento mejorado que produzca menos tensión en la articulación de la rodilla.** Este programa consta de 5 partes: calentamiento/activación, activación muscular, equilibrio, fuerza y estabilidad central (*core*); las cuales todas ellas pueden ser realizadas e integradas en la práctica regular del fútbol sin necesidad de equipamiento adicional. Es importante enfatizar que se debe poner el foco en realizar los ejercicios con una técnica correcta [8].

- En el ensayo clínico aleatorizado de Kiani y otros (2010) [8] analizaron el impacto que tenía **implementar el programa preventivo *HarmoKnee* en la reducción de lesiones de rodilla en jugadoras adolescentes de fútbol** (entre los 13 y 19 años). Esta intervención se desarrolló a lo largo de una temporada competitiva completa. El grupo experimental, compuesto por 48 equipos, el cual realizó el programa de calentamiento *HarmoKnee*, sumó un total de 777 jugadoras. Mientras que el grupo control, compuesto por 49 equipos, que siguió con su entrenamiento regular sin ninguna modificación, sumó un total de 729 jugadoras. Los equipos pertenecientes al grupo experimental realizaron este programa dos veces a la semana durante la pretemporada (del 1 febrero al 25 de abril) y una vez por semana durante la temporada regular (del 26 de abril al 31 de octubre), aprovechando el tiempo destinado del calentamiento para su realización. Este programa puede ser consultado **en la Tabla 33, a la cual se puede acceder a través del código QR proporcionado al inicio de este libro.**

Los resultados de este estudio mostraron que se produjeron un total de 13 lesiones de rodilla en el grupo control, de las cuales 10 fueron sin contacto; y 3 en el grupo experimental. El grupo control, sufrió 3 lesiones de LCA, 3 luxaciones de rótula y 2 lesiones en el LLE de la rodilla; mientras que el grupo experimental no sufrió ninguna de estas. En lo que respecta a la severidad, el grupo experimental no tuvo ninguna lesión severa, mientras que el grupo control sumó un total de 11. Los autores de este estudio concluyen que el hallazgo principal fue la **reducción en un 77 % de las lesiones de rodilla en jóvenes jugadoras de fútbol.** Además, la incidencia lesional de rodilla en situaciones sin contacto, se redujo en un 90 %, sin producirse lesiones en el grupo intervención [8].

Programas FIFA 11, FIFA 11+ y FIFA +*Kids*

- El FIFA 11 + es un programa de **calentamiento dinámico realizado en el campo, con una duración de 15 a 20 minutos** que se lleva a cabo antes de los partidos y entrenamientos, realizándose dos o tres veces por semana durante toda la temporada. Incluye ejercicios de fuerza, agilidad, ejercicios propioceptivos y pliométricos. El objetivo es reducir las lesiones más recurrentes en los jugadores de fútbol [345].

- En la revisión sistemática con metaanálisis realizada por Thorborg y otros (2017) [17] investigaron **el efecto de los programas de prevención de lesiones de la FIFA en el fútbol (FIFA 11 y FIFA 11+).** A diferencia del *FIFA 11*, el programa *FIFA 11+*, incluye un calentamiento más dinámico y un modelo de progresión más específico para los ejercicios, para permitir una mayor variación y optimización de la condición física. **En la Tabla 34, a la cual se puede acceder a través del código QR presente al inicio de este libro**, aparecen descritos ambos programas. De igual modo, en el siguiente enlace, aparece un vídeo con los diferentes ejercicios junto con sus progresiones para una mejor comprensión: **https://www.youtube.com/watch?v=nl8_XgdcCuI.**

  Tras el análisis de los resultados, se observó una reducción del 25 % de todas las lesiones por cada 1000 horas de exposición aplicando dichos programas en comparación a los grupos control (p=0,007). Así mismo, cuando se quiso analizar qué tipo de programa tuvo más efecto, si el *FIFA 11 o el FIFA 11+*, los resultados mostraron una reducción de todas las lesiones por cada 1000 horas de exposición cuando se aplicó el programa *FIFA 11+* en comparación con el grupo control (p<0,001). Sin embargo, el programa FIFA 11 no produjo ninguna reducción significativa en las lesiones cuando se comparó con el grupo control (p=0,982). En lo que respecta a las tasas de lesión por región específica asociadas con el programa FIFA 11+, se observó una reducción del total de las lesiones en las extremidades inferiores cuando se aplicó dicho programa en comparación a los grupos control (p<0,001). De manera aún más específica, se observó una reducción significativa de lesiones aplicando dicho programa en comparación al grupo control en los músculos isquiosurales (p=0,016), región de la ingle/cadera (p=0,037), región de la rodilla (p<0,001) y región de tobillo (p=0,035). El programa de prevención *FIFA 11+* **reduce la incidencia lesional en las cuatro regiones que más se lesionan en el fútbol: isquiosurales, cadera/ingle, rodilla y tobillo en un 60 %, 41 %, 48 % y 32 %, respectivamente** [17].

- En el ensayo clínico aleatorizado de Rössler y otros (2018) [2] **evaluaron la eficacia del programa *FIFA 11 + kids* en la reducción de la incidencia lesional en jugadores de fútbol entre los 7 y 13 años.** Este programa consta de 7 ejercicios diferentes y se pueden realizar en aproximadamente 15-20 minutos después de su familiarización. Tres ejercicios están enfocados a la estabilidad dinámica unipodal de las extremidades inferiores (saltar y aterrizar), otros tres ejercicios en la fuerza/estabilidad de todo el cuerpo, y un ejercicio enfocado en la técnica de caída. La dificultad de cada ejercicio aumenta progresivamente en cinco niveles, para tener en cuenta las diferencias en el rendimiento relacionadas con la edad y la madurez, así como las diferencias generales en las habilidades motoras de los niños de 7 a 13 años. Se comienza con el primer nivel de cada ejercicio para continuar con el siguiente cuando los jugadores pueden realizar el ejercicio de acuerdo con su descripción. Se ha de prestar especial atención a la alineación del cuerpo durante los ejercicios (por ejemplo, la alineación de las piernas durante los saltos unipodales). **En la Tabla 35, a la cual se puede acceder a través del código QR presente al inicio de este libro**, aparecen descritos los ejercicios.

No obstante, para una mejor comprensión, se proporciona el siguiente enlace: **https://www. youtube.com/watch?v=FsR9eux62gw&t=177s**. Los resultados de este estudio mostraron que implementar el *FIFA 11 + kids* dentro del calentamiento **redujo las lesiones en un 48 %** cuando se comparó con el grupo control. Se obtuvo una **relación en la dosis-respuesta entre la frecuencia de realización y la tasa de lesiones**, por tanto, los autores recomiendan su realización al menos una vez por semana, pero si se quieren maximizar sus beneficios se debería de realizar más frecuentemente.

11

Bibliografía

1. Rössler R., Junge A., Chomiak J., Dvorak J., Faude O. Soccer Injuries in Players Aged 7 to 12 Years: A Descriptive Epidemiological Study Over 2 Seasons. *The American Journal of Sports Medicine.* 2016;44(2):309-17.

2. Rössler R., Junge A., Bizzini M., Verhagen E., Chomiak J., Aus der Fünten K. *et al.* A Multinational Cluster Randomised Controlled Trial to Assess the Efficacy of '11+ Kids': A Warm-Up Programme to Prevent Injuries in Children's Football. *Sports Medicine* (Auckland, NZ). 2018;48(6):1493-504.

3. Bahr R., Clarsen B., Ekstrand J. Why we should focus on the burden of injuries and illnesses, not just their incidence. *British Journal of Sports Medicine.* 2018;52(16):1018-21.

4. Malone S., Hughes B., Doran D. A., Collins K., Gabbett T. J. Can the workload-injury relationship be moderated by improved strength, speed and repeated-sprint qualities? *Journal of Science and Medicine in Sport.* 2019;22(1):29-34.

5. Case M. J., Knudson D. V., Downey D. L. Barbell Squat Relative Strength as an Identifier for Lower Extremity Injury in Collegiate Athletes. *Journal of Strength and Conditioning Research.* 2020;34(5):1249-53.

6. Krutsch W., Lehmann J., Jansen P., Angele P., Fellner B., Achenbach L. *et al.* Prevention of severe knee injuries in men's elite football by implementing specific training modules. Knee surgery, sports traumatology, arthroscopy: *Official Journal of the ESSKA.* 2020;28(2):519-27.

7. Waldén M., Atroshi I., Magnusson H., Wagner P., Hägglund M. Prevention of acute knee injuries in adolescent female football players: cluster randomised controlled trial. *BMJ* (Clinical research ed). 2012;344:e3042.

8. Kiani A., Hellquist E., Ahlqvist K., Gedeborg R., Michaëlsson K., Byberg L. Prevention of soccer-related knee injuries in teenaged girls. *Archives of Internal Medicine.* 2010;170(1):43-9.

9. Monasterio X., Gil S. M., Bidaurrazaga-Letona I., Lekue J. A., Santisteban J. M., Diaz-Beitia G. *et al.* The burden of injuries according to maturity status and timing: A two-decade study with 110 growth curves in an elite football academy. *European Journal of Sport Science.* 2023;23(2):267-77.

10. Larruskain J., Lekue J. A., Martin-Garetxana I., Barrio I., McCall A., Gil S. M. Injuries are negatively associated with player progression in an elite football academy. *Science & Medicine in Football.* 2022;6(4):405-14.

11. Arundale A. J. H., Bizzini M., Giordano A., Hewett T. E., Logerstedt D. S., Mandelbaum B. *et al.* Exercise-Based Knee and Anterior Cruciate Ligament Injury Prevention. 2018;48(9):A1-A42.

12. Waldén M., Hägglund M., Hedevik H., Ekstrand J. ACL injuries in men's professional football: A 15-year prospective study on time trends and return-to-play rates reveals only 65 % of players still play at the top level 3 years after ACL rupture. *British Journal of Sports Medicine.* 2016;50:bjsports-2015.

13. Waldén M., Hägglund M., Magnusson H., Ekstrand J. Anterior cruciate ligament injury in elite football: a prospective three-cohort study. Knee surgery, sports traumatology, arthroscopy: *Official Journal of the ESSKA.* 2011;19(1):11-9.

14. Rambaud A. J. M., Semay B., Samozino P., Morin J. B., Testa R., Philippot R. *et al.* Criteria for Return to Sport after Anterior Cruciate Ligament reconstruction with lower reinjury risk (CR'STAL study): protocol for a prospective observational study in France. *BMJ open.* 2017;7(6):e015087.

15. Hart L., Cohen D., Patterson S., Springham M., Reynolds J., Read P. Previous injury is associated with heightened countermovement jump force-time asymmetries in professional soccer players. *Translational Sports Medicine.* 2019;2.

16. Duncan Fraser J. B. The European Football Injury Index. London: Howden group; 2022. 136 p. Available from: **https://www.howdengroup.com/sites/g/files/mwfley566/files/2022-09/Football-Injury-Index-September-22.pdf.**

17. Thorborg K., Krommes K. K., Esteve E., Clausen M. B., Bartels E. M., Rathleff M. S. Effect of specific exercise-based football injury prevention programmes on the overall injury rate in football: a systematic review and meta-analysis of the FIFA 11 and 11+ programmes. *British journal of sports medicine.* 2017;51(7):562-71.

18. UEFA. UEFA Elite Club Injury Study (ECIS) Report 2019/20. Nyon, Suiza: UEFA; 2020. 47 p. Available from: **https://editorial.uefa.com/resources/0265-115cf1249d3a-c523ddeccfef-1000/uefa_elite_club_injury_study_season_report_2019-20_-_team_x_2_20210118151053.pdf.**

19. Monasterio X., Cumming S., Larruskain J., Johnson D. M., Gil S. M., Bidaurrazaga-Letona I. *et al.* The combined effects of growth and maturity status on injury risk in an elite football academy. 2023:235-44.

20. Portillo J., Abián P., Calvo B., Paredes V., Abián-Vicén J. Effects of muscular injuries on the technical and physical performance of professional soccer players. *The Physician and sportsmedicine.* 2020;48(4):437-41.

21. Chena Sinovas M., Rodríguez Hernández M. L., Bores Cerezal A. Epidemiology of injuries in young Spanish soccer players according to the playing positions (Epidemiología de las lesiones en futbolistas jóvenes españoles según la demarcación). *Retos.* 2020;38(0):459-64.

22. Lemes I. R., Pinto R. Z., Lage V. N., Roch B. A. B., Verhagen E., Bolling C. *et al.* Do exercise-based prevention programmes reduce non-contact musculoskeletal injuries in football (soccer)? A systematic review and meta-analysis with 13 355 athletes and more than 1 million exposure hours. *British journal of sports medicine.* 2021;55(20):1170-8.

23. Suchomel T. J., Nimphius S., Stone M. H. The Importance of Muscular Strength in Athletic Performance. *Sports Medicine* (Auckland, NZ). 2016;46(10):1419-49.

24. Lauersen J. B., Bertelsen D. M., Andersen L. B. The effectiveness of exercise interventions to prevent sports injuries: a systematic review and meta-analysis of randomised controlled trials. *British journal of sports medicine.* 2014;48(11):871-7.

25. Yeung J., Cleves A., Griffiths H., Nokes L. Mobility, proprioception, strength and FMS as predictors of injury in professional footballers. *BMJ open sport & exercise medicine.* 2016;2(1):e000134.

26. Freitas T. T., Alcaraz P. E., Calleja-González J., Arruda A. F. S., Guerriero A., Kobal R. *et al.* Differences in Change of Direction Speed and Deficit Between Male and Female National Rugby Sevens Players. *Journal of Strength and Conditioning Research.* 2021;35(11):3170-6.

27. Loturco I., A. Pereira L. T., Freitas T. E., Alcaraz P., Zanetti V., Bishop C. *et al.* Maximum acceleration performance of professional soccer players in linear sprints: Is there a direct connection with change-of-direction ability? *PloS one.* 2019;14(5):e0216806.

28. Carlos-Vivas J., Pérez-Gómez J., Eriksrud O., Freitas T. T., Marín-Cascales E., Alcaraz PE. Vertical Versus Horizontal Resisted Sprint Training Applied to Young Soccer Players: Effects on Physical Performance. *International Journal of Sports Physiology and Performance*. 2020;15(5):748-58.

29. Dos'Santos T., McBurnie A., Comfort P., Jones P. A. The Effects of Six-Weeks Change of Direction Speed and Technique Modification Training on Cutting Performance and Movement Quality in Male Youth Soccer Players. *Sports* (Basel, Switzerland). 2019;7(9).

30. Kotsifaki R., Korakakis V., King E., Barbosa O., Maree D., Pantouveris M. *et al.* Aspetar clinical practice guideline on rehabilitation after anterior cruciate ligament reconstruction. *British Journal of Sports Medicine*. 2023.

31. Moran U., Gottlieb U., Gam A., Springer S. Functional electrical stimulation following anterior cruciate ligament reconstruction: a randomized controlled pilot study. *Journal of Neuroengineering and Rehabilitation*. 2019;16(1):89.

32. Faude O., Rössler R., Petushek E. J., Roth R., Zahner L., Donath L. Neuromuscular Adaptations to Multimodal Injury Prevention Programs in Youth Sports: A Systematic Review with Meta-Analysis of Randomized Controlled Trials. *Frontiers in physiology*. 2017;8:791.

33. Forster J. W. D., Uthoff A. M., Rumpf M. C., Cronin J. B. Training to Improve Pro-Agility Performance: A Systematic Review. *Journal of Human Kinetics*. 2022;85:35-51.

34. Abbott W., Clifford T. The influence of muscle strength and aerobic fitness on functional recovery in professional soccer players. *The Journal of Sports Medicine and Physical Fitness*. 2022;62(12):1623-9.

35. Nassis G. P., Brito J., Figueiredo P., Gabbett T. J. Injury prevention training in football: let's bring it to the real world. *British journal of sports medicine*. 2019;53(21):1328-9.

36. Myrick K. M., Voss A., Feinn R. S., Martin T., Mele B. M., Garbalosa J. C. Effects of season long participation on ACL volume in female intercollegiate soccer athletes. Journal of experimental orthopaedics. 2019;6(1):12.

37. Grzelak P., Podgorski M., Stefanczyk L., Krochmalski M., Domzalski M. Hypertrophied cruciate ligament in high performance weightlifters observed in magnetic resonance imaging. International orthopaedics. 2012;36(8):1715-9.

38. Beaulieu M. L., DeClercq M. G., Rietberg N. T., Li S. H., Harker E. C., Weber A. E. *et al.* The Anterior Cruciate Ligament Can Become Hypertrophied in Response to Mechanical Loading: A Magnetic Resonance Imaging Study in Elite Athletes. *The American Journal of Sports Medicine*. 2021;49(9):2371-8.

39. Purdam C D. M., Blanch P. Prescription of training load in relation to loading and unloading phases of training. *Australian Institute of Sport*. 2015.

40. Abed V., Dupati A., Hawk G. S., Johnson D., Conley C., Stone A. V. Return to Play and Performance After Anterior Cruciate Ligament Reconstruction in the National Women's Soccer League. *Orthopaedic Journal of Sports Medicine*. 2023;11(5):23259671231164944.

41. Cuyul-Vásquez I., Álvarez E., Riquelme A., Zimmermann R., Araya-Quintanilla F. Effectiveness of Unilateral Training of the Uninjured Limb on Muscle Strength and Knee Function of Patients With Anterior Cruciate Ligament Reconstruction: A Systematic Review and Meta-Analysis of Cross-Education. *Journal of Sport Rehabilitation*. 2022:1-12.

42. Ferrer-Roca V., Balius X., Domínguz Castrillo Ó., Linde F. J., Turmo-Garuz A. Evaluación de factores de riesgo de lesión del ligamento cruzado anterior en jugadores de fútbol de alto nivel. *ApuntsMedEsport*. 2013;49(181):5 10.

43. Ceroni D., Martin X. E., Delhumeau C., Farpour-Lambert N. J. Bilateral and gender differences during single-legged vertical jump performance in healthy teenagers. *Journal of Strength and Conditioning Research*. 2012;26(2):452-7.

44. Bishop C., Jordan M., Torres-Ronda L., Loturco I., Harry J., Virgile A. *et al.* Selecting Metrics that Matter: Comparing the use of the Countermovement Jump for Performance Profiling, Neuromuscular Fatigue Monitoring and Injury Rehabilitation Testing. *Strength and Conditioning Journal.* 2022.

45. Bishop C., Read P., Lake J., Chavda S., Turner A. Inter-Limb Asymmetries: Understanding how to Calculate Differences From Bilateral and Unilateral Test. *Strength and Conditioning Journal.* 2018;40.

46. Welling W., Benjaminse A., Lemmink K., Dingenen B., Gokeler A. Progressive strength training restores quadriceps and hamstring muscle strength within 7 months after ACL reconstruction in amateur male soccer players. Physical therapy in sport: *Official Journal of the Association of Chartered Physiotherapists in Sports Medicine.* 2019;40:10-8.

47. Kuenze C., Hertel J., Saliba S., Diduch D. R., Weltman A., Hart J. M. Clinical thresholds for quadriceps assessment after anterior cruciate ligament reconstruction. *Journal of Sport Rehabilitation.* 2015;24(1):36-46.

48. Kotsifaki R., Sideris V., King E., Bahr R., Whiteley R. Performance and symmetry measures during vertical jump testing at return to sport after ACL reconstruction. *British Journal of Sports Medicine.* 2023.

49. Ascenzi G., Filetti C., Di Salvo V., Núñez F. J., Suarez-Arrones L., Ruscello B. *et al.* Inter-limb asymmetry in youth elite soccer players: Effect of loading conditions. *PloS one.* 2022;17(6):e0269695.

50. O'Malley E., Richter C., King E., Strike S., Moran K., Franklyn-Miller A. *et al.* Countermovement Jump and Isokinetic Dynamometry as Measures of Rehabilitation Status After Anterior Cruciate Ligament Reconstruction. *Journal of Athletic Training.* 2018;53(7):687-95.

51. Bishop C., Read P., Chavda S., Turner A. Asymmetries of the Lower Limb: The Calculation Conundrum in Strength Training and Conditioning. *Strength and Conditioning Journal.* 2016;38.

52. Ribeiro-Alvares J. B., Oliveira G. D. S., De Lima E. S. F. X., Baroni B. M. Eccentric knee flexor strength of professional football players with and without hamstring injury in the prior season. *European Journal of Sport Science.* 2021;21(1):131-9.

53. Kew M. E., Bodkin S., Diduch D. R., Brockmeier S. F., Lesevic M., Hart J. M. *et al.* Reinjury Rates in Adolescent Patients 2 Years Following ACL Reconstruction. *Journal of Pediatric Orthopedics.* 2022;42(2):90-5.

54. Munro A. G., Herrington L. C. Between-session reliability of four hop tests and the agility T-test. *Journal of Strength and Conditioning Research.* 2011;25(5):1470-7.

55. Maulder P., Cronin J. Horizontal and vertical jump assessment: Reliability, symmetry, discriminative and predictive ability. *Physical Therapy in Sport - PHYS THER SPORT.* 2005;6:74-82.

56. Kotsifaki A., Van Rossom S., Whiteley R., Korakakis V., Bahr R., D'Hooghe P. *et al.* Between-Limb Symmetry in ACL and Tibiofemoral Contact Forces in Athletes After ACL Reconstruction and Clearance for Return to Sport. *Orthopaedic Journal of Sports Medicine.* 2022;10(4):23259671221084742.

57. Dingenen B., Truijen J., Bellemans J., Gokeler A. Test-retest reliability and discriminative ability of forward, medial and rotational single-leg hop tests. *The Knee.* 2019;26(5):978-87.

58. Haitz K., Shultz R., Hodgins M., Matheson G. O. Test-retest and interrater reliability of the functional lower extremity evaluation. *The Journal of Orthopaedic and Sports Physical Therapy.* 2014;44(12):947-54.

59. Wright J., Ball N., Wood N. Fatigue. H/Q ratios and muscle coactivation in recreational football players. *Isokinetics and Exercise Science.* 2010;17:161-7.

60. Springer B. A., Marin R., Cyhan T., Roberts H., Gill N. W. Normative values for the unipedal stance test with eyes open and closed. *Journal of Geriatric Physical Therapy* (2001). 2007;30(1):8-15.

61. Crossley K. M., Zhang W. J., Schache A. G., Bryant A., Cowan S. M. Performance on the single-leg squat task indicates hip abductor muscle function. *The American Journal of Sports Medicine.* 2011;39(4):866-73.

62. de Hoyo M., Sañudo B., Carrasco L., Mateo-Cortés J., Domínguez-Cobo S., Fernandes O., *et al.* Effects of 10-week eccentric overload training on kinetic parameters during change of direction in football players. *Journal of Sports Sciences.* 2016;34(14):1380-7.

63. Sasaki S., Nagano Y., Kaneko S., Sakurai T., Fukubayashi T. The Relationship between Performance and Trunk Movement During Change of Direction. *Journal of Sports Science & Medicine*. 2011;10(1):112-8.

64. Labanca L., Laudani L., Mariani P. P., Macaluso A. Postural Adjustments Following ACL Rupture and Reconstruction: A Longitudinal Study. *Int J Sports Med*. 2018;39(7):549-54.

65. Mausehund L., Skard A. E., Krosshaug T. Muscle Activation in Unilateral Barbell Exercises: Implications for Strength Training and Rehabilitation. *Journal of Strength and Conditioning Research*. 2019;33 Suppl 1:S85-s94.

66. Mosler A. B., Crossley K. M., Thorborg K., Whiteley R. J., Weir A., Serner A. *et al.* Hip strength and range of motion: Normal values from a professional football league. *Journal of Science and Medicine in Sport*. 2017;20(4):339-43.

67. Warathanagasame P., Sakulsriprasert P., Sinsurin K., Richards J., McPhee J. S. Comparison of Hip and Knee Biomechanics during Sidestep Cutting in Male Basketball Athletes with and without Anterior Cruciate Ligament Reconstruction. 2023;88:17-27.

68. Šarabon N., Smajla D., Maffiuletti N. A., Bishop C. Strength, Jumping and Change of Direction Speed Asymmetries in Soccer, Basketball and Tennis Players. 2020;12(10):1664.

69. Nimphius S., Callaghan SJ., Spiteri T., Lockie R. G. Change of Direction Deficit: A More Isolated Measure of Change of Direction Performance Than Total 505 Time. *Journal of strength and conditioning research*. 2016;30(11):3024-32.

70. Logerstedt D. S., Ebert JR., MacLeod T. D., Heiderscheit B. C., Gabbett T. J., Eckenrode B. J. Effects of and Response to Mechanical Loading on the Knee. *Sports Medicine* (Auckland, NZ). 2022;52(2):201-35.

71. Nassis G. P., Massey A., Jacobsen P., Brito J., Randers M. B., Castagna C. *et al.* Elite football of 2030 will not be the same as that of 2020: Preparing players, coaches, and support staff for the evolution. *Scandinavian Journal of Medicine & Science in Sports*. 2020;30(6):962-4.

72. Windt J., Gabbett T. J. How do training and competition workloads relate to injury? The workload-injury aetiology model. *British Journal of Sports Medicine*. 2017;51(5):428-35.

73. Seirul-Lo Vargas F. El entrenamiento en los deportes de equipo. Mastercede ed. Madrid: Esteban Sanz; 2017. 435 p.

73a. Vizuete, J. ¿Cómo aplicar la fuerza en el juego?. En: Seirul-Lo, F. (ed.) El entrenamiento en los deportes de equipo. Barcelona: Mastercede. pp 117-129, 2017

74. Gabbett T. J. The training-injury prevention paradox: should athletes be training smarter and harder? *British Journal of Sports Medicine*. 2016;50(5):273-80.

75. Grodman L. H., Beaulieu M. L., Ashton-Miller J. A., Wojtys E. M. Levels of ACL-straining activities increased in the six months prior to non-contact ACL injury in a retrospective survey: evidence consistent with ACL fatigue failure. *Frontiers in Physiology*. 2023;14:1166980.

76. Seehafer L., Morrison S., Severin R., Ness B. M. A Multi-Systems Approach to Human Movement after ACL Reconstruction: The Cardiopulmonary System. *International Journal of Sports Physical Therapy*. 2022;17(1):60-73.

77. Morrison S., Ward P., duManoir G. R. Energy system development and load management through the rehabilitation and return to play process. *International Journal of Sports Physical Therapy*. 2017;12(4):697-710.

78. Neeter C., Gustavsson A., Thomeé P., Augustsson J., Thomeé R., Karlsson J. Development of a strength test battery for evaluating leg muscle power after anterior cruciate ligament injury and reconstruction. Knee surgery, sports traumatology, arthroscopy: *Official Journal of the ESSKA*. 2006;14(6):571-80.

79. Labanca L., Rocchi J. E., Laudani L., Guitaldi R., Virgulti A., Mariani P. P. *et al.* Neuromuscular Electrical Stimulation Superimposed on Movement Early after ACL Surgery. *Medicine and Science in Sports and Exercise*. 2018;50(3):407-16.

80. Tegner Y., Lysholm J. Rating systems in the evaluation of knee ligament injuries. *Clinical Orthopaedics and Related Research.* 1985(198):43-9.

81. Hambly K., Griva K. IKDC or KOOS: which one captures symptoms and disabilities most important to patients who have undergone initial anterior cruciate ligament reconstruction? *The American Journal of Sports Medicine.* 2010;38(7):1395-404.

82. Fältström A., Hägglund M., Kvist J. Patient-reported knee function, quality of life, and activity level after bilateral anterior cruciate ligament injuries. *The American Journal of Sports Medicine.* 2013;41(12):2805-13.

83. King E., Richter C., Daniels K. A. J., Franklyn-Miller A., Falvey E., Myer G. D. *et al.* Biomechanical but Not Strength or Performance Measures Differentiate Male Athletes Who Experience ACL Reinjury on Return to Level 1 Sports. *The American Journal of Sports Medicine.* 2021;49(4):918-27.

84. Grindem H., Snyder-Mackler L., Moksnes H., Engebretsen L., Risberg M. A. Simple decision rules can reduce reinjury risk by 84 % after ACL reconstruction: the Delaware-Oslo ACL cohort study. *British Journal of Sports Medicine.* 2016;50(13):804-8.

85. Fitzgerald G. K., Axe M. J., Snyder-Mackler L. The efficacy of perturbation training in nonoperative anterior cruciate ligament rehabilitation programs for physical active individuals. *Physical therapy.* 2000;80(2):128-40.

86. Daniel D. M., Stone M. L., Dobson B. E., Fithian D. C., Rossman D. J., Kaufman K. R. Fate of the ACL-injured patient. A prospective outcome study. *The American Journal of Sports Medicine.* 1994;22(5):632-44.

87. Badawy C. R., Jan K., Beck E. C., Fleet N., Taylor J., Ford K. *et al.* Contemporary Principles for Postoperative Rehabilitation and Return to Sport for Athletes Undergoing Anterior Cruciate Ligament Reconstruction. *Arthrosc Sports Med Rehabil.* 2022;4(1):e103-e13.

88. Rayes J., Ouanezar H., Haidar I. M., Ngbilo C., Fradin T., Vieira T. D. *et al.* Revision Anterior Cruciate Ligament Reconstruction Using Bone-Patellar Tendon-Bone Graft Combined With Modified Lemaire Technique Versus Hamstring Graft Combined With Anterolateral Ligament Reconstruction: A Clinical Comparative Matched Study With a Mean Follow-up of 5 Years From The SANTI Study Group. *The American Journal of Sports Medicine.* 2022;50(2):395-403.

89. Matsuzaki Y., Chipman DE., Hidalgo Perea S., Green D. W. Unique Considerations for the Pediatric Athlete During Rehabilitation and Return to Sport After Anterior Cruciate Ligament Reconstruction. *Arthrosc Sports Med Rehabil.* 2022;4(1):e221-e30.

90. Kay J., Memon M., Marx R. G., Peterson D., Simunovic N., Ayeni O. R. Over 90 % of children and adolescents return to sport after anterior cruciate ligament reconstruction: a systematic review and meta-analysis. Knee surgery, sports traumatology, arthroscopy : official journal of the ESSKA. 2018;26(4):1019-36.

91. Ardern C. L., Webster K. E., Taylor N. F., Feller J. A. Return to the preinjury level of competitive sport after anterior cruciate ligament reconstruction surgery: two-thirds of patients have not returned by 12 months after surgery. *The American Journal of Sports Medicine.* 2011;39(3):538-43.

92. Alswat M. M., Khojah O., Alswat A. M., Alghamdi A., Almadani M. S., Alshibely A. *et al.* Returning to Sport After Anterior Cruciate Ligament Reconstruction in Physically Active Individuals. *Cureus.* 2020;12(9):e10466.

93. Zhang L., Hacke J. D., Garrett W. E., Liu H., Yu B. Bone Bruises Associated with Anterior Cruciate Ligament Injury as Indicators of Injury Mechanism: *A Systematic Review. Sports Medicine* (Auckland, NZ). 2019;49(3):453-62.

94. Filbay S. R., Dowsett M., Chaker Jomaa M., Rooney J., Sabharwal R., Lucas P. *et al.* Healing of acute anterior cruciate ligament rupture on MRI and outcomes following non-surgical management with the Cross Bracing Protocol. *British Journal of Sports Medicine.* 2023.

95. Della Villa F., Buckthorpe M., Grassi A., Nabiuzzi A., Tosarelli F., Zaffagnini S. *et al.* Systematic video analysis of ACL injuries in professional male football (soccer): injury mechanisms, situational patterns and biomechanics study on 134 consecutive cases. *British Journal of Sports Medicine.* 2020;54(23):1423-32.

96. Wiley T. J., Lemme N. J., Marcaccio S., Bokshan S., Fadale P. D., Edgar C. *et al.* Return to Play Following Meniscal Repair. *Clinics in Sports Medicine.* 2020;39(1):185-96.

97. Brelin A. M., Rue J. P. Return to Play Following Meniscus Surgery. *Clinics in Sports Medicine.* 2016;35(4):669-78.

98. Marieswaran M., Jain I., Garg B., Sharma V., Kalyanasundaram D. A Review on Biomechanics of Anterior Cruciate Ligament and Materials for Reconstruction. *Applied Bionics and Biomechanics.* 2018;2018:4657824.

99. Gerami M. H., Haghi F., Pelarak F., Mousavibaygei S. R. Anterior cruciate ligament (ACL) injuries: A review on the newest reconstruction techniques. *Journal of Family Medicine and Primary Care.* 2022;11(3):852-6.

100. Maniar N., Cole M. H., Bryant A. L., Opar D. A. Muscle Force Contributions to Anterior Cruciate Ligament Loading. *Sports Medicine* (Auckland, NZ). 2022;52(8):1737-50.

101. Escamilla R. F., Macleod T. D., Wilk K. E., Paulos L., Andrews J. R. Anterior cruciate ligament strain and tensile forces for weight-bearing and non-weight-bearing exercises: a guide to exercise selection. *The Journal of Orthopaedic and Sports Physical Therapy.* 2012;42(3):208-20.

102. Gronwald T., Klein C., Hoenig T., Pietzonka M., Bloch H., Edouard P. *et al.* Hamstring injury patterns in professional male football (soccer): a systematic video analysis of 52 cases. *British Journal of Sports Medicine.* 2022;56(3):165-71.

103. Paterno M. V., Rauh M. J., Schmitt L. C., Ford K. R., Hewett T. E. Incidence of Second ACL Injuries 2 Years After Primary ACL Reconstruction and Return to Sport. *The American Journal of Sports Medicine.* 2014;42(7):1567-73.

104. Waldén M., Krosshaug T., Bjørneboe J., Andersen T. E., Faul O., Hägglund M. Three distinct mechanisms predominate in non-contact anterior cruciate ligament injuries in male professional football players: a systematic video analysis of 39 cases. *British Journal of Sports Medicine.* 2015;49(22):1452-60.

105. Laboute E., Savalli L., Puig P., Trouve P., Sabot G., Monnier G. *et al.* Analysis of return to competition and repeat rupture for 298 anterior cruciate ligament reconstructions with patellar or hamstring tendon autograft in sportspeople. *Annals of Physical and Rehabilitation Medicine.* 2010;53(10):598-614.

106. Koga H., Nakamae A., Shima Y., Iwasa J., Myklebust G., Engebretsen L. *et al.* Mechanisms for noncontact anterior cruciate ligament injuries: knee joint kinematics in 10 injury situations from female team handball and basketball. *The American Journal of Sports Medicine.* 2010;38(11):2218-25.

107. Lucarno S., Zago M., Buckthorpe M., Grassi A., Tosarelli F., Smith R. *et al.* Systematic Video Analysis of Anterior Cruciate Ligament Injuries in Professional Female Soccer Players. *The American Journal of Sports Medicine.* 2021;49(7):1794-802.

108. Gokeler A., Benjaminse A., Della Villa F., Tosarelli F., Verhagen E., Baumeister J. Anterior cruciate ligament injury mechanisms through a neurocognition lens: implications for injury screening. *BMJ Open Sport & Exercise Medicine.* 2021;7(2):e001091.

109. Diamond A. Executive Functions. 2013;64(1):135-68.

110. Chaaban C. R., Turner J. A., Padua D. A. Think outside the box: Incorporating secondary cognitive tasks into return to sport testing after ACL reconstruction. *Frontiers in sports and active living.* 2022;4:1089882.

111. Wilkerson G. B., Simpson K. A., Clark R. A. Assessment and Training of Visuomotor Reaction Time for Football Injury Prevention. *Journal of Sport Rehabilitation.* 2017;26(1):26-34.

112. Wohl T. R., Criss C. R., Grooms D. R. Visual Perturbation to Enhance Return to Sport Rehabilitation after Anterior Cruciate Ligament Injury: A Clinical Commentary. *International Journal of Sports Physical Therapy.* 2021;16(2):552-64.

113. Buckthorpe M. Optimising the Late-Stage Rehabilitation and Return-to-Sport Training and Testing Process After ACL Reconstruction. *Sports Medicine* (Auckland, NZ). 2019;49(7):1043-58.

114. Parsons J. L., Coen S. E., Bekker S. Anterior cruciate ligament injury: towards a gendered environmental approach. *British journal of sports medicine.* 2021;55(17):984-90.

115. Pol R., Hristovski R., Medina D., Balague N. From microscopic to macroscopic sports injuries. Applying the complex dynamic systems approach to sports medicine: a narrative review. *British Journal of Sports Medicine.* 2019;53(19):1214-20.

116. Bittencourt N. F. N., Meeuwisse W. H., Mendonça L. D., Nettel-Aguirre A., Ocarino J. M., Fonseca S. T. Complex systems approach for sports injuries: moving from risk factor identification to injury pattern recognition-narrative review and new concept. *British Journal of Sports Medicine.* 2016;50(21):1309-14.

117. Griffin L. Y., Albohm M. J., Arendt E. A., Bahr R., Beynnon B. D., Demaio M. *et al.* Understanding and preventing noncontact anterior cruciate ligament injuries: a review of the Hunt Valley II meeting, January 2005. *The American Journal of Sports Medicine.* 2006;34(9):1512-32.

118. Balazs G. C., Pavey G. J., Brelin A. M., Pickett A., Keblish D. J., Rue J. P. Risk of Anterior Cruciate Ligament Injury in Athletes on Synthetic Playing Surfaces: A *Systematic Review. The American Journal of Sports Medicine.* 2015;43(7):1798-804.

119. Lambson R. B., Barnhill B. S., Higgins R. W. Football cleat design and its effect on anterior cruciate ligament injuries. A three-year prospective study. *The American Journal of Sports Medicine.* 1996;24(2):155-9.

120. Bisciotti G. N., Quaglia A., Belli A., Carimati G., Volpi P. Return to sports after ACL reconstruction: a new functional test protocol. *Muscles, ligaments and tendons Journal.* 2016;6(4):499-509.

121. Wilczyński B., Zorena K., Ślęzak D. Dynamic Knee Valgus in Single-Leg Movement Tasks. Potentially Modifiable Factors and Exercise Training Options. A Literature Review. *International Journal of Environmental Research and Public Health.* 2020;17(21).

122. Verschueren J. O., Tassignon B., Proost M., Teugels A., J VANC., Roelands B. *et al.* Does Mental Fatigue Negatively Affect Outcomes of Functional Performance Tests? *Medicine and Science in Sports and Exercise.* 2020;52(9):2002-10.

123. Svoboda S. J., Owens B. D., Harvey T. M., Tarwater P. M., Brechue W. F., Cameron K. L. The Association Between Serum Biomarkers of Collagen Turnover and Subsequent Anterior Cruciate Ligament Rupture. *The American Journal of Sports Medicine.* 2016;44(7):1687-93.

124. Barnes D. A., Badger G. J., Yen Y. M., Micheli L. J., Kramer D. E., Fadale P. D. *et al.* Quantitative MRI Biomarkers to Predict Risk of Reinjury Within 2 Years After Bridge-Enhanced ACL Restoration. *The American Journal of Sports Medicine.* 2023;51(2):413-21.

125. Hasani S., Feller J. A., Webster K. E. Familial Predisposition to Anterior Cruciate Ligament Injury: A Systematic Review with Meta-analysis. Sports medicine (Auckland, NZ). 2022.

126. Wiggins A. J., Grandhi R. K., Schneider D. K., Stanfield D., Webster K. E., Myer G. D. Risk of Secondary Injury in Younger Athletes After Anterior Cruciate Ligament Reconstruction: A Systematic Review and Meta-analysis. *The American Journal of Sports Medicine.* 2016;44(7):1861-76.

127. Costa G. G., Perelli S., Grassi A., Russo A., Zaffagnini S., Monllau J. C. Minimizing the risk of graft failure after anterior cruciate ligament reconstruction in athletes. A narrative review of the current evidence. Journal of experimental orthopaedics. 2022;9(1):26.

128. Webster K. E., Feller J. A., Leigh W. B., Richmond A. K. Younger patients are at increased risk for graft rupture and contralateral injury after anterior cruciate ligament reconstruction. *The American Journal of Sports Medicine.* 2014;42(3):641-7.

129. Firth A. D., Bryant D. M., Litchfield R., McCormack R. G., Heard M., MacDonald P. B. *et al.* Predictors of Graft Failure in Young Active Patients Undergoing Hamstring Autograft Anterior Cruciate Ligament

Reconstruction With or Without a Lateral Extra-articular Tenodesis: The Stability Experience. *The American Journal of Sports Medicine*. 2022;50(2):384-95.

130. Arida C., Tsikrikas C. G., Mastrokalos D. S., Panagopoulos A., Vlamis J., Triantafyllopoulos I. K. Comparison of Bone-Patella Tendon-Bone and Four-Strand Hamstring Tendon Grafts for Anterior Cruciate Ligament Reconstruction: *A Prospective Study*. Cureus. 2021;13(11):e19197.

131. Seppänen A., Suomalainen P., Huhtala H., Mäenpää H., Kiekara T., Järvelä T. Double bundle ACL reconstruction leads to better restoration of knee laxity and subjective outcomes than single bundle ACL reconstruction. Knee surgery, sports traumatology, arthroscopy: *Official Journal of the ESSKA*. 2022;30(5):1795-808.

132. Kyritsis P., Bahr R., Landreau P., Miladi R., Witvrouw E. Likelihood of ACL graft rupture: not meeting six clinical discharge criteria before return to sport is associated with a four times greater risk of rupture. *British Journal of Sports Medicine*. 2016;50(15):946-51.

133. Paterno M. V., Schmitt L. C., Ford K. R., Rauh M. J., Myer G. D., Huang B. *et al.* Biomechanical measures during landing and postural stability predict second anterior cruciate ligament injury after anterior cruciate ligament reconstruction and return to sport. *The American Journal of Sports Medicine*. 2010;38(10):1968-78.

134. Filbay S. R., Roemer F. W., Lohmander L. S., Turkiewicz A., Roos E. M., Frobell R. *et al.* Evidence of ACL healing on MRI following ACL rupture treated with rehabilitation alone may be associated with better patient-reported outcomes: a secondary analysis from the KANON trial. *British Journal of Sports Medicine*. 2023;57(2):91-8.

135. Logerstedt D., Di Stasi S., Grindem H., Lynch A., Eitzen I., Engebretsen L., *et al.* Self-reported knee function can identify athletes who fail return-to-activity criteria up to 1 year after anterior cruciate ligament reconstruction: a delaware-oslo ACL cohort study. *The Journal of Orthopaedic and Sports Physical Therapy*. 2014;44(12):914-23.

136. Qiu J., Jiang T., Ong MT., He X., Choi CY., Fu S. C. *et al.* Bilateral impairments of quadriceps neuromuscular function occur early after anterior cruciate ligament injury. *Research in Sports Medicine* (Print). 2022:1-14.

137. Rohman E. M., Macalena J. A. Anterior cruciate ligament assessment using arthrometry and stress imaging. *Current Reviews in Musculoskeletal Medicine*. 2016;9(2):130-8.

138. Sturgill L. P., Snyder-Mackler L., Manal T. J., Axe M. J. Interrater reliability of a clinical scale to assess knee joint effusion. *The Journal of Orthopaedic and Sports Physical Therapy*. 2009;39(12):845-9.

139. Benjaminse A., Gokeler A., van der Schans C. P. Clinical diagnosis of an anterior cruciate ligament rupture: a meta-analysis. *The Journal of Orthopaedic and Sports Physical Therapy*. 2006;36(5):267-88.

140. Mulligan E. P., McGuffie D. Q., Coyner K., Khazzam M. The reliability and diagnostic accuracy of assessing the translation endpoint during the lachman test. *International Journal of Sports Physical Therapy*. 2015;10(1):52-61.

141. Hadley C. J., Rao S., Tjoumakaris F. P., Ciccotti M. G., Dodson C. C., Marchetto P. A. *et al.* Safer Return to Play After Anterior Cruciate Ligament Reconstruction: Evaluation of a Return-to-Play Checklist. *Orthopaedic Journal of Sports Medicine*. 2022;10(4):23259671221090412.

142. Thoma L. M., Grindem H., Logerstedt D., Axe M., Engebretsen L., Risberg M. A. *et al.* Coper Classification Early After Anterior Cruciate Ligament Rupture Changes With Progressive Neuromuscular and Strength Training and Is Associated With 2-Year Success: The Delaware-Oslo ACL Cohort Study. *The American Journal of Sports Medicine*. 2019;47(4):807-14.

143. Webster K. E., Feller J. A. Younger Patients and Men Achieve Higher Outcome Scores Than Older Patients and Women After Anterior Cruciate Ligament Reconstruction. *Clinical Orthopaedics and Related Research*. 2017;475(10):2472-80.

144. Feucht M. J., Cotic M., Saier T., Minzlaff P., Plath J. E., Imhoff A. B. *et al.* Patient expectations of primary and revision anterior cruciate ligament reconstruction. Knee surgery, sports traumatology, arthroscopy: *Official Journal of the ESSKA.* 2016;24(1):201-7.

145. Lai C. C. H., Ardern C. L., Feller J. A., Webster K. E. Eighty-three per cent of elite athletes return to preinjury sport after anterior cruciate ligament reconstruction: a systematic review with meta-analysis of return to sport rates, graft rupture rates and performance outcomes. *British Journal of Sports Medicine.* 2018;52(2):128-38.

146. Cox C. L., Huston L. J., Dunn W. R., Reinke E. K., Nwosu S. K., Parker R. D. *et al.* Are articular cartilage lesions and meniscus tears predictive of IKDC, KOOS, and Marx activity level outcomes after anterior cruciate ligament reconstruction? A 6-year multicenter cohort study. *The American Journal of Sports Medicine.* 2014;42(5):1058-67.

147. Falconiero R. P., DiStefano V. J., Cook T. M. Revascularization and ligamentization of autogenous anterior cruciate ligament grafts in humans. *Arthroscopy: the journal of arthroscopic & related surgery: Official Publication of the Arthroscopy Association of North America and the International Arthroscopy Association.* 1998;14(2):197-205.

148. Zaffagnini S., De Pasquale V., Marchesini Reggiani L., Russo A., Agati P., Bacchelli B., *et al.* Neoligamentization process of BTPB used for ACL graft: histological evaluation from 6 months to 10 years. The Knee. 2007;14(2):87-93.

149. Ardern C. L., Taylor N. F., Feller J. A., Whitehead T. S., Webster K. E. Psychological responses matter in returning to preinjury level of sport after anterior cruciate ligament reconstruction surgery. *The American Journal of Sports Medicine.* 2013;41(7):1549-58.

150. Webster K. E., Feller J. A. Exploring the High Reinjury Rate in Younger Patients Undergoing Anterior Cruciate Ligament Reconstruction. *The American Journal of Sports Medicine.* 2016;44(11):2827-32.

151. Millett P. J., Willis A. A., Warren R. F. Associated injuries in pediatric and adolescent anterior cruciate ligament tears: does a delay in treatment increase the risk of meniscal tear? *Arthroscopy: the Journal of Arthroscopic & Related Surgery: Official Publication of the Arthroscopy Association of North America and the International Arthroscopy Association.* 2002;18(9):955-9.

152. Kilcoyne K. G., Dickens J. F., Haniuk E., Cameron K. .L., Owens B. D. Epidemiology of meniscal injury associated with ACL tears in young athletes. *Orthopedics.* 2012;35(3):208-12.

153. Ardern C. L., Ekås G., Grindem H., Moksnes H., Anderson A., Chotel F. *et al.* 2018 International Olympic Committee consensus statement on prevention, diagnosis and management of paediatric anterior cruciate ligament (ACL) injuries. *Knee surgery, sports traumatology, arthroscopy: Official Journal of the ESSKA.* 2018;26(4):989-1010.

154. Murray M. M., Fleming B. C., Badger G. J., Freiberger C., Henderson R., Barnett S. *et al.* Bridge-Enhanced Anterior Cruciate Ligament Repair Is Not Inferior to Autograft Anterior Cruciate Ligament Reconstruction at 2 Years: Results of a Prospective Randomized Clinical Trial. *The American Journal of Sports Medicine.* 2020;48(6):1305-15.

155. Costa-Paz M., Ayerza M. A., Tanoira I., Astoul J., Muscolo D. L. Spontaneous healing in complete ACL ruptures: a clinical and MRI study. *Clinical Orthopaedics and Related Research.* 2012;470(4):979-85.

156. Ihara H., Kawano T. Influence of Age on Healing Capacity of Acute Tears of the Anterior Cruciate Ligament Based on Magnetic Resonance Imaging Assessment. *Journal of Computer Assisted T.omography.* 2017;41(2):206-11.

157. Paterno M V. Non-operative Care of the Patient with an ACL-Deficient Knee. *Current Reviews in Musculoskeletal Medicine.* 2017;10(3):322-7.

158. Rabuck S. J., Baraga M. G., Fu F. H. Anterior cruciate ligament healing and advances in imaging. *Clinics in sports medicine.* 2013;32(1):13-20.

159. Kjaer M., Langberg H., Heinemeier K., Bayer ML., Hansen M., Holm L. *et al.* From mechanical loading to collagen synthesis, structural changes and function in human tendon. *Scandinavian Journal of Medicine & Science in Sports.* 2009;19(4):500-10.

160. Konrath J. M., Vertullo C. J., Kennedy B. A., Bush H. S., Barrett R. S., Lloyd D. G. Morphologic Characteristics and Strength of the Hamstring Muscles Remain Altered at 2 Years After Use of a Hamstring Tendon Graft in Anterior Cruciate Ligament Reconstruction. *The American Journal of Sports Medicine.* 2016;44(10):2589-98.

161. Albertoni L. J. B., Debieux P., Franciozi C., Novaretti J. V., Granata G. S. M., Jr., Luzo M. V. M. Assessment of the regeneration capacity of semitendinosus and gracilis tendons. *Acta ortopedica brasileira.* 2018;26(6):379-83.

162. Åhlén M., Lidén M., Bovaller Å., Sernert N., Kartus J. Bilateral magnetic resonance imaging and functional assessment of the semitendinosus and gracilis tendons a minimum of 6 years after ipsilateral harvest for anterior cruciate ligament reconstruction. *The American Journal of Sports Medicine.* 2012;40(8):1735-41.

163. Buckthorpe M., Gokeler A., Herrington L., Hughes M., Grassi A., Wadey R. *et al.* Optimising the Early-Stage Rehabilitation Process Post-ACL Reconstruction. *Sports Medicine* (Auckland, NZ). 2023.

164. Wilk K. E., Andrews J. R. Current concepts in the treatment of anterior cruciate ligament disruption. *The Journal of Orthopaedic and Sports Physical Therapy.* 1992;15(6):279-93.

165. Janssen R. P., van der Wijk J., Fiedler A., Schmidt T., Sala H. A., Scheffler S. U. Remodelling of human hamstring autografts after anterior cruciate ligament reconstruction. *Knee surgery, sports traumatology, arthroscopy: official journal of the ESSKA.* 2011;19(8):1299-306.

166. Pauzenberger L., Syré S., Schurz M. "Ligamentization" in hamstring tendon grafts after anterior cruciate ligament reconstruction: a systematic review of the literature and a glimpse into the future. *Arthroscopy: the Journal of Arthroscopic & Related Surgery : Official Publication of the Arthroscopy Association of North America and the International Arthroscopy Association.* 2013;29(10):1712-21.

167. Brinlee A. W., Dickenson S. B., Hunter-Giordano A., Snyder-Mackler L. ACL Reconstruction Rehabilitation: Clinical Data, Biologic Healing, and Criterion-Based Milestones to Inform a Return-to-Sport Guideline. *Sports Health.* 2022;14(5):770-9.

168. Buckthorpe M., Della Villa F. Optimising the 'Mid-Stage' Training and Testing Process After ACL Reconstruction. *Sports Medicine* (Auckland, NZ). 2020;50(4):657-78.

169. Hannon J., Wang-Price S., Goto S., Garrison J. C., Bothwell J. M. Do Muscle Strength Deficits of the Uninvolved Hip and Knee Exist in Young Athletes Before Anterior Cruciate Ligament Reconstruction? *Orthopaedic Journal of Sports Medicine.* 2017;5(1):2325967116683941.

170. Kim D. K., Park G., Wang J. H., Kuo L. T., Park W. H. Preoperative quadriceps muscle strength deficit severity predicts knee function one year after anterior cruciate ligament reconstruction. *Scientific Reports.* 2022;12(1):5830.

171. Larson D., Vu V., Ness B. M., Wellsandt E., Morrison S. A Multi-Systems Approach to Human Movement after ACL Reconstruction: *The Musculoskeletal System. International Journal of Sports Physical Therapy.* 2022;17(1):27-46.

172. Suchomel T. J., Nimphius S., Bellon C. R., Stone M. H. The Importance of Muscular Strength: Training Considerations. *Sports Medicine* (Auckland, NZ). 2018;48(4):765-85.

173. Zult T., Gokeler A., van Raay J., Brouwer R. W., Zijdewind I., Farthing J. P. *et al.* Cross-education does not improve early and late-phase rehabilitation outcomes after ACL reconstruction: a randomized controlled clinical trial. Knee surgery, sports traumatology, arthroscopy: *Official Journal of the ESSKA.* 2019;27(2):478-90.

174. Waldron K., Brown M., Calderon A., Feldman M. Anterior Cruciate Ligament Rehabilitation and Return to Sport: How Fast Is Too Fast? *Arthrosc Sports Med Rehabil.* 2022;4(1):e175-e9.

175. Fan Z., Yan J., Zhou Z., Gao Y., Tang J., Li Y. *et al.* Delayed versus Accelerated Weight-bearing Rehabilitation Protocol Following Anterior Cruciate Ligament Reconstruction: A Systematic Review and Meta-analysis. *Journal of Rehabilitation Medicine.* 2022;54:jrm00260.

176. Welling W., Benjaminse A., Seil R., Lemmink K., Gokeler A. Altered movement during single leg hop test after ACL reconstruction: implications to incorporate 2-D video movement analysis for hop tests. Knee surgery, sports traumatology, arthroscopy: *Official Journal of the ESSKA.* 2018;26(10):3012-9.

177. Pietrosimone B., Lepley A. S., Kuenze C., Harkey M. S., Hart J. M., Blackburn J. T. *et al.* Arthrogenic Muscle Inhibition Following Anterior Cruciate Ligament Injury. *Journal of sport rehabilitation.* 2022;31(6):694-706.

178. Pietrosimone B., Davis-Wilson H. C., Seeley M. K., Johnston C., Spang J. T., Creighton R. A. *et al.* Gait Biomechanics in Individuals Meeting Sufficient Quadriceps Strength Cutoffs After Anterior Cruciate Ligament Reconstruction. *Journal of Athletic Training.* 2021;56(9):960-6.

179. Nuccio S., Del Vecchio A., Casolo A., Labanca L., Rocchi J. E., Felici F. *et al.* Deficit in knee extension strength following anterior cruciate ligament reconstruction is explained by a reduced neural drive to the vasti muscles. *The Journal of Physiology.* 2021;599(22):5103-20.

180. Hollman J. H., Buenger N. G., DeSautel S. G., Chen V. C., Koehler L. R., Schilaty N. D. Altered neuromuscular control in the vastus medialis following anterior cruciate ligament injury: A recurrence quantification analysis of electromyogram recruitment. *Clinical biomechanics* (Bristol, Avon). 2022;100:105798.

181. Fleming B. C., Oksendahl H., Beynnon B. D. Open-or closed-kinetic chain exercises after anterior cruciate ligament reconstruction? *Exercise and Sport Sciences Reviews.* 2005;33(3):134-40.

182. *Tous J. Nuevas tendencias en fuerza y musculación.* Barcelona: Hispano Europea; 1999. 222 p.

183. Perriman A., Leahy E., Semciw A. I. The Effect of Open- Versus Closed-Kinetic-Chain Exercises on Anterior Tibial Laxity, Strength, and Function Following Anterior Cruciate Ligament Reconstruction: A Systematic Review and Meta-analysis. *The Journal of Orthopaedic and Sports Physical Therapy.* 2018;48(7):552-66.

184. Ohji S., Aizawa J., Hirohata K., Ohmi T., Mitomo S., Koga H. *et al.* Strength normalized to muscle volume rather than body weight is more accurate for assessing knee strength following anterior cruciate ligament reconstruction. *Isokinetics and Exercise Science.* 2021;30:1-7.

185. Loro W. A., Thelen M. D., Rosenthal M. D., Stoneman P. D., Ross M. D. The effects of cryotherapy on quadriceps electromyographic activity and isometric strength in patient in the early phases following knee surgery. Journal of orthopaedic surgery (Hong Kong). 2019;27(1):2309499019831454.

186. Gerber J. P., Marcus R. L., Dibble L. E., Greis P. E., Burks R. T., Lastayo P. C. Safety, feasibility, and efficacy of negative work exercise via eccentric muscle activity following anterior cruciate ligament reconstruction. *The Journal of Orthopaedic and Sports Physical T.herapy.* 2007;37(1):10-8.

187. Troy Blackburn J., Dewig D. .R., Johnston C. D. Time course of the effects of vibration on quadriceps function in individuals with anterior cruciate ligament reconstruction. *Journal of electromyography and kinesiology: Official Journal of the International Society of Electrophysiological Kinesiology.* 2021;56:102508.

188. Rambaud A. J. M., Ardern C. L., Thoreux P., Regnaux J. P., Edouard P. Criteria for return to running after anterior cruciate ligament reconstruction: a scoping review. *British Journal of Sports Medicine.* 2018;52(22):1437-44.

189. Della Villa S., Boldrini L., Ricci M., Danelon F., Snyder-Mackler L., Nanni G. *et al.* Clinical Outcomes and Return-to-Sports Participation of 50 Soccer Players After Anterior Cruciate Ligament Reconstruction Through a Sport-Specific Rehabilitation Protocol. *Sports Health.* 2012;4(1):17-24.

[190.] Iwame T., Matsuura T., Okahisa T., Katsuura-Kamano S., Wada K., Iwase J. *et al.* Quadriceps strength to body weight ratio is a significant indicator for initiating jogging after anterior cruciate ligament reconstruction. *The Knee.* 2021;28:240-6.

[191.] de Fontenay B. P., van Cant J., Gokeler A., Roy J. S. Reintroduction of running after ACL reconstruction with a hamstring graft: can we predict short-term success? *Journal of athletic training.* 2021.

[192.] Gokeler A., Neuhaus D., Benjaminse A., Grooms D. R., Baumeister J. Principles of Motor Learning to Support Neuroplasticity After ACL Injury: Implications for Optimizing Performance and Reducing Risk of Second ACL Injury. *Sports medicine* (Auckland, NZ). 2019;49(6):853-65.

[193.] Gokeler A., Benjaminse A., Hewett T. E., Paterno M. V., Ford K. R., Otten E. *et al.* Feedback techniques to target functional deficits following anterior cruciate ligament reconstruction: implications for motor control and reduction of second injury risk. *Sports medicine* (Auckland, NZ). 2013;43(11):1065-74.

[194.] Grooms D., Appelbaum G., Onate J. Neuroplasticity following anterior cruciate ligament injury: a framework for visual-motor training approaches in rehabilitation. *The Journal of Orthopaedic and Sports Physical Therapy.* 2015;45(5):381-93.

[195.] Duarte M. B., da Silva Almeida G. C., Costa K. H. A., Garcez D. R., de Athayde Costa E. S. A., da Silva Souza G. *et al.* Anticipatory postural adjustments in older versus young adults: a systematic review and meta-analysis. *Systematic reviews.* 2022;11(1):251.

[196.] Bertucco M., Nardello F., Magris R., Cesari P., Latash M. L. Postural Adjustments during Interactions with an Active Partner. *Neuroscience.* 2021;463:14-29.

[197.] Kaewmanee T., Liang H., Aruin A. S. Effect of predictability of the magnitude of a perturbation on anticipatory and compensatory postural adjustments. *Experimental Brain Research.* 2020;238(10):2207-19.

[198.] Xie L., Wang J. Anticipatory and compensatory postural adjustments in response to loading perturbation of unknown magnitude. *Experimental Brain Research.* 2019;237(1):173-80.

[199.] Russo Y., Marinkovic D., Obradovic B., Vannozzi G. Characterization of Anticipatory Postural Adjustments in Lateral Stepping: Impact of Footwear and Lower Limb Preference. *Sensors* (Basel, Switzerland). 2021;21(24).

[200.] Weltin E., Gollhofer A., Mornieux G. Effects of perturbation or plyometric training on core control and knee joint loading in women during lateral movements. *Scandinavian Journal of Medicine & Science in Sports.* 2017;27(3):299-308.

[201.] van Melick N., van der Weegen W., van der Horst N. Quadriceps and Hamstrings Strength Reference Values for Athletes With and Without Anterior Cruciate Ligament Reconstruction Who Play Popular Pivoting Sports, Including Soccer, Basketball, and Handball: A Scoping Review. *The Journal of Orthopaedic and Sports Physical Therapy.* 2022;52(3):142-55.

[202.] Welling W., Benjaminse A., Seil R., Lemmink K., Zaffagnini S., Gokeler A. Low rates of patients meeting return to sport criteria 9 months after anterior cruciate ligament reconstruction: a prospective longitudinal study. *Knee Surgery, Sports Traumatology, Arthroscopy: Official Journal of the ESSKA.* 2018;26(12):3636-44.

[203.] Helms E. R., Cronin J., Storey A., Zourdos M. C. Application of the Repetitions in Reserve-Based Rating of Perceived Exertion Scale for Resistance Training. *Strength Cond J.* 2016;38(4):42-9.

[204.] Pereira R., Madureira F., Scorcine C., Mineiro A., Ysis W., Guedes D. Relationship between the percentage of 1RM and the number of repetitions for the prescription of strength training programs. *Journal of Exercise Physiology Online.* 2016;19:42-9.

[205.] Wellsandt E., Failla M. J., Snyder-Mackler L. Limb Symmetry Indexes Can Overestimate Knee Function After Anterior Cruciate Ligament Injury. *The Journal of Orthopaedic and Sports Physical Therapy.* 2017;47(5):334-8.

206. Heidel K. A., Novak Z. J., Dankel S. J. Machines and free weight exercises: a systematic review and meta-analysis comparing changes in muscle size, strength, and power. *The Journal of Sports Medicine and Physical Fitness*. 2022;62(8):1061-70.

207. Hernández-Belmonte A., Buendía-Romero Á., Franco-López F., Martínez-Cava A., Pallarés J. G. Adaptations in athletic performance and muscle architecture are not meaningfully conditioned by training free-weight versus machine-based exercises: Challenging a traditional assumption using the velocity-based method. *Scandinavian Journal of Medicine & Science in Sports*. 2023.

208. Dischiavi S. L., Wright A. A., Hegedus E. J., Thornton E. P., Bleakley C. M. Framework for optimizing acl rehabilitation utilizing a global systems approach. *International Journal of Sports Physical Therapy*. 2020;15(3):478-85.

209. Loudon J. K., Jenkins W., Loudon K. L. The relationship between static posture and ACL injury in female athletes. *The Journal of Orthopaedic and Sports Physical Therapy*. 1996;24(2):91-7.

210. Read P. J., Pedley J. S., Eirug I., Sideris V., Oliver J. L. Impaired Stretch-Shortening Cycle Function Persists Despite Improvements in Reactive Strength After Anterior Cruciate Ligament Reconstruction. *Journal of Strength and Conditioning Research*. 2022;36(5):1238-44.

211. Welling W., Benjaminse A., Lemmink K., Gokeler A. Passing return to sports tests after ACL reconstruction is associated with greater likelihood for return to sport but fail to identify second injury risk. *The Knee*. 2020;27(3):949-57.

212. Buckthorpe M., Della Villa F., Della Villa S., Roi G. S. On-field Rehabilitation Part 1: 4 Pillars of High-Quality On-field Rehabilitation Are Restoring Movement Quality, Physical Conditioning, Restoring Sport-Specific Skills, and Progressively Developing Chronic Training Load. *The Journal of Orthopaedic and Sports Physical Therapy*. 2019;49(8):565-9.

213. Almeida A. M., Santos Silva P. R., Pedrinelli A., Hernandez A. J. Aerobic fitness in professional soccer players after anterior cruciate ligament reconstruction. PloS one. 2018;13(3):e0194432.

214. Ferrari Bravo D., Impellizzeri F. M., Rampinini E., Castagna C., Bishop D., Wisloff U. Sprint vs. interval training in football. *Int J Sports Med*. 2008;29(8):668-74.

215. Selmi O., Levitt D. E., Aydi B., Ferhi W., Bouassida A. Verbal Encouragement Improves Game Intensity, Technical Aspects, and Psychological Responses During Soccer-Specific Training. *International Journal of Sports Physiology and Performance*. 2023;18(7):758-64.

216. Nikolaidis P. T., Matos B., Clemente F. M., Bezerra P., Camões M., Rosemann T. *et al*. Normative Data of the Wingate Anaerobic Test in 1 Year Age Groups of Male Soccer Players. *Frontiers in physiology*. 2018;9:1619.

217. Schmitz B., Pfeifer C., Kreitz K., Borowski M., Faldum A., Brand S. M. The Yo-Yo Intermittent Tests: A Systematic Review and Structured Compendium of Test Results. *Frontiers in physiology*. 2018;9:870.

218. Datson N., Weston M., Drust B., Atkinson G., Lolli L., Gregson W. Reference values for performance test outcomes relevant to English female soccer players. *Science & Medicine in Football*. 2022;6(5):589-96.

219. Buchheit M., Millet G. P., Parisy A., Pourchez S., Laursen P. B., Ahmaidi S. Supramaximal training and postexercise parasympathetic reactivation in adolescents. *Medicine and Science in Sports and Exercise*. 2008;40(2):362-71.

220. Girard O., Mendez-Villanueva A., Bishop D. Repeated-sprint ability - part I: factors contributing to fatigue. *Sports medicine* (Auckland, NZ). 2011;41(8):673-94.

221. Tous-Fajardo J., Gonzalo-Skok O., Arjol-Serrano J. L., Tesch P. Enhancing Change-of-Direction Speed in Soccer Players by Functional Inertial Eccentric Overload and Vibration Training. *International Journal of Sports Physiology and Performance*. 2016;11(1):66-73.

222. Lorenz D., Domzalski S. Criteria-based return to sprinting progression following lower extremity injury. *International Journal of Sports Physical Therapy*. 2020;15(2):326-32.

223. Maestroni L., Read P., Turner A., Korakakis V., Papadopoulos K. Strength, rate of force development, power and reactive strength in adult male athletic populations post anterior cruciate ligament reconstruction - A systematic review and meta-analysis. Physical therapy in sport: *Official Journal of the Association of Chartered Physiotherapists in Sports Medicine.* 2021;47:91-104.

224. Larsen J. B., Farup J., Lind M., Dalgas U. Muscle strength and functional performance is markedly impaired at the recommended time point for sport return after anterior cruciate ligament reconstruction in recreational athletes. *Human Movement Science.* 2015;39:73-87.

225. Flanagan E. P., Comyns T. M. The Use of Contact Time and the Reactive Strength Index to Optimize Fast Stretch-Shortening Cycle Training. 2008;30(5):32-8.

226. Buckthorpe M., Della Villa F. Recommendations for Plyometric Training after ACL Reconstruction - A Clinical Commentary. *International Journal of Sports Physical Therapy.* 2021;16(3):879-95.

227. Morgan O. J., Drust B., Ade J. D., Robinson M. A. Change of direction frequency off the ball: new perspectives in elite youth soccer. *Science & Medicine in Football.* 2022;6(4):473-82.

228. Havens K. L., Sigward S. M. Whole body mechanics differ among running and cutting maneuvers in skilled athletes. *Gait & posture.* 2015;42(3):240-5.

229. Spiteri T., McIntyre F., Specos C., Myszka S. Cognitive Training for Agility: *The Integration Between Perception and Action.* 2018;40(1):39-46.

230. Cochrane J. L., Lloyd D. G., Buttfield A., Seward H., McGivern J. Characteristics of anterior cruciate ligament injuries in Australian football. *Journal of Science and Medicine in sport.* 2007;10(2):96-104.

231. Potter D., Reidinger K., Szymialowicz R., Martin T., Dione D., Feinn R. *et al.* Sidestep and crossover lower limb kinematics during a prolonged sport-like agility test. *International Journal of Sports Physical Therapy.* 2014;9(5):617-27.

232. Jones P., Bampouras T. M., Marrin K. An investigation into the physical determinants of change of direction speed. *The Journal of Sports Medicine and Physical Fitness.* 2009;49(1):97-104.

233. Sheppard J. M., Young W. B. Agility literature review: classifications, training and testing. *Journal of Sports Sciences.* 2006;24(9):919-32.

234. Sporis G., Jukic I., Milanovic L., Vucetic V. Reliability and factorial validity of agility tests for soccer players. *Journal of Strength and Conditioning Research.* 2010;24(3):679-86.

235. Young W. B., James R., Montgomery I. Is muscle power related to running speed with changes of direction? *The Journal of Sports Medicine and Physical Fitness.* 2002;42(3):282-8.

236. Balagué N., Pol R., Torrents C., Ric A., Hristovski R. On the Relatedness and Nestedness of Constraints. *Sports Medicine - Open.* 2019;5(1):6.

237. Besier T. F., Lloyd D. G., Ackland T. R., Cochrane J. L. Anticipatory effects on knee joint loading during running and cutting maneuvers. *Medicine and Science in Sports and Exercise.* 2001;33(7):1176-81.

238. Chaabene H., Prieske O., Negra Y., Granacher U. Change of Direction Speed: Toward a Strength Training Approach with Accentuated Eccentric Muscle Actions. *Sports medicine* (Auckland, NZ). 2018;48(8):1773-9.

239. McBurnie A. J., Harper D. J., Jones P. A., Dos'Santos T. Deceleration Training in Team Sports: Another Potential 'Vaccine' for Sports-Related Injury? *Sports Medicine* (Auckland, NZ). 2022;52(1):1-12.

240. Freitas T. T., Pereira L. A., Alcaraz P. E., Arruda A. F. S., Guerriero A., Azevedo P. *et al.* Influence of Strength and Power Capacity on Change of Direction Speed and Deficit in Elite Team-Sport Athletes. *Journal of Human Kinetics.* 2019;68:167-76.

241. Dos'Santos T., Thomas C., McBurnie A., Donelon T., Herrington L., Jones P. A. The Cutting Movement Assessment Score (CMAS) Qualitative Screening Tool: Application to Mitigate Anterior Cruciate Ligament Injury Risk during Cutting. *Biomechanics.* 2021;1:83-101.

242. Mornieux G., Gehring D., Fürst P., Gollhofer A. Anticipatory postural adjustments during cutting manoeuvres in football and their consequences for knee injury risk. *Journal of Sports Sciences.* 2014;32(13):1255-62.

243. Staynor J. M. D., Alderson J. A., Byrne S., Rossi M., Donnelly C. J. By failing to prepare, you are preparing your anterior cruciate ligament to fail. *Scandinavian Journal of Medicine & Science in Sports.* 2020;30(2):303-11.

244. Harper D. J., Kiely J. Damaging nature of decelerations: Do we adequately prepare players? 2018;4(1):e000379.

245. Dos'Santos T., Thomas C., McBurnie A., Comfort P., Jones P. A. Change of Direction Speed and Technique Modification Training Improves 180° Turning Performance, Kinetics, and Kinematics. *Sports* (Basel, Switzerland) 2021;9(6).

246. Dos'Santos T., McBurnie A., Thomas C., Comfort P., Jones P. A. Biomechanical Determinants of the Modified and Traditional 505 Change of Direction Speed Test. *Journal of Strength and Conditioning Research.* 2020;34(5):1285-96.

247. Buckthorpe M., Della Villa F., Della Villa S., Roi G. S. On-field Rehabilitation Part 2: A 5-Stage Program for the Soccer Player Focused on Linear Movements, Multidirectional Movements, Soccer-Specific Skills, Soccer-Specific Movements, and Modified Practice. *The Journal of Orthopaedic and Sports Physical Therapy.* 2019;49(8):570-5.

248. Lozano D., Lampre M., Díez A., Gonzalo-Skok O., Jaén-Carrillo D., Castillo D. *et al.* Global Positioning System Analysis of Physical Demands in Small and Large-Sided Games with Floaters and Official Matches in the Process of Return to Play in High Level Soccer Players. *Sensors* (Basel, Switzerland). 2020;20(22).

249. Silva M. *O desenvolvimento do jogar, segundo a periodizaçao táctica.* 2ª ed ed. Vigo, Pontevedra: Moreno y Conde Sports, S.L.; 2008. 180 p.

250. Gimeno XT. *¿Qué es la «Periodización Táctica»?* Vigo, Pontevedra: Moreno y Conde Sports, S.L.; 2014. 128 p.

251. Altmann S., Forcher L., Ruf L., Beavan A., Groß T., Lussi P. *et al.* Match-related physical performance in professional soccer: Position or player specific? *PloS one.* 2021;16(9):e0256695.

252. Slimani M., Nikolaidis PT. Anthropometric and physiological characteristics of male soccer players according to their competitive level, playing position and age group: a systematic review. *The Journal of Sports Medicine and Physical Fitness.* 2019;59(1):141-63.

253. Della Villa F., Mandelbaum B. R., Lemak L. J. The Effect of Playing Position on Injury Risk in Male Soccer Players: Systematic Review of the Literature and Risk Considerations for Each Playing Position. *American Journal of Orthopedics* (Belle Mead, NJ). 2018;47(10).

254. Poulton E. C. On prediction in skilled movements. *Psychological bulletin.* 1957;54(6):467-78.

255. Robert N., Singer S. B. *El aprendizaje de las acciones motrices en el deporte.* Barcelona: Editorial Hispano Europea; 1986. 310 p.

256. Beato M., de Keijzer K., Muñoz-López A., Raya-González J., Pozzo M., Alkner B. *et al.* Current Guidelines for the Implementation of Flywheel Resistance Training Technology in Sports: A Consensus Statement. *Sports Medicine.* 2024.

257. Raya-González J., Castillo D., de Keijzer K., Beato M. Considerations to Optimize Strength and Muscle Mass Gains Through Flywheel Resistance Devices: A Narrative Review. *Strength and Conditioning Journal.* 2022.

258. Thomeé R., Kaplan Y., Kvist J., Myklebust G., Risberg M. A., Theisen D. *et al.* Muscle strength and hop performance criteria prior to return to sports after ACL reconstruction. *Knee surgery, sports traumatology, arthroscopy: Official Journal of the ESSKA.* 2011;19(11):1798-805.

259. Feller J., Webster K. E. Return to sport following anterior cruciate ligament reconstruction. *International orthopaedics.* 2013;37(2):285-90.

260. van der Horst N., Backx F., Goedhart E. A., Huisstede B. M. Return to play after hamstring injuries in football (soccer): a worldwide Delphi procedure regarding definition, medical criteria and decision-making. *British Journal of Sports Medicine.* 2017;51(22):1583-91.

261. Dekker T. J., Godin J. A., Dale K. M., Garrett W. E., Taylor D. C., Riboh J. C. Return to Sport After Pediatric Anterior Cruciate Ligament Reconstruction and Its Effect on Subsequent Anterior Cruciate Ligament Injury. *The Journal of Bone and Joint Surgery American Volume.* 2017;99(11):897-904.

262. Creighton D. W., Shrier I., Shultz R., Meeuwisse W. H., Matheson G. O. Return-to-play in sport: a decision-based model. *Clinical Journal of Sport Medicine: Official Journal of the Canadian Academy of Sport Medicine.* 2010;20(5):379-85.

263. Meredith S. J., Rauer T., Chmielewski T. L., Fink C., Diermeier T., Rothrauff B. B. *et al.* Return to sport after anterior cruciate ligament injury: Panther Symposium ACL Injury Return to Sport Consensus Group. *Knee surgery, sports traumatology, arthroscopy: official journal of the ESSKA.* 2020;28(8):2403-14.

264. Buckthorpe M., Frizziero A., Roi G. S. Update on functional recovery process for the injured athlete: return to sport continuum redefined. *British Journal of Sports Medicine.* 2019;53(5):265-7.

265. Lindanger L., Strand T., Mølster A. O., Solheim E., Inderhaug E. Effect of Early Residual Laxity After Anterior Cruciate Ligament Reconstruction on Long-term Laxity, Graft Failure, Return to Sports, and Subjective Outcome at 25 Years. *The American Journal of Sports Medicine.* 2021;49(5):1227-35.

266. Lane C. G., Warren R., Pearle A. D. The pivot shift. *The Journal of the American Academy of Orthopaedic Surgeons.* 2008;16(12):679-88.

267. Rangger C., Daniel D. M., Stone M. L., Kaufman K. Diagnosis of an ACL disruption with KT-1000 arthrometer measurements. *Knee Surgery, Sports Traumatology, Arthroscopy: Official Journal of the ESSKA.* 1993;1(1):60-6.

268. Beischer S., Gustavsson L., Senorski E. H., Karlsson J., Thomeé C., Samuelsson K. *et al.* Young Athletes Who Return to Sport Before 9 Months After Anterior Cruciate Ligament Reconstruction Have a Rate of New Injury 7 Times That of Those Who Delay Return. *The Journal of Orthopaedic and Sports Physical Therapy.* 2020;50(2):83-90.

269. Bodkin S. G., Hertel J., Diduch D. R., Saliba S. A., Novicoff W. M., Brockmeier S. F. *et al.* Predicting Anterior Cruciate Ligament Reinjury From Return-to-Activity Assessments at 6 Months Postsurgery: A Prospective Cohort Study. *Journal of Athletic Training.* 2022;57(4):325-33.

270. Laupattarakasem W., Paholpak P., Kosuwon W. The relevant level to estimate girth difference between thighs after anterior cruciate ligament deficiency. *Journal of the Medical Association of Thailand = Chotmaihet thangphaet.* 2012;95 Suppl 10:S178-83.

271. Webster K. E., Feller J. A., Lambros C. Development and preliminary validation of a scale to measure the psychological impact of returning to sport following anterior cruciate ligament reconstruction surgery. *Physical Therapy in Sport: Official Journal of the Association of Chartered Physiotherapists in Sports Medicine.* 2008;9(1):9-15.

272. Sadeqi M., Klouche S., Bohu Y., Herman S., Lefevre N., Gerometta A. Progression of the Psychological ACL-RSI Score and Return to Sport After Anterior Cruciate Ligament Reconstruction: A Prospective 2-Year Follow-up Study From the French Prospective Anterior Cruciate Ligament Reconstruction Cohort Study (FAST). *Orthopaedic Journal of Sports Medicine.* 2018;6(12):2325967118812819.

273. McPherson A. L., Feller J. A., Hewett T. E., Webster K. E. Psychological Readiness to Return to Sport Is Associated With Second Anterior Cruciate Ligament Injuries. *The American Journal of Sports Medicine.* 2019;47(4):857-62.

274. Liew B. X. W., Feller J. A., Webster K. E. Understanding the psychological mechanisms of return to sports readiness after anterior cruciate ligament reconstruction. *PloS one.* 2022;17(3):e0266029.

275. Nwachukwu B. U., Adjei J., Rauck R. C., Chahla J., Okoroha K. R., Verma N. N. *et al.* How Much Do Psychological Factors Affect Lack of Return to Play After Anterior Cruciate Ligament Reconstruction? A Systematic Review. *Orthopaedic Journal of Sports Medicine.* 2019;7(5):2325967119845313.

276. Anderson A. F., Irrgang J. J., Kocher M. S., Mann B. J., Harrast J. J. The International Knee Documentation Committee Subjective Knee Evaluation Form: normative data. *The American Journal of Sports Medicine.* 2006;34(1):128-35.

277. Paterno M. V., Thomas S., VanEtten K. T., Schmitt L. C. Confidence, ability to meet return to sport criteria, and second ACL injury risk associations after ACL-reconstruction. *Journal of Orthopaedic Research: Official Publication of the Orthopaedic Research Society.* 2022;40(1):182-90.

278. Gokeler A., Welling W., Benjaminse A., Lemmink K., Seil R., Zaffagnini S. A critical analysis of limb symmetry indices of hop tests in athletes after anterior cruciate ligament reconstruction: A case control study. *Orthopaedics & Traumatology, Surgery & Research: OTSR.* 2017;103(6):947-51.

279. Gustavsson A., Neeter C., Thomeé P., Silbernagel K. G., Augustsson J., Thomeé R. *et al.* A test battery for evaluating hop performance in patients with an ACL injury and patients who have under-gone ACL reconstruction. *Knee Surgery, Sports Traumatology, Arthroscopy: Official Journal of the ESSKA.* 2006;14(8):778-88.

280. Augustsson J., Thomeé R., Lindén C., Folkesson M., Tranberg R., Karlsson J. Single-leg hop testing following fatiguing exercise: reliability and biomechanical analysis. *Scandinavian Journal of Medicine & Science in Sports.* 2006;16(2):111-20.

281. Warming S., Alkjaer T., Herzog R. B., Lundgaard-Nielsen M., Zebis M. K. Reference data for hop tests used in pediatric ACL injury rehabilitation: A cross-sectional study of healthy children. *Scandinavian Journal of Medicine & Science in Sports.* 2021;31(9):1832-9.

282. Noyes F. R., Barber S. D., Mangine R. E. Abnormal lower limb symmetry determined by function hop tests after anterior cruciate ligament rupture. *The American Journal of Sports Medicine.* 1991;19(5):513-8.

283. Myers B. A., Jenkins W. L., Killian C., Rundquist P. Normative data for hop tests in high school and colle-giate basketball and soccer players. *International Journal of Sports Physical Therapy.* 2014;9(5):596-603.

284. Ohji S., Aizawa J., Hirohata K., Ohmi T., Mitomo S., Jinno T. *et al.* Single-leg hop distance normalized to body height is associated with the return to sports after anterior cruciate ligament reconstruction. *Journal of Experimental Orthopaedics.* 2021;8(1):26.

285. N VM., Tj H., Y P., B R., Tg V. T., Mwg N. S. *et al.* Less than half of acl-reconstructed athletes are cleared for return to play based on practice guideline criteria: results from a prospective cohort study. *International Journal of Sports Physical Therapy.* 2020;15(6):1006-18.

286. Kim J. S., Hwang U. J., Choi M. Y., Kong D. H., Chung K. S., Ha J. K. *et al.* Correlation Between Y-Balance Test and Balance, Functional Performance, and Outcome Measures in Patients Following ACL Reconstruction. *International Journal of Sports Physical Therapy.* 2022;17(2):193-200.

287. Kotsifaki A., Korakakis V., Graham-Smith P., Sideris V., Whiteley R. Vertical and Horizontal Hop Performance: Contributions of the Hip, Knee, and Ankle. *Sports Health.* 2021;13(2):128-35.

288. Kotsifaki A., Whiteley R., Van Rossom S., Korakakis V., Bahr R., Sideris V. *et al.* Single leg hop for distance symmetry masks lower limb biomechanics: time to discuss hop distance as decision criterion for return to sport after ACL reconstruction? *British Journal of Sports Medicine.* 2021.

289. Kotsifaki A., Van Rossom S., Whiteley R., Korakakis V., Bahr R., Sideris V. *et al.* Symmetry in Triple Hop Distance Hides Asymmetries in Knee Function After ACL Reconstruction in Athletes at Return to Sports. *The American Journal of Sports Medicine.* 2021:3635465211063192.

290. Gómez P., González-Víllora S., Sánchez-González M., Sainz de Baranda P. The functional assessment as a key element in the recovery of football players after an injury: Valoración funcional en futbolistas y su utilidad en la recuperación tras una lesión. 2020:15-25.

291. Kotsifaki A., Korakakis V., Whiteley R., Van Rossom S., Jonkers I. Measuring only hop distance during single leg hop testing is insufficient to detect deficits in knee function after ACL reconstruction: A systematic review and meta-analysis. *British Journal of Sports Medicine*. 2019;54:bjsports-2018.

292. Holm I., Tveter A. T., Fredriksen P. M., Vøllestad N. A normative sample of gait and hopping on one leg parameters in children 7-12 years of age. *Gait & Posture*. 2009;29(2):317-21.

293. Pérez-Castilla A., Rojas FJ., Gómez-Martínez F., García-Ramos A. Vertical jump performance is affected by the velocity and depth of the countermovement. *Sports Biomechanics*. 2021;20(8):1015-30.

294. Pérez-Castilla A., Weakley J., García-Pinillos F., Rojas F. J., García-Ramos A. Influence of countermovement depth on the countermovement jump-derived reactive strength index modified. *European Journal of Sport Science*. 2021;21(12):1606-16.

295. McNeal J. R., Sands W. A., Stone M. H. Effects of fatigue on kinetic and kinematic variables during a 60-second repeated jumps test. *International Journal of Sports Physiology and Performance*. 2010;5(2):218-29.

296. Roso-Moliner A., Mainer-Pardos E., Cartón-Llorente A., Nobari H., Pettersen S. A., Lozano D. Effects of a neuromuscular training program on physical performance and asymmetries in female soccer. *Frontiers in Physiology*. 2023;14:1171636.

297. Balsalobre-Fernández C., Glaister M., Lockey R. A. The validity and reliability of an iPhone app for measuring vertical jump performance. *Journal of Sports Sciences*. 2015;33(15):1574-9.

298. Kotsifaki A., Van Rossom S., Whiteley R., Korakakis V., Bahr R., Sideris V. *et al*. Single leg vertical jump performance identifies knee function deficits at return to sport after ACL reconstruction in male athletes. *British Journal of Sports Medicine*. 2022.

299. Pauole K., Madole K., Garhammer J., Lacourse M., Rozenek R. Reliability and Validity of the T-Test as a Measure of Agility., Leg Power., and Leg Speed in College-Aged Men and Women. *The Journal of Strength & Conditioning Research*. 2000;14(4).

300. Marques V., Oliveira D., Capaverde V., Michel R., Ribeiro-Alvares J., Baroni B. Performance of male and female soccer players in field-based tests for screening the anterior cruciate ligament injury risk. *Sport Sciences for Health*. 2022;19:1-7.

301. Padua D. A., DiStefano L. J., Beutler A. I., de la Motte S. J., DiStefano M. J., Marshall S. W. The Landing Error Scoring System as a Screening Tool for an Anterior Cruciate Ligament Injury-Prevention Program in Elite-Youth Soccer Athletes. *Journal of Athletic Training*. 2015;50(6):589-95.

302. van Melick N., van Cingel R. E., Brooijmans F., Neeter C., van Tienen T., Hullegie W. *et al*. Evidence-based clinical practice update: practice guidelines for anterior cruciate ligament rehabilitation based on a systematic review and multidisciplinary consensus. *British Journal of Sports Medicine*. 2016;50(24):1506-15.

303. McGrath T. M., Waddington G., Scarvell J. M., Ball N. B., Creer R., Woods K. *et al*. The effect of limb dominance on lower limb functional performance-a systematic review. *Journal of Sports Sciences*. 2016;34(4):289-302.

304. Alanazi A., Mitchell K., Roddey T., Alenazi A., Alzhrani M., Ortiz A. Landing Evaluation in Soccer Players with or without Anterior Cruciate Ligament Reconstruction. *Int J Sports Med*. 2020;41(13):962-71.

305. Nagai T., Schilaty N. D., Laskowski E. R., Hewett T. E. Hop tests can result in higher limb symmetry index values than isokinetic strength and leg press tests in patients following ACL reconstruction. *Knee surgery, Sports Traumatology, Arthroscopy: Official Journal of the ESSKA*. 2020;28(3):816-22.

306. Correa R. V., Verhagen E., Resende R. A., Ocarino J. M. Performance in field-tests and dynamic knee valgus in soccer players psychologically ready and not ready to return to sports after ACL reconstruction. *The Knee*. 2023;42:297-303.

307. Davies G. J., McCarty E., Provencher M., Manske R. C. ACL Return to Sport Guidelines and Criteria. *Current Reviews in Musculoskeletal Medicine.* 2017;10(3):307-14.

308. Thorborg K., Serner A., Petersen J., Madsen T. M., Magnusson P., Hölmich P. Hip adduction and abduction strength profiles in elite soccer players: implications for clinical evaluation of hip adductor muscle recovery after injury. *The American Journal of Sports Medicine.* 2011;39(1):121-6.

309. Askling C., Saartok T., Thorstensson A. Type of acute hamstring strain affects flexibility, strength, and time to return to pre-injury level. *British Journal of Sports Medicine.* 2006;40(1):40-4.

310. Fulcher M. L., Hanna C. M., Raina Elley C. Reliability of handheld dynamometry in assessment of hip strength in adult male football players. *Journal of Science and Medicine in Sport.* 2010;13(1):80-4.

311. Thorborg K., Petersen J., Magnusson S. P., Hölmich P. Clinical assessment of hip strength using a hand-held dynamometer is reliable. *Scandinavian Journal of Medicine & Science in Sports.* 2010;20(3):493-501.

312. Sinacore J. A., Evans A. M., Lynch B. N., Joreitz R. E., Irrgang J. J., Lynch A. D. Diagnostic Accuracy of Handheld Dynamometry and 1-Repetition-Maximum Tests for Identifying Meaningful Quadriceps Strength Asymmetries. *The Journal of Orthopaedic and Sports Physical Therapy.* 2017;47(2):97-107.

313. Schwery N. A., Kiely M. T., Larson C. M., Wulf C. A., Heikes C. S., Hess R. W. *et al.* Quadriceps Strength following Anterior Cruciate Ligament Reconstruction: Normative Values based on Sex, Graft Type and Meniscal Status at 3, 6 & 9 Months. *International journal of Sports Physical Therapy.* 2022;17(3):434-44.

314. Serner A., Weir A., Tol J. L., Thorborg K., Lanzinger S., Otten R. *et al.* Return to Sport After Criteria-Based Rehabilitation of Acute Adductor Injuries in Male Athletes: A Prospective Cohort Study. *Orthopaedic Journal of Sports Medicine.* 2020;8(1):2325967119897247.

315. Moreno-Pérez V., Rodas G., Peñaranda-Moraga M., López-Samanes Á., Romero-Rodríguez D., Aagaard P. *et al.* Effects of Football Training and Match-Play on Hamstring Muscle Strength and Passive Hip and Ankle Range of Motion during the Competitive Season. *International Journal of Environmental Research and Public Health.* 2022;19(5).

316. van der Made A. D., Paget L. D. A., Altink J. N., Reurink G., Six W. R., Tol J. L. *et al.* Assessment of Isometric Knee Flexor Strength Using Hand-Held Dynamometry in High-Level Rugby Players Is Intertester Reliable. *Clinical Journal of Sport Medicine: Official Journal of the Canadian Academy of Sport Medicine.* 2021;31(5):e271-e6.

317. Šarabon N., Kozinc Ž., Perman M. Establishing Reference Values for Isometric Knee Extension and Flexion Strength. *Frontiers in physiology.* 2021;12:767941.

318. Tyler T. F., Nicholas S. J., Campbell R. J., McHugh M. P. The association of hip strength and flexibility with the incidence of adductor muscle strains in professional ice hockey players. *The American Journal of Sports Medicine.* 2001;29(2):124-8.

319. Gokeler A., Dingenen B., Hewett T. E. Rehabilitation and Return to Sport Testing After Anterior Cruciate Ligament Reconstruction: Where Are We in 2022? *Arthroscopy, Sports Medicine, and Rehabilitation.* 2022;4(1):e77-e82.

320. Tsai L. C., Jeanfreau C. M., Hamblin K. A., Popovich J. M., Jr., Lyle MA., Cottmeyer D. F. *et al.* Time, graft, sex, geographic location, and isokinetic speed influence the degree of quadriceps weakness after anterior cruciate ligament reconstruction: a systematic review and meta-analysis. *Knee Surgery, Sports Traumatology, Arthroscopy: Official Journal of the ESSKA.* 2022.

321. Coombs R., Garbutt G. Developments in the use of the hamstring/quadriceps ratio for the assessment of muscle balance. *Journal of Sports Science & Medicine.* 2002;1(3):56-62.

322. Castanharo R., da Luz B. S., Bitar A. C., D'Elia C. O., Castropil W., Duarte M. Males still have limb asymmetries in multijoint movement tasks more than 2 years following anterior cruciate ligament reconstruction. *Journal of Orthopaedic Science: Official Journal of the Japanese Orthopaedic Association.* 2011;16(5):531-5.

323. FM K. *Movilización Manual de las Articulaciones. Evaluación y Tratamiento Articular Básico.* 7ª Edición ed. Minneapolis, Minnesota: Orthopedic Physical Therapy Products; 2011. 319 p.

324. Sachs R. A., Daniel D. M., Stone M. L., Garfein R. F. Patellofemoral problems after anterior cruciate ligament reconstruction. *The American Journal of Sports Medicine.* 1989;17(6):760-5.

325. Wahlstedt C., Rasmussen-Barr E. Anterior cruciate ligament injury and ankle dorsiflexion. *Knee Surgery, Sports Traumatology, Arthroscopy: Official Journal of the ESSKA.* 2015;23(11):3202-7.

326. Balsalobre-Fernández C., Romero-Franco N., Jiménez-Reyes P. Concurrent validity and reliability of an iPhone app for the measurement of ankle dorsiflexion and inter-limb asymmetries. *Journal of Sports Sciences.* 2019;37(3):249-53.

327. Williams C. M., Caserta A. J., Haines T. P. The TiltMeter app is a novel and accurate measurement tool for the weight bearing lunge test. *Journal of Science and Medicine in Sport.* 2013;16(5):392-5.

328. Hanzlíková I., Richards J., Hébert-Losier K. The influence of ankle dorsiflexion range of motion on unanticipated cutting kinematics. *Sport Sciences for Health.* 2022.

329. Moreno-Pérez V., Soler A., Ansa A., López-Samanes Á., Madruga-Parera M., Beato M. *et al.* Acute and chronic effects of competition on ankle dorsiflexion ROM in professional football players. *European Journal of Sport Science.* 2020;20(1):51-60.

330. Cejudo A., Robles-Palazón F. J., Ayala F., De Ste Croix M., Ortega-Toro E., Santonja-Medina F. *et al.* Age-related differences in flexibility in soccer players 8-19 years old. PeerJ. 2019;7:e6236.

331. Domínguez-Díez M., Castillo D., Raya-González J., Sánchez-Díaz S., Soto-Célix M., Rendo-Urteaga T. *et al.* Comparison of multidirectional jump performance and lower limb passive range of motion profile between soccer and basketball young players. *PloS one.* 2021;16(1):e0245277.

332. Roach S., San Juan J. G., Suprak D. N., Lyda M. Concurrent validity of digital inclinometer and universal goniometer in assessing passive hip mobility in healthy subjects. *International Journal of Sports Physical Therapy.* 2013;8(5):680-8.

333. Smith J., Szczerba J. E., Arnold B. L., Perrin D. H., Martin D. E. Role of hyperpronation as a possible risk factor for anterior cruciate ligament injuries. *Journal of Athletic Training.* 1997;32(1):25-8.

334. Falces M., Benítez-Jiménez A., Leiva A., Gil R., Salinas Palacios V., Baena Morales S. *et al.* Y-balance-test en jugadores de fútbol atendiendo al nivel de competición [Y-balance-test in soccer players according to the level of competition]. *Retos: nuevas tendencias en educación física, deporte y recreación.* 2019;37:333-8.

335. Plisky P. J., Rauh M. J., Kaminski T. W., Underwood F. B. Star Excursion Balance Test as a predictor of lower extremity injury in high school basketball players. *The Journal of Orthopaedic and Sports Physical Therapy.* 2006;36(12):911-9.

336. Buchheit M., Simpson B. M., Peltola E., Mendez-Villanueva A. Assessing maximal sprinting speed in highly trained young soccer players. *International Journal of Sports Physiology and Performance.* 2012;7(1):76-8.

337. Stewart P. F., Turner A. N., Miller S. C. Reliability, factorial validity, and interrelationships of five commonly used change of direction speed tests. *Scandinavian Journal of Medicine & Science in Sports.* 2014;24(3):500-6.

338. Nimphius S., Geib G., Spiteri T., Carlisle D. "Change of direction deficit" measurement in Division I American football players. *Journal of Australian Strength and Conditioning.* 2013;21:115-7.

339. Condello G., Minganti C., Lupo C., Benvenuti C., Pacini D., Tessitore A. Evaluation of change-of-direction movements in young rugby players. *International Journal of Sports Physiology and Performance.* 2013;8(1):52-6.

340. Miles J. J., McGuigan P. M., King E., Daniels K. A. J. Biomechanical asymmetries differ between autograft types during unplanned change of direction after ACL reconstruction. *Scandinavian Journal of Medicine & Science in sports.* 2022.

535

341. Serpell B. G., Ford M., Young W. B. The development of a new test of agility for rugby league. *Journal of Strength and Conditioning Research*. 2010;24(12):3270-7.

342. Gómez-Piqueras P., González-Rubio J., Sainz de Baranda P., Najera A. Use of functional performance tests in sports: Evaluation proposal for football players in the rehabilitation phase. *Turkish Journal of Physical Medicine and Rehabilitation*. 2018;64(2):148-54.

343. Drew M. K., Cook J., Finch C. F. Sports-related workload and injury risk: simply knowing the risks will not prevent injuries: Narrative review. *British Journal of Sports Medicine*. 2016;50(21):1306-8.

344. Murray J. J., Renier C. M., Ahern J. J., Elliott B. A. Neuromuscular Training Availability and Efficacy in Preventing Anterior Cruciate Ligament Injury in High School Sports: A Retrospective Cohort Study. *Clinical Journal of Sport Medicine: Official Journal of the Canadian Academy of Sport Medicine*. 2017;27(6):524-9.

345. Silvers-Granelli H. J., Bizzini M., Arundale A., Mandelbaum B. R., Snyder-Mackler L. Does the FIFA 11+ Injury Prevention Program Reduce the Incidence of ACL Injury in Male Soccer Players? *Clinical Orthopaedics and Related Research*. 2017;475(10):2447-55.

346. Al Attar W. S. A., Bakhsh J. M., Khaledi E. H., Ghulam H., Sanders R. H. Injury prevention programs that include plyometric exercises reduce the incidence of anterior cruciate ligament injury: a systematic review of cluster randomised trials. *Journal of Physiotherapy*. 2022;68(4):255-61.

347. Petushek E. J., Sugimoto D., Stoolmiller M., Smith G., Myer G. D. Evidence-Based Best-Practice Guidelines for Preventing Anterior Cruciate Ligament Injuries in Young Female Athletes: A Systematic Review and Meta-analysis. *The American Journal of Sports Medicine*. 2019;47(7):1744-53.

Sobre el autor

Borja Sancho Monllor

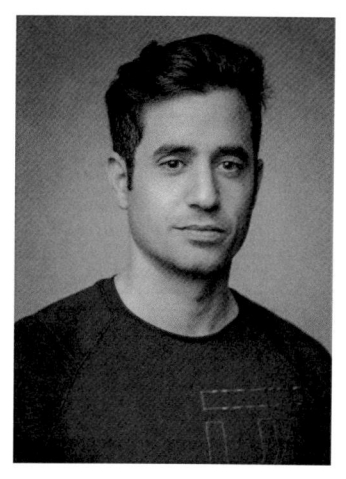

Nací en febrero de 1991 en la ciudad de Lleida, residiendo desde los 6 meses, en Zaragoza. Desde niño, he sido un apasionado de los deportes, practicando el fútbol a nivel competitivo desde los 10 años y llegando hasta la máxima categoría del fútbol juvenil de España, División de Honor. Recuerdo en mi etapa cadete, sufrir un esguince fuerte en el tobillo, motivo por el cual, tuve que pasar muchas horas con los fisioterapeutas. Esta situación, hizo que me empezase a interesar el movimiento humano, las lesiones y el porqué ocurrían estas. Así que, en 2009, empecé el grado de Fisioterapia en la Universidad de Zaragoza y una vez terminado, me especialicé con un Máster Universitario en Terapia Manual Ortopédica. Aunque mi carrera futbolística había llegado a su fin, mi pasión por el rendimiento deportivo me llevó a explorar el mundo del entrenamiento de fuerza, convirtiéndose en mi principal práctica deportiva hasta el día de hoy. Es por ello por lo que, en 2015, comencé el grado en Ciencias de la Actividad Física y del Deporte en la Universidad San Jorge, y cursando con posterioridad, un Máster de Investigación en Ciencias de la Salud. Actualmente, asumo la función de responsable en el área de readaptación deportiva en el fútbol base del Real Zaragoza. Además, continúo ampliando mis conocimientos en fisioterapia, readaptación y entrenamiento deportivo. Compagino mi formación con la práctica libre de la fisioterapia, readaptación deportiva y entrenamiento personal, con el objetivo de reducir al máximo el riesgo de lesiones en mis deportistas y mejorar su rendimiento atlético de manera integral.